老年护理学

第 8 版

原　　著　Charlotte Eliopoulos

主　　译　郭桂芳　刘　宇

副 主 译　许　扬

译者名单（以姓氏笔画排序）

王天龙　中国医科大学附属第一医院

刘　宇　中国医科大学护理学院

刘红霞　北京中医药大学护理学院

许　扬　北京大学护理学院

肖菊青　加拿大不列颠哥伦比亚省萨里纪念医院

张　波　中国医科大学附属第一医院

张俊娥　中山大学护理学院

耿笑微　北京大学护理学院

奚　兴　江苏卫生健康职业学院

郭桂芳　北京大学护理学院

梁　涛　北京协和医学院护理学院

葛　颂　美国休斯顿大学城中分校护理学院

人民卫生出版社

随着护理实践的发展以及服务对象数量的增长,现在的老年护理专业一直在持续发展中。曾经有一段时间,人们都认为老年人是一个单一群体,这个群体的特点是年岁高、身患疾病、无性欲。但是现有观点认为老年人是非常具有多样性的一个群体,他们在65岁以后还继续过着健康多彩的生活。病理学常态研究可以更好地了解正常的衰老过程。此外,老年人已经从隐藏的少数群体变成了人口构成中一个重要且强大的部分,他们需要选择,需要尊重,也需要高品质服务。

第8版的《老年护理学》还会继续弥合专业知识与相关实践之间的距离。书中会提出一系列广泛的话题并提供全面的信息,使其能成为老年护理实践领域的坚实理论基础。本书的优势之一在于全书由同一位作者完成,保证了整本书层次和风格的统一,而且读者普遍认为之前的几版图书兼具实用性和便捷性。

本书结构

第8版《老年护理学》一书分为七个单元。第一单元从了解衰老,对老年人和衰老进行基础性介绍。本单元还讨论了老年人群体的文化多样性和性别多样性,以及在老年阶段所发生的身心方面的转变和变化。

第二单元老年护理学基础,对老年护理学这一专业的发展、深度以及老年护理的不同环境进行了描述。此外,与老年护理相关的法律和伦理问题也在本章中进行了阐述,并对老年护理过程中整体护理模式的应用提供了指导。本单元还为老年科护士提供自我护理的相关知识,使其认识到医者只有护理好自己才能为他人提供最佳服务。

第三单元促进两性关系,这一单元从比较宏观的角度对性以及性行为进行了描述,包括当下对更年期的认知。此外,还对精神需求的重要性以及如何满足精神需求进行了讨论。

第四单元一般性护理问题,提出了老年科护士在护理实践中需要面对的主要问题。本单元中列出的营养和水合、休息与睡眠、舒适与疼痛管理、安全以及用药处理,可以指导护士提升老年人的基础健康并预防可避免性并发症。

第五单元促进生理平衡,介绍了维持健康和生命的基本功能,包括呼吸、循环、消化和肠道排泄、排尿、生殖系统健康、运动、神经功能、内分泌功能、皮肤功能以及免疫功能。对老化的影响因素、健康干预、疾病特异性表现和治疗以及疾病综合治疗领域问题在本单元中也分别进行了讨论。

第六单元多系统疾病,列举了老年阶段与感染、癌症、精神健康疾病、谵妄和痴呆症相关的问题及其护理。

第七单元老年护理关键问题,探讨了老年护理实践中面临的挑战,包括帮助患有慢性病的人们有效生活、康复护理、急症护理、长期护理、家庭护理以及临终关怀。随着如何减少再次入院以及延续性护理持续受到关注,了解影响护理质量和生活质量的因素就显得非常重要。

本书特点

本书的新增特点可以帮助学生更好地应

By Charlotte Elipoulos

Gerontological Nursing（8th ed）

ISBN 978-1-4511-7277-5

Copyright © 2014 Wolters Kluwer Health | Lippincott Williams & Wilkins.

本书限在中华人民共和国境内（不包括香港、澳门特别行政区及台湾的销售）。

本书贴有 Wolters Kluwer Health 激光防伪标签，无标签者不得销售。

本书提供了药物的适应证、副作用和剂量疗程，可能根据实际情况进行调整。读者须阅读药品包括盒内的使用说明书，并遵照医嘱使用。本书的作者、编辑、出版者或发行者对由本书引起的任何人身伤害或财产损害不承担任何责任。

图书在版编目（CIP）数据

老年护理学 /（美）夏洛特·埃利波洛斯（Charlotte Eliopoulos）原著；郭桂芳，刘宇主译. —北京：人民卫生出版社，2021.11

ISBN 978-7-117-29646-5

Ⅰ.①老… Ⅱ.①夏… ②郭… ③刘… Ⅲ.①老年医学–护理学–医学院校–教材 Ⅳ.①R473.59

中国版本图书馆 CIP 数据核字（2020）第 010226 号

| 人卫智网 | www.ipmph.com | 医学教育、学术、考试、健康，购书智慧智能综合服务平台 |
| 人卫官网 | www.pmph.com | 人卫官方资讯发布平台 |

图字：01-2014-5074 号

老年护理学

主　　译：郭桂芳　刘　宇

出版发行：人民卫生出版社（中继线 010-59780011）

地　　址：北京市朝阳区潘家园南里 19 号

邮　　编：100021

E - mail：pmph @ pmph.com

购书热线：010-59787592　010-59787584　010-65264830

印　　刷：三河市宏达印刷有限公司（胜利）

经　　销：新华书店

开　　本：787×1092　1/16　印张：36

字　　数：854 千字

版　　次：2021 年 11 月第 1 版　2021 年 11 月第 1 版第 1 次印刷

标准书号：ISBN 978-7-117-29646-5

定　　价：242.00 元

打击盗版举报电话：010-59787491　E-mail：WQ @ pmph.com

质量问题联系电话：010-59787234　E-mail：zhiliang @ pmph.com

谨以此书献给我的丈夫 George Considine 和 Manuel Eliopoulos Jr., 感谢 George 一如既往的耐心、支持和鼓励；感谢 Manuel Eliopoulos Jr. 给予我的指导：面对老年人要心怀无条件的爱、要接纳、要有服务精神。

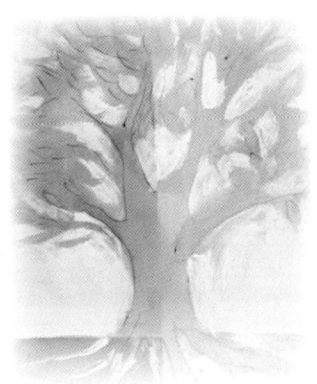

Nancy Henne Batchelor, MSN, RN, CNS

Assistant Professor of Clinical Nursing

University of Cincinnati

Cincinnati, Ohio

Laurie Bird, RN, BSN, MSN

Instructor in PN Program

Department Chair of PN and Health Care

Assistant Programs

North Island College

Port Alberni, British Columbia, Canada

Beryl Cable-Williams, RN, BNSc, MN, PhD

Faculty Member

Trent/Fleming School of Nursing

Trent University

Peterborough, Ontario, Canada

Catherine Cole, PhD, ACNS-BC

Assistant Professor

University of Arkansas for Medical Sciences/

College of Nursing

Little Rock, Arkansas

Julia Henderson Gist, PhD, RN

Visiting Assistant Professor

Arkansas Tech University

Russellville, Arkansas

Judy A. Kopka, RN, MSN

Assistant Professor

Columbia College of Nursing

Milwaukee, Wisconsin

Susan J. Lamanna, RN, MA, MS, ANP, CNE

Professor

Onondaga Community College

Syracuse, New York

Sharon Livingstone, MSc

Coordinator of Gerontology and

Dementia Studies

Conestoga College ATT

Kitchener, Ontario, Canada

Carol M. Patton, DrPH, APRN, BC, CRNP, CNE, Parish Nurse

Professor and Founding Director

Chatham University Nursing Programs

Chatham University

Pittsburgh, Pennsylvania

Diane L Ruppel, MS, RN, CNS-BC

Clinical Associate Professor

University of Memphis School of Nursing

Memphis, Tennessee

Pamela D. Thomas, MSN

Nursing Instructor

Mississippi University for Women

Columbus, Mississippi

Mary Ellen Hill Yonushonis, MS, RN, CNE

Instructor in Nursing

The Pennsylvania State University

University Park, Pennsylvania

译者前言

随着我国人口老龄化进程的加快,对老年护理专业人员的需求日益增长。为了更好地满足我国老年护理专业人员的培养需求,提升老年护理专业人才的培养质量,在人民卫生出版社的大力支持下,我们携手国内外老年护理领域的知名专家学者和实践者们,完成了这部由美国 Charlotte Eliopoulos 博士编著的《老年护理学》(第 8 版)的翻译工作。

此教材在美国老年护理学教育领域是一本经典教材。本书的特点是运用整体观,从多场所、多角度和多方位阐述了老年护理的专业特点以及如何为这个充满多样性的人群提供高质量的护理服务。本书每章内容不仅按照护理程序的思维去编排,同时配合有丰富的真实案例、证据和指南应用,在训练老年专科护士评判性思维能力的同时,也加强护理人员对于循证护理理念的理解以及如何将证据应用到护理实践中。

在本译著即将出版之际,衷心感谢出版社的领导、编辑们以及相关工作人员的大力支持,感谢翻译组的各位老师们的倾力合作。记不清有多少个午夜,在译者的微信群中,大家还在针对一个专业词汇的最佳翻译而热烈地讨论着。没有您们的热情参与和专业奉献,也就没有这部译著的出版!

在 2020 年即将到来之际,谨以此书献给在老年护理领域耕耘奋斗的同仁们!本书不仅可供临床的护理人员和老年专科护士学习参考,同时也可以帮助在不同场所为老人直接或间接提供照护的服务人员、管理者、家庭照顾者使用。本书作者 Charlotte Eliopoulos 博士说到,"面对老年人要心怀无条件的爱、要接纳、要有服务精神!"希望本书可以为致力于我国老年护理发展的同仁们带来更多、更新的专业化的老年护理知识,助力中国特色的老年护理人才的培养!

郭桂芳　刘　宇
2019 年 9 月 12 日

用本书进行学习,本书的新增特点如下:

- 术语词汇须知列举出与主题相关的词汇;
- 相关研究不仅为读者呈现最新研究,而且描述如何将知识应用于实践;
- 实践探究来源于真实案例,展示的是护士在实践过程中将会遇到的挑战。

此外,在前几版书中备受学生欢迎的一些特点经过扩展更具吸引力,这些特点如下:

- 学习目标为读者提供阅读本章节后的预期学习成果;
- 章节提纲概述章节内容;
- 重要概念强调出重要事项;
- 思考题激励读者对内容的思考;
- 表格提供真实信息;

- 框内信息突出特殊要点;
- 评估指导概括主要身体系统一般性观察、访谈以及身体检查的要素;
- 护理诊断要点选择性概述老年人普遍的护理诊断;
- 护理计划根据既定需求体现护理诊断、目标和行动过程;
- 案例分析源于临床实践,使读者有机会进行批判性思考;
- 评判性思维能力训练可以指导应用;
- 每章节提供的引用资源有助于相关内容的进一步探索;
- 参考文献扩展可用信息网络;
- 大量图片补充文本信息。

总　结

从实践标准上看,老年护理专业是护士可以选择的最复杂、最有活力的专业。老年护理专业除了需要丰富的知识和技巧,还需要会欣赏独特人生阅历的丰富性,并能理解真正的治愈是超越药物和方法的。希望这本书能够帮助护士更好地服务老年人,使他们在生命的最后时节还能保持最佳健康状态、有目标且内心满足。

注册护士,公共卫生硕士,公共卫生博士
Charlotte Eliopoulos

致　谢

有很多人为这本书的诞生和再版倾注了努力。我要感谢 Lippincott 的编辑 Bill Burgower，几十年前，我认为老年护理这一新兴专业需要资源，Bill 对此做出回应并鼓励我编写第 1 版《老年护理学》。此后 Lippincott 的编写团队开始对我的编写提供帮助和指导，其组稿编辑 Patrick Barbera 一直鼓励我并为我提供写作方向；副产品经理 Dawn Lagrosa 为这本书带来了新的视野并通过她的编辑技巧整理出了大致写作范围；产品项目经理 Priscilla Crater 为这本书的出版保驾护航。

最后，我要向老年护理专业的导师和带头人表示深深感谢，他们一直鼓励我；还要感谢那些感动过我的老人，以及让我看到那些老人身上随着年龄增长的智慧和美丽。这些人对我的启迪和教育是不可能在从任何一本书中学到的！

Charlotte Eliopoulos

特色索引

目 录

第一单元

了解衰老

老龄化人口

学习目标

通过本章学习,你将能够:

1. 解释不同历史背景下社会看待老年人的不同方式。
2. 描述当今老年人口的特点:
   - 寿命;
   - 婚姻状态;
   - 生活安排;
   - 收入和就业;
   - 健康状况。
3. 讨论未来老年人口预计出现的变化以及对医疗的影响。

术语词汇须知

共病: 多种慢性病同时存在。
疾病压缩(发病率的压缩或减少): 推迟或压缩疾病或身体恶化出现的时间,可以延长几年健康、功能健全的寿命。
预期寿命: 人预计可以存活的时间长度。
寿命: 人可能(潜在)生存的最大年限。

"**家**庭里的年长亲戚会被遗忘,社会保障为每个老年人都提供可观的退休收入,他们在体弱多病时大多数会住进养老院,医疗保险可以报销所有医药费。"这些关于老年人的谬见一直都存在。对老年人口的错误认识不仅仅是对于这一群体的不公平,也是对其他年龄群体的不公平,他们也需要准确的信息以备将来年老之需。老年专科护士必须要清楚认知老年群体,这样才能为他们提供有效服务,并为公众提供正确信息。

透过历史解析老年人口

美国目前的老年群体曾经为国家的富强作出牺牲,贡献出了力量和精神。他们是世界战争中自豪的美国大兵,是探索新国家的勇敢移民,是冒着风险创造了财富和就业机会的大胆商人,也是努力奋斗为子女提供好生活的无私父母。他们赢得了尊重、敬佩和尊严。今天人们看待老年群体的态度更加乐观而非持有偏见,对他们的认识依靠知识而非谣言,更加关心而非忽视这一群体。但是这种积极正面的态度并不一直存在的。

从历史上来看,社会对待老年人的态度是发展变化的。在孔子时代,年龄和应该受到的尊敬程度具有直接关系。古埃及人惧怕衰老,因此他们用不同的药水和方法进行试验,希望能够永葆青春。早期的希腊开始出现了不同观念。柏拉图推崇老年人是社会最好的领导者,然而亚里士多德却否认老年人在政治事件中的角色。在罗马帝国侵占其他国家时,通常会先杀掉病患和老人。尽管圣经中提到神关心家庭的幸福,他希望人们能尊重老年人(Honor your father and your mother … Exodus 20∶12 出埃及记 20∶12 要尊敬父母……)。但是,对老年人给予尊重的理念没能得以传承。

中世纪时期,特别注重强调年轻一代的优越性,主要体现在儿子向父亲发起反抗起义。英国在 17 世纪早期颁布了《济贫法》,旨在为穷人提供关怀,使无家可依的老年人能获得一定的安全保障,但是在工业革命期间这一切努力全部付诸东流。劳动法并不会保护老年人;由于无法满足工业需求,老年人只能在儿女的怜悯之下生活(跟随、听从子女),或是被迫在街上乞讨维持生活。

美国老年人生活提高的第一个巨大进步发生在 1935 年,根据《社会保障法案》颁布了《联邦养老保险法》,为老年人提供了经济保障。老年人口开始受到重视是在 20 世纪 60 年代,美国于 1965 年成立老龄化管理局,通过《美国老年人法案》,并引进医疗救助制度和老年医疗保健制度(框 1–1)。

框 1–1	公众支持的美国老年人公益项目
1900	部分州通过养老金法。
1935	《社会保障法案》。
1961	关于人口老龄化的第一次白宫会议。
1965	《美国老年人法案》:营养、老年人就业以及交通计划。 老龄化管理局; 老年医疗保健制度(《社会保障法案》第 18 条); 医疗救助制度(《社会保障法案》第 19 条)。
1972	制定补充安全保障、收入保障补充法的执行。
1991	实行综合预算调整法案(养老院改革法)。

从那时起,美国社会开始觉醒,能够深刻感受到老年人口的权益随着人口数量的增加而增加。社会成员之间更加人性化的态度也令老年人受益颇多,医疗方面和生活方面的改善保证更多人有机会达到高龄甚至长寿,晚年生活能比前几代人更加丰富多彩(图 1–1)。

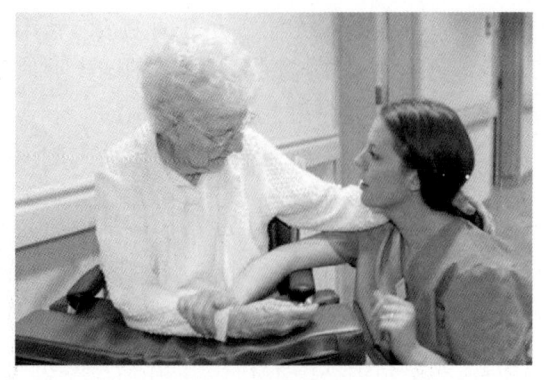

图 1-1 ■ 随着老年人寿命的增加,老年专科护士应该注重提升老年人的生活品质

老年群体的特点

通常对老年人年龄的定义是大于等于65岁。有一段时期还认为所有超过65岁的人才可称为老年人。现在,人们认识到不同的老年群体也存在多样性,因此老年群体被进一步分为以下三种:

■ 年轻老人:60至74岁。
■ 老年人:75至100岁。
■ 百岁老人:超过100岁。

还有一种分类方法是将75至84岁的老人称为中年老人,而老年人的年龄范围缩短为85至100岁。每一组老年人的形态、兴趣和医疗挑战都大不相同。举例来说,66岁的人还希望通过美容让自己在管理类工作市场保有竞争力;74岁的人再婚以后希望自己阴道部位能够湿润一些;82岁的人更关注自己患关节炎的膝盖,因为病痛让他连打一轮高尔夫球都吃力;101岁的人急切盼望能修复自己的视力,这样他才能愉快地看电视。

除了时间年龄或者说是从出生到现在生活的年限,功能年龄也是老年学家用来描述身体、心理及社会功能的术语;功能年龄与老年人的感受有关,功能更多体现的是需求而不是生理年龄。外表年龄是指单凭外表判断一个人的年龄。有研究显示外表年龄与个人健康有关(Christensen et al., 2009)。

人们对于自己年龄的感觉或认识称为年龄认知。有些老年人会认为自己的同龄人比较显老。而且不愿意加入老年组织或参加其他活动,因为他们看到组织内有老年成员但他们自己不认为自己是老年人。

关于老年人的偏见如果一直存在,那么老年群体也不会趋于多样性。进一步来说,不应该根据年龄或是举止行为对老年人进行归类,因为跟单纯的生理年龄相比,功能和自我形象更能体现出重要性和需求。

人口增长、寿命延长

在几乎整个20世纪,老年人口数量都处于增长状态。除了20世纪90年代外,老年人口的增长率整体都高于65岁以下人口。美国人口调查局预计:2010年至2030年65岁以上人口数量会出现大幅增长,这是因为婴儿潮一代将会在2011年步入老年群体。截至2030年,老年群体的人口数量将会占到美国总人口数量的近20%。

现在,65岁以上老年人口的数量已经超过了美国总人口数量的12%。出现增长部分是由于寿命的增长。美国人寿命增长的原因包括疾病控制领域的进步、健康技术的发展、婴儿出生率的提升和儿童死亡率的降低、卫生环境的改善以及生活条件的提高。跟以前相比,大多数人都能活到老年。1930年有大约600多万的65岁以上人口,当时的平均预期寿命为59.7岁。1965年平均预期寿命提高到70.2岁,老年人口数量超过2 000万。现在的平均预期寿命已经达到77.9岁,65岁以上人口数量已超过了3 400万(表1-1)。不仅仅是老年人口的数量在增加,他们的寿命也在延长;70至80岁年龄阶段的人口一直稳定增长,而且今后有望持续增长(图1-2)。现今人类的最长寿命可达116岁。85岁以上的老年人口占老年人口的40%左右,百岁老人的数量也在平稳增长中。

表 1-1	出生在 1920 至 2000 年的平均预期寿命，2010 年数据为预测数据						
年份	美国人	白人			黑人		
		总体	男性	女性	总体	男性	女性
1920	54.1	54.9	54.4	55.6	45.3	45.5	45.2
1950	68.2	69.1	66.5	72.2	60.8	59.1	62.9
1975	72.6	73.4	69.5	77.3	68.0	63.7	72.4
2000	77.1	77.7	74.8	80.4	72.4	68.9	75.6
2007	77.0	78.4	79.5	80.8	75.6	70.0	76.8
2010	78.5	79.0	76.1	81.8	74.5	70.9	77.8

From Center for Disease Control and Prevention, National Center for Health Statistics. (2011). *Health, United States, 2010: With special feature on death and dying. Table 22, Life expectancy at birth by race and sex.* Hyattsville, MD: National Center for Health Statistics.

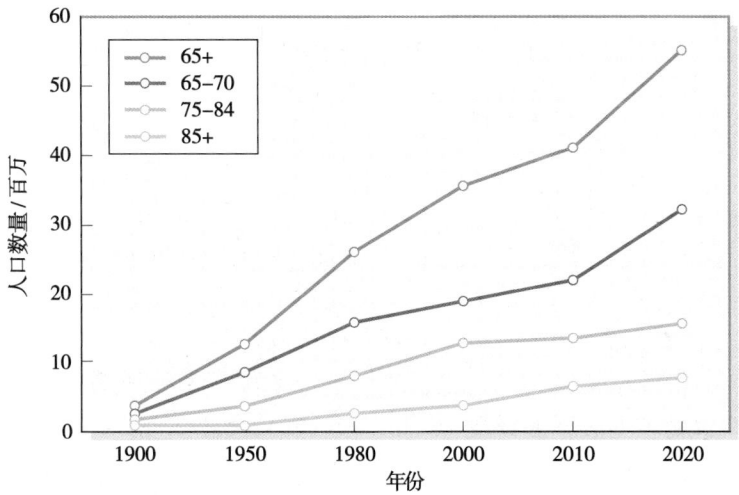

图 1-2 ■ 1900 至 2020 年老年人口数量（单位百万）。（From U. S. Bureau of the Census. General Population Characteristics. Tables 42 and 45; projections for 2010 and 2020 from Census Bureau International Data Base. http://www.aoa.gov/AoARoot/Aging_Statistics/Profile/2010/4.aspx ）

重要概念：

现在，大多数人能够达到的寿命年限比历史上任何时期都要长。

尽管平均预期寿命处于增长状态，但是不同种族、不同性别还是有所差异，如表 1-1 所示。从 20 世纪 80 年代开始，随着黑人平均预期寿命的下降，黑人与白人的平均预期寿命差距一直在扩大。美国卫生与公共服务部认为黑人平均预期寿命下降的原因是凶杀及艾滋病死亡人数的增加。这一现象强调护士关注各年龄段群体健康、社会事件的必要性，因为这直接影响到他们的老龄化过程。

此外，种族之间平均预期寿命的差异也在不断扩大，但是性别间的差异有所减小。整个 20 世纪，老年男女比例已下降至大约 7∶10（表 1-2）。这一比例每十年都会下降。但是，进入 21 世纪以后，这一趋势悄然改变，男女比例也在逐渐攀升。

表 1-2	65 岁以上老年人口性别比例
年份	每一百名女性对应的男性数量
1910	101.1
1920	101.3
1930	100.5
1940	95.5
1950	89.6
1960	82.8
1970	72.1
1980	67.6
1985	67.9
1990	67.2
1995	69.1
2000	70.4
2011	75.0
2015（预测数据）	82.9

From CIA World Factbooks 18, December 2003 to 28 March 2011.

尽管人们都期望寿命长，但生活质量其实更为重要。如果晚年生活不够舒适、不能自理，生活质量极差，那么长寿的意义何在；因此，疾病压缩变得十分重要。这意味着，重大疾病和功能下降会被推迟或压缩，大概能多活几年的时间；因此，在这几年间人们几乎可以过着健康且身体功能稳定的生活。

思考题：

在我们的社会中，较高的老年人口比例意味着年轻人群将会担负更多的税金压力以支撑老年群体的生活。年轻的家庭是否应该牺牲自己来支持老年人？为什么？

婚姻状态和生活安排

65 岁以上的女性超过一半都处于丧偶状态，这并不稀奇，主要是由于女性寿命比男性长，再加上女性会选择比自己年长的配偶结婚；而且大多数同龄男性还处于婚姻状态（图 1-3）。不管任何年龄阶段，已婚人士的死亡率都低于未婚人士，在这一点上男性比较明显。

尽管晚年独居的女性是男性的两倍之多，但是大多数老年人的家庭中都有配偶或其他家庭成员。男性和女性的独居人口数量有所增长（图 1-4）。大多数老年人会与家

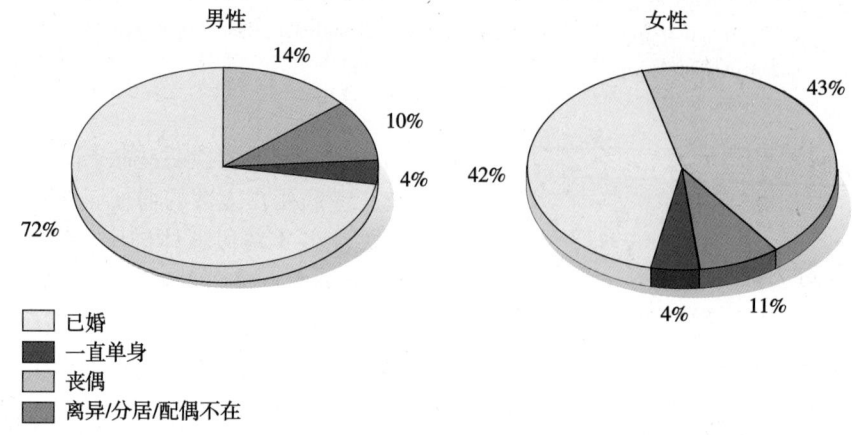

男性　14%　10%　4%　72%

女性　43%　42%　4%　11%

□ 已婚
■ 一直单身
□ 丧偶
▨ 离异/分居/配偶不在

图 1-3 ■ 65 岁以上老年人口的婚姻状况（%）。（From U. S. Department of Commerce.（2005）. *Current population survey, annual social and economic supplement of the U. S. Bureau of the Census.* Washington, DC: Bureau of the Census）

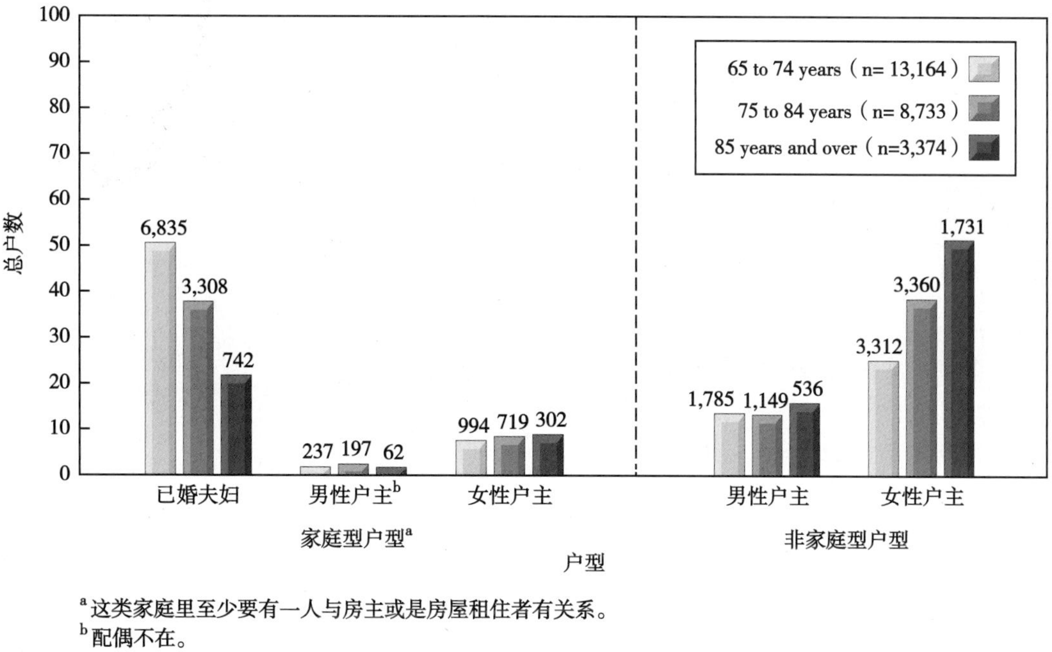
100
90
80
70
60
50
40
30
20
10
0
总户数
65 to 74 years（n= 13,164）
75 to 84 years（n= 8,733）
85 years and over（n=3,374）
6,835
3,308
742
237 197 62
994 719 302
1,785 1,149 536
3,312
3,360
1,731
已婚夫妇
男性户主b
女性户主
男性户主
女性户主
家庭型户型a
非家庭型户型
户型
a 这类家庭里至少要有一人与房主或是房屋租住者有关系。
b 配偶不在。

图 1–4 ■ 65 岁以上老年人的生活安排。（From U. S. Census Bureau，[2010]. *Current population survey, annual social and economic supplement.* Washington，DC：Bureau of the Census ）

人保持联系，并且他们没有被家人所忘记或忽视。第 38 章会详细讨论老龄化家庭的相关内容。

重要概念：

老年女性处于丧偶的可能性比较大，晚年独居的比例也大于老年男性。

收入和就业

生活在贫困线以下的老年人口越来越少，只有大约 10%。但是，老年人还是需要面对经济问题。大多数老年人依靠社会保障，他们有超过一半的收入都来源于此（框 1–2）。女性和少数民族群体的收入要远远少于白人男性。老年住户的平均净资产几乎是国民平均水平的两倍，这主要是因为房屋持有者通常都是老年人，许多老年人是处于有房没钱的状态。但是近期房价下跌又造成这些老年人资产缩水。

框 1–2 社会保障和补充安全保障收入

社会保障：支付给达到最低退休年龄（比如 65 岁）的工人、残疾工人以及这些工人的配偶和未成年子女的补贴。补贴主要不是满足经济需求。它旨在作为其他收入来源的补贴收入。

补充安全保障收入：支付给 65 岁以上老人或残障人士的财政补助。

虽然老年人口数量的比例在不断增长，但是在劳动力市场老年人所占比重却在平稳下降。二战以来，劳动力市场的主要趋势一直都是男性过早退休。与此相反，中年女性的就业率在一直不断攀升，实际上 65 岁以上女性在劳动力市场的形势基本没有任何变化。大多数婴儿潮一代的老年人期望并且也需要在退休年龄继续工作。

重要概念：

> 社会保障收入本应该是作为其他收入来源的补贴收入，但是却已成为多数老年人的主要收入。

医疗保险

这十年来美国的医疗报销系统受到很大冲击，为保证每个美国公民都能享受医疗，出现了一系列改革，以平衡难以维持的医疗花费。1965 年，美国通过了第 18 条社会保障法案，老年医疗保健制度是一项医疗保险项目，针对不享受社会保障福利的老年人。这一联邦项目的住院保险（Part A）主要报销内容包括住院及医生费用、少部分家庭护理和专业护理费用。预防服务和非专业护理不予报销（比如个人辅助护理）。作为主要报销项目的补充，个人可以购买补充性医疗保险（Part B），其报销项目包括医生及护理费用、X 光、检验和诊断、流感和肺炎疫苗注射、输血、肾透析、门诊住院手续、器官移植患者的免疫抑制类药物、化学疗法、激素疗法以及其他由医生开具的门诊治疗费用。补充性医疗保险还包含某些耐用医疗设备的费用，比如拐杖、助步器、轮椅以及行动不便患者使用的代步车。一些如假肢、乳房切除术中用到的乳房假体、白内障手术用到的镜片和家庭用氧的费用也包含其中。医保优势计划（Part C）为购买者提供私人健康保险计划，这是 A、B 两部分保险没有覆盖到的项目。这类保险的管制和资金由联邦政府负责，但是实际管理还是由私人保险公司负责。这些保险有一部分也包含处方药报销，即医保优势处方药计划（Part D）。

如果满足一定的低收入标准，个人可申请针对低收入人群的医疗补助保险。这一项目与医疗保险于同一时间实施，属于社会保障法案第 19 条。老年人的医疗补助保险可以报销护理机构费用。补助保险由联邦政府支持，州政府出资。对于许多不符合医保资格的老年人来说，平价医疗法案扩大了医疗补助保险的福利范围。

任何人都可购买长期护理保险，以补充医疗保险或其他健康保险覆盖不到的费用。这些保单可以报销家庭护理、临时护理、成人日间护理、护理机构护理、辅助生活服务以及其他服务费用。保险单报销程度因等待期、按日或按月支付保险金、符合服务类型的不同而有所差异。长期护理保险虽然有益但并未吸引大量购买者。部分原因是老年人购买这类保险的花销过大，相反年轻人购买的花销相对较少，但是年轻人和健康群体又都不太会考虑购买。

健康状况

跟年轻人相比，老年人的急性病发作较少，且急性病死亡率也比较低。但是，患有急性病的老年人通常需要长时间的恢复期，还伴有比较多的并发症。

老年群体面对的主要问题是慢性病。大多数老年人都患有至少一种慢性病，但是更典型的情况是身患多种慢性病，也称合并症，这就需要护理时要同时关注多种不同的慢性病病症（框 1-3）。慢性病会导致许多老年人一般日常活动和复杂日常活动受到限制。年龄越大，自我护理和独立生活的难度就越大。

框 1-3 **65 岁以上老年人常见的十种慢性病**
1. 关节炎。
2. 高血压。
3. 听力障碍。
4. 心脏病。

5. 视力障碍（包括白内障）。

6. 畸形或肢体障碍。

7. 糖尿病。

8. 慢性鼻窦炎。

9. 花粉热、过敏性鼻炎（不伴有哮喘）。

10. 静脉曲张。

Source: *Centers for Disease Control and Prevention*, *Chronic Disease Prevention and Health Promotion*. Retrieved April 14, 2012 from http://www.cdc.gov/chronicdisease/ index.html.

 重要概念：

慢性病在老年人中非常普遍，对于老年人独立生活和生活质量都有重要影响。

慢性病也是老年人的主要死亡原因（表1-3）。过去三十年来死亡原因发生了转变；心脏病的死亡率有所下降，癌症的死亡率开始上升。

表 1-3　65 岁以上老年人口主要死亡原因
心脏病。
恶性肿瘤（癌症）。
慢性下呼吸道疾病。
脑血管疾病。
阿尔茨海默病。
糖尿病。
流行性感冒和肺炎。
肾炎、肾病综合征、肾病。
意外事故。
败血症。

From National Center for Health Statistics.（2012）. *Table 7, Death and death rates for the 10 leading causes of death in specified age groups*：*U. S.*, *preliminary 2010*. National Vital Statistics Reports，Vol. 60，No.4.

虽然老年群体的健康状况有所提升，但是差异依然存在。有研究显示老年群体的健康状况和身体功能都较差，如果需要入住养老院，老年人会选择质量相对不高的护理机构（Cai, Mukamel & Temkin-Greener, 2010）。

老龄化的影响

越来越多65岁以上的老年人影响着健康社会服务机构和健康护理提供者对这一群体的服务，包括老年专科护士。随着老年人口的增长，这些机构和提供者必须寄希望于未来的服务需求和服务费用。

婴儿潮

考虑到未来一代老年人的需求和服务，老年专科护士必须要正视婴儿潮的现实问题，这批出生于1946到1964年之间的人，会成为接下来的老年人群主体。他们对老年人口增长的影响犹如潮水一般迅猛。婴儿潮一代会在2011年步入老年，而且其影响会延续至2030年（图1-5）。尽管这一代人极具多样性，如代表人物比尔·克林顿、比尔·盖茨和雪儿，但他们确实有一些明显的特征能使他们区别于其他群体：

- 大多数都有小孩，但是这代人生育率较低，这意味着在晚年时能够帮忙照顾他们的直系子女会很少。
- 比前人接受过更优质的教育。
- 他们的家庭收入会比其他群体稍高，主要是因为家庭有两份收入（婴儿潮一代四分之三的女性都有工作）。
- 跟前几代老年人相比，他们的穿衣风格更为随性。
- 他们喜爱高科技产品，基本都拥有或使用电脑。
- 跟其他老年人相比，他们缺乏休闲时间，但是1天结束后他们愿意诉说压力。

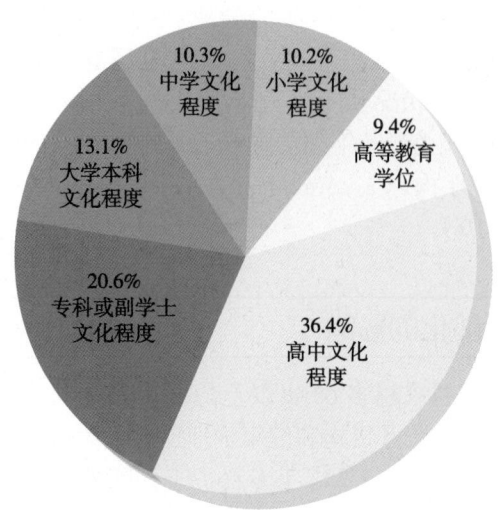

图 1-5 ■ 65 岁以上老年人的教育情况。(From
U. S. Census Bureau, (2010), current population
survey, annual social and economic supplement, 2010.
Washington, DC: Bureau of the census.)

■ 作为健康运动的倡导者,他们会经常参与
体育锻炼。

如果婴儿潮一代成为老年人,我们可以
做出一些预测。他们是医疗护理的知情消费
者而且渴望在自身照护方面表现出积极性;
他们获取信息的能力使得他们在某些健康问
题上能够和医疗护理提供者一样具备专业知
识。当今养老院的条件通常还不能满足他们
的需求;除了互联网,他们还需要自己的长
期护理保险能覆盖其使用健身房、果汁吧、游
泳池和替代疗法等项目的费用。重组家庭需
要特殊服务帮助,因为家庭中存在继父母和
继祖父母的潜在护理需求。服务计划和建筑
设计规划必须要考虑上述几个因素。

服务供应和服务支付

65 岁以上人口数量的增加对政府支付
来源也有所影响,尤其是老年人所需要的多
项服务。老年人口的住院率、手术率和就诊
率都高于其他年龄群体(表 1-4),这些费用
大部分都是由联邦政府而非私人保险公司或
老年人自己负责。

只有 5% 的老年人会在特定时间选择住
进养老院、辅助生活社区或是其他机构。大
约四分之一的老年人会选择晚年时住一段
时间的养老院。大多数自费养老院的老年
人会在年底进行消费然后申请政府补助;
大多数医疗补助保险补贴都花费在长期护
理上。

随着老年人口比例的增长,社会将会面
临日益增长的老年人服务供应和服务支付需
求。面对当今社会财政赤字、财政收入减少
以及其他利益项目资金竞争的问题,人们对
政府是否有能力为老年人提供广泛服务产生
了质疑。也有人认为老年人口使用的税收过
多,应该对其加以限制。

老年专科护士必须积极参与老年服务方
面的讨论和决策,由此才能表达和保护老年
人的权益。同样,老年专科护士必须承担起
提升护理服务技能的重任,使其经济有效又
不失质量。

 重要概念：

老年专科护士必须确保控制护理服
务的成本,不损害老年人的福利。

表 1-4	住院平均时间					
年龄 / 岁	<18	18-44	45-64	65-74	75-84	85+
住院天数 /d	4.8	3.7	5.1	5.4	5.7	5.6

National Center for Health Statistics (2010). Health, United States, 2010. Table 102. Average length of stay in nonfederal
short-stay hospitals, by sex, age, and selected first-listed diagnosis: United States, selected years 1990-2007.

相关研究

有色人种老年群体面临的经济危机：背景和政策介绍

Dumez, J., & Derbew, H.（*2011*）．*Berkeley，CA：Greenlining Institute.*

研究人员关于财务挑战的数据分析来自于加利福尼亚州少数民族老年群体。他们的发现和建议适用于所有拉美裔和非洲裔美国老年人。

老年人退休后会有一定的经济安全感，此外理财规划师也意识到就业保险、个人存款和社会保障金也是重要因素。但是，今天的少数民族老年群体不可能像白人一样有机会获得上述所有福利资源。即使达到退休年龄可能还需要继续工作，但是当年的种族隔离限制了他们接受高等教育和获得工作的机会，导致他们没有能力找到高薪工作留下存款或是找到提供保险金的工作。尽管少数民族老年群体的生活有所改善，但是他们仍然还要面对历史遗留的现实问题，因此他们在晚年继续工作就会限制他们拥有高质量的健康生活。

老年专科护士在护理这类患者时要考虑到这些现实问题，要尽量正确估算他们的经济水平，以确保他们能够生活得有安全感、吃得健康、负担得起药费和其他护理费用。此外，护士还应该逐渐参与政治和社会工作，改善老年群体的财务能力和稳定性，使他们获得足够的健康保险和各类资源。

实践探究

你现在正在一家医院的休息室，旁边有几个护士在吃 Clark 护士的 66 岁生日蛋糕。Clark 向每个人都表达了谢意，离开时她说道："我很高兴跟大家一起共事，是你们给了我决心。"

Blake 护士轻声对旁边的护士说："我就不明白了。我年龄比她小一半，我觉得这工作让人心力交瘁，对她身体肯定也有损害。而且，她做不了的事我们也得加紧干才行。"

Edwards 护士说："我知道她现在体力不如有些人好，但是不可否认的是她掌握丰富的信息，而且患者都喜欢她。"

Blake 护士回答道："是，但是我给她收拾残局对我也没什么帮助。"

不同年代的人在工作中共事时会面临什么挑战？年长护士是否应该获得补贴？如果应该的话，怎么做可以支持这项决策？

评判性思维能力训练

1. 什么因素会影响社会是否愿意为老年人提供帮助以及是否对老年人展现出积极态度（比如所有年龄阶段的一般性经济问题）？
2. 列出预期未来老年人的变化特点；描述这些变化对护理的意义。
3. 在平均预期寿命和收入方面，由于性别因素老年女性会遇到什么样的问题？
4. 美国黑人和白人老年群体有哪些不同之处？

许 扬 郭桂芳

引用资源

National Center for Health Statistics
http://www.cdc.gov/nchs

参考文献

Cai, S., Mukamel, D., & Temkin-Greener, H. (2010). Pressure ulcer prevalence among black and white nursing home residents in New York state. Evidence of racial disparity. *Medical Care, 48*(3), 233–239.

Christensen, K., Thinggaard, M., McGue, M., Rexby, H., Hjelmborg, J. V. B., Aviv, A., Vaupel, J. W., et al. (2009). Young and old. Perceived age as clinically useful biomarker of ageing. Cohort study. *British Medical Journal, 339*, b5262, doi:10.1136/bmj.b5262.

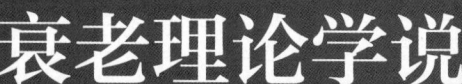

第 2 章

衰老理论学说

本章大纲

衰老生物学理论学说
  随机理论学说
  非随机理论学说
衰老社会学理论学说
  隐退学说
  活跃学说
  持续学说
  亚文化学说
  年龄分层学说
衰老心理学理论学说
  发展任务学说
  超越老化学说
在护理实践中应用衰老理论

学习目标

通过本章学习,你将能够:
1. 讨论对有关影响衰老因素认识焦点的变化。
2. 列举主要的衰老生物学理论学说。
3. 描述主要的衰老心理学理论学说。
4. 辨别推进健康衰老过程的因素。

术语词汇须知

衰老: 从出生到变老的过程。
非随机理论学说: 认为生物老化是复杂的、预先确定过程的结果。
随机理论学说: 认为生物老化来源于内部和外部环境的随机刺激的影响。

几个世纪以来,人类一直为衰老的奥秘所吸引,并试图寻求答案,有些人希望能够永葆青春,还有些人希望长生不老。历史上有众多人都在找寻不老青春泉,最著名的莫过于庞塞·德莱昂。古代埃及和古代中国出土文物都显示延年益寿或长生不老类的物质曾经存在,还有其他文化也存在具体的相关饮食方案、草药和仪式。与注射胚胎干细胞或肉毒杆菌这样的现代科技相比，古代人采取的延年益寿方法似乎有些荒唐，比如提取老虎睾丸内的物质。即便有人不认可这些现代技术，他们也会沉迷于营养补充、使用护肤品、水疗等承诺保持青春、延缓衰老的方法。

是什么因素引起或阻止衰老还是未知的；因此，仅用一个理论解释衰老这一复杂过程是不现实的。生物学、心理学、社会学一直在对衰老进行探索，虽然有些研究的兴趣在于如何永葆青春，但是大多数具有合理性的研究旨在更好地了解衰老的过程，可以使人们以更健康的方式度过衰老，延缓与衰老相关的负面结果。实际上，近期的研究焦点是如何在长寿的同时保持身体健康和活力，而不是如何延长不能自理的状态（Hubert, Bloch, Oehlert & Fries, 2002）。不同的衰老理论学说可以提供不同程度的普遍性、准确性、可靠性，基于此护士可以运用这些信息更好地了解影响人类健康幸福的正面因素和负面因素。

衰老生物学理论学说

生物衰老过程不仅会因为物种不同而有所差异，也会因人而异。就第五章描述的器官变化而言，可以做出一些一般性概括；但是，没有两个人会有完全相同的衰老过程（图 2–1）。某个年龄群体也会发现不同程度的心理变化、能力变化以及其局限性。进一步来说，同一个人不同身体系统的衰老速度也会存在差异：一个系统的机能出现下降但是另一个却没有任何明显变化。

 **重要概念：**

衰老过程不仅因人而异，即便是同一个人的不同身体系统也存在差异。

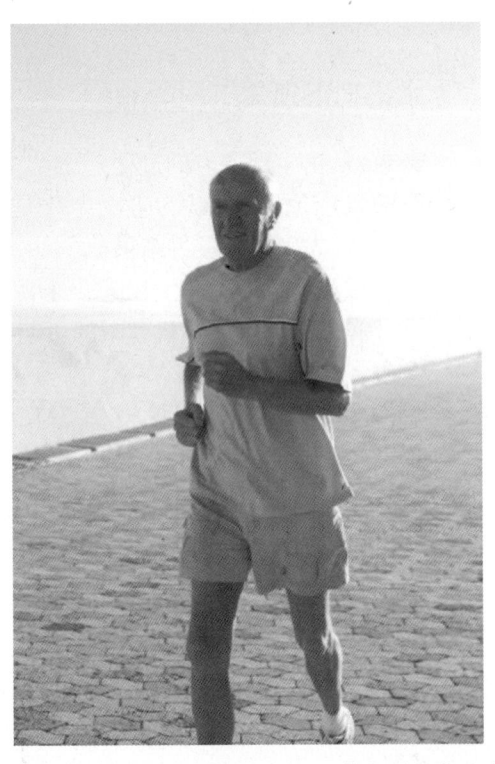
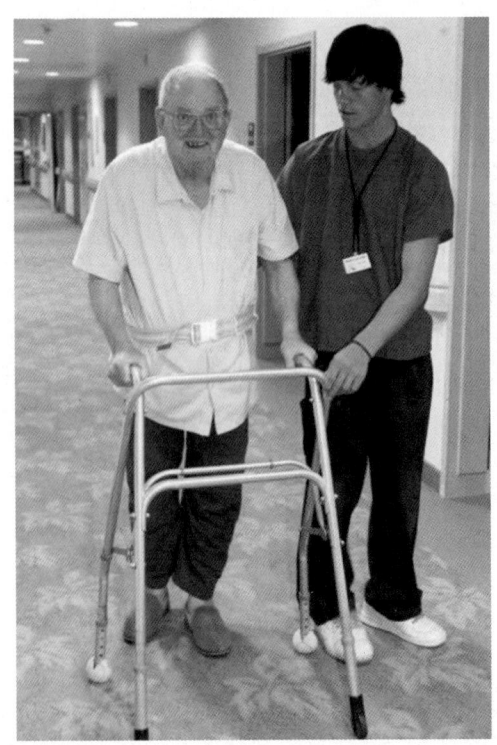

图 2–1 ■ 衰老过程极具个性，即使年龄相仿也会大有不同

理论学家在解释生物衰老时研究了人类身体内、外部的诸多因素，并把其大致分为两类，即随机因素和非随机因素。随机理论认为生物衰老是外部和内部环境随机攻击的结果。非随机理论认为生物衰老是复杂的、不确定的。

随机理论学说

交联学说

交联学说认为辐射或化学反应会威胁细胞分裂，在辐射和化学反应发生时交联剂会依附在 DNA 链上，阻止有丝分裂期间 DNA 链的分离。随着时间的推移，这些交联剂不断累积、密度增大，阻碍细胞间的传输；最终，身体器官和系统衰竭。交联会导致胶原蛋白（存在于肺部、心脏、血管和肌肉内的重要结缔组织）弹性减弱，进而发生增龄性变化。

自由基与脂褐素学说

自由基是化学性质活泼的不稳定分子，带有多余的电荷，电荷来自正常的氧代谢。正常代谢，与其他自由基反应或是臭氧、农药和其他污染物氧化都会产生自由基。这些分子会用有缺陷的分子代替蛋白质、酶和 DNA 中的有用生物信息，产生基因紊乱。自由基被认为是永存的；也就是说，自由基本身可以产生其他自由基。随着时间推移自由基累积到一定程度就会损害身体，造成体力下降。但是，身体具有的天然抗氧化剂可以在一定程度上抵抗自由基。此外，胡萝卜素、维生素 C 和维生素 E 也是对抗自由基、保护身体的抗氧化剂。

脂褐素又称老年斑，其在衰老中的作用引起了众多关注，脂褐素是细胞氧化的产物，仅在荧光显微镜下可见，在衰老过程中被认为作用与自由基相似。脂褐素的累积会阻碍细胞基本代谢产物的扩散和运输。人的年龄和体内脂褐素的数量存在正比关系。有调查显示在其他物种中脂褐素的数量与该物种的寿命是成比例的（比如某种动物，寿命是人类的十分之一，但是累积的脂褐素却是人类的大约十倍）。

磨损学说

磨损是指经过长时间使用而失去运转能力。将机器磨损和身体磨损的现象进行类比始于工业革命期间。磨损理论认为衰老是由于重复使用进而伤害身体的各项功能。和复杂机器一样，长时间的使用和大量的损伤（比如吸烟、饮食不合理以及酒精毒品等物质滥用）会使身体运转效率下降。

近年来，压力影响身体和心理健康这一课题引起了广泛讨论。身体压力会产生副作用，还会导致胃溃疡、心脏病、甲状腺炎、炎症性皮肤病等多项疾病。但是，由于个体对压力的反应不同，比如有人无法应对比较繁忙的日程，但是有人面对缓慢乏味的节奏会感到苦恼，因此压力在衰老过程中的作用并不是决定性的。

进化论学说

进化论认为衰老与基因有关，假设由于基因突变和自然选择的相互作用，不同物种间的衰老过程和寿命都存在差异。将衰老归因为自然选择过程使得这些理论和进化论的相关理论之间建立了联系。

衰老的进化论也具有不同的分支。突变累积理论认为自然选择的力量随着年龄的下降而下降，从而导致衰老。换句话说就是，影响幼儿的基因突变最终会被消除，因为幼儿一旦基因突变，他或她的寿命将不足以将这一基因繁殖并将传给下一代。但是，出现于晚年的基因突变会累积，因为老年人已经把这些突变传给了下一代。

拮抗多效性理论认为累积的突变基因对晚年生活有负面影响，但是对早期年轻生活有正面影响。这一假说提出的原因有两点：一是突变基因在个体晚年和早年间产生的效果相反;二是某个基因可以具有多种效果,有些是正面的而有些是负面的。

一次性体细胞理论与其他进化理论不同,它认为衰老与身体能量而非基因有关。该理论声称身体的新陈代谢、繁殖、功能维护和修复必须要有能量参与,由于食物只能提供有限的能量维持上述功能,因此就会出现妥协让步。通过进化论可知,机体会优先使用能量进行生殖功能而不是无限地维持身体功能;因此,最终会出现身体机能的下降和死亡。

重要概念:

进化论认为衰老基本上是进化动力的产物,而非生化或细胞巧合事件……是达尔文现象不是生化现象。

生物老年学学说

衰老与疾病过程关系的研究被称为生物老年学(Miller, 1997)。在衰老过程中,细菌、真菌、病毒以及其他有机体是某些身体变化的主要原因。在某些情况下,这些病原体在破坏身体系统之前便已经在体内存在几十年之久。尽管没有确定性的证据可以证明病原体与身体机能下降存在联系,但是由于人类和动物可以通过免疫和抗微生物药控制或消除某些病原体,从而获得较长寿命,因此这一理论引发了广泛关注。

非随机理论学说

细胞凋亡学说

由于生化影响,细胞有序死亡的过程称为细胞凋亡,这一过程是持续发生的(Green, 2011)。在凋亡过程中,细胞萎缩,细胞核及DNA分解,但是胞膜结构仍然保持完整。细胞凋亡与细胞坏死不同,细胞坏死表现为细胞胀大,胞膜破裂。根据这一理论,细胞的有序死亡是正常的发展过程,而且贯穿

整个生命过程。

基因学说

早期的基因理论中遗传程序学说提出人类和动物体内天生就拥有一个基因程序或是生物钟,预先决定了其寿命(Hayflick, 1965)。许多研究都支持基因程序既定寿命的学说。举例来说,有研究显示父母年龄与子女寿命成正相关。而且,体外细胞增殖研究发现不同物种的细胞分裂次数是有限的。胚胎成纤维细胞的分裂次数要多于其他成人组织细胞,不同物种之间,细胞分裂次数越多,寿命就越长。这些研究可以支持衰老是在基因控制下进行的细胞层面过程这一学说(Harvard Gazette Archives, 2001; Martin, 2009; University of Illinois at Urbana-Champaign, 2002)。

差错学说也认为基因决定衰老。这一学说认为基因突变是衰老的主因,因为永存的细胞突变会导致器官衰退:

DNA 突变

⇩

细胞分裂期间突变持续存在

⇩

体内突变细胞不断增加

⇩

组织、器官和系统功能障碍

⇩

身体功能下降

其他理论家认为当越来越多的物质不能产生时就会引起衰老,导致细胞增长和繁殖的停止。有些假说认为,维持整个生命发展和细胞成熟的衰老因子,其过量产生后会使得衰老加快。还有假说认为细胞的运转和分裂能力是有害的。虽然支持该假说的相关研究有限,但是衰老有可能是由于RNA合成及传递信息的能力下降导致的。

思考题：

在你的家庭中比较明显的衰老模式是什么？你怎样做能影响这些模式？

自身免疫反应学说

免疫系统的主要器官胸腺和骨髓被认为是衰老过程中的影响对象。在青年期以后，免疫系统的反应能力开始下降。胸腺在整个成年阶段都是不断缩小的，其产生 T 细胞的能力也会有所差异。胸腺激素在 30 岁以后开始下降，年龄超过 60 岁以后，血液中几乎检测不到胸腺激素（Goya, Console, Herenu, Brown & Rimoldi, 2002; Williams, 1995）。与之相关的是体液免疫反应能力的下降，移植皮肤排斥时间的延迟，Ⅱ型超敏反应强度的降低，以及抗肿瘤细胞能力的下降。骨髓干细胞的表现也逐渐失去高效性。随着年龄增长，感染和癌症的患病率增加足以证明免疫功能的下降。

有些理论学家认为随着年龄增长，免疫活动的减少也会导致免疫反应能力的下降。有一个假说是关于免疫反应在衰老过程的作用，它认为细胞会随年龄的增长发生变化，而身体会错把这些老化不正常的细胞看作是外来入侵物质，进而产生抗体攻击他们。还有一种解释是细胞在老年时保持正常，但是由于身体免疫化学记忆系统的故障，错把正常细胞看作是外来物质。抗体形成后攻击、清除身体内的外来物质，然后细胞死亡。

神经内分泌和神经化学学说

神经内分泌和神经化学学说认为衰老现象是由于大脑和内分泌腺体的改变而产生的。有些理论家称某些垂体前叶激素会加速衰老过程。还有些人认为大脑化学物质的不平衡也会损害身体内健康细胞的分裂。

辐射学说

辐射与年龄的关系还在进一步探索中。通过对老鼠和狗的研究发现非致命量的辐射会使寿命减少。关于人类，众所周知长期接受紫外线辐射会导致日光性弹力组织变性，这是胶原蛋白被弹性蛋白替代后产生的老龄型皮肤褶皱。紫外线也是皮肤癌的致病因素。辐射会引起细胞突变，加快衰老过程。

营养学说

当今社会，人们的营养意识比较强，因此合理营养的重要性也是一大主题。毫无疑问饮食会影响健康和衰老。肥胖会增加患病风险，减少寿命（NIDDK, 2001; Preston, 2005; Taylor & Ostbye, 2001）。

饮食的数量和质量同等重要。维生素以及胆固醇等其他营养素的缺乏会诱发多种疾病。最近，营养补充对衰老过程的影响这一课题引发了越来越多的关注；维生素 E、花粉、人参、雷公根、薄荷和海藻被认为是可以提升健康长寿生活的营养物质（Margolis, 2000; Smeeding, 2001）。衰老和饮食之间的关系还未被完全解读，现在的已知内容认为合理饮食可以将衰老过程中的疾病影响最小化甚至消除。

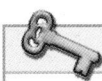

重要概念：

护士应该建议老年人慎重对待声称能引发、停止或逆转衰老过程的产品。

环境学说

众所周知，有些环境因素会威胁健康，并与衰老过程有关。汞、铅、砷、放射性同位素、某些农药以及其他一些物质的摄入会产生人体的病理变化。吸烟，包括吸二手烟以及其他空气污染物也会产生负面影响。最后，拥挤的生活环境、高分贝噪声以及其他因素都会影响衰老过程。

思考题：

你认为护士是否有责任保护和改善环境？为什么？

衰老社会学理论学说

隐退学说

社会理论学说认为社会对老年人有影响而且反之亦然。这些学说反映了在老年人衰老过程中人们对于老年人的看法。社会规范会影响对老年人角色和关系的看法。

隐退学说（Cumming，1964；Cumming & Henry，1961）由 Elaine Cumming 和 William Henry 提出，现已成为最早、最受争议、讨论最广泛的衰老学说之一。该理论将衰老看作是一个过程，在此过程中社会和个人彼此之间逐渐撤离或隐退，直到达到互相满意和有益的状态。对个人的益处在于他们可以脱离社会角色进行反思，更加关注自我。隐退对于社会的价值在于为老年人到年轻人的权利传递建立良好秩序，这样一来即使老年成员逝世，社会也可以正常运转。这一学说不讨论是社会还是个人发起的隐退过程。

这一概念有几处显而易见的漏洞，并开始受到质疑（Johnson，2009）。许多老年人期望保留自己的社会角色，他们不想通过回忆年少时光获得内需满足。议员、最高法院法官、大学教授、老年志愿者都是上述人群，他们通过参与社会工作为社会提供有价值的服务，获得满足感。由于个人健康、文化习俗、社会规范以及其他因素会对老年人晚年参与社会造成影响，因此有批评称：如果社会能够提升医疗护理、改善老年人财务问题以及增加认可度、机会和尊重，那么隐退绝非必要。

隐退学说在研究过程中对研究对象进行了仔细的调查，但正是研究对象暗示出该学说的局限之处。Cumming 和 Henry 描述的隐退模式是基于 172 名 48~68 岁的中产阶级群体。和一般的老年群体相比，这一群体生活富裕、受过良好教育、职业声望较高、居住条件较好。此项研究中不涉及黑人或慢性病患者。总结有关老年人的研究发现必须谨慎，特别是该研究的研究对象只有不足 200 人而且这 200 人也不足以代表该年龄段的平均水平（这项研究证明了 20 世纪 70 年代之前老年学研究的局限性）。尽管护士应该理解有些老年人想要脱离主流社会的想法，但是这并不是所有老年人必须经历的过程。

活跃学说

跟隐退学说恰好相反的是活跃学说，该学说主张老年人应该继续保持中年人的生活方式，尽可能地不服老，同时社会应该同等对待老年人和中年人，不支持老年社会成员减少活动、兴趣和参与度（Havighurst，1963）。该学说提出了在衰老过程中面对各项功能的减退如何保持社会活跃性的方法：体力下降时用脑力活动代替体力活动，退休以后用其他角色替代工作角色，当痛失老朋友后建立新友谊。老年人必须抵御和克服诸如健康状况下降、角色丢失、收入减少、朋友圈缩小以及其他阻碍生活活跃度的因素，而不是选择接受。

该学说具备一定的价值。活跃比不活跃更具可取之处，因为它能提升身体、心理和社会幸福。就像是自我实现的预言，期望老年保持活跃状态对老年人自身和社会都有益处。由于社会对不活跃的负面看法，鼓励老年人活跃的生活方式与社会价值观是一致的。而且，支持活跃学说表示许多老年人不愿意承认自己已经老了。

活跃学说的问题在于它推断的是大多数老年人期望和能够保持中年生活方式。但是有些老年人希望自己的世界能够缩小以适应自己能力的下降或是自己的不活跃角色。许多老年人缺乏身体、情感、社会或经济资源保持活跃的社会角色。对于那些希望保持活跃中年生活方式的老年人来说，如果收入不及中年人的一半，他们会疑惑这是否是社会向他们传递的矛盾信息。老年人不能实现保持活跃的期望后会有何影响，这一课题需要更多研究和解答。

持续学说

衰老持续性学说，也称发展学说，将老年人从事某些活动的个性和意向与生命周期其他阶段的相似因素关联起来（Neugarten，1964）。个性和基本的行为模式不会因年龄增长而改变。比如说，20 岁的活跃者和 70 岁的活跃者基本一样，但是年轻隐居者老年后在主流社会不会很活跃。经过长时间形成的行为模式将会决定个人是参与社会保持活跃还是不参与社会而隐退起来。

认知到每个个体具有独特个性就会承认老化需要多种适应，以及不同反应的潜在存在增加了这一学说的合理性和真实性。衰老是一个复杂过程，持续学说对复杂因素的研究要比其他学说有深度。尽管这一颇具前景的学说还处在研究阶段，内容与影响未得到全面解读，但是它提供了一个比较合理的视角。而且，它鼓励年轻人考虑到当下自己的行为会为将来老年行为打下基础。

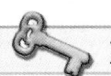 **重要概念：**

在整个生命过程中，基本的心理模式是一致的。

亚文化学说

这一学说将老年人看作一个群体，具有独特的规范、信仰、期望、习惯和问题，将他们与其他社会群体区分开来（Rose，1965）。老年亚文化的形成是一种对社会负面态度和待

遇的反应。在自己的年龄群体内老年人可以被接受而且更舒服。该学说还有一部分是论证社会规范以及授予老年人更多权力才能令他们的权益和需求受到尊重。

现在的老年群体构成愈发多样，他们可以述说需求、提出问题，权力也得到认可，这一学说跟当今老年群体的关联性不大，更多关系到此学说提出时的老年群体。

年龄分层学说

这一学说于 20 世纪 70 年代提出，认为社会根据年龄将人进行分层（Riley, Johnson & Foner, 1972）。年龄相仿的群体具有相似的经历、信仰、态度和人生转折，这使得他们共享一段独特的历史。随着新生儿的降临会不断有新的年龄群体；所以说社会与老年群体的互动是动态的。每个群体都会变老，但是他们有自己独特的社会经历，对社会有独一无二的影响，因此社会与群体之间是互相依赖的关系。

衰老心理学理论学说

发展任务学说

衰老的心理学理论学说探索的是人们一生的心理过程、行为和情感，以及老年人面对挑战时使用的一些应对机制。在众多学说中，发展任务学说认为健康的心理衰老过程是成功完成发展任务的结果。发展任务是每个成年人在一生成长过程中必须要面对的挑战，也是必须要做出的人生调整。

Erik Erikson（1963）将人类从出生到老年分为八个阶段，每个阶段都有需要面对的挑战或任务（表 2-1）。老年阶段的挑战就是接受和寻找人生存的意义；这给予了个人完整的自我意识，帮助适应和解决衰老和死亡的现实问题。愤怒、痛苦、失望和无力感会导致自我意识的不完整性（比如绝望）。

表 2-1 Erikson 的发展任务		
阶段	完成状态	未完成状态
婴儿期	信任	不信任
儿童期	自主	害羞
学龄初期	主动	内疚
学龄期	勤奋	自卑
青春期	自我同一	角色混乱
成年期	亲密	孤独
中年期	生育	自我专注
老年期	自我调整	绝望

思考题:

你怎样看待其他人或你自己的超越老化?

重要概念:

如果护士能将老年看作是继续发展的机会而非绝望无用的生活,那么他们可以为老年人带来欢乐和目标。

在 Erikson 描述的八大发展阶段的基础上,Robert Peck(1968)详细揭示了老年人面临的三大挑战,它们会影响到自我意识完整性或是绝望情绪:

- 自我分化和角色投入:通过自身寻求满足感,而不是通过父母角色或工作角色。
- 身体超越和身体关注:寻找心理愉悦,不要被由衰老引发的健康问题或身体极限所羁绊。
- 自我超越和自我关注:通过回顾过去的生活和成就获得满足感,不要纠结自己有限的生命。

Robert Butler 和 Myrna Lewis(1982)概括了晚年生活的其他发展任务:

- 调整自己虚弱的状态;
- 通过生活寻求满足感;
- 准备好迎接死亡。

超越老化学说

超越老化学说是近期提出的学说,认为衰老会导致从理性唯物思想到宇宙超越思想的转变。随着年龄的增长,人们愈发不关心自己的身体、物质、无意义的关系以及自我利益,而是期望更有意义、与他人关系更紧密的生活。人们希望卸下角色,投入时间去发现自己被隐藏的一面。

在护理实践中应用衰老理论

影响衰老过程的数量性、多样性和复杂性因素显示没有一个理论学说能完全解释衰老现象的原因。即便是关于长寿群体的研究,比如俄罗斯南部高加索地区的人群,长寿的原因也并非单一因素可以解释。

伴随衰老的生物、心理和社会过程是相互影响、相互依存的。通常来说,社会角色的丢失会影响个人的目标感,加速身体机能的下降。较差的健康状况会导致强制退休,加剧社会孤立、弱化自我概念。尽管某些改变是独立事件,但是大多数改变是与其他衰老因素息息相关的。聪明的护士在选择指导护理实践的衰老理论学说时思维应该是开阔的;同时他们也应该意识到这些理论学说的局限性。

护士可以通过了解影响衰老的因素选择将理论学说用于提升实践的基础。框 2-1 列举了一些推进健康衰老过程的影响因素。

此外,老年科护士在帮助老年人获得健康、满足和幸福感方面有重要作用。除了可以帮助老年人面对心理挑战(框 2-2)的具体措施,护士必须保持敏感度,不能将影响自己对待衰老态度的情绪带给患者。如果护士认为衰老是身体状况逐渐变差直至死亡

框 2-1 促进健康长寿生活的因素

饮食。良好的健康状态有助于延长寿命,应该做到饮食中减少饱和脂肪酸、限制每日脂肪摄取量(少于摄取热量的 30%)、避免肥胖、减少动物性食物摄入、用天然复合碳水化合物代替精制糖,增加全麦、蔬菜和水果的摄入。

运动。运动是保持健康的重要因素。它可以增强力量和耐力、改善心肺功能以及推进其他有助于健康衰老过程的影响。

玩和笑。大笑可以释放内啡肽、刺激免疫系统、减少压力。即使面对问题,发现生活中的幽默以及感受快乐都有助于保持健康。早在所罗门时期就提倡"喜乐的心乃是良药,破碎的灵使骨枯干"(圣经:Proverbs 17:22)。

信念。强烈的信仰、教堂礼拜和祈祷与身体和心理疾病的低患病率直接相关。宗教和灵性有助于延年益寿和提高生活质量。

自主权。生活失控会击垮自信心,减弱自我护理的独立性。尽可能地控制和做决策有助于减少疾病和死亡。

压力管理。几乎所有人都能意识到压力带来的负面影响。衰老过程也会伴随压力,比如开始患上慢性病、退休、亲友死亡、外貌变化等,这些压力都会对人体产生不利。尽可能地减小压力以及使用合理的压力管理方法是比较有效的方式。

框 2-2 帮助人们应对衰老挑战

综述

人的一生中,要对人生经历做出反应,从而需要面对的挑战和调整称为发展任务。发展任务包括:
- 处理失去和变化。
- 建立有意义的角色。
- 学会独立和掌控。
- 寻找生活的目标和意义。

个人的满足感和生活本身都需要通过完成这些任务来获得;对未来感到忧伤、痛苦和恐惧会导致不能适应衰老,并拒绝衰老这一现实。

目标

老年人会表达一种自我完整性和心理幸福感。

行动
- 了解患者的人生故事;询问家庭背景、信仰、工作情况、爱好、成就和人生经历。鼓励患者讨论上述这些话题,并认真倾听。
- 建立人生的兴趣,为患者提供机会体验新的快乐和兴趣。
- 接受患者关于自己悔恨和不满的探讨。帮助他们认识到这也是人生成就的一部分。
- 支持患者与家属间的怀旧行为。帮助家属和所住机构工作人员理解怀旧的治疗价值。
- 尊重患者的信仰,帮助他们满足宗教需求(比如帮助他们找到所信仰宗教的教堂、要求牧师的探望、跟他们一起或为他们祈祷、买一本圣经或其他宗教类书籍)。
- 治疗性地使用幽默。
- 如果患者居住在机构,将环境尽可能地个性化。
- 了解每个患者的财务状况和性格特点。

的过程,那么他们会将老年看作是绝望、无用的阶段,对老年患者毫无帮助、令他们毫无希望。但是,如果护士认为衰老是继续发展的过程,那么他们理解的晚年生活是获得新满足、新观点的机会,他们会为患者带来欢笑和目标。

思考题:

你将如何评价自己生活中促进长寿因素的质量?

相关研究

年龄改善情感体验: 基于 10 年的体验研究

Carstensen, L. L., Turan, B., Scheibe, S., Ram, N., Ersner-Hershfield, H., Samanez-Larkin, G. R., Nesselroade, J. R., et al. (2011). Psychology and Aging, 26 (1), 21-33.

这项研究的研究对象是具有代表性的成人群体,调查他们从成年早期到老年阶段的个人情感体验。参与者在五次随机时间报告自己一周的情感状态;这项任务五年重复一次,然后十年。

数据分析显示衰老与积极的情感状态、强大的情感稳定性以及复杂性相关,而且其相关性比之前推断的要大。研究还发现情感体验可以预知死亡,每天保持积极情感的人可以延长寿命 13 年。

根据分析获得四个发现:年龄增长会改善情感体验;情感体验随年龄增长变得更加稳定;年龄增长使得情感体验更加复杂;每天保持积极情感的人比消极情绪者寿命更长。

人类衰老过程中,情感幸福可以保持,而且成人期间幸福感可以提升,关于这方面的观察和发现近年来已经开始出现,对情感状态和衰老假说是一大挑战。这就提醒护士应该避免对衰老产生偏见,应该理解衰老的个体模式,澄清幸福感随年龄增长而下降的错误认识。此外,护士需要帮助老年人获得幸福感,因为这对健康长寿有积极作用。

实践探究

你在当地老年中心向一群人讲解健康行为相关的课程。在接近尾声时,大家积极参与讨论,有一名老年学员说:"不管你做什么,你的年龄由你的上辈人决定。我的祖父母吃高脂肪食物,从不运动,但是他们活到 90 岁。"

另一个学员说:"不,你错了,我在吃邻居推销给我的营养补充品,可以解决遗传问题,我父母在我这个年龄时没有我现在健康。"

你怎样回应这些说法、引导讨论的方向?

评判性思维能力训练

1. 有哪些导致衰老或与衰老相关的因素会引发疾病?

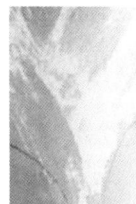

2. 社区要求你做一个关于环境问题的演讲。你有什么建议可以促进环境健康？
3. 思考你自己社区每天的生活。你看到过哪些老年人参与或脱离社会的案例？
4. 你可以使用哪些具体的方法帮助老年人达到自我完整性？

许 扬　郭桂芳

参考文献

Butler, R. N., & Lewis, M. I. (1982). *Aging and mental health* (3rd ed., pp. 142, 376). St. Louis, MO: Mosby.

Cumming, E. (1964). New thoughts on the theory of disengagement. In R. Kastenbaum (Ed.), *New thoughts on old age*. New York, NY: Springer-Verlag.

Cumming, E., & Henry, E. (1961). *Growing old: The process of disengagement*. New York, NY: Basic Books.

Erikson, E. (1963). *Childhood and society* (2nd ed.). New York, NY: Norton.

Goya, R. G., Console, G. M., Herenu, C. B., Brown, O. A., & Rimoldi, O. J. (2002). Thymus and aging: Potential of gene therapy for restoration of endocrine thymic function in thymus-deficient animal models. *Gerontology, 48*(5), 325–328.

Green, D. (2011). Means to an end. New York, NY: Cold Spring Harbor Laboratory Press.

Harvard Gazette Archives. (2001). *Scientists identify chromosome location of genes associated with long life*. Harvard University Gazette. Retrieved August 28, 2001 from http://www.news.harvard.edu/gazette/2001/08.16/chromosomes.html

Havighurst, J. (1963). Successful aging. In R. H. Williams, C. Tibbitts, & W. Donahue (Eds.), *Processes of aging* (Vol. 1, p. 299). New York, NY: Atherton Press.

Hayflick, L. (1965). The limited in vitro lifetime of human diploid cell strains. *Experimental Cell Research, 37*, 614–636.

Hubert, H. B., Bloch, D. A., Oehlert, J. W., & Fries, J. F. (2002). Lifestyle habits and compression of morbidity. *Journals of Gerontology. Series A, Biological Sciences and Medical Sciences, 57*(6), M347–M351.

Johnson, M. (2009). Spirituality, finitude, and theories of the life span. In V. I. Bengston, M. Silverstein, N. M. Putney, & D. Gans (Eds.), *Handbook of theories of aging* (2nd ed., pp. 659–674). New York, NY: Springer Publishing Co.

Margolis, S. (Ed.). (2000). Vitamin E recommendations. *The Johns Hopkins Medical Letter: Health After 50, 12*(1), 8.

Martin, G. M. (2009). Modalities of gene action predicted by the classical evolutional theories of aging. In V. I. Bengston, M. Silverstein, N. M. Putney, & D. Gans (Eds.),

Handbook of theories of aging (2nd ed., pp. 179–191). New York, NY: Springer Publishing Co.

Miller, R. A. (1997). When will the biology of aging become useful? Future landmarks in biomedical gerontology. *Journal of the American Geriatrics Society, 45*, 1258–1267.

National Institute of Diabetes and Digestive and Kidney Diseases of the National Institutes of Health. (2001). *Understanding adult obesity*. Bethesda, MD: Author, NIH Publication No. 01-3680.

Neugarten, L. (1964). *Personality in middle and late life*. New York, NY: Atherton Press.

Peck, R. (1968). Psychological developments in the second half of life. In B. Neugarten (Ed.), *Middle age and aging* (p. 88). Chicago, IL: University of Chicago.

Preston, S. H. (2005). Deadweight? The influence of obesity on longevity. *New England Journal of Medicine, 352*(11), 1135–1137.

Riley, M. M., Johnson, M., & Foner, A. (1972). *Aging and society, vol. 3: A sociology of age stratification*. New York, NY: Russell Sage Foundation.

Rose, A. M. (1965). The subculture of the aging: A framework for research in social gerontology. In A. M. Rose & W. Peterson (Eds.), *Older people and their social worlds*. Philadelphia, PA: F.A. Davis.

Rose, M. R. (1998). Darwinian anti-aging medicine. *Journal of Anti-Aging Medicine, 1,* 106.

Smeeding, S. J. W. (2001). Nutrition, supplements, and aging. *Geriatric Nursing, 22*(4), 219–224.

Taylor, D. H., & Ostbye, T. (2001). The effect of middle- and old-age body mass index on short-term mortality in older people. *Journal of the American Geriatrics Society, 49*(10), 1319–1326.

Tornstam, L. (2005). *Gerotranscendence: A developmental theory of positive aging*. New York, NY: Springer.

University of Illinois at Urbana-Champaign. (2002). *Study backs theory that accumulating mutations of "quiet" genes foster aging*. Science News Daily. Retrieved October 15, 2002 from http://www.sciencedaily.com/releases/2002/10/021015073143.htm

Williams, M. E. (1995). *The American Geriatrics Society's complete guide to aging and health* (p. 13). New York, NY: Harmony Books.

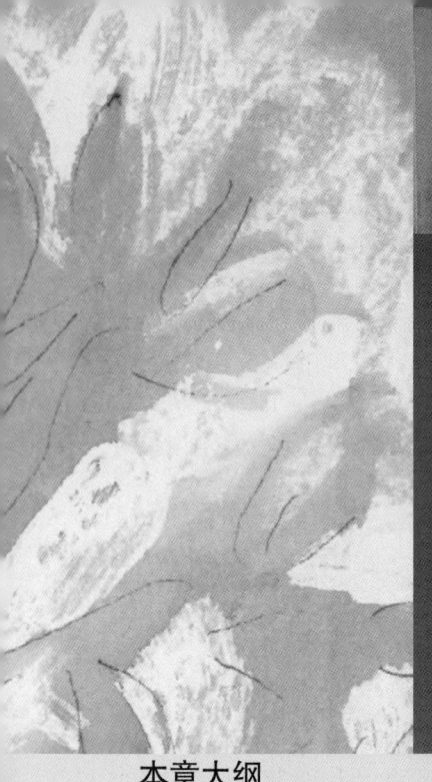

第 3 章

多样性

学习目标

通过本章学习,你将能够:

1. 描述美国老年人口多样性的预期变化。
2. 描述美国主要种族群体对健康医疗的独特见解。
3. 找出护理方式的改进之处,以适应不同种族背景的患者。

本章大纲

老年人口构成持续多样化
美国老年人中不同群体的概况
  拉美裔美国人
  美国黑人
  亚裔美国人
  华裔美国人
  日本裔美国人
  其他
  犹太裔美国人
  美洲原住民
  男同性恋、女同性恋、双性恋及变性老年
    人群体
老年人多元文化护理的注意事项

术语词汇须知

双性恋: 对两个性别的个体产生爱慕情绪。

文化: 一个群体共享的信仰与价值观,包括信仰、习俗、风俗以及某个特定人群的社会行为。

民族: 拥有共同种族、民族、宗教、语言或文化传统的人群。

民族优越感: 认为自己的种族、民族或民族起源比其他民族更优秀。

男同性恋: 对同性产生性欲和爱恋的男性。

健康不平等: 某个特定群体在医疗保健、健康状态、寿命、健康服务使用或健康结果方面的不平等。

女同性恋：对同性产生性欲和爱恋的女性。
国籍：基于出生国家的身份认知。
种族：具有相同生物特征的人群。

种族歧视：对其他种族人群具有蔑视态度。
跨性别：认知、外表以及行为有悖于自身性别传统，也被称为变性或异装癖。

老年人口构成持续多样化

人口预测显示，美国老年人口中的种族类别和民族类别越来越多元化。2000 年，大约 84% 的美国老年人不是拉美裔白种人，但是预计 2050 年，上述比例将会下降到 64%。与此同时，拉美裔老年人口将会激增，大约会占到老年总人口的 20%。在此期间，黑人老年人口所占比例将会从 8% 增长至 11%。根据美国老龄化管理局以及美国人口普查局的调查，截至 2020 年，美国预计会有四分之一的老年人口属于少数民族或种族。除了种族与民族的多样性增加，还会有更多的同性恋、双性恋以及跨性别群体跨入老年行列，这也将为护理人员带来一系列特别的挑战。

重要概念：

未来，随着社会中少数种群老年人口的增长，白种人老年人口将会下降。

面对老年人口的多样化，能否根据不同文化背景提供合理护理服务是老年护理所面临的挑战。根据不同文化背景提供合理服务的重点是理解：

- 相似的种族或民族文化背景；
- 不同种族和民族的信仰、传统、价值观和习俗；
- 不同种族、不同民族、相同性取向人群的独特健康需求、健康体验以及健康风险；
- 个人对不同种族、不同民族、相同性取向人群的态度和意见以及对自身所处群体的态度；

- 语言障碍会对患者有所影响，主要体现在传达健康信息、理解指示、提供知情同意书和护理参与方面。

理解不同文化、不同民族、不同性取向人群的差异有助于消除成见和偏见，实现有效护理，也有助于对个体独特特征表达理解。

美国老年人中不同群体的概况

不同国家的人们来到美国，在这片新土地上找寻更美好的生活。从某种程度来说，他们融合接纳了美国式的生活方式。但是，本土文化中的价值观和习俗仍旧在头脑里根深蒂固，就像语言与生物差异一样不可磨灭。美国新移民的独特背景影响了他们对世界的态度，同样也影响了世界对他们的态度。如果想要了解每个老年人的独特性，就必须先要了解民族起源对其的影响。

一个民族或文化群体内的成员具有相似的历史、语言、习俗和个性背景；同样的，他们对于衰老和老年群体也有自己独特的理解。民族习惯对很多事情都有影响，包括饮食、对疼痛的反应、自我护理和治疗以及对医护人员的信任等。有些民族的传统认为，老年人在群体中的角色极富意义，且地位较高。

人们对文化因素如何影响衰老以及老年人这一课题研究一直比较少，但是现在相关研究开始增多。通过经验和观察可以让人们认识到某个民族群体的独特个性。虽然同一个民族群体内的个体依然存在差异，但是我们不应该对其抱有成见，了解不同民族群体的一般性特征有助于护士为患者提供更具个性化和文化敏感性的护理服务。

重要概念：

　　民族本源固然重要，但是护士需要记住：并非所有人都会遵从所在民族的信仰、价值观、文化角色以及传统。对同一文化或民族群体内的个体产生成见，这一做法有悖于个性化护理的内涵。

拉美裔美国人

　　拉美裔美国人是指在美国说西班牙语的群体，这些人来自西班牙、墨西哥、古巴和波多黎各。拉美裔美国老年人现在大约占美国老年人口的6%，但是这一比例有望继续增长。今天，大约有25万拉美裔美国人居住在美国，美国人口增长最迅速的群体是65岁以上的拉美裔美国人。

重要概念：

　　在英语里，Hispanic 和 Latino 在表示"拉美裔"时可以互换使用，而且在美国 Latino 基本等同于 Hispanic。但是，从理论上讲，这两个词还是有区别的：Latino 特指罗马统治国家（比如西班牙、意大利和葡萄牙）的人，Hispanic 特指西班牙殖民国家（比如墨西哥、美洲中部国家以及南美大部分国家）的人。

　　在清教徒到达美国之前，墨西哥人就在美国西南部生活了几十年，但是大规模的墨西哥移民浪潮是始于20世纪，移民的原因主要是墨西哥革命的爆发以及墨西哥经济的不景气。经济因素一直都是墨西哥人移民美国的重要原因。美国的墨西哥移民人口总共有800万，还有大约300万~500万的非法移民；他们大部分都居住在加利福尼亚州和得克萨斯州。

　　在波多黎各人可以获得美国公民身份之后，波多黎各人开始大规模移民美国。第二

次世界大战之后，有将近三分之一的波多黎各人移民美国；20世纪70年代，出现反移民现象，越来越多的波多黎各人离开美国回到祖国怀抱。大部分波多黎各人移民后裔都居住在纽约州，现在美国的波多黎各人大约有100万。

　　大部分古巴移民都是新移民，在卡斯特罗夺取政权后有超过100万的古巴人逃离古巴涌入美国。超过25%的古巴裔美国人居住在佛罗里达州，此外纽约和新泽西地区也是移民聚集区。在所有拉美裔中，古巴裔是受教育程度和收入最高的群体。

重要概念：

　　癌症一直是人类死亡率最高的疾病，但是在拉美裔和非洲裔人群中这一比率异常高（National Cancer Institute, 2012）。

　　许多拉美裔人认为疾病或健康的状态是神的行为；如果一个人尊重自己的身体、好好生活、进行祷告，那么神就会奖励他健康的身体。如果生病就说明违背了正确的生活习惯，或是受到了神的惩罚。佩戴圣牌和十字架可以提升身体健康状况，而且祷告是疾病治愈过程中的重要因素。疾病会被看作是家庭性事件，家里的多个成员都会帮助照顾患者。相比西医医生，一些拉美裔人更倾向于选择传统医生，比如：

- 医士（*Curanderos*）：具有特殊知识和美丽品格的女性。
- 接骨师（*Sobadoras*）：给人按摩，能够控制操纵骨头和肌肉的人。
- 巫师（*Espiritualistas*）：解析梦境、纸牌以及预感的人。
- 术士（*Brujos*）：使用巫术的女性。
- 神婆（*Senoras*）：懂得特殊治疗方法的年长女性。

　　拉美裔人对长者都十分崇敬。他们认为

老年是最美好的时光,是个人生命中的收获时节。拉美裔人希望他们的孩子能够照顾年迈的祖父母或外祖父母,这样一来家庭可以尽量避免制度化。确实,相比于其他一般群体,拉美裔人养老院的使用比例比较低;养老院中只有不到7%的住户是拉美裔。

英语是拉美裔人的第二外语,护士会发现他们在患病期间说英语的现象会愈加明显,因为生病带来的压力会造成母语退化。

尽管拉美裔老年人与非拉美裔老年人具有相似的慢性病状况,但是拉美裔老年人不太可能去看医生或接受预防服务(比如乳房X光检查、疫苗),而且很难获得相应护理(Georgetown University Center on an Aging Society, 2012)。

重要概念:

在美国,大约每八个人中就有一个人在家不讲英语,而在这些人中有三分之一是讲西班牙语(Wan, Sengupta, Velkoff & DeBarros, 2005)。

美国黑人

尽管美国黑人占美国人口的14%,但是其老年人口只占到老年总人口的8.4%。这个群体的大多数人都是非洲后裔。纵观历史,跟白人相比,美国黑人既往的生活水平非常低,并且几乎没有机会获得医疗保健服务。美国黑人的平均寿命(参考第1章的人口统计)也可以说明这一点。但是,一旦美国黑人到了70岁,那么之后的生存率和同龄的白人基本一样。

重要概念:

到了70岁以后,黑人的寿命就基本和白人差不多了。

能够活到高龄被这一群体视为重要成就,能够反映个人的力量、智慧和信念。因此,黑人将年长视为个人成功而非恐怖诅咒。鉴于黑人的历史,黑人老年人的一些特征应该是比较顺理成章:

- 由于生活水平较低,加上很难获得医疗保健服务,因此身体累积了许多健康问题。
- 在保持健康和对待疾病方面,他们的健康观念和健康行为有悖于传统。
- 居住在贫困环境中的黑人老年人是其他老年人的两倍,这对他们使用医疗健康服务产生了极大影响。
- 依赖家庭成员们的决策和照顾,而非通过正规的服务机构。
- 在与医疗服务互动以及使用方面,表现出一定程度的谨慎,算是反抗偏见的一种防卫方式(Egede, 2006)。

在黑人人口构成中,还存在一些不同的亚群体,比如非洲人、海地人以及牙买加人,他们都具有自己的独特习俗和信仰。美国不同地区的黑人都会显现出明显的差异。护士必须要对此保持敏感性,一旦对这些差异缺乏认识和尊重就会被视为侮辱或有偏见。

黑色皮肤含有较高的黑色素,如果通过肤色对健康问题进行评估,就会对结果产生影响。为了有效诊断发绀,会检查甲床、手掌、脚掌、牙龈以及舌下等部位。皮肤不透红或者暗淡无光就表明是脸色苍白。瘀点最好是在结膜、腹部和颊黏膜部位检测。

高血压是美国黑人中常见的一种健康问题,且发病率要高于白人群体。出现高血压的原因之一是夜间反应迟钝。在睡眠期间,血压只会有轻微地下降,这就增加了心脏和血管的压力;这一现象在黑人群体的出现概率要比其他群体高得多。因此,对黑人患者进行血压监测是一项重要的预防措施(图3-1)。

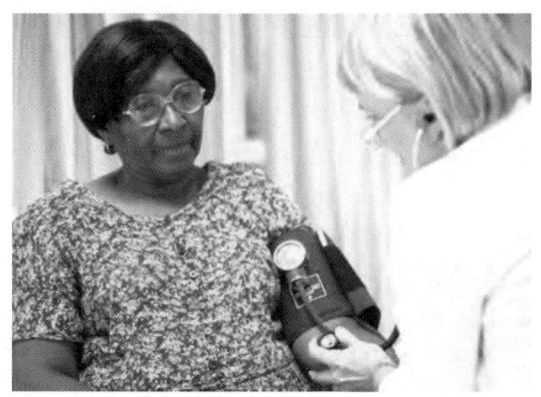

图 3-1 ■ 血压监测是对高血压高危人群的一种重要干预手段

除了高血压,黑人群体的其他疾病患病情况也比白人群体更为普遍。举例来说,与白人相比（National Center for Health Statistics, 2008）,非洲裔美国人患心脏病、癌症以及糖尿病的几率更高,而且患病后的死亡率也比白人高（Office of Minority Health, 2007a）。

近年来,艾滋病病毒和艾滋病已经成为非洲裔男性死亡的第三大病因;非洲裔群体感染艾滋病的几率是白人群体的九倍之多（Health Reform.gov, 2012; Office of Minority Health, 2007a）。上述疾病在非洲裔男性群体中有极高的发病率,这表明为了获得健康长寿的生活,年轻人需要接受教育和进行相关咨询。

根据美国疾病控制和预防中心调查,与白人群体相比,非洲裔美国人更易出现吸烟、肥胖以及健康状况差的现象。美国黑人中的发病及死亡诱因可以通过改变生活方式（比如营养均衡、定期锻炼和有效的压力管理）来达到有效预防和控制。在制订社区健康服务计划时,上述这些问题都是重要考虑因素。

亚裔美国人

美国有超过一千万的亚裔人口,大约占美国总人口的 4%。亚裔美国人本身也是一个具有多样性的群体,其构成人员来自中国、日本、菲律宾、韩国、越南以及柬埔寨。

华裔美国人

在 19 世纪中期之前,就有中国劳工一直居住在美国,但是直到 19 世纪才出现大规模的中国移民。美国拥有最多华裔人口的地区是加利福尼亚州、纽约州、得克萨斯州、新泽西州、马萨诸塞州以及伊利诺伊州。

中国传统文化认为身体的保健和护理是极为重要的,但是传统中医与西医的方法完全不同（框 3-1）。中医是基于阴阳平衡的理念;阴代表女性的寒凉能量,可以保护身体内部,阳代表男性的温热能量,可以保护身体不受外力侵袭。传统来讲,中国人习惯用感官来评判医学问题（触碰、听声、闻气味）,而非使用机器检查或侵入式检查。草药、针灸以及其他治疗方法已经为西方世界所认同,许多中国人也一直都选择这些方式进行治疗。这些传统治疗方法通常会作为现代治疗过程中的替代疗法或辅助手段。女患者会使用象牙雕的侧卧女人雕像,以指出身体不舒服的部位,因为男性医生不宜触碰女性;尽管现代中国女性已经不再这么做,但是她们在接受男医生身体检查时还是会倍感尴尬。通常来讲,中国人不会特别直接或者开放地表达不满或者不舒服。因此,护士需要更加密切地进行观察并提出比较具体的问题（比如:你能描述下你的疼痛吗? 你对接下来治疗过程感觉怎么样? 你还有问题吗?）来确保患者确实是因为身体没有问题而表现出平静。

在中国文化里,长寿代表有福气,而且老年人的地位通常会比较高。他们备受尊敬,经常会有人向他们寻求意见。老年人子女的家庭有义务照顾老年人,因此中国老人可能就不愿意使用老年服务机构。

框 3-1 **中医**

几千年以来,中国医学一直与西方医学存在明显差异。中医理论基于平衡系统;疾病是由于身体的不平衡或不和谐引起的。阴阳这一概念可以解释什么是平衡。 阴性能量代表柔软、黑暗、寒冷和潮湿。人的五脏(肺、肾、肝、心脏和脾)属阴。阳性能量代表坚硬、明亮、温热和干燥。人的六腑(胆囊、小肠、胃、结肠、膀胱和三焦)属阳。

中医还将身体平衡与五行结合起来,五行包括木(春)、火(夏)、土(长夏)、金(秋)以及水(冬)。

气是一种贯穿身体的生命力,在体内通过经络运行,经络是身体内一种看不见的路径。气的缺失或不畅会引发病症。针灸和穴位按摩可以针对经络上的不同穴位刺激气的畅通。

除了针灸和穴位按摩,传统中医还会使用草药、按摩以及治疗性运动达到气的畅通,进而达到身体的平衡与和谐。这些疗法在美国逐步得到了认可,支持其疗效的相关研究也越来越多。

案例分析

C 女士是一个非常传统的中国女性,三年前她的丈夫去世,她开始跟儿子儿媳一起生活。C 女士以前和丈夫一起居住在这座城市的唐人街,他们可以和其他中国人用中文进行交流。她英语一直都讲得不好,自从搬进儿子居住的社区以后,她和邻居间的交流变得异常困难。C 女士的儿子已经接受了美国式的价值观和行为习惯,他不认同自己母亲传统的生活方式;母亲讲中文他听不懂,他也拒绝母亲在家里做中国菜。他的妻子不是中国人,但是却对年长的 C 女士表示同情。

上周,C 女士罹患中风,身体虚弱还伴有轻微失语症。此时,她需要别人的照看。C 女士的儿子表示他不想让母亲进疗养院,但是他不确定自己能够照看好母亲;如果丈夫需要,他的妻子愿意请假帮助照看自己的婆婆。

批判性思考

- 你预计 C 女士的每个家庭成员会遇到什么问题?
- 什么样的安排可以帮助这个家庭?
- 你会怎样帮助 C 女士保留她个人的民族习惯?

 重要概念:

传统中医是基于阴阳平衡理论。

日本裔美国人

日本人最初移民到美国时,从事的都是园艺工人和农场工人这样的工作。但是今天,和华裔美国人一样,日本裔美国人的失业率低于全国水平而且行业专业人员的比例也要高于全国水平。美国现在大约有 796 700 日本裔美国人,大部分居住在加利福尼亚和夏威夷。

尽管日本裔美国人不会像华裔美国人一样要居住在单独的亚群体社区,但是他们还是保留了许多自己的传统。日本文化特别强调家庭的概念，因为是共同的传承将他们凝聚到一起。下面是描述每一代日本裔美国人的词语：Issei，第一代移民美国的日本人；Nisei，第二代移民（第一代美国出生移民）；Sansei，第三代移民；以及 Yonsei，第四代移民。家庭成员照顾老年人是文化期许。和中国文化一样，日本的老年人也是备受尊敬。

和华裔美国人相似，日本裔美国人也会接受传统的健康治疗方式，以补充或替代现代西方科技。他们不会外向的表达自己的情感，也不会挑战医护人员的权威；因此，面对这类隐蔽需求，护理敏感性就显得尤为重要。

其他

早在 18 世纪，菲律宾人就开始移民美国，但是菲律宾人移民浪潮是在 20 世纪初期，主要从事农场工人的工作。1934 年，美国制订了每年 50 人的移民配额，这一配额一直持续到 1965 年。

早在 20 世纪 90 年代，韩国人就开始移民到美国从事种植工作。这些人大部分都定居在夏威夷。另外一批移民浪潮起始于朝鲜战争结束后，大部分都是美国军人的妻子。

历史最短的亚裔移民来自越南和柬埔寨。他们大多数都是在越战结束以后，来美国寻求政治避难。

尽管不同的亚裔群体存在差异，但是他们的共同点在于重视家庭，而且家庭成员需要在家照看年事已高的亲属。亚裔人口只占疗养院使用人口的 2%。

思考题：

对待不同文化群体，你小时候接受的教育是应该采取什么样的态度？这些态度怎样塑造了你现在的态度？

犹太裔美国人

犹太裔人来自不同国家，具有不同的习俗和文化，从这个意义上讲，犹太裔人本质上并不是一个民族群体。但是，犹太教的强大力量将不同国家的犹太人凝聚到一起，并赋予他们强烈的认同感和共同信念。

犹太裔美国人在商业、艺术和科技领域都展现出了极强的领导力，并对美国人的生活做出积极贡献。学习在犹太文化中极为重要，超过 80% 的犹太裔美国人都会进入大学学习。居住在美国的犹太人大约有 650 万，占到总人口的 2.2%，他们中大部分都定居在邻大西洋中部各州。估计世界上有一半的犹太人都居住在美国。

犹太教的宗教传统非常重要（图 3-2）。从周五日落开始到周六日落之时是安息日，这期间是不允许进行疾病治疗的（重病患者除外）。由于犹太教规定头和脚不得裸露，因此一些犹太人一直都是戴帽子、穿袜子。正

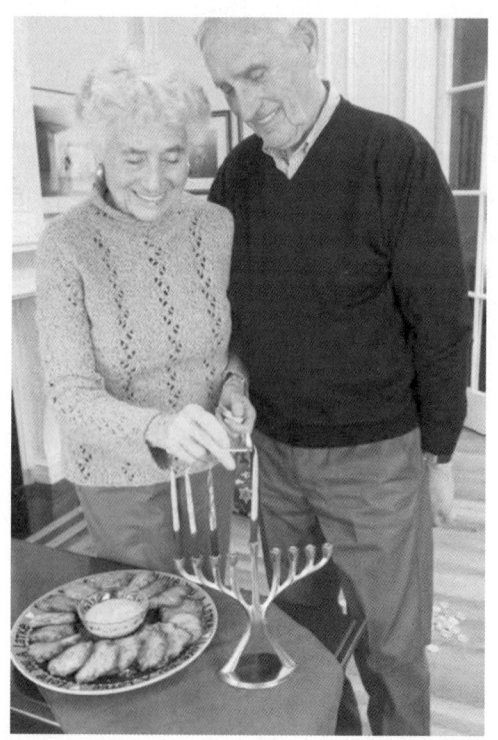

图 3-2 ■ 宗教节日对某些群体很重要，比如犹太老人

统犹太教徒还反对刮胡子。洁食（禁食猪肉和贝类，同一餐或同一盘菜中不得加入奶制品或肉制品）是犹太教的重要理念，有些犹太人会严格遵守这一饮食规定。有些宗教节日需要禁食，比如赎罪日、禁食日，逾越节期间会制造马佐来替代发酵面包。

犹太教也鼓励现代医疗。但是一旦涉及器官移植或生命维持措施，犹太人则需要协商。人死时会举办一些仪式，比如有些宗教规定直到举行葬礼都要和死者在一起，清洗死者身体。

在犹太裔美国人文化中，家庭关系是非常紧密的；他们对老年人有强烈而美好的感情。疾病总是能够将犹太人凝聚到一起。纵观全美，犹太人在发展老年人社区网络化和机构服务领域远超过其他群体，同时他们还能够保留自身犹太传统。

美洲原住民

美洲原住民由美国印第安人和阿拉斯加原住民构成；一共有大约 520 万人。在哥伦布探索新大陆之前美洲原住民就一直居住在北美地区长达几个世纪之久。在哥伦布到达美洲之前，预计有 100 万~150 万的美洲原住民居住于此；但是，在接下来的四个世纪，原住民与殖民者之间爆发了多次斗争，因此原住民的人口减少到 25 万。美洲原住民的人口一直在稳定增长，根据美国人口调查局调查显示，美国大约有 500 多个部落、民族和村落共 290 万美洲原住民。印第安人和阿拉斯加原住民的中年人口比一般美国中年人口数量略低。仅有 8% 的美洲原住民年龄在 65 岁以上，只占老年人口的不到 1%；但是，他们却是老年人口中增长最快的少数族裔之一。

将近一半的美国印第安人居住在保护区；此外，在亚利桑那州、俄克拉何马州、加利福尼亚州、新墨西哥州以及阿拉斯加也有许多印第安人。印第安医疗服务部门是美国公共医疗服务部门的分支，负责向保护区内的印第安人提供免费、基础的医疗服务。还有超过一半的印第安人居住在城市地区，他们获得医疗服务的途径远不如保护区内的印第安人。大多数美洲原住民的母语是英语，但是他们的方言却有 150 多种。

美洲原住民文化强调对伟大造物主的崇敬。一个人的健康状态与善恶力量或与个人行为惩罚有关联。原住民传统医学认为一个人必须与自然保持平衡才能健康，疾病是人与自然失衡的后果。疾病治疗的方法有宗教仪式、巫医、草药、自制药物以及一些机械介入手段，比如吸盘。

 重要概念：

美洲原住民会通过宗教仪式、巫医、草药、自制药物以及一些机械介入手段治疗疾病。

亲密的家庭关系在美洲原住民之间很常见。他们家庭成员之间的关系可以通过称呼体现（比如表亲、儿子、叔叔和爷爷），他们通常不称呼对方的姓名。"老年"这一词不仅仅表示年龄，还表示社会地位和身体状态。老年人受人尊敬，被看作是年轻人的领导者、施教者以及指导者，但是年龄再小一点的以及更加美国化的原住民开始感觉到老年人的建议与今天的世界并无太多关联，他们正在打破这一传统。美洲原住民坚信人们有权做出影响自身生活的决定。典型的护理评估过程可能会对原住民患者有所冒犯，因为在言语交流过程中，他们认为探究性问题、结果验证、反应记录是不合理、不尊重人的行为。关于是否接受机构和专业人士的服务，原住民内心是矛盾的。专业帮助可以提供众多社会、健康、经济福利，进而提升原住民的生活品质，但是这又与原住民的信仰相悖。原住民主张实用、自食其力，他们依靠精神力量描绘生命历程。即使是在最艰难的情况下,原住民患者通常也都能够保持冷静、不失控;因此,对于服务人员来说,不要将他们的冷静误解为无情、冷漠或是不适,这一点极为重要。

各个部落面对死亡都会有一些特别的仪式,比如将死者的物品与死者一同埋葬。如果能向某个部落成员进行咨询,深入了解与疾病或死亡相关的特殊仪式,将会对护理原住民工作带来益处。

20 世纪末期,原住民面临新的健康风险,比如饮食习惯差、运动不足、生活方式不健康等,由此某些可预防疾病在他们中间的发病率开始攀升。以糖尿病为例,在 20 世纪初期,原住民极少患上此病,但是现在原住民患病者是美国白人的 2.3 倍(Office of Minority Health)。跟非拉美裔美国人相比,原住民患肥胖症、高血压和卒中的几率更大。近期,美洲原住民类风湿疾病发病率较高,这可能与自身免疫疾病的遗传因素有关。原住民的癌症存活率在全美各族群间居末位。护士必须推进健康教育和早期筛查,帮助原住民减少早期风险,尽早查明健康状况。

思考题:

你们通过什么方式纪念、庆祝自己的独特传统?

男同性恋、女同性恋、双性恋及变性老年人群体

尽管人们逐渐认识并接受男同性恋、女同性恋、双性恋以及变性老年人,作为社会的一个群体,他们在老年时遇到的挑战和需求并未引起人们足够的关注。实际上,这一群体被称为看不见的群体(Fredriksen-Goldsen et al., 2011)。这一群体的人口持续增长,有 10% 的人确定自己是同性恋、双性恋、变性人;预计这一群体的人口将在 2030 年翻一番。

这一代人所处的时代对同性恋、双性恋以及变性人有极大的偏见和歧视;因此,这些人在寻求医疗服务的时候可能会隐瞒自己的性取向。有研究发现社区和长期护理机构里的男同性恋、女同性恋、双性恋以及变性老年人群体惧怕护理人员的拒绝和忽视,他们并没有被其他住户所接受,还要被迫隐藏自己的性取向(Stein, Beckerman & Sherman, 2010)。此外,同性恋、双性恋以及变性老年人群体还存在以下问题(Fredriksen-Goldsen et al., 2011):

- 将近一半人有残疾;大约三分之一的人患有抑郁症。
- 与异性恋人群相比,他们患精神疾病的概率更高,吸烟、酗酒的可能性也更大。
- 大约三分之二的人受到过三次或以上的不平等待遇。
- 13% 的人被拒绝提供医疗护理或接受过低水平的护理服务。
- 超过 20% 的人会对自己的医生隐瞒性向或性别取向。

近年来,在同性恋、双性恋、变性人群体需求方面已经取得了一些进步。美国退休人员协会建立了同性恋、双性恋、变性人社区,美国老龄协会创立了同性恋、双性恋、变性人老龄问题网站,联合委员会对老年养护中心以及专业疗养院里住户的性取向问题给予更多尊重。此外,不同性取向服务倡议组织(SAGE)和运动促进项目(MAP)一直都在极力推动满足这一群体需求的政策和法规。

护士需要学会理解不同性取向老人群体,他们是具有不同经历、不同形象、不同需求的独特人群。和对待其他患者一样,提供个性化护理是必要的,同时还要避免对他们产生成见。除此之外,护士必须要保证这一群体能够在不受偏见、不受欺侮或威胁的情况下获得护理服务。

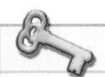

重要概念：

文化为老年人生活增添乐趣。

老年人多元文化护理的注意事项

还有大量的少数族裔、民族或文化群体没有在本章中提及，他们同样也具有独特的历史、信仰和习俗。护士不应该歧视这些"不同"，也不应该强迫患者适应美国式传统；护士要做的是尊重多样性的美好并为多样性的保留做出努力。与文化或民族特征相关的信仰、价值观、亲属关系、角色以及传统都为生活增添了不一样的意义。

护士的第一印象会对后期护理的效果产生极大影响。护士个人的情感和态度会影响护士与患者的关系，也会传达出有偏见的态度。比如说，如果一个护士的宗教信仰认为同性恋是不正常而且罪恶的，那么这个护士可能就会在与同性恋患者交流过程中对其表现出不适。结果就会导致患者感觉出护士对他有偏见而且不愿意向护士说明自己的病史和问题。同样，如果护士极少处理其他种族群体的患者，那么在与这些患者交流过程中可能就会表现出不安或不自然。考虑他们的感受，并跟其他专业人员对此事件进行讨论，有助于避免个人情感对护士与病患关系的扰乱。

护士不能因为种族、民族、性取向或其他因素对患者产生偏见。对所有的患者都应该称呼他们的姓，除非患者自己有要求。护士应该意识到，根据有些文化或民族背景，患者可能会保护自己的个人信息，因此在询问过程中需要解释原因并回答患者的许多问题。患者应该拥有足够的时间分享自己的历史以及文化、宗教习俗。触碰患者（比如拍拍手或摸摸胳膊）可以表现出关爱，有助于患者的放松；但是要注意有些文化群体不允许陌生人的触碰。护士在与患者交谈时需要保持一定的空间距离。因此，护士要熟悉不同群

体的信仰和习俗，这一点非常重要。

护士要适应患者的饮食喜好，也要理解为特殊习俗所做的调整以及独特的疾病管理方式。此外，还要考虑不同情感，比如疼痛、恐惧等的表达方式。对待疾病的不同反应也会影响护理方式。举例来说，一个人认为疾病是做错事的惩罚；但是另一个人认为这是正常的身体反应。有些人在治疗过程中渴望家人陪伴，并希望传统治疗师介入，但是其他有同样民族或文化背景的人却没有同样的诉求。

如果护士对某个群体不熟悉，应该邀请患者及其家属进行讲解，或者联系教堂或民族群体机构（比如 Polish National Alliance，Celtic League，Jewish Family and Children's Services 以及 Slovak League of America）的讲解员提供文化资源。了解文化对个人影响力的一个有效途径是询问患者描述自己的人生故事（参考第 4 章）。当护士认可并支持患者的民族或文化背景时，他们会表现敏感性同时传达关爱。通过认识和理解众多不同的民族群体，护士本身的生活也会更加丰富。

美国卫生和公共服务部制订了合理的文化和语言服务标准，可以指导不同群体的临床工作；登录网站：http://minorityhealth.hhs.gov 即可查询。

未来，老年人口的多样性将会持续增长，势必会从不同方面影响护理服务。呈现的需求有以下几点：

- 机构的饮食计划要列入民族食品。
- 多语言健康教育宣传。
- 配备翻译人员。
- 提供节日庆祝活动（比如中国除夕、圣帕特里克节、黑人历史月、希腊东正教复活节）。
- 为长期照护机构和老年养护中心的住户组织特别兴趣小组。

患者的偏激评论大概是护士面对的最为痛苦的状况。患者能够反映他所生活社会的面貌，不幸的是，在社会中生存就是会有偏

见,这就意味着护士将会遇到带有偏见的患者。举例来说,患者有可能拒绝接受其他种族的护士为自己服务。有时候,如果患者精神压力大或是患有痴呆症,那么他们会使用冒犯性的种族语言。因此,护士受到伤害是可以理解的。在解决这些问题时,每个患者、每种情况以及护士的经验都会决定护士采取的措施;措施包括要求患者不要评论、询问患者是否需要选择或指定自己的护士、要求重新指派护士以及与上级进行沟通。

护士必须要保证能认识、理解和尊重老年人不同的文化、宗教和性取向。表现文化敏感性是对老年人独特历史的尊重,同时能够保留熟悉感和重要性。老年群体需要面对的挑战不应该是护士缺乏敏感性或者对患者有偏见行为。

相关研究

美国养老院多种族与少数族裔的人口增长源自于人口变化以及护理选择上的可能性差异

Feng, Z., Fennell, M. L., Tyler, D. A., Clark, M., & Mor, V. (2011). Growth of racial and ethnic minorities in US nursing homes driven by demographics and possible disparities in options. Health Affairs, 30(7), 1358.

布朗大学的这项研究发现美国的少数族裔老年患者在护理选择上存在种族性差异。数据分析显示 1999—2008 年,美国养老院的使用人口缩减了 6.1%,只有大约 120 万人。与此同时,养老院的白人人口下降了 10.8%,拉美裔美国人增长了 54.9%,亚裔人口增长了 54.1%。过去的少数族裔获得养老院护理的途径非常有限,这些数据似乎显示出少数族裔群体在这一点上的积极改变,但是研究者认为出现这一现象的原因是:与富有的白人群体相比,少数族裔缺少同他们一样理想的护理形式。

护士若是能向决策者反映上述这些差异并对此提出改善建议,那么就会对少数族裔老年人的健康产生一定的影响。不管人们的收入、种族和文化背景有何差异,护士要保证他们能获得持续有效的资源。如果社区内的高质量资源不可用,那么就应该帮助患者找到其他地方的相关资源。

这一研究还发现了数据全面评估的重要性。单独来说,养老院内少数族裔的人口增多是积极特征。但是总体来看,这一增长恰恰说明其他相关护理形式的缺乏。

实践探究

假设你是一位护理社区的护士长,这一社区主要为富人提供服务。社区住户都是白人,但是大部分护理员工都是非洲裔。

有些员工会向护士长倾诉,有些住户对待他们的方式令他们困惑。尽管大多数住户在说话时谦逊有礼,许多人都会使用"姑娘""你们"和"帮忙"这些词语。有些护理助手反映曾经听到过住户彼此之间或对探视者说过:"你们要小心财物,因为这儿的人手脚不干净",或者是"这些人都很懒,你必须盯紧他们"。此外,员工抱怨探视者会经常让他们做额外的工作,比如去车里取东西或是伺候他们食用探视者为自己、住户和其他家人带来的食物。

非洲裔员工认为住户对待他们的方式有偏见。一个护理助手说:"你可以把这个社区想象成他们的农场而我们是他们的奴隶。"另一个说道:"是这样的,但是如果我们反抗,他们就会向行政部门投诉,我负担不起丢掉工作的代价。"还有一个员工表示:"也许我们应该忍着。白人一直都是这样对待黑人的。"

如果你是护士长,你怎样处理这一情况?

评判性思维能力训练

1. 少数族裔老年群体怀疑或者说质疑医疗护理服务的原因有哪些?

2. 因为不属于同一族裔或种族,老年患者拒绝你的服务,面对这种情况你会怎么做?

3. 你工作的医院主要接待非法移民患者。通常这些人不能获得优质的医疗护理并同时患有多种慢性病。医院考虑到自身财政预算不足以为这些移民提供服务,有可能还会危及自身生存。当地社区不想医院倒闭,于是开始反对医院为非法移民提供免费护理。你怎样看待这三方的立场?继续提供或终止为移民提供免费护理会出现怎样的后果?关于解决办法你有什么建议?

4. 养老院里的住户有多种族裔背景。什么样的服务可以体现族裔敏感性?

许 扬

引用资源

Bureau of Indian Affairs
http://www.bia.gov

National Asian Pacific Center on Aging
http://www.napca.org

National Association for Hispanic Elderly
http://www.anppm.org

National Caucus & Center on Black Aged
http://www.ncba-aged.org

National Hispanic Council on Aging
http://www.nhcoa.org

National Indian Council on Aging
http://www.nicoa.org

National Resource Center on Native American Aging
http://www.med.und.nodak.edu/depts/rural/nrcnaa/

Office of Minority Health Resource Center
http://www.mintorityhealth.hhs.gov

Organization of Chinese Americans
http://www.ocanational.org

SAGE (Services and Advocacy for Gay, Lesbian, Bisexual, and Transgender Elders)
http://sageusa.org/index.cfm

参考文献

Administration on Aging. (2012). *Minority aging.* Retrieved April 10, 2012 from http://www.aoa.gov/AoARoot/Aging_Statistics/Minority_Aging/index.aspx

Centers for Disease Control and Prevention. (2011). *U.S. census populations with bridged race categories.* Retrieved April 6, 2012 from http://www.cdc.gov/nchs/nvss/bridged_race.htm

Centers for Disease Control and Prevention. (2012). *Health of black or African American non-Hispanic population. FastStats.* Retrieved April 3, 2012 from http://www.cdc.gov/nchs/fastats/black_health.htm

Egede, L. (2006). Race, ethnicity, culture, and disparities in health care. *Journal of General Internal Medicine, 21*(6), 667–669.

Fredriksen-Goldsen, K. I., Kim, H.-J., Emlet, C. A., Muraco, A., Erosheva, E. A., Hoy-Ellis, C. P., Petry, H., et al. (2011). *The aging and health report: Disparities and resilience among Lesbian, Gay, Bisexual, and Transgender older adults.* Seattle, WA: Institute for Multigenerational Health.

Georgetown University Center on an Aging Society. (2012). *Older Hispanic Americans.* Data Profile, No. 9. Retrieved March 15, 2012 from http://ihcrp.georgetown.edu/agingsociety/pubhtml/hispanics/hispanics.html

HealthReform.gov. (2012). *Health disparities: A case for closing the gap*. U.S. Department of Health and Human Services. Retrieved April 5, 2012 from http://www.healthreform.gov/reports/healthdisparities

National Cancer Institute. (2012). *Cancer health disparities*. National Cancer Institute fact sheet. Retrieved April 12, 2012 from http://www.cancer.gov/cancertopics/factsheet/disparities/cancer-health-disparities#2

National Center for Health Statistics. (2011). *Rates of illness by age, sex, and race. Data warehouse on trends in aging*. Retrieved August 31, 2012 from http://www.cdc.gov/nchs/data/hus/hus11.pdf. Office of Minority Health. (2007a). *African-American profiles*. Washington, DC: U.S. Government Printing Office.

Office of Minority Health. (2007b). *American Indians/Alaska Natives profiles*. Washington, DC: U.S. Government Printing Office.

Stein, G. L., Beckerman, N. L., & Sherman, P. A. (2010). Lesbian and gay elders and long-term care: Identifying the unique psychosocial perspectives and challenges. *Journal of Gerontological Social Work, 53*(5), 421–435.

U.S. Census Bureau. (2012). Figure 11, percent distribution of population age 65 and over by race and Hispanic oridi: 1990 to 2050. *Population projections of the United States by age, sex, race, and Hispanic origin: 1995 to 2050*. Retrieved April 19, 2012 from http://www.census.gov/prod/1/pop/p25-1130.pdf

Wan, H., Sengupta, M., Velkoff, V. A., & DeBarros, K. A. (2005). *U.S. Census Bureau, current population reports, 60+ in the United States: 2005* (p. 16). Washington, DC: U.S. Government Printing Office.

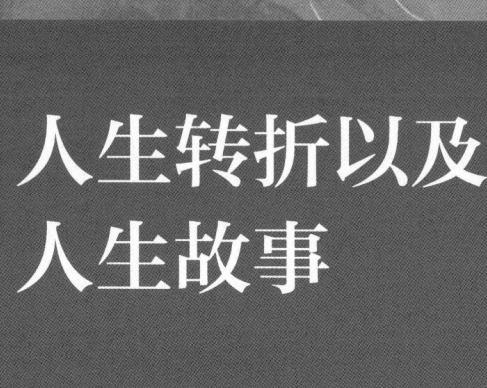

第 4 章

人生转折以及
人生故事

学习目标

通过本章学习,你将能够:
1. 讨论年龄歧视及其后果。
2. 讨论老龄家庭的改变。
3. 描述丧偶女性面临的挑战。
4. 概括退休的阶段以及挑战。
5. 讨论不同角色健康和功能的增龄性变化。
6. 讨论人生转折的累积效应。
7. 列出相关护理措施,能够有助于调整年龄增长带来的挑战和变化。

术语词汇须知

年龄歧视: 由于老年人的年龄关系而对老年人有偏见。
内心力量: 人内部的一种力量,可以在需要时使用。
人生回顾: 回忆或是反省人生的过程。
退休: 不再需要工作的阶段。

变老不是件易事。年龄增长过程中出现的各种问题都需要多方调整,做出这些调整又需要耐力、能力和适应力。通常来讲,老年阶段会比其他年龄阶段要承受更多的同期改变。许多年轻人发现,自己想要在科技发展、社会变化、物价波动以及人力市场需求方面跟上脚步都极为吃力。可以想象老年人的生活会是多么复杂和混乱,他们要面对退休、收入减少、可能的住房变化、经常性地失去至亲以及身体功能减退等问题。此外,每一个人生事件都可能会伴随角色的转变,由此会对行为、态度、状态和心理健康产生影响。衰老过程中需要做出的调整是复杂多样的。为了提升人们对这一点的认识和重视,这一章的内容列举了一些影响因素,这些因素与老年人处理衰老变化的能力及其老年时光是否幸福满足有关。

年龄歧视

年龄歧视这一概念出现在几十年前,其定义为"仅基于年龄对老年人产生的偏见和成见"(Butler, Lewis & Sutherland, 1991)。社会中存在的年龄歧视是显而易见的。老年人为社会做出巨大贡献的同时也提供了丰富资源,社会应该给予他们理解;但是现在社会对老年人充满偏见,缺少足够的制度规范,这是对老年人尊严的贬低。有些社会成员反对为老年人提供足够的收入和医疗福利,但他们自己却在享受富足生活,殊不知正是由于这些老年人他们才能有如此享受。

尽管老年人是人口构成中最具多样性和个性化的年龄群体,但是人们还是对他们有以下错误认知:

- 老年人是病残人士。
- 大多数老年人住在养老院。
- 老年人都会患痴呆症。
- 随着年岁增高,人们或是平静如水或是暴躁如雷。
- 老年人智力减退且拒绝改变。

- 老年人不能再有性行为,而且会趋于性冷淡。
- 老年后很少有满足感。

对大多数老年人来说,上述观点都是错误的。必须加大力度提高人们对于衰老的社会认知。像 Gray Panthers 这样的机构团体就做出卓越的工作成绩,他们让公众了解到与衰老相关的事实以及老年人的问题和权力。老年人需要获得更多的支持。

年龄歧视会引发几个后果。如果年轻人区别对待老年人,那么他们很可能看不到自己与老年人之间的相似之处。这不仅会使人们缺乏对老年人的了解,也阻碍年轻人对衰老的现实理解。而且,将老年人与社会其他群体区分开来更便于年轻人将老年人口的社会经济挑战最小化。然而,对待老人一贯持有偏见和成见并不会使人停止变老或者跳过老龄挑战。

第 2 章中概括了 Erikson(1963)提出的生命阶段,他认为生命周期的最后一个阶段与实现完整或绝望有关。如果老人在回顾一生时能够获得满足,那么其生命就实现了完整性。对生活的失望加上缺乏改变过去的机遇就会使人感到绝望。不幸的是,老年人会因为年龄歧视而相信老年阶段是毫无意义的、是衰退的,进而可能会引发老年人的绝望情绪。个人一生的经历能够决定老年阶段是自由、成长和满足还是对人类潜能的痛苦监禁。

家庭角色和家庭关系的转变

当今社会,小家庭的产生改变了家庭中个人的角色和功能。父母对成年子女的教育越来越有限。而且也不再要求孩子满足年老父母的金钱、健康和住房需求。父母变得愈加独立,不再依靠子女满足需求。养孩防老的观念也在逐渐消失。此外,尽管隔代教育是件乐事,但是老年人的这一角色并不如过去明显,主要是因为孙儿女都分散在不同的地方。家庭结构和功能的改变不一定都是消极的。小家庭不会给老年人过多的责任,他们可以享受更多的独立和自由。责任和角色转变带来的挑战需要时间进行调整,这是衰老要面对的一项重要挑战。

父母养育

为了满足父母与孩子的成长和发展,父母的角色不是静止的而是一直在变化的。父母在中老年时期必须适应子女的独立性,因为他们已经成长为有责任的成年公民而且可以离家生活。父母婚后的第一个孩子通常在 22~25 周岁离家独自生活。如果将自己大部分时间都投入孩子的养育和培养上,那么孩子的独立将会对父母产生重大影响。有些父母并不会在孩子的养育上面倾注自己的责任和担忧,也不参与跟养育孩子相关的有意义、有目的、有乐趣的活动,由此他们有更多的时间追求自己的兴趣,但是这会造成父母深深的失落感。

今天的老年女性曾经生活在"注重女性妻子和母亲角色"的历史时期,并被此观念所影响。比如二战结束后,国家要为退役军人提供工作机会,于是鼓励女性将重心放在照顾家庭上,从而放弃当时稀缺的工作岗位。现在的年轻女性都在追求事业与家庭的平衡,但是这一代的老年女性还是更注重自己的家庭,他们能够从中获得满足。除了妻子与母亲这两个角色,老年女性几乎没有能够使自己获得满足感的角色,因此当子女长大离家时他们就会感到空虚。除此之外,许多年轻人的高度移动型生活方式也限制老年人与成年子女和孙儿女的直接交流。

老年男性和自己的妻子一样也有类似感受。多年以来,他都认为自己是有价值的家庭成员,因为他在家中是有实际功能的。男性通常都会努力工作供养妻儿,男性养育孩子的能力可以证明其具有阳刚气概。现在,孩子长大后不再需要父亲的供养,这使父亲有一种混合情绪,既感觉是种解脱又感觉生活没有了目标。而且男性也深知现在的规则

已经改变,丈夫养家妻子不工作的状态现在被视为是压迫,多生养孩子会被人嘲笑,丈夫所充当的社会化男性角色被今天的标准视为压迫、愚蠢。

然而,父母角色的减弱以及家庭功能的改变也并非都是负面的。大多数子女并没有抛弃或者忽视年迈的父母;他们彼此之间定期进行联络。单独的家庭单位有助于父母与孩子关系的发展是基于成年人对成年人,老年人与年轻人双方都能够获得满足感的基础上。如果老年人能成功调整自己独立父母的角色,那么成年子女可以从之前的责任中解脱也乐于接受家庭关系的新发展。

> **思考题:**
> 你的生活与你的父母或祖辈有何不同? 请列举至少三点。

隔代养育

除了要经历年老以后父母角色的转变,许多老年人还新增了一个新角色:(外)祖父母。随着美国人寿命的增长,越来越多的人可以经历(外)祖父母的角色,此外现在的美国人比之前几代人能多体验几年这一角色。美国有超过 6 500 万的(外)祖父母,而且:

- 大都是婴儿潮一代,跟前几代(外)祖父母相比接受高等教育和就业的机会更多。
- 五个(外)祖父母中有一个是非洲裔、拉美裔或亚裔美国人。
- 跟前几代(外)祖父母相比,他们在孙儿女身上会花费更多时间(MetLife, 2011)。

孙儿女可以为老年人的生活带来无尽的欢乐和意义(图 4–1)。相反,身上不再背负日常养儿责任的(外)祖父母可以给予年幼孙儿女自己的爱、指导以及乐趣。由于性格不同,会产生多种隔代教育方式,因此并不存在单一形式的隔代教育。

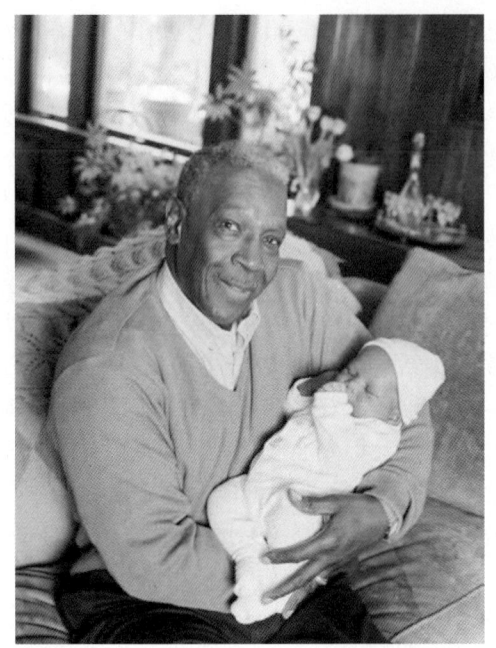

图 4-1 ■ 隔代养育为（外）祖父母提供了新角色带来了新欢乐

由于家庭结构和家庭活动的改变，今天的（外）祖父母面临新的挑战。大多数母亲需要外出工作，大约有三分之一的孩子都是由（外）祖父母抚养长大。因此，现今的（外）祖父母要比前几代人承担更多的抚养责任。甚至（外）祖父母会为子女买房或与儿孙居住在一起。家庭结构与以前大相径庭，再婚重组家庭以及同性恋家庭在不断增多。18 岁以下的儿童中，有超过三分之一生活在重组家庭，大约 800 万 ~1 000 万生活在同性恋家庭（Gates, Badgett, Macomber & Chambers, 2007）。因为自己成年子女的婚姻或两性关系，老年人发现自己成为了继（外）祖父母，但他们几乎都没有为此做好准备。喜爱和接受新的家庭成员需要有意识的选择。

老年人要适应新的家庭形式和家庭结构，子女和孙儿女也要适应老年人，毕竟老年人现在的生活方式与之前不同。与家庭主妇型（外）祖母不同的是，现在的老年女性在事业和社交领域都异常活跃，他们不想被照顾家庭照看孩子的责任拖累，因此他们不可能只在家做做精致的家庭晚餐或是随时照看孙儿女。（外）祖父母也会有离异情况，他们的子女和孙儿女也要面对由此带来的一些问题，比如同（外）祖母的新男友或是（外）祖父的年轻娇妻的周末旅行。有些家庭可能需要心理辅导才能帮助他们解决这些问题。

为人（外）祖父母是需要学习的，有的老年人需要一些指导才能够成为合格的（外）祖父母。老年人思考这些问题：

- 作为父母要尊重孩子，不要干涉父母与子女的关系。
- 来访前要电话告知。
- 照看孩子要约法三章。
- 允许孩子设立自己的家庭传统，不要期望他们能遵守（外）祖父母的传统。

护士可以帮助家庭查找资源，协助应对隔代教育的挑战。除此之外，护士可以建议进行有助于提升祖孙关系的活动，尤其是面对双方生活距离较远的情况；活动可以包括语音交流、视频交流、发邮件、视频聊天、发短信、发传真或是手写信（这些不仅仅是交流方式，同时也可以为后代子孙保留长久记忆）。鼓励老年人对家族食谱和传统有所记录，保存日记、剪贴簿和笔记，这样一来他们的孙儿女和后代子孙就有机会深入认识他们的祖辈。

除了（外）祖父母的角色，许多老年人还要承担养育孙儿女的主要责任。现在有越来越多的（外）祖父母负责养育孙辈。大约有 600 万的（外）祖父母与自己 18 岁以下的孙辈同住，还有更多的孙辈需要时常跟（外）祖父母居住；（外）祖父母差不多抚养四分之一的 5 岁以下儿童（U. S. Census Bureau, 2012）。全职照看会导致经常跟孩子父母发生冲突，比如药物滥用、青少年怀孕或是入狱监禁。通过这些可能出现的后果，老年人需要思考再决定孙辈的养育问题；护士可以提出一些与思考决定相关的问题：

- 抚养孩子会对你的健康、婚姻和生活方式有怎样的影响？
- 你的健康状况是否会妨碍抚养孩子？
- 如果你生病或残疾，你的后备计划是什么？
- 你是否有足够的精力或身体条件照看一个活泼好动的孩子？
- 你是否可以负担得起孩子的医药费、教育支出等各项消费？
- 孩子的父母应该有什么权利和责任？
- 你是否有权利担任代理父母（比如医疗过程中同意书的签署）？你是否咨询过律师？

有些机构组织可以帮助（外）祖父母进行隔代养育，在本章结尾处会列出其名称。

丧偶

对于许多老年人来说，丧偶是家庭生活变化的最普遍因素。人与自己伴侣之间共同的爱意、生活经历、欢乐和痛苦无人能比，因此丧偶会令人无法接受。与爱人生活多年，怎样才能适应他（她）的突然离世呢？怎样适应一个人的餐桌、无人等候的空房，抑或是无法依靠曾经睡在身边温暖熟悉的臂弯？要适应这些丧偶引发的重大变化需要学习如何独自生活（图 4-2）。

受到丧偶影响的女性多于男性，这是因为女性的寿命通常要比男性长。事实上，大多数女性在八十岁左右时基本都会经历丧偶。今天的年轻女性生活在新的社会准则下并且拥有自己的事业，但是当今的老年女性大多以家庭为中心，依靠丈夫生活。在竞争激烈的劳动市场，由于老年女性长期照顾家庭，而且年龄大、学历低、技能少，再加上长期处于失业状态，她们在竞争激烈的劳动力市场备受限制。即便这些女性能够找到工作，适应新工作的要求也是异常困难压力重重。但是，没有工作的丧偶女性发现丈夫死后退

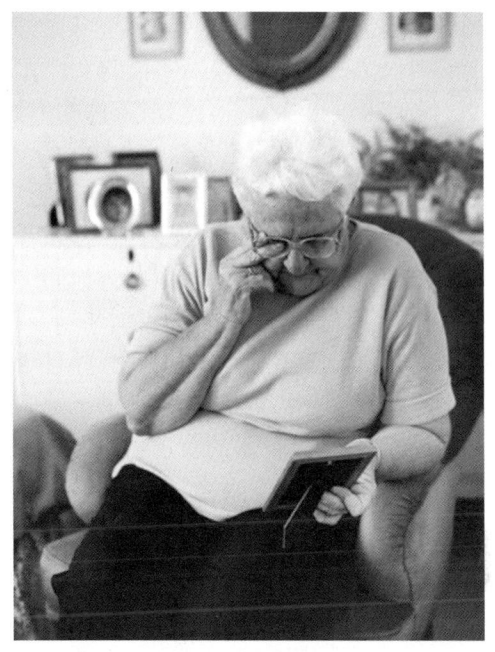

图 4-2 ■ 对老年人来说，配偶的去世意味着失去了多年亲密陪伴的伴侣

休金或其他收入来源会减少甚至中断，因此她们要适应极其有限的开销预算。除了经济上的依赖，这些女性也依赖丈夫的事业成就带给她们的满足感和认同感。通常来说，儿女的成就也具有同样的作用。性欲得不到满足有以下几点原因：缺少性爱机会，宗教信仰反对婚外情，恐惧社会舆论和子女对此的反应，以及早期性教育残留的性爱态度。如果女性婚后结识更多已婚夫妇，同时与单身朋友的友谊变淡，那么丈夫去世以后她将发现身边的单身女性少之又少。

大多数情况下，女性可以很好地处理丈夫去世初期带来的悲伤。绝大部分的丧偶老年女性，尤其是在城市，都会和具有相同经历和生活方式的朋友进行交流。老朋友间彼此互动和玩乐的增多可能会使友谊之花重新绽放。丧偶女性不用再负担某些责任，比如为丈夫洗衣做饭，她们将会发现自己拥有了全新愉快的自由生活。许多女性可以完全适应丧偶生活，她们会寻找自己的新角色，工作挣钱，选择生活方式。

老年人丧偶后再婚的可能性随着年龄的增长而减小。特别是寿命较配偶长的女性尤其如此，她们很难再找到符合结婚条件的男性，因为男性通常是与比自己年轻的女性结婚。

护士可以帮助这些丧偶女性适应新生活，为她们提供交友平台，组织俱乐部、志愿者或者社区丧偶女性的集体活动，以及为他们讲解自己有权获得的利益。这可能要求护士开导丧偶女性让她们享受自己重获自由，并且与其他男性发展情谊不需内疚，这都有助于她们适应丈夫去世和自己丧偶的新角色（参考第39章阅读更多有关死亡与临终的更多信息）。

 重要概念：

> 丧偶女性的普遍存在为面临相似挑战和生活方式的女性建立友谊提供了机会。

退休

退休是老年人群需要适应的又一个主要生活变化。这一转变意味着失去了工作角色，同时也是年龄增长后经历的首要影响。此外，退休后还要适应收入的减少。

工作角色丢失

退休在西方社会极其困难，因为西方社会是通过个人生产能力衡量个人价值。工作通常被看作是繁荣社会里活跃分子的敲门砖。今天的许多老年人在成长过程中都被灌输了极强的工作信念，他们认为只要是失业就是负面的，不管什么原因。

 重要概念：

> 老年人通常把工作看作是繁荣社会里活跃分子的敲门砖。

工作身份很大程度上决定了个人的社会地位和社会角色。即便拥有相似角色其个体功能也存在差异，但是有些行为还是会跟某些特定角色联系起来，陈规旧俗愈演愈烈。有些旧俗还是会被经常提及，比如健壮的建筑工人、放荡的脱衣舞娘、公正的法官、正直的牧师、博学的律师以及古怪的艺术家。人们可能意识到这些联系并不一定合理，但是这并不能阻碍其传播。人们在描述别人时通常都是通过工作而不是个人性格，比如"住在那条街道的护士"或者"我的医生儿子"。由于工作角色能够给予人们高度的社会认同和行为期望，因此不难看出退休确实威胁到了个人认同感（图4-3）。在儿童和青春期期间，我们会引导孩子将来成为独立负责的人，在学术领域要为将来的职业角色作好准备，但是我们应该在何时何地要为退休人员这一角色做好准备？

 思考题：

> 成为一名护士，你认为你可以从目标、认同感、价值观、人际关系、活动等方面获得什么？你在生活中的其他角色从这几方面获得过什么？

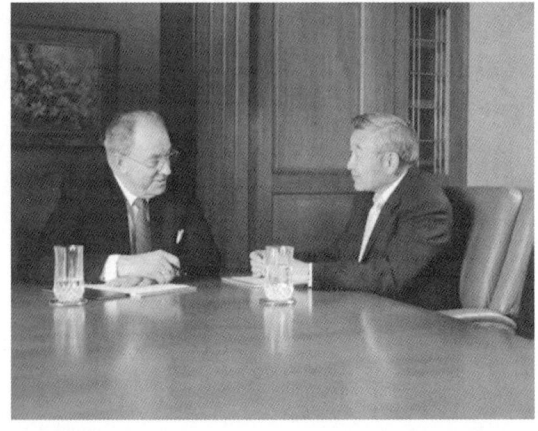

图4-3 ■ 通过各种角色进行自我定义的人很难适应退休生活

当工作成为个人的首要兴趣、活动以及社交来源时,脱离工作会令生活备感空虚。应该鼓励老年人积极培养发展工作以外的兴趣。在个人的职业生涯中学会怎样利用、享受业余时间,以及怎样从休闲中获得满足感,从而使退休变得更加有意义。此外,享受休闲时光也是衰老过程中一种发泄减压的治疗方式。

 重要概念:

当工作成为个人的首要兴趣、活动以及社交来源时,脱离工作会令生活备感空虚。

老年科护士在照顾退休老年人时必须要理解自己将会面临的现实和反应。即使个人的退休经历各不相同,但是还是存在一些共性的反应。"退休阶段"由 Robert Atchley 于几十年前提出,这一概念沿用至今以解释退休的复杂过程:

- 前退休阶段。当退休已成定数之时,就要开始为脱离工作而作准备,同时想象一下退休角色。
- 退休阶段。真正退休后,会有一段时间心情比较愉悦,可称为"蜜月期",这期间可以实现前期对退休的幻想。退休后可以尝试一切以前没有时间做的事情,但是很多因素(比如金钱和健康)会对其有所限制,使得退休人员只能拥有趋于稳定的生活方式。有些人希望满足之前自己对退休的幻想,但是有些人也会选择休息不做事;他们会在几年以后才开始有所活动。
- 觉醒阶段。随着生活的稳定,退休人员会经历失望甚至是抑郁情绪。退休前的幻想越不真实,就会越失望。
- 重新定位阶段。要考虑现实选择以及获得满足的替代来源,新退休人员的失望情绪可以通过建立提供满足感的新型生活方式而得以消除。
- 退休日常阶段。理解退休角色以后,这一阶段会涉及老年人生活关注点、参与度以及活动力的概况。有些人在"蜜月期"后会直接进入这一阶段,而有些人可能永远都不会到达这一阶段。
- 退休终止阶段。恢复自身工作角色或者因病残原因不能自理后丢失退休角色(Atchley, 1975, 2000)。

退休的每一个阶段都需要护士采取不同的护理措施。帮助老年人在前退休阶段做好退休准备是一项能够提高老年人晚年健康生活的措施。护士是措施实行的一部分,应该鼓励老年人建立和践行良好的健康习惯,比如合理饮食、不饮酒、不吸烟、不吸毒、定期参加体检等。退休咨询是退休准备的一部分,但是在退休阶段蜜月期期间帮助退休人员以合理的视角定位退休自由是有必要的。觉醒阶段要全力支持退休人员,不能让他们自我否定,要帮助他们发现获得满足感的新资源,这有助于尽快过渡到重新定位阶段。理解和提升稳定阶段的影响力可以加强对退休的适应力。当退休阶段由于病残终止时,对依赖性的合理管理以及对丢失角色的尊重和理解是极其重要的。

在退休人员已经完成其他人生大事之时,婴儿潮一代正在改变对工作和退休的观念。越来越多的人不再认可单以工作来定义个人的观点,而是要基于整体定义。人生导师和退休规划师会帮助人们认识到如果能够在事业活跃期间将工作、学习、休闲、家庭、服务他人、兴趣和愿望平衡好,那么退休阶段可以更加有意义(Corbett, 2007)。这并不意味着要放弃工作,而是建议人们以一种不同的方式保留自己的工作,人们要能抽出时间享受其他的兴趣提高生活质量。婴儿潮一代也会一直工作,其中许多人都找到了工作的新方式,尽管工资水平可能比较低,仍能够激发热情达到目的。

护士自己对于退休的态度也会对老年人有利。护士认为退休是自由、机会、成长还是孤独、依赖、无意义？护士是否会为自己合理规划退休生活还是避免面对退休现实进而对其否定？护士对退休的观点会影响退休人员与护士的关系。老年科护士不仅可以树立典范，还可以提供有建设性的退休实践和态度。

收入减少

除了适应工作角色转变，退休通常还意味着老年人的收入减少。不管什么年龄经济收入都非常重要，因为收入影响人们的饮食、健康、住房、安全、独立性以及其他生活中的选择。退休收入比全职工作收入的一半还少。大多数美国老年人有社会保险收入，这本应该是一种补贴，但实际上这却是退休收入的主要来源，而且并不会因为通货膨胀而有所变化。因此许多老年人的经济状况都较差。

只有少部分的老年人可以从私人养老计划中获得收入，但是他们也发现由于通货膨胀的原因，养老计划提交时设定的固定收入按今天的标准来看比较微薄。劳动力市场的大部分工作人员在退休时都没有养老金计划。大约每六个老年人中就有一个人生活贫困，而且美国黑人和拉美裔美国人的贫困率是白人的两倍之多。只有极少一部分人有全职工作或是经济比较宽裕。老年人在有生之年没能积攒足够的财产，因此在老年时没有任何经济保证。

收入减少是许多老年人要面临的巨大挑战，因为它会引发其他的问题。举例来说，社会、休闲生活活跃的人必须减少或是不参加活动。重新寻找相对便宜的住房也是必要的，这使得老年人要打破家庭和社区关系。饮食习惯可能也要改变，跟其他基本开销相比医疗保健会被当作奢侈品，一般来说食物和房租是首要考虑因素。如果老年父母依靠子女给予的补贴收入，这也需要适应。

退休前做好经济准备对老年人来说至关重要。护士应该鼓励有工作的老年人要时刻跟上通货膨胀的步伐。此外，应该帮助老年人获得他们应得的保险金并且学会合理规划自己的收入。护士要意识到经济情况对健康状况的影响，并且自己要经常关注提高个人收入的政治事件。

思考题：

你在为自己的退休做哪些准备？

健康和身体功能改变

随着年岁的增大，外貌和身体功能都会发生变化，因此老年人就需要适应身体呈现的新面貌。柔软的头发变白变干，灵活笔直的手指变弯变硬，身体轮廓发生改变，身高下降。年龄增大以后，每天爬楼梯都要消耗更长的时间和更多的精力。这些变化是微妙、自然、循序渐进的，他们很容易发现并最终影响身体形态以及自我概念。

一个人怎样看待自己以及怎样看待自己的功能决定了他（她）所要承担的角色。建筑工人的力气和精力大不如前，就会丢掉工作角色；俱乐部会员听不清对话，就不会再参加会议；时尚模特如果认为自己老了，就不会再去找工作。有趣的是，有些人七八十岁还保养得很好，拒绝加入老年人俱乐部，因为他们不认为自己已经老到这一程度。护士要推断老年人愿意接受和不愿接受的角色，从而对老年人的自我概念有所认识。阅读护理诊断板块，讨论无效角色表现的护理诊断。

重要概念：

推断老年人接受和拒绝的角色可以了解老年人的自我概念。

有时候,老年人很难接受自己身体机能下降的事实。记忆力减退、反应迟缓、易疲劳、外貌改变等都是身体功能下降的表现,这些表现令人沮丧,但是其处理方式不尽相同。一些老年人否认这些变化,经常对自己做出错误的判断,尝试自己年轻一些时才能承受的活动。还有一些老年人进行整容、美容、服用特效药品以及其他昂贵的手段来拒绝这些改变,这样做减少的只能是金钱而不会减慢衰老。还有些老年人夸大身体的改变,强制自己严格规范生活方式,这也并非必要。社会期待会决定个人面对身体功能下降所做出的适应调整。

功能下降的结果通常是疾病和残疾。第 1 章提到过,大多数人都患有一种或多种慢性病,超过三分之一严重残疾不能进行主要生活活动,比如工作挣钱或操持家务。老年人害怕疾病或残疾会剥夺他们的独立性。成为家庭负担、身体功能不能满足日常生活需求、必须住进养老院等都是老年人失去独立性后要面对的恐惧。子女和父母交换彼此非独立性与独立性的角色也面临众多困难。身体上由于疾病产生的疼痛远不如独立性引起的痛苦令人难以忍受。

护士应该帮助老年人理解和面对年龄增长所带来的正常变化。鼓励老年人合理饮食、适度运动、定期体检、早期改正健康问题、有效管理压力、不酗酒、不抽烟、不滥用药物,这些都有助于保持身体功能的最佳状态。护士应该在为老年人提供帮助的同时注意尽可能地保护老年人的独立和尊严。

护理诊断

无效角色表现

综述

当一个角色的看法或表现发生变化时角色表现就会产生无效性。无效性与能力不足有关,身体、情感、智力、积极性、教育、社会经济等缺陷限制个人与角色本身或与社会规定角色能力的匹配度。如果不能满足惯有角色及其相关责任需求就会产生较强的痛苦、抑郁或愤怒情绪。

引发因素

疾病、疲劳、疼痛、功能下降、认知改变、抑郁、焦虑、无知、钱财短缺、退休、交通不便、丧失亲友、年龄歧视以及别人强加的限制规定。

目标

患者能够切实评价角色表现,适应角色表现的变化,学会担负起角色相关的责任。

措施

- 评估患者的角色和责任;认清角色表现的缺陷及其原因;检查患者的角色认知以及与角色表现相关的感受。
- 切实帮助患者找出角色表现改变的原因以及改善表现的潜在因素。
- 找出改善角色表现的具体策略(比如相关指导、与家庭成员协商允许患者表现角色、建议患者接受现实缺陷、借助社区资源、鼓励患者出于责任寻求帮助以及建议进行压力管理)。
- 鼓励患者与家人讨论自己的担忧;帮助别人安排家庭会面。
- 为患者提供适合的辅助资源,比如支持小组、职业治疗师、财务顾问、针对老年人的咨询就业服务(Over 60 Counseling & Employment Service),咨询护士或社会服务机构。

人生转折的累积效应

社会交往缩减

许多与衰老相关的变化会导致社会关系的丢失,增加成为孤独老年人的风险。子女长大成人离开父母,朋友和配偶去世,其他能够陪伴并消除孤独的人有可能会避开老年人,因为他们很难接受或面对自己也将会变老的事实。居住在人口稀少的乡村地区会从地理上隔离其他人,但是居住在城市又害怕犯罪活动,这使得老年人不会冒险离开自己的家。

听力和说话能力下降加上语言差异也会造成孤独感。尽管有人陪伴,这些功能性的不足还是会令老年人被社会孤立。此外,交流能力等多项缺失引起的不安全感会导致老年人怀疑他人、自我孤立。

面临多种失去和调整时,人们需要人际交流、爱、额外的支持和关注而非孤立。这些都是人类的基本需求。当婴儿察觉出自己受到的爱和关注减少时会表现出焦虑、低落、厌食、行为困难以及其他困难,同理成年人感受到不被需要不被人爱时也不能够茁壮成长。

如果已经发现老年人孤立和孤独现象时,护士应该采取干预措施。许多方案都会提供安慰电话或是家人探望作为日常人际交流的资源。人们的信仰社区也可以提供帮助。护士可以帮助老年人找到并加入社会组织,甚至可以陪同老年人参加第一次聚会。居住场所的改变必须提供安全环境,这有助于社会交流。如果老年人不讲英语,那么找到老年人所讲语言的社区也有助于改善孤独。通常来说,宠物对老年人是非常重要、有效的陪伴。

在护理过程中,常识的使用也会推动社会活动的发展。护士可以检查或是调整老年人的日程安排,为他们保存精力并将其参加社会活动的机会最大化。药物服用必须提前计划,这样在参与社会活动期间,镇痛剂可以保持药效缓解疼痛而不需服用镇静剂,利尿剂不会处于药效最强期,轻泻药也不会开始发挥作用。同样的,在活动开始前安排好液体补充和排泄问题可以缓解老年人对失禁的恐惧以及减少发生失禁的可能性;以老年人为主的活动需要设立休息间隔,以便老年人可以去洗手间。对这些小事情的管控有助于推进老年人的社会交流。

护士应该认识到独自一人并不等同于孤独。在任何年龄阶段,人都需要独处进行反省、分析以及更好地了解生活动力。老年人也需要独处时间追忆回顾自己的一生。有些人,不管是年轻人还是老年人,他们愿意或是选择单身生活并且并不会因此感觉孤立、孤独。当然,护士要时刻关注会引起社会孤立的听力、视力以及其他健康问题因素。

重要概念:

独处时间对于人们进行反省、分析以及了解生活动力是极其重要的。

死亡意识

丧偶、朋友去世、感受到身体功能的减退都会使老年人越来越意识到自己死亡的现实性。在年轻时,人们都能正确认识到人不可能永生,但是他们的行为又常常违背这一现实。不立遗嘱、不计划葬礼都可以体现这一点。随着年龄的增长,死亡这一事实越来越近,比较明显的表现有实现梦想、坚定宗教信仰、强化家庭关系、维持家庭的幸福生活以及留下遗产。

如果人的一生有深度、有意义,那么死亡即将来临时他可以坦然接受。没解决的愧疚、没实现的愿望、预感到的失败以及其他众多未完成事件可能在此时得到理解和解决。尽管"老年"的状态极少能够达到兴奋或是取得成就,但是如果知道自己在生命其他阶段曾经有过上述经历会从中获得满足感。老年女性大多比较虚弱,脸上布满皱纹,但是回忆起曾经有男人为她疯狂,她会感到非常愉悦。退休男性认为自己已对社会无用,但是他曾经为保护国家而奋斗、培养子女接受教育并且独立养活自己,每想到此他也会意识到自己的价值。护士可以通过一些方式帮助老年人追忆自己曾经的成就,下一部分会讨论具体的措施。

应对人生转折

　　面对年龄歧视、人际关系、角色以及健康等一系列巨大变化,老年人的反应各不相同。老年人解决和适应生活变化的能力决定着生活是完整的还是绝望的。护士可以帮助老年人应对人生转折,引导他们回顾自己的人生、讲述人生故事并进行自我反省,加强内心力量。

人生回顾与人生故事

　　人生回顾是指反思自己过去的经历,包括怎样解决麻烦,这是对人生的整体评估。人生回顾的重要性在于:讲述和提炼的过往经历与自我概念相关,有助于理解和接受对于自己人生的论述(Butler & Lewis, 1982; Webster & Haight, 2002)。在老年护理领域,人生回顾一直被看作是提升老年生命整体性的重要过程(比如帮助老年人认识到自己的生活是有过意义的)。

　　讨论过去与其说是一种病理行为,倒不如称之为一种对老年人具有治疗性的重要行为(图4-4)。人生回顾具有积极性,因为老年人回忆的是他们克服过的困难以及取得过的成就。这有助于推动修复破裂的关系或是完成"未完成事件"。但是,人生回顾也可能是痛苦的经历,老年人会想起自己犯过的错误、伤害过的生命。老年人不应该隐藏和躲避负面情感,开诚布公地探讨和思索是有益的;听从治疗师和咨询师的建议有助于缓解悲伤、失望和焦虑。

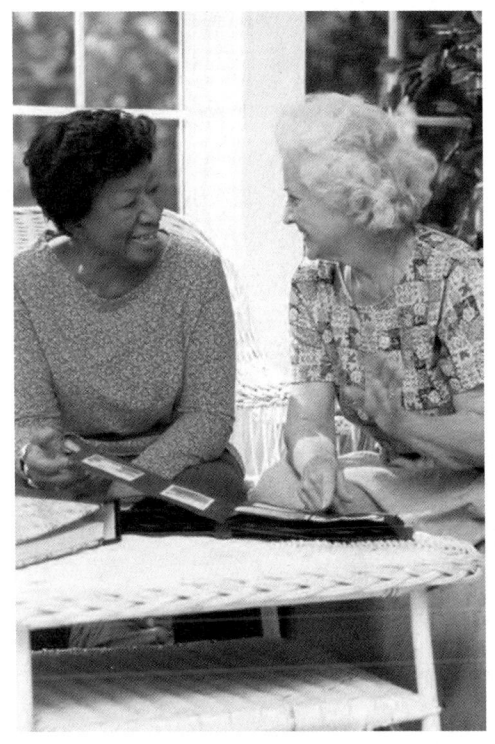

图 4-4 ■ 老年人怀旧是普遍的文化现象。这是老年人重新评估生活经历、重获成就感、满足感和生活回报的一种方式

　　老年人的人生回顾对年轻人同样有益,长辈的故事会增加他们对生活的新观点。想象一下,听到奴隶、移民、传染病、工业化或是战争类相关的故事会有怎样的影响。书本上的大萧条怎么能够比得上亲耳听到的家族经历,比如饿着肚子睡觉。年轻人清楚自己在未来的定位,但是当他们在理解、鼓励老年人怀旧的同时也可以完全意识到自己与过去的联系。

> **重要概念:**
> 　　怀旧不仅仅是针对老年人的治疗手段,也是年轻人连接过去和现在的桥梁。

　　护士可以鼓励老年人讲述人生故事进而引导其进行人生回顾。丰富的人生经历可以编织出独特的人生,随着年龄的增长经历也会愈加丰富。如果发现老年人的孤立现象，这些经历会具有一些价值或意义，就像是挂毯的底面花纹一样。但是，当所有的经历编织在一起当作一个整体时，别人就会看到生活经历的阴暗面。一个人生故事如果编织了完整的生活经历，那么它对老年人和其他人是极其有益的。不仅可以理解成功也会意识到失败和磨练的意义，其他人也会对某个人的生活有整体地了解，因为人们看到了他生活中不曾展现的一面。由此故事中的习俗、知识和智慧得以认可、保存和传承。

思考题：

迄今为止你的生活经历有什么故事?

引导老年人讲述人生故事的过程并不困难；实际上，许多老年人都乐于跟有兴趣的倾听者分享他们的人生故事和教训。护士可以鼓励老年人讨论、分析自己生活的动力，而且护士本身就是接受能力较强的倾听者。框 4-1 列举了一些不同的方法，护士可以用来鼓励老年人讲故事。

有些老年人愿意提升自己，参与有创意的活动，比如制作剪贴簿或者口述家族史，这也有助于推动人生故事的讲述过程。这些创意可能不够成熟，但却是老年人传承给年轻人的重要遗产。比如，一个 75 岁的老年人为每个孩子都制作了家庭剪贴簿。任何照片、报纸文章或是与家人有关的布告都复制收录在剪贴簿里。家人都接受他的做法，还给他邮寄自己毕业设计、毕业照片的复印件。家人认为制作剪贴簿的价值在于可以让老年人有事可做。直到老年人去世几年之后，家人才意识到这个剪贴簿是无价之宝。这类实际物品使得年轻人和老年人都相信死亡不会终止他们与逝者之间的联系。引导老年人汇集人生故事不仅是治疗手段，也为爱他的人留下了宝贵遗产，更是为老年科护士提供分享、尊重老年人独特人生旅程的机会。

自我反省

成功变老的特征之一就是了解自己，也就是清楚认识自己是谁以及自己在世界处于什么位置。从婴儿时期开始，我们参与的经历

| 框 4-1 | 引导人生故事 |

随着年龄增长，老年人拥有愈加丰富的人生经历。这些独特的经历造就了每个人的认知和个性。了解人生经历有助于护士理解老年人的表现和行为、保留老人的认知、传承老人的经历。此外，还有助于看护者结合患者过去不同的经历和角色，从整体上了解自己的患者。

引导老人讲述人生故事的基础在于真心聆听。通常，直接地请求足以使老年人开口讲述。可以推进这一过程的方法有以下几个：

- 生命树。请求老年人写下生命中的重要事件（毕业、第一份工作、搬家、结婚、死亡、孩子出生等）。
- 生命线。请求老年人按时间顺序写下生命中的重要事件然后进行讨论。
- 生命图。请求老年人在地图上写下生命中的重要事件然后进行讨论。
- 口述历史。请求老年人从最初的记忆开始讲起，并用录音机记录下故事。（建议老年人将录音作为礼物送给家族晚辈。）如果在讲述过程中需要引导，请提供提纲或问题，或者召集志愿者作为采访者。

造就了我们的独特性。成年以后，我们形成了自己的认知。经历与认知具有相互作用，我们经历的生活会使自身的认知有所发展。

每个人都拥有自我，自我有多个维度，基本维度是指身体、心理和精神。身体包含身体特征和身体功能；心理包含认知、感知和情感；精神包含与神或更高权势的关系中获得的意义和目的。有诸多因素影响身体、思想和精神的发展，比如基因组成、家族构成和动力、角色、民族、环境、教育、宗教、关系、文化、生活方式以及健康习惯（图 4-5）。

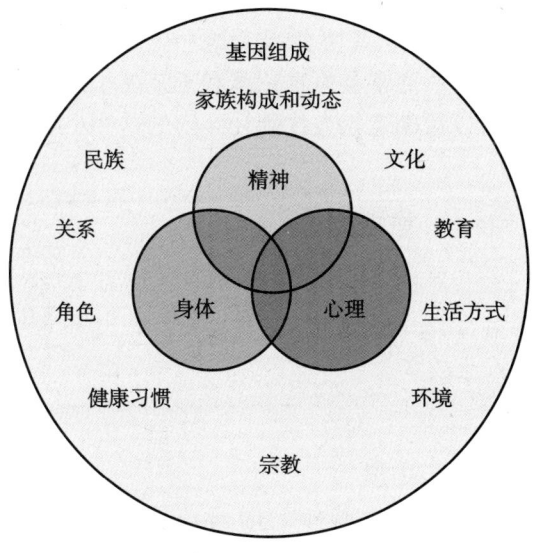

图 4-5 ■ 整体自我

思考题：

你的成长背景中有哪些重要的因素影响了你的身体、心理和精神？

尽管正确的认知和定位有助于衰老过程的健康化，但是并不是所有人都能完成这一任务。有些人抱有不切实际的愿望或是对自己期望过高，生活中充满各种不合时宜，总是浪费时间进行没有结果或是不能完成的活动。Harry 就是这样的典型人物：

Harry 是五个孩子中的老大，在市中心的贫困社区长大。他的父亲是一名汽车修理工，但是工作很不稳定。他的母亲总是抓住机会抱怨丈夫微薄的工资，并且一再跟 Harry 强调以后必须多挣钱不要像他父亲一样。

Harry 母亲灌输给他的思想再加上他自己对美好生活的愿望使得他不会像其他小孩一样嬉戏玩闹，而是促使他取得事业成功。30 岁时，Harry 拥有了许多能够代表中产阶级的财产，包括自己的小型连锁商店、位于郊区的一所大房子、几辆奢侈品牌汽车等。Harry 很自豪自己能够为妻子提供舒适的生活，为子女提供良好的教育，这是他父亲没能做到的事情。但是，他也失去了一些东西。事业占用了他大部分的时间和精力；因此，他几乎没有时间陪家人，也没有时间发展自己的汽车爱好。除了管理自己的生意，他基本就只剩睡觉的时间，只有少数的社交场合可以陪家人一起。Harry 繁忙的生活，使他根本没有时间放松和反思。

在 Harry 50 多岁时，子女长大成人，他的生意也为他提供了足够的退休收入，他再也不需要长时间的工作或是参与任何相关的事物。妻子劝他卖掉自己的连锁店，有时间就修理汽车放松一下。遗憾的是，Harry 尝试了但他做不到，因为母亲在他小时候灌输的思想禁锢了他，他认为自己的角色注定就是没有娱乐。此外，他不知道除了商人他还能有什么目标和身份认知。

同 Harry 一样，许多人到老年时不能正确认识自己到底是谁，是什么推动他们成为现在这样的人，他们真正的目标和满足是什么。

重要概念：

有些成年人并不会花费时间和精力进行自我评估，因此老年时就会缺乏自我认知。

探索和了解个人真正的自我对晚年整体健康是很重要的。调查以及提及思想、感觉、信念、行为等词汇可以帮助老年人达到一种完整状态，而不会整日为自己的过往感到痛苦。但是，过程很重要，有些人进行自我反省的过程是复杂曲折的。他们需要一些干预措施推进这一过程；因此，引导老年人进行自我反省是一种重要的治疗手段，老年科护士应该掌握这一技能。人生回顾和人生故事的功能和自我反省一样。而且，其他可以促进自我反省的活动包括写日记、写信件和邮件以及艺术反省。这些方法与其他可用方法并不冲突。护士在实践中应该发挥想象力，以便推动自我反省的过程。

记日记

不管是纸笔书写还是使用文字处理程序，写作的过程都有助于自我反省。记日记并没有一个正确的方式；每个人应该找到自己感觉舒服的方式。有些人喜欢记录每天的琐事而且事无巨细：交流、睡觉方式、情绪、活动，但是也有些人愿意阶段性记日记，记录重大的情绪和精神事件。护士可以通过挑选日记本和写作工具帮助不记日记的老年人。这是很重要的一步，不仅仅是因为这些工具的常用性，也因为后人可以借鉴这些记录的重要思想和感受。初记日记可以先从人生回顾开始，对自己的过去做一个总结。除了日常生活，还建议记录思想和情感，因为它有助于个人的自我反省。

写信和发邮件

信件或邮件是另一种反映和表达情感的方式。有些时候，不愿用语言表达的思想和情感可以选择写下来。对有些人来说，写信向朋友或家人解释或道歉可以缓解他们之间的紧张关系。亲友远离自己的老年人可以鼓励他们写信，因为他们不能经常联系，写信可以交流彼此生活中发生的事以及一些时事。

给孙辈或家族晚辈写信可以和他们分享家族史，还可令他们获得关注（许多孩子都乐于收到自己的信件）。老年人也愿意使用邮件交流，因为邮件简单也相对便宜。如果老年人没有自己的电脑，护士可以带他们去老年中心或是图书馆，这些地方可以提供网络，价钱低廉或者免费。

艺术反省

许多人发现油画、雕塑、编织以及其他创意形式可以促进自我反省，提高表达能力。再次强调，过程比结果更重要。当地活动组织，比如编织者协会、艺术委员会以及学校、老年中心通常会设立艺术和工艺品小组。护士可以帮助老年人找到社区内的这些小组。

重要概念：

有许多方法可以用于激励自我反省，比如制作艺术品、探讨文学以及分享人生故事。

加强内心力量

老年人在晚年之时身体机能下降，而依赖性增强，这使得人们认为老年人脆弱且不能自理。但是，大多数老年人的内心力量（身体、情感和精神）十分强大，完全可以适应老年生活。框4-2描述的行为证明了老年人适应生活的生存能力。

框4-2　老年人生存能力的表现特征

- 承担自我照顾的责任。
- 利用内外部资源解决问题处理危机。
- 构建支持体系，结合朋友、家人、专业个人或组织（比如社会俱乐部、教堂、医生、志愿者）。

- 对重大事件的控制力。
- 对变化的适应力。
- 面对挫折和困难的毅力。
- 经历痛苦后的恢复力。
- 认识和接受生活的两面性。
- 发现生活的意义。
- 面对任何困难和阻碍都有决心满足个人、家庭、族群和工作期望。
- 承认自己的缺陷和能力。
- 信任、喜爱、原谅别人，也能接受别人的信任、喜爱和原谅。

 重要概念：

通过老年人在衰老过程中展现出来的力量，可以使护士及其他人对老年群体有更加清晰的认识。

护士在护理过程中应该保持、增强老年人的内心力量，这样才不会威胁到他们的独立性和自尊。内心力量强大的前提是身心的健康和愉悦。不管什么年龄阶段，只要身体需求不被满足或是健康出现偏差，人们就很难应对智力、情感、社会经济以及精神方面的挑战。定期开展全面健康检查、采取促进健康的干预措施是训练内心力量的稳固基石。

 思考题：

你怎样评价你的生存能力？什么样的经历锻炼了你的能力？

作为增强力量的推动者，护士要支持老年人的内心力量。护士必须在开始阶段先检查和加强自己的水平。如果护士能够达到排除经济和其他限制看到无限可能性的思想境界，此时他们可以更好地帮助老年人看到自身的可能性，尽管年龄和疾病会对此造成一些限制。除了树立典型，护士还可以通过以下方法加强老人的内心力量：

- 尽可能地鼓励老年人参与到护理计划或是看护活动中。
- 与老年人交流时要避免歧视，不管是说话方式（比如自认为老年人听力不好提高音量、用亲爱的或老头称呼老年人）还是行为举止（使用"小心摔倒"或是"2 小时去一次卫生间"这样的标语）都应避免。
- 为老年人提供多种选择，使老年人能够自由选择。
- 为老年人最大限度地自护和自主做好准备，为其提供培训、说明、训练、分享和支持。
- 老年人搜寻信息、做决定、实施所选自护措施时要给予支持。
- 提供反馈、正面积极的增援、鼓励和支持。

心存希望可以增强力量，也有助于内心力量的形成。希望是一种期望，问题可以解决、痛苦可以缓解、渴望的东西可以获得。希望能够使人们看得更远，使无意义变得有意义。人们会为了希望采取行动。护士要赞美老年人的生活以激发他们的希望，尽管他们脆弱且能力有限，要帮助他们建立目标、运用处理策略、构建能力、对他们表现出积极关爱的态度。精神信仰和行为也可以提供内心力量，老年人可以借此解决当下挑战，对未来依然充满希望和乐观精神（参考第 13 章）；护士必须支持老年人进行祷告、诵经、出席教堂集会及其他宗教形式。

相关研究

生命中重要人物逝世后患急性心肌梗死的风险：心肌梗死决定性因素研究

Mostofsky, E., Maclure, M., Sherwood, J. B., Tofler, G. H., Muller, J. E., & Mittleman, M. A. (2012). Circulation, 125(3), 491-496.

研究人员发现心理压力增大会造成心血管疾病，因此他们开始研究极度悲伤情绪在诱发急性心肌梗死中有怎样的作用。为此他们调查了因急性心肌梗死住院的患者，在心肌梗死患病期间的 6 个月内是否有重要亲友去世。研究人员发现亲友逝世的 24 小时内急性心肌梗死的发病率会提高，由于去世带来的悲伤情绪会提高后期患心肌梗死的风险。这可能是心血管疾病高风险人群面临的最大影响因素。

如果老年人经历重大亲友去世，护士要警惕心血管疾病的风险，保证对老年人时刻观察交流以便及时发现症状。如果老年人没有亲友和他交流，那么需要安排劝慰者或是其他组织派人定期对他进行检查。老年人最好进行心理咨询以减轻自己的压力。

实践探究

78 岁的丧偶女士 Knight 夫人从未搬离过自己的房子，她从小在这儿长大并在此组建了自己的家庭。她的儿子跟她同住，56 岁、失业，她还有个女儿住在邻近的一个州。

Knight 夫人一直很独立，但是她的女儿却一直为她担心，因为她坚信她哥哥是在占妈妈的便宜。女儿认为 Knight 夫人应该搬去跟自己住。但是 Knight 夫人拒绝了，她认为她的儿子只是一直没能独立而已。

女儿将自己的担忧讲给一直负责护理母亲的护士。

这位护士可以采取什么合理行动？

评判性思维能力训练

1. 出现在电视节目、广告或其他传播媒介中的老年歧视有哪些例子？
2. 在现如今，30 岁女性的生活经历将如何影响她们将来适应年老的能力？跟祖母那一辈人相比，有哪些因素会使得如今女性能更好地处理变老的问题？
3. 请描述出护士可以采取哪些措施以帮助老年人为退休做准备。
4. 如何判断一个老年的独处时间是因为自身需求还是社会隔离？
5. 在繁忙的工作期间，老年科护士如何在照顾老年人需求的过程中引导他们讲出自己的故事？
6. 跟现今的老年人相比，年青一代在提升生存能力方面有哪些更有利的或者更不利的条件？

许扬

引用资源

AARP Grandparent Information Center
http://www.aarp.org
AARP Retirement Calculator
http://www.aarp.org
Grandparents Raising Grandchildren
http://www.uwex.edu
International Institute for Reminiscence and Life Review
http://www.uwsuper.edu

参考文献

Atchley, R. C. (1975). *The sociology of retirement*. Cambridge, MA: Schenkman.

Atchley, R. C. (2000). *Social forces and aging* (9th ed.). Belmont, CA: Wadsworth.

Butler, R. H., & Lewis, M. I. (1982). *Aging and mental health* (3rd ed., p. 58). St. Louis, MO: Mosby.

Butler, R. H., Lewis, M. I., & Sutherland, T. (1991). *Aging and mental health* (4th ed.). New York: Merrill/MacMillan.

Corbett, D. (2007). *Portfolio life. The new path to work, purpose, and passion after 50*. San Francisco, CA: John Wiley and Sons.

Erikson, E. (1963). *Childhood and society* (2nd ed.). New York: Norton.

Gates, G., Badgett, L. M., Macomber, J. E., & Chambers, K. (2007). *Adoption and foster care by lesbian and gay parents in the United States*. Urban Institute. Retrieved October 17, 2007 from http://www.urban.org/url.cfm?ID=411437.

MetLife. (2011). *The MetLife report on American grandparents: new insights for a new generation of grandparents*. Westport, CT: MetLife Mature Market Institute.

U.S. Census Bureau. (2012). *2007 American community survey*. Retrieved April 9, 2012 from http://www.census.gov/acs/www/

Webster, J. D., & Haight, B. K. (2002). *Critical advances in reminiscence work: From theory to application*. New York: Springer.

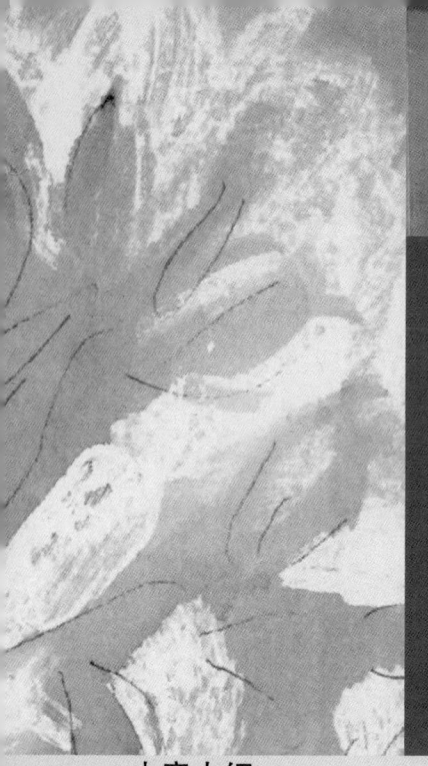

正常衰老变化

学习目标

通过本章学习,你将能够:
1. 列举细胞层面的年龄相关的变化、在身体外貌、呼吸系统、心血管系统、肠胃系统、泌尿系统、生殖系统、肌肉骨骼系统、神经系统、内分泌系统、皮肤系统、免疫系统、感觉器和温度管理的变化。
2. 描述伴随老龄化而来的心理变化。
3. 讨论与老龄化变化有关的风险和护理考虑。

术语词汇须知

晶体智力:伴随一生积累的知识;由大脑主半脑产生。

流体智力:大脑非主半脑产生的新信息;控制感情,记录非智力性信息,创造力,空间认知和美学鉴赏。

免疫衰老:免疫系统的老龄化。

老年性耳聋:由于老龄化相关的改变导致的渐进性的内耳听力丧失。

老年性食管:一种食管里推进型波的强度减少了,而非推进型波的频率增加的情况。

老花眼:由于晶体弹性的降低而不能聚焦或者做相应调节。

生命是持续变化的过程。婴儿成长为幼儿，继而是学龄前儿童，再成为青年人、成年人，到人生后半阶段之前的过程是自然而可被预期的。

然而随着年龄的增长，人的身体、情感、心理和社交的变化因人而异。这些变化被基因、环境、饮食、健康、压力、生活方式和无数其他因素影响。这些因素不仅造成个体间不同，还造成同一个体内各个身体系统的不同。虽然人群里个人老龄化的相似点是存在的，每个人老龄化的模式却是独一无二的。

身体的变化

细胞

器官和系统的变化可以被追踪为细胞的变化。细胞数目减少，功能性细胞减少。身体净重减少，然而脂肪直到 60 多岁之前还在增加。脂肪比重增加。细胞和骨头质量减少。细胞外液体基本不变而细胞内液体减少，导致整体身体含水量减少，使得老年人更容易脱水。

外观形态

很多老龄化相关的变化影响一个人的外貌（图 5-1）。许多明显的老龄化的影响在 40 岁后显现。男人经历脱发，男人和女人都经历头发变白、皱纹增加。由于体脂萎缩，身体外形变得更加骨感。肋间、锁骨间、眼眶和腋窝的空洞愈加明显。耳朵增长，下巴变双，眼袋加剧是由于组织失去弹性而产生的变化。手背和胳膊的皮肤厚度减少。皮下脂肪减少，身体天然隔离的能力降低，是老年人对温度更加敏感的原因。

身高降低，导致老年人在 80 岁的时候身高降低大概 2cm。身体缩小，原因是含水量减少、软骨减少、以及脊椎变薄。身体的缩小让长骨看起来不成比例地长。脊椎、臀部和膝盖的变弯让身高进一步降低。

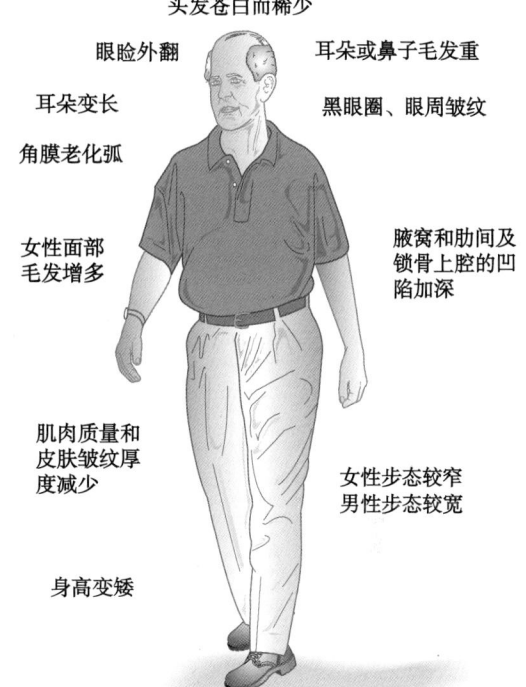

头发苍白而稀少
眼睑外翻
耳朵变长
角膜老化弧
女性面部毛发增多
肌肉质量和皮肤皱纹厚度减少
身高变矮
耳朵或鼻子毛发重
黑眼圈、眼周皱纹
腋窝和肋间及锁骨上腔的凹陷加深
女性步态较窄男性步态较宽

图 5-1 ■ 可以被察觉的与老龄化相关的变化

身体外貌的变化是缓慢和隐晦的。特定的身体系统的变化也会导致生理结构和功能的进一步变化。

呼吸系统

呼吸系统入口—鼻子的变化很明显。结缔组织的变化让隔膜底层的组织放松，减少的支撑导致鼻尖下垂，鼻中隔偏曲。嘴呼吸变得更加普遍，导致打鼾和堵塞性呼吸困难。黏膜下的腺体分泌液减少，厚重的分泌液更难被移走，让老年人感到鼻塞。

一系列老龄化相关的胸腔上的结构变化减少了呼吸活动（图 5-2）。肋骨软骨的钙化让气管和肋骨更加坚硬。前后胸腔直径增长，导致驼背。胸腔的呼吸肌肉变弱。肺里，纤毛数量减少，而且支气管黏液分泌腺增生，让驱逐黏液和碎片的能力增强。肺泡数目减少，而且因为失去弹性而舒张，这个过程从 60 岁左右开始。肺变小，减少强韧度、更轻、更僵硬，弹性更低。

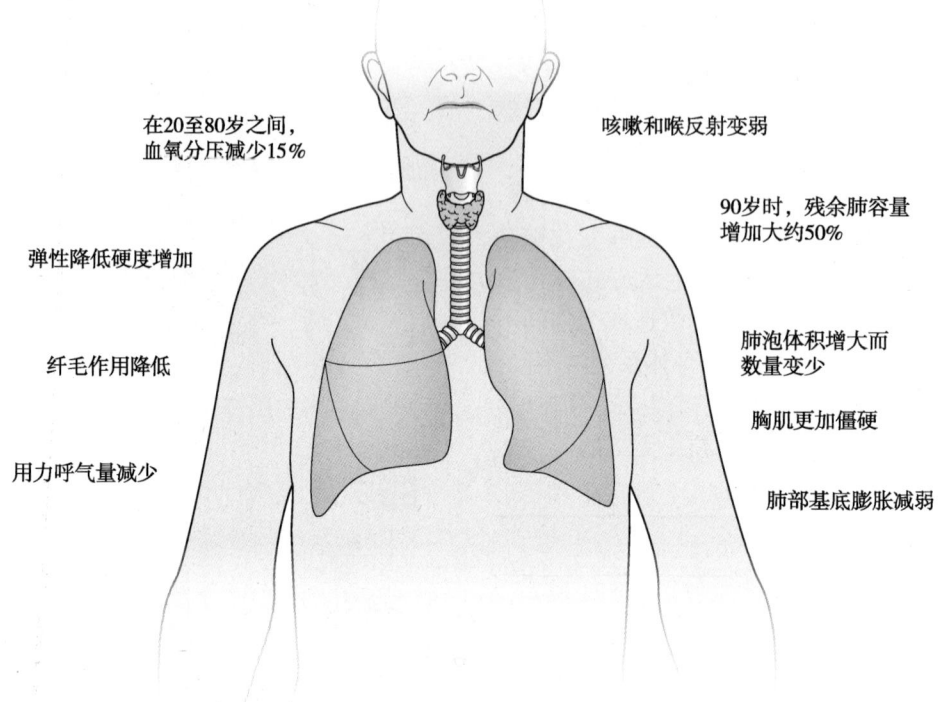

在20至80岁之间，血氧分压减少15%

弹性降低硬度增加

纤毛作用降低

用力呼气量减少

咳嗽和喉反射变弱

90岁时，残余肺容量增加大约50%

肺泡体积增大而数量变少

胸肌更加僵硬

肺部基底膨胀减弱

图 5-2 ■ 伴随老龄化发生的呼吸系统的变化

这一系列变化减少了肺的伸展力，让基底膨胀变得不充足，降低了排出异物的能力。肺排出气体的效率降低，增强了残留量。随着残留量的增加，肺活量降低及最大肺活量降低。静止的生活方式更加减少了呼吸活动。肺活量的减少是显著的，尤其是额外呼吸需求存在的时候。降低的肺部储蓄能力让呼吸困难变得更容易产生。伴随着气体交换效率的降低和缺乏基底膨胀，老年人存在较高感染呼吸道传染病的风险。持久力训练可以帮助老年人增强肺部功能。

 重要概念：

随着年龄增大而来的呼吸活动降低让老年人更容易得肺炎，尤其当他们不能移动的时候。

心血管系统

一些与老龄化相关的心血管变化源于病理原因。心脏体积随着年龄变化不大；增大的心脏体积与心脏疾病有关联，显著的锻炼不足可能导致心脏萎缩。左心室随着年龄增长略微增生，主动脉延长而且膨胀。房室瓣由于硬化和纤维化变厚变硬，加剧了可能已存的心脏功能丧失。可能产生不完全的房室瓣关闭，导致收缩和舒张的杂音产生。额外的收缩窦性心动过缓和窦性心律不齐可能因为心肌的兴奋而产生。

年龄相关的心血管系统的生理变化由一系列方式呈现（图 5-3）。伴随着年龄的增长，心脏肌肉丧失弹性和收缩的能力，导致存在生理压力的时候心输出量降低。起搏器细胞变得不规律而且数目减少，窦房结周围的屏障变硬。左心室等距收缩期和舒张期延长。心脏的舒张入血和收缩排空需要更长的时间去完成。

通常，成年人能够很好地调节心血管的变化。他们知道坐电梯比走楼梯更方便舒服，远距离要开车而不是走路，而且要调整活

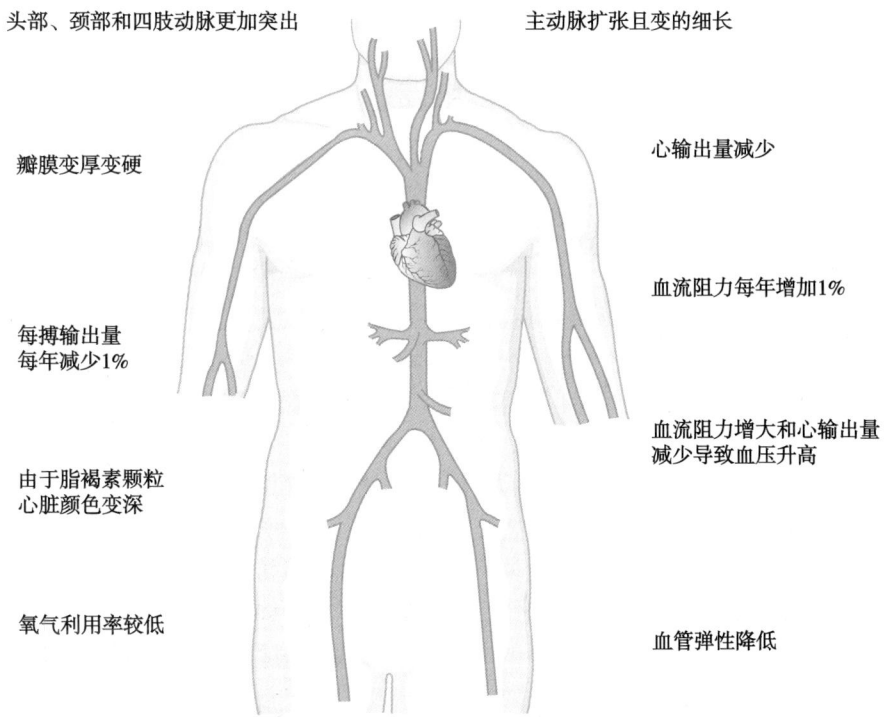

头部、颈部和四肢动脉更加突出　　　　主动脉扩张且变的细长

瓣膜变厚变硬

心输出量减少

血流阻力每年增加1%

每搏输出量
每年减少1%

血流阻力增大和心输出量
减少导致血压升高

由于脂褐素颗粒
心脏颜色变深

氧气利用率较低

血管弹性降低

图 5-3 ■ 伴随老龄化发生的心血管的变化

动的节奏。当心脏要承受不寻常的负担时（为这个季节第一场雪铲雪、接受到坏消息、跑步追赶公交车），人会感到这些影响。这对老年人也成立。他们在没有压力的条件下不会明显地受到心脏效率降低的影响。然而当老年人面对加剧的心脏负担，他们能感受到这种不同。虽然受负荷心脏的跳动次数的峰值不是年轻人所能体验到的，老年人的心动过速会持续更长时间。虽然血压可能在心动过速到心衰的过程中保持稳定，每搏输出量可能增加来补偿这种变化，导致血压升高，静息心脏速率是不变的。

 **重要概念：**

老龄化相关的心血管变化在心脏受压力时表现最明显。

老年人的最大锻炼能力和最大氧气消耗是因人而异的。身体素质好的老年人和身体

素质不好的年轻人的心脏功能相似。

血管由三层构成，每一层受的老龄化带来的影响不同。心脏内部经历最直接的变化，包括纤维化、钙化、磷脂堆积，以及细胞增生。这些变化增加了动脉硬化的风险。心脏中层经历着变薄和弹力蛋白纤维的钙化，以及胶原的增加，导致血管变僵硬。受损伤的气压感受器增加了周边阻力，导致收缩压增加。有趣的是，虽然在美国和其他工业化国家，血压逐渐升高是很寻常的，在工业化欠发达的国家却不常见。正在进行的跨文化研究可以帮助澄清血压的升高是正常老龄化的过程还是其他因素造成的。心脏的最外层不受老龄化过程影响。血管弹性的降低要为心脏、肾、垂体的血管变化负责。血压敏感度的降低增加了体位性低血压和餐后低血压（进餐后 1 小时内血压降低 20mmHg）的可能。血管弹性的降低伴随着变薄的皮肤和更少的皮下脂肪让头、脖子和四肢的血管更明显。

肠胃系统

虽然不像呼吸系统和心血管系统那样具有威胁性，肠胃系统对老年人可能产生更多的困扰和忧虑。这个系统被老龄化过程全面影响。牙齿，口腔和附加结构，比如肝的变化也会影响肠胃功能。图 5-4 总结了肠胃系统的变化。

牙釉质随着老龄化变得更坚硬而且脆弱。牙本质，牙釉质的下面一层变纤维化，而且产生量降低。神经束变细变短，牙齿对刺激的敏感性降低。牙髓萎缩并纤维化。牙龈萎缩，牙槽脊的骨密度降低，齿根腔和齿腔数目增加，咀嚼尖变平。支持牙齿的骨骼密度减少，高度降低，导致牙齿脱落。牙齿脱落不是正常的老龄化结果，欠佳的牙齿保健、饮食和环境导致现在很多老年人有牙齿脱落的问题。30 岁后，牙周疾病是牙齿脱落的主要原因。超过半数的老年人需要依靠部分或全部假牙。假牙可能不被经常佩戴，因为不舒服或不合适。如果天然的牙齿存在，往往状况糟糕：骨折很容易发生、表面更平、牙渍存在、不同程度的溃疡存在、牙根有摩擦。一些老年人牙齿变脆弱，增加了牙齿碎片吞食到气管的可能性。

味觉随着年龄的增加变得不那么敏锐，原因是舌头的萎缩，影响了味蕾；长期的刺激，比如长期使用烟斗，比一般老龄化在更大程度上降低味觉能力。舌尖上品尝甜味的味蕾比品尝酸、咸、苦的味蕾退化更厉害。老年人可能使用过度调味的食物来弥补味觉的丧失，这么做可能导致健康问题。乳头萎缩和舌下静脉曲张也是常有的现象。

老年人大概产生年轻时候 1/3 的唾液。唾液分泌减少，而且由于胃病的常见药物的影响，使得唾液黏稠度增加。唾液淀粉酶减少，影响对淀粉的分解。由于这些吞咽机制的细小变化，吞咽可能需要往常 2 倍的时间。减少的肌肉强度和舌头压力影响咀嚼和吞咽。

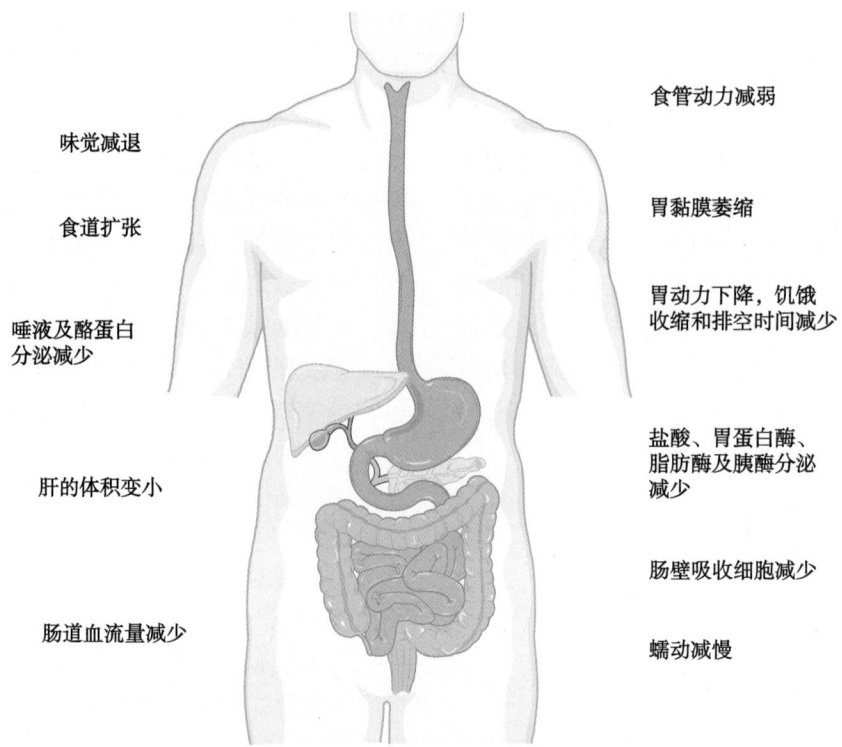

味觉减退

食道扩张

唾液及酪蛋白分泌减少

肝的体积变小

肠道血流量减少

食管动力减弱

胃黏膜萎缩

胃动力下降，饥饿收缩和排空时间减少

盐酸、胃蛋白酶、脂肪酶及胰酶分泌减少

肠壁吸收细胞减少

蠕动减慢

图 5-4 ■ 伴随老龄化发生的肠胃的改变

食管动力随着年龄变化。老年性食管产生,其特征是食管里推动波减少和非推动波增强。食管略微舒张,清空时间变长。这导致不舒服的感觉,因为食物会在食管里更长时间。食管括约肌舒张,伴随着老年人减弱的咽反射和减缓的食管清空,将异物吸入气管的风险增大。

胃随着老龄化动力降低,饥饿收缩也减少了。关于胃清空的时间没有科研结果的定论,一些人认为肠胃清空时间变长是正常老龄化的结果,另外的人认为是其他因素导致的。胃黏膜萎缩,盐酸和蛋白酶随着年龄增长减少;胃里升高的 pH 值加剧了老年人肠胃刺激的发生。

大肠和小肠的萎缩也会发生,肠壁吸收细胞减少。小肠重量逐渐降低,纤毛逐渐变短变宽,致使他们形成平行岭而不是早年的手指状突出。从功能上讲,小肠转运时间随年龄变化不大。脂肪吸收减慢,葡萄糖和木糖醇更难吸收。对于维生素 B、维生素 B_{12}、维生素 D、钙和铁的吸收是有错误的。大肠产生的黏液减少,直肠前壁弹性减少。正常老龄化不影响分辨的蠕动,但老年人中普遍存在的其他问题容易造成便秘的产生。内括约肌变松弛,影响排便功能。神经传输速度减缓,降低了排空粪便需求的感知。

随着年龄的增长,肝重量和体积都减少,不过似乎没有负面的影响。老年人的肝重新产生肝细胞的能力降低。肝功能在正常范围内,胆固醇稳定和吸收效率降低,增加了结石的风险。胰道变舒张,经常导致整个胰腺脱垂。

泌尿系统

泌尿系统因肾、尿管和膀胱的变化而改变(图 5-5)。肾的质量随着年龄的增长降低,导致皮质损耗而不是肾髓质的减少。肾组织增长减缓,动脉粥样硬化可以促使肾萎缩。这些变化对肾功能影响极大,导致肾的血流降低,肾小球滤过率从 20~90 岁减少大约一半。

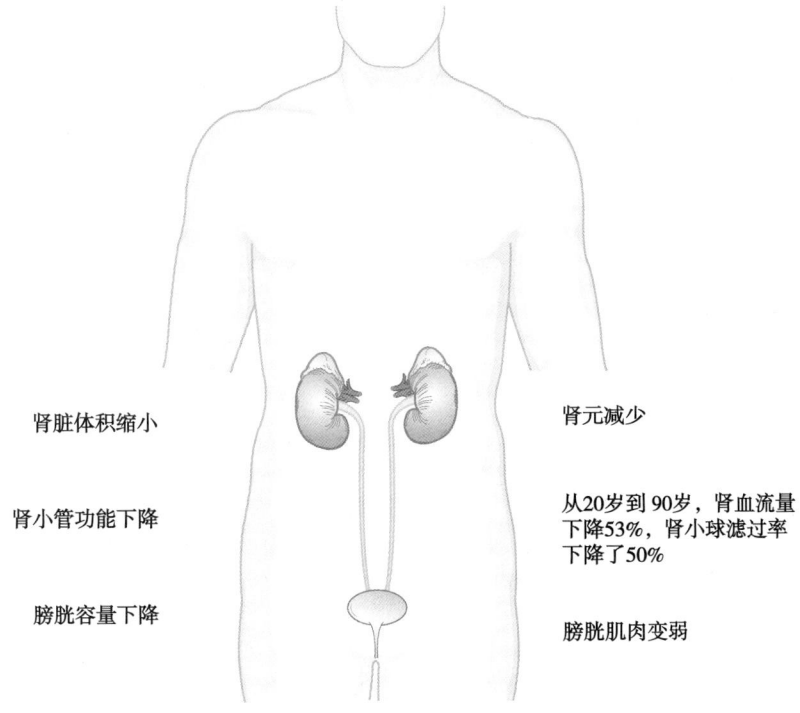

肾脏体积缩小

肾小管功能下降

膀胱容量下降

肾元减少

从20岁到 90岁,肾血流量下降53%,肾小球滤过率下降了50%

膀胱肌肉变弱

图 5-5 ■ 伴随老龄化发生的尿道的改变

肾小管功能降低。管内物质交换、保持水钠平衡以及在低渗时抑制抗利尿激素分泌的效率降低。老年人的肾在限制钠的条件下,保存钠的能力较低.虽然这些变化能导致低血钠和夜尿症,但影响没那么严重。肾小管功能的下降导致葡萄糖重吸收的能力下降,可能导致蛋白尿和糖尿,但这并没有诊断意义。

尿频尿急和夜尿症随着膀胱的老龄化变化产生。膀胱肌肉变弱,膀胱容量降低。清空膀胱变得更加困难,可能导致大量尿保留在膀胱里。排尿反射变缓。虽然排尿失禁不是老龄化的常见结果,一些压力失禁可能由于盆膈变弱产生,尤其是多产的女性。

生殖系统

随着男人的老龄化,精囊受黏膜疏松的影响,加剧了表面细胞的变薄,肌肉组织被结缔组织取代,保存液体的能力下降。产生精液的小管经受着纤维化增强、表皮细胞变稀疏、基底膜增厚和管腔变窄的过程。结构的变化可能导致男人精子数目的减少。软泡刺激激素和促黄体激素增加,血清内和可利用的雄性激素减少。静脉动脉硬化而且阴茎海绵体随着老龄化影响阴茎。老年男性不丧失勃起和射精能力,但性高潮和射精变得不那么强烈。

前列腺增生在大部分老年人中存在。频率和种类因人而异。3/4 的 65 岁以上男性患有前列腺慢性病,有尿频尿急的问题。虽然大部分前列腺增生是良性的,但也有很大的恶变的风险,需要经常检查。

女性生殖器随着老龄化也有一些变化,包括外阴萎缩、皮下脂肪丧失和阴唇变平,包括激素变化造成的外阴萎缩、皮下脂肪和毛发的丧失以及阴唇变平。老年女性的阴道是粉色的,而且干燥,因为弹性组织的丧失和褶皱,出现一道光滑的沟渠。阴道表皮细胞变薄变得无血管。老年人的阴道环境变得更碱性,分泌液降低,群落种类改变。盆腔萎缩变小;宫颈内膜表皮细胞也萎缩。尿道缩短,子宫内膜萎缩。然而子宫内膜仍然对荷尔蒙刺激有反应,导致服用雌性激素的老年人停经后流血。支持子宫的软骨变弱,导致尿道向内倾斜。这种移位以及尿道的变小让触诊变得困难。输卵管随着年龄萎缩变短、子宫萎缩、变厚变小,小到无法触诊。尽管有这些变化,老年女性没有丧失性交和其他性生活能力。雌性激素的消耗让盆底肌肉变弱,导致在肚子压力增大的时候小便失禁。

图 5-6 总结了男性和女性生殖系统年龄相关的改变。

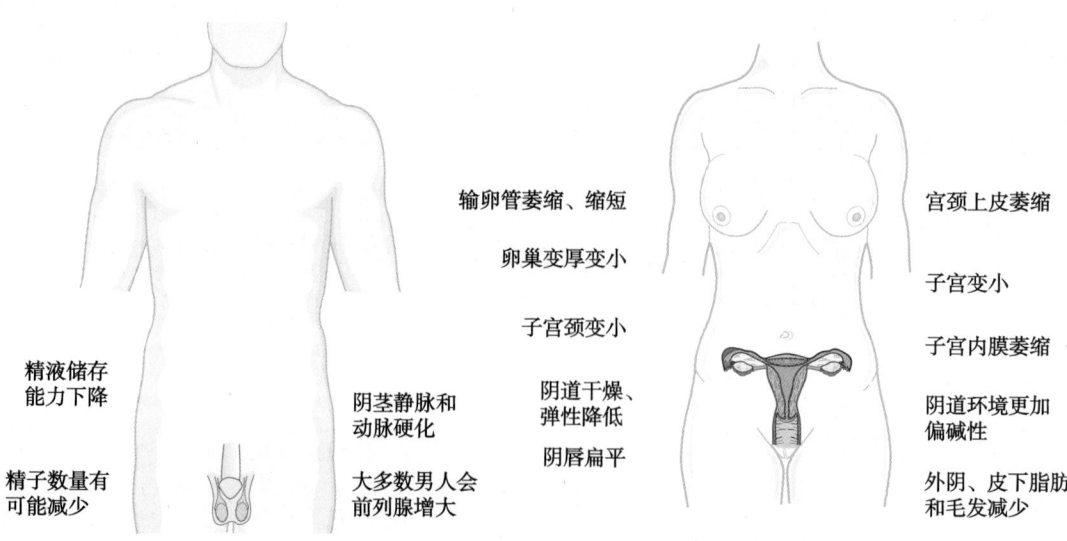

图 5-6 ■ 伴随老龄化发生的男女生殖结构的变化

肌肉骨骼系统

驼背、关节增生、肌肉松弛和身高降低是很多老年人因为肌肉骨骼系统变化而经历的（图 5-7）。伴随着身体组织肌肉纤维萎缩，数目减少，纤维化组织替代了肌肉组织。肌肉质量、强度和运动能力变差；手臂和腿部肌肉变松弛变虚弱。肌肉衰减综合征是老龄化相关的肌肉质量、功能和强度的降低。这在不运动的人群里最常见，因此锻炼身体，减少肌肉质量和强度的降低速度是非常重要

的。肌肉颤抖可能出现，这可能与锥体外系的退化有关。肌腱萎缩变硬，导致腱反射减弱；反射从胳膊减弱，到肚子时几乎消失，但膝盖还保持这种反射。由于各种原因，肌肉疼痛经常发生。

重要概念：

日常运动帮助保持肌肉强度，减少老龄化带来的功能性不良后果。

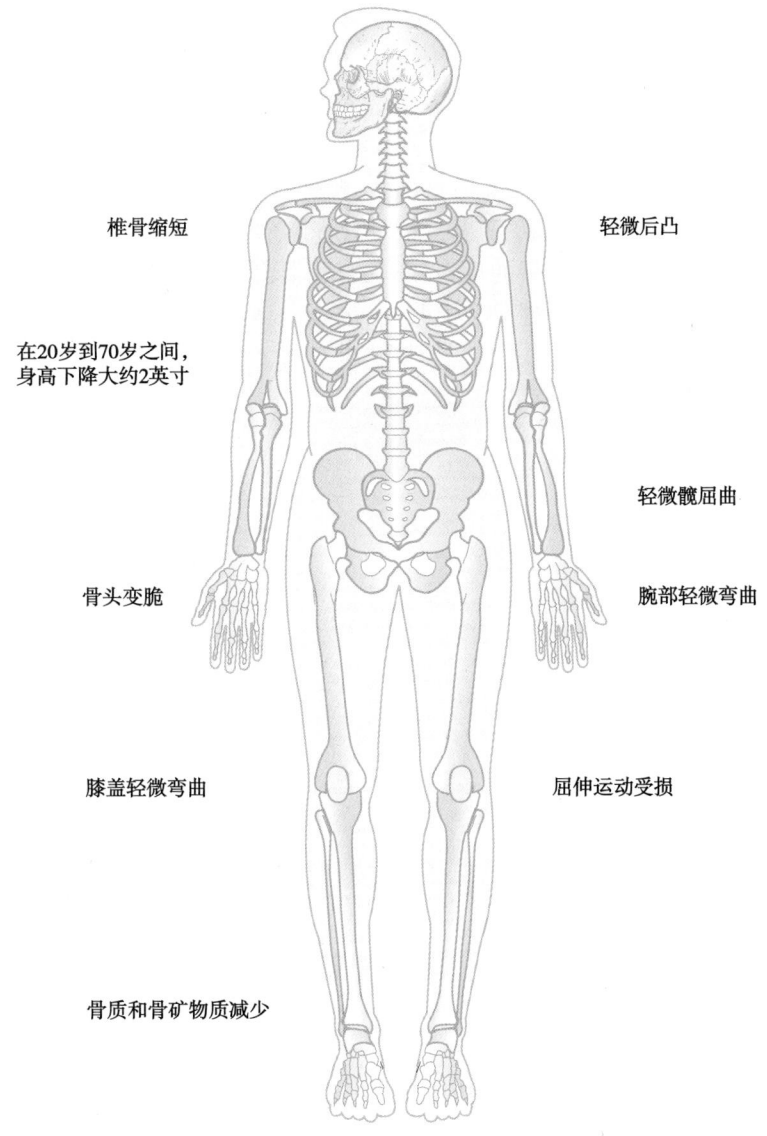

椎骨缩短

轻微后凸

在20岁到70岁之间，身高下降大约2英寸

轻微髋屈曲

骨头变脆

腕部轻微弯曲

膝盖轻微弯曲

屈伸运动受损

骨质和骨矿物质减少

图 5-7 ■ 伴随老龄化发生的骨骼的变化

神经系统

因为神经系统的功能依赖于身体其他系统，年龄对神经系统的影响是不容易辨别的。例如，心血管问题可以减少大脑血液循环，从而成为大脑功能障碍的原因。脑重量下降，大脑的血流量也会减少。但是，这些结构上的变化不会影响到思考和行为（Rabbitt et al.，2007）。神经系统功能衰退可能是难以感知的，因为这些变化通常是非特异性的，而且过程缓慢。

神经元、神经纤维、大脑血流量和新陈代谢的减少将会发生。大脑血流量的减少与大脑中葡萄糖的利用和新陈代谢氧的下降相伴随。尽管淀粉和神经元纤维缠结与老年痴呆症有关，但是这些现象同样可以出现在有正常认知功能的老年人身上。

神经传导的速率也会下降（图5-8）。这些改变表现在对于多种刺激更慢的反射和延迟的反应上。运动知觉减弱，对于平衡改变的反应变慢，是摔倒的一个原因。更慢的对刺激的识别和反应与新轴突生长和受损末梢神经再生的减少有关。

下丘脑的温度调节效果下降。大脑细胞的数目逐年缓慢下降，大脑皮层经历了神经元的丧失和大脑尺寸和重量的减小，尤其是在55岁以后。因为大脑会影响睡眠–觉醒周期，而且睡眠规律的生理节奏和自我调节因素随着年龄而改变。睡眠类型也会发生改变，阶段Ⅲ和阶段Ⅳ的睡眠会变得不再显著（Munch, Knoblauch, Blatter, Wirz–Justice & Cajochen, 2007）。在睡眠中频繁的苏醒不再罕见，尽管实际上只丢失了很小的睡眠量。

感觉器

五种感知中的每一种都会随着年龄的增长而降低效率，在不同程度上影响老年人的安全、日常活动和总体幸福感（图5-9）。

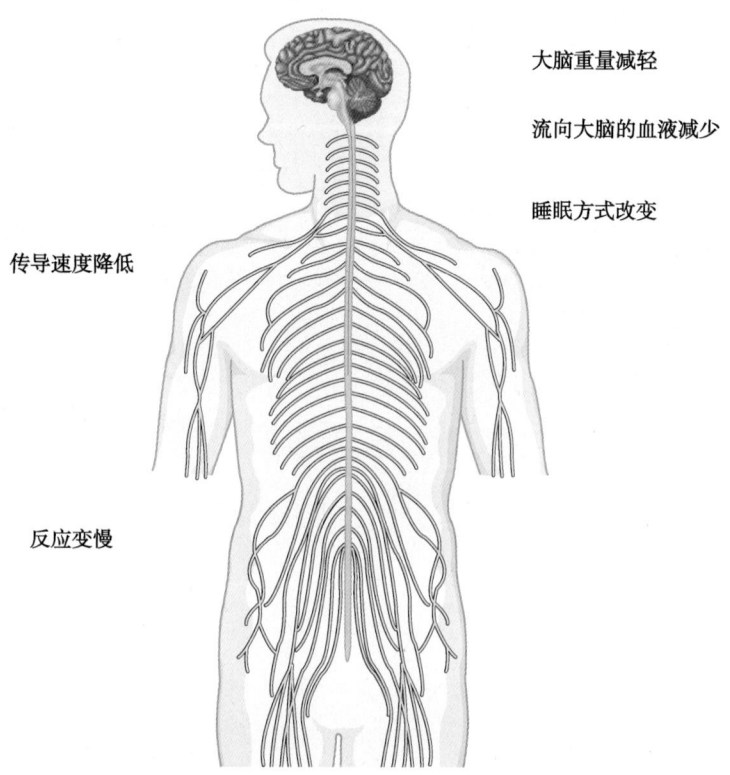

传导速度降低

反应变慢

大脑重量减轻

流向大脑的血液减少

睡眠方式改变

图5-8 ■ 伴随老龄化发生的神经的变化

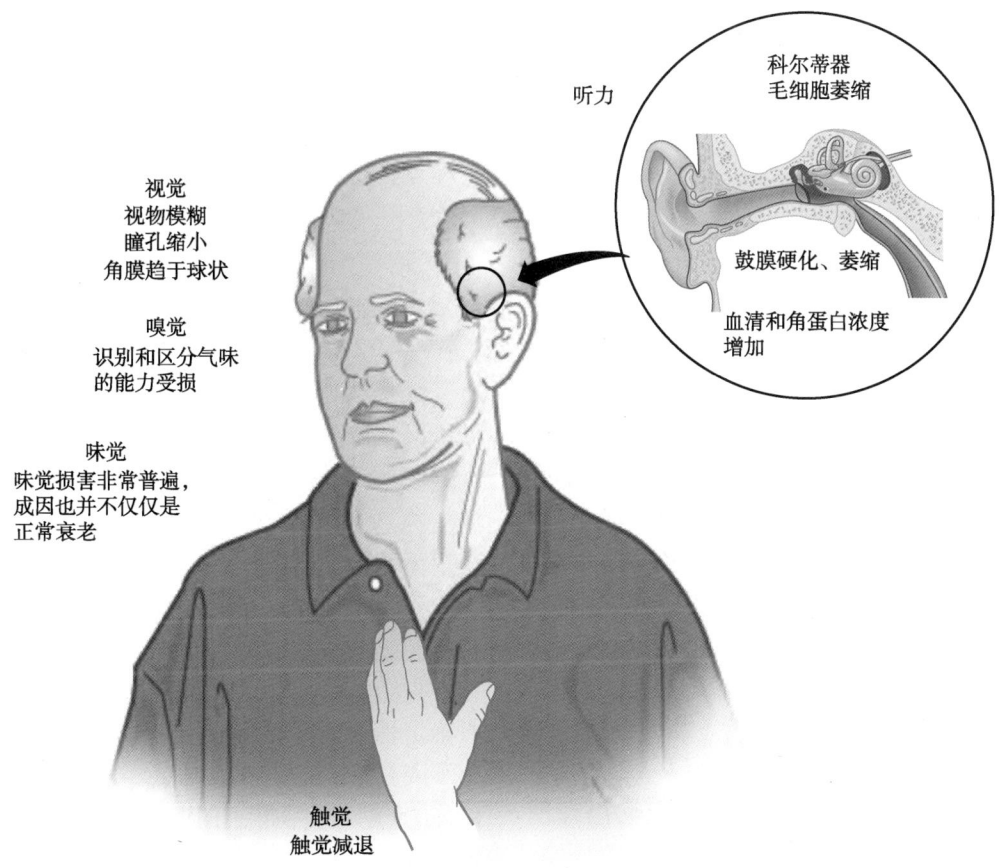

视觉
视物模糊
瞳孔缩小
角膜趋于球状

嗅觉
识别和区分气味
的能力受损

味觉
味觉损害非常普遍，
成因也并不仅仅是
正常衰老

听力

科尔蒂器
毛细胞萎缩

鼓膜硬化、萎缩

血清和角蛋白浓度
增加

触觉
触觉减退

图 5-9 ■ 伴随老龄化发生的感知变化

视觉

或许视觉的变化是感觉变化中影响最大的。老花眼，由于晶状体的弹性降低而不能聚焦和调节，是一种典型的眼睛老化，通常开始于 40 多岁。晶状体肌肉纤维的硬化导致了远视眼，降低了眼睛通过改变晶状体形状去聚焦于近处物体和适应光的能力。这种视觉问题导致大多数中老年人需要矫正镜片去适应近处和精细的工作。视野的变窄，使得周围视觉感知变难。保持汇聚和凝视上方变得很难。瞳孔对于光反应下降，因为瞳孔括约肌变硬，瞳孔尺寸减少，而且视干细胞中的视网膜紫质含量下降。因此，光感知阈值增加，在昏暗区域或者夜间的视力下降。老年人比年轻人需要更多的光线才能看清楚。视网膜血液供应和视网膜着色上皮细胞

的改变可以导致黄斑变性，是中心视觉丧失的原因之一。视网膜和视网膜通路的变化会干扰临界闪烁融合（一个闪烁的光点被感知成连续的而不是间歇的）。

晶状体的密度和尺寸增加，导致晶状体变得更加坚硬和不透明。晶状体从 50 多岁开始混浊，导致出现白内障，从而对刺眼的光更加敏感，模糊视觉，干扰夜间视力。暴露于阳光的紫外线下也会使白内障恶化。黄化的晶状体（可能与阳光和氨基酸的化学反应有关）和视网膜的改变会影响颜色感知，使得老年人对于分辨低频的蓝、绿、紫等颜色的能力下降。

深度的感知变得扭曲，导致正确判断路边和台阶高度出现问题。这种变化来源于两只眼睛视网膜图像的不一致性，被称为立体视差。通过处理视觉信息，需要更长时间适

应黑暗和光亮。眼内液体的重吸收效率下降增加了老年人患青光眼的风险。睫状肌会逐渐萎缩而且会被结缔组织取代。

眼睛的外观也可能会改变。眼泪分泌减少会导致眼睛看起来干涩和暗淡，脂肪沉着体可以导致角膜外部出现一个部分或者完全的光滑白环（虹膜老化弧）。角膜的敏感性变小，会增加角膜受损的风险。角膜中脂质沉积物的积累可以导致光线的散射，从而模糊视觉。在后腔里面，少量的碎屑和凝结物变得可见而且可能飘过视野，这通常叫作飞蚊症。玻璃体的减少和液体比例的增加会导致玻璃体离开视网膜，从而产生视物模糊，图像扭曲和飞蚊症。由于瞳孔尺寸的变小，光在角膜和晶状体中散射，晶状体和玻璃体的浑浊化，视网膜中感光细胞的消失，导致视觉敏锐度随着年龄逐渐下降。

听觉

老年性耳聋是由于年龄的原因，内耳发生变化，包括听毛细胞消失，血液供应减少，基膜弹性降低，螺旋神经节细胞退化和内淋巴分泌减少，使听觉逐渐丧失。这种退化的听力损失是影响内耳和耳蜗后的最严重问题。听到 2 000Hz 和以上高频声音的能力将会首先丧失，中低频声音也可能随着状况的发展而丧失。很多因素，包括持续暴露在很大的噪声下，可能导致老年性耳聋。这种症状导致说话的声音中声调高的声音（s、sh、f、ph 和 ch）失真，从普通说话和辅音中被过滤掉，而无法分辨。这种变化非常平缓和细微以致于受影响的人可能没有察觉到他们的听力损伤。听力可以进一步被中耳的耳垢所危害；年龄引起的耳垢中更高的角蛋白含量导致了这个问题。保护内耳和避免自身声音产生听觉注意力分散的听觉反射，会由于中耳肌肉和韧带的变弱变硬而减弱。除听力问题之外，平衡能力可以由于前庭结构的退化，耳蜗、科尔蒂器和血管纹的萎缩而改变。

重要概念：

尽管听力会随年龄衰退，暴露在很大声的音乐、交通和其他环境噪声中时，听力损伤也会发生在年轻的时候。这些噪声引起的听力损伤是可以避免的。

味觉和嗅觉

大约一半的老年人会经历某些嗅觉的丧失。嗅觉感知随着年龄的下降是由于鼻腔内层中的感觉细胞数量下降和大脑中嗅球细胞的减少。在 80 岁的时候，对气味的探测敏感度大约是峰值的一半。男人比女人倾向于经历更大的探测气味能力损失。

因为大多数的味觉分辨能力取决于嗅觉，嗅觉感知的衰减改变了味觉的感知。随着老化舌头的萎缩可以使味觉感知衰退，尽管并没有确定性的证据显示味蕾的数量或者反应能力下降（Fukunaga A., Uematsu H. & Sugimoto K., 2005）。对食物味道的感知下降被认为和味觉知觉的丧失有关（Gupta, Epstein & Sroussi, 2006）。对于咸味的探测能力的影响高于其他味道。唾液分泌的减少、较差的口腔卫生、药物和鼻窦炎症状都会对味觉产生影响。

触觉

触觉受体数量的减少和结构完整性的改变会随着年龄变化发生。触觉感知的下降，可见于老年人对于按压、疼痛和温度的感觉能力下降。这些感觉的变化可以导致对环境的错误知觉，因此加大了安全风险。

内分泌系统

内分泌系统具有大批可以产生化学信号（即激素）的细胞和腺体。随着年龄增长，甲状腺纤维化、结节状态增加。这个结果降低了甲状腺的活性，导致了基础新陈代谢速率下降，降低了放射性碘的摄取，而且降低了甲状腺素的分泌和释放。血液中蛋白质结合碘的水平没有变化,尽管血清中总碘含量降低。随着年龄增加,甲状腺碘释放量减少,17类固醇分泌减少。甲状腺逐渐萎缩,而且肾上腺功能丧失会进一步减少甲状腺活性。尽管三碘甲状腺氨酸（T_3）有显著的减少,但促甲状腺激素（TSH）的分泌和血清中甲状腺素（T_4）浓度不变,据信是由于 T_4 向 T_3 的转化减少。总之,甲状腺功能仍然足够。

很多肾上腺皮脂的分泌腺被促肾上腺皮质激素（ACTH）调节,它是一种垂体激素。因为 ACTH 的分泌随着年龄增大减少,肾上腺的分泌活性也下降。尽管 ACTH 的分泌不会影响醛固酮的分泌,但醛固酮的分泌减少可在老年人的排泄物尿液中得到证实。糖皮脂激素、17类固醇、孕酮、雄性激素和雌性激素的分泌也被肾上腺影响,都有所减少。

老年人的垂体腺体积会缩小大约 20%。尽管血液水平可能会随年纪减少,但生长激素仍然保持同样的总量。可以观察到 ACTH、TSH、卵泡刺激激素、促黄体激素和催乳素不同程度的减少。性腺分泌会随着年龄减少,包括睾酮、雌性激素和孕酮的逐渐减少。除了相关无机盐水平的变化和其他腺体的功能障碍,甲状旁腺会在整个生命过程中保持功能。

老年人胰腺中的细胞对于胰岛素的释放会延迟和不足,而且对于循环胰岛素的组织活性也会降低。老年人对于葡萄糖的新陈代谢能力会降低,而且突发的高浓度葡萄糖导致更高和更长时间的高血糖;因此,对于非糖尿病的老年人,高血糖不再罕见。

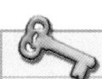

重要概念:

在老年人中,非糖尿病患者出现高血糖不再罕见。

皮肤系统

饮食、健康状况、活动、暴露（在阳光下）和遗传因素会影响皮肤老化的正常过程。这个系统的改变通常是最令人厌恶的,因为它们明显而且清晰地反映出了增长的年龄。真皮和表皮连接处的变平,减少了真皮的厚度和血管数量,减缓了表皮增殖,而且弹性蛋白纤维退化数量增加。胶原纤维变得更加粗糙和松弛,降低了皮肤的弹性。真皮会变得血管更少、更薄。皮肤随着弹性下降,变得更干燥、更易破碎,皮下脂肪的流失让线条、皱纹和松垂变得明显。皮肤变得易过敏且容易开裂。从 30 岁开始,每 10 年黑色素细胞数量都会降低 10% 到 20%,而且黑色素细胞会聚集,导致皮肤着色,通常称作老年斑。老年斑更普遍的发生在身体暴露于阳光的部分。黑色素细胞的减少导致老年人晒黑的速度减缓,颜色更浅。皮肤免疫反应降低,导致老年人更容易通过皮肤而感染。良性和恶性的皮肤癌随着年龄增长更容易发生。

因为色素细胞的不断流失,毛囊的萎缩和纤维化,头皮、阴部和腋下的毛变得稀疏和灰暗,而鼻子和耳朵的毛变得更浓密。50 岁以后,大部分白人男子会有某种程度的秃头,大约一半的人会有明显的灰发。头皮、阴部和腋下的毛发生长率下降;老年女性可能会有面部毛发长出。老年男性会有更多的眼睫毛、耳毛和鼻毛长出。指甲生长更缓慢,而且脆、易碎,会有纵向条纹出现,而且月牙形的面积会减小。出汗会轻微地减少,因为汗腺的数量和功能会下降。

免疫系统

免疫系统的老化,被称作免疫衰老,包括免疫反应的降低,可能加大老年人的感染风险。中年之后,胸腺数量持续下降,直到胸腺激素的血清活性几乎无法探测出年纪。T 细胞的活性下降,更多的不成熟 T 细胞会出现在胸腺。细胞免疫功能显著下降,而且 T 淋巴细胞通过有丝分裂增殖的能力下降。很多老年个体,由于 T 细胞的变化导致水痘带状疱疹和分枝杆菌肺结核、感染的复发。血清免疫球蛋白（Ig）浓度没有显著变化；IgM 的浓度降低，而 IgA 和 IgG 升高。对流感、副流感、肺炎球菌和破伤风杆菌疫苗的反应效果下降（尽管如此，疫苗接种仍被推荐，因为感染对老年人有严重的潜在后果）。抵御炎症的能力下降，通常炎症会使个体呈现出身体异常（例如：低烧、轻微的疼痛）。另外，促炎细胞因子随着年龄增大出现，这与动脉硬化、糖尿病、骨质疏松和其他一些随着年龄普遍增加的疾病有关联。

温度管理

通常，老年人体温低于年轻的时候。平均体温，口腔为 36.1℃（96.9℉）至 36.8℃（98.3℉），直肠为 36.6℃（98℉）至 37.2℃（99℉）。对于老年人，直肠和耳道的温度是最准确和可信的指示器。

因为无效的血管收缩，心脏输出降低，颤抖和肌肉与皮下组织的减少，对寒冷的反应能力下降。热反应的差异与出汗的减少和心脏输出下降有关。

心理变化

精神面貌可能被总体的健康状态、基因因素、受教育程度、活动和身体与社交的改变所影响。其他妨碍与环境和他人交流的损害会影响到精神状态。影响精神状态的潜在因素多，个体对这些因素的反应也多样，但还是有一些代表性的表现。

性格

通常，基本性格不会因年老而发生巨变。和蔼、温和的老年人很可能在他们年轻时也是这样；同样的，脾气坏的老年人可能在他们年轻时也不温和、温顺。除了病态过程，性格将会和年轻的时候一致；可能会更坦率和真诚地表达。相比性格的改变，老年人所谓的固执更可能是生理和心理局限的结果。例

如，一个老年人坚持不让重新安放他的家具可能被解释成固执，但这可能是为了适应他记忆匮乏和视力不足的一个安全可靠做法。因重大事件（例如：退休、丧偶、失去独立性、收入减少和残疾）改变的自我态度可能会引发个性特质的变化。没有一种个性类型能描述所有的老年人。士气、态度和自尊会在整个生命跨度中保持稳定。

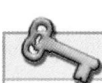

重要概念：

晚年的个性是一生个性的反映。

记忆

有三种类型的记忆：短期记忆，持续 30 秒到 30 分钟；长期记忆，涉及很长时间之前的习得；感觉，是由感觉器官获取的，只持续几秒。长期记忆的信息检索会变慢，尤其是日常不需要不使用的信息。处理多项信息时暂时保存信息的能力—工作记忆功能随年老下降。老年人可以通过使用记忆辅助手段（助记装置），例如名称和图画建立联系、记笔记或者列表、将物体放在固定位置来改善年龄相关的健忘。除了一般老化，导致记忆力下降的因素有很多。

智力

严谨地解释智力和老年人口之间的关系是明智的，因为结果可能会因测量工具或者评估方法的不同而有偏差。早期的老年医学对智力和老化的研究因这些偏差而有错误。生病中的老年人不能和健康人相比；不同教育和文化背景的人不能相比；一组有技巧有能力参加 IQ 测试的个体不能和缺乏这种意识且没参加过此类测试的人相比。纵向的研究，测度根据特定时代变化，补偿了感觉、健康和教育程度的影响，是研究智力随年龄变化的最精确方法。

基础智力会被保持，一个人不会随年龄变得不聪明。对于文章的理解和算术能力不

会变化。而晶体智力，即由大脑支配半球终生产生的知识积累，会在整个成年期保持；这种形式的智力可以使得个体有用过去的习得和经验解决问题的能力。流体智力有关新信息，由非支配半球放射，控制情感、保留了非智力信息、创造能力、空间洞察力和审美鉴别力。这种形式的智力被相信在晚年会衰减。一些智力功能的衰减发生在临死之前。科研人员已发现长期高度的精神压力与轻度认知障碍的发生有正相关。

学习能力

尽管学习能力不会随着年龄有很大改变，其他因素会干涉老年人的学习能力，包括动机、注意力持续时间、信息传输入大脑的延迟、感知的缺失和疾病。老年人可能学习不再迅捷且会凭借之前的经验去解决问题，而不是尝试新的解决问题方法。对老年人心理激励的强度和持续时间不同可能会让分辨之前的反应和获取新材料更加困难。学习的最初阶段老年个体会比年轻个体难；然而，在更长的早期阶段后，他们可以保持相同步调。最佳学习效果发生在新信息与旧的习得有关。尽管老年人和年轻人在文字和抽象能力上差别很小，

但知觉动作任务对老年人确实更有困难。一些证据显示了简单联系而不是分析趋势对具有多年历史经验的老年人有困难。因为通常情况，有旧习惯去习得新习惯会有更大的问题，而且必然要经历未学习、再学习和修改。

重要概念：

老年人保持了学习能力，尽管多种因素可能会干涉学习过程。

注意力持续时间

老年人表现出警觉能力（保持注意力 45 分钟以上的能力）下降。他们更容易被非相关信息和刺激分散注意力；而且执行复杂或者需要即时反应的任务的能力下降。

思考题：

在过去 10 年里，你经历过什么有关外貌、行为和态度的变化？你对这些变化的感觉如何？

案例分析

G 先生是一个 72 岁的退休卡车司机，因急性肾小球性肾炎入医院治疗。他身高 1.80m，体重 81.6kg。你从记录中发现他去年重 99.8kg，而且每次去看医生体重都会下降。尽管他有中度的慢性阻塞性肺病，但是他每天还是抽一包烟。他有不是很严重的静脉曲张和痔疮。G 先生头脑清晰回答得体。他的妻子认为他有敏锐的头脑，尽管在过去的几年里他变得相当的安静且更少参与社交。根据你对 G 先生一整天的观察，你发现：

- 在少量运动后气短。
- 有水肿。
- 排尿不彻底且尿量少。
- 吃饭之前在食物中放入很多盐。
- 难以理解普通对话。
- 在床上很少动。

批判性思考

- 观察到的什么现象是正常的老化,而什么是病理现象?
- 什么因素造成了 G 先生现在的健康状态?
- 描述 G 先生何种风险较高?列出可以减小它们的护理措施。

年龄相关变化的护理含义

确保足够的老年护理实践对理解一般的老化变化是很重要的。这些可以帮助提升、加强健康,从而减少健康风险。在老年人中区分正常和非正常的发现,疾病的非典型表现对及时鉴别病理和获取治疗手段非常重要。表 5-1 列出了一些年龄变动相关的护理行动。

表 5-1	年龄改变相关的护理行为
年龄相关的改变	**护理行为**
细胞内液减少	通过确保液体摄入不少于 1 500ml 防止脱水
皮下脂肪减少,天然保暖效果下降	确保穿戴充足衣物保持体温,保持室内 21~24℃
较低的口腔温度	用温度计记录低温;当患者已经被确诊为一种特殊的热型,用基线标准评估体温
心脏输出量和每搏输出量下降;外围阻力增加	在运动过程中允许休息;认识到需要更长的时间来使心率恢复正常,在心脏紧张之后,同时评估心跳过快的出现;通过在不同血压水平评估身体和精神功能,确保血压水平足够达到循环的需要
肺舒张,活动和回缩减小;基底动脉充盈欠缺;肺和胸廓的硬度增加;低效性气体交换伴随咳嗽	鼓励呼吸运动;认识到非典型的症状和信号可以伴随呼吸道感染;密切监视氧气管理,保持氧气吸入速率 4ml 以下,除非有其他处方
牙齿变脆;牙龈萎缩	鼓励老年人每天使用牙线清洁牙齿和刷牙;确保患者每年看牙医;为防止牙周疾病、锯齿形牙和其他疾病,定期监测口腔
对味觉敏感度降低	观察是否过多摄入糖和盐;确保食物吸引人;确保食物的健康
口腔干燥	在吃饭时提供汤水;让患者在吞下药片或胶囊之前饮水,检查口腔,确保药已经吞咽
食管和胃活动减少;胃酸减少	对消化不良进行评估;鼓励 5~6 次小餐替代 3 次大餐;建议患者在餐后 1 小时之内不要躺下
肠蠕动减少;小肠神经冲动迟钝	鼓励制订排便时间表来提供充足时间清空肠道;监测肠道运动的频率:一致性和数量
肾容量、肾单位、肾血流量、肾小球滤过率、肾小管功能降低	确保所开药量根据年龄调整;观察药物的副作用;认识到尿检葡萄糖可能不准,尿肌酐和内生肌酐清除率降低,尿素氮含量更高
膀胱容量减小	患者频繁如厕时给予帮助;确保晚间上厕所的安全
膀胱肌肉变弱	观察尿道感染信号;帮助患者以站立体位排尿

续表

年龄相关的改变	护理行动
前列腺增生	确保患者每年检查前列腺
阴道干燥,更易破损	建议患者为了安全与舒适在性交时使用润滑剂
阴道腔碱性增加	观察阴道炎的症状
肌肉萎缩;肌肉力量和总量减少	鼓励日常锻炼;建议患者避免过度使用和损伤肌肉
骨量和无机物量降低	指导患者避免摔倒和骨折的安全方法;鼓励摄入优质钙和常规锻炼
更少的阶段Ⅲ和阶段Ⅳ的良好睡眠	避免夜间睡觉时被打断;评估睡眠的质和量
视觉适应降低;外围视野减少;在黑天和光线暗的环境里视觉低效	确保患者每年的眼科检查;使用夜灯;避免光线水平的剧烈变化;确保患者使用的物体在患者视野内
晶状体黄化	避免背景用绿色蓝色和紫色混杂
角膜敏感度降低	建议患者保护眼睛
老年性耳聋	如果存在问题,确保患者做听力测试;对患者大声用低音调说话
感觉疼痛和压力的能力降低	确保患者在组织变红之前改变姿势;为患者没有注意到的问题检查身体;认识到疼痛是唯一反应
免疫力下降	防止有传染病的人早期传染;建议接种肺炎球菌、破伤风杆菌和年度流感的疫苗;提升营养去改善免疫力
新陈代谢速率下降	建议患者避免过多热量消耗
胰岛素和葡萄糖新陈代谢变化	建议患者避免高碳水化合物摄入;观察高血糖和低血糖的典型表现
表皮真皮连接变平;真皮厚度和血管减少;弹性蛋白纤维退化	采用压力性溃疡保护准则
皮肤干燥	认识到需要降低洗澡频率;避免用刺激性肥皂;用皮肤柔顺剂
反应变慢	给患者更多时间获取信息和完成任务

重要概念:

通过提升所有年龄层人的健康实践,护士可以帮助更多的人提高健康水平、顺利进入晚年生活。

护士照顾老年人的时候必须意识到,尽管很多的变化随着年龄很普遍,但大部分老年人功能很好、生活正常、满意生活。尽管护士需要了解导致功能老化改变的因素,但是他们也应该强调老年人获得的能力和有利条件从而帮助人们在各个年龄有健康的老化过程。

相关研究

晚年认知能力去分化后年龄和死亡时间的比较

Batterham, P. J., Christensen, H., & Mackinnon, A. J.（2011）. Psychology and Aging, 26（4）, 844–851.

去分化假说建议特殊认知技能在老年会与一般技能更有关联，这是由于疾病会影响流体记忆。支持假说的证据被研究者发现具有局限，所以他们检查了老化个体的认知能力。

在堪培前瞻性研究的人群中，包括 896 名 70 岁以上的澳大利亚老年人，从其中 687 个人中提取数据，持续 17 年，直到他们死亡。发现认知能力的变化与痴呆和其他病理相关，而不是正常老化的症状；这解释了认知功能下降的原理，是由于多种晚年病理。

这个研究表明，正常老化还有很多需要探索的地方。假设正常老化过程中智力功能不变，当变化较明显时护士应该浏览之前智力功能的历史，任何近期的变化和可能影响智力能力的问题。尽管以上这些对一个老年人的最初评估可能是发现流体记忆减少的证据，如果一个老年人有好的流体记忆的历史，而最近发现流体记忆减少，这个发现可能对于个体是一个不正常的现象，表现了病理状态。

实践探究

你正在一个有一群内科医生的办公室工作，他们有一些将近 20 年的患者。尽管很多患者已经上了年纪，这些医生还在使用基本同样的方法，在开同样的药物，而且没有评估社会心理学层面的问题。

为了确保可以充分地考虑老年患者的需求，你对改善实践有何建议？

评判性思维能力训练

1. 你认为可以用什么样的方法去培养各个年龄段的人们对健康老龄化的认识？
2. 你可以从自己或者父母身上鉴别出哪些与年龄相关的变化？
3. 为促进一个健康的老化过程，你认为应该给年轻人提供一些什么样的建议？

葛 颂

参考文献

Fukunaga, A., Uematsu, H., & Sugimoto, K. (2005). Influences of aging on taste perception and oral somatic sensation. *Journal of Gerontology, Series A, Biological Sciences, 60*(1), 109–113.

Gupta, A., Epstein, J. B., & Sroussi, H. (2006). Hyposalivation in elderly patients. *Journal of the Canadian Dental Association, 72*(9), 841–846.

Kielstein, J. T., Body-Boger, S. M., Frolich, J. C., Ritz, E., Haller, H., & Fliser, D. (2003). Asymmetric dimethyl-arginine, blood pressure, and renal perfusion in elderly subjects. *Circulation, 107*(14), 1891–1895.

Lerma, E.V. (2009). Anatomic and physiologic changes of the aging kidney. *Clinics in Geriatric Medicine, 25,* 325–329.

Marks, L. S., Roehrborn, C. G., & Andiole, G. L. (2006). Prevention of benign prostatic hyperplasia disease. *Journal of Urology, 176*(4), 1299–1406.

Munch, M., Knoblauch, V., Blatter, K., Wirz-Justice, A., & Cajochen, C. (2007). Is homeostatic sleep regulation under low sleep pressure modified by age? *Sleep, 30*(6), 781–792.

Ney, D., Weiss, J, Kind, A., & Robinson, J. A. (2009). Senescent swallowing: Impact, strategies and interventions. *Nutrition in Clinical Practice, 24*(3), 395–413.

Rabbitt, P., Scott, M., Lunn, M., Thacker, N., Lowe, C., Pendleton, N., Jackson, A., et al. (2007). White matter lesions account for all age-related declines in speed but not in intelligence. *Neuropsychology, 21*(3), 363–370.

Sampson, N., Untergasser, G., Plas, E., & Berger, P. (2007). The aging male reproductive tract. *Journal of Pathology, 211*(2), 206–218.

Shaker, R., Ren, J., Bardan, E., Easterling, C., Dua, K., Xie, P., & Kern, M. (2003). Pharyngoglottal closure reflex: Characterization in healthy young, elderly and dysphagic patients with predeglutitive aspiration. *Gerontology, 49*(1), 12–20.

St-Onge, M. P., & Gallagher, D. (2010). Body composition changes with aging: The cause or the result of alternations in metabolic rate and macronutrient oxidation? *Nutrition, 26*(2), 152–155.

Wilson, R. S., Schneider, J. A., Boyle, P. A., Arnold, S. E., Tang, Y., & Bennett, D. A. (2007). Chronic distress and incidence of mild cognitive impairment. *Neurology, 68*(24), 2085–2092.

Woo, J., Leung, J., & Kwok, T. (2007). BMI, body composition, and physical functioning in older adults. *Obesity, 15*(7), 1886–1894.

第二单元

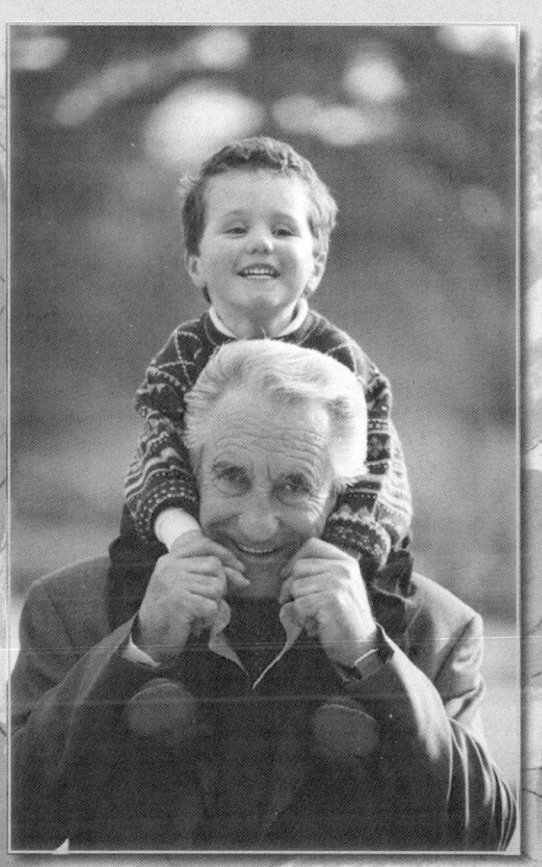

老年护理学基础

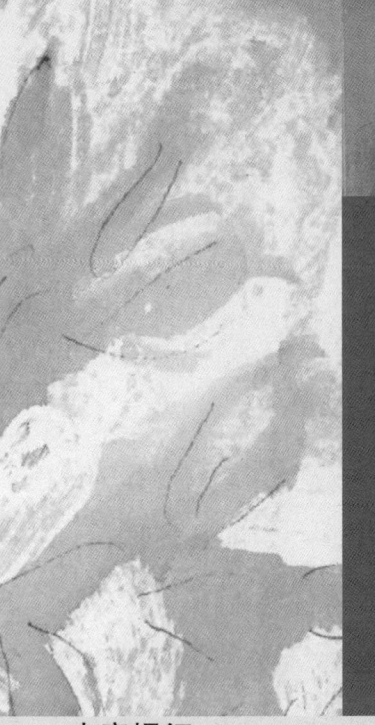

老年护理的专业性

学习目标

通过本章学习,你将能够:
1. 描述循证实践在老年护理学中的重要性。
2. 明确应用于老年护理实践中的标准。
3. 阐述指导老年护理实践的原则。
4. 探讨老年护理人员的主要角色。
5. 探讨老年护理学未来的挑战。

术语词汇须知

胜任力: 拥有按照某一标准完成某件事的技能、知识和能力。

循证实践: 用科学研究和科学信息指导行为。

老年病护理: 护理患病的老年人。

老年护理学: 促进老年人健康和最高生活质量的护理实践。

标准: 所需要的以循证为基础的护理期望,可以作为评判实践的典范。

老年护理专业并不是一个特别受欢迎、特别被尊重的实践领域。尽管如此，在过去的几十年里，因为老年人群的重要性得到了社会的认可，老年护理专业也得到了长足的发展。如今，护士在老年人群的照顾中扮演着重要的角色，塑造着老年护理学的未来。

老年护理学的发展史

长期以来，护士一直致力于老年人的照护，护理对老年人似乎比其他专业担负着更多责任感。1904 年，《美国护理杂志》（*American Journal of Nursing*）刊登了第一篇有关老年人护理的文章，提出了关于老年护理的一些原则，这些原则至今仍然在指导着老年护理实践（Bishop，1904）："正如你在和孩子相处时不能把自己放在成年人的位置上一样，你在和老年人相处时，也不能把自己放在人生的黄金时光上。"有趣的是，这本期刊同时还刊登了另一篇名为"老护士"的文章，文中强调了老年人护理经验的价值（DeWitt，1904）。

1935 年，联邦老年保险法（即社会保险）获得通过，很多老年人可以申请救济房，在那里他们可以独立支付房屋和食宿。因为救济房里给老年人提供服务的多是一些自称为护士的妇女们，所以人们后来称这些救济房为疗养院（nursing home）。

多年来，老年人护理是护理实践中不太被重视的一个领域。那些照顾生病老人的老年科护士，往往被认为是能力比较差、不擅长紧急护理处置或者准备退休的护士。老年科的护士工资低，进一步阻碍了胜任力强的护士前来老年科工作。很少有应对教育项目中消极方面的经验，其中对于老年人护理经验无论是数量还是质量上都是不足的，关注较多的是老年患者而不是健康老人，但实际上健康老人在老年人群中更具代表性。尽管护士是参与老年人照护中为数不多的专业人士之一，但一直以来老年病学都未出现在护理课程之中。

美国护士协会（ANA）收到一份申述，希望 ANA 帮助改善老年护理学处于不能体现价值的尴尬处境。经过多年的研究，ANA 于 1961 年建议成立一个老年科护士专门小组。1962 年，ANA 老年护理实践会议组举行了第一次全国会议。该会议组在 1966 年成为老年病护理司，作为一个护理专业组织获得了充分的肯定。会议组最大的贡献在于 1969 年"老年护理实践标准"的开发，该标准首次发表于 1970 年。紧接着是 1975 年老年护理实践优秀护士认证，第一批有 74 名护士获得此殊荣。《老年护理杂志》诞生于 1975 年，这是第一本符合老年科护士需要和兴趣的专业杂志。

20 世纪 70 年代之后，护士越来越意识到她们在推动健全的个体老年化体验和确保老年人健康中扮演着重要的角色。护士认为应将老年病护理更名为老年护理，因为老年护理比老年病护理涉及的范围更广，不是只包含生病的老人。1976 年，老年病护理司更名为老年护理学司。框 6-1 列出了老年护理的发展史。

框 6-1	老年护理的发展史
1902　第一篇由医生撰写的有关老年人护理的文章发表于《美国护理杂志》。	1950　第一本老年护理学书籍出版发行（书名《老年病护理》，作者 K. Newton）。
1904　第一篇由护士撰写的有关老年人护理的文章发表于《美国护理杂志》。	第一篇有关老年人护理的硕士论文（作者 Eleanor Pingrey）。

老年病学成为护理学的一个专业领域。

1952	第一篇有关老年人护理的护理研究发表于《护理研究》。
1961	ANA 建议成立老年科护士专门小组。
1962	ANA 举行老年护理实践第一次全国会议。
1966	ANA 老年病护理司成立。开设第一个老年护理临床专家护理教育项目（杜克大学）。
1968	护士首次在国际老年学大会上进行口头汇报（Laurie Gunter）。
1969	老年病护理实践标准的制订。
1970	ANA 老年护理实践标准首次出版发行。
1973	首次颁发 ANA 老年护理证书（74 名护士被授予）。
1975	第一个老年护理专刊《老年护理杂志》创刊。第一届国际老年学大会护理会议。
1976	ANA 将老年病护理司更名为老年护理学司。
1976	ANA 老年护理标准出版发行。开始授予老年护理从业人员 ANA 证书。
1980	《美国护理杂志》公司发行《老年护理》杂志。
1981	首届老年护理学国际会议。ANA 老年护理学司发表关于实践范围的声明。
1982	开发罗伯特·伍德·约翰逊疗养院教育课程。
1983	美国第一个老年护理学大学主席（Case Western Reserve）。
1984	国家老年护理学协会（NGNA）成立。ANA 老年护理学司成为老年护理学委员会。
1986	国家长期护理管理董事协会（NADONA/LTC）成立。
1989	第一个 ANA 老年临床护理专家证书被授予。
1990	ANA 老年护理学委员会长期护理司成立。
1996	约翰 A. 哈特福德基金会资助哈特福德老年护理活动。
2001	ANA 发布老年护理实践标准及范围的修订版。
2002	老年专科护理协会提供老年护理的教育活动。
2004	美国护理学院协会发布老年护理学高级实践教程。
2007	美国长期护理协会成立。

重要概念：

老年护理是指对老年人的护理，强调在人的整个生命周期中帮助其获得最高的生活质量和最佳的健康状况。老年病护理关注的是患病老人的护理。

在过去的几十年里，老年护理专业获得了深远的发展。1956 年，护理文献累积索引中只能搜索到 32 篇有关老年护理的文章，此后十年，这一数字也仅出现过两次，从那以后，公开发表的文章数量已增长到相当规模。关于老年护理的书籍从 20 世纪 60 年代的几本到现在已有数十本，而且书籍的质量和数量都有明显提升。越来越多的护理学院将老年护理学纳入到本科教学中并将其作为研究生教育的主修专业。护士的知识和能力获得专业的护理组织的认可后，将会得到相应的证书。那些拥有护理学位及 2 年专科经验的注册护士可以获得老年护理专家的证书,而拥有研究生学历及额外经验的注册护士则可以获得老年护理学临床护理专家高级证书或老年护理实践者高级证书(证书的具体信息,可以参阅本章末尾美国护士认证中心的相关资源)。长期护理管理、老年精神病护理、老年康复,以及其他一些分支专业都得到了发展;许多护理专业协会已经将老年护理学纳入到护理专业实践中,并制订了相关的文件(这些文件往往都挂在协会的网站上)。成立于20世纪90年代的哈特福德老年护理研究所(Hartford Institute for Geriatric Nursing)在识别和制订最佳实践以及促进这些实践得以实施上做出突出贡献,促进了专业的进步(更多信息请访问网站 http://www.hartfordign.org)。2003年,哈特福德老年护理研究所与美国护理科学院(American Academy of Nursing)、美国护理学院协会(American Association of Colleges of Nursing)一起合作发展哈特福德老年护理计划,该计划对老年护理领域循证实践的发展有重要贡献。老年护理学发展迅速,而且这种发展势头还将继续保持。

随着专业的发展,人们越来越意识到老年护理学的复杂性。老年人在健康状况、文化背景、生活方式、生活安排、社会经济地位等各个方面都存在很大差异。大多数老人患有某些慢性疾病,这些慢性病会影响急性疾病的发生发展,影响治疗效果和生活质量。这些疾病的症状可能是非典型的。老年人可能同时存在多个疾病状况,从而混淆某一疾病的病因或掩盖多个症状的根本病因。老年人的某些状况可能没有典型的临床特征,因此护理老年人的护士必须拥有非常广博的基础知识。老年人发生并发症的风险也比较高。其他的因素,如经济窘迫、社交隔离,也会影响老年人的健康状况。另外,在一些医学院校或护士学校,老年护理学仍然属于选修课,这会使得掌握老年护理专科知识的临床护士人数增长受限。

老年护理实践的核心要素

随着老年护理学的规范化和专业化,护士和护理组织开发了一些正式的和非正式的临床实践指南。其中的一些核心要素包括循证实践和老年护理的标准和原则。

循证实践

曾经有一段时间,护理学是由试误学而非合理的研究与知识来指导。幸运的是,这种状态已经改变了。现在,护理学遵循系统化的方法,使用现有研究结果进行临床决策,这一过程被称为循证实践(evidence-based practice)。在老年护理领域中检测、评估和使用研究成果有非常重要的意义,这也符合《ANA老年护理专业执行标准》。

循证实践依赖于可用研究信息的合成和分析。其中最受欢迎的报告方法是Meta分析和成本分析(卫生保健研究和质量机构,2008)。Meta分析是对某一特定主题的已发表研究结果进行收集和分析的过程。通过对许多小型研究结果进行整合得出更有意义的结论。成本分析是收集某一结果中与成本相关的数据并进行比较。还可以通过标杆管理(benchmarking)来比较,即与最佳实践或行业平均水平进行比较。例如,将一个医疗机构的压疮发生率与另一个同类医疗机构进行对比。这些数据可以激发护理学的改进。

 重要概念:

最佳实践是以循证为基础,依据护理专业知识建立的。

标准

标准指导护理专业实践。标准与实践不同,它是一个反映护理水平和期望的模板。因此,标准既指导又评估护理实践。

标准有多个来源。州及联邦法规是各

种卫生保健工作者及机构必须遵守的最低标准（如《护理实践者》《疗养院》）。联合委员会发布的标准则是各临床单位必须遵守的最高标准。《ANA 老年护理实践范围及标准》（框 6-2）是唯一一个针对老年人护理的标准。护士必须定期评估自己的临床实践是否符合实践领域的所有标准，确保他们尽可能实施高质量的护理。

框 6-2　ANA 老年护理实践标准

标准 1　评估

护士收集与老年人身体、心理健康状况相关的所有数据。

标准 2　诊断

护士分析评估结果并确定护理诊断和问题。

标准 3　结果确定

护士确定对某一老年人或某一特定情形进行个性化计划的预期结果。

标准 4　计划

为实现预期结果，护士形成护理计划。

标准 5　实施

护士实施既定计划。

标准 5A：护理合作

护士合作进行护理工作。

标准 5B：健康教育和健康促进

注册护士实施促进健康和环境安全的相关策略。

标准 5C：咨询

老年护理高级注册护士提供有关确定计划、提升他人能力和改变效果的咨询。

标准 5D：规范的、权威的治疗方法

老年护理高级注册护士使用那些与州及联邦法律法规相一致的规范且权威的程序、推荐和治疗方法。

标准 6　评价

护士评价为实现预期结果的整个老年护理过程。

Source：From American Nurses Association.（2010）. *Gerontological nursing scope and standards of practice*. Silver Spring, MD：Nursebooks.org.（A full copy of the standards that includes the measurement criteria and Standards of Professional Performance for Gerontological Nursing can be ordered from the American Nurses Association, http://www.nursesbooks.org.）

技能

护理老年人的护士需要掌握专门的老年护理能力以促进尽可能高质量的老人护理。尽管每个护士的教育水平、实践水平和实践条件不同，但老年科护士最基本的能力包括：

■ 区别老年人的正常和异常表现。

■ 评估老年人的身体、情绪、心理、社会和精神状态及功能。

■ 最大程度地护理老年人的各个方面。

■ 用适当的语言提供一定的健康教育和信息。

■ 计划和实施个性化护理。

■ 识别和降低风险。

- 鼓励老年人最大化参与决策。
- 识别和尊重老年人的文化、语言、种族、性别、性取向、生活方式、经验和角色差异。
- 帮助老年人评估、决定、定位和过渡环境以满足其生活和保健需求。
- 提倡和保护老年人的权利。
- 促进对预嘱的讨论和尊重。

为了保持和提高竞争力，护士需要与新研究、新资源和最佳实践保持同步。这是一个专业护士的责任。

原则

将关于理论、生活调整、正常衰老及其病理生理学的科学数据，与从心理学、社会学、生物学及其他生理社会科学（图 6-1）中选定的信息相结合，形成护理原则。护理原则包括那些指导护理行为的被证明的事实和被广泛接受的理论。专业护士需将这些原则作为护理的基础进行使用，并确保通过教育和管理的方式使其他照顾者也将其作为基础知识。

除直接指导护士护理一般人群的基本原则之外，还有一些具体的、特别的原则指导对某一特定年龄段人群或有特殊健康问题人群的护理。框 6-3 列出了一些老年护理实践指导原则，并进行了相应讨论。

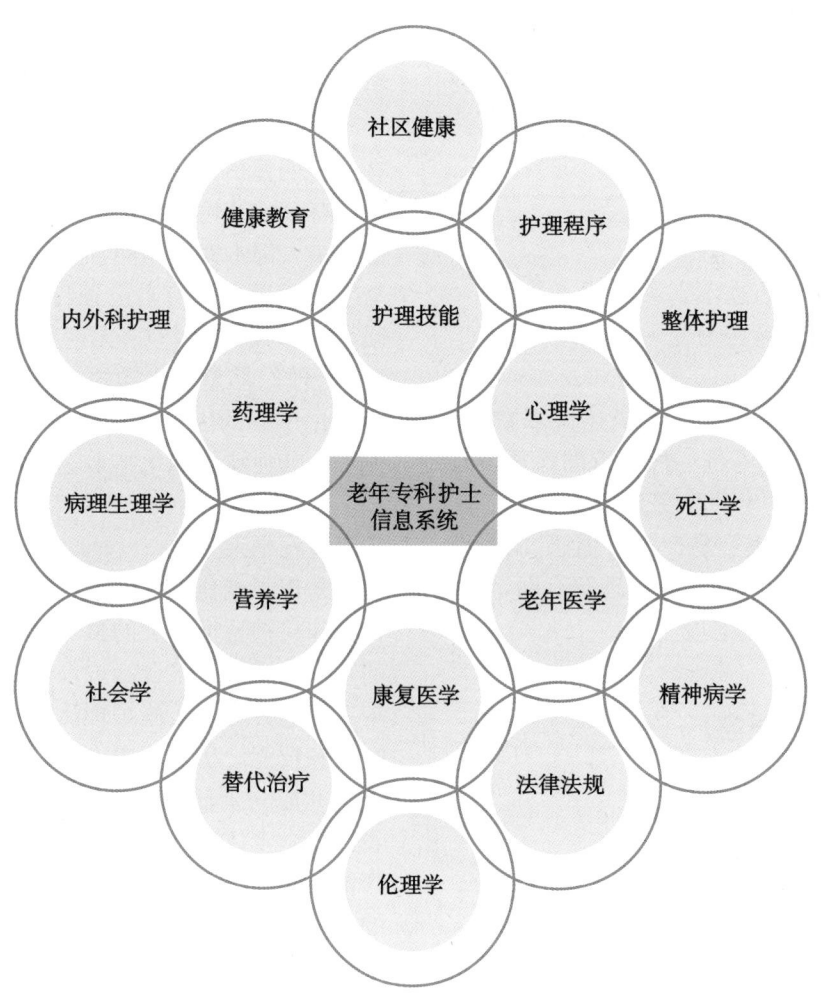

图 6-1 ■ 老年专科护士信息系统

框 6-3	老年护理实践原则

- 老化是所有生物体都会经历的一个自然过程。
- 很多因素会影响老化的过程。
- 运用护理程序护理老年人需要使用一些特别的数据和知识。

- 老年人和其他人群一样有相似的自我护理需求和其他需要。
- 老年护理帮助老年人达到身体、心理、社会和精神健康的最优水平，以实现老年人的完整性。

老化：一个自然过程

　　每一个生物体从受孕之时就开始了老化的历程。成熟或老化的过程帮助个体实现细胞、器官、系统的功能以完成其生活任务。每一种生物的每一个细胞都在不断地衰老。尽管老化是一个正常的自然的经历，但许多人仍将老化视为一个病态的改变。例如，我们经常听到关于老化的如下评论：

　　"面色灰白，有皱纹"。

　　"智力减退"。

　　"变得虚弱，易生病"。

　　"对生活一点也不满意"。

　　"退化到儿童行为"。

　　"无用"。

　　这些句子都未能准确描述大多数人的老化结果。老化不是一种严重的疾病，即使可能由于后期的生理改变会导致老人某些受限，但个体还是很容易产生价值感、满足感、快乐感。对老化过程的真实理解有助于促进老年人形成积极的态度。

 重要概念：

　　老化是一个自然经历，不是一个病态的过程。

影响老化过程的因素

　　遗传、营养、健康状况、生活经历、环境、活动和压力会对每个个体产生独特的影响。在众多影响正常老化模式的已知的或假设的因素中，遗传因素被很多研究者公认为是老化速度的决定因素。营养不良可以加速衰老过程中出现的不良影响，因其促进机体暴露于毒素环境、疾病和压力之下。相比之下，精神、身体和社会活动可以降低随年龄增长而出现的功能下降的速度和程度。这些因素在第 2 章中有详细介绍。

　　虽然大多数人在一个特定的年龄段会有一些明显的共同特征，但每个人的衰老方式都有其独特性。就像虽然都是 30 岁的人，但每个人都不完全相同，他们在评估、处理和与他人沟通上都有自己独特的方式，护士必须认识到任何两个人，无论他们是 60、70 或 80 岁，他们都是不一样的。护士必须明确影响老化过程的因素是众多的，并认识到每个人都有其独特的老化结果。

护理过程框架

　　与正常老化及老年人特有的心理、生物、社会和精神特征有关的科学数据必须与护理的基本知识进行整合。护理程序中提供了一个系统的方法来实施护理活动和整合大量的知识和技能。护理范围不仅仅是遵循医嘱或独立完成一个任务；护理程序涉及用整体观看待每个个体及他们的护理需求。在护理程序的每个阶段，都必须考虑每个老年人独特的生理、心理、社会和精神等方面的挑战。

共同需要

　　促进所有患者的健康和最佳生活质量的

核心需要是:

- 生理平衡:呼吸、循环、营养、水分、排泄、运动、休息、舒适、免疫力和降低风险。
- 关系:家庭、亲戚、社会、文化、环境、精神和自我。
- 满足:目的、快乐和尊严。

通过自我护理实践,人们通常能独立自主地完成一些活动以满足他们的生活需求。当某些异常情况干扰了机体满足这些需求的能力时,可以通过护理干预来保证需求的满足。老年人的具体需求以及在满足需求时他们可能遇到的具体问题,将在第三至第五单元详细讨论。

最佳的健康和完整性

我们可以认为老化是人在一个不断变化的世界中意识到自己的人性、整体性和独特身份的过程。在晚年生活中,人们获得一种人格意识,使他们能够展示个性,走向自我实现。通过这样做,他们都能够体验到自己内心和外界环境的和谐,实现自我价值,享有充分和深厚的社会关系,实现目标,培养他们的诸多品质。老年学护士在促进健康,帮助人们实现整体性的过程中发挥着重要作用。按照自护理论的框架,护理活动是为了以下目标:

- 增强个人的自我保健能力。
- 消除或减少自理受限。
- 当个体不能满足自身需求时,护士通过做些事或协助个体来直接提供服务。

贯穿整个护理措施的最大主线是促进个体尽可能的独立。虽然这可能比较费时且困难,但让老年人尽可能做一些力所能及的事可以对他们的身心健康产生积极效果。

思考题:

哪些自我护理实践是你日常生活的常规部分? 缺少的是什么?

老年护理的角色

在护理老年人的过程中,护士扮演着很多角色,最常见的角色是治愈者、照顾者、教育者、倡议者、改革者(图 6-2)。

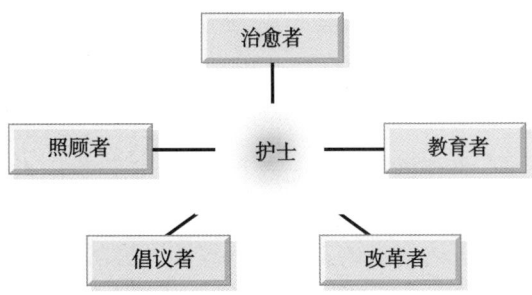

图 6-2 ■ 老年专科护士的角色

治疗师

早期的护理实践以基督教肉体和精神相互交织的概念为基础。在 19 世纪中叶,人们通过南丁格尔的著作,即护理是"使患者处于最佳的自然状态"(南丁格尔,1860 年)认识到护理的作用是康复。随着医学知识和技术越来越精深,护理专业越来越扎根于科学而不是医术,早期护理所注重的抚育、舒适、同情和直觉被细分的、客观的科学方法所替代。然而,整体观念的复兴使护士重新认识到身体、心灵和精神在健康与康复中的相互依存关系。

护理在帮助个体保持健康、克服或对抗疾病、恢复功能、寻找生活的意义和目的、动员内部和外部资源的过程中发挥着显著作用。在扮演治愈者的角色中,老年学护士承认大多数人的健康价值体现在他们对健康的维护和对疾病的管理中,他们渴望与他们所处的环境和谐相处并成为一个整体。整体观念至关重要,它让我们意识到必须同时看到老年人的生物的、情感的、社会的、文化的和精神的所有方面。(与整体护理相关的信息可从美国整体护理协会获取,参见本章末尾处所列的资源。)

思考题：

　　亨利·卢云（1990）在谈到"医治受伤"时提到，可以把自己的问题或创伤经历作为一种手段来帮助他人愈合。你有什么样的生活经历或"创伤"，使你能够帮助他人的治疗？

　　愈合是一个动态过程，护士需要找出自己的弱点、漏洞，需要不断自我修复。这种信念与医治伤员的观念是一致的，它建议护士承认所有人类的创伤，包括他们自己，护士才可以用爱心和同情心去提供服务。

照顾者

　　护士最主要的角色是照顾者。在这个角色中，老年学护士使用老年医学理论及护理程序尽职尽责地护理老年人。这个角色的根本职责是最大程度地让老年人和他们的重要亲友积极参与护理活动，并尽可能地进行自我护理。这一点对于那些生病或残疾的老年人尤其重要，护士在"提供护理"、追求"效率"和"最佳利益"时，可能会剥夺了他们在决策和行为上的独立性。

　　虽然老年医学和老年医学保健知识有了很大发展，但许多从业护士缺乏这方面的信息。老年学护士的挑战是要确保老年护理是基于可靠的知识，反映其独特的特点和需求，传播老年医学的原则和实践。护士在本专业领域工作的挑战是要获得使他们能够满足老年人的特殊需求、并保证循证实践被有效运用的知识和技能。

教育者

　　老年学护士必须采取一些正式和非正式的机会来分享有关老年人护理的知识和技能。这种教育活动远超出专业人士对公众的知识普及。护士可以从正常衰老、病理生理学、老年人药理学、健康促进以及其他可利用的资源等多个领域来进行教育。健康保险计划越来越多样化和复杂化，因此护士教育非常重要的一个方面就是教老年人如何理解和比较各种方案，使他们能够做出明智的决定。护理教育者必须能够进行有效的沟通，包括掌握倾听、互动、阐明、辅导、验证和评估等沟通技巧。

　　护士教育过程也体现在日常的护患互动方面。护士在进行护理评估时会发现患者的知识漏洞，可以进行针对性的教育。对新药物、新治疗和新的选择进行必要的教学，可以保证患者掌握相应的知识和技能，以便能参与决策和护理。框 6-4 概述了一些成人学习的原则和可能遇到的障碍。

框 6-4　如何教导老年人

在教导老年人时：

- 评估学习者存在的知识漏洞、学习准备情况以及学习中可能碰到的困难。
- 在教学之前组织好材料。
- 设计教学策略，使学习者积极参与到学习过程。
- 确保环境有利于学习（如舒适的室温，噪声控制，避免眩光，避免干扰和中断）。

- 对存在的视觉和听觉障碍保持警觉。
- 使用可被老年人理解的说话方式和内容。
- 避免医学术语。
- 使用多种不同的教学方法来补充口头陈述（如视频、演示、幻灯片、小册子和资料单）。
- 提供书面材料以补充口头陈述，注意老年人很难辨别蓝色和绿色，避免在绿纸上印蓝字。

- 总结教学内容,并评估知识的掌握情况。
  请注意学习过程中可能碰到的障碍:
- 压力。
- 感觉障碍。
- 较低的受教育水平和智力能力。
- 情感状态。
- 疼痛、疲劳及其他症状。
- 未满足的生理需要。
- 对所学主题持有的态度或信仰。
- 既往经验。
- 无助感和绝望感。

倡议者

老年学护士可以使用多种方式进行倡议。首先,对个体的问题进行倡议是非常有必要的,它可以帮助老年人维护自己的权利,获得所需的服务。此外,护士还可以通过倡议促进社会和团体变革,保障老年人利益的实现,促进护士在本专业扩展新角色,推动老年护理学的进步。

改革者

老年护理学是一个不断发展的专业。因此,护士有机会开发新技术和不同的护理方式。作为一个改革者,老年学护士总是充满好奇,有意识地做各种决定,并努力尝试改善老年医学实践。这就要求护士愿意"跳出束缚"积极思考,愿意冒风险探索新道路,愿意努力将愿景变成现实。

以上这些角色在各个临床机构和实践环境中都有体现,为老年学护士提供展示创造力和领导力的机会,具体内容我们将在本书第 10 章中讨论。

高级实践护理的角色

临床上照顾老年人的工作很复杂,为有效地胜任这个工作,护士需要掌握老年护理的独特原则和最佳实践。这就要求护士拥有一个广博的知识基础、自主练习的能力、领导力,以及解决临床复杂问题的能力,这些都是成为高级实践护士必须具备的能力。高级实践护士包括老年专科执业护士(geriatric nurse practitioners)、老年护理临床专家(geriatric nurse clinical specialists)和老年精神病临床护士(geropsychiatric nurse clinicians)。高级实践护士通常要求护士至少已获得硕士学位。

有证据显示高级实践护士在照顾老年人时与一般护士有显著差异。在医院、疗养院、门诊等不同医疗部门,老年专科执业护士和临床护理专家在提高护理质量、降低医疗费用上都有显著作用。高级实践护士对老年人的健康状况有显著的积极影响,应鼓励老年科护士把高级实践护士作为自己的追求目标,各临床单位也应提供更多的高级实践护士岗位。

老年护理的未来

一直以来,护士都是老年人的主要照顾者。展望未来,老年学护士身兼两个任务,在照顾老年人的同时也要保护老年护理专业的发展。现在已经有了巨大的进步。专业的动态发展为老年护理学提供了众多机会,使其可以广泛利用知识和技能,同时也对独立解决护理实践领域诸多难题提出了挑战。护士的出色研究为护理实践提供了强有力的科学依据。越来越多的护士学校重视老年护理学的专业性。各种不同的医疗机构,如急性病医院、辅助生活部门、健康维护组织、生活保健社区、成人日间治疗中心等,其老年护士发展实践模式的机会越来越多(图 6-3)。老年护理学的未来似乎充满活力且令人兴奋。但同时,也会遇到更多的挑战。

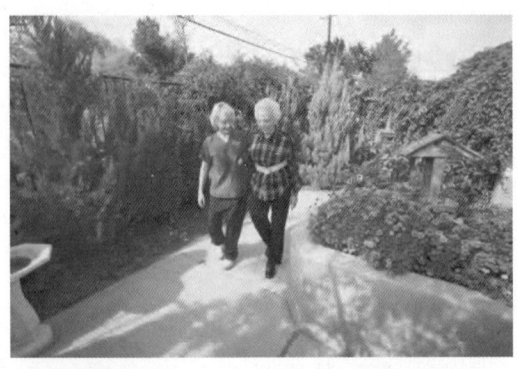
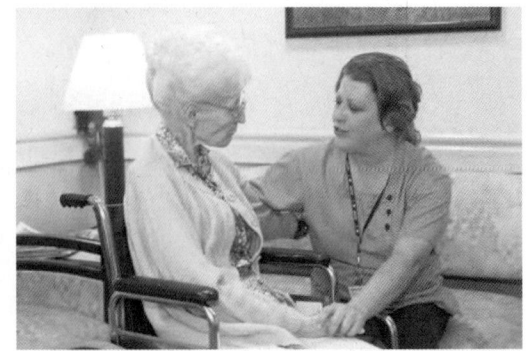
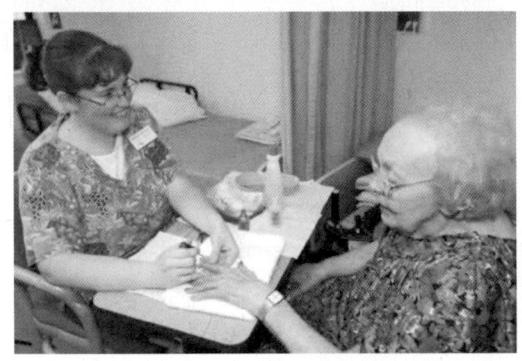
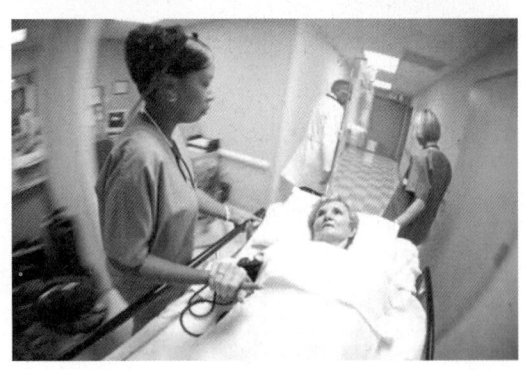

图 6-3 ■ 老年护理专业的知识和技能可以在不同医疗机构广泛应用。(摄影：里克·布雷迪)

重要概念：

　　越来越多的护士发现老年护理学是一个动态发展的学科，在学科领域中有很大的自主性和创造性。

循证实践的运用

　　通过科学研究我们已经获得相当多的知识并将其用于指导实践，这些知识基于证据而非假设。但知识体系是在不断发展和变化的。我们例行很多年的做法可能会被发现是无效的甚至是有害的。这就要求护士必须跟上知识变更的步伐并利用循证指导实践。

　　老年学护士可以从多个途径获得有关循证实践的资源。Cochrane 协作网发表的 Cochrane 系统评价 (www.cochrane.org)，系统地评价原始研究，符合循证实践的最高标准。网站的合作资源链接提供了许多可供在线访问的数据库，可以进入到其他网站获取医学证据。国家指南库 (www.guideline.gov)，顾名思义，提供了很多循证指南。哈特福德学院 (www.hartfordign.org) 提供许多循证资源指导老年护理实践。此外，老年病和老年医学期刊以及专业协会出版社也提供了最新的研究报告。

　　老年学护士应保证在其工作场所所推行的护理新政策和新程序，是基于循证基础之上的。这可能需要护士进行文献检索和总结，并将研究结果展示给团队中的其他成员。连接科学研究到临床实践是老年学护士的一个重要职责。

推进研究

　　对老年护理服务的需求及复杂性的增长令人兴奋且具有挑战性，但同时也要求护士必须拥有扎实的基础知识以顺利完成这些服务。与过去的护理行为不同，现在没有反复尝试的机会，老年人微妙的健康平衡状态，不断增长的消费期望，持续存在的诉讼风险，以及对专业护理的要求，要求护理实践必须以科学为基础。针对许多问题的精细护理研究正在开展，老年学护士必须鼓励和支持这些行动。

临床护士推进科学研究的方法之一是与研究人员沟通联系。研究人员是一个非常重要的资源。将研究人员的研究技能与临床护士的能力相结合，有助于解决临床问题。当地的学术机构、教学医院、疗养院等多种类型的老年医学机构，可以进行相关的联合研究，其中一些服务机构也可以参与。

护士还可以通过其他多种方式来参与支持研究。科研项目需要寻求资金，护士可以写支持和证明信，以帮助资助机构了解研究工作的所有益处。与影响资金分配的领导人经常接触，可以有机会让这些人更加了解支持研究的价值。另一个非常重要的事是要确保研究工作是按研究协议实施的，因为临床机构工作的同事既可能促进科研人员的努力，也可能使其努力遭到挫败。

最后，护士必须跟进新的发现。老年护理学的知识不断扩大，旧的观念被推翻，新的见解不断被提出来。护士可以通过独立从事研究、学习正式课程以及继续教育项目来保持知识的学习和更新。与获取知识同样重要的是实施循证实践，以提高对老年人的护理。

重要概念：

老年人的健康平衡状态容易被破坏，容易发生各种并发症，同时不断增长的消费期望，持续存在的诉讼风险，均反映了循证护理实践的重要性。

促进综合护理

在美国，卫生保健服务被认为是强调疾病诊断和治疗的传统医学。目前的管理式医疗和优先报销强化了以疾病为中心的医学模式。不幸的是，医疗条件只是维持老年人健康和高品质生活的一个方面。事实上，老年人的健康

行为，对生活变化的适应，有目标、希望和欢乐与他人保持联系以及管理压力的能力，都与医疗条件同样重要，甚至比医疗条件对他们的健康和生活质量的作用更显著。

护士必须明确老年医学护理属于整体护理，护士需要考虑老人的身体、情感、社会和精神等各个方面（第 7 章）。这意味着，护士不仅在自己的护理实践中运用整体观，也要倡导在其他方面运用整体观。

替代和补充疗法非常重视整体观。这些疗法往往比传统的治疗方法更舒服、安全、微创，适合老年人及其照顾者进行自我保健。使用这些疗法的很多人都报告说从他们的替代疗法治疗师这里获得了积极体验，相比传统医生办公室或医院的治疗师，替代疗法治疗师经常花更多的时间去了解和解决人的需求。但是，替代疗法并不等同于整体护理。如果一个替代疗法治疗师视野狭窄，坚信每一种疾病都可以用替代疗法来治愈，而不需要任何传统疗法治疗，那就好像一个内科医生只使用镇痛剂，从不认为意向、按摩、放松练习以及其他非传统疗法也可以缓解疼痛一样。整体护理应该是常规疗法和替代/辅助疗法的最佳整合。

照顾者本身也是整体护理的一部分。无论是专业照顾者还是家庭照顾者，如果照顾者自己身体不好，有心理问题，感觉精神空虚，或不能管理自己的压力，需要先医治自己，才可以有效照顾他人。护士可以明确他们的需求，并提供他们治疗所需要的帮助，以帮助这些照顾者。

思考题：

很多护士身体状况不好，或有一些不健康的生活习惯，如抽烟、经常吃垃圾食品、没有时间照顾自己等。你觉得可能的原因是什么？可以做些什么来提高护士的健康习惯？

对照顾者的教育

无论是护理部主任,照顾家里老人的家庭成员,比专业护士更频繁接触患者的健康助手,或者只是偶尔接触一个老年患者的医生,各个层面的照顾者都需要向老年人群提供服务。老年学护士可以通过以下几个方面影响照顾者的教育活动:

- 帮助护士学校将老年护理相关课程纳入课程安排。
- 参与学生的课堂学习和实地体验。
- 评估并消除教学者的教育漏洞。
- 促进跨学科小组会议。
- 出席和参加继续教育课程。
- 阅读当前的护理文献,并与同事共享信息。
- 展示目前临床老年护理的真实情况。

老人在家里接受复杂的照顾,这一现象越来越多。至关重要的是,不能忽视对这些照顾者的教育。不可想当然地认为家庭与其他照顾者一直保持着联系,或认为家庭照顾者拥有渊博的知识可以进行正确的护理。护士应定期评估和强化家庭照顾者的知识和技能。

发展新的角色

随着老年学科的细分和医疗机构的增加,护士有更多的机会为自己开拓新的角色。护士可以充分展示自己的创造力和领导力,突破传统的角色和医疗机构,发展护理实践的新模型,包括:

- 生活辅助部门的老年精神病护理专家。
- 针对社区慢性病患者的独立的慢病管理者。
- 在当地报纸上报道有关健康和老龄化问题的专栏作家。
- 妇女保健中心、老年日托计划、临时看护机构或护理人员培训中心的所有者或主任。
- 私人企业的退休前顾问和教育者。
- 社区信仰护士。
- 老年手术患者的顾问、教育者、管理者。

重要概念:

护士可以发展老年护理的新实践模型。

以上列表只列出了一部分老年学护士未来的角色。重要的是老年医学护士找到非传统的角色,创造性地靠近他们,检验创新实践模式,并与同事分享他们的成功和失败以帮助他们发展新的角色。护士必须认识到,他们的生物－心理科学知识、临床能力和人际关系技能,他们一个强大的竞争力广泛地影响着服务的各个方面。

思考题:

卫生保健系统和社会在发生着变化,基于此,你认为老年学护士未来在社区内可以提供什么样的独特服务?

平衡护理质量和健康护理的成本

老年人的数量越来越多,社会比以往任何时候更迫切地需要各种不同的卫生保健服务。与此同时,第三方保险公司试图控制服务成本的不断攀升。提前出院、减少家访、增加疗养院居住者的复杂性、更多的自费支付服务,都是报销政策变化所产生的影响。由于这些变化,患者过早地出院使其遭受更大的不良后果,疗养院由于没有足够的准备和人员难以解决诸多复杂问题,家庭由于照顾负担的增加处于紧张状态,患者由于负担不起而被剥夺了必要的服务。

这样的变化令人不安,可能导致护士感到不知所措、沮丧或不满。不幸的是,很有可能发生更多的成本削减。为避免出现职业倦怠或更换工作,护士应参与成本控制,使优质服务和预算之间的平衡得以实现。我们可以通过以下内容向这个目标努力:

- **测试新的人员模式** 或许 6 名护士比 3 名护士加 3 名无证护理人员更有成效。或者,无证人员较高的非生产性时间成本削弱了雇用和监管;改进管理技术可能会提高这些人员的成本效益。

- **使用非专业的照顾者** 邻居们相互协助,住院期间家庭成员同室,还可以探索一些其他的提供服务的资源。

- **减少不必要的事情** 为什么护士一定要花时间对那些住院前已经掌握服药的患者进行用药管理并在其出院后还要继续管理?为什么对没有任何异常表现的患者依旧要进行 4 小时生命体征测量?为什么不管患者是什么样的皮肤情况或洁净程度,所有患者都要按同样的日程安排洗澡?为什么无论患者病情是变动或稳定,都要在指定的时间间隔内重写评估和护理计划?法规和政策这样规定的前提假设是,如果没有这项法规政策,可能没有人会去测量患者的生命体征,也没有人帮助患者洗澡,或完成其他护理活动。也许现在护士应该积极说服别人,让别人相信护士有自己的专业判断,可以自行确定患者评估的需要和频率并进行护理计划和护理服务。

- **确保安全护理** 在努力成本控制的同时也应对并发症发生率、再住院率、医疗事故、患者满意度、员工的流失、旷工和士气等进行研究。具体的数字和记录比广泛的批评或投诉更能反映护理工作情况。

- **为老年人倡议** 社会和专业的优先级发生了变化。历史告诉我们,在不同时期焦点会集中于不同的服务对象身上,如儿童、孕妇、精神病患者、残疾人、吸毒者,最近的焦点服务对象是老年人。由于利益和优先转移到新的群体,老年学护士必须有所作为以保证老年人的需求并没有被遗忘或减少重视。

老年护理学正在摆脱以往因缺乏有能力的护士而形成的缺乏挑战的专业形象,逐步转变为一个动态的、多方面的、充满机会的新领域,人们会发现老年护理学是一个由最优秀护理人才提供护理的专业。老年护理学才刚刚开始显现其真正的潜力。

相关研究

进行长期和急诊治疗的医疗机构中感知到的老年护理质量

Barba, B. E., Hu, J., & Efird, J. (2012). Journal of Clinical Nursing, 21 (5), 833–840.

该描述性研究探讨急诊和长期护理机构中的护士对于自己护理老年人的满意度的差异。样本包括 298 名注册护士和执业护士,她们来自美国南部某州 89 家不超过 100 张床位的可以提供长期护理的医疗机构和医院,她们的护理对象多是少数民族或不被重视的弱势老人。所有护士都完成了老年护理机构调查表,该调查表包括两个分量表,其中一个分量表有 13 项,评测护士对自身在医疗机构中老年护理质量的满意度,另一个分量表有 11 项,调查提供优质老年护理存在的障碍。

两组护士之间的满意度以及感知到的提供优质护理的障碍均存在显著差异。相比于急诊护士,长期护理护士的满意度更高,感知到的影响优质护理的障碍更少。长期护理的护士认为他们对老人的照顾更基于证据,也更专业化。

　　虽然急诊护士通常不认为自己是老年专科护士，但由于大量的住院老年人，使得急诊护士实际上也从事老年护理实践。这些护士需要了解老年护理的最佳实践。这项研究表明，没有循证指南帮助护士提供自主、独立、高品质的护理，护士对自己提供给老年患者的护理的满意度会下降。急诊护士可以向负责护理管理和护理教育的工作人员提出他们的需要，获得医疗机构的支持，将循证老年护理实践引入他们的医疗机构。

实践探究

　　护士小严是应届本科毕业生，她现在是当地一所医院亚急性护理单元的护士。这里大多数护士是中专或大专毕业文凭，而且大都已经离开学校十多年了。

　　小严注意到，一些护士并不了解当前的最佳实践和趋势。在非正式的交谈中她了解到，这里没有一个护士订阅专业杂志或属于某个专业协会，他们也很少参加医院选送的继续教育项目。

　　护士小严可以做些什么来帮助这些护士了解继续教育的重要性和积极参与继续教育呢？

评判性思维能力训练

1. 是什么原因导致了老年护理学曾经的困境？
2. 护士治愈者的角色对老年护理实践有特别的意义，为什么？
3. 在《ANA 老年护理标准》中关于老年人的什么主题是最显著的？
4. 描述一些有关老年护理学研究活动的议题。
5. 描述使用整体护理对成本和患者满意度的积极作用。
6. 概述老年学护士的角色功能：
　　（1）生活辅助社区的住院前健康筛选者；（2）退休人群的健康顾问；（3）照顾者培训师；（4）企业退休前的健康教育者；（5）团体信仰护士。

刘红霞

引用资源

American Holistic Nurses Association
http://www.ahna.org
American Nurses Credentialing Center
http://www.nursecredentialing.org
Hartford Institute for Geriatric Nursing
http://www.hartfordign.org

参考文献

Agency for Healthcare Research and Quality. (2008). *Evidence-based practice centers*. Rockville, MD: Agency for Healthcare Research and Quality. Retrieved September 20, 2008 from http://www.ahrq.gov

Bishop, L. F. (1904). Relation of old age to disease with illustrative cases. *American Journal of Nursing, 4*(4), 674.

DeWitt, K. (1904). The old nurse. *American Journal of Nursing, 4*(4), 177.

Nightingale, F. (1860). *Notes on nursing: What it is, and what it is not*. New York, NY: D. Appleton and Company.

Nouwen, H. J. M. (1990). *The wounded healer*. New York, NY: Doubleday.

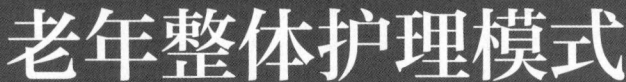

老年整体护理模式

学习目标

通过本章学习，你将能够：

1. 阐述老年整体护理照护的含义。
2. 描述老年人关于健康促进与健康管理挑战的需求。
3. 列举影响老年人满足自我照顾需求能力的因素。
4. 描述当老年人缺乏自我照顾能力时，护理人员进行护理干预时的一般形式。

术语词汇须知

机体整体性：认为人是一个机能整体，或把人看作为一个机能整体的概念；包括物理、心理及精神方面。

生命延续到老是一项非常了不起的成就。这意味着多项基本生命需求已经成功得到满足，例如获得充足营养，保持自身相对安全以及维持身体生命正常功能的运转。老年人要面临和克服不同程度的障碍，包括应对危机、适应变化以及学习新的技能。终其一生，老年人面临很多重要的决定，例如他们是否应该：

■ 离开自己的祖国来到国外重新开始？

- 继承家族企业还是在当地工厂自己寻求一份工作？
- 冒着生命危险仅因为一个他们相信的理由？
- 鼓励他们的孩子在一场战争中作战？
- 将他们全部的积蓄用于投资开展自己的事业？
- 在面临严重经济困难的情况下，仍然支持他们的孩子继续完成学业？

　　通常情况下，护士通常会通过寻求外部资源来满足老年人的需要，他们认为老年人不具有足够多自我保健的内部资源。因此，老年人成为了照护的被动接受者而不是主动参与者。这似乎是不合理的，因为大多数老年人用一辈子的时间来照顾自己和他人，自己做决定，面对生活最具有尝试性的挑战。他们可能会因为被迫放弃自我决策而变得愤怒或沮丧，他们可能因不需要继续发展而感到无能为力。老年专科护士必须认识到并且动员老年人的优势和潜能，以便他们在护理领域中可以成为富有责任感的积极参与者，而不仅仅是照顾对象。在护理资源的自我开发中，老年人能够提高其常态性，独立性以及个性的发展；有助于降低老年人对于次要问题的反应风险，如独立角色问题的丧失；同时能够让老年人感受到自身智慧、经验和能力所带来的荣誉感。

重要概念：

　　老年人多年航行于生活中的惊涛骇浪中，具有坚强的品质、足智多谋的能力。护士在为老年人制订护理计划时不应该忽视这些优势。

老年整体照护

　　机能整体论是指个人在生理、心理、社会及精神等维度的集成，个体的协同作用创造出的总和大于各个部分；在这个框架下，治愈整体的人是护理的目标（Dossey & Keegan，2009）。老年整体照护包含多学科知识和技能，致力于身体、心理、社会和精神健康。老年整体照护涉及：

- 促进整体性增长。
- 促进康复，从疾病中获得知识。
- 当机体患有一种无法治愈的疾病或残疾时，保持生活质量最大化。
- 在死亡来临时提供平静、舒适和尊严。

　　整体护理的目标不是治疗疾病，而是通过治愈身体、心理和精神来服务于整个人的需求。

重要概念：

　　老年专科护士通过指导老年人理解和寻找生活的意义与目的来帮助他们实现整体认知；促进身体、心理、精神上的协调作用；调动他们的内部及外部资源；促进自我照护行为。

　　健康促进和治愈是整体照护的核心，老年保健的特殊意义是通过机体和身体、心理以及精神的平衡来实现。与年龄相关的变化以及愈加普遍的慢性疾病形势很容易威胁到身体、心灵和精神的健康；因此，护理对于减少此类威胁的介入及干预尤为重要。由于慢性疾病和年龄增长的影响不能避免，以治愈而非治疗为目的的措施在老年护理实践中最为有益。同样重要的还包括帮助老年人在生命最后阶段实现自我探索，并以此来找寻与他人紧密联系的意义，了解其在整体的位置。

需求的整体评估

　　老年专科护士可以使用很多基于证据的评估工具。在 Hartford 老年护理学院可以找到（详见资源清单）最全面的评估工具清单，包括日常生活活动、听力、睡眠、性欲、虐待老人、痴呆、住院风险等主题的资源评估。这些侧重点略有不同的评估工具可以用来补充整体评估的内容。整体评估可以识别患者关于健康促进与健康挑战的需求，同时也可以确定老年人为满足需求所需的必需品。

健康促进相关的需求

　　健康的定义看似简单，实则非常复杂。如果将寒冷定义为不热，那么将健康视为没有疾病的定义则更为模糊，为寻求更加积极、广泛的理解需要创造一种想象，对于老年人来说，他们大多数都患有慢性疾病，模糊的定义显然会将他们列入到不健康的范围当中。

　　当被问及描述有助于健康的众多因素时，大多数人可能会列举出维持生命的基本需求，如呼吸、吃饭、清洁、休息、活动和保护自己免受伤害等，这些都是维持生理平衡及生命所不可缺少的。即使我们感觉不舒服，我们所有的生理需求也仍能满足，不过生理的平衡只是整体健康组成的一部分，自己与他人的联系、更高的能力及本质是影响健康的重要因素。生理需求的满足以及相互关联的感知能够促进身体、心理和精神的健康，从而使我们能够通过实现目标、快乐和尊严体验到满足感。这种整体模型展示出最理想的健康状态不仅能使我们生存，还能促使我们拥有丰富多彩的生活（图 7-1）。

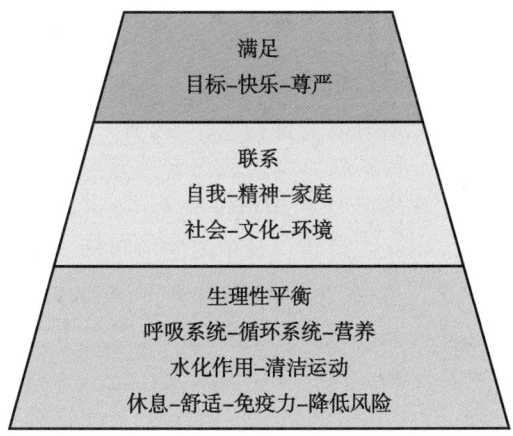

图 7-1 ■ 健康促进相关需求

 思考题：

对你来说健康与整体意味着什么？

　　健康的新定义包括对于健康根本含义的考虑，即整体。基于这个基础，健康被理解为"一种整体的状态……集成了身体、心理和精神来达到尽可能高的生活质量"（图 7-2）。有些人认为，这一定义意味着在体育馆健身，或是全身心投入到富有挑战的工作当中；还有些人认为它意味着坐轮椅上将自己推到门廊，享受大自然的美丽，感受宇宙的能量。

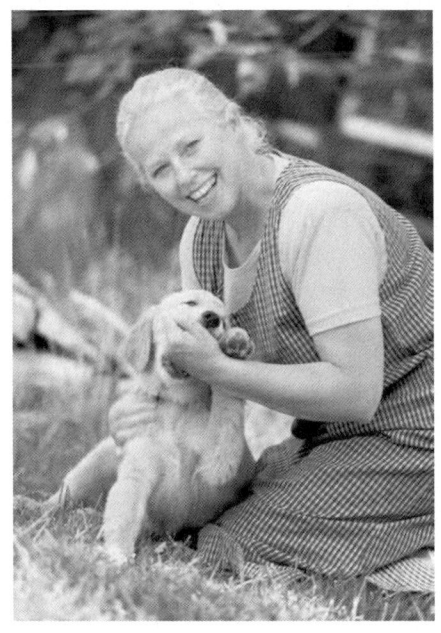

图 7-2 ■ 健康的意义不仅局限于没有疾病，健康意味着身体、心理和精神的整体性与协调性

　　不仅仅是每个人对于健康有不同的观点，不同群体甚至同一个体的不同时期对于健康也会有不同认知。一个 70 岁老年人的医疗优先权与期望同 35 岁时绝不相同。文化与宗教也会影响个人对于健康的看法。

　　老年人最佳的健康状态取决于对生理平衡、社会联系以及心理喜悦程度的满足。但是繁忙的临床状态存在风险,忽视了满足喜悦与相互交流需求的存在。从事老年护理的护上必须确保提供全面的护理,而不应忽略这些重要的老年护理需求。

健康挑战相关的需求

大多数老年人至少患有一种慢性疾病,这一不幸现实挑战着他们的健康状况。事实上,护士和老年人之间大多数的复杂情况是由于健康危机所导致的需求帮助。而且,多数情况下护士需要评估老年人的疾病状态。患有急性或慢性疾病的老年人拥有着和正常人同样的基本健康促进需求(即身体平衡、社会联系与心理喜悦程度的满足);然而他们的身体状况可能会产生新的需求,例如:

- 教育:当个体面临着一个新的诊断,他们需要了解疾病的基本情况及其护理措施。
- 咨询:一个不健康的状态能够引发各种情感产生,需强制进行生活方式的调整。
- 指导:运动员和音乐家需要能够带给他们最好技能指导的专业人士,同样,患者也会从提高依从性和改善动机中受益。
- 监督:护士的追踪管理有利于监督患者复杂、不断变化的健康和衰老状况。
- 协调:具有健康状况的老年人经常会拜访医疗服务提供者;因此需要协助安排预约,遵循多种指导说明,保持团队所有成员及时了解情况,以及预防具有争议性的治疗措施。
- 治疗:通常,健康状况都伴随对药物治疗、锻炼、特殊饮食及操作程序的需求。这些治疗方法包括传统的(通常被用于主流实践)和补充的(例如生物反馈、草药方、针压法和瑜伽)。在进行这些治疗过程中,患者可能需要一部分或者所有的帮助。

满足需求的要素

满足不同程度患者的健康促进和健康危机评估,与其他需求一样,与患者的独特性有很大关系。对需求的评估决定后续的措施。

身体、心理,社会经济的能力

很多因素都会影响个人对最基本生活需求的满足。举个例子,通常为了满足营养需求,一个人必须有能力去体验饥饿的感觉;对选择、准备及饮食具有合理的认知;拥有一口能咀嚼食物的好牙;能利用具有功能性的消化系统消化食物;富有精力进行购物以及准备食物;拥有足够的资金购买食物。以上任何方面的缺乏都会增加营养状况的风险。很多护理干预措施都可用于减少或消灭生理、心理和社会经济的匮乏与不足。

学术知识、经验阅历与技能方法

实施护理照顾行为受所需知识、经验及技能的影响。拥有强大社会技能的个体有享有正常、积极生活的能力,包括友谊和其他社会交际。如果人们掌握吸烟危害的知识,那么将更能保护自己避免因此陋习而引起的健康风险。然而,一个丧偶的年长男人可能不会为自己提供营养丰盛的饮食,因为他以前总是依靠妻子。同样,糖尿病患者也无法自我注射必需的胰岛素,因此不能满足胰岛素治疗管理的需求。提高自我护理能力的具体注意事项将会在其他章节中进行阐述。

采取行动的需求和决定

个人的价值观影响个体采取的行动,价值观受知识、态度、信念和动机程度的影响。如果一个人缺乏需求或做出不利于行动的决策,就会导致局限性。如果一个人因为社会隔离和孤独对准备食物、进餐没有兴趣,可能会导致营养不良。高血压患者缺乏减少进食薯片和猪肉的认知和决策能力,这可能会产生真正的健康威胁。对于不知道身体活动重要性的人来说,他们可能没有意识到在生病的过程中需要从床上起来活动,因此可能会导致并发症。临终个体认为死亡是一个自然过程,因此他们可能会反对医疗干预来维持生命,而且不遵循规定的治疗方法。

价值观、态度和信仰根深蒂固，并且不会轻易改变。尽管护士应该尊重患者进行生活决策的权利，但是如果其决策会限制他们满足自身照顾需求的能力，护士应该提供帮助，通过向其解释采取特定行为的益处，提供足够的信息及激励。在某些情况下，对情绪异常或者精神失常的患者来说，欲望和决定需要被专业的判断所取代。

重要概念：

在满足相似的需求时，不同的老人有着不同而巨大的差异。这就意味着护士要为老年人的生活探索出一个独特而又细致、动态的个体化方法。

老年护理的程序

评估程序要考虑到满足患者健康促进和健康危机方面的效力。如果个体的需求能够得到满足，在巩固自我照护能力之外就不需要增加额外的护理。然而，当老年人不具备独立的满足其需求的要素时，护理的干预就显得尤为重要了。护理干预的目的是帮助老年个体加强自我照护能力，将自我照护的局限性最小化甚至消除，对于不能独立满足自身需求的老年人，通过演示、共同完成、协助的方式，为老年人提供直接的护理服务（图 7-3）。关于特定系统及功能区域的需求评估因素的具体内容详见本书的相关章节。

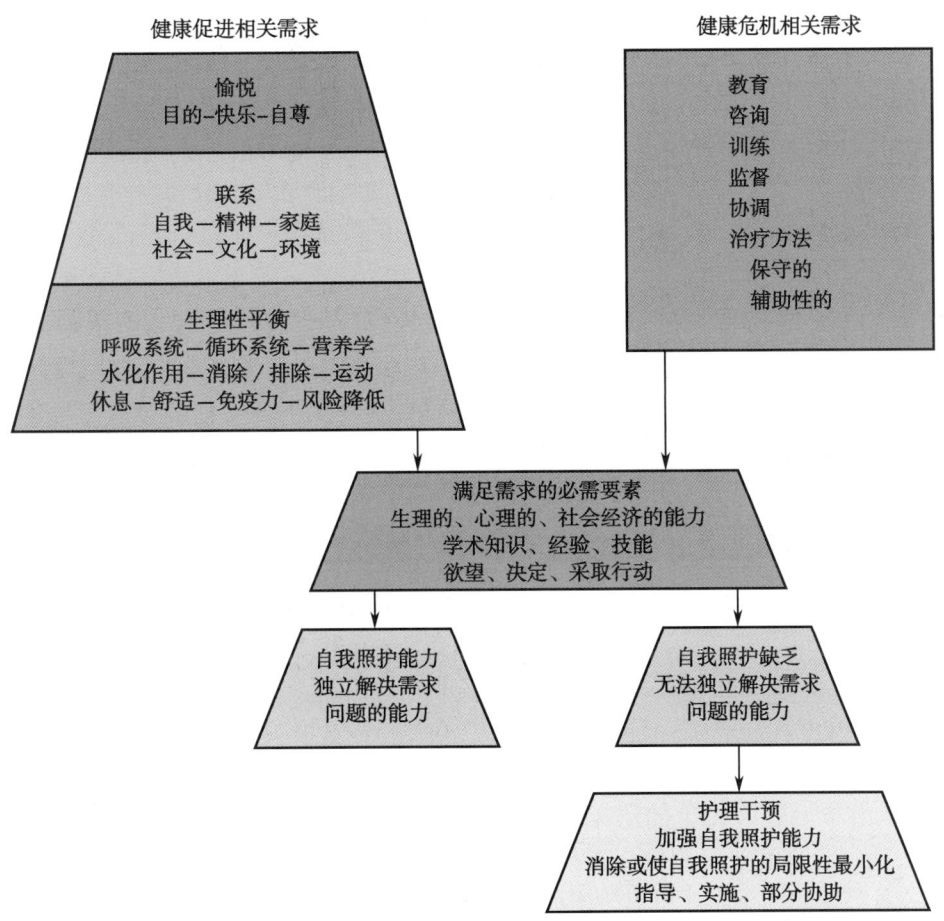

图 7-3 ■ 若护士发现老人自护不能够满足健康促进或挑战相关的需求，则需要进行护理干预

应用程序的案例

　　老年人的护理措施通常要与出现健康问题时患者的行为联系起来。当个体面临着健康问题的挑战时，新的需求往往油然而生，例如药物治疗的管理、特定体征的观察、特殊治疗的实施等；这些需求超过并且可能影响健康促进的需求。在老年护理的过程当中，必须要考虑到影响个体自我护理能力问题的评估并且识别正确的护理干预，确保老年人对于健康挑战问题（包括健康促进及健康管理）的需求得到充分的满足。在评估的过程中，护士要识别健康危机相关需求的具体内容和能够加强自我照顾能力的必要条件（例如身体素质、学术知识及欲望）。

　　有助于老年人关于健康危机的相关需求得到最大化满足的干预措施意义深远。图 7-3 所示，整体自我照护模式是如何在老年护理实践过程中得到运转的。以下的案例将会展示出应用模型的具体情况。

重要概念：

　　在指导和训练一个老年人独立完成一项自我照护的任务过程中需要付出更多的努力，并且可能会占用更多的时间来帮助老年人独立完成这项任务，但却比仅仅接受照顾者的护理更为重要；然而，无论是老年人的生理、心理还是精神上的独立，所带来的收益都值得我们去投入。

需求的评估：R 先生的案例

　　R 先生长期患有糖尿病，他每天需要依赖胰岛素注射及遵循严格的糖尿病饮食来管理疾病。由于最近 R 先生的泌尿系统出现了感染，他每天都需要服用抗生素控制感染症状，并且需要间断导尿才可以排出尿液。在进行健康评估的过程中，护士观察到 R 先生的一些医疗性需求的出现。

　　初步评估显示出护理危机相关需求，之后护士将对如何满足这些需求进行评价。

　　护士根据护理程序可以知道 R 先生根据流程步骤来进行自我导尿术，并且正在按照医嘱服用抗生素，但是他并没有遵守制订的糖尿病饮食控制摄糖量，也没有按照医嘱注射胰岛素，而是根据每天自我身体的感觉来改变胰岛素的剂量。

　　评估的另一个方面是当健康危机相关需求得不到满足时，必须寻求其中的原因。

　　R 先生掌握了一些关于糖尿病饮食的相关知识，他希望能够获取更多的专业知识。然而，一直以来他都要依赖于妻子为其准备饭菜，而现在他的妻子不幸亡故，他很难独自做一顿营养丰富的饭菜。R 先生说他一直都在采纳同为糖尿病患者的哥哥的意见，不需要按照被告知的常规剂量来控制血糖，而是每当吃了很多甜食时都额外地注射更多剂量。

　　挖掘出隐藏的患者无法解决的健康危机相关的技能与知识的漏洞，有助于形成完善全面的护理照护计划。

整体模型的应用：D 女士的案例

　　接下来将会以案例的形式详细说明整体模式的运作方式。

　　D 女士，78 岁，由于确诊为急性股骨颈骨折、营养不良而入院治疗，并且需要改善生活方式。经初步查体显示骨结构只是遭到细微的破坏，D 女士的体质脆弱，有着明显的营养不良和脱水体征。D 女士对于人物、地点、时间有着较好的定向能力，并且与医生交谈及回答问题时条理清晰。虽然 D 女士对于事物的短期记忆减退明显，但是她从来不会忘记把自己不喜欢也不愿意住院的感受告诉他人。她曾经唯一的一次住院治疗经历是在 55 年前。

　　D 女士和她的丈夫及还未结婚的妹妹一起生活了五十多年，直到她的丈夫去世。接下来的五年中她在情感支持及引导上非常依赖她的妹妹。之后她的妹妹也去世了，D 女士的情绪变得焦虑、缺乏安全感、孤独和绝望。自从她的妹妹去世之后，她独自生活并照看着拥有六居室的房子，除了一个帮助她购物或偶尔为她提供交通工具的邻居，没有其他人来照顾她的饮食起居。

在她住院的那天，D 女士由于营养不良过于虚弱，摔倒在厨房的地上。数小时后，她的邻居发现了她，并呼叫救护车将她送入了医院。一旦股骨骨折的诊断确立，针对于 D 女士的医疗计划将被实施，进行内固定手术，纠正营养不良状况，探寻新的生活安排，因为就她现在的状况而言，需要花费更多的能量及精力。

护理计划 7-1 列举了 D 女士的整体需求是如何指导护理诊断及相关护理措施的实施。

护理计划 7-1

D 女士的整体照护方案

需求：呼吸系统和循环系统

护理诊断：（1）机体活动受损　与骨折有关；（2）气体交换受损　与肢体制动有关

护理目标：患者显示出充分呼吸的迹象；患者未出现呼吸窘迫与呼吸道感染体征；患者未出现循环系统受损征象

护理措施	干预方式
维持正常的呼吸形态	
■ 预防气道阻塞或其他任何干扰正常呼吸的因素	部分协助
■ 尽早发现并监测呼吸系统情况	部分协助
加强主动及被动锻炼	
■ 指导并鼓励患者翻身、咳嗽及做深呼吸运动	加强自我照护的能力
■ 鼓励患者进行主动锻炼，例如使用诱导性肺活量计并做深呼吸运动	加强自我照护的能力
■ 进行关节活动被动锻炼	实施
避免影响呼吸系统的外部干扰因素	
■ 提供良好的通风环境	实施
■ 勤换衣服、床单及设备	实施
■ 有助于充分呼吸的最佳体位	部分协助
■ 阻止焦虑情况的产生，例如接听电话延迟等	实施

需求：营养与水合作用

护理诊断：营养失调：低于机体需要量　与失落、孤独有关

护理目标：患者每天至少消耗 1 500ml 液体与 1 800 卡路里的营养；体重增加至 56.7kg

护理措施	干预方式
刺激食欲	
■ 根据个人的喜好习惯制订饮食计划，与协助部分治疗需求相一致	部分协助

■ 提供一个安静、愉快的环境,能够使患者加入到社会活动中去	实施
■ 通过食物的外观与调味品增加患者的食欲	将自我照顾的局限性最小化
饮食计划	
■ 让患者通过阅读菜单来选择饮食	部分协助
■ 指导选择高蛋白、碳水化合物、维生素和富含矿物质的食物	将自我照顾的局限性最小化
■ 了解患者对于食物的偏好,并将它们包含在菜单中以供选择	指导
协助喂养	
■ 节约能源,促进充足的摄入量,加强自我照顾能力,鼓励充足的休息时间,必要时提供喂养	加强自我照护能力,实施,部分协助
预防并发症	
■ 不要将液体、药物、有害药剂放在患者可及的地方,以免发生误服的危险(特别是相关评估表明该患者具有视觉障碍)	指导
■ 检查食物及饮料的温度,防止烫伤患者(特别是相关评估表明皮肤感觉减退)	指导
■ 协助患者选择有利于骨折愈合的食物,并且纠正营养不良	部分协助
■ 观察液体的摄入量与排出量,有利于检测早期液体失衡	使自我照护的局限性最小化
■ 及时评估一般健康状况,检测出由于营养状况的改变而产生的新的健康问题并改进(例如体重的改变、皮肤水肿、心理状态、力量)	指导,使自我照护的局限性最小化

需求:清洁、排泄

护理诊断:(1)便秘:与活动减少有关;(2)有感染的风险:与营养不良及相关干扰因素有关

护理目标:防止患者发生感染;建立一个能够清洁肠道的常规的流程表;防止患者便秘;保持患者的清洁卫生

护理措施	干预方式
促进定期清洁膀胱和肠道	
■ 指导患者选择富含粗纤维的饮食和液体	部分协助
■ 观察并记录排泄方式	指导,使自我照护的局限性最小化
■ 协助患者进行锻炼,促进胃肠蠕动及排尿	部分协助
■ 为定期进行的清洁工作制订计划	指导
■ 为身体体表的清洁护理提供帮助	部分协助
■ 当患者使用便盆时保证隐私	指导,使自我照护的局限性最小化
培养良好的卫生习惯	
■ 教育患者在排泄后清洁会阴区域的重要性及方法	加强自我照护的能力

防止社会隔离

■ 预防、检测和纠正身体异味	指导，使自我照护的局限性最小化

需求：运动、活动

护理诊断：（1）活动无耐力　与营养不良和骨折有关；（2）躯体移动障碍　与骨折有关

护理目标：患者保持 / 达到足够的关节活动范围，具备日常生活活动能力（ADL）；患者免受继发于躯体移动障碍的复杂因素的影响

护理措施	干预方式
根据个人的运动量调整护理常规	
■ 将护理操作与其他活动分隔开来进行	指导
■ 允许患者自主活动时间适当延长	加强自我照护能力
为节省体力做准备	
■ 通过避免频繁的人事变动，以确保患者的安全与休息	指导
■ 防止因躯体无法移动而导致的并发症（例如压疮、便秘、肾结石、关节挛缩、坠积性肺炎、血栓、水肿及嗜睡等）	使自我照护的局限性最小化
■ 鼓励及时更换体位	使自我照护的局限性最小化
■ 以奖励的方式激励患者活动	加强自我照护能力
■ 指导患者做一些简单的锻炼预防并发症的发生，提高机体运动灵活性	加强自我照护能力
■ 制订活动计划，逐步提高患者的独立性	指导，加强自我照护能力

需求：休息

护理诊断：睡眠型态紊乱　与医院环境的改变和因骨折而活动受到限制有关

护理目标：患者能够获得充足的睡眠；患者掌握促进睡眠及休息的方法

护理措施	干预方式
控制因外界环境带来的刺激	
■ 在各项护理操作间歇增加休息的时间	指导
■ 指导患者逐步放松	加强自我照护能力

需求：舒适

护理诊断：剧烈的疼痛　与骨折有关

护理目标：患者免受疼痛的干扰；患者能够不受疼痛反应的限制而参与到日常生活活动当中

护理措施	干预方式
■ 监测疼痛的迹象	使自我照护的局限性最小化
■ 协助患者翻身及锻炼以减少不适感	加强自我照护能力

护理措施	干预方式
■ 与健康医疗团队合作共同制订镇痛药物管理计划	使自我照护的局限性最小化

需求:免疫力

护理诊断:(1)无效的健康维护;(2)有感染的风险

护理目标:患者未发生感染

护理措施	干预方式
■ 鼓励患者摄取优质的饮食	加强自我照护能力
■ 指导患者在饮食中添加对免疫系统有积极影响作用的食物,例如牛奶、酸奶、脱脂奶酪、鸡蛋、新鲜果蔬及大蒜	加强自我照护能力
■ 指引和协助患者进行有助于提高免疫力的锻炼,例如瑜伽和太极	加强自我照护能力
■ 回顾患者病历,并为患者接种必须的免疫制剂	加强自我照护能力
■ 指导患者进行压力的管理	加强自我照护能力

需求:降低风险

护理诊断:(1)感知觉减退(视觉、听觉、嗅觉、触觉) 与年龄增长有关

(2)有受伤的危险 与感知觉减退有关

(3)有皮肤完整性受损的危险 与肢体移动障碍、营养不良、感知觉减退有关

(4)机能维护受损 与健康状态改变、康复有关

护理目标:患者免受伤害;患者的皮肤保持完整性;患者能够遵医嘱有效和正确地使用辅助设备、眼镜和助听器来弥补感知觉的缺陷;患者出院后能够拥有一个安全、适宜的生活安排

护理措施	干预方式
弥补视觉障碍	
■ 读给患者听	实施,使自我照护的局限性最小化
■ 在必要的时候将信息和标签用较大的字体写出或者使用彩色编码	使自我照护的局限性最小化
■ 清除可能导致危险发生的因素,例如在床上乱放异物,在地上乱放杂物,以及将溶剂误认为可以饮用的水	使自我照护的局限性最小化,指导
■ 和其他人共同讨论病情	指导
■ 增添眼科治疗	指导
弥补嗅觉能力减退	
■ 预防和纠正因卫生条件不足而引发的身体异味	部分协助,使自我照护的局限性最小化
■ 早期检测异常气味(可能为感染征象)	指导
补偿听力的丧失	
■ 在与人交流时吐字清晰、洪亮	使自我照护的局限性最小化
■ 利用反馈的技巧确保患者能够听懂	使自我照护的局限性最小化

护理措施	干预方法
■ 增添耳鼻喉科治疗	指导
保持良好的皮肤条件	
■ 检查皮疹、溃疡及发红区域的皮肤	实施
■ 协助卫生保健工作的实施	部分协助
■ 按摩背部,经常更换患者体位,保持皮肤柔软和干燥	实施,部分协助,使自我照护的局限性最小化
防止跌倒	
■ 协助支撑走动及被转运的患者	部分协助
■ 指导并鼓励患者功能锻炼以保持正常肌张力	加强自我照护能力
■ 保持床挡拉起状态,并且支撑坐在轮椅中的患者	实施
■ 在活动期间提供休息时间	加强自我照护能力,使自我照护的局限性最小化
■ 将随时能够用到的东西放在触手可及的地方	部分协助
保持舒适的姿势	
■ 使用沙袋、被子卷及枕头	使自我照护的局限性最小化,部分协助
■ 当患者被抬起或移动时,支撑保护其患肢	部分协助,使自我照护的局限性最小化
制订安全的日常生活安排,为患者出院做好准备	
■ 评估患者的喜好、能力及局限性,更好地为日常安排提出恰当的建议	指导,部分协助
■ 增加社会福利工作者的治疗	指导

需求:联系

护理诊断:(1)精神压力、绝望、无力 与住院治疗,健康状态、生活习惯的改变有关
(2)社交能力受限 住院治疗及健康状态有关

护理目标:患者对于日常的社交活动表示满意;患者能够识别满足精神需求的方法;患者不受情绪失落的困扰

护理措施	干预方法
控制外在环境的刺激因素	
■ 为患者安排相同的护理照护人员	指导
■ 保持一个常规的日常流程计划	加强自我照护能力
■ 安排一个与患者有着相似兴趣爱好及病史背景的室友	指导,加强自我照护能力
促进充满意义的社交活动	
■ 指导患者在与他人沟通时语言表达清晰且洪亮	加强自我照护能力
■ 计划有意义的日常活动	加强自我照护能力
■ 促进并保持一个相对开放的状态	加强自我照护能力,使自我照护的局限性最小化

■ 在与人的社会交往的过程中展示自己的兴趣爱好,并且鼓励其继续发展下去	加强自我照护能力
■ 出院之后能够继续接触社会,发展人脉关系	指导,使自我照护的局限性最小化
■ 协助仪表修饰,穿衣打扮	部分协助,使自我照护的局限性最小化
■ 在为患者提供护理的过程中,了解其精神活动及宗教信仰	加强自我照护能力
■ 为患者提供牧师及心理咨询	指导,加强自我照护能力
■ 鼓励患者将健康状态及生活变化的意义以语言的形式表达出来	加强自我照护能力
■ 为患者提供祷告的机会	加强自我照护能力

需求: 愉悦、满足

护理诊断:(1)焦虑、恐惧、绝望、无助　与住院治疗及健康状态有关
(2)社会交往能力受损　与住院治疗有关
(3)慢性自我尊严丧失　与健康问题及生活状态有关

护理目标: 患者展现出患病前的身体活动水平;患者能够最大化的独立进行自我照顾活动;患者在独处中也能获得愉悦的心情;患者能够摆脱情绪的困扰

护理措施	干预方式
■ 控制外界环境的刺激因素	指导
■ 尊重隐私	加强自我照护能力
提供独处的机会	
■ 为患者每天提供一些可以独处的时间计划	指导,加强自我照护能力
■ 为患者提供隐私的环境,例如拉上床旁的窗帘;或者充分利用某些设备设施,例如教堂	使自我照护的局限性最小化
尽可能地提高身体限制	
■ 为患者的下地行动进行健康教育	部分协助,加强自我照护能力
■ 锻炼身体机能以保持正常的功能状态	部分协助,使自我照护的局限性最小化
■ 鼓励患者摄取充足的食物	加强自我照护能力
■ 为患者进行听力测试以探索助听器的效能	指导,使自我照护的局限性最小化
■ 为患者进行眼科检查以探索矫正透镜的效用	指导,使自我照护的局限性最小化
维持熟悉的生活方式	
■ 尽可能调整医院的日常常规以适应个体	指导,使自我照护的局限性最小化
■ 鼓励患者换上自己的衣服	使自我照护的局限性最小化
■ 为患者提供日常起居的物品,枕头、毯子、相片、茶杯等	使自我照护的局限性最小化

■ 提供患者习惯的休闲活动	使自我照护的局限性最小化,加强自我照护能力
为患者提供积极参与的机会	
■ 尽可能为患者提供自我决定的机会	加强自我照护能力
■ 把患者作为整体的人来照顾	加强自我照护能力
■ 激励和鼓励患者进行交流	加强自我照护能力

相关研究

高级执业护士对在不同健康照护场所使用健康优化项目进行老年慢性病患者管理的看法:推动自我管理项目的发展

Dickerson, J. B., Smith, M. L., Dowdy, D. M., McKinley, A., Ahn, S., & Ory, M. G. (2011). Geriatric Nursing, 32(6), 429–438.

这项研究调查了高级执业护士在不同健康照护场所使用健康优化项目的倾向性。健康优化项目是一种可以使患者提高其身心健康的自我管理策略,尽管患者身患疾病。这些自我管理技能可以帮助患者预防并发症的发生,改善老年人的生活质量和药物管理、娱乐活动等临床活动。

随着高级执业护士在促进老年人的能力及管理健康状况方面已被证明扮演者一个重要的角色,本研究探索了不同的高级执业护士根据工作安排使用健康优化程序完成护理目标的差异。高级执业护士针对于患者的自我管理项目得到相应的信息,然后完成一项调查。在护理疗养院工作的高级执业护士是最有可能利用自我管理项目进行护理计划的。这包括高级执业护士对于居民的体质过于虚弱以至于不能受益于此项目,及疗养院的结构设置坚持将医疗实践高于健康优化项目的看法。

对于护士来说,重要的是学习与老年人慢性病相关的健康优化项目的设置和自我管理的技能的使用。无论是设置,授权还是鼓励,使老年人采取尽可能多的自我照顾,最大化地提高独立能力和改善生活质量。特别是在养老院,老年护士需要仔细评估个体在自我照顾能力中存在的缺陷,使用个性化的干预措施来促进老年人充分参与自我保健。

实践探究

作为养老院一个新的工作人员,你应该注意到其他工作人员在做出决定及完成工作时,能够让很多居民意识到他们似乎能够为自己做这些事情。当照顾这些居民时,你给他们提供选择的机会来满足喜好,并且能够让他们有能力、愿意做好这些事。此外,当你鼓励居民自主进食时,尽管这要花费更多的时间来完成这项护理操作,居民能够很好地完成任务。

为居民创建不必要依赖的原因可能是什么?你在鼓励他们做出改变有什么好的方法吗?

评判性思维能力训练

1. 识别如今的老年人群独特的生活经历,以及为在现阶段准备应对的挑战提供一些措施。
2. 列出与年龄相关的变化,可能会影响每一个健康促进相关需求。
3. 什么原因导致老年人不想独立地进行自我护理活动?
4. 讨论:由于护士没有促进老年人的独立性,使得老年人逐渐丧失独立自主能力。

梁 涛

引用资源

American Holistic Health Association
http://www.ahha.org

American Holistic Medical Association
http://www.holisticmedicine.org

American Holistic Nurses Association
http://www.ahna.org

Hartford Institute for Geriatric Nursing Try This

Assessment Tool Series
http://hartfordign.org/practice/try_this/

参考文献

Dossey, B. M., & Keegan, L. (2009). *Holistic nursing: A handbook for practice* (5th ed.) Sudbury, MA: Jones & Bartlett Publishers.

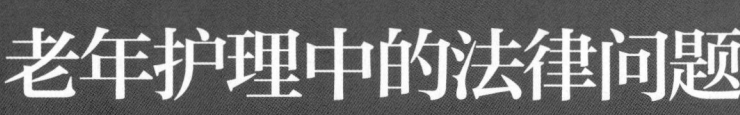

老年护理中的法律问题

学习目标

通过本章学习,你将能够:

1. 讨论管理老年护理实践的法律。
2. 描述老年护理实践的法律要点和减少风险的办法。
3. 护士的法律保障。

术语词汇须知

批准: 得到采取某个行动或程序的许可。

律师的双重效力: 允许有胜任能力的个人安排某个人在他们失去胜任能力的时候替他们做决定。

责任: 个人之间的关系,一个人对另一个人有提供服务的责任或有合约需要提供服务。

伤害: 物理或精神伤害,或者因为疏忽侵犯了某人的权利。

玩忽职守: 与照料标准有偏差。

疏忽职守: 没有遵从照料标准。

私法: 管理个人和 / 或组织的关系。

公共法: 管理私人团体和政府的关系。

照料标准: 相似情况下理性的人的做法的规范。

每个专科的护士都应该熟知他们实践领域的法律规定,老年科护士也不例外。实际上,在老年科护理的特殊环境下,护士承担的法律风险加剧,法律问题增生。很频繁的是,老年科护士在高度独立和高度负责的岗位上履行职责,他们必须在没有很多人员咨询的情况下做出决定。他们也要负责监视没有执照的人员并对他们监视的人员的行为负有最终的责任。另外,护士有可能面对非常有挑战的情况,患者和家属可能向他们寻求建议和指导;他们可能被问及如何保护阿尔茨海默病患者妻子的财产问题,如何写遗嘱,要停止生命维持性治疗措施需要做什么,谁能给患者提供意向书等。由于患者面对多种疾病,他们高度的虚弱,再加上缺乏对法律和规定的熟知,容易使他们成为违规操作的受害者。拥护患者权利是老年护理学的重要组成部分,确保护士关注老年患者的权利得到保障。为了全面保护自身,患者和雇佣单位,护士必须拥有基本的法律知识,确保他们的操作在法律允许范围内。

老年护理的相关法律

法律由几个方面产生。因为很多法律在地区或州产生,州和州之间有差异存在。这些区别需要护士熟悉本州独特的法律,尤其是管理护士实践,劳工关系和医疗机构管理的法律。

公法和私法并存。公法管理私人机构和政府的关系,包括犯罪和管理组织和个人参与某些实践的规定。护理实践的范围和家庭健康机构认证是公法范围。私法管理个人和组织的关系,包括合同和侵权行为(比如对另外组织的错误行为,包括骚扰、错误监禁

和侵犯隐私)。这些法律保护个人权利,设立行为准则;如果违反准则,就造成错误方的责任。

除了法律,还有护士决定的自愿的标准。美国护理协会的期刊 *Scope and Standards of Gerontological Nursing* 描述了什么是安全而有效的护理。

老年护理的法律风险

绝大多数护士不是故意犯错的。然而,一些情况增加了护士承担法律责任的风险,这些情况包括没有充足资源而从事工作、违反规定、走捷径、当精神和身体疲惫不堪的时候工作。不仅仅重复的不遵守规定可以引起严重的法律后果,偶尔一次偏离标准的操作也可以引来严重的法律责任。框8-1综述了一些让护士违法的行为。护士应该对所有潜在的法律风险保持警惕,而且努力减少他们。一些增加护士违法风险的事情列举如下。

 重要概念:

增加法律风险的情况如下:没有足够资源就工作,不遵守法律及有关规定、走捷径和高压工作。

框8-1　违反护士法律的行为

威胁恐吓

人为的威胁或试图去伤害另一个人(比如,告诉患者如果他不停止扰乱行为,就会一整天被关在房间里,没有食物)。

企图伤害

未经同意,在对方不同意的情况下接触另一个人的身体,即便是为了帮助这个

人,可以被认定是企图伤害(比如未经允许就实施某个措施)。

诋毁名誉

口头或字面关于第三方的诋毁个人名誉的交流。诽谤(libel)是字面上的诋毁;诽谤(slander)是口头形式。诽谤必须证明能够造成伤害,除非在以下情况:

- 状告某人犯罪。
- 状告某人有让人生厌的疾病。
- 作出影响一个人职业或商业活动的声明。
- 声称女性不贞操。

如果声称是真实的，而且有法律原因去传达这个信息，诋毁名誉则不存在。在推荐信里写一个雇员因为虐待患者而被开除不是诋毁名誉，如果这个事情是真实的话。然而，说雇员是窃贼，因为每次他/她值班的时候，麻醉药都丢了可以被认为是诋毁名誉，因为该员工从没有被证明做过这些事。

非法监禁

非法拘留一个人。防止患者离开机构就是非法拘留的例子，除非证明该患者有传染病或者有可能会伤害到他自己或其他人。现实中的物理约束不能用来非法监禁。告诉患者如果他/她试图离开床，就会被绑在床上是一种非法监禁。

欺骗

人为的错误解读可能导致伤害（比如，向患者出售一种戒指，声称如果带上它记忆力会提高）。

侵犯隐私权

侵犯个人隐私权利，包括不是本人期待的公开，向无关人员提供患者记录，将患者信息呈交给不适当的渠道，将患者信息公之于众（唯一的例外是上报传染病，枪伤和虐待）。不经患者允许，让学生看患者的压迫性溃疡可能被视为隐私权的侵犯。

盗窃

不遵守法律，拿取患者的财务（比如，假设一个患者不再需要他/她的私人轮椅，不经其允许，将轮椅给其他患者）。

疏忽大意

做不符标准的行为可以有以下几种形式：

- 渎职：承认有违法或不恰当的行为（比如护士做手术）。
- 过失：不恰当地做某种行为（比如未经允许，就让患者参与科研实验）。
- 不作为：没有采取恰当的行为（没有通知医生患者状态的变化）。
- 医疗差错：不遵守专业标准操作（没有检查鼻胃管的位置就实施管饲）。
- 过失犯罪：没有保护其他人的安全（比如允许让神志有障碍或有纵火历史的患者，在无人监护的环境里拥有火柴）。

医疗差错

护士被期待对患者提供关心、有胜任能力的、根据照料标准的服务。这种照料标准是一个理性的个人在相似环境下做的标准。当表现和标准不符，护士就有医疗差错的责任。例子包括：

让患者服用了错误的药物量，导致患者产生了副作用。

检查出患者有呼吸困难，但没有及时向医生上报。

在神志不清的患者桌上留下了冲洗液，患者喝了此液体。

在整个工作日过程中忘记为不能动的患者翻身，致使他发生了压力性溃疡。

当扶持患者成为一种标准时，人为地让患者摔倒，然后让员工用手把他扶起来。

事实上，疏忽行为的存在并不意味着会对患者造成伤害。相反，以下情况存在的时候，疏忽一定带来了损害。

■ 责任：护士和患者的责任存在，护士有责任照顾患者。

- 疏忽：不符合照料的标准（弊端）。
- 伤害：物理或精神上伤害患者，或者因为玩忽职守侵犯了患者的权利。

重要概念：

责任,疏忽和伤害必须存在才能定义医疗差错。

照顾老年人的复杂性,需要将照顾责任代理给其他人,和各种对护士需求的存在增加了护士遭遇医疗差错的风险。随着护士承担的责任的增加,医疗差错的风险也在提升。护士应该了解到自己实践中面对的风险,努力规避他们（框 8-2）。而且建议护士有自己的医疗差错保险,而不单单依靠雇佣单位提供的保险。雇佣单位可能拒绝保护护士,如果他们认为他做了工作描述之外的事。而且评委会的决议可以超过雇员政策的限制。

框 8-2　减少医疗错误风险的推荐

- 熟悉遵守具体州的护士实践条款。
- 遵守雇主机构的政策和规定。
- 确保在必要情况下政策和规定可以修订。
- 除非患者书面同意,否则不能将患者的病情、信息分享给他人,不能让他人接触患者的医疗记录。
- 当遗嘱不清楚或不恰当时,咨询医生。
- 知道患者的常态,汇报其变化。
- 仔细检查患者并制订合理的护理计划。
- 在提供护理之前,阅读患者的护理计划和相关文件。
- 在给药和提供治疗之前,确认患者信息。
- 记录患者的状态,接受的护理计划和重大事件。
- 确认自己和同事的文件存档是正确的
- 确认下属员工的资质和胜任能力。
- 与上级人员讨论因为员工不够或物资不够,不能完成人员安排的情况。
- 不要接受超过能力范围之外的责任,不要将责任代理给他人,除非你确定此人可以胜任这项任务。
- 上报受损的仪器和其他安全隐患。
- 当特殊情况发生时上报意外报告。
- 向州或当局机构上报所有实际或可以的虐待。
- 参加继续教育项目,保证拥有与实践相关的知识技能。

Adapted from Eliopoulos, C. (2002). *Legal risks management guidelines and principles for long-term care facilities* (p. 28). Glen Arm, MD: Health Education Network.

思考题：

除了打官司需要的时间和金钱,被控告医疗差错还有什么后果?

其他导致护士有玩忽职守,不是医疗差

错的责任还包括:

- 没有采取行动（比如没有报告患者状态的改变或者通告医生无胜任能力的行为）。
- 间接导致患者受伤（比如没有对神志不清的患者实施监护或者在运送患者的时候没有锁上轮椅）。
- 没有上报危险情况（比如没有告知任何人

火警系统不能运作，或者没有通知任何人
医生在酒后实施操作）。

■ 不负责任地对待患者的物件。
■ 不遵守规章制度。

思考题：

你是否熟悉所在州护士执业法案以及
你自己正在执业或即将执业领域的法规？

保密性

患者很少只与医生一个人交流。通常，患者与医护人员、药剂师和治疗师同时接触。这些人需要交流患者的信息，确保合作的、高质量的护理。然而，随着接触患者个人医疗信息的人数增加以及这种信息被传递能力的容易化，患者信息落入非法途径的可能性增加了。

为了保护患者医疗信息的安全性和保密性，联邦政府推行了医疗保险责任行动[Health Insurance Portability and Accountability Act (HIPPA)]，确保患者可以接触到他们的医疗记录，控制个人健康信息的使用和公开程度。国会将那些误用患者信息的团体给予民事和刑事处罚。

在医护人员和机构回顾 HIPAA 的条款上，不同机构可能存在差异。护士应该熟悉并且遵照保护患者隐私的政策和条款。

患者的知情同意

患者有权知晓医疗程序的全部内容，并且对是否选择它们有独立决定权。听起来虽然简单，实际上这经常被医疗工作者忽视或者不恰当地完成。例如，一些医疗程序非常常规，工作人员没有意识到需要患者的同意；或者工作人员从神志状态波动很大的患者那里得到同意书，该患者无法充分了解他 / 她签的是什么。虽然试图帮助患者或者提供更

有效的照料，或者对患者同意书缺乏知识，医疗工作人员可能导致自己负有更大的法律责任。

重要概念：

无法充分理解医疗程序，或神智状态波动很大的患者不能给予合法的同意书。

在实施任何医疗、手术程序之前，没有征得患者同意就实施可被认定是故意伤害行为。当患者进入医疗机构，他们签署一些表格，批准工作人员执行某些日常测量（比如洗澡、照料相关的治疗和紧急干涉）。然而这些表格并不是同意所有医疗程序的同意书。即便患者签署了空白的同意书，批准工作人员做所有治疗和照料的任何事，也不能构成合理的安全保障，可能不被法律保护。所有超过基础、日常的操作都需要征得患者同意。必须征得患者同意的医疗程序包括任何形式的侵入性治疗或操作，包括切口和自然身体的出口；任何麻醉药、钴、辐射、电击的使用或参与实验流程；任何科研的参与，不论是否有入侵性的诊断或治疗；任何质疑关于是否需要同意书的时候，最好征得患者同意。

征得知情同意书必须在全面告知患者所有相关事项后。如果不告知患者操作细节就劝说患者签字既不合法也对患者不公平。理想情况下，书面同意书应该描述操作过程、目的、其他可供选择的操作、预期的结果和风险，并得到患者的签字。最好的情况是由执行操作的人描述这个操作并征得患者的同意。护士或其他工作人员不应该征得患者同意，这是违法的，因为护士并不能解答一些患者咨询的医学问题。护士在征得患者同意的过程中起到很重要的作用，他们回答问题，确保患者的同意被合理地取得，重申问题，确

保医生知道患者的误解或者想法的改变。最后，护士不应该用任何方式影响患者的决定。

每个清醒和神志上有胜任能力的成年人有权拒绝医疗程序。为保护机构及其员工，患者需签署拒绝接受程序，并知道其中引入的风险。如果患者拒绝签署声明，应该有证明人见证。需要声明的工作人员和证明人应该签署一个声明，在患者的医疗记录里记录患者拒绝接受该措施的事实。

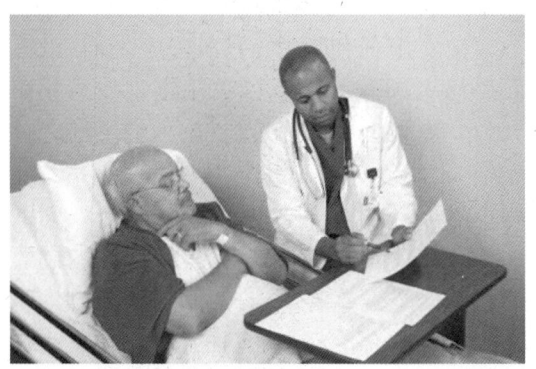

图 8-1 ■ 在实施治疗或外科手术之前，患者的知情同意是非常重要的。书面的知情同意书应说明治疗的方案、方案的目标、相关替代方案以及预期的后果和风险

患者胜任能力

尤其是在长期照料中心，护士面对越来越多的神志不清的、老年痴呆的或者神志受损的患者。神志不胜任的人不能给出合法的同意书。经常在这些情况下，工作人员就会找到直系亲属征得同意；然而，任命一个帮助不能胜任的个人做决定的法律监护人是法庭的责任。当患者的胜任能力存在质疑，工作人员应该鼓励家庭成员寻找法律监护人，或者寻求州机构的帮助。除非他们被法官判定为没有胜任能力，人们有权自己做决定。

当一个人被判断没有胜任能力时，各种形式的监护（也被称为接管）可以被接受（框 8-3）；这种监护也有自己的限制。监护受到法庭监视，确保监护为没有胜任能力的

个人做最好的决定。对于财产的监护，监护必须对法庭提供相关资金报告。

框 8-3　关于个人给患者制订决定的权利中心

监护权

法庭任命个人或组织对没有胜任能力的人有做决定的权威。监护权可以由做决定的权威受认，执行具体的计划：

- 财产监护权（管理委员）：这种有限制的监护权允许监护人照看财产，但不能做关于医学治疗的决定。
- 个人的监护：关于同意或拒绝照料和治疗的决定可以被监护人决定。
- 完全监护权（委员会）：所有种类的，关于人和财务的决定可以被这个监护人决定。

授权书

有胜任能力的个人委任团体通过法律机制为他们自己做决定。这种机制可以是：

- 有限律师代理权：只有决定做有限的事情（财政事宜）。如果当事人失去胜任能力，有权授权人失去效力。
- 双重律师代理权：在当事人失去胜任能力的时候，代理人依然有权利为其做决定。

监护权与授权书不同，后者是有胜任能力的人用的机制，让某人替他们做决定。通常，如果此人失去了胜任能力，授权代理人也变得没有效力，除非在双重律师代理的情况下。双重律师代理允许有胜任能力的个人委派某人在他们变得不胜任的时候替他们做决定，这是对患有痴呆或其他疾病的人的推荐选择，因为他们的决策胜任能力在降低。

为确保患者的权利,护士应该推荐患者和家人寻求关于监护权和律师方面的法律咨询,当律师被预约后,需要澄清预约机构的决定权的种类。

 重要概念:

> 律师的双重代理权可以对阿尔茨海默病患者很有帮助,因为他们可以委派一个人帮他们在没有胜任能力的时候做决定。

人员管理

在很多环境里,老年科护士负责监视其他人员,很多都是没有执照的人员。在这些情况下,护士不仅仅为他们自己的行为负责,还要为他们监管的人员的行为负责。这就是"让主管回应"的核心。护士必须明白,如果患者因为他们监管的人员而受了伤,而这个人员的操作在工作规定范围内,护士要承担法律责任。很多情况为护士制造了法律风险:

- 让没有执业资格或者没有胜任能力的人员给予照料。
- 没有对委派的任务做追踪。
- 将任务委派给没有执业资格或者没有胜任能力的人去做。
- 让人员在存在风险的状况下工作(比如人员缺乏和设备不能正常运行)。

当他们接受责任管理公寓、在不确定助手是否有胜任能力的情况下将助手送到家里给予患者照料。或者允许其他员工在没有完全接受机构管理的培训的时候工作,这些是需要护士牢记于心的事情。

 重要概念:

> 护士需要确保被委派的人员有胜任能力去恰当地执行委派的任务。

药物

护士有责任对处方药进行安全管理。准备、混合、分发和零售药物是药剂师的责任,不是护理的领域。所以如果这些程序被护士执行,可以理解为在工作许可范围之外操作。虽然看起来很自然,进入药房、将药片倒入容器里、给容器打标签、将容器带到病房让患者紧急需要时可服用,但是这种行为是违法的。

约束

公共预算调节法案(The Omnibus Budget Reconciliation Act, OBRA)强调了使用约束带来的危害影响,并制订了它在长期照料中心应用的严格的标准。增强对化学和物理约束的担心在其他领域也越加被重视。

任何物理或精神上限制患者运动的措施(比如,保护背心、轮椅上的托盘、药物、安全带、老年人座椅、测轨)都可以被认为是约束。不符合规定地使用轮椅不仅违背规章制度,也造成非法监禁和玩忽职守。

患有精神异常或老年痴呆的老年人给工作人员的管理带来挑战。有几种药物(氟哌啶醇、苯二氮䓬类、劳拉西泮)可以用来减少情绪激动,用来减少物理约束的必要。然而,这些药物有副作用,比如由于咽反射受抑制而造成将异物吞咽到气管里,和由于呼吸活动的减少而造成肺炎。我们必须意识到这些药属于化学约束,只有在其他措施无效的时候使用。另外,非药物措施可以管理行为,并减少对药物的需求。与老年科精神专家或心理学家咨询有助于了解这些措施。

无论何时,我们应尽可能使用替代性的约束方法。帮助管理行为问题和保护患者的措施包括带铃的门,腕带报警,报警床垫、床、靠近地面的椅子和增强的人员监护和联系。一个患者如果有增加其他患者和人员风险的行为应该被记录在案。评估患者不受约束时的风险和其他替代性约束的有效性。

当我们认为约束是绝对需要时,医生就

要开出使用约束的医嘱,并说明约束使用的具体情况、约束的种类和持续时间。机构对约束的使用应该有政策,而且被严格执行。具体的文件应该记录约束开始和结束的时间,它的有效性和患者的反应。患者在被约束期间需要被密切地观察。

 重要概念:

　　任何情况下,工作人员不能图方便而使用约束。

　　很多时候,工作人员可能认为约束是有必要的,而患者或其家人反对并拒绝约束的使用。如果咨询没有帮助患者和其家人明白不使用约束带来的风险,机构可以和患者及家人签署法律责任免除书,免除书上应该有不使用约束带来的风险和患者或家人的反对意见。尽管这样,也不可能免除护士或机构的所有责任,签署这个协议帮助患者和家人了解情况的严重性。

电话医嘱

　　在家庭健康和长期照料中心,护士经常面临没有医生在旁边。患者病情变化和对新的治疗的需求可以通过电话交流,医生会相应的开出医嘱。接受电话医嘱给护士带来了极大的风险,因为医嘱可能被错误地听到或者写下,而且医生可以拒绝医嘱的存在。然而,完全取消电话医嘱并不现实,护士应该用所有方法减少风险。以下是一些防范方法:
- 尽可能让医生立刻将书面医嘱传真过来。
- 不要在医嘱里涉入第三方(比如不要让医

嘱通过秘书或其他人员给医生或护士递交过来)。
- 与医生交流所有相关信息,比如生命体征、大概状态和服用的药物。
- 不要对患者的问题提供诊断或诊断解释。
- 写下医嘱并立刻全部重复给医生。
- 将医生的医嘱放在医生医嘱单里,记录下是电话医嘱、给医嘱的医生、时间、日期和护士的签字。
- 24小时内取得医生的签字。

　　录下电话医嘱可能帮助护士验证他们听到的,但在法律上可能并不保障护士的权利,除非医生被告知这段对话被录音,或者除非特殊的有15秒的声响记录仪器被使用。

不实施拯救医嘱

　　老年科护理病房经常聚集很多绝症患者。可以理解的是这些患者即将死去,拯救他们的措施可能并不恰当。可是,除非有不实施拯救医嘱,否则不拯救患者的行为可以被视为为玩忽职守。护士必须确保DNR(不拯救)医嘱是合法有效的,必须经过医生签字。首先,DNR医嘱是医疗性医嘱,并且要记录在医嘱单上才有效。不拯救命令,如果在患者档案里,或者有特殊符号地放在患者床前,没有医生的医嘱,是没有法律效力的。其次,除非对患者的健康有害或者患者没有胜任能力,否则对患者不实施抢救的决定要取得患者的知情同意。如果患者不能签同意书,也要取得家属的知情同意。最后,每个机构都应该制订DNR(不实施拯救)政策来在那些情况下指导工作人员。这应该是伦理委员会考量的重要项目。

案例分析

　　你在养老院工作,该养老院倡导不用约束的环境。上个月,一位老人从轮椅滑下,还曾经从床上摔落;她两次摔倒地上。虽然此人没有受伤,她女儿担心她妈妈有可能会严重伤害自己,希望她的母亲在床上和轮椅时都接受一些约束。这位老人没有表达自己的喜好,只是说接受女儿的安排。你解释了不使用约束的原因,但她女儿强烈要求自己的母亲被约束。"你知道我妈妈有摔到地上的风险,"她女儿说,"如果你在她坐着或躺着的时候不约束她而导致她摔到地上,我会第一时间找到律师!"

批判性思考

- 你如何判断居民不受约束的自由的价值大于她摔倒的风险?
- 如果你只考虑该居民的意愿而不考虑她女儿的意愿,你会面对怎样的困境?
- 机构应该被诉讼的威胁影响多少?
- 你如何保护居民和机构的权益?

预嘱和关于死亡的事宜

一系列围绕患者死亡的问题给护士带来法律方面的担忧。一些问题在死亡之前早早就产生,比如当患者立下遗嘱或预设医疗指示的时候。预设医疗指示表达了有胜任能力的成年人的意愿,这些意愿关于终末关怀,生命支撑措施和其他关于他们死亡的事情。

重要概念:

有两种预设医疗指示。医疗问题的双重律师委托人就是在患者失去交流自己意愿能力的时候由患者提前委派的人(成为代表、机构或医疗代表)代表患者做决定。遗嘱描述了如果患者无法表达自己意愿而且没有代表的时候患者的喜好,给医疗工作者的实践提供指导。

1990 年,国会通过了患者自我决定法(1991 年 12 月开始实施)。这要求所有接受美国医疗保险的医疗机构需要在患者入院的时候询问患者是否有遗嘱或双重律师委托人。患者的回复必须被记录在案。护士帮助医生和其他工作人员知晓预设医疗指示的存在,告知患者让这份文件生效要采取的步骤,以及除非在禁止的情况下,否则要尊重患者的意愿(图 8-2)。遵循预设医疗指示保护了医务工作人员的法律权益。护士应该查看他们所在州的关于预设医疗指示的状态。

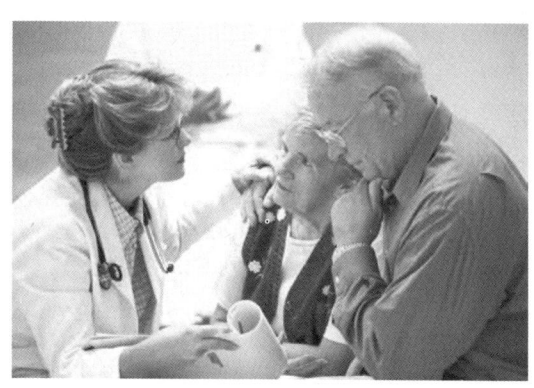

图 8-2 ■ 老年专科护士指导老年人考虑预设医疗指示

当患者去世的时候,其他问题也会产生。其中一件就是遗嘱。遗嘱阐明了个人对他们死后管理事宜的决定。让遗嘱有效力,做遗嘱的人必须有良好的神志状态、达到法定年龄,而且不能被强制去做决定或受到其影响。遗嘱应该是书面的,虽然在某些情况下,一些州认可口头或口述的遗嘱。口头遗嘱必须由遗嘱之外的做证人签字并输入日期。需要的证人的数目因州的不同而有变化。

为了避免问题,例如家属控告护士影响了患者的决定,护士应该避免成为遗嘱的见证人。然而,如果患者想留一份遗嘱或改变它,护士可以帮助患者得到法律咨询。法律援助机构和当地法律学校也是希望立遗嘱的老年人的求助资源。如果患者正在死亡并且希望向护士转达他或她的意愿,护士可以按照患者所说的、将完全一致的内容写下、签字、写上日期,并且让患者签字,然后交给相关管理机构。老年科护士应该鼓励所有年龄的人立下遗嘱,避免让本州法律决定他们死后财产的处理情况。

宣布死亡是另外的焦点所在。当患者死后,护士可以决定在患者死后通知其家人和殡仪馆。医生通过电话得知患者死亡,并且之后签署死亡证明书。这种很寻常的程序可能对护士来讲是违法的,因为一些州宣称宣布患者死亡是医学操作范畴,而非护理领域。护士应该保护自己的资质,让医生宣布死亡(如果这是必要的)或者通过游说让法律改变,以便使自己在这些情况下受到保护。

检查死后的患者可以让我们更多地知道死因,也为医学教育做贡献。在一些情况下,比如当怀疑患者的死亡与犯罪或玩忽职守、或者与疾病、职业病相关或者死亡成为法医的案例,尸检是必要的。除非是法医的案例,否则必须从直系亲属那里取得尸检的知情同意书,一般是配偶、子女、父母、姐妹、祖父母、舅母姑姑、舅舅叔叔或表妹表弟。

老年人虐待

对老年人的虐待可能发生在患者家里或者医疗服务机构。施虐者可能是亲人、照料人员或者陌生人。尤其是在长期照料关系中,家人或工作人员压力过大,就会不幸发生虐待。影响家庭照料人员构成虐待的因素在第 38 章被提及。

重要概念:

照料人员的压力可能导致虐待老年人的行为发生。

有以下几种被察觉的老年人虐待(国家老年虐待中心,2012),包括:

- 身体虐待。
- 精神虐待。
- 性虐待。
- 剥削。
- 忽视。
- 遗弃。

虐待可以是很多形式的,比如造成痛苦和伤害、偷窃、错误管理资金、错用药物、造成心理压力、不提供食物或照料,或者监禁。甚至威胁要有类似的举动也构成虐待。虐待可能难以被发现,因为老年人缺乏与外界的沟通(比如他们整日待在家里,没有和除了虐待者之外的人有接触);或者不愿意上报内容,因为害怕或者羞耻。护士可以通过一些工具检测虐待,比如老年检测工具(Elder Assessment Instrument)(Fulmer, 2003)。老年专科护士必须在与老年人交流的时候,警惕虐待和忽视的迹象。这些迹象包括:

- 延迟寻求治疗。
- 营养不良。
- 脱水。
- 不能解释的淤青。
- 卫生情况差。
- 尿的异味和有尿迹的衣服。
- 阴部的伤痕。
- 不合理的用药。
- 反复感染、受伤和疾病的可预防并发症。
- 回避描述身体状况,症状,问题和家庭生活。
- 不安全的居住环境。
- 社交孤立。
- 紧张,怀疑和抑郁。

护士有法律责任去汇报所有已知的或可疑的虐待的案例。每个州的汇报流程有差异,因此护士应该咨询具体州的法律。资源列举了一些可以提供关于老年人虐待和寻找律师信息的机构和组织。

护士的法律安全保障

常识是良好护理实践的好助手。绝不要忘记患者、访问人员和员工在医疗环境下没有丧失他们的法律权利。在医患、雇佣与被雇佣关系间,法律和制度增加了额外的权利和责任。护士可以、也应该通过以下方式保护自己:

- 让自己熟悉具体机构、护士实践、劳工关系的相关法律和规定。
- 对机构政策和程序熟知并严格遵守。
- 在护理范围内操作。
- 对他们负责的员工的胜任能力有评估和评定。
- 检查他们监管的雇员的工作。
- 当质疑某一情形是否需承担法律后果时,要征得管理部门或法律指导。
- 上报并存档特殊事件。
- 拒绝在给患者安全造成隐患的环境下工作。
- 购买法律责任保险。

相关研究

在患有痴呆的老年人中筛查虐待和忽视

Wiglesworth, A., Mosqueda, L., Mulnard, R., Liao, S., Gibbs, L., & Fitzgerald, W. (2010). Journal of the American Geriatrics Society, 58(3), 493–500.

在这个研究里,科研人员家访了 129 个老年痴呆症的患者以及他们的照料者,寻找虐待的证据。科研人员发现,47% 的患者被照料他们的人虐待,其中心理虐待最为常见。当分析了患者及其照料者的特点时,科研人员发现有虐待行为的照料人员有更高的紧张程度、更多抑郁的证据、更少的社交接触,并且认为自己肩负了很大的重担。研究发现,受虐待的老年痴呆患者对他们的照护者有着生理和心理上的敌意。

这些发现证实了对照料人员询问他们重担的必要性,也证明了询问患有痴呆的老年人遭受的心理和身体虐待的重要性。这不仅帮助我们识别老年痴呆患者受虐待的风险,也帮助我们理解支持、保护和帮助其照料者的重要性。保护老年人的权利有时候意味着揭开表面挖掘实际问题。

实践探究

你在值夜班,你的科室里有好几个术后患者。所有员工的负担都比往常要重。其中一个护士忘记将一位被注入较多镇静剂患者的床栏升起来;患者神志不清的时候试图下床,并且摔倒了。你和负责照顾他的护士迅速到达他身边。他的护士叫你帮她把患者扶到床上。你拒绝了,声称“他应该做一个全面的检查,并且这件事情要向主管汇报”。那个护士拒绝了说“你知道我们院的政策的。他们可能会停我职,我可有孩子要供养。我检查过他了,他没有问题……而且,他根本不会记得这件事情。不会造成伤害的，来吧。"患者看起来没有受伤，你也不想让这个护士失去工作，你应该怎么办？

评判性思考练习

1. 讨论为什么老年科护士是法律责任追踪的高风险人群？
2. 讨论你会如何帮助没有家庭的社区老年人取得监护人。
3. 描述你如何与一个老年人讨论制订预设医疗指示的问题。
4. 讨论下列情况下你会如何做：
   - 一个你督管的护士重复犯错，看起来并不能胜任工作。
   - 你开始记录你的观察，但是被主管告知"闭嘴，因为他是主管的儿子"。
   - 你的患者跟你说她的孩子模仿她签字，将银行账户的钱取走了。

葛 颂

引用资源

American Association of Retired Persons (AARP) Elder Law Forum
http://www.aarp.org/research/legal-advocacy/

American Bar Association Senior Lawyers Division
http://www.abanet.org/srlawyers/home.html

Hartford Institute for Geriatric Nursing
Try This: Best Practices in Nursing Care to Older Adults
Issue Number 15 (Revised 2007), Elder Mistreatment and Abuse Assessment
http://consultgerirn.org/uploads/File/trythis/try_this_15.pdf

National Academy of Elder Law Attorneys
http://www.naela.com

National Center on Elder Abuse

http://www.elderabusecenter.org

National Senior Citizens Law Center
http://www.nsclc.org

Nursing Home Abuse/Elder Abuse Attorneys Referral Network

参考文献

Fulmer, T. (2003). Elder abuse and neglect assessment. *Journal of Gerontological Nursing, 29*(6), 4–5.

National Center for Elder Abuse. (2012). *Fact sheet about elder abuse*. Retrieved May 2, 2012 from http://www.ncea.aoa.gov/ncearoot/Main_Site/index.aspx

第9章

老年护理中的伦理问题

本章大纲

指引伦理思想的哲学

护理学的伦理

　　外部与内部的伦理标准

　　伦理原则

老年专科护士面对的伦理困境

　　增加护理伦理困境的改变

　　帮助护士做出伦理决定的策略

学习目标

通过本章学习,你将能够:

1. 讨论关于对与错的哲学思想。
2. 描述引导护理实践的伦理标准和原则。
3. 列举增加护士伦理困境的事实。
4. 举出帮助护士做出伦理决定的策略。

术语词汇须知

自治权:尊重个人自由、喜好和权利。

善行:做对患者有利的事情。

机密性:尊重隐私。

伦理:一系列指导行为的道德规范。

尽责:遵守我们对患者的承诺和责任。

公正:公平,对待每个人一致。

避免伤害:防止伤害患者。

诚实:不欺骗。

虽然指导对与错行为的原则和概念对护理学并不是新引入的,护理学领域对职业伦理越加重视。老年科护士通常面对关于向老年人提供护理,护理范围和护理费用方面的伦理问题。许多这些问题在护士日常工作中产生。护士需要理解护理行业的伦理,他们自身的伦理观和如今老年科护士面对的伦理困境。

指引伦理思想的哲学

伦理这个词起源于古希腊 "ethos"，意思是 "指导生活的信念"。目前对于伦理的定义是围绕着被接纳的行为准则和道德判断的。最基本的是，伦理帮助决定行为的对与错。虽然听起来简单，不同的哲学思想对于对与错的诠释是不同的，以下是一些例子：

- **功利主义**：这种哲学观坚持真理就是绝大多数人获益并高兴。
- **利己主义**：与功利主义相反，利己主义主张如果一个行为对于个人有益就是正确的，没有理由去对他人行善举，除非这个善举对发起善举的人有利。
- **相对主义**：这种哲学观也被称作据情形而定伦理观，即对与错是根据具体情况而定的。在相对主义之下是几种思想。有的相对主义者相信每个人对于伦理正确有不同的认知，而其他人认为个人的认知应该遵守社会在那个时间和情况下的整体认知。
- **绝对主义**：在绝对主义的理论里存在引导行为的具体事实。事实根据个人信念而有变化。例如，基督教的信徒与无神论的人可能对某些道德行为的看法是不同的。支持民主党的人和支持共产党的人也会有不同。

为列举这 4 种不同的哲学思想，我们假设有 4 个贫穷的老年人住在一起。1 天，其中一个老年人在信箱里发现一张彩票，上面的号码是 100 万美金的中奖号码。伦理上，他应该把奖金分给室友吗？功利主义提议他应该把奖金分给其他人，因为这样做对所有人都有利。利己主义鼓励他留下奖金，因为这样做对他个人利益最大。相对主义的人可能说，正常情况下，他应该留下奖金，但这种情况之下他会有多于他所需要的钱，所以他应该分享奖金。绝对主义的基督教徒会说保持彩票从道德上讲是错误的，应该努力找到彩票原本的主人。

现在再用不同的哲学思想来考虑政府对于老年人的扶持。功利主义会提议，这 12% 的人口不应该占用 1/3 的国民生产总和，这笔钱应该按照总人口平均分布。利己主义的人会说每个老年人应该取得他认为他需要的，不必考虑这对他人的影响。相对主义者会提议老年人应该拥有这笔款项，除非防卫或受抚养子女需要更多支持，这种情况下这样做就不再正确。绝对主义根据他们的信念系统有不同的观点，包括应该给老年人所有他们需要的，因为照顾老人和患者是道德准则和责任，也包括应该从老年人群撤销这笔款项用来构建军队，满足具体的政治目标。

其他引导伦理的哲学也存在，但上面阐述的几种哲学观反映了伦理思考判断问题的多样性，更加证明了对和错是很复杂的抉择。

> **重要概念：**
>
> 个人可能被很多哲学观指引，从而导致他们采用很不同的方式看待同一情况。

护理学的伦理

外部与内部的伦理标准

不同的职业，比如护理，需要可以用来评价职业操守的伦理准则。这个准则被那些遵守职业准则的实践者接受并指导其行为规范。根据美国护士协会（ANA）护士伦理准则（框 9-1）列出了职业价值大纲。美国全科护士协会制订了全科护理准则，提供了护士对于自身，他人和环境的行为和责任指导（全文请见 www.ahna.org）。

护士也受护理职业之外伦理准则的约束。联邦政府、洲和当地的准则，通过管理条

框 9–1 护士伦理准则

1. 护士,在所有职业关系当中,在实践中体现同情,尊重每个人固有的尊严,价值和独一性,不因社会或经济条件、个人特质和健康问题的存在而有差异。
2. 护士的首要承诺是患者,不管是个人、家庭、群体亦或社区。
3. 护士促进、拥护、争取患者的健康、安全和权利。
4. 护士为护理实践负责,并对决定适合的,与护士为患者提供最好的护理目标一致的护理措施负有责任。
5. 护士将一些职责归给他人的时候也要归给自己,包括维持正直和安全,维持职业胜任能力和继续个人和职业上的成长。
6. 护士通过个人和集体行动参与建设、维护和提高医疗环境和雇主条件,来推动符合职业价值标准的高质量医疗健康的供给。
7. 护士通过实践、教育、管理和知识的发展参与推动护理职业的进步。
8. 护士与其他医疗工作人员及公众配合,促进社区、国家和国际对于达到健康需求的努力和措施。
9. 护理职业,由其委员会和成员代表,负责阐述护理价值,保障职业、实践和社会政策方面的正直性。

Courtesy of American Nurses Association, Washington, DC. Developed and published by the American Nurses Association, 2001.

文,对护理实践提供指引。另外,各种组织比如联合委员会和美国医疗协会发布了对于具体护理师和护理环境的标准。同时,个人机构也有针对具体护理实践的哲学准则,目标和具体要求。

最重要的是,护士具有他们根据自己职业生涯积累而成的个人价值观,这极大地决定了其伦理观念。理想情况下,护士个人的价值体系与职业,社会和雇佣单位相兼容。如果这些价值体系不能兼容,矛盾就会产生。

重要概念:

护士去理解自身的价值是非常重要的,因为如果护士自身的价值与雇佣者或服务人群的价值不兼容,矛盾和焦虑就会产生。

伦理原则

有一些原则用于指导健康护理,包括:

- **行善原则:** 做对患者有利的事。这个原则基于以下信念:护士的教育和经历让他们能够对患者做出对他们有利的决定。护士面对这样的挑战:既需要对患者做出对他们有益的决定,又不能无视患者自身的意愿。无视患者自身的决定,由专业权威为患者的利益做决定是家长式作风,干扰了患者的权利和自由。

- **不伤害原则:** 避免对患者造成伤害。这个原则被看作是善行的一个分支概念,因为最终目的是为患者的好处着想。除了不造成伤害,一些行为,比如关于人员不足的反馈意见有助于为患者提供安全关怀,避免其造成伤害。

- **公正原则:** 公正,平等对待每个人,为患者提供他们需要的服务。这个原则是基于下列信念：患者有权利得到满足他们健康需求的服务，不论他们的支付能力如何。

- **尽责和真实原则**：尽责意味着遵守我们的承诺和承担对患者的责任；真实意味着无欺骗。这个原则是护士与患者交流的核心，因为其关系的质量取决于信任和正直。老年人可能有更高的脆弱性，很依赖于医护人员的真实和承诺。
- **自主原则**：尊重个人的自由，喜好和权利。向老人提供与原则相符的知情同意，以确保老人的权利。
- **保密原则**：尊重患者隐私。患者通常与护士分享高度私人的信息并需要确保他们的信任不被打破。除了遵守保密的道德正确性，健康保健责任法和其他法律赋予人们关于个人隐私法律权利。

几乎没有护士对这些原则的价值存有异议（图9-1）。事实上，强化这些原则的实践被大力推广，例如确保患者得到他们需要的

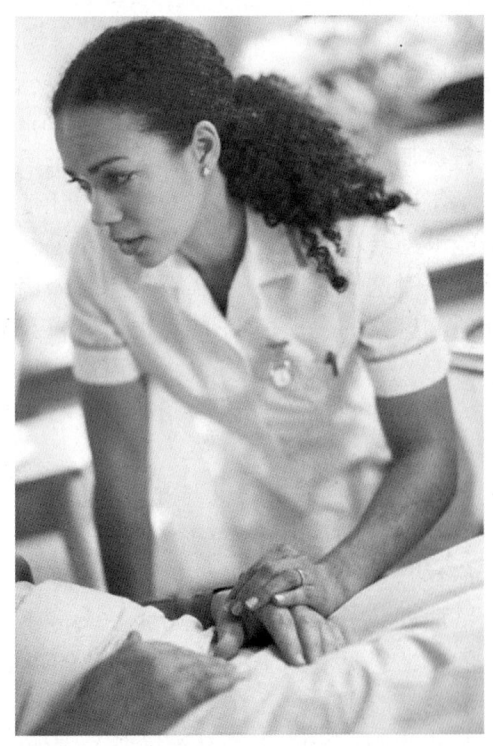

图9-1 ■ 护士遵循的原则是做善事，平等对待，恪守言行并尊重老年人的权利

照料、尊重患者同意或拒绝治疗、避免不称职的人员照顾患者和遵照可接受的操作标准。然而，实际生活的护理实践绝不简单，新出现的情况让道德原则的应用变得复杂。当其他情况干涉了伦理原则的清晰、基础的应用，伦理困境就可能出现。

思考题：

你如何应对解决道德困境？如果在实践中，你是否能接受与个人信念不统一的标准？如果能接受是为什么？

老年专科护士面对的伦理困境

护理实践涉及很多能够产生矛盾的情况，比如护士自身的价值和外在系统影响他们决定的价值相冲突，患者的权利和护士对这些患者的责任相冲突。框9-2展示了这些困境的例子。这些例子是护士每天面对的问题，而且没有简单的答案。

护士应该遵守规章制度和原则，做对患者有利的事的说法是简单的。但现实生活中，护士能期待他们100%的时间都遵守这些制度？如果遵守这些制度意味着他们可能让家庭失去收入，违背个人决定自己命运的权利，对雇佣单位的同事造成困扰，或者使他们被贴上问题制造者的标签？如果已知违背规定或法规不会造成实际伤害，是否这样做还是错的？护士需要限制他们对患者的维护程度吗？护士应该根据他们自己，患者还是雇佣单位的权利做决定？护士应该对谁负责？

重要概念：

大多数临床情况不是简单的对错决定能判断的。

框 9-2　老年护理实践的伦理困境

在给社区老年人提供服务时,你遇见了 Brooks 先生,一个 68 岁无家可归的人。他向你咨询了关于他过去几个月经历的呼吸系统方面的一些症状,包括咳嗽,吐血和呼吸困难。他很瘦,而且承认体重减轻了很多。他表示 50 年来,他每天至少吸一盒烟,并且不打算改变吸烟的习惯。虽然他认知能力没有受损,但是他强烈反对给他安置住所,拒绝接受诊断和治疗。你确信,如果不接受医学干预,Brooks 先生不能生存多久。

你会尊重 Brooks 先生对其生命决定的权利,还是替他做出对其健康最好的决定?

你现在是养老院护理部的新主任,很高兴得到这份工作,因为它是你全家唯一的收入。最近这里的居民中发生了十例腹泻;你知道,按照规定,超过 5 例就要报告给卫生部门。你将此事告知了医疗主任和管理人员,他们告诉你不要告知卫生部门,"避免产生麻烦"。医疗主任告诉你,这件事并不严重,过几天就会被遗忘。你知道你应该通知卫生部门,但上一任的护理部主任因为类似的事情被开除了。

你是任由规定被违反还是冒着丢掉你迫切需要工作的风险而上报呢?

76 岁的 Brady 夫人的保险明天过期,医生为她开具了出院通知书。因为她很虚弱而且有点糊涂,在住院期间,她没有学会如何用家用氧气以及服用药物。她 80 岁的丈夫是她主要的照顾人,而他本人健康不好,也很虚弱。社区工作者告诉你,已经安排护士每天到家里来访,但这对夫妇不符合 24 小时的家庭护理。你和其他护士都坚信,如

果 Brady 夫人明天出院,她的健康将受到威胁。医生告诉你,很有可能你是正确的,但"医院不能支付保险不包括的赔付"。

你会冒着增加医院财政风险的可能,提议无偿治疗吗?

79 岁的 Adams 先生正在以一个胎儿的姿势躺在床上,只有深度的疼痛刺激他才会做出反应。他的身体有多处压力性溃疡、反复感染,并通过鼻饲进食。他的妻子和孩子十分关心他的生活质量,表示 Adams 先生在这个状态下一点儿也不想继续活下去。他的孩子们私下对医疗团队的人表示如果父亲的医疗费用继续产生的话,母亲会变穷,他们祈求工作人员把鼻饲管拔走。这家人表示,他们不想因为情感或财务方面的问题而将事情闹到法庭上去。医生很同情他们,但是他说他也是被迫对患者使用鼻饲和抗生素,因为他不能只是一腔热情。但私下的时候,医生却对你说:"如果你想在别人不知情的时候拔管,我会闭上眼睛并保持安静。"

你会超越你的权限,中断 Adams 先生的生命支持性治疗而满足家属的要求吗?

Smith 夫人癌症晚期,正在被丈夫照顾。这对夫妇结婚 63 年,从没有分离过,他们高度融合在彼此的生活中。在你访问的时候,这对夫妇公开向你讨论了他们的计划。他们同意,当 Smith 夫人的疼痛剧烈到不能忍的时候,他们一起服用之前积累的药物,一起死去,平静地死在对方的怀抱下。

你会无视作为护士汇报自杀倾向的责任,尊重这对夫妇一起死去的意愿吗?

增加护理伦理困境的改变

伦理的问题对护士而言不是新问题。然而,行业和医疗系统的变化给护理实践带来了新的伦理困境。

护士角色的延伸

护士已经不再仅仅是遵守医嘱的照料者。他们现在从事复杂的评估,诊断护理问题,监视患者情况和提供复杂的治疗。尤其

在老年护理环境里,做出关于患者临床情况的独立判断。这种更宽泛的职业范畴,结合提高的工资和社会地位,增加了护士对患者的责任。

医学术语

人工器官、基因检测、新药、计算机、镭射、超声波和其他革新增强了医疗社区检测和治疗问题的能力,使一些之前没有希望的病例也能痊愈。然而新的问题伴随而来,比如针对谁,在什么时候和如何使用这些技术。

新的财政限制

过去,医疗系统最大的问题是提供高质量服务,帮助人们保持和恢复健康。现在,有一些其他需要考虑的因素,比如成本效益、减少不良债务和发展其他收入来源。患者的需求与经济结果相比较,产生了一些比较困难的决定。加之,在这个资源稀缺和倡导合理化医疗的时代,舆论在讨论 – 老年人是否应该享有高质量的医疗资源而其他人群缺乏基本的支持。

重要概念:

关于老年人是否应该享有比其他群体更多利益的问题加剧。

利益冲突

护士面对一系列利益冲突的情况。比如,如果一个护士认为鼻饲和抗生素治疗可以让患者生命延长,她会认为患者及其家属拒绝这种治疗的选择是不适当的;患者的康复治疗因为保险的原因停止了,但护士知道患者如果持续坚持这种治疗可以提高恢复效果;护士知道雇佣单位故意让员工数目低于实际需要的数目,但他没有主张增加员工,因为不想有损自己的职位。

老年人数目的增加

当老年人占人口比重低时,为老年人设立的服务影响力显得不那么重要。然而随着人口老龄化的加剧,社会开始充满重担。虽然老年人的问题和需求日益明显,社会对于支持这些需求的能力和责任都有待考量。

协助自杀

美国护理委员会明确反对协助自杀,该协会认为护士应该提供充满同情的和合格的临终关怀。虽然参与患者的协助自杀是不伦理的,也是不合适的,护士可能照料那些有绝症、有自杀倾向的患者。这种状况因为允许绝症患者通过服用致命药物自杀的法律的建立而变得复杂(1997 年俄勒冈州尊严死亡法律),并且个人有权决定拒绝治疗。护士可能面对这样的伦理难题:眼看着一个有能力的患者计划协助自杀并且需要自己的干预。或者,他们可能知道一个患者正在计划协助自杀,他们尊重患者的选择,但是认为因为没有向机构汇报、停止患者的计划而违背了行业准则。

思考题:

你认为老年护士有伦理责任,通过反对那些不利于老年人利益的政策和赔偿决定,去维护老年人的利益?

帮助护士做出伦理决定的策略

虽然指导方针存在,没有一个确切的能够解决护士面对的所有伦理困境的答案。然而,护士应该用以下措施,减少他们做伦理决定时面对的挣扎:

- 鼓励患者表达意愿。建议患者表达意愿和签署具有法律效力的文件,尊重患者的意愿。框 9-3 提供了协助患者做决定的建议。
- 识别决定的关键人物。考虑患者的家人、朋友和照料人员,考虑他们的担心和喜好。

案例分析

　　79 岁的 J 先生被诊断患有罕见的肝病。肿瘤医生告诉 J 先生,虽然他希望尝试一轮化疗,治疗手段只能将其生命延长几个月。J 先生和 66 岁的妻子受到很大的打击,他们进而寻求网络帮助。他们看到有患者证言,自己患有相似的疾病,通过德国一家医院的辅助治疗法,生命延续了几年。他们联系了那家医院,得知 J 先生符合接受治疗的条件。治疗包括每两个月住院两周,每次花费两万五千美金外加旅途费用。这对夫妇没有存款但拥有一套很好的住宅,他们也没有孩子。他们和肿瘤医生讨论了这个方案。肿瘤医生不建议他们接受该辅助疗法,说"你们的时间和金钱应该用来一起度过最后的时光并准备 J 先生日益下降的健康和最终的死亡。"尽管医生不支持,J 先生希望卖掉房子,接受辅助疗法。J 夫人希望帮助她丈夫延长生命,但是担心面对失去房子的前景和在丈夫死后用自己有限的社会保险赔付债务的现实。她不同意这个提议,但又担心如果她说出了自己的担心,她的丈夫、朋友和亲人会说她薄情。

批判性思考

- J 先生有权为有争议的,只能延长生命几个月的治疗方案而耗尽 J 夫妇共同的资源吗?
- J 夫人有权反对这个计划吗?
- J 先生的医生应该反对 J 先生的提案吗?
- 你会如何帮助这对夫妇?

框 9-3　　帮助老年人做决定

- 确保患者有能力做决定,即没有干涉做决定能力的临床诊断(比如痴呆)、住院的压力、药物的副作用或者其他改变患者做决定的能力的治疗。测试神志状态改变的情况。如果有问题,咨询机构的社区工作者或其他医疗工作人员。
- 记录影响做决定的因素,比如神志能力、表达能力、情绪、药物影响和家人影响,如果个人有能力做决定。
- 提供关于治疗选择的解释和信息,增强个人的理解。如果患者同意,让患者家属或重要人员参与讨论。

- 确保患者理解诊断、预期、治疗选择和各种治疗的利益和风险。
- 鼓励患者问问题,表达自己的担心。
- 如果对需要患者同意的医疗程序有疑问,请求执行操作的医生与患者交流这个问题。
- 确保患者没有被迫做任何决定,或受到任何威胁作出同意。
- 意识到能做出决定的能力会随着药物和疼痛而变化。确保在患者意识清醒的时候提供解释,并让他们做决定。
- 文件记录所有发现和解释,以及患者表达的意愿和焦虑和其他相关信息。

- 了解自己。护士应该了解自己的价值体系,挖掘自身宗教文化信仰和个人经历,从而理解个人对于具体伦理问题的舒适区。
- 阅读。阅读其他护士面对于伦理问题的讨论和案例体验的医学文章,参考他们面对问题时的策略。阅读护理领域之外的文章可以帮助护士拓宽考虑问题的视角。
- 讨论。在正式的教育项目或非正式休息期间,和其他医疗团队人员讨论这些问题。神职人员、律师、伦理研究人员和其他人可以提供有趣的不同的视角。
- 成立伦理委员会。将不同的医疗工作者聚集在一起,和神职人员、律师、行业外人员一起讨论具体环境里的伦理问题。将法律和管理边界澄清,发展政策,讨论浮现的伦理问题,调查伦理不端行为。
- 咨询。临床伦理咨询由专家(个人或集体,比如律师、哲学家和专业从事医疗伦理问题的临床工作人员),通过伦理委员会或咨询的方式提供。临床伦理咨询提供教育、调解道德矛盾,拥护患者权利(美国伦理和人道组织,2010)(完整的医疗伦理咨询请

见 http://www.asbh.org/papers)。
- 分享。当面对困难的伦理决定,和其他人讨论并寻求支持和引导,评估决定。评估行为的结果和是否今后类似情况应该采用相似的决定。即使是不好的决定也可以给我们一些经验教训。

 重要概念:

当面对伦理决定时,听取自身的价值系统是很有益的。

老年专科护士面对一系列伦理问题。比如,有限的医疗资源是否应该用在为 80~90 岁的患者心脏移植? 是否应该让富裕的子女,而不是公共资源支付老年患者的费用? 家庭应该为亲属的治疗做出多大的贡献? 护士应该为机构预算做多大的折中? 护士必须成为促进针对老年人群的、伦理正确的政策和实践做积极的参与者。作为老年专科护士,选择做领导者还是不管不问的人极大程度地决定了老年护理行业的未来。

相关研究

为什么在经济发展的时候死亡人数更多?

Stevens, A. H., Miller, D. L., Page, M. & Filiski, M. (2012). Center for Retirement Research, No. 12-8.

这个项目研究了增长的就业率对死亡率的影响。在研究失业率减少 1.1% 的那一年的死亡人数时,研究人员发现,处在工作年龄的人数仅仅占了当年死亡人数的 9%, 75% 的死亡的人是 65 岁以上的老年人。其中,老年女人占 55%,并且大多数是养老院的居民。

科研人员发现,养老院雇佣人员的变化影响了老年人的死亡率。研究显示,失业率每降低 1% 就会减少养老院 3% 的全职员工。换句话说,当失业率低、雇佣机会变多的时候,养老院的工作人员更有可能离开现有工作,寻求更好的工作。大部分养老院居民是女性,这解释了死亡的人数里女性居多。这个研究的结论是,低员工数对养老院居民的健康和寿命有致命影响。

　　这个研究展示了对养老院工作人员提供良好薪酬的重要性。没有有竞争力的工资，人员更可能不愿意久留、离开岗位，低员工数有很负面的影响。当考虑行善原则时，我们必须确保人员充足的补偿和充足的员工数目。

实践探究

　　一个民间组织非常关心税收的利用问题，正在发展一系列针对议员的提议。其中一项提议就是限制 Medicaid 和 Medicare（美国的两种最基本的保险）对昂贵手术的赔付（比如器官移植，髋关节置换）只在 80 岁以下的人群适用，其原因是有限的款项应该更针对年轻人群，因为他们能活更久。

　　虽然你明白医疗款项很有限，但作为老年学护士，你认为维护老年人权利，让他们也享受到其他年龄群体的权利也同样重要。

　　你会如何回应这个民间组织？

评判性思维能力训练

1. 什么因素影响了你个人的伦理观？
2. 讨论以下情况产生的困境
   - 绝症患者告诉你他的计划自杀。
   - 被上级告知要送某个患者出院，因为她的保险不再为她支付医疗费用，但你知道她并不适合出院。
   - 被一个老年组织询问关于是否支持他们将附近的操场改建成老年活动中心。
   - 得知一个保险公司人员提议 75 岁以上人士的透析和器官移植不能得到赔付。

葛　颂

引用资源

American Nurses Association, Center for Ethics and Human Rights
http://www.nursingworld.org/ethics
American Society of Bioethics and Humanities
http://www.asbh.org

参考文献

American Society for Bioethics and the Humanities. (2010). *Core competencies for health care ethics consultation* (2nd ed.). Glenview, IL: American Society for Bioethics and the Humanities. Retrieved from http://www.asbh.org

第 10 章

老年延续性护理

本章提纲

老年人延续性护理服务
    支持和预防性护理服务
    局部和间歇性护理服务
    完整和持续性护理服务
    补充和替代性护理服务
所需的配套服务
老年专科护士的配置和角色

学习目标

通过本章学习,你将能够:
1. 描述可以提供给老年人的延续性护理服务。
2. 讨论影响老年人选择延续性护理服务的因素。
3. 描述老年专科护士实践的各种场所。
4. 列举老年专科护士的主要职责。

术语词汇须知

成人日托服务:一天中某段时间为身体或智力中度残疾的患者提供健康和社会服务,可以使他们的照顾者得到适度休息。

辅助生活机构:针对于那些虽然不需要养老院级别的照顾,却不能独立完成个人护理和/或卫生保健的人进行居家护理的机构,也被称为辅助生活社区、居家护理、个人护理和寄养所。

个案管理:通过注册护士或者社会工作者评估个人需求,制订合理的服务措施,并帮助这些人协调并获得社区中的护理服务。

姑息护理:居家或在特定机构中向临终患者及其家庭成员提供支持和姑息治

124

疗的服务。

养老院：为那些在社区中无法被照顾，有身体或者精神异常的人提供 24 小时照护的

机构。

临时看护：为个体提供短期护理，因此可以使他们的照顾者短期地从照顾责任中解脱。

人口老龄化的影响已经在我们周围凸显。媒体报道医疗保险和社会保障的成本均在上升；银行推出了反向养老金抵押贷款项目来促使老年人留在自己家中养老；修建了一个新的退休社区；一家大公司开发了一个成人日托项目；通过了一项《家庭休假法》；一家当地医院建立了针对社区老年人新服务的循环通知体系；居住地附近的教堂发起了一个照顾者支持小组。

即使我们不是护士或者护理专业的学生，也会不经意间注意到人口老龄化已影响到了社会生活的方方面面。这使我们越来越意识到，老年人几乎是所有卫生保健服务的主要消费者。需要考虑到以下几点：

- 越来越多的美国人对于使他们保持年轻、健康和有活力的健康计划感兴趣。
- 1/3 以上的手术患者年龄超过 65 岁（疾病控制和预防中心，2006）。
- 精神卫生问题的患病率随着年龄增加而增长。
- 老年人慢性病发病率是其他年龄段个体的 4 倍，80% 的老年人患有至少一种慢性病（疾病控制和预防中心，2012）。
- 约 40% 的老年人在自己的人生阶段中会有一段时间在养老院中度过（医疗保险和

医疗补助服务中心，2007）。

- 老年人占据了急性病医院的大多数床位。
- 老年人是家庭健康服务最重要的使用人群。

无论在养老院、保健组织、门诊手术中心、临终关怀项目、康复单元工作或者私人诊所，护士们都可能参与了老年护理的工作。

老年人口的多样性及其需求的复杂性对护理服务产生了多元的需求。无论是完全独立和健康老年人，还是完全依赖他人照顾和体弱的老年人，延续性护理必须满足老年人群复杂和多变的需求。

老年人延续性护理服务

延续性护理包括支持和预防性护理服务、局部和间歇性护理服务、完整和持续性护理服务（图 10-1）。延续性服务包括由社区提供的、由医疗机构提供的，以及二者结合提供的服务。补充和替代性服务也可能属于延续性护理的范畴。

护士必须熟悉各种可提供的护理形式，才能为老年人制订有效的延续性护理计划。事实证明，参观各个机构以直观了解他们的服务对老年专科护士的工作是有益的。虽然每个地区的服务不同，但是下面将陈述一些普遍的例子。

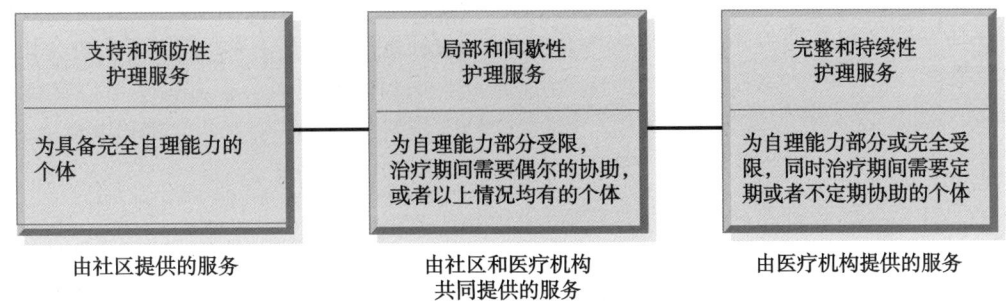

图 10-1 ■ 老年人延续性护理的服务方法

支持和预防性护理服务

大多数老年人住在社区,得到的是最小限度的或者非正式的援助。他们中的许多人通过调整自己的生活来适应由老龄化带来的常见变化,一些人可以完成自我护理,满足自己较为复杂的护理需求。帮助老年人保持独立,防范影响健康和幸福的风险,建立有意义的生活方式,并且针对健康和医疗的需求制订自我护理的策略,这些对于护士来说是个挑战。

通过支持和预防性服务支持独立的个体维持其自理能力,可避免其出现生理、情感、社会及精神方面的问题。在这类服务中,护士可能会参与到:

- 识别护理服务需求。
- 送转介老年人接受合适的护理服务。
- 支持和协调护理服务过程。

美国当地的老龄工作办公室、退休人员教育委员会、图书馆及卫生部门通常能为老年人了解可用的护理服务资源提供帮助。护士应该积极鼓励老年人在有问题和需求时利用这些资源。营业电话簿对于老年人来说也是一个有用的资源。此外,主管老龄化的政府机构通过一个网站向老年人及其家人提供多样的信息和服务。关于老年人支持和预防性护理服务的例子叙述如下。

> **重要概念:**
>
> 对于社区中的老年人,护士主要是帮助老年人保持独立,防范影响健康和幸福的风险,建立有意义的生活方式,并且针对其健康和医疗的需求制订自我护理的策略。

金融服务

美国社会保障管理总署能够帮助老年人获得退休收入、残疾福利、补充保障收入、医疗保险或其他健康保险。社会保障管理总署的地区办公室可以提供直接的援助和信息。

退伍军人管理局可以为老年退伍军人和他们的家庭提供财政援助,利害关系人应该直接联系当地退伍军人管理局。各社区向老年人提供百货商店、药店、剧院、音乐会、餐馆和运输服务的折扣,折扣列表可以从当地的老龄化办事处获得。

许多银行向老年人提供免费的支票账户和其他特别服务。通过填写一份银行直接存款表单,老年人就可以将社会保障总署的保障金和补充保障收入直接转入银行账户,同样,养老金支票也可以直接存入银行帐户。此服务使老年人不必亲自前往银行,并可以免受犯罪的侵扰。可以通过银行业金融机构安排反向年金抵押贷款,让老年房主在家中便可以使用等值的房屋抵押金从而能留在社区生活。建议老年人通过金融机构了解这些服务的详情。

财政援助也可用于埋葬和殡殓费。例如,战时老兵有资格从退伍军人管理局获得一些援助。此外,社会保险管理总署可以担负此项目中投保人小部分的殡葬费。这些机构的当地办事处有联系信息;联系丧葬承办人也是获取这些福利信息的好渠道。最后,社会服务机构和宗教组织经常帮助资金不足的人们支付额外的殡葬费。

就业

如果老年人渴望工作,护士可以为他们做好就业服务的推荐。国家就业服务和60岁以上老年人咨询及就业服务中心开展的一些项目提供就业对策和工作安排。各州也有祖父母或外祖父母培养计划、老年商人协会和老年助手项目。当地老龄化办公室可以在他们的社区指引老年人了解就业方案和机会。

食品

社会服务部门可以通过提供申请食品券的有关信息来帮助老年人在他们的预算内购买食物。这些部门也可能提供杂货店购物服务及营养课程。许多老年公民俱乐部和宗教组织提供午餐项目,将营养膳食与社会化相结合。当地老龄化办公室或卫生部门可以引导老年人去这些项目的现场。

住房

当地的社会服务机构及住房和社区发展部门可以帮助老年人在可担负的成本范围内选择合适的住房。这些机构也可以提供给老年房主用于家庭维修的资源,并提供关于物业税折扣的信息。各种专为老年人提供延续性照护的退休社区(框 10-1)、村庄、活动房屋公园和公寓大楼遍布整个美国。一些住宅区包括特殊的安全巡逻、运输服务、健康计划、娱乐活动和建筑结构调整(例如,低柜、浴室的扶手、着色的窗户、替代楼梯的斜坡和紧急呼叫铃)。这些房屋选项中有一些需要"购入费"或购买价格——一种月费,或两者都要。建议寻找退休住房的老年人在做决策时考虑到合情合理的事实比令人兴奋的承诺更重要,在签合同之前访问该住宅区并全面调查其优势和成本也是必不可少的。

卫生保健

护士可以鼓励老年人做预防性的健康保健活动,以预防疾病并及早发现疾病。卫生部门、保健组织、私人执业医生和医院门诊为老年人提供保健服务。除了健康服务,这些服务部门还可以帮助老年人获得健康保健的交通和资金帮助。老年人可以在他们就近的卫生保健办公室询问这类服务。

社会支持和活动

教会、犹太教堂和清真寺不仅是做礼拜的地方,也是可以向所有年龄的人提供陪伴、支持和援助的社区。许多宗教团体提供保健和社会服务,例如聚餐计划、护理院、家庭探访及零工帮忙等。在许多情况下,服务的接受者并非一定是宗教团体成员。越来越多的

| 框 10-1 | 延续性照护退休社区 |

延续性照护退休社区(CCRCs)是在一个场所提供一系列的服务、各种级别的住房及服务,以满足老年人不断变化的需求。通常情况下,人们支付入会费和每月的费用,这样他们的余生将得到所需的由社区提供的服务。合同会有所不同,包括无限服务的固定费用、有限时服务的固定费用;如果要求辅助生活、家庭保健或更高技能的护理服务,还须支付额外的费用。

健康的人可以住进独立的住房楼,包括单户住宅、公寓或独立产权的公寓。客房清洁、洗衣、膳食、交通、社交活动,以及保健服务社区都可以提供,只要支付额外费用。

如果个人需要更多的辅助,他们可以在自己住房里得到援助,也可以搬到 CCRCs 的辅助生活中心或个人护理中心。

入会费、退款条件、每月的费用、提供的服务和合同条款在不同的 CCRCs 也不尽相同,所以对 CCRCs 有兴趣的老年人考察几个 CCRCs,并进行比较,仔细审查它们的合同,是非常有用的。

信仰团体成员雇佣护士照顾成员的健康,满足其社会需要,信仰社区护理是一个欣欣向荣的专业领域。应该联系当地的教会、犹太教堂或母组织(例如,一些犹太人慈善团体和天主教会慈善机构)以获得相应的信息。

娱乐组织和其他群体也可以赞助专门针对老年人的俱乐部和活动。地方老龄委员会或办公室可以提供此类项目、活动、计划和联系人的详细信息。美国退休人员协会(AARP)地方分会可以提供宝贵的信息资源,有居家创意类的休闲活动也

有廉价打折的外出旅行的,由此帮助老年人保持活力和独立自我。最后,应该联系艺术博物馆、图书馆、剧院、音乐厅、餐馆和旅行社,了解它们针对老年人提供的特别方案。

志愿者工作

护士也可以鼓励老年人参加志愿者活动。老年人拥有丰富的知识和经验,特别适合参与志愿者工作。老年志愿者不仅可以给他人提供有价值的服务,而且也在贡献社会的过程中实现自我价值。社区为老年志愿者在医院、护理院、公司、组织、学校和其他地方提供众多机会。应该鼓励老年人咨询他们感兴趣的服务机构提供的志愿者机会。通常情况下,即便没有正式的志愿者项目机构,如果有人联系它们,也可以使用志愿服务。国家计划也为老年人提供有意义的志愿者服务机会。美国红十字会、退休高管服务公司和退休老年人志愿者项目都有几个这种项目。可以从当地办事处咨询到这些项目的详细信息。

教育

一些公立学校为老年人提供识字、高中同等学历、职业和个人兴趣课程。许多高校对老年人免学费。可以和有兴趣的学校联系了解详细信息。

咨询服务

金融问题、需要找新的住房、家庭关系紧张、守寡、慢性疾病和退休的适应都可能需要专业咨询。当地的社会服务机构、宗教组织和私人心理咨询师等都是可以提供援助的资源。

消费者事务

有些没有道德的人经常做出一些诱人信服但实际无效的承诺来谋取利益,而老年人经常成为其受害者。老年人在投资之前对灵丹妙药、度假计划和快速致富计划进行调查是非常重要的。商业改进局和消费者保护机构的当地办事处能提供有用信息,防止欺诈和欺骗;如果确实出现了问题,这些机构可提供咨询服务。

法律及税务服务

当地法律援助机构和律师协会律师的转介服务可以帮助老年人获得有力的法律援助,并只收取象征性的费用。国税局可以帮助老年人准备联邦报税表,州审计办公室可以协助州报税表;可以联系当地办事处了解附加信息。可以去搜索一下,有很多高校和法学院免费为老年人提供法律和税务服务。

交通

老年人乘坐公共汽车、出租车、地铁以及获得培训服务都可以享受折扣,应联系每个机构了解更多信息。老龄化委员会或办事处、保健和社会服务部门和美国红十字会当地分会可引导人们享受提供轮椅的服务,并对其他有特殊需要的人提供服务。各种健康和医疗设施机构都为使用他们服务的人们提供交通服务,可以到各个机构了解其具体细节。

在家购物

因身体原因只能受限在家中、因地理位置无法方便购物,或事务繁忙的人们可能会发现在家通过邮件下单,利用电视和互联网购物非常便捷。邮购有很长的传统,跟目前最新的互联网购物一样,它降低了前往购物区的不便性和风险,以及在商店走动、在公共场合携带大量金钱、拿着大包小包等的不方便和风险。在家购物产生的运费和人工费跟直接购物产生的交通费基本持平,况且直接购物会消耗更多的精力。

此外，许多图书馆提供邮件借书和磁带的服务；应该鼓励老年人在他们当地的分支机构询问这种服务。互联网提供了很多在线书籍和出版物，其中许多都是免费的。美国邮政服务提供象征性收费的邮票，可以通过邮件或互联网订购邮票；并通过联系当地邮局或邮政运营商（www.USPS.com）取得这种方法购买的邮票。

局部和间歇性护理服务

局部和间歇性护理服务对象为自我护理能力受限或因治疗偶尔需要帮助的人。由于自我护理受限的程度或所需治疗的复杂性，如果不定期提供某些辅助，这些人则将面临新的风险，或是现阶段身体、情感和社会状态的恶化。社区或相关机构可以提供此类服务。

家务援助

社会服务机构、卫生部门、私人家政机构和信仰社区可以在老年人家中帮助他们，让他们能留在家中并保持其独立性。这些服务包括简单家政、小修小补、跑腿，以及购物。可以联系地方机构和项目了解具体信息。

家庭送餐服务

无法购物、不能独立准备膳食的人们可以享受送餐到家的服务。这种服务不仅有利于良好的营养供给，还向老年人提供接触社会的机会。各社区团体都在提供类似的服务，"轮子上的美食"是最受欢迎的送餐到家服务计划。如果不能在当地享受"轮子上的美食"服务，可向社会服务部门、卫生部门和老龄化委员会或办事处咨询替代性计划。

家庭监护

一些医院、护理院及商业机构提供家庭监护系统，即让老年人佩戴远程迷你报警器，让他们在摔倒或遇到其他紧急情况时按下警报器；报警触发中央监控站，监控站打电话给指定联络人或警方援助老年人。这种类型的服务可以通过呼叫本地老龄化机构或查询诸如医疗报警器目录下的电话列表。

越来越多的远程管理技术为有生命体征、血糖水平和其他生理测量需要的患者打通了从家到医疗机构的通道。跟踪系统和传感器可以使家人或照顾者远程监视患者在家的活动情况；双向音频和视频设备允许患者在家与医疗人员进行互动；设备可向患者发出何时服药或执行其他任务的信号；通过药物管理系统，身处异地的家人及照顾者可得知患者是否遵照规定服用药物。互联网搜索家庭护理和患者护理技术供应商会产生许多适用于家庭护理的技术支持服务。

电话安慰

居家、伤残或孤独的老年人可能受益于电话安慰项目。那些参与项目的人们每天可接到一通电话——通常是在双方商定的时间——为他们提供社交接触，并确保他们的安全和健康。可以咨询美国红十字协会地方分会和其他健康或社会服务机构有关他们主办的电话安慰项目。

家庭健康护理

家庭健康照护是指在个人家里提供护理和其他疗法。美国探访护士协会提供照顾家庭服务，并能够帮助许多老年人留在家里而不用进入机构，久负盛名。美国探访护士协会有很多不同的计划，其服务包括床边护理、家庭健康帮助、物理治疗、健康教育、家庭辅导和医疗服务。医疗保险仅限于专业的家庭护理，这意味着人们必须：

■ 因身体原因不得不待在家中。

- 由基础医疗提供人员提供订购服务。
- 需要专业的护理或康复服务。
- 需要间歇性但不是全程照护。

重要概念：

　　在20世纪70年代以及随后的几十年里，家庭健康服务显著增长，这是由于《美国老年人法》和1975年颁布的《社会服务法××条款》的生效，它们给以家庭为基础的服务提供联邦资金，促使了这些服务的建立和扩张。20世纪90年代，家庭护理成为医疗保险中增长最快部分，由此国会根据1997年的《平衡预算法案》，对医疗保险接受者的家庭护理福利进行限制。与此同时，美国努力控制医疗保险预算中家庭护理的成本上升，开展更多替代性的家庭护理服务。

　　目前，医疗保险覆盖了专业护理但没有覆盖长期的非专业护理。各州有不同的医疗保险计划，以协助非专业的家庭护理；一些私人机构也提供这些服务。

　　家庭健康服务的政策变化证明政府资金会影响老年人可获得的服务。

　　除医疗保险外、退伍军人医疗保险、医疗补助和私人保险公司也提供家庭健康服务的业务，虽然以上各保险的条件和时间各不相同；保险人应当审查具体的保险业务。通过卫生部门、电话目录或协助履行规划的社会工作者，可以发现这些项目。

寄养和集体之家

　　成人寄养和集体之家项目的服务对象是具有自我照顾能力但需要保护以免受伤害的个人。安置在这些家庭的老年人可能需要有人指导他们进行自理活动（例如，提醒他们洗澡、穿衣服、鼓励及提供良好营养）；也可能需要有人来监督他们的判断（例如，财务管理）。寄养照顾和群体生活可以作为短期或长期的替代性机构，为社区中不能独立生活的老年人提供服务。社会服务的当地部门可以提供这些项目的详细信息。

成人日托服务

　　成人日托服务项目已经是以社区为基础的长期护理中越来越重要的组成部分，目前在美国拥有的服务中心已经超过4 600个（全国日托服务协会，2012年）。这些中心提供保健和社会服务，其服务对象是中度身体残疾或心理残疾的人，减轻他们照顾者的压力。参与者一天中的某段时间在这里，并在有资质人员的监护下享受安全的、令人愉快的治疗环境（图10-2）。该项目试图将参与者现有的自理能力最大化，同时阻止进一步能力限制的发展。虽然重点是社会性和娱乐性项目，但通常这些项目也包含一些健康相关内容，如健康检查、用药监督和健康状况监测。休息时间、用餐和计划的治疗活动是一起的。成人日托服务项目提供前往现场的交通工具，并且交通工具通常备有轮椅和满足特殊人士需要的设备。

　　除了帮助老年人避免进一步功能退化，日托服务对于参与者的家庭也是极为有利的。照顾老年人的家庭能够继续保持他们日常的生活方式（例如，保住工作和抚养小孩），在一天的某段时间内，可以暂时放下照顾家庭的责任，喘一口气，并且老年人也得到了安全的照顾。

　　成人日托服务项目由公共机构、宗教组织和私人团体赞助，三分之一独立，剩下附属于更大的组织；各项目的时间表、活动、成本和项目关注点各不相同。本地电话目录或信息和转介服务，以及全国成人日托服务协会，都可以给特定的社区项目提供信息。

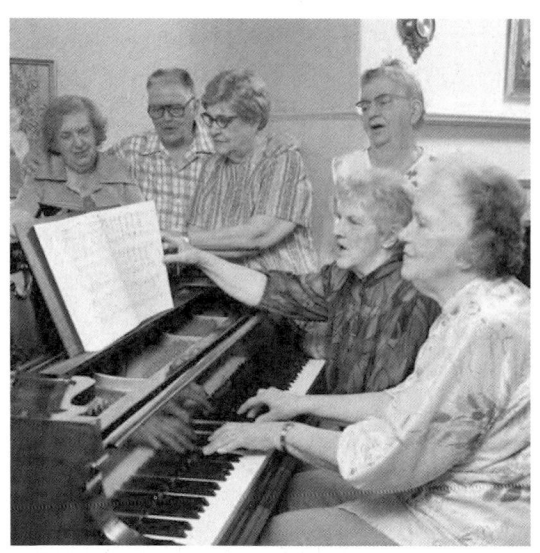

图 10-2 ■ 成人日托服务提供各种娱乐活动

日间治疗和白天医院计划

日间治疗和白天医院计划提供社会服务和保健服务,后者是侧重点。主要辅助生活自理活动(例如,沐浴和喂饭)与治疗需求(例如,服药、伤口换药、理疗和心理治疗)。医生、护士、职业治疗师、物理治疗师、心理学家和精神病学家都是该计划中白天治疗服务的主要医务工作者。与成人日托服务项目一样,老年日间治疗和白天医疗计划通常都有交通安排。这些计划由医院、护理院或其他机构赞助,可以作为住院和养老院的替代性服务机构,能够为提前出院的人们提供便利。许多这样的计划将焦点放在对精神疾病患者的护理上。地方委员会或老龄办公室可以在社区指导人们如何加入日间治疗或白天医疗计划中。

辅助生活

辅助生活与需要特殊服务的独立生活相互补充,从而将个人的自理能力最大化。用于描述辅助生活的术语可以归入到住宿照顾设施、个人护理和寄宿家庭一类,不同的州采用不同的管理名称。房屋单位进行调整(例如,宽门道、低柜、浴室扶手,以及求

助器)是为了适应老年人或残疾人士的需要。门卫、女主人或居民在大厅检查和欢迎访客,并可提供各种不同程度的个人护理辅助。鼓励居民发展相互支持体系,例如居民每天早晨确认是否有人需要帮助。租客委员会可决定机构政策。一些机构在某个时间段有值班的健康专家,能认识到这个环境独特的保健需要,且这些需求都能被护士妥善处理。辅助生活社区护理是新兴专业,也可以开展社会项目和集体聚餐。州卫生部门管理机构和住房和城市发展部门当地办事处也能够引导感兴趣的相关人士加入辅助生活社区。

临时护理

可以利用各种服务,短暂解放担负照顾职责的家人。临时服务取决于需求、患者的状态和资金。例如,可以雇用私人家庭健康助手/陪伴者或护士,在照顾者不在时与老年人同住,也可以偶尔拜访老年人;如果要求或需要全天监管,可以在辅助生活社区或养老院短期居住。

卫生部和教区护士项目

许多教堂,包括犹太教堂都有帮助老年人及其照顾者的项目,例如支持小组、健康教育课、咨询、家政、上门维修、做饭,以及家庭护理访视。很多护士都是项目的志愿者,有些则是要支付酬金的。这些服务是将健康与信仰联合的理想之道。由于提供的服务项目不同,如果患者不是当地宗教组织的成员,护士应联系患者所在的教堂,以了解服务的适用性。

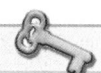 **重要概念:**

美国护士协会认识到了教区护理是一个专业,与卫生部门协会出版了《信仰社区护理:实践的范围和标准》。

照护和个案管理

确定需求、服务定位、协调化的服务和维持独立生活方式对于患有慢性疾病的老年人来说有诸多挑战。为应对这些挑战，老年护理和病历管理领域发展日益完善。

提供照护和个案管理的人员大都是注册护士或社会工作者，他们评估老年人个体需求，确定适当的服务，并帮助其获得以及协调这些服务。这些服务包括医疗服务、家庭健康服务、社交项目、财务规划和管理，以及住房服务。通过协调护理和服务，老年护理和个案管理人员协助老年人在社区尽可能长时间地保持独立。照护管理和个案管理人员的服务可以让那些日常无法照顾年长家庭成员的人们放心。

随着该领域证书体系的完善，照护管理和个案管理的区别逐渐加大。两者均执行某种类型的评估，制订计划，帮助老年人执行和协调服务，以及评估护理效果。然而，两者之间的一大区别是，照护管理是长期关系，可以经历护理的各种时期（例如，一个家庭与照护管理者签署了长期照看老年人的合同），而个案管理则通常侧重于特定时期的护理需求（例如，髋部骨折康复的住院治疗）。个案管理被看作是一种控制卫生保健费用的手段，是强调控制成本的服务；照护管理可能除包括个案管理外，还包含一些无关卫生保健的服务。社会工作者、本地信息和转诊服务以及全国专业老年照护管理者协会（http://www.caremanager.org）可以提供照护帮助和个案管理服务。

重要概念：

美国护士协会已发现专业护士是优秀的个案管理者，原因如下：接受过专业知识和技能的培训；可以提供身体护理，具备社会文化内涵，熟悉服务转介过程，了解护理过程与个案管理过程之间的相似之处。

临终关怀

虽然局部和间歇性护理服务中列出了临终关怀，但它也可包含在完整延续性的护理服务中。这是因为本质上，患者的需要决定了提供何种水平的服务。

临终关怀的定位不是照护，而是一门照顾垂死之人的哲学。临终关怀向患者及其家属提供帮助和姑息治疗。通常情况下，跨学科的团队能帮助患者和家庭满足身体、情感、社会和精神的需求。其重点是对剩余生命质量的保证，而不是生命的延长。幸存者支援也是临终关怀的重要组成部分。虽然临终关怀项目可以存在于机构内，大多数临终关怀在家中进行。保险公司对临终关怀服务的补偿规定根据不同条件各有不同，可向保险工作人员咨询具体信息。可向卫生保健和社会服务机构咨询特定社区的有关临终关怀项目的信息。

完整和持续性护理服务

持续照顾最终是提供定期的或连续的辅助，扶助对象是自理能力有缺陷，其治疗需要护理人员24小时监管的个人。

医院护理

如果诊断过程和治疗方案需要专业化的技术或频繁的监控，那么就需要为老年人提供医院护理。老年人几乎是所有急性病医院服务的对象，当然，儿科和产科患者除外（在这里他们可能是患者的亲属）。虽然住院过程或诊断问题会产生对很多服务的需求，有一些基本措施可以提升医院体验的质量，如框10-2所述。

医院正在为老年人建立越来越多的特别服务，如老年人评估中心、电话热线、长期护理单元和家访等。当地医疗社团和州医院协会可以回答关于特定医院的询问。

关于老年人护理，老年学护士需要考虑两个问题，一是老年患者住院时间缩短，二是一旦需要住院治疗可以当天办理相关手续。

框 10-2　提高医院老年人护理质量的措施

执行一次全面评估。患者的诊断问题是主要的问题，有时会是住院期间唯一关注的问题，这都是很常见的。然而，心肌梗死或疝气患者在接受治疗期间也可能患抑郁症、承受照顾者的压力、有听力障碍或其他严重影响健康状况的问题。利用住院期间和患者接触的机会对患者进行全面评价，护士可以发现影响健康状况的风险因素和问题，这些问题在之前还未被发现。除了住院时了解的问题外，其他更广泛的问题也应探讨。

认识差异。照顾老年患者不应采用与对待年轻患者相同的方式：解释实验室检查和临床表现要用不同的标准，疾病的症状和体征可能是不典型的，需要更多时间来进行护理工作，药物剂量必须根据年龄调整。老年患者的主要问题不同于那些年轻的患者。护士必须能够区分老年人正常的生理变化和真正的病理，并知道在照顾患者的时候必须做出调整。

降低风险。在医院，如果没有特殊保护，老年人容易出现创伤，且老年人需要更多的时间从压力中恢复。因此，诊疗程序和活动必须计划好休息的时间。老年人主要系统功能发生变化及免疫力下降很容易被感染；心脏对液体负荷重大变化的适应能力下降需要密切监测静脉输注速率；正常体温下降，寒战减少，环境温度剧烈变化的适应能力下降，都导致老年患者需要接受特别保护，防止体温过低；老年人药效学和药代动力学的差异，改变了他们对药物的反应，需要密切监测药物治疗；陌生的环境，感官障碍，和疾病和药物的影响，都导致跌倒风险增加，从而使预防伤害成为重点；意识混乱常是一个并发症的主要标志，工作人员应及时发现这种异常并找出原因。护士应采取措施，确保减少患者的风险，如果确实发生了并发症，应迅速识别。

保持和促进功能。入院时的主要诊断通常能优先处理，并且在患者住院期间，放在最前的考量中。例如，必须纠正心律失常，控制感染和进行断骨对接。在诊断过程和治疗活动中，必须考虑一些因素，以确保老年患者的最佳功能和独立。

虽然缩短住院时间，可以有效降低成本，也可能减少或消除患者在医院引起的并发症，但是许多老年患者与年轻人相比，需要更长的恢复时间，在家庭中可能没有足够的援助。护士必须在出院之前评估老年患者自我护理能力——能够获得食物、准备食物和管理家务的能力，并安排必要的援助。出院后打电话确认患者的状态也是有用的。（对老年人医院护理的其他信息见第 36 章）。

养老院

养老院可提供 24 小时的监督和护理，服务对象是在社区得不到照顾的人。第 37 章将讨论这些设施及相关护理职责。

补充和替代性护理服务

因为强调整体健康和公共意识，补充性和替代性疗法的需求在增长，老年人可能会寻求新的或非常规类型的服务（图 10-3）。补充和替代性服务的例子包括：

- 健康和重建中心。
- 来自其他从业人员的教育、咨询和个案管理。
- 针灸穴位。
- 打太极、练瑜伽和参加冥想类课程。
- 治疗性触摸和治愈性触摸。
- 中药方剂。
- 草药和顺势疗法。
- 引导意象会话。
- 声、光和芳香疗法。

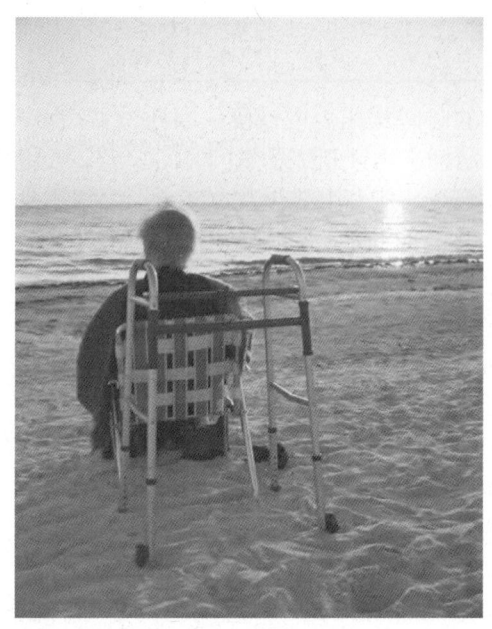

图 10-3 ■ 老年人越来越多地转向做瑜伽、冥想和其他补充性保健

护士具备广泛的知识和技能,再结合其他补充和替代性疗法,是传统服务的理想提供者。即使他们不是替代性疗法的直接提供者,也可以为老年人争取这些疗法的知情权,让其有权做出选择;让他们了解疗法存在的好处、风险和局限性;并帮助他们找到信誉好的服务者。理想情况下,这些疗法在一体化的护理模式中与传统的方法相呼应,使患者能够享受到两个体系的优势。

 思考题:

越来越多的护士在独立实践中提供补充疗法,私人执业时必须考虑什么因素?你觉得是什么导致更多的护士不能成为自雇的护理企业家?

所需的配套服务

老龄化人口的需求多样化,并且需求量巨大。此外,老年人的个体需求是动态的;换句话说,能力和生活需求发生变化,要求也会发生变化。这些条件下就要求老年护理服务在计划时考虑几个因素:

■ 服务必须包括身体、情感、社会和精神因素。服务必须要全面地满足老年人独特的需求。这些服务应该解决老年人的所有问题或需要,并按照相应地、符合该群体独特特点的方式执行。例如,当地卫生部门将兴趣点放在满足老年人的特殊需要上,可以添加筛查项目,将听觉、视觉、高血压和癌症筛查都加入到他们现有的服务中。同样,一个社会服务机构,有丰富的项目提供给年轻家庭,可能会决定将一个丧偶者支持小组和退休咨询服务纳入相关计划。身体、情感、社会和精神等因素是提供整体护理服务的必要环节。

■ 服务必须考虑老年人独特和不断变化的需求。身体、精神、社会和情感服务都是基于某个特定时间的个人需要,所以要知道优先事项并不固定。老年人在门诊接受高血压控制的医疗服务,在诊疗期间患者关切的问题可能是最近租金涨了。除非获得额外收入或低成本住房等援助,否则,诸如压力和缩减用餐等社会问题的潜在影响可能就会恶化其高血压病情。忽略个人需要特定的社会服务,会将健康服务的效用最小化。

■ 护理和服务必须灵活。根据老年人在不同时间的能力和限制,他或她接受延续性护理的需求不同。也许一个年长的妇女和她的孩子一起住,白天参加老年人娱乐节目。如果这个妇女臀部骨折,她可能住院治疗,进行紧急护理,然后去养老院进行康复。随着状况得到改善,她变得更加独立,转而接受家庭护理,然后可能到成人日托机构,直到她重新完全独立。

■ 服务必须切合需要。必须实行满足个性化独特要求的个人定制服务。正如不宜假定所有人在 65 岁以上都需要入住养老院一样，也不宜假设所有老年人都会受益于咨询、庇护住房、送餐到家、成人日托或任何其他服务。要评估老年人个人独特的能力和限制，最重要的是，评估他们的偏好，以便确定提供最合适的服务。

本章末列举的资源可以帮助老年学护士和护理学生为老年人定制服务，也有可能刺激老年人的服务业务。鼓励护士们去联系他们当地的老龄和信息机构和特定社区的转介服务机构。

老年专科护士的配置和角色

因为延续性护理包括社区服务、机构服务或两者都有，老年专科护士有一个激动人心的机会，就是在各种工作场所实践。有些工作场所，如长期护理机构和家庭保健机构，有护理参与的悠久历史。其他的一些机构，如老年住宅区和成人日托中心，给护士提供新的工作机会来证明其创造力和领导力。

虽然护士特定的角色和职责能力在不同工作场所千差万别，但是任何工作条件下老年专科护士都发挥类似功能（框 10-3）。这些功能是多样和多方面的，并为实现下列目标：

■ 在实践中教育所有年龄层的人们，促进他们积极对待老龄化。
■ 评估并提供有关护理诊断的干预措施。
■ 识别和减少风险。
■ 促进生活自理能力和独立性。
■ 在提供服务的时候与其他医务人员合作。
■ 维护健康和老年人家庭的完整性。
■ 倡导和保护老年人的权利。
■ 促进道德和标准应用于照顾老年人。

框 10-3	老年专科护士的功能

G- 指导各个年龄层的人用健康心态对待衰老。
E- 消除年龄歧视。
R- 尊重老年人的权利，并确保其他人也这样做。
O- 注重并促进服务的质量。
N- 关注健康，降低风险。
T- 教导并支持照顾者。
O- 开拓持续成长的渠道。
L- 倾听并支持。
O- 给予乐观、鼓励和希望支持。
G- 开展支持、使用、传播并参与研究。
I- 实施恢复和康复措施。
C- 协调和管理护理服务。
A- 以个性化的整体方式评估、计划、实施和评估护理。
L- 关联有需要的服务。
N- 培养未来老年学护士，保持专业先进性地位。
U- 理解每位老年人独特的身体、情感、社会和精神需求。
R- 识别并鼓励适当的伦理问题管理。
S- 支持和安慰，一起面对衰老过程。
E- 教育促进自理能力，达到最优独立。

■ 帮助老年人平和、舒适、有尊严地面对死亡。

由于不同卫生保健机构的老年人数量在继续上升，这些机构将迫切需要老年护理专业的护士。这些护士必须了解正常衰老、老年健康问题的独特表现和老年人的药效学和药代动力学、心理挑战、社会经济问题、灵性、家庭动态、影响健康的独特风险，以及可利用资源。掌握老年学护理知识和技能，护士可以在各种工作场所给老年人提供高效、有效和合适的卫生保健服务。

相关研究

护士识别医院与家庭药物治疗的差异：对提高延续护理的启示

Corbett, C., Setter, S. M., Daratha, K. B., Neumiller, J. J., & Wood, L. D. (2010). *Geriatric Nursing, 31* (3), 188-196.

　　所有医保患者中有将近 20% 出院后 1 个月内会再住院，其用药差异是一个促发因素。本研究旨在了解用药差异和降低差异的护理方法。用药差异是指患者出院时所开的药物与患者实际服用药物之间的区别。

　　一组年龄在 50 岁及以上的患者，住院治疗后出院回家接受照顾，参与了这项研究。他们被随机分为干预组和对照组。由家庭照顾护士鉴定用药差异。差异按照患者水平因素（例如，故意不遵守、药物过敏和经济限制）和系统水平因素（例如，明知患者有过敏反应，但是出院指导和处方不完善）划分。

　　将近 40% 的参与者有至少一种患者水平因素的药物差异，最常见的原因是患者故意不遵守和不依从。超过 69% 的参与者有系统水平的差异，其促发因素是出院指导不全面或不正确，不同来源的信息相互矛盾，以及药物重复。这些差异涉及所有类别的药物。

　　从医院转移到家可能会出现重大风险，常见的就是不能遵守用药计划。如果老年人没有按照处方服药或不当服药，可能会导致严重的并发症。老年专科护士可以对老年人从一个场所向另一个场所的过渡产生影响，并通过在出院计划中投入时间以保证其接受安全有效的护理服务，这些出院计划包括检查患者服药是否恰当，互动是否缺乏和处方是否重复；询问患者是否有能够获得并支付处方的能力；鼓励患者表达出任何对他们的药物治疗计划的疑虑或反对。

实践探究

　　81 岁高龄的 Jacobs 女士一直很独立。从未结婚，也没有在世的亲人，一个人在农村住一栋大房子，她住了将近 50 年。她不想迁居，因为她喜欢她的花园，还能养宠物。

　　尽管她还很独立，但是也不能像从前那样到处走，过去一年里，她开车去城里的路上发生了几次小事故。她很有能力，也有权继续留在自己家中，但是她的安全和健康不得不让人担心。

　　你会怎么帮助 Jacobs 女士？她变化的需求怎样能与她独立的想法平衡？

评判性思维能力训练

1. 你如何证明护士是理想的老年护理管理者？
2. Johns 女士已经 79 岁，由于股骨骨折接受紧急医疗服务。整形外科医生认为 Johns 走动没有问题，最终让她回到了社区，相信她能成功康复。你了解到，她和她儿子的家人住在大城市。她有阿尔茨海默病，需要密切监督，上厕所、穿

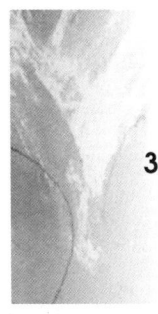

衣服和吃饭都需要提醒；有这些提醒的话，她就有能力进行日常的生活活动。基于这一信息，在整个康复过程中，哪些类型的服务，可以帮助 Johns 太太和她的家人？

3. 在你所在的社区，你可以怎样促进为老年人服务的发展？你会调动什么资源来协助你完成这项工作？

张俊娥

引用资源

Administration on Aging Elder Page
http://www.aoa.gov/AoARoot/Elders_Families/index.aspx

American Association of Retired Persons
http://www.aarp.org

American Geriatrics Society
http://www.americangeriatrics.org

American Health Care Association
http://www.ahca.org

American Holistic Nurses Association
http://www.ahna.org

American Nurses Association Council on Gerontological Nursing
http://www.nursingworld.org

American Society on Aging
http://www.asaging.org

Children of Aging Parents
http://www.caps4caregivers.org

Design for Aging, American Institute of Architects
http://www.aia.org/dfa

The Gerontological Society of America
http://www.geron.org

Gray Panthers
http://www.graypanthers.org

Hispanic Federation
http://www.hispanicfederation.org

National Adult Day Services Association
http://www.nadsa.org

National Association of Area Agencies on Aging
http://www.n4a.org

National Association of Professional Geriatric Care Managers
http://www.caremanager.org

National Caucus and Center on Black Aged, Inc.
http://www.ncba-aged.org

National Center for Complementary and Alternative Medicine
http://www.nccam.nih.gov

National Council on Aging
http://www.ncoa.org

National Eldercare Locator
http://www.eldercare.gov

National Gerontological Nursing Association
http://www.ngna.org

National Hospice and Palliative Care Organization
http://www.nho.org

National Institute on Aging
http://www.nia.nih.gov

参考文献

Centers for Disease Control and Prevention. (2006). *Healthy aging.* Retrieved May 10, 2012 from http://www.cdc.gov/chronicdisease/resources/publications/aag/aging.htm

Centers for Disease Control and Prevention. (2012). *Chronic disease overview.* Retrieved May 15, 2012, from http://www.cdc.gov/nccdphp/overview.htm

Centers for Medicare and Medicaid Services. (2007). *Guide to choosing a nursing home.* Rockville, MD: U.S. Department of Health and Human Services; also available online at http://www.medicare.gov/Publications/Pubs/pdf/02174.pdf

National Adult Day Services Association. 2012. Overview and Facts. Retrieved May 8, 2012 from http://www.nadsa.org/consumers/overview-and-facts/

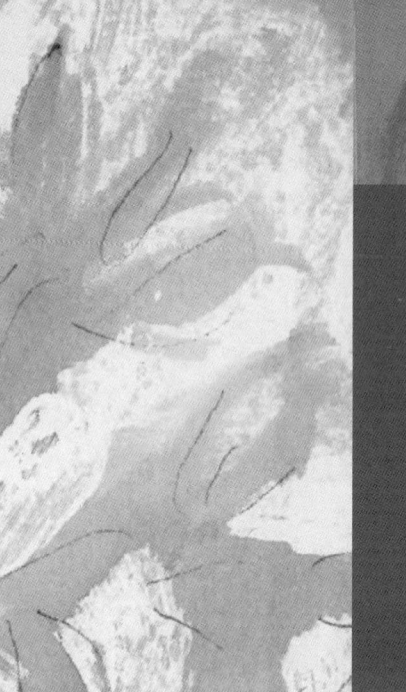

老年专科护士的自我保健

护理治疗师的特点
    存在
    可及
    联系
    整体模式
自我保健及其培养
    遵循积极的健康照护实践
    加强和建立联系
    形成动态过程

学习目标

通过本章学习,你将能够:
1. 描述护理治疗师的贡献。
2. 识别能够用于自我护理及其培养的策略。

术语词汇须知

治愈:促进个体恢复最佳的生理、心理、社会以及精神功能状态和健康。
整体:关注的是完整的人——身体、心灵和精神。
参与:与另一个体同在或联系。

老年护理学是一门独特的学科,需要各种知识和技能来为老年人提供服务。然而,提供专业的老年护理服务要求的不仅是对知识和临床技能的掌握,护士还应该将其生活经历、独特的个性,以及他们自己融入与老年人的关系中,因为护士需要:
■ 指导老年人应对常见但却具有挑战性的生活过渡。

- 帮助个体探讨目前所经历事件的更深层次的内涵。
- 抚慰经常入侵脆弱身体的生理、情感和精神痛苦。
- 为老年人提供护理,促使个体的完整、恢复及平衡。

提供这种级别的护理,要求护士建立心与心的联系——这需要将真正意义上的照顾人与完成一份工作区分开来。因为这种程度的个人投入和参与,老年专科护士必须进行自我保健,并以最优的姿态投入到与患者的治疗关系中去。

护理治疗师的特点

护士不仅仅是完成任务,而是在患者的康复过程中起着重要作用的人。如果护理是完成任务,那么护士完全可以被机器人替代。毕竟,技术可以使机器实施治疗、搬运患者、监测生命体征、记录重要事件及执行其他常见任务。然而,护理作为一门治愈的艺术,它被从业者定义为提供舒适、热情、支持和关怀,这些与照顾患者使其治愈同等重要,有时甚至更重要。护士作为一个治疗师,应帮助患者重建完整的个体,即最佳的功能和身体、心理和精神的和谐。

提供整体护理以及治愈的护士并不是像观察员一样坐在患者旁边,护士应该主动参与患者的治疗过程。这种程度的接触类似于舞蹈老师握着学生的手演示正确的步骤,而不是仅仅在一旁指引方向。

重要概念:

护士积极参与患者的治愈过程——教育、指导、榜样示范、鼓励、帮助患者完成各个步骤。

护士作为治疗师参与老年人的治疗过程需要具备的特征:存在、可及、联系、整体模式。

存在

在适当的时机出现是护理治疗师的特征,尽管有很多事情护士必须完成,忙碌的临床环境,无休止的医嘱单,护理治疗师仍然能够保证他们与患者的互动不受干扰。当他们与患者在一起,他们全身心的投入。他们积极地聆听患者的倾诉——不是自己说——而是利用自己的感觉去识别患者细微的关于需求的线索。即使给予每个患者的时间是短暂的,但这个时间是完全属于患者的。

思考题:

想想与你聊天的人表现得心烦意乱和匆忙,这会对你们的交流产生怎么样的影响?

可及

护理治疗师展示身体、心理和精神的可及性。他们为患者提供时间和空间,让他们表达、探索和体验。护理治疗师很少会说:这不关我的事。例如,一个护士可能会在门诊手术间监测一位白内障手术恢复中的患者时,从患者口中得知他因为孙子携带毒品被捕这件事而感到痛苦。若护士回应:你不应该现在担心这件事,这会提供一个让患者认为不能与护士讨论此事的信息,很可能因此停止进行进一步交流。相反,若护士回应:这对你来说一定很难过吧!这样就有效地提供了开放性的话题以及表达了对此事的兴趣,尽管后面例子中的护士可能无法完全提供患者所需的帮助,但他或她使患者在安全的地方放下了思想负担,同时也为后续帮助提供了建议。

联系

护理治疗师与患者产生联系,对那些有意义的接触方式需要抱有开放、尊重、接纳和无偏见的态度。他们致力于了解是什么让每个患者形成独特的个体——那些人生旅程和那些故事。有时,这可能需要护士从自己的旅程中提供见解,分享他们生活中的一些片段。

重要概念:

探索那些已经编织入患者生活之毯的纺线有利于促进联系。

整体模式

有效的护理治疗是整体护理的榜样,它始于良好的自我保健行为。他们不仅有正确的饮食、锻炼习惯,保证充足的休息,并遵循其他积极健康实践,也关注自己的情感和精神健康。完整性要求护士能够知行合一,这样才能将自己的所想所为传达给其他人。自我护理对于护士行使和护理治疗师等一样的角色都是至关重要的。

自我保健及其培养

护患关系的深度和亲密度决定着护士作为一个治疗师能否创造一次极其有意义的治疗体验,这同时也反映了专业护理的本质。尽管护士的正规教育准备为提供此种级别治疗关系打下了基础,护士的自我保健也影响着那些可以被意识到的关系的潜在高度和深度(图11-1)。自我保健策略包括遵循积极的健康照护实践,加强和建立联系。

遵循积极的健康照护实践

正如所有的人类一样,护士有最基本的生理需求,包括:

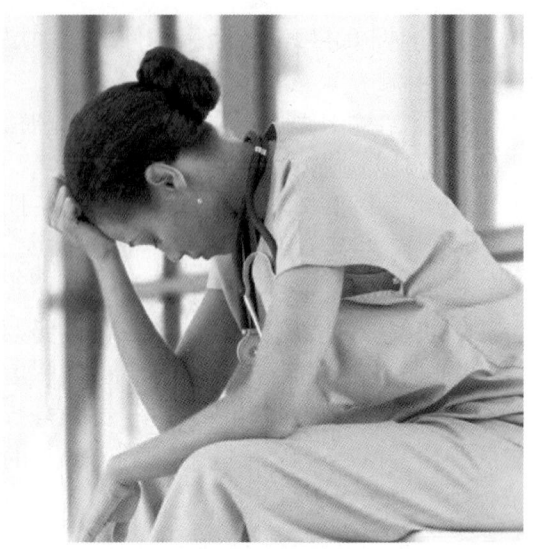

图11-1 ■ 当护士不在乎自己的健康时,其照顾其他人的能力也会打折扣

- 呼吸。
- 循环。
- 营养。
- 水化。
- 排泄。
- 运动。
- 休息。
- 舒适。
- 免疫。
- 安全。

大多数护士熟悉满足这些需求的必备条件(如适当的饮食和锻炼计划),但却没有应用到他们的个人生活中。因此削弱了自我保健的效果。

定期的对身体状况"检查"可以发现身体存在的问题,不仅不会降低给患者提供优质护理的能力,更不会威胁到自身健康。表11-1可用于指导自我评价。护士只需空出几个小时,找个安静的地方,认真地评估自己的健康状况。

确定问题后,护士可以拟订一个可实现的行动计划来改善健康。将行动计划写在一张卡片上并放在经常能看见的地方(如梳妆台、书桌或者仪表盘),这样就能时刻提醒其正确的行为。

表 11-1	清算自己不健康的行为		
需求	体征 / 症状 / 不健康的习惯	原因 / 影响因素	矫正行为
呼吸 / 循环			
营养 / 水化			
排泄			
活动			
休息			
独处			
舒适			
免疫			
安全			

重要概念：

　　找一个能为你提供支持、鼓励和对你负责的同伴,这样能加速改善你的自我保健行为。

思考题：

　　列出 5 个你生活中重要的人,反思你花在每个人身上的时间,是否有利于这段比较紧密的关系。

加强和建立联系

　　人类是一种相互关联的物种,喜欢与其他人生活在一起。护士生活中丰富的人际关系为建立有意义的护患关系提供了肥沃的土壤。然而,即使作为一种基本而常见的人际关系,护患关系也非常具有挑战性。护士面临的主要挑战是腾出时间和精力,并将有限的时间和精力用于和他人有意义的交流中去。如同其他从事帮助人的职业一样,护士可能发现身体、情感和精神能量被一天的工作耗尽,只留下很少的能量储备用来投入与朋友和家人的联系建立。与工作相关压力的反应会取代那些重要的事,从而干扰积极的人际关系。若妥协地去解决问题,关心患者的福利或雇主的压力可能会导致过度超时工作,那么,护士除了做一些基本的事情,他们就抽不出宝贵的时间和精力在业余时间做什么事了。紧张的人际关系是被忽略了的关系花园中的杂草。

人际关系

　　时间和精力的分配和分配其他有限的资源一样需要计划,忽略这个事实就会破坏人际关系。要明白总会有很多事来瓜分时间和精力,护士需要控制和发展有价值的人际关系实践行为。这可以包括限制加班工作的数量不超过每周"x"小时,每个星期四的晚上与家人外出就餐,或拒绝周日下午去拜访或给朋友打电话。通过利用"个人策略"表达意图(如告知上司你每月只能是上不超过一个倒班),在日历上记下时间(例如拒绝每周末的"会朋友"时间),从而使重要的人际关系获得更多时间的可能性增加。

精神生活

　　时间和精力也必须保留着,从而有充足的时间用来联系神或另一个更高的能量。这种联系导致的精神根基能使护士更好地理解并满足患者的精神需要。护士可以通过祈祷、禁食、去教堂或寺庙，从事《圣经》或其他圣书的研究，采取定期的休养和练习数天的独处与沉默来促进精神联系。

自我沟通联系

与自我沟通联系是护士自我保健中必不可少的，这始于一个现实的自我评价。促进这一过程的策略有分享生活故事、日志记录、冥想和休养。

思考题：

与自己联系沟通是什么意思?

分享生活故事

每个成人都有独特和丰富的经验宝库，已经深深地和他或她所居住的环境联系在一起。口头与他人分享人生故事，能帮助人们获得对自我的洞察力，从一个赋予意义的视角审视这些经验。当人们分享故事时，他们开始发现并不是只有自己的生活是以不理想、充满痛苦或意想不到的方式进行的。书写一个人的生活故事是一种强有力的反思方式，当一个人获得了关于自己和他人更深刻的智慧，它就提供了一个能反复翻阅与思考的永恒记录。框11-1提供了一些应该包含在生活故事中的主题点。对于老年科护士，分享人生故事的过程可以是

框 11-1　应该包含在生活故事中的主题点

家庭档案
- 描述父母、兄弟姐妹和大家庭。
- 与家人的关系。
- 宗教、文化、民族信仰和实践。

童年
- 出生：时间、地点、不寻常的事件。
- 名字的由来。
- 上学校，与之相关的重要的回忆。
- 朋友：你在这段关系中的角色。
- 家庭动态。
- 家庭的健康信念、态度和实践。
- 患病经历、医院和健康照顾专业人员。
- 特殊经历。
- 不愉快的经历。
- 宗教活动，精神。

青春期
- 最喜欢的活动。
- 上学校，与之相关的重要记忆。
- 朋友：在同龄群体的角色/位置。
- 特殊经历。

- 不愉快的经历。
- 宗教活动，精神。
- 患病经历、医院和健康照顾的专业人员。
- 激发护理的兴趣的因素。

成年
- 我选择护理不选其他职业的理由。
- 曾从事各种各样的工作。
- 教育。
- 配偶：何时、何地及如何遇见。
- 我对婚姻的感觉。
- 居住过的地方。
- 家庭动态。
- 朋友：你在这段关系中的角色。
- 最喜欢的活动，兴趣。
- 特殊经历。
- 不愉快的经历。
- 心灵成长，宗教活动。
- 对护理专业的印象与幻灭。
- 目标。
- 你想留下的遗产。

特别有意义的,因为在他们的工作中那些老年人拥有有趣的人生经历并很期望与他人分享,这些老年人常常也能提供丰富的人生经验。

日志记录

在日志或日记写下个人的记录有利于反思个人生活。这些笔记不同于生活经历,因为它记录的是现在发生的事情和想法,而不是过去的。一个真实记录的感觉、想法、冲突和行为可以帮助人们了解自己和工作上的问题。

冥想

多年来,古老的冥想练习可以帮助人们厘清思路,获得清晰的方向。许多护士发现自己很难做到冥想,因为他们的工作的性质是做事,而且还是同时做很多事。然而,停下来一段时间可以使护士为患者提供最佳的治疗机会。

有几种技术可用于冥想(框 13-2)。各人有不同偏好的冥想形式,有些人可能关注一个词或祈祷,而其他人可能会选择不思考和开放自己的头脑让任意思想进入。任何形式的冥想的必备条件是一个安静的环境,舒适的位置,平静和不抵抗的态度。在冥想中产生的相关的生理反应有许多健康益处(如提高免疫力,降低血压,增加外周血流)。通常,一个人可以通过冥想来厘清一个挣扎了很久的问题。

休养

很多护士,尤其是女性,请几天假"无所事事"似乎是一件负担不起的奢侈的事情。毕竟,房子要打扫,生活必需品需要购置,加班可以积攒一些去度假的钱。除了那些任务占用时间和注意力,可能脑袋也会悄悄地告诉你放下手上的富有成效的

工作去花时间思考、反思、经历是很自私的。然而,除非护士希望他们与患者的互动是单纯机械的(即完成任务),他们必须明白自己不只是个机器。他们的身体、思想和精神必须恢复并定期更新去提供整体护理——休养是实现这一目标的完美手段。

休养是从正常的活动中暂时退出。它可以是结构化或非结构化的,由他人引导或是自我主导的,与他人一起或独自一人。尽管休养经常是那些有异国情调的地方提供的奢侈品,但它其实不需要那么豪华或昂贵。不管是什么地点或结构,休养体验的关键要素包括从日常事务中抽身出来;不受干扰(电话、邮件、孩子和门铃);除了自己不用去关心任何人;一个安静的地方。休养期间,个体可以花时间去参与一些能实现平和与清晰思路的活动,如冥想、日志记录,通过艺术创造性地表达自己或祈祷。如果生活环境不允许多日甚至一日的休养,可以在家里通过构建平和与私人的空间(如将孩子送走,请求室友早上离开,拔掉电话,关掉电脑,或者放一个门铃坏掉的标识在门口)进行部分休养计划,分配时间进行休养相关的活动。休养时对个人身体、情感、精神所充的电胜过补偿因被推迟而未完成的任务。

重要概念:

当护士可以和自己有很强、广泛的联系时,这将有利于他们与患者建立有意义的联系。

形成动态过程

自我保健是一个持续的过程,需要积极的关注。然而,了解有利于自我保健的活动只是开始,致力于参与自我保健才是最

终目的。这可能意味着限制加班的时间，坚持按计划锻炼，当你反思那些不愉快的生活经历时，愿意去面对不愉快的情感体验。当一个人选择"为自己而活"时会导致牺牲一些东西、做出不受欢迎的和让人不舒服的决定。然而，正是这些内心活动有助于护士成为有效的治疗师和健康老龄化的榜样。

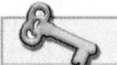

重要概念：

生活是变化的，关注点也会不同；因此，自我保健是动态的。那些似乎在掌控中的领域开始失控时需要重新获得关注。过去被证明是成功的策略可能不再那么有效，需要更换。

相关研究

正念修炼增加局部脑灰质区域密度

Hölzel, B. K., Carmody, J., Vangel, M., Congleton, C., Yerramsetti, S. M., Gard, T., & Lazar, S. W. (2011). Psychiatry Research: Neuroimaging, 191 (1), 36–43.

在这项研究中，研究人员将16个参与冥想小组成员的参与前后的核磁共振图像进行对比。参与者每周参加正念冥想训练，在家通过录音带的引导进行冥想。他们在参加这个项目前后都会完成脑成像和一份问卷，包括测量正念的5个方面：观察、描述、意识活动、非判断性的内在体验和无反应性的内在体验。没有进行冥想干预的对照组同样完成了脑成像和问卷调查。

大脑的图像显示参与冥想的人的海马灰质成分增加了，海马灰质是大脑参与记忆、学习和情绪控制的区域。研究人员得出结论，冥想可以改善学习和记忆、调节情绪、思考的角度和其他精神健康方面。

尽管还需要更多的研究来完全解释正念冥想对正念和心理健康的影响，这一行为值得考虑。冥想是一种易行、免费的活动，在任何时间地点都可以进行。这项研究表明冥想可以改善精神健康和功能，因此，护士应考虑在他们的日常生活中利用冥想作为一种自我保健行为。

实践探究

你和一些身为单亲父母的护士一起工作，他们为了供养家庭而加班、做兼职。为了满足工作和家庭的需要他们经常熬夜，摄入过量的咖啡因，匆匆忙忙地吃着垃圾食品而非健康的饮食。当被问及关于自我保健和放松方式时，他们只是摇头笑笑。

面对这些现实，你会做些什么去帮助这些同事更好地参与自我保健行为？

评判性思维能力训练

1. 用心护理一个人的生理、思想和精神是提供整体老年护理的关键。用心护理对你意味着什么？

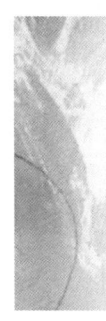

2. 什么会阻碍你进行自我保健行为？你能做什么减少这些阻碍呢？

3. 你的生活有什么迹象、症状或不健康的习惯吗？什么类型的矫正行动可以改善它们？

4. 你怎么将本章中描述的自我保健的要素融入员工健康项目中去更好地帮助老年人？

张俊娥

引用资源

American Holistic Nurses Association
http://www.ahna.org

第三单元

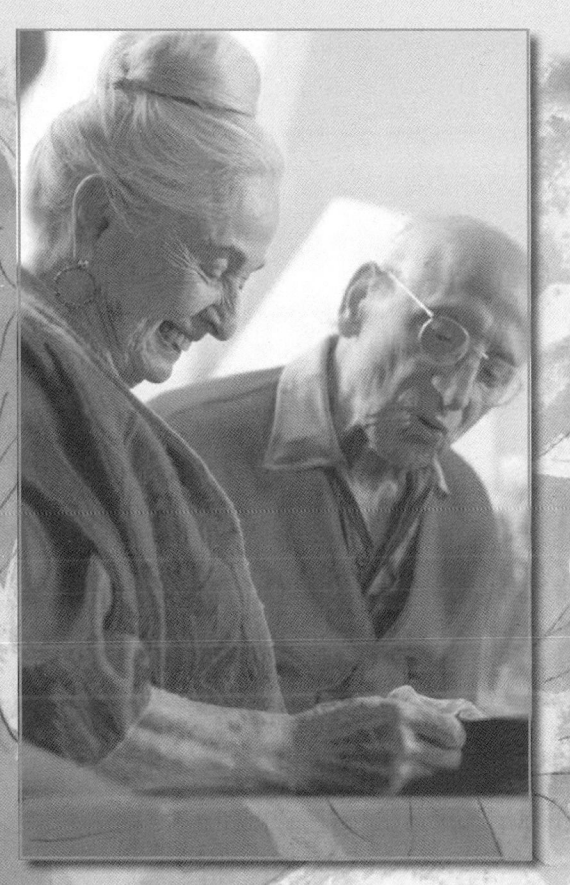

促进两性关系

性和亲密感

学习目标

通过本章学习,你将能够:
1. 讨论社会态度对性和老年人的影响。
2. 识别管理更年期症状的措施。
3. 解释老龄化对性欲和性功能的影响。
4. 描述可能导致性功能障碍的因素。
5. 描述护士可以通过哪些方法促进老年人健康的性功能。

术语词汇须知

男性更年期: 因老化导致的睾丸激素水平的下降。

性交困难: 性交过程中疼痛。

勃起功能障碍: 阴茎无法达到和维持勃起,不能进行性交。

激素替代疗法: 使用替代性雌激素和 / 或孕酮激素,不再是由身体自身产生。

绝经期: 月经期持续停止至少 1 年。

围绝经期: 出现在更年期几年前。

绝经后期: 从最后一个月经周期之后的 12 个月开始算起。

老年人对待性的态度

多年来,性在美国是谈话的主要禁忌。讨论和教育有关这种自然的、正常的过程在大多数圈子里是不被支持和尽量避免的。有关这一课题的文献通常是最少的,而且被安全地封锁起来。对性感兴趣被认为是有罪的和极度不道德的。尽管人们已经意识到性交不仅仅是为了繁衍后代,这一行为的其他益处却很少被公开分享;社会认为婚姻外的性表达是可耻和不雅的。不愿接受并且理智地面对人类的性行为导致众多神话故事的传播,持久的无知和偏见,并把性降级到一个粗俗的地位。

幸运的是,多年来人们对待性的态度发生转变,性行为已经被越来越多的人理解和欣赏。教育帮助消除了性在成人和儿童中的神秘感,与之相关的杂志、书籍、电视节目和网站主题蓬勃发展。性课程、研讨会以及顾问帮助人们获得更多的对性的理解和享受。耻辱婚前性行为的想法大大减少,越来越多的未婚夫妇在婚前同居获得了社会的认可。现在性行为被认为是自然、有益、美好的共同经验。

然而,"自然""有益"和"美好"却很少用来形容老年人的性体验。当面对老年人的性话题时,无知和偏见再现。关于老年人的性教育很少;关于社会上所有个体的性的文献材料丰富,但对于老年人这方面的关注却很少;老年人表现出任何对性感兴趣的迹象或公开讨论性,常常会被嘲笑,不被鼓励,或者被人认为变态。相同的评价标准,导致男人在 30 岁的年龄被认为是"花花公子",却在 70 岁时被看成"老色鬼"。未婚的年轻人和中年人有愉快的性经验是可以接受的,但是独居的祖父母想寻求同样的享受,却经常引起怀疑和嘲笑。

思考题:

承认你年长的亲戚可能会发生性行为对你来说容易吗?

关于老年人的性传言泛滥成灾。我们有多少次听说女性绝经后将失去所有的性欲望,老年男性不能勃起,老年人对性不感兴趣。尊重老年人是至关重要的,由于缺乏隐私性,对他们的性欲缺乏信任;对他们关于性的持续的性表达缺乏接纳、尊重和尊严,使得他们的性活动被缩减到很低。以前通常和性联系在一起的神话、无知和低俗现在被强加给老年人的性生活。这样的误解和偏见对各个年龄段的人均不公平,加剧了年轻人对衰老的恐惧和厌恶。他们强加给老年人要求他们要么丧失热情和有意义的性经验,要么遭受负罪感和异样眼光。

重要概念:

通常,社会将过去看待性的态度传达给了老年人。

关于老年人性生活的谬见致使老年人性生活可能得不到尊重。护士可能目睹轻微或公然不尊重老年人的两性身份的情形,例如:

- 贬低老年人对着装、化妆品和发型的兴趣。
- 在类似养老院的地方,男性和女性居民穿着无性别差异的服装。
- 拒绝老年女性需要一个女助手帮她洗澡的要求。
- 为老年人着装时忘记系纽扣、拉拉链或系紧衣服。
- 在检查或者护理操作时对老年人进行不必要的暴露。
- 在老年人的伴侣面前讨论其失禁护理的问题。
- 在老年男性的女性朋友拜访前忽视其清洗和剃须的想法。
- 忽略老年人试图使自己看起来有吸引力的想法。
- 嘲笑两位老年人相互有好感或者调情的行为。

这些例子证实,无视年龄的因素,我们

还未意识到理解和尊重个体性别认同的重要性。一个 30 岁的人对最近的流行时尚感兴趣是很正常的；两个 35 岁的人约会也很常见；或者一名 20 岁的女人更偏好女性妇科医生也很正常。几乎所有的年轻女人不希望一个新的约会对象在她没有整理好妆容、头发和衣服前见她。没有一个照护提供者会走进一个 25 岁、正在做牵引的人的房间，在众目睽睽下为他脱衣洗澡。老年人有权获得与其他年龄层的人一样、作为一个有性别的人应有的尊严和尊重。

思考题：

你对老年人的性持有什么态度？这些态度是基于什么形成的？

针对老年人的性比较老套的看法导致老年人性安全的问题往往会被忽略。50 岁以上的人比年轻成年人获得性免疫缺陷综合征（艾滋病）的发病率迅速增加了两倍多，这一年龄段的老年人口比例占到人类免疫缺陷病毒（HIV）/ 艾滋病病例患者的 30%（疾病控制和预防中心，2011）。拥有新的或者多个性伴侣的、性行为比较活跃的老年人，很可能不考虑使用避孕套，因为怀孕对他们来说不再是一个风险；他们也可能对性传播疾病存在误解，认为这些疾病只会在年轻群体中传播。如果他们表现出症状或发现自己的性伴侣 HIV 阳性，老年人也可能会羞于就医；如果他们在看病时确实出现相关的症状，医生在判断症状时也不会与艾滋病相联系，这可能仅仅是因为他们年纪大（例如，与艾滋病相关的痴呆可能被误诊为阿尔茨海默病）。这些因素导致艾滋病在老年人中被诊断出时已是晚期。护士必须加强对老年人安全性行为的询问，以及艾滋病风险因素的评估。

护士在老年人性生活中可以扮演一个重要的教育者和咨询者的角色，可以通过自己的例子鼓励老年人的态度发生转变。

更年期是一个与自身内在沟通的阶段

更年期，是指月经期持续停止至少 1 年，大多发生在女性 50 岁左右。一些人认为更年期是经历和控制荷尔蒙变化的时期；事实上，在某种程度上，更年期已被"医疗化"，因为它被认为是一个问题或状态，必须治疗。虽然更年期确实存在生理问题，但其包含更广泛的范围，而不仅仅是生理上的体验。这是一个女人生命中一次重要的转变，会导致整个身体、思想和精神的觉醒。大多女性在进入更年期的时候，多年的生活经历赐予了她特殊的智慧，许多文化将这种智慧的来源归功于多年的经验积累和前辈的指导。不幸的是，西方社会往往更注重年轻的外在美而不是成熟的内在美，超过 50 岁、60 岁甚至年龄更大的女性都感觉到自己缺乏吸引力，不被赏识、不被看重。

重要概念：

绝经期标志着女人以智慧和稳定进入生命的新一季。

伴随着一代婴儿潮——他们重新定义了衰老的规范——正在经历或即将经历更年期，对更年期的新兴看法开始出现。这一代自信、积极的女性，不愿被局限于更年期生理特点的角色中。她们希望能利用她们的才能并通过自身的智慧获得继续成长的机会。年龄的奇迹和智慧可能会获得长久的重要地位。

症状控制和患者的教育

对更年期生理方面的有效管理可以使女性的生活经历一个积极的过渡，而不是痛苦的绕道。老年专科护士可以为老年女性提供更年期的相关知识,帮助她们在这个生活转型中区分不正确的传言与事实。

更年期时雌激素水平下降,卵泡数量减少,丧失了对促性腺激素刺激的反馈。绝经前,雌激素的主要来源是卵巢产生的雌二醇。当卵巢功能下降,大多数雌激素是通过皮肤和脂肪组织中雄烯二酮转化为雌酮的。多种因素都可以引起绝经后妇女的雌激素水平变化。框 12-1 列出了可能与雌激素降低有关的症状。

很久以前就有激素替代疗法可以减少绝经相关症状的说法,然而,因女性身体的特异性,其中的风险和收益并不确定。1991 年,美国国立卫生研究院(NIH)推出了女子健康活动,研究激素对超过 27 000 名女性的作用。2002 年,NIH 停止了部分妇女接受雌激素和黄体酮的研究,因为发现这些女性患心脏病的风险更高;妇女仅接受雌激素治疗的研究仍被继续。考虑到风险问题,许多妇女在研究结果公布时停止了激素替代疗法(HRT)。然而此后不久,有研究发现,在更年期开始 10 年内参与激素替代疗法的女性似乎患心脏病和乳腺癌的风险降低,而在更年期后 10 年或以上服用激素的妇女患心脏病的风险更高;这些发现表明,治疗开始的时间与患病风险相关(Rossouw et al., 2007)。虽然这个研究表明,雌激素可以保护年轻女性的心脏,可能会减少髋部骨折、糖尿病、结肠癌的患病风险,但是也表明激素可能增加其他问题风险,如血栓和中风。尽管女性对更年期使用激素来缓解症状不会增加患心脏病的风险而感到放心,但从数据来推断女性采取激素来预防心脏病是不明智的。

 重要概念:

激素替代疗法的收益和风险取决于妇女开始参与治疗的年龄和自身的健康状况。

框 12-1 与绝经有关的症状

生理症状
- 潮热。
- 疲劳。
- 新发作的偏头痛。
- 关节炎的症状,纤维肌痛。
- 心悸、非典型心绞痛。
- 不宁腿综合征。
- 阴道干燥、发痒。
- 阴唇皮下脂肪的损失。
- 失眠。
- 代谢率下降,体质量增加。
- 腹部和臀部脂肪增加。
- 下尿路症状(尿频、压力性失禁、尿急和夜尿)。
- 膀胱和阴道感染。
- 骨质疏松症、心脏病和结肠癌的风险增加。

情感 / 认知症状
- 喜怒无常。
- 抑郁。
- 记忆问题。
- 思维模糊。
- 注意力难以集中。
- 烦恼忍耐力降低。
- 易怒。
- 更不耐烦。
- 焦虑、不安、新发惊恐性障碍。
- 偏执、精神病症状。

目前,如果使用雌激素治疗更年期症状,用规定的最低有效剂量,在最短的时间内,治疗中度到重度症状和预防骨质疏松症(当不再使用激素时预防骨质疏松的好处消失)。对于患有乳腺癌的女性,以及怀疑或者确定雌激素敏感的肿瘤、冠状动脉疾病、未治愈的高血压、活跃的肝脏疾病、肺栓塞、未确诊的阴道出血或对激素疗法高敏感的疾病,雌激素治疗是禁忌。不建议激素替代疗法被用于预防心血管疾病、痴呆、抑郁或其他慢性疾病(Rouse,2012)。单纯的生物复合激素是不被推荐使用的。没有科学证据表明,各种草药和其他"天然"产品比传统的激素疗法更安全或可以更有效地缓解更年期症状(内分泌学会,2012)。尽管许多推荐管理更年期症状的草药缺乏科学证据,但是大黄的标准化提取物(食用大黄)已通过一项安慰剂对照研究被证明可以显著减少潮热和其他更年期的症状(Geller,2009)。

除了激素替代疗法,用自然和替代疗法来管理更年期症状也是有效的(框12-2)。这些治疗方式在不同的女性中疗效不同。

年长的女性可以从对更年期症状和应对方法进行管理的基础教育中受益。框12-3阐述了一些更年期教育计划中的重要主题。

自我接受

护士可以帮助女性将绝经期看待为积攒和重塑人生的过程。情绪和症状可以作为老师,去展示自我渴求表达的领域。女性可以发挥创造性的价值和发现新的兴趣。她们能意识到自我照顾和培养自己的重要性。不管是成熟的体现或希望不要浪费宝贵且有限的时间,老年人更倾向于了解自己和他们经历过的生活。不可能的期望和伪装可以被放弃,以后朝着更有意义的和更有创造性的方面生活。老年人可以活出真实的自己,体会到真相和爱。这种自我接受可以给他们提供

框12-2　补充和替代疗法控制更年期症状

- 针灸
- 饮食
  - 富含植物雌激素的食物:苹果、豆类、胡萝卜、芹菜、坚果、种子、大豆制品(100~160mg/d 的大豆需求量),小麦和天然谷物。
  - 富含硼从而增加雌激素保留的食物:芦笋、豆类、花椰菜、卷心菜、桃子、李子、草莓、西红柿。
  - 避免刺激肾上腺素释放的食物:酒精、咖啡因、精制碳水化合物、盐和糖。
- 锻炼
- 意象
- 大黄标准化提取物(食用大黄)等草药和美国人参等补品

- 冥想
- 顺势疗法
  - 阴道润滑:泻根属。
  - 一般症状:亚硝酸戊酯、氯化钠、乌贼的墨和硫黄。
- 规律、充足的睡眠
- 压力管理实践
- 太极拳
- 阴道保湿剂
  - 阴道保湿霜(如雷波仑),水基凝胶。
  - 用药蜀葵根做的草药药膏,金盏草开的花、紫草科植物、甘草根、野生山药。
  - 圣约翰草油。
- 维生素和矿物质,如钙、铬、镁、硒和维生素 C、维生素 D、维生素 E
- 瑜伽

框 12-3　更年期教育项目的相关主题

- 更年期是一个自然发生的过程,不是一种疾病,特点是至少连续 12 个月没有月经。
- 更年期是一个循序渐进的过程。大多数女性在绝经前,经历 3~6 年的围绝经期,直到月经永久停止。到 40 岁时,大多数女性开始月经不调。
- 更年期是一个激素失调的过程。雌激素和孕激素不是直接下降的。事实上,一些更年期的症状是孕激素在雌激素主导下降低引起的。雌激素对孕酮的一个作用是抑制甲状腺激素,这个现象并没有发生在所有更年期女性身上,她们中的一些可能会有雄激素水平的下降,从而影响性欲和性快感。压力和肥胖等因素还会影响激素的分泌。
- 雌激素除影响生殖功能之外,还能:
  - 合成神经递质乙酰胆碱所需的关键化学酶胆碱乙酰转移酶(对记忆有

重要作用)。
  - 促进神经细胞树突的生长。
  - 增强神经递质 5- 羟色胺、去甲肾上腺素和多巴胺的可用性。
  - 像抗氧化剂一样保护神经细胞免受自由基的伤害。
- 许多生理、认知和情感症状可能与低雌激素水平有关(框 12-1)。
- 应该通过诊断性血液测试来正确评估更年期状态;包括卵泡刺激素(FSH)、黄体化激素(LH)、雌二醇(雌激素)、睾酮、游离睾酮水平。如果存在性功能障碍或性欲低下,应评估甲状腺功能(T_3、T_4、自由 T_4 和 TSH),血小板单胺氧化酶和催乳激素。
- 激素替代疗法(HRT)的风险和益处同时存在,必须个体化制订。
- 补充疗法可以帮助一些女性控制症状(框 12-2)。

安全感,从而拓宽他们的视野和追求,并加深与他人和其他特殊能量的联系。

思考题:

你认为更年期是青春和美丽的丧失还是新的创意和智慧旅程的开始?是什么影响了你的想法?

男性更年期

女性并不是唯一随着年龄的增长激素发生变化的。有些男性感到雄激素水平下降,称为男性更年期。与绝经期不同的是,它不是发生在所有的男性身上,而且当它发生时,是一个缓慢的过程。女性绝经期雄激素

水平降至低水平时,身体会加速产生卵泡刺激素(FSH)和黄体化激素(LH),以增加雄激素。

老年男性低睾酮水平会导致肌肉减少,能量、力量和耐力降低。还可能发生勃起功能障碍、伴随着胸部增大、骨量减少、骨质疏松症和睾丸萎缩,情感和认知水平也会发生变化。低睾酮水平不仅降低性功能,而且增加 2 型糖尿病和心血管疾病的患病风险(Feeley, Saad, Guay & Traish, 2009)。最后,重要的是要认识到,并不是所有的老年男性都会经历更年期。

老年人性的现状

针对老年人性现状的探索很匮乏,直到

Kinsey（1948）、Masters 和 Johnson（1966）的研究出现。以下两个因素可能导致了研究和信息的缺乏：一是对性的接受和扩散在过去的几十年里才发生；二是对性的讨论未开放。此外，有许多专业人士、老年人和一般民众存在误解，认为老年人对性不感兴趣，而且也不具备性能力。另外，从业人员缺乏经验，没有和所有年龄的人士谈论性的倾向性。即使在今天，医疗和护理评估经常不能反映性的历史和有关活动。

护士应该意识到老年人性领域的最新热点和研究方向，并将这些研究发现与同事和患者沟通，来共同促进更贴近现实的对老年人性的理解。

性行为和角色

被勃起功能障碍药物创意广告强化了的研究，已经证明老年人对性不感兴趣或没有从事性活动能力的观点是不对的；老年人确实可以享受性前戏和性交的乐趣。因为性行为的一般模式在整个生命过程中基本上是一致的，如果一个人一直性冷淡或者性交不频繁，通常是不会在老年时突然对性出现贪念。同样，如果一对夫妇一直对性保持着兴趣，在成年阶段持续正常的夫妻活动，他们在任何特定阶段也不会丧失这种性活动方式。同性恋、自慰、渴望各种各样的性伴侣以及其他性模式也将一直持续到晚年。一个人的性风格、性兴趣和性表达方式一定要在个人的整个人生经历背景下看待。

这同样适用于识别性角色。男性和女性角色的看法随着时间发生了改变。现如今的老年人被社会化了，开始接受确定的男性和女性角色。按照老年人的经验与看法，男人需要积极上进、独立和强壮，女人应该很美丽、温柔、依赖男性伴侣。婴儿潮的一代改变了这些观点，妇女解放运动鼓励女性要独立、坚强，在家庭和工作中与男性平等。

此外，家务和家庭养育责任这些以往被认为是女性应该承担的任务，也被普遍接受与认可是男性应该共同承担的。在老年人群中出现了多种性别角色认同和期望，这种基于社会化和生活年代的差异，应该得到认可和尊重。

重要概念：

老年人的性生活和性兴趣反映出一个人的终身模式。

亲密感

性表达不仅仅包括生理行为，它包括爱、温暖、关爱和分享；发掘出除了白发、皱纹、衰老之外的其他表现；亲密的交流语言，以及包含了性意味的抚摸。被其他人看重和需要可以增加安全感、舒适感和情感上的满足（图 12-1）。

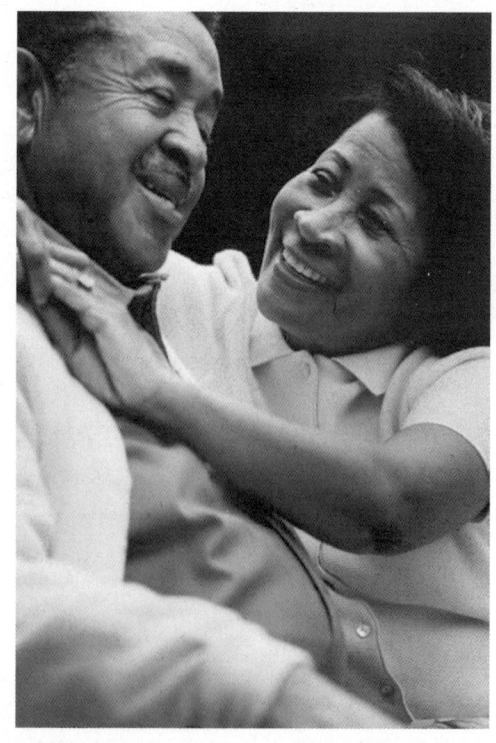

图 12-1 ■ 除了生理的表达方式，老年人还通过亲密关系来表达自己性方面的情感

老年人的人生中经历了各种失去,一份意义重大的关系带来的安慰和满足是非常重要的。

重要概念:

性包含了人与被识别为性伴侣之间的爱、温暖、关心、分享。

年龄相关改变及性反应

在保持老年性活跃方面,除去体能的因素,其他各种因素以及年龄相关的变化都会影响老年人的性功能。虽然临床数据不足,而且需要进一步的研究,一些关于老年人和性的一般的概述如下:

■ 性反应和性高潮的频率会降低(Greenberg, 2001;Masters & Johnson,1981;Sand & Fisher,2007)。

■ 老年男性勃起、进入和射精速度变缓。

■ 老年妇女可能会由于润滑液减少、扩张减少和阴道壁变薄而经历性交困难(性交痛)。

■ 许多老年妇女重新对性感兴趣,可能是因为他们不再需要担心意外怀孕或因为他们孩子长大或者离家了,有了更多的时间和隐私。

虽然老年人的性反应强度和持续时间会存在个体差异,但定期的性表达对男女促进性能力和维护性功能都是重要的。拥有健康、可及的伴侣,老年人的性活动可以持续到70岁甚至更老。性活动的频率可能降低,但性兴趣或能力不一定随着减少。

Masters 和 Johnson(1966)的研究最先发现了老年人的性反应。表 12-1 主要总结了他们的研究成果。

表 12-1 老年人的性反应周期

阶段	老年女性	老年男性
兴奋期:任何来源的刺激	和年轻女性一样,阴蒂和乳头勃起;乳房较少肿胀;潮红(皮肤血管充血反应)发生的频率更低;回应性刺激导致的肌肉紧张减少;与年轻女性不同,大阴唇不分开,压平和提升;小阴唇反应降低;前庭大腺分泌活动减少;阴道润滑和壁扩张减少	要花较长的时间才能勃起;比较坚定的勃起较少;如果勃起丧失或在射精之前维持勃起,增加了恢复勃起的困难;潮红减少;阴囊和睾丸血管收缩减少
持续期:性紧张感会加剧;如果他们达到一个极端,高潮将实现;如果紧张水平下降,将进入解除阶段	强度降低;乳晕充血程度减少;阴唇充血减少;前庭大腺的分泌物减少;子宫提升减少;性兴奋没那么强烈	减慢;直到射精之前,完全勃起可能不会发生;肌肉紧张和性兴奋不太强烈;睾丸下降延迟
高潮期:持续几秒钟;性刺激释放;尽管整个身体程度不同,主要集中在生殖器	和年轻女性一样阴道收缩,但强度和持续时间降低;外部泌尿道也类似地出现轻微程度和无意识的膨胀	与年轻人相似,但较缓慢;射精时有较多的精液的渗流而不是射出;射精收缩越来越不强烈;如果性交频繁的话,高潮可能不会每一次都发生
释放期:性紧张消退	乳头可以持续几个小时勃起,可能出现尿路症状	需要长时间;乳头勃起消失慢;阴茎快速消肿

识别性活动中的障碍

　　除了来自与年龄相关的变化的影响,各种生理、情感和社会变量可以影响老年人性能力的活跃(护理诊断表 12-2 和重点护理诊断:性功能障碍)。对性交史全面的护理评估可以发现这些问题。评估指南 12-1 列出了可以被纳入与性功能识别有关问题评估的案例。敏感地关注维护老年人的性功能和性识别对促进老年人的健康意义重大。

护理诊断

表 12-2　衰老和性风险

原因或影响因素	护理诊断
皱纹和组织下垂;老年斑;头发花白、脱发;关节炎;肌力减退;牙齿脱落可能性增加;致残性疾病的发病率增高	身体形象紊乱和性功能障碍　与外表改变有关
通过生理刺激实现勃起和润滑阴道的需要增加	性交困难　与性交的相关准备不足有关
慢性致残疾病的患病率增加	性交困难　与不适、疾病、全神贯注于健康或活动位置受限有关
高龄老年女性比例高于男性	性交困难　与不能获得性伴侣有关
对老年人的歧视	性交困难　与老年人不适宜于性活动的观念有关

评估指南 12-1

性健康

访谈

　　首先解释说明,你要提问有关他或她的性生活来识别问题,通过整体评估老年人的性问题,可以改善和了解潜在情况,揭示性问题。获得老年人的允许后提问这类问题:

　　你的性生活活跃吗?

　　如果答案是否定的,问原因(如没有性伴侣、没有足够的体力、勃起功能障碍)。基于原因,询问老年人是否有兴趣通过改变使性生活活跃,并且推荐相关计划(如提供老年活动中心的位置,评估体力可能较低的原因,介绍性功能障碍的诊所)。

　　如果答案是肯定的,继续下面的问题:

- 你做爱的频率? 这是一个令你满意的频率吗? 如果不是,你将如何改变?
- 你有一个还是多个性伴侣? 是男性还是女性伴侣?
- 如果你与新的性伴侣发生性关系,你使用避孕套吗?
- 你能从性爱中获得乐趣吗? 如果没有,是什么原因?
- 你或你的伴侣(们)治疗过性传播疾病吗? 如果是的,是什么疾病,在什么时候?
- 你或你的伴侣(们)有没有,如输血、静脉吸毒或招妓等这些导致 HIV 阳性/艾滋病的风险行为吗?
- 男性:当你想发生性关系时能勃起吗? 发生性关系时你有高潮和射精吗? 如果没有,描述当时发生了什么。你有阴茎溃疡或分泌物吗？
- 女性：你觉得做爱舒服吗？如果不是，请描述。你有高潮吗？你有阴道分泌物或出血吗？
- 你的伴侣对性生活满意吗？如果没有，为什么不呢？
- 你曾经或正在遭受性虐待吗？或者强奸吗？如果是，请描述。
- 如果健康出现状况或者残疾：你的身体状况是如何影响你享受性爱的能力的？
- 关于你的性生活，你有什么困惑吗？
- 你有什么关于你的性功能的问题想要我回答吗？

实验室检查

各种各样的实验室检查可以帮助识别激素水平的变化如何影响性功能。包括：
- 完整的血细胞计数。
- 完整代谢功能。
- 二氢睾酮。
- 雌二醇代谢。
- 促性腺激素释放激素。
- 前列腺特异抗原。
- 血清催乳素。
- 促甲状腺激素（TSH）。
- 血清总睾酮。

药物治疗

评估使用的处方药和非处方药对于确定药物和性相关问题的关系是有益的。特别注意使用血管紧张素转换酶（ACE）抑制剂、乙醇、α- 肾上腺素受体阻滞剂、抗焦虑药 / 苯二氮䓬类、抗胆碱药、抗抑郁药、抗组胺药、抗高血压药、抗震颤麻痹药、利尿剂、多巴胺激动药、单胺氧化酶抑制剂（MAOIs）、尼古丁、非甾体抗炎药、镇静 / 催眠药和消遣性毒品。

诊断

回顾可能妨碍性功能的健康状况（表12-3）。

重要概念：

没有性伴侣、年龄歧视、身体形象的变化、无聊、误解、生理条件、药物使用和认知障碍等因素都会影响老年人的性功能。

无性伴侣

在晚年，实际影响性功能的一个原因是缺乏性伴侣，尤其是老年妇女。到 65 岁，只有 7 个老年男性对 10 个老年女性；到了 85 岁，比率降到了 1∶5。此外，男性有着娶比自己年轻的女性的趋势，1/3 年龄超过了 65 岁男性的妻子在 65 岁以下。因此，大多数老年男性都结婚了，而大多数老年妇女却是寡居的。

即使一个老年人有配偶或伴侣，伴侣可能身体太虚弱以至于不能保持性方面的活跃，在某些情况下，伴侣可能在养老院。

心理障碍

有时，性功能障碍可以是心理因素造成的。来自社会的消极态度，害怕失去性能力，对身体形象的关注，关系问题，对老年人身体本身的误解可以影响性功能。

老年人受到周围人对老年人性态度的影响。当他们听到与老年人性活动不合适的评论，观看电视节目对描绘老年人的性所采用的贬低或嘲笑的方式，他们可能会觉得性欲望和活动是愚蠢或不自然的。如果他们碰巧遇到性伴侣对性不感兴趣或者对他们的努力贴上负面的标签，问题将加剧。老年人将别人的看法内化为自身的想法后，他们可能变得不愿或不能从事性活动,造成不必要的性功能丧失。护士可以为老年人代言,通过教育现实社会中所有年龄的人认识到老年人性功能的重要性并确保在护理照顾中没有对老年人性的负性态度。

当老年男性相信他失去了性能力,即使他实际上并不是,性生活的问题也可能发生。老年男性勃起功能偶尔会有点困难是正常的,如果有干扰,勃起也很容易消失(如电话铃声或伴侣离开床去洗手间)。这些事件可以触发循环的问题,阳痿导致永久性功能丧失引起焦虑,焦虑会干扰勃起,又进一步加剧了焦虑。老年人需要对实际情形的正确解释——在情况加剧之前——偶尔会出现阳痿既不会不寻常,也不表明"年龄太大以至于不能进行性活动"。公开讨论和安慰是有益的。性伴侣需要参与到这个过程中,并且意识到在帮老年男性解决这个问题中耐心和敏感性的重要性。应该鼓励这对夫妇继续努力,如果有时出现勃起的问题,则通过其他形式的性满足方式来补偿。当然,慢性阳痿可以引起各种紊乱,应该全面评估。

身体形象和自我概念影响性活动。在认可年轻就是美丽的社会中,老年人可能认为他们的皱纹、花白的头发和下垂躯干让他们的身体没有吸引力。对于单身的老年人来说,在新的性伴侣面前暴露自己的身体特别困难。认为缺乏吸引力和被拒绝的恐惧可能会导致老年人避免遭遇这种情况,然后假扮一个性不活跃的角色。

其他的因素使得单身老年人开展性关系变得困难。老年妇女在社会化时期,性只在婚姻内被认为是适当的,对于一些人来说,性仅仅是为了繁殖。许多老年妇女一想到与没有婚姻关系的伴侣寻求性满足便感到焦虑和内疚。如果在社会化进程中偏向攻击性人格的老年人,长期以来一直是一夫一妻制,可能没有机会来实践其他的求爱技巧,对一个性伴侣或者找到一个理解他偏好的人可能会缺乏信心,也可能建立一个性关系会使他在情感上不舒服。经济因素可以影响性活动,老年人可能担心承诺关系和婚姻可能减少社会保障收入或引起共享资产的问题。正因为构建新的性关系的障碍如此之大,所以许多老年人可能更倾向于压制他们的性需求。

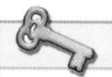

重要概念:

一些老年人可能压制性需求,而不是克服压力来建立新的性关系。

护理诊断要点

性功能障碍

概述

性功能障碍暗示了对获得满意的性生活的能力的问题。这种情况可以通过翻阅患者的疾病史(比如阳痿,性交困难,对性缺乏兴趣和性伴侣关系的改变),身体状况(比如生殖系统的感染,子宫脱垂和糖尿病),或者行为表现(比如抑郁,焦虑和自我贬低)识别。有时候老年人生活的改变会给性功能障碍问题提供一些线索,比如新近丧偶,新的健康问题出现,或者是搬到孩子家里居住。

原因或者影响因素

包括与年龄相关的阴道干燥和脆弱,阴道感染,性传播疾病,神经系统疾病,心血管系统疾病,糖尿病,性激素减少,呼吸系统疾病,关节炎,疼痛,前列腺炎,子宫脱垂,膀胱突出症,脱肛,药物,过度饮食,肥胖,疲劳,饮酒,畏惧严重的健康问题,性伴侣的缺失,性冷淡或者性无能伴侣,对性伴侣感到厌倦,害怕失败,罪恶感,焦虑,抑郁,压力,消极的自我概念,缺乏隐私,宗教信仰的冲突和变化的外表。

目标

患者对性功能满意。

干预

- 从老年人群获得一个性生活史。记录性伴侣的可及性和关系质量,性功能的终身模式,性功能的新近改变,性功能障碍的迹象和症状,有关性方面的知识和态度,医疗问题,药物的使用,精神状况,对性的荒诞的说法或错误的信息,对性功能障碍的感觉。
- 如果通过疾病史不能找出性功能障碍的原因,可参考老年人综合性的体格检查。
- 识别出性功能障碍的原因或者影响因素,

并计划相应的护理干预来纠正。
- 有需要时转介患者给性咨询者或者性治疗师。
- 澄清误解(比如心脏疾病发作后不能有性生活)。
- 提供正常的性功能教育和促进性功能的措施,如何使一些健康问题对性功能的影响降到最低(美国心脏协会、关节炎基金会和其他的专科疾病组织提供文献以帮助有病的人促进性功能)。
- 协助老年人拥有良好的外表并提升自我概念。
- 在健康实践中给出的建议将会促进性功能,比如常规的妇科检查,适度饮酒,均衡饮食和锻炼。
- 确保医务人员不按个人道德标准对老年人持有的对性表达的独特方法加以评价。
- 如果老年人是住在医院或者养老院,在性表达时要提供私密的场所。

案例分析

72 岁的 W 女士守寡 8 个月了。她是一个有吸引力,而且活跃的女性,并想通过参加当地的老年中心打破她孤单的生活。在这里,她遇到英俊的 75 岁单身老年人 R 先生。在很短一段时间里,他们开始约会。最近,R 先生叫 W 女士周末到一个度假胜地度假。R 先生很开放的分享了他已经拥有频繁的性伴侣,他还设想在这个周末和 W 女士进行亲密的性关系。W 女士对建立进一步亲密的关系感兴趣,但是她又担心这样一件事:在过去的 8 年里由于丈夫身体不好,她和丈夫一直没有性生活,她担心她会感到不适。她和护士朋友讨论这个问题,并表达出 50 年来第一次有个新性伴侣的担心,当 R 先生看到她"衰老的裸体"时可能的反应,而且当她的孩子和孙子发现这个周末的事情时他们会怎么想。

评判性思维

- 护士朋友提供什么样的建议才有用?
- W 女士可能会面对怎样的挑战和风险?

已婚老年人也可能会遇到性方面的问题，并不是所有已婚人士对性生活都满意。一些妻子对性的态度就是被动接受，因为她可能会觉得这是履行"妻子的义务"，但是她们从未在这些亲密体验中得到满足。有些夫妻可能对同一个性伴侣或者同一种性方式感到厌倦。也许是身体发生了改变，或者是对外表的忽视而导致对性伴侣的不满意。这样，婚姻生活就会失去爱和关心。如果伴侣一方是另一方的照顾者或者性无能导致他的性伴侣对性的不满意，其对性的兴趣就会逐渐减低。老年人遇到性方面问题的原因很多是和年轻人一样的。

存在误解经常是阻碍老年人实现满意的性生活的原因，包括以下方面：

- 前列腺切除术后不可能勃起。
- 子宫切除术后阴茎插入会对女性造成伤害。
- 更年期性欲减少。
- 性交对心脏不好。
- 骨折后性交会导致再次骨折。
- 随着年龄的增长性能力和性兴趣会逐渐消失。

直观的解释和公众教育可以纠正这些误解，比如真实地描述疾病，手术和药物会还是不会对性功能产生影响。

身体状况

老年人很多需要治疗的身体状况（表12-3）都会影响性功能。一个缜密的评估对于帮助有这些问题的老年人采用实用的方法是至关重要的。对年轻人有效的干预措施对老年人同样有益处，包括药物治疗、人工阴茎、润滑剂、手术和性咨询。护士应和老年人交流她们对老年人性功能重要性的理解，并表达帮助他们保存性能力的意愿。

勃起功能障碍

勃起功能障碍，通常所指的性无能，即男性的阴茎不能勃起或不能维持持续勃起而让他能够进行性交。在 40~70 岁男性中有 35% 的男性有勃起功能障碍，而且有随着年龄的增长发病率增高（Bianco et al., 2009；Hyde et al., 2012；Rosing et al., 2009）。有很多原因导致勃起功能障碍，包括动脉粥样硬化、糖尿病、高血压、多发性硬化症、甲状腺功能失调、酗酒、肾衰竭、结构异常（比如佩罗尼氏病）、药物和心理因素。随着潜在原因的范围和复杂性的增加，全身心的检查是很有必要的（即使老年人对使性功能活跃不感兴趣，我们也要鼓励他做个性功能障碍评估，以识别出潜在的需引起医疗警惕的状况）。

1998 年，在获得食品和药物管理局的许可后，人们使用一种名为"枸橼酸西地那非"（伟哥）的壮阳药治疗勃起功能障碍，取得重大突破。进入市场的第一年，伟哥作为处方药被开将近 4 亿次，表明存在性功能障碍男性范围之广，也表明男性迫切想要改变这种问题的愿望。从此以后，其他的药物，如他达拉非（犀利士）、伐地那非（乐威壮）治疗这种疾病变得可及。也有其他治疗勃起功能障碍的选择，比如前列地尔（直接注射到阴茎以增加血液流动的一种药物）、真空泵和阴茎植入物。男性需要和他们的医生讨论选择最佳的治疗方案。

药物的不良反应

老年人按医嘱频繁服用药物后会对性能力、性欲、性高潮、射精造成影响，包括以下药物：

- 血管紧张素转换酶抑制剂。
- 乙醇。
- α- 肾上腺素受体阻滞剂。
- 抗焦虑药 / 苯二氮䓬类。
- 抗胆碱药。
- 抗抑郁药。
- 抗组胺药。
- 抗高血压药。
- 抗震颤麻痹药。
- 利尿剂。

表 12-3 阻碍性功能的医疗状况

身体状况	产生的问题	干预措施
男性		
前列腺炎	不适,射精干扰	抗感染,前列腺按摩
开放式前列腺切除术	内括约肌功能障碍导致的性无能	阴茎假体
佩罗尼病	与炎症有关的纤维疤痕所致阴茎背弯处的疼痛	局部注射皮质类固醇 手术
生殖器感染	疼痛,勃起障碍,疤痕所致尿道出口狭窄	抗感染 手术扩张狭窄尿道口
动脉粥样硬化	睾丸小细胞功能受干扰引起的雄激素分泌下降	睾酮治疗
帕金森病	继发于性功能丧失的性欲减低	左旋多巴治疗
关节炎导致的脊髓压迫	性无能	如果反射弧永久性破坏手术将不能恢复性功能 人工假体
女性		
雌激素水平的下降	阴道过度干燥	局部应用雌激素
处女	厚大的处女膜	手术 扩张
生殖器感染	不适,瘙痒	治疗感染和潜在的致病原因(卫生条件差,高血糖症)
子宫脱垂	疼痛,阴茎插入困难	子宫托 手术
膀胱炎	不适,滴尿症	手术
男女两性		
心血管、呼吸系统疾病	气促,咳嗽,不适,对性交过程中心脏病发作或死亡的恐惧,性欲下降	咨询现实中对性限制的必要性 指导其他可选择的体位来减轻压力 建议性交前几小时避免大量进食,放松,性交时,为性高潮备好药物
关节炎	活动受限	指导其他可选择的体位
糖尿病	局部生殖器感染 副交感神经系统受抑制引起的勃起失败 性高潮缺失或难以达到 阴道润滑延迟或润滑度下降	抗感染 人工阴茎 指导其他可选择的体位和性行为的表达方式
中风	性欲下降 害怕	咨询 指导其他可选择的体位
酗酒	性功能下降 性高潮延迟(女性)	咨询和治疗酗酒

- 多巴胺激动药。
- 单胺氧化酶抑制剂。
- 尼古丁。
- 非甾体抗炎药。
- 镇静 / 催眠药。
- 某些消遣性毒品。

　　要告知老年人由于药物的使用会产生一些潜在的性功能改变，这很重要。我们不敢想象，一个刚诊断出高血压的患者，当他经历过与药物相关的性功能变化并开始对健康和性功能两方面的骤然改变而感到焦虑时，这对他意味着什么？当出现新的性功能障碍时，我们应该再次检查一下药物，只要有可能，我们都应采用非药物治疗法来管理健康问题。

认知障碍

　　患有阿尔茨海默病的个体的性行为使他们身边的人比他们本人感到更困难。不合适的行为表现，例如：在公共场合裸体，手淫，抓人，对陌生人进行关于性的评论都可能出现。这些认知受损的人会控诉他（她）的伴侣，把他们当作试图分享他的床的陌生人，并且会把护理操作（例如：洗澡和导管置入）当作性企图。有时候触摸和一些言语，例如："亲爱的，你怎么样？"或者"你要给我一个大拥抱吗？"可能会被患者误解为性亲密关系的邀请。家庭成员和照顾者需要理解这是疾病的正常特征。他们需要的不是感到沮丧或者尴尬，而是简单的回应，例如：当他们手淫时把他们带到一个私密的场所，或者告诉他："我不是陌生人，我是玛丽，你的妻子。"

 重要概念：

　　照顾者无意中会对认知受损的人进行评论，这些评论可能会被误解为挑逗，引起不恰当的性行为。

促进健康的性功能

　　护士可以用不同的方法促进老年人的性和亲密感，某些方法前面已经被讨论过了。基础教育可以通过为性功能提供一个现实框架来帮助老年人以及各年龄阶段的人去理解衰老过程对性功能所带来的影响。护士可以做常规健康评估，把它作为结构性的健康教育大纲的一部分，以及制订出院计划评估患者能力和活动限制时教给患者关于性功能的知识。

　　护士能放开地和老年人讨论性，这种心甘情愿表明护士对他们性活动的认可、接受和尊重。作为护理诊断一部分的性史为护士发起讨论提供了一个很好的框架，护士要识别出来自生理、情感和社会方面对老年人的性造成威胁，并找出问题的解决办法——是由手术导致的外貌损毁、肥胖、抑郁、自我概念低下、疲劳，还是缺乏隐私引起的。护士也要促进可以增强性功能的练习，包括规律的锻炼、丰富的营养、限制饮酒、充足的休息、压力管理、良好的卫生和修饰习惯，以及愉快的前戏。

 重要概念：

　　护士能放开地和老年人讨论性，这种不勉强的态度表明护士对他们性活动的认可，接受和尊重。

　　在养老机构的环境设置上，应该考虑到老年人对性的需求。一般机构允许夫妻入住同一个房间而又不能分享一张双人床，如果他们的护理级别不同的话，他们也不能住同一个房间。强迫一个人为了看望和自己有着 40、50 或 60 年亲密关系的配偶而跑到房子的另一边，这种做法不近人情，也不公平。大多数养老机构的环境设置几乎没有允许两个人不被他人打扰地或完全不被人看到的分享亲密感的地方。住在养老机构的老年人有权享受亲密，而不是口头上说一些好听的话，他们可以任意开门、关门，并放心地认为这种行为是受到尊重的。不能因为他们对爱和性的表达，让他们感到内疚或觉得愚蠢，他们的性不应该被制裁、屏蔽或被他人阻碍。

手淫通常对释放性紧张有益处，并可维持生殖器官的持续功能。护士可通过提供私密的空间和不偏不倚的态度表达对这些行为活动价值的接受和理解。护士通过表达出这样的态度可以防止老年人的罪恶感或因为自己手淫而觉得自己变态。

此外，护士要理解，老年人对性生活的满意度与年轻人是不一样的。一些老年男性和女性相互拥抱、爱抚，彼此对对方说甜言蜜语，这些对他们而言，就像性交或性提示很明显的谈话一样有意义。

对于任何环境下的老年人，护士要促进老人与社会的关系，这对性关系很重要。不幸的是，建立和维持这种关系对老年人来说要克服很多挑战。随着时间的推移，朋友和家人这些生活圈子逐渐缩小，健康和经济受限会减少人们参加社会活动的机会，全神贯注于自身或重要的其他人的健康状况，都会缩窄人们的兴趣范围。老年人社交圈变窄的结果所产生的危险是真实的，而且经常很重要。但是，护士可以提供干预措施使风险最小化，并做出补偿。框 12-4 提供了一些可帮助老年人维持满意而健康关系的建议。

护士必须识别、尊重并鼓励老年人的性活动，护士，作为行为榜样，可以培养老年人对性的积极态度。促进理解，增强敏感性和人道的态度可以帮助现在和将来的老年人去实现晚年生活的全部性潜能。

框 12-4 促进关系的策略

- 协助患者评估当前的关系：引导他们检测哪些关系模式是有效的，哪些是可以改善的，讨论关系对健康和生活质量的影响。
- 引导患者意识到他们的行为和反应对关系的影响：帮助他们洞察角色，动态和反应的影响。
- 教给患者可以促进内心情感有效表达的策略：提供支持以情感为基础的交流的建议和角色扮演，例如：陈述他们自我感觉如何，而不是不受个人情感影响的一般性陈述（例如："当你为我做决定时，我很生气"）。帮助患者尊重他人情感的表达。
- 提供一些社会活动资源的信息：获得老年活动中心、俱乐部和社会团体地址和联络信息。患者能使用一些建议性的措施使他们能舒适地融入新的集体，例如：叫个朋友陪伴他们，在介绍时发挥主导作用，并从中发现一些共同的兴趣用来作为谈话的促进因素。
- 根据需要，可以推荐患者做听力、视力的检查。在护理评估中，如果发现问题，就可以转介患者到耳鼻喉科和眼科。如果患者不能负担检查费用、镜片或视听教具，应该帮助患者获得经济资助。
- 尊重患者想维持性活跃的兴趣和努力：支持患者改善外貌的努力。当患者描述他们的性情趣和性功能方面的感受时，要不加评判地倾听。并为患者和其他重要的人交往提供一个私密的空间。
- 帮助患者改善性功能：转介患者给合适的专家对影响性功能的疾病进行治疗。支持患者努力纠正性功能障碍。向患者讲解维持并促进性功能的措施（例如：使用润滑乳液补偿阴道的干燥，变换体位以适应关节疼痛，并对给药的时机进行管理以在性爱时使能量最大化）
- 给予患者积极的反馈，以提高他们与他人交往联系的数量和质量。记住那些看起来很次要的举动，比如参加一些社区的社会活动，都需要患者极大的努力和风险。我们要认识到这点，并鼓励患者努力尝试。

相关研究

锻炼对绝经后妇女情绪的影响

Villaverde Gutiérrez, C., Torres Luque, G., Ábalos Medina, G. M., Argente del Castillo, M. J., Guisado, I. M., Guisado Barrilao, R., & Ramírez Rodrigo, J. (2012). *Journal of Clinical Nursing*, 21(7), 923-928.

这个前瞻性研究评估了一个锻炼项目对绝经后妇女的焦虑和抑郁症状的影响。60名60~70岁绝经后伴有焦虑和抑郁症状的妇女被纳入样本中。她们被分成两组,对照组妇女未接受干预,实验组妇女参与了一项混合的身体锻炼项目。在干预前后所有妇女都要完成 Hamilton 焦虑量表和 Brink and Yesavage 老年抑郁量表评估。

参加锻炼的实验组焦虑症状和中重度的抑郁症状有极大的改善,对照组未发生改变。

老年专科护士应该推荐并鼓励年长的妇女参加规律的体育锻炼。这不仅对健康有益处,而且可以控制抑郁和焦虑的症状,这种生活方式可以提高生活质量,并减少药物的使用。

实践探究

Jessup 女士是一个75岁的阿尔茨海默病患者,住在护理院里。她丈夫经常来看他,看起来很关心她。助理护士说,有几次他们走进 Jessup 女士的房间,看到她丈夫握住她的手放到自己的生殖器部位。有时候,他们发现,丈夫会将他的手放到她的衣服里面,抚摸她的生殖器部位。

除了与他的妻子交往之外,他还和另一个精神状态正常的护理院患者发展友情,有些员工注意到,当 Jessup 的丈夫去拜访这个患者时经常会关上门,曾有一次护士在没有敲门的情况下进门时发现这两个人正躺在床上。

在这种情形下,这个员工怎样处理才是最好的?

评判性思维能力训练

1. 医务人员的哪些态度和行为对老年人性行为产生消极影响?哪些产生积极影响?
2. 列出男性和女性在以下性阶段会出现年龄相关的改变:兴奋期,持续期,高潮期和释放期。
3. 列出至少6个干扰老年人性功能的因素。

张俊娥

引用资源

American Association of Sex Educators, Counselors, and Therapists
http://www.aasect.org
North American Menopause Society
http://www.menopause.org
Sexuality Information and Education Council of the United States
http://www.siecus.org
SAGE (Services and Advocacy for Gay, Lesbian, Bisexual, Transgender Elders)
http://www.sageusa.org/about/index.cfm

参考文献

Bianco, F. J., McHOne, B. R., Wagner, K., King, A., Burgess, J., Patierno, S. & Jarrett, T. W. (2009). Prevalence of erectile dysfunction in men screened for prostate cancer. *Journal of Urology, 74*(1):89–92.

Centers for Disease Control and Prevention. HIV Surveillance Report. (2011). Retrieved May 10, 2012 from http://www.cdc.gov/hiv/topics/surveillance/resources/reports/. Published February 2011.

Endocrine Society, (2012). The Endocrine Society position statement on bioidentical hormones. Retrieved July 12, 2012 from http://www.menopause.org/bioidenticalHT_Endosoc.pdf.

Feeley, R. J., Saad, F., Guay, A., & Traish, A. M. (2009). Testosterone in men's health: A new role for an old hormone. *Journal of Men's Health, 6*(3):169–176.

Geller, S. (2009). Improving the science for botanical and dietary supplements. *Alternative Therapies in Health and Medicine, 15*(1), 16–17.

Greenberg, S. A. (2001). Sexual health. In M. B. Mezey (Ed.), *The encyclopedia of elder care: The comprehensive resource on geriatric and social care* (pp. 589–592). New York: Springer Publishing Company.

Hyde, Z., Flicker, L., Hankey, G. J., Almeida, O. P., McCaul, K. A., Chubb, S. A., & Yeap, B. B. (2012). Prevalence and predictors of sexual problems in men aged 75–95 years: a population-based study. *Journal of Sexual Medicine*, 9(2):442–453.

Kinsey, A. (1948). *Sexual behavior in the human male.* Philadelphia, PA: Saunders.

Masters, W., & Johnson, V. (1966). *Human sexual response.* Boston, MA: Little Brown.

Masters, W., & Johnson, V. (1981). Sex and the aging process. *Journal of the American Geriatrics Society, 9*, 385.

Rosing, D., Klebingat, K. J., Berberich, H. J., Bosinski, H. A. G., Loewit, K., & Beier, K. M. (2009). Male sexual dysfunction. *Deutsches Arzteblatt International, 106*(50): 821–828.

Rossouw, J. E., Prentice, R. L., Manson, J. E., Wu, L., Barad, D., Barnabei, V. M., Stefanick, M. L., et al. (2007). Postmenopausal hormone therapy and risk of cardiovascular disease by age and years since menopause. *Journal of the American Medical Association, 297*(13), 1465–1477.

Rouse, K. (2012). Managing menopausal symptoms. *American Journal of Nursing, 112*(6), 28–35.

Sand, M., & Fisher, W. A. (2007). Women's endorsement of models of female sexual response: The nurses' sexuality study. *Journal of Sexual Medicine, 4*(3), 708–719.

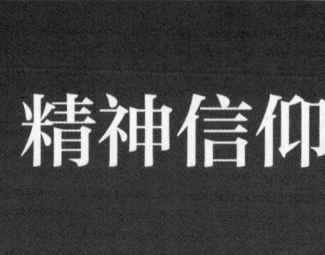

第 13 章

精神信仰

学习目标

通过本章学习，你将能够：
1. 描述基本的精神需要。
2. 列出评估精神需要所需的问题。
3. 探讨支持精神需要的措施。

术语词汇须知

宗教：人类创造的与神灵或者至高权利有关的结构、仪式、象征及相关规则。

精神压力：个体与神灵或者其他至高权利交流中断或者面临中断的风险，或者精神需要无法达到满足。

精神：超越物质世界的关系或情感。

大多数人都知道与比他们自身能力高的力量交流会使他们感到慰藉。与上帝或者其他更高权利（神圣）的积极的、和谐的关系能帮助个体感受到与其他个体、自然以及环境的统一。这可以给他们提供爱的归属与价值存在感，尽管他们自身有缺点和错误，从而超越自己获得快乐、希望、和平并达到目的。痛苦和困难也有意义，需要额外增加的能量来面对。

精神是人们超越自身并且将自身与神灵或者其他生物建立联系所必须的，包括关系和情感两个方面。精神与宗教不同，宗教是由人们创造的与神灵有关的结构、仪式、象征及规则。宗教是精神的一种特别的表达形式，不过高度的精神化的个体可能并不认同某一种特定的宗教。

> 🔑 **重要概念：**
>
> 精神和宗教不是同义词。

精神需要

人类都有精神需要，无论他们自身是否感觉或者意识到这一点。有些人的精神需要在晚年变得特别重要，尤其在慢性疾病高发或者即将面临死亡之际，这些需求包括爱、意义和目的、希望、尊严、宽恕、感谢、超越和信仰。

爱

爱是人类最重要的精神需求。人们需要感觉被关爱，并且也能给别人提供爱的感觉。精神层面的爱不是为了获取回报的交换条件，而是无条件的——无私的、完整的。在犹太教和基督教的传统中，这种爱是以上帝形式的爱给予人们。无论自身的生理、心理健康状况、社会地位、财产或能力如何，人们都需要感受到被爱。

意义和目的

根据埃里克森描述的最终发展任务（见第 2 章），老年人健康的心理衰老需要实现他们人生的完整感。这种完整性，或者整体性，是被一个信念所支持的，这个信念认为人生经历，无论好坏，都有意义并且都达到了某种目的。有些人可能认为，基于他们的信仰，痛苦和悲伤可以获得永恒，或者可以让神灵感到骄傲。从这个角度来看，人生没有什么是徒劳的，一个人在世界上存在的意义也有了更好的诠释。

希望

希望是对未来事物的期许。对有些人来说，希望是期待每一个明天有新的冒险、快乐和关系的机会。对另外一些人来说，希望推动他们面对痛苦和折磨存在的未来，因为他们相信解脱和永恒的回报是可能的。

尊严

在西方社会，自我价值经常是通过个体的外表、功能和能力来判断的。然而，每个人都有内在价值。在需要尊严的世俗社会中，缺乏贡献的老年人可以通过与神灵或者其他更高权利的沟通来获得价值。

宽恕

犯错和罪恶是人的天性。承载自己所犯错误的负担会让人明显地感受到压力并且对健康不利。此外，无法原谅会无情剥夺人们的爱和人际关系中应得的满足感。原谅和接受宽恕是一种治愈。对于老年人来说，原谅可以帮助他们整理人生重要的过程，结束未完成的夙愿。

感激

在西方社会，富裕普遍被认为是理所当然的。人们可能会抱怨他们没有在高级餐厅用餐或者家里没有游泳池，但不会感激自己没有挨饿或者流落街头,无家可归。他们专注于令人不快的粗大腿,却不会感激他们拥有了可以行走的能力。他们因孩子不能成为父母的骄傲而感到失望,却不会感激孩子的身体是健康的。他们很容易追求片面而掉入陷阱。感激的态度可以振奋精神,增强对各种情况的应对能力。某一个时期人生可能会失去很多,但是老年人可能会因这些积极的引导在生活方面受益。审视人生的过程是在这方面努力的很好方法(见第4章)。

超越

人们需要意识到一个超越自己的现实的存在,这一现实连接着一股强大的力量,超越了常规的逻辑思维。拥有的力量可以使个体超常完成那些自身原本不能独立完成的任务。超越为人们提供了超越物质的存在,使人们理解自身所处的困境(图13-1)。

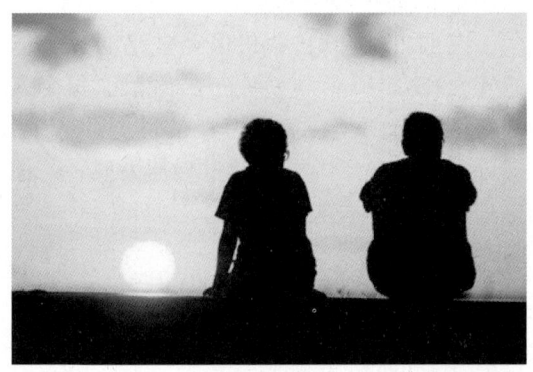

图13-1 ■ 通过感觉一个超越客观存在的连接,人们可以克服它们所面临的困难

信仰

信仰包括宗教信仰及精神信仰,通过宗教/精神实践来表达,具体可以包括祷告、做礼拜、念诵经文、宗教仪式(如在某个节日禁食或者穿特定的服饰)、庆祝特定神圣的节日。若因疾病或者残疾导致一个人丧失表达

信仰的能力时,就会给其带来精神上的痛苦。同样地,精神上的痛苦也可以出现在个体认为自己被上帝抛弃而愤懑不平的时候,认为疾病是对自己的一种惩罚而愧疚的时候,或认为因为自己缺乏强大的信仰支撑自己渡过困境而后悔的时候。

思考题:

对于你来说,哪种精神需要对于实现自我最困难? 为什么?

评估精神需要

询问精神上的问题是整体护理中最初也是贯穿始终的部分。虽然临床上有各种各样的评估工具,但精神评估的元素应该包括精神信仰和实践、附属于某个精神信仰的社会、精神需要满意的程度(如爱、意义、目的、希望、尊严、宽恕、感恩、超越以及信仰的表达)。

护士有很多可以收集一个人精神需要的资源。一个人在常规入院表格上选择的宗教或精神信仰的偏好可以给出其精神方面的提示,并且可以为之后进行交谈的主题做出符合其精神信仰的引导。可见的提示,例如穿戴宗教用品或者使用宗教标志,《圣经》《古兰经》以及鼓舞人心的书籍,都能够提高精神评估时的洞察力。一个人的评论(如"我能做的只有祈祷"或者"我不能够理解上帝为何会允许这种事发生")可能会提供精神需要的线索。抑郁、淡漠的情感、哭泣以及其他可观察到的现象可能就是精神受挫的危险信号。此外,护士可以提问特别的问题,从而表达精神需要。评估指南13-1列出了护士评估患者精神需要时可以询问的问题。

评估指南 13-1
精神需要

访谈

作为整体护理的一部分,提问与患者精神及其需求直接相关的问题,如下:

- 您的宗教信仰是什么?
- 您参与教堂、寺庙或者其他宗教团体吗? 是什么? 您希望将它融入对您的护理中吗?
- 有对您重要的宗教活动吗? 您现在仍然能参加吗? 如果不能,我可以帮助您吗?
- 你相信上帝或者一个更高的力量吗? 您能描述下这种信仰对您的意义吗?
- 您读过圣经或者其他宗教书籍吗? 您现在还读吗?
- 您认为上帝在您疾病以及康复中扮演什么样的角色?
- 您的信仰以及精神信念中有没有给您造成不幸、不舒适或者困惑的?
- 对您来说什么最有意义?
- 什么给您带来了人生目标?
- 什么是您力量或支撑下去的源泉?
- 您感受到来自谁的爱?
- 谁最能感受到来自您的爱?
- 您是否还有未完成的事? 例如是否还需要向某人说些什么? 是否有需要得到或者给与别人的宽恕?
- 您害怕什么?
- 现在我(我们)如何帮助您实现精神信念以及活动?

满足精神需要

证据表明强大的精神信仰有利于健康以及康复。所以,对患者进行精神上的支持,帮助他们实现精神上的需要是有治疗意义的。当评估时发现患者有独特的精神需要或是出现精神困扰的危险信号时,护士可以制订策略来处理这些特定的需求。此外,护士可以使用一系列干预措施帮助患者并在精神方面对其进行支持,这些干预措施将会在以下的部分进行讨论。

可及

患者感受到来自护士的亲密感以及信任感有利于他们将其内心深处的东西向护士倾述,而不是其他医务人员。护士需要尊重患者的信任以及能够有时间倾听其表达的情感。这意味着护士不仅需要在患者身旁,而且需要全身心地关注患者,不能被其他事情所分心或想着其他事情。可能有时护士不知道如何满足精神需要或者聆听出患者的信仰,这个信仰与护士自己的信仰不同;这种情况下,耐心倾听和鼓励患者交谈是非常重要的。

重要概念:

与患者在一起不仅是指物理上的距离,而且是指提供一心一意的关注以建立真正的情感关系。

尊重宗教信仰和活动

一个好的精神评估需要揭示特殊信仰和实践,同时护士需要给予支持。这些实践可以包括遵循特殊饮食、在患者安息日拒绝参与特定的护理活动、穿特殊的服装、在一天中的特定时刻进行祷告。框 13-1 给出了护士经常遇到的宗教信仰和活动。

护理诊断重要内容

精神困扰

概述

　　精神困扰是个体对上帝或者其他更高一级力量的关系破裂或者有破裂的危险和/或精神需要难以满足时的一种状态。个体或者自己重要的人患病、健康水平降低、损失、得知死亡,以及信仰和治疗之间的矛盾等因素将会加重精神困扰。精神困扰的征象包括生气、焦虑、抱怨、哭泣、愤世嫉俗、抑郁、愧疚、绝望、孤立、低自尊、无能为力感、拒绝做决定、挖苦、有自杀想法或计划,以及一些身体症状(疲乏、食欲缺乏、睡眠障碍、叹息)。患者可能会对其信仰产生怀疑。

诱发或加重因素

　　严重的疾病、损失、过重的负担、无法参与宗教活动、目前的健康问题与过去的罪恶的行为或缺乏信仰的联系。

目标

　　患者尽可能最大限度继续宗教活动,讨论与精神困扰有关的话题,建立支持系统以促进精神的良好状态。

干预

- 帮助患者辨别导致精神困扰的危险因素。
- 支持患者宗教活动:了解患者宗教活动以及对护理的影响;提供《圣经》或者其他宗教书籍、文章和音乐;尊重独处的时间;尊重并帮助患者举办相关的宗教仪式;为患者阅读圣经或者安排一个志愿者为其阅读。
- 如果没有侵犯患者或自己的信仰,与患者一起祷告或者为患者祷告。
- 为患者提供祷告、冥思和独处的私人时间和空间。
- 联系牧师、本地治疗师、支持团体或者其他资源。
- 联系患者所在的教堂或者寺庙来探望或随访患者(如通过教区护士);如果患者希望的话,联系其社区卫生部门。
- 尊重患者不想被教士访问或参加宗教活动的想法。
- 不去挑战患者宗教信仰或者尝试去改变它们。

框 13-1　与老年护理相关的宗教信仰和活动

新教

- 神召会(五旬节):鼓励戒烟、戒酒、戒毒;相信通过祷告和按手礼可以帮助治愈疾病;与神职人员交流;相信耶稣是救世主;祈祷上帝帮助治愈。
- 浸信会:鼓励戒酒;神职人员提供的交流;将《圣经》中的话看成上帝的旨意;相信基督是救世主;相信疾病是神的旨意,对照顾反应被动;有人相信,按手礼是有医治的能力的(在美国有超过24个不同的团体)。

- 基督教教会(主的弟子):享受由神职人员提供的一部分星期日的礼拜;牧师和教会长老可以提供精神的支持;相信基督是救世主。
- 兄弟会教派:神职人员涂油进行物理治疗和精神支持;与神职人员交流。
- 拿撒勒人教派:戒烟戒酒;相信神的医治但也接受医学治疗;与神职人员交流。
- 圣公会(英国国教徒):禁食不是必须

的，虽然有些信徒可能周五不吃荤；与神职人员交流；涂油可提供，但不是必须的；相信耶稣基督为救世主。

- 路德教：与神职人员交流；神职人员涂油；为垂死者提供嘉奖；相信耶稣基督为救世主（10 个不同的分支）。

- 门诺会：戒酒；在有危机或患病期间祈祷以及抹油具有重要作用；可能反对药物；女性可能希望在住院期间戴头罩；简单朴素的生活方式和服饰风格；提供一年两次洗脚礼进行交流（有 12 种不同的团体）。

- 卫理公会教：与神职人员交流；在生病的时候涂油；在生病的时候祷告和阅读《圣经》；鼓励器官捐赠；相信耶稣基督为救世主（超过 20 个不同的团体）。

- 长老会：与神职人员交流；牧师或长老可以为濒死者祷告；相信耶稣基督为救世主（10 个不同的团体）。

- 教友派（朋友）：相信上帝是个具有人格的、真实的，任何信徒都能与上帝对话，不用通过牧师或者教堂仪式。没有特殊的丧葬仪式因为他们相信现世是上帝王国的一部分。禁止饮酒；可能反对药物治疗。

- 救世军：以《圣经》为信仰的基础；阅读《圣经》是重要的；没有特别的丧葬仪式；提供社会福利项目和中心；对医学治疗保持开放态度；当地军队的官员可以被号召去探视和援助。

- 基督复临安息日会：推崇健康的生活方式，因为身体是圣灵的载体；酒精、烟草、咖啡、茶和毒品是禁止的；猪肉和贝类被大多数拒绝，并且许多都是素食者；安息日是星期六；在安息日不进行治疗；

与神职人员的交流；读《圣经》是非常重要的。

罗马天主教

相信教皇是地球上教会的首领；主要在制订信条表达信仰，如《使徒信经》；禁食可以选在四旬斋期间或者周五进行，虽然旧的天主教徒可能一直坚持；牧师提供交流，主持患者的圣礼，听忏悔；念珠、奖牌、雕像和其他宗教的东西很重要。

东正教

它包括希腊、塞尔维亚、俄罗斯和其他东正教教堂；相信圣灵从父（而不是父子）；因此，拒绝教皇的权威；在周三和周五四旬斋期间和其他神圣的日子禁食肉类和奶类食物；遵循宗教庆典的不同的历法；在四旬斋期间和圣餐前禁食；给生病的进行涂油礼，但这不一定是最后的仪式；最后的仪式必须被任命的牧师提供。

其他基督教宗教

- 基督教科学派：使用基于信仰的宗教来帮助治愈；可能减少药物、心理治疗、催眠、疫苗和一些治疗方法；使用基督教科学派的护士和其他从业人员可能希望他们成为保健中的积极参与者。

- 耶和华见证会：不鼓励使用酒精和烟草；不接受输血，但替代方法可以使用。

- 摩门教（耶稣基督末世圣徒教会）：没有专业的神职人员；圣餐和涂油/按手礼可由教会圣职的成员提供；戒酒；不鼓励使用咖啡因，酒精和毒品，这些被认为是不健康的和有害的；要一直穿着一件神秘的内衣，只有在绝对的紧急情况中才能脱下；祈祷和阅读《圣经》是重要的；可能会反对一些医疗和使用按手礼等信仰疗法。

- 一神论：基督教高度自由的分支；只信仰上帝，而不是三位一体的教义；相信个人是为自己的健康负责；主张捐献身体器官。

犹太教

相信一个万能的神，犹太人特别选择接受神的律法；从星期五的日落到星期六傍晚遵守安息日；有三个分支：

- 正统派（谨慎遵守派）：严格遵循犹太教的传统；虔诚地信奉五本摩西（律法）的书籍；按照犹太饮食（一顿餐不将牛奶和肉混在一起，不吃猪肉和贝类，不食用没有按照犹太法律的规定屠宰的肉类，对肉类和奶制品使用单独的烹饪器具）；在安息日严格限制（不开汽车，吸烟，转向灯开/关，处理金钱，使用电话或电视；医学治疗可推迟到安息日）；男人不用刀片刮胡子，可使用剪刀或电动剃须刀，这样刀片就不与皮肤接触；在任何时候男人戴小圆帽；胡须被认为是虔诚的象征；除了他的家人，东正教的男人不会接触任何一个女人；已婚妇女要盖住头发；家人和朋友的探访，并可能陪伴濒死的人；当一个人祈求健康时，证人必须在场，这样当死亡发生的时候，家庭就会受到上帝的保护；死亡后身体不应单独留下，只有东正教的人应该接触或清洗身体；如果死亡发生在安息日，东正教的人不能处理尸体，但护理人员可以戴手套对尸体进行护理。身体必须在 24 小时内被埋葬；尸检是不被允许

的；任何被移动的身体部位都必须与尸体其余部分一起安葬，因为他们认为身体的全部都需要回归土地。祷告和安静的时间是重要的。

- 保守派：遵循与东正教相同的教规；可能只是在做礼拜和祈祷的时候包住头部，一些人可能会同意尸检。
- 改革派：不严格遵守教规；不严格遵守犹太饮食；不戴小圆帽；可以在周五做礼拜而在安息日不受限制；男人可以碰女人。

伊斯兰教（穆斯林）

第二大一神教（只信仰一个神）的宗教；通过人类的信史先知穆罕默德或上帝用于交流他的话的先知；《古兰经》是圣经；《古兰经》不能由任何不洁净的人触碰，上面不能放任何东西；可以面对着麦加一天祷告 5 次。祷告中的私密性是重要的，禁食猪肉以及酒精；所有被允许的肉类都必须被祝福并以一种特殊的方式杀害；清洁很重要；在祷告的时候，即使生病，也需要清洗；如果这些不违反宗教习俗，可接受医疗行为；妇女是非常谦虚的，如果没有丈夫的允许是不能签署同意或做出决定的；可穿有黑线编织的古兰经词句的服饰；家庭或任何执业穆斯林都可以与死亡的人一起祈祷；最好是家人清洗和准备死者的身体（如有需要，护士可以戴手套护理死者的身体）；除法律规定外禁止尸检；不允许器官捐献。

印度教

它被认为是世界上最古老的宗教，是印度大部分居民信奉的宗教；没有经文、

固定的教义，或常规的礼拜；相信因果报应（每个人出生都是由上辈子的行为决定的）和生死轮回；疾病可能被视为过去生活中的罪恶的报应；禁止饮酒和吸烟。

佛教

印度教的分支，大多数信徒在日本、泰国和缅甸。相信个人冥想能够顿悟，而不是靠一起做礼拜。遵循道德规范是被人熟知的八正道，这是涅槃的途径（解放和启蒙的形式）；素食主义者；戒酒和烟草；在神圣的节日可反对药物和拒绝医学治疗；为冥想提供私密的，不间断的时间是重要的。

为独处提供机会

独处对于精神层面的表达是非常重要的一个方面。不受打扰的时间能够有利于一个人与自己心中的神或更高一级的力量进行交流。一个人可以提供祷告、反省、冥想以及聆听来自神圣源泉的答案（框13-2）。护士需要尊重和保护患者独处的时间。

思考题：

选择孤独不同于被社会孤立。你在一周的时间里，你会安排多少独处或者私人的时间？

促进希望

希望对于人类来说是重要的。当人们相信未来，相信事情是可能的，他们很可能会致力于目标和采取行动。对于老年人，特别是患有严重的健康问题或有残疾的老年人，保持希望是具有挑战性的，感觉绝望和沮丧的风险是真实的。绝望会影响到自我护理和康复，同时也会消耗原本用于克服生活困难的能量。

促进希望要从与患者建立信任关系开始，这样可以让他/她能比较容易和你开诚布公地表达情感。仔细的评估，可以帮助确定引起绝望的因素，如紧张的家庭关系、无法缓解的疼痛和不断增长的经济问题。应根据具体的因素制订干预措施。其他有益的方法包括以下：

- 协助患者制订立足现实的短期目标，确认目标的实现。
- 遇到与当前情况相关的生活挑战的时候，指导患者回忆以往的生活，强调过去的成就。

框13-2 冥想

独处提供了冥想的机会，这是一个能使得头脑冷静并有助于集中精力着眼于当下的行为。它可以采取的形式有：

- 集中冥想：注意力集中于呼吸、声音或图像；这可以使大脑冷静并使其清醒和敏锐。
- 深度冥想：注意正在感受的体验，例如声音或想法；这可以促进一个冷静和不起反应的精神状态。
- 超觉静坐：由 Maharishi Mahesh Yogi 介绍，这种形式涉及引导身体水平的深层放松而心灵变得更加警觉。

冥想有许多健康益处，包括缓解压力，激发免疫功能，以及控制疼痛。老年人可能会受益于自尊的提高和更高水平的、所要求达到的心理功能。

- 帮助患者在当下的生活中发现乐趣和享受生活。
- 创造一个轻松欢快的环境（例如，鲜花、新鲜的空气、阳光、愉快的气味、宠物和令人愉快的颜色）。
- 鼓励患者做精神方面的练习，有必要时请教牧师。
- 帮助患者参与宗教服务。
- 为患者建立肯定的表达模式（积极的陈述，如"我是一个独特的个体"或"我为上帝所爱"），并鼓励他们每天重复。
- 建议患者坚持写个人日记，以促进自我理解和个人成长。
- 使用音乐疗法；向音乐治疗师咨询，选择积极乐观、充满希望的音乐。
- 转介给一个支持系统。
- 用幽默感治疗，传达希望和乐观。

在有挑战的环境中帮助发现生命的意义

患者可能会质疑他们所面对的困难的意义，或者相信上帝已经抛弃了他们。充满信仰的人可能希望发表一些观点，如谈论如何将当前境况规划到一个更大的计划中去。当鼓励情感表达时，一个开放的，不加评判的态度是有用的。

重要概念：

有些人的信仰可以使他们得到安慰，让他们认为目前的挑战是有为上帝服务的积极目的。

支持宗教习俗

患者可能有交流、忏悔以及举行其他宗教仪式的愿望。必要时护士可以联系牧师。护士也可协助患者穿戴或展示宗教物品，并确保这些物品在护理活动中的安全。

和患者一起祷告或为患者祷告

有信仰的人们早已了解祷告的价值，现在越来越多的研究证据支持的祈祷和健康和治愈之间的正相关关系（Butler, Koenig, Puchalski, Cohen, & Sloan, 2003; Duffin, 2007; Larson, Sawyers, & McCullough, 1998; Moberg, 2005）。一个可以不用是被任命的神职人员握住患者的手，并为其祷告。祈祷可以是特定的，例如，刚刚给药后，药物将很快缓解疼痛。与代表患者虔诚地希望一个更高的力量起效相比，花或宗教的词汇的使用是不太重要的。可以为患者提供调解的祷告。不喜欢祷告的护士，可以请同事们和那些希望这么做的患者一起祈祷或为他们祈祷。

思考题：

别人为你的需求或困难进行祷告对你来说意味着什么？

总结：精神关怀的重要性

人是有灵魂的，因此，精神关怀必须是全面的、整体的关怀中一个不可或缺的组成部分。实现与比自己更强大的事物的联系，如其他人、自然、宇宙和一个至高无上的存在，能够帮助老年人克服自己的身体智力情感和社会等方面的挑战并且发现宁静和和谐，从而促进愈合和完满。自我价值和愿望得以实现，从而印记人生的最后一段完整和快乐。

相关研究

信仰社区护士：应用健康人群标准从而促进老年人的健康

King, M. A., & Pappas-Roqich, M.（2011）. Geriatric Nursing, 32（6），459-464.

本研究旨在探究信仰社区护士（教区护士）模式是否可用于向健康人群提供标准的应用策略。招募教区护士填写一个调查问卷，其中包括 2 010 个健康人重要健康指标的标准和指标。

该研究报告得出，教区护士确实从事许多活动，应用健康人 2 010 个关键的健康指标。他们每周至少提供一次服务，支持日常身体活动和情绪健康的这 2 个指标。每月至少给出一次促进良好的营养和健康的体质量提示，至少每年一次提示来减少和戒除烟草，降低或戒除药物滥用，促进安全和减少暴力，促进健康的环境，并鼓励免疫接种，这代表 5~10 个指标。教区护士至少每月参与活动，以帮助患者获得优质的医疗服务。在本次调查中的大多数护士报告，他们从来没有帮助过支持团体或提供服务以促进负责任的性行为。

这项研究表明，教区护士在识别所需要的服务、组织实施，并无缝和高效地帮助老年人使用健康服务中起重要作用。这也说明了老年专科护士如何在许多非传统的角色中影响老年人的生活。

实践探究

68 岁的 Brewer 先生在发生车祸后因病情危险已经连续数周在医院的休克创伤中心接受治疗。入院时，他的家人说，布鲁尔先生是个无神论者。

Brewer 时而清醒时而意识模糊。在几次清醒期间，他谈论到了上帝，并讲到"我希望上帝原谅我这么多年不相信他"以及"在我与上帝和好之前我还不想死"。

照顾 Brewer 的护士同样是一位无神论者，她和 Brewer 太太谈及此事。她问 Brewer 太太让医院的一位牧师与 Brewer 先生交谈是否有用。Brewer 太太强烈反对，"我不知道是谁把这种疯狂的想法灌输给他，我坚决不同意让一些信教的人从我丈夫那得到好处。"当 Brewer 太太在场时，Brewer 先生谈到了上帝，她说："Tom，你一直以来是非常明智的，所以不要再说些愚蠢的话了。"

Brewer 先生很有可能无法继续生存下去，护士该怎么办？

评判性思维能力训练

1. 为什么当人变老的时候精神需要变得越来越重要？
2. 描述老年人精神需要难以满足的一些方面。
3. 评估一个老年人的精神信仰和需求，你可以问什么问题？
4. 对于在医院或长期照护机构居住的老年患者，存在哪些能够让他独处的机会？你能做什么以提供独处的帮助？
5. 在生活事件中，如何使用神秘性培养灵性？

张俊娥

引用资源

BeliefNet
http://www.beliefnet.com

Duke Center for Spirituality, Theology, and Health
http://www.dukespiritualityandhealth.org

George Washington Institute for Spirituality and Health
http://www.gwish.org

Health Ministries Association
http://www.hmassoc.org

Nurses Christian Fellowship International
http://www.ncfi.org

参考文献

Butler, S. M., Koenig, H. G., Puchalski, C., Cohen, C., & Sloan, R. (2003). Is Prayer Good for Your Health? A Critique of the Scientific Research. *Heritage Lecture #816*, December 22, 2003. Accessed January 2, 2008 from http://www.heritage.org/Research/Religion/HL816.cfm

Duffin, J. (2007). The doctor was surprised; or, how to diagnose a miracle. *Bulletin of the History of Medicine, 81*(4), 699–729.

Larson, D. B., Sawyers, J. P., & McCullough, M. E. (Eds.). (1998). *Scientific research on spirituality and health: A consensus report.* Rockville, MD: National Institute for Healthcare Research.

Moberg, D. O. (2005). Research in spirituality, religion and aging. *Journal of Gerontological Social Work, 45*(1–2), 11–40.

第四单元

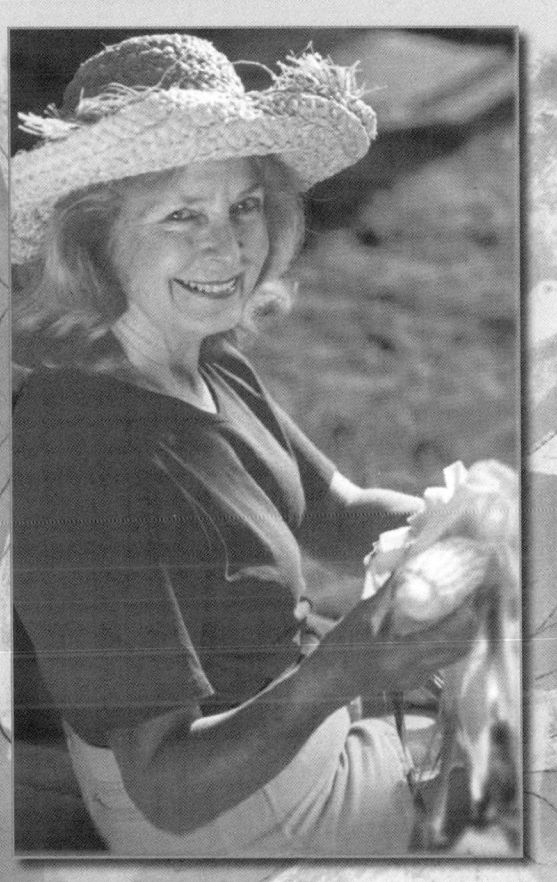

一般性护理问题

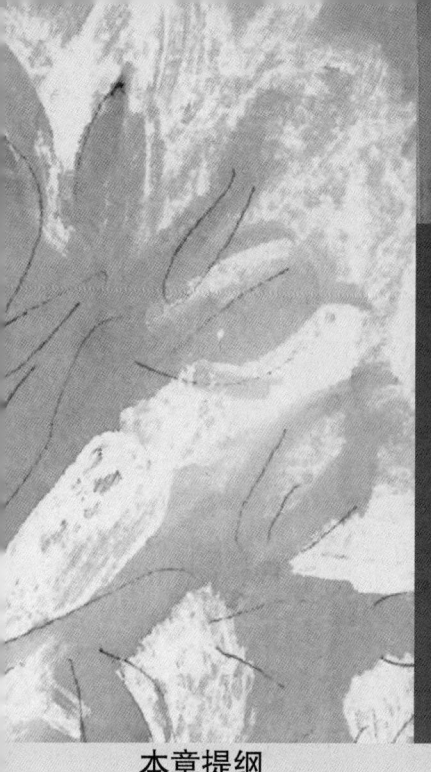

营养和水合

本章提纲

老年人的营养需求
 热量需求的数量和质量
 营养补充品
 女性的特殊需求
老年人的水合需求
促进口腔健康
营养的危险因素
 消化不良和食物不耐受
 厌食症
 吞咽困难
 便秘
 营养不良
解决老年人的营养和水合状况

营养对健康和功能有着深远的影响。营养状况影响身体的免疫力，维护解剖和结构的正常，能清晰地思考并拥有参与社会活动的精力和欲望。许多与年龄相关的变化，往往是微妙和循序渐进的，可以逐步损害老年人的良好营养状况；这些变化需要特别的护理关注（护理诊断表 14-1）。

学习目标

通过本章学习，你将能够：
1. 列出与年龄相关的影响老年时期饮食需求的因素。
2. 识别与使用营养补充品有关的风险。
3. 列出老龄女性的特殊营养需求。
4. 描述与年龄相关的影响老年人水合的变化。
5. 识别脱水的诱发因素和迹象。
6. 描述可能影响营养状况的口腔健康问题并为老年人介绍口腔卫生知识。
7. 概述老年时期营养的影响因素和减少其威胁的方法。

术语词汇须知

厌食：食欲缺乏。
吞咽困难：由于难以将食物从口腔移动到食管（转移吞咽困难），通过食管（运输吞咽困难），或从食管进入胃（传递吞咽困难）引起的咽下困难。

护理诊断

表 14-1 衰老和营养状况的风险

原因或因素	护理诊断
牙齿有不同程度的腐蚀;牙冠和牙根结构的磨损;牙齿脱落的患病率高	营养失调:低于机体需要量 与咀嚼食物的能力有限有关 急性疼痛 与牙齿状况不良有关
唾液比年轻时减少约三分之一	营养失调:低于机体需要量 与食品的高效混合少有关
由于唾液淀粉酶减少,消化淀粉的效率变低	营养失调:低于机体需要量 与淀粉分解降低有关
口腔黏膜上的上皮萎缩	口腔黏膜受损
味觉阈值增加;相比年轻时,每个舌乳头大约有三分之一有功能的味蕾	营养失调:高于机体需要量 与摄取过多的盐和糖来弥补口味的变化有关
口渴的感觉减少;饥饿感减少	营养失调:低于机体需要量 与感觉饥饿的能力降低有关 体液不足 与口渴减少有关
呕吐反射减弱;食管蠕动减少;下食管括约肌放松;胃蠕动减少	有窒息的危险 营养失调:低于机体需要量 与自我限制饮食以避免不适有关
盐酸、胃蛋白酶和胰酸产生减少 脂肪耐受降低	营养失调:低于机体需要量 与分解食物无效有关 剧烈疼痛 与消化不良有关
结肠蠕动减少;排便感觉信号减少	营养失调:低于机体需要量 与食欲降低和与便秘相关的自我限制有关
稳定和吸收胆固醇的效率降低	有感染的危险 与有形成胆囊结石的风险有关
胰腺脂肪含量增加;胰酶降低	营养失调:低于机体需要量 与不能正常消化有关

老年人的营养需求

热量需求的数量和质量

虽然一生中人体的基本营养需求是一致的,但是特定营养的所需数量可能会有所不同。在不同年龄的人群中,营养需求最重要的不同之处是热量的摄入量。有几个因素导致老年人减少热量的需要:

- 老年人的身体含有较少的瘦肉组织和相对增加的脂肪组织。脂肪组织比瘦肉组织代谢更慢,不会很快燃烧热量。
- 每十年人的基础代谢率会降低2%,当消耗与年轻时摄入相同的热量时,就会导致体重增加。
- 大多数老年人的活动水平通常比其年轻

时的低。

虽然每个人根据个人体型、新陈代谢、健康状态和活动水平都有一个独特的热量需要,但仍可以做出一些概括。由于与年龄相关的变化,成年后热量需求逐渐减少,建议在人生的第四个十年开始时减少热量摄入。必须监测热量摄入量的数量和质量。一个有用的方法叫Harris-Benedict方程,也叫作休息能量消耗。它通过考虑年龄、基础代谢率等因素,以此决定休息的热量需求。从这个方程由此获得的数字代表维持当前体重而没有运动消耗的每天需要消耗的热量。

体重(千克)/身高(厘米):

男性:66+[13.7×体重(kg)]+[5×身

高（cm）]-（6.76×年龄）

　　女性：655+[9.6×体重（kg）]+[1.8×身高（cm）]-（4.7×年龄）

　　体重 kg/ 身高（英寸）：

　　男性：66+[6.23×体重（lbs）]+[12.7×身高（inches）]-（6.76×年龄）

　　女性：655+[4.35×体重（lbs）]+[4.7×身高（inches）]-（4.7×年龄）

　　除了监测数量，监控热量消耗的质量也是很重要的。因为热量的需求和摄入在老年生活中经常会减少，所以需要摄入更高质量的热量，确保其他营养有一个适当的摄入（图 14-1）。限制饮食脂肪摄入量低于总热量消耗的 30% 是对老年人很好的实践。表 14-2 列出了老年人的每天推荐量。

　　老年人饮食中纤维尤为重要。水溶性纤维，包含在燕麦和果胶等食物中，能降低血清胆固醇；改善糖尿病患者的糖耐量；以及防止肥胖，心血管疾病和结直肠癌（Dahm et al.，2010；Du et al.，2010；Hopping et al.，2010）。不溶性纤维，包含在谷物、许多蔬菜和水果中，能促进良好的肠道活动。

　　碳水化合物是提供能量和纤维的重要来源。然而，由于老年人维持正常血糖水平的能力降低，所以老年人需要减少碳水化合物的摄入量。高碳水化合物饮食可以刺激老年人异常释放较高的胰岛素，就会引起低血糖，在老年人身上首先表现为混乱状态。

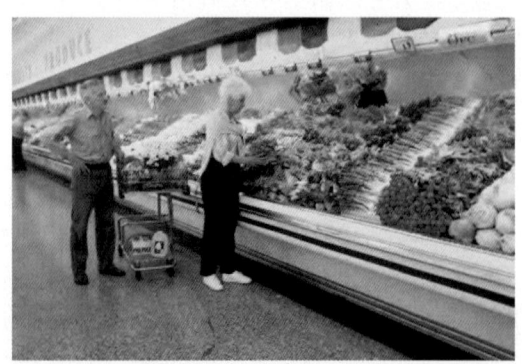

图 14-1 ■ 虽然老年人通常需要比年轻人摄取更少的热量，但是他们的饮食必须包括高质量的营养

表 14-2	50 岁以上人群的推荐膳食	
	男性	女性
蛋白质 /g	66	66
碳水化合物 /g	100	100
维生素 A/mg	625	500
维生素 D/mg	10	10
维生素 E/IU	12	12
维生素 C/mg	75	60
维生素 B_1/mg	1.0	0.9
维生素 B_2/mg	1.1	0.9
烟酸 /mg	12	11
维生素 B_6/mg	1.4	1.3
叶酸 /mg	320	320
维生素 B_{12}/mg	2	2
钙 /mg	1 000[a]	1 000
磷 /mg	580	580
镁 /mg	350	265
铁 /mg	6	5
锌 /mg	9.4	6.8
碘 /mg	95	95

[a] 51~70 岁男性推荐量是 800mg。

Reprinted with permission from *Dietary Reference Intakes* (*DRIs*). *Estimated Average Requirements*, Food and Nutrition Board, Institute of Medicine, 2011, by the National Academy of Sciences, Courtesy of the National Academies Press, Washington, D. C.

　　每千克体重至少摄入 1g 蛋白质是有必要的，用来更新身体的蛋白质和原生质以及维持酶系统。如果每日 10% 至 20% 的热量摄入量来自蛋白质，那么蛋白质的需求应该得到满足。可以买到一些蛋白质补充品，在老年人的饮食上可能是有用的添加剂。

　　尽管随着年龄的增长，钙的吸收能力会下降，仍然需要含钙的饮食，来保持健康的肌肉骨骼系统，促进身体凝血机制的正常运行。老年人可能受益于补钙，但他们应该与他们的医生讨论钙的使用，确保其他医疗问题对使用钙没有禁忌。此外，需谨慎过量食用钙营养补充品（见下面的讨论）。维生素 D 和镁的适当摄入可以促进钙的吸收。

　　建议老年人每天至少吃 5 份的水果和蔬

菜。不幸的是，只有约三分之一的老年人使用推荐量（Baker，2007）。护士可以与老年人讨论吃足够的水果和蔬菜的重要性，提出他们可以使用的各种各样的方式（如放入果汁或混合在酸奶或明胶中）。

塔夫茨大学的抗衰老中心美国农业部（USDA）人类营养研究部的研究人员提供了美国农业部的"我的餐盘"的修改，以更准确地反映超过 70 岁的人的饮食需求（图 14-2；Tufts，2012）。这替换了用于老年人的改良的"我的金字塔"，并提供了食物的例了，与联邦政府制订的 2010 年美国人的饮食指导方针是一致的。这些指南限制反式饱和脂肪含量高的食物和盐，补充糖的摄入。他们强调全谷物和每份含高水平维生素和矿物质的食物。

思考题：

你如何看待你的饮食影响了你的身体、思想和精神，反之亦然？有需要改变的模式吗，如果有，如何改变？

营养补充品

今天，超过一半的成年人每天补充营养补充品。老年人对维生素和矿物质的需求是不确定的，目前，对于一般成年人的每日推荐饮食量需要被应用于老年人群。虽然不是灵丹妙药，营养补充品可以补偿营养的摄入不足以及疾病和药物影响造成的缺乏。烟酸、硫胺素、核黄素和维生素 B_6、维生素 C 和维生素 D 是老年人最常见的营养缺乏种类。然

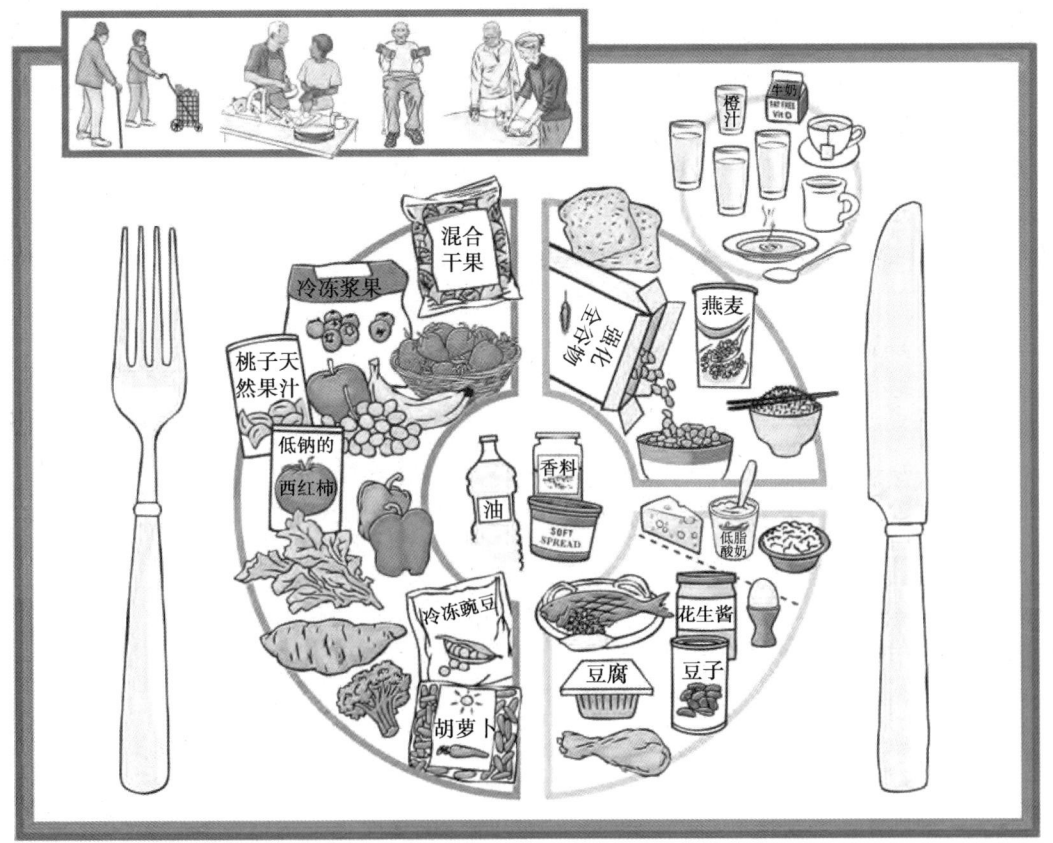

图 14-2 ■ 用于老年人的改良我的餐盘

而,老年人还是需要谨慎摄入,因为维生素、矿物质和草药,尤其是在高剂量时,可以产生副作用(表 14-3 和表 14-4)和与许多药物相互作用(表 14-5)。

表 14-3	过量摄入某些维生素和矿物质的风险
维生素 / 矿物质	高剂量使用可能出现的影响
维生素 D	钙沉积在肾脏和动脉
维生素 K	血栓
叶酸	隐性的维生素 B_{12} 缺乏症(老年痴呆症的一个原因)
钙	肾脏结石;吸收其他矿物质的能力受损
钾	心脏骤停

表 14-4	过度使用某些草药所致的不利影响
副作用	诱发草药
食欲缺乏	绿茶
心律失常	芦荟(内用)、鼠李皮、麻黄
便秘	金合欢、北美黄连、圣约翰草
腹泻	鼠李皮、辣椒、水仙、桉树、绿茶、黄豆
湿疹	蒜、洋葱
水肿	芦荟、鼠李木、鼠李皮、大黄
发热	紫锥花
胃肠不适	辣椒、卡瓦、锯棕榈、缬草
头痛	黑升麻、绿茶、铃谷、麻黄、缬草
低钾血症	鼠李、鼠李皮、大黄
低血压	黑升麻、山楂果
失眠	绿茶、麻黄、缬草
黄疸	卡瓦
肝功能受损	辣椒、石蚕、熊果
恶心 / 呕吐	黑升麻、白屈菜、黄水仙、紫锥花、桉树、绿茶、铃谷、檀香、熊果
荨麻疹	啤酒酵母、车前草
眩晕	绿茶

表 14-5	草药和西药的相互作用	
草药	西药	相互作用影响
芦荟	强心苷	增加药物的影响
	皮质类固醇	增加钾的损失
	噻嗪类利尿药	增加钾的损失
鼠李皮	噻嗪类利尿药	增加钾的损失
小白菊水	水杨酸盐类	增加抗血栓形成的作用
	华法林	增加抗血栓形成的作用
银杏	抗血栓药	增加抗血栓形成的作用
卡瓦	中枢神经系统抑制药	增加镇静
白柳叶	水杨酸盐类	增加抗血栓形成的作用

例如,过量食用钙(即超过 2 000mg/d)可能会导致肾结石。如果使用钙剂,一次不应超过500mg,因为摄入更多就不再吸收。钙强化产品越来越多,老年人应该检查各种各样的来源的标签和总计他们摄入的钙量。必须考虑补钙的食物,因为麦麸、大豆等豆类妨碍钙的吸收。

护理评估应该包括审查营养补充品使用的类型和数量。护士可以鼓励老年人避免过度摄入补品,与他们的健康保健提供者审查营养补充品的使用。

重要概念:

维生素、矿物质和草药补充品是有益的,但需要谨慎,避免滥用造成不良后果。

女性的特殊需求

老年女性对于心脏病、癌症和骨质疏松症等与营养有关的问题比较敏感。注意饮食的需求和减少与饮食有关的风险可以降低其中的一些问题。

从64岁到74岁,女性与男性患心脏病几率相等。脂肪摄入减少到热量的30%或更少(1 800cal的饮食中含70g脂肪),可以有利于降低老年女性患心脏病的风险。研究尝试揭示摄入低脂肪对减少患乳腺癌的风险的作用,这可能会支持另一个限制脂肪摄入量的优点。饮酒也与患乳腺癌有关; 每日摄入 40g 以上的酒精与患乳腺癌的风险增加有关(40g 酒精等于 30ml 的啤酒或 3ml 100° 威士忌)。因此, 应减少饮酒为宜。

当她们到 70 岁时, 几乎所有女性都因骨质疏松症受到一定程度的影响。雌激素减少, 肥胖、缺乏运动、吸烟、过度摄入咖啡因和酒精可使骨质疏松的风险增加。接下来考虑通过控制风险以防止骨质流失引起的骨质疏松从而导致骨折的风险和并发症。绝经后女性应该每天至少摄入 1 000mg 钙。从碳酸盐和柠檬酸钙中补钙是最常见的形式。碳酸钙, 最具成本效益的形式, 应该在用餐时补而且一次不超过 500mg, 以确保最佳的吸收(Straub, 2007)。

老年人的水合需求

随着年龄的增长, 细胞内液丢失, 导致体液总量下降。而在年轻人中水占了大约 60% 的体重, 在老年人中水占了体重的 50% 或更少。这减少了任何液体流失的安全边界; 液体摄入量的减少或增加的损失对年轻人来说只有一个小问题, 而对老年人则可能会危及生命。医学研究院建议 50 岁以上的男性的液体摄入量为 3.7L/d, 同样年龄段的女性为 2.7L/d (相当于 11 到 15 杯, 每杯容积为 250ml)。一些健康状况可能需要摄入更少液体。护士应该评估导致老年人饮用较少液体的因素, 例如:

- 与年龄相关的口渴减少的感觉。
- 对尿失禁的恐惧(身体状况和缺乏个人卫生的机会)。
- 缺乏液体。
- 无法独立地获得水或者喝水。
- 缺乏动力。
- 情绪或认知改变。
- 恶心、呕吐、肠胃不适。

当这些因素存在或对充分摄入液体存在任何怀疑, 应该记录和监测液体的出入量 (见护理诊断要点: 体液不足)。

护理诊断要点

体液不足

概述

体液不足是指细胞内、细胞外或血管内液体达不到机体所需的脱水状态。这种情况可以表现为出量增加、摄入减少、尿液集中、体重减轻、低血压、脉冲增加、皮肤肿胀、皮肤黏膜干燥、身体温度增加、虚弱和血清肌酐、血尿素氮、血细胞比容升高。

诱因或影响因素

呕吐、腹泻、多尿症、过度排水、大量出汗、代谢率增加、由于身体或精神的限制导致的摄入不足和无法进入的液体、药物(如利尿剂、泻药、镇静剂)。

目标

患者保持液体的出入平衡在 200ml 内, 能识别问题的原因并纠正。

干预

- 进行一个全面的评估, 以确定体液不足的根本原因, 然后根据原因采取治疗。
- 严格记录液体出入量。
- 密切监测生命体征、尿比重、皮肤肿胀和精神状态
- 每天监测患者的体重, 直到问题改善。
- 鼓励摄入液体, 男性至少 3.7L/d 和女性至少 2.7L/d, 除非有禁忌; 提供富含液体的食物(如明胶、冰冻果子露、汤); 使液体容易得到。
- 咨询医生关于静脉注射替换液体的必要; 如果需要, 应仔细监控, 因为老年人易发生水中毒的风险。
- 协助或提供良好的口腔卫生。
- 识别脱水的高危人员并密切监控他们的出入量。

限制液体不仅容易使老年人感染、便秘和膀胱膨胀性降低,也会导致严重的液体和电解质失衡。脱水,会因体液减少而危及老年人生命,使他们皮肤干燥、缺乏弹性,舌头干燥发黄,脸颊凹陷,尿液浓缩,血尿素值升高,超过 60mg/dl,在某些情况下会出现谵妄。

在另一个极端,老年人对患心血管疾病和肾功能降低引起的体内水分过多也更敏感。如果需要静脉输液治疗,应考虑水分过多的问题。

重要概念:

当摄入液体不足或额外的液体丢失时,与年龄相关因素导致的体液减少降低了安全阈值。

促进口腔健康

无痛、完整的牙龈和牙齿将促进更多种类食物的摄入。一个人一生基本的牙齿护理影响着年老时满足营养需求的能力。贫乏的牙科保健、环境影响、不恰当的营养和牙龈组织的变化常导致老年人严重的牙齿脱落。人生的第三个十年后,牙周疾病成为第一个牙齿脱落的原因;到 70 岁时,大多数人失去了他们的牙齿。随着年龄的增长,越来越多的成人开始保护他们的牙齿;然而,如果他们不注意预防牙周疾病,也可能面临老年时失去原有的牙齿。除了教授预防牙周疾病的方法,护士必须保证老年人和他们的照顾者理解牙周疾病的状况,使他们能及时寻求帮助。牙周疾病的迹象包括:

- 牙龈出血,特别是在刷牙时。
- 牙龈红肿、疼痛。
- 当施加压力时,牙龈出脓。
- 慢性口臭。
- 牙龈炎导致的牙齿松动。

在改善牙龈组织和消除牙齿上的软残渣时,使用牙刷比棉签或其他软设备更有效。

柠檬甘油棉签使口腔黏膜干燥,导致牙釉质流失。酒精含量高的漱口水对老年人的口腔刺激太大;建议使用市面上稀释的漱口水漱口(漱口水与水各占一半)。进行口腔卫生时,注意不要损害到口腔内的组织,因为老年人的口腔更敏感脆弱,容易受刺激。应拔除松动的牙齿以预防误吸导致肺脓肿。

显然,一生贫乏的牙科保健是不能逆转的。老年口腔问题需要一个人在年轻时提前预防。虽然老年牙科专业在成长,但是很多人无法获得这种服务或因金钱问题无法使自己从中获益。通过教育,护士可以让公众意识到良好的定期的牙科保健以及注意任何年龄段的口腔卫生的重要性,并告知患者衰老本身不会导致牙齿丢失。

许多老年人认为有假牙就可以不必再护理牙齿。护士必须纠正这种错误观念,鼓励对个人的假牙继续进行牙科保健。牙医可以检测病变、感染和其他疾病并纠正以防止发展成严重的并发症。组织结构的变化可能会影响口腔矫治器的合适性,然后需要调整。不合适的假牙不需要总是被取换;有时它们可以适当的配合。护士可以给那些因担心费用问题而抵制矫正的老年人解释。最重要的是,应该使用口腔矫治器而不是放在口袋里或梳妆台的抽屉里!戴着口腔矫治器允许适当的咀嚼,可以鼓励老年人在他们的饮食中引入更多种类的食品。

重要概念:

牙科问题几乎会影响身体的所有系统;因此,必须确定明确问题并及时纠正。

营养的危险因素

消化不良和食物不耐受

因为老年人胃动力降低,胃液分泌减少和胃排空时间较慢,所以消化不良,食物不耐受在老年人中很普遍。老年人经常试图通过使用抗酸药或限制食物的摄入量来处理这些问题,但两种策略可能使他们处于其他风险中。我们应该探索其他方法来解决这些问题。例如,护士可以建议少食多餐,而不是固定一日三餐。这不仅使每一次消化的食物量更小,也有助于在一天中保持更稳定的血糖水平。避免或限制油炸食品可能是有用的,因为老年人更容易消化烤的、煮的或烘焙食品。当食物不耐受存在时,可以从饮食中排除特定的食物。通常情况下,老年人需要帮助来识别有问题的食品,特别是在他们的整个生活的饮食中包括这些食物时。在吃饭时和饭后 30 分钟采取高半坐卧位是有用的,因为它增加了腹部和胸腔的容积,为胃提供了更多的空间,并能促进吞咽和消化。最后,确保足够的液体摄入和活动来改善食物通过消化道的能动性。

重要概念:

自我饮食限制和滥用抗酸药治疗消化不良可以对老年人产生一系列新的问题。

厌食症

厌食症可以与多种状况有关,包括药物副作用、不活动、躯体疾病或与年龄相关的变化,如味觉和嗅觉感觉减少、激素瘦素生成减少和胃部变化导致较少食物摄入量就达到饱食状态。特别是老年人,损失和压力(例如亲人的死亡、孤独、财政担忧,患慢性疾病)可能引起焦虑和抑郁,从而影响食欲。

解决厌食症的首要步骤是确定原因。根据原因采取治疗,包括一个高热量的饮食、推荐社会项目、胃管喂食、静脉输入营养液、精神治疗或药物治疗。可以使用一些特定的草本植物刺激食欲,如生姜根、人参、雷公根、薄荷。应该监控摄入量、排出量和重量;在一

个月的时间内体重下降大于 5% 或 6 个月时间内超过 10% 都认为是有意义的并且需要评估。

吞咽困难

吞咽困难的发生率随着年龄的增加而增加,可以有多种形式,如从口腔移动到食管(转移吞咽困难),通过食管(运输吞咽困难),或从食管进入胃(传递吞咽困难)。尽管大多数病例是由于胃食管反流疾病引起的,但是由于神经原因,如中风也可引起吞咽困难。

仔细评估,识别特定的吞咽困难,再为经历吞咽问题的人计划最佳的干预措施是有用的。考虑因素包括开始时间、现在的食物类型(固体或液体),多数问题发生的一致性或周期性,其他症状及相关并发症(例如,误吸或体重减轻)。在评估这个问题和发展个性化的保健计划上,推荐病理学医师演讲是有益的。

尽管特定的干预措施将被用于满足个人的需求,但是一些一般性的措施对于所有吞咽困难患者都有用,比如吃饭或饮水时让人坐直;允许足够的时间吃饭;喂食额外的食物之前确保口腔里没有残余食物;小口吃饭;吃饭时别说话;保持负压吸引器容易拿到;监测摄入量、排出量和重量。通常情况下,稠厚液体或机械改变的食物可能是有益的。建议将头部倾斜到一侧,将食物放在舌头上的某个特定部分,可能修正潜在问题如肥胖或消除结构性障碍。

便秘

便秘是老龄人一种常见的问题,因为肠蠕动慢、不活动、药物的副作用、饮食中纤维和液体含量减少。如果通过减少食物的摄入来缓解不适,会威胁到营养状况。泻药,另一个缓解措施,可以引起腹泻,导致脱水;如果使用油性泻药,脂溶性维生素(如维生素 A、

维生素 D、维生素 K、维生素 E)可以从身体排出,导致维生素缺乏。

护士必须认识到便秘是老年人经常面临的问题,并鼓励老年人采取预防措施。建议大量饮水、多食水果蔬菜和多活动,定期和在适当的时间排便。活动能促进肠蠕动,应该鼓励。纤维固然重要,但是必须小心使用。过度纤维的摄入会导致肠梗阻、腹泻或胃结石的形成,胃结石由大量植物种子、皮和其他纤维组织在胃里形成(Steinberg & Eitan, 2003)。胃的酸度越低表现为恶心、呕吐、饱胀感、腹痛和腹泻,会促使胃结石形成。番泻叶是一种有效的天然的泻药,可以用药片或茶的形式服用。通常情况下,个人可以意识到某些食物(如香蕉、梅子、胡萝卜、燕麦片)

可以促进肠道排空;这些应该被纳入常规饮食的基础上。泻药应该在考虑其他措施并不成功后,在必要的时候小心使用。

营养不良

因为营养不良对年长的人来说是一个潜在的和严重的威胁,所以应该严密监控。造成这个问题的因素包括味觉和嗅觉减退、咀嚼能力降低、肠蠕动缓慢、饥饿收缩减少、胃酸分泌减少,由于肠道血流量减少和肠道吸收表面细胞减少导致的营养吸收减少。药物的影响可以导致营养不良(框 14-1),尽可能加强使用非药物治疗方法解决健康问题。

连同伴随终生的饮食模式(如不吃早餐

框 14-1　与所用药物相关的营养风险

贫血

- 秋水仙素(colchicine)。
- 消炎痛(indomethacin)。
- 甲基多巴(methyldopa)。
- 呋喃妥英(nitrofurantoin)。
- 非甾体抗炎药(nonsteroidal anti-inflammatory drugs)。
- 羟基保泰松(oxyphenbutazone)。
- 苯基丁氮酮(phenylbutazone)。
- 磺胺类药(sulfonamides)。

厌食症

- 氨基水杨酸(aminosalicylic acid)。
- 强心苷(cardiac glycosides)。
- 中枢神经系统兴奋剂(central nervous system stimulants)。
- 普萘洛尔(propranolol)。
- 吡嗪酰胺(pyrazinamide)。

便秘

- 氢氧化铝(aluminum hydroxide)。
- 碳酸钙(calcium carbonate)。

- 西咪替丁(cimetidine)。
- 可待因(codeine)。
- 麻醉药(narcotics)。
- 非甾体抗炎药。
- 镇静催眠药(sedatives-hypnotics)。

腹泻

- 氨苄青霉素(ampicillin)。
- 抗坏血酸(ascorbic acid)。
- 强心苷。
- 西咪替丁。
- 泻药(laxatives)。
- 含镁制剂(magnesium-based preparations)。
- 新霉素(neomycin)。
- 非甾体抗炎药。
- 青霉素(penicillins)。
- 四环素(tetracyclines)。

水、电解质紊乱

- 糖皮质激素(Corticosteroids)。
- 利尿剂(diuretics)。

雌激素（estrogens）。

泻药。

强的松（prednisone）。

肠胃不适

阿司匹林（aspirin）。

秋水仙素。

糖皮质激素。

红霉素（erythromycin）。

雌二醇（estradiol）。

雌激素。

非诺洛芬（fenoprofen）。

布洛芬（ibuprofen）。

消炎痛。

甲氧萘丙酸（naproxen）。

非甾体抗炎药。

羟基保泰松。

苯基丁氮酮（phenylbutazone）。

丙磺舒（probenecid）。

四环素（tetracycline）。

甲苯酰吡啶乙酸（tolmetin）。

恶心/呕吐

别嘌呤醇（allopurinol）。

抗生素（antibiotics）。

抗癌药（anticancer drugs）。

抗胆碱酯酶（anticholinesterases）。

抗惊厥药物（anticonvulsants）。

抗心律失常药（antidysrhythmics）。

抗组胺药（antihistamines）。

抗高血压药（antihypertensives）。

强心苷。

水合氯醛（chloral hydrate）。

可待因（codeine）。

秋水仙素。

利尿剂。

布洛芬。

左旋多巴（levodopa）。

甲氧萘丙酸。

麻醉药。

非甾体抗炎药。

钾（potassium）。

丙磺舒。

普萘洛尔。

利血平（reserpine）。

他莫昔芬（tamoxifen）。

硫胺素（thiamine）。

甲苯酰吡啶乙酸。

血管扩张剂（vasodilators）。

或摄入过多"垃圾食品"），导致营养不良的社会经济因素也必须考虑。

老年人的外观可能会误导人，延误对其营养不良状态的察觉。一些营养不良的临床症状包括：

- 在过去的一个月体重减轻超过 5% 或过去的 6 个月体重减轻超过 10%。
- 重量低于理想范围 10% 或高于 20%。
- 血清白蛋白水平低于 3.5g/100ml。
- 血红蛋白水平低于 12g/dl。
- 血细胞比容低于 35%。

其他问题可以显示营养不良，如精神错乱、抑郁、视觉障碍、皮炎、脱发、苍白、伤口愈合延迟、嗜睡、疲劳。护士使用敏锐的评估技能识别老年人早期营养不良是至关重要的，并鼓励良好的营养实践来防止其发生。

解决老年人的营养和水合状况

广泛的生理、心理和社会经济因素影响营养状况。因为这些因素可以改变，所以常规的营养评估是必要的。有效的营养评估包括医生、护士、营养师和社会工作者之间的协作。评估指南 14-1 描述了营养评估基本构成。

评估指南 14-1
营养状况

历史

- 回顾健康史和病历寻找诊断证据或寻找可以改变食物的购买、准备、摄取、消化、吸收和排泄的情况。
- 回顾那些会影响食欲和营养状态的药物。
- 回顾任何营养补充品使用的类型和数量。
- 让患者描述他或她的饮食、吃饭模式、食物选择和限制。
- 要求患者写日记记录一周内所有摄入的食品。

体格检查

- 检查头发。脱发或头发的脆性与营养不良有关。
- 检查皮肤。注意持续的"鸡皮疙瘩"（维生素 B_6 缺乏）；苍白（贫血）；紫癜（维生素 C 缺乏症）；褐色色素沉着（烟酸缺乏症）；眼周、鼻子和嘴角之间区域有红色鳞片状褶皱（核黄素缺乏症）；皮炎（锌缺乏）；真菌感染（高血糖）。
- 测试皮肤肿胀。皮肤肿胀，虽然在许多老年人中很少见，但是最易察觉的地区是在额头和胸骨上；因此，这些都是首选测试区域。
- 注意肌肉、力量和运动。肌肉软弱与维生素和矿物质不足有关。
- 检查眼睛。询问视觉的变化，夜视问题（维生素 A 缺乏症）。注意患者的百分等级。
- 检查口腔。注意干燥（脱水）、损伤、舌态、呼吸气味和牙齿或假牙的情况。
- 询问症状和体征：舌痛、消化不良、腹泻、便秘、厌恶的食物、虚弱、肌肉痉挛、烧灼的感觉、头晕、嗜睡、骨痛、关节痛、疮复发、呼吸困难、吞咽困难、厌食、食欲改变。
- 观察人饮水或吃东西是否困难。

生化鉴定

- 获得血液样本检查总铁结合力、转铁蛋白饱和度、蛋白质、白蛋白、血红蛋白、血细胞比容、电解质、维生素和凝血酶原时间。
- 获得尿液样本检查尿比重。

人体测量

- 测量和询问身高和体重的变化。使用年龄调整 – 体重图表来评估体重。注意体重在过去 1 个月下降 5% 与在过去 6 个月下降 10% 的情况。
- 肱三头肌皮褶厚度测量（TSM）。在测量时，要抓住肩部和肘部中间的皮肤和皮下脂肪的褶皱，并用卡尺测量。注意患者的百分等级。
- 用卷尺（厘米刻度）测量上臂周长（MC），使用上臂周长和公式来计算上臂肌围（MMC）：

    $$MMC(cm)=MC(cm)-(0.314 \times TSM[mm])$$

    标准的 MMC 是男性为 25.3cm，女性为 23.2cm。MMC 低于标准的 90% 认为是营养不足，低于 60% 认为是蛋白质和热量缺乏性营养不良。

心理测试

- 测试认知功能。
- 注意情绪、行为、认知和意识水平的改变。警惕抑郁症的征象（与缺乏维生素 B_6、镁或烟酸缺乏有关）。
- 询问情绪或认知的变化。

在本章中讨论的具体干预措施可以帮助解决良好营养和水合存在的威胁。此外，重要的是要考虑，通常情况下，一个小服务链可以提高老年人的营养状况。在解决老年人的营养需求上，护士必须考虑广泛的服务，包括营养补充援助计划，以前被称为食品券；上门送餐服务；通过志愿者组织帮助购物和准备膳食，家庭健康助理供给援助，聚集的饮食计划，营养和心理咨询。

除了生理上的考虑，食物的社会和文化方面的考虑也很重要。对许多人来说，食物的准备、服务和消费意味着一种充满爱心的行为。与他人的社会联系和庆祝活动通常涉及食物。人们经常把请客吃饭作为礼物来表达感谢。鼓励家人和朋友给待在医院或养老院的老年人带去特别的宴馐并帮助他们庆祝活动是很有益的。例如，在一个养老院里，护士可以协助常驻的家庭找到一个他们可以举办家庭午餐庆祝特殊事件的私人区域。

护士还必须考虑文化差异对营养的影响。种族和宗教的因素会影响对食物的选择、准备和饮食习惯。在一些文化中，认为特定的食物拥有治疗的好处。例如，一些亚裔美国人相信健康是阴阳平衡的，可以选择某些热或冷的食物来恢复平衡。理解影响饮食实践的独特文化因素对个性化的护理至关重要。

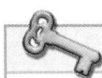

重要概念：

各种生理、心理和社会经济因素都影响营养状况。

相关研究

养老院需要口腔护理帮助的痴呆症患者居民的简况

Jablonski, R. A., Kolanowski, A. M., & Litaker, M. (2011). *Geriatric Nursing, 32*(6), 439–449.

本研究描述了需要言语或身体上帮助执行口腔护理的患有痴呆症的养老院居民的人口结构、功能和行为的简况。参与者是养老院中有中度或重度认知障碍的居民。研究人员进行了图表评论、日常生活活动评估、居民访谈、家庭采访和以 5 天为周期的在行为症状最普遍的时候录像。

结果显示，正规教育水平和整体功能较高的居民可能更需要口头支持来执行口腔护理。他们比那些认知水平较低的人更善于理解指示和处理语言线索；他们开放的个性特征的得分也显著较高，这可以使他们更愿意接受指示。

需要口腔护理身体援助的这组在与人们相处和参与活动时更被动，他们的语言和执行功能技能也较少。由于他们缺乏智力的执行功能，他们倾向受益于一个称为链锁的干预，即照顾者发起行动，然后居民接受他们需要的一些援助。

本研究证明了评估特定认知领域，如语言和执行功能，以确定最适合于痴呆老年人的口腔护理的策略的有效性（如语言指导、发起任务、允许居民接管、为居民执行任务）。

实践探究

　　护士 Timms 最近已经开始在养老院工作。在他分配的单位里，他注意到没有口腔护理。尽管一些居民的牙齿状况不好，假牙不合适，但是也没有牙科保健计划。

　　Timms 在一次员工会议上问及居民的牙科保健计划。员工回应，"这些人没有钱去看牙医，另外，去最近的牙医诊所要将近 1 小时。"医生说如果居民有牙齿不适，要为牙医写一份转诊单，否则只会浪费时间和金钱。Timms 不满足这个说法，但作为一个新员工，他不想与团队起冲突。Timms 可以采取什么行动？

评判性思维能力训练

1. 列出良好营养摄入的各种生理、心理和社会经济的必要条件。
2. 什么话题可以包括在老年人的口腔健康教育计划里？
3. 媒体和广告是如何影响到膳食补充品的使用？护士能做些什么来帮助老年人区分关于膳食补充品的生产商和经销商主张的真实与虚假？
4. 描述对在养老院、医院和家里的老年人的饮食摄入量造成不良影响的因素。
5. 描述全面营养评估的组成部分。

刘红霞

引用资源

American Dental Association
http://www.ada.org

Academy of Nutrition and Dietetics
http://www.eatright.org

Food and Nutrition Information Center
www.nal.usda.gov/fnic

Mini Nutritional Assessment
http://mna-elderly.com

National Institute of Dental and Craniofacial Research
www.nidcr.nih.gov

Overeaters Anonymous
http://www.overeaters.org

参考文献

Baker, H. (2007). Nutrition in the elderly: An overview. *Geriatrics, 62*(7), 28–31.

Dahm, C. C., Keogh, R. H., Spencer, E. A., Greenwood, D. C., Ket, T. J., Fentiman, I. S., Rodwell Bingham, S. A., et al. (2010). Dietary fiber and colorectal cancer risk: A nested case-controlled study using food diaries. *Journal of the National Cancer Institute, 102*(9), 614–626.

Du, H., Van Der, A. D., Boshuizen, H. C., Forouhi, N. G., Wareham, N. J., Halkjaer, J., Feskens, E. J., et al. (2010). Dietary fiber and subsequent changes in body weight and waist circumference in European men and women. *Journal of Clinical Nutrition, 91*(2), 329–226.

Hopping, B. N., Erber, E., Grandinetti, A., Verheus, M., Kolonel, L. N., & Maskarinec, G. (2010). Dietary fiber, magnesium, and glycemic load alter risk of type 2 diabetes in a multiethnic cohort in Hawaii. *Journal of Nutrition, 140*(1), 68–74.

Steinberg, J. M., & Eitan, A. (2003). Prickly pear fruit bezoar presenting as rectal perforation in an elderly patient. *International Journal of Colorectal Disease, 18*(4), 5–7.

Straub, D. A. (2007). Calcium supplementation in clinical practice: A review of forms, doses, and indications. *Nutrition in Clinical Practice, 22*(3), 286–296.

Tufts University, 2012. My Plate for Older Adults. Retrieved May 15, 2012, from http://www.nutrition.tufts.edu/research/myplate-older-adults.

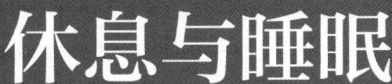

第 15 章

休息与睡眠

学习目标

通过本章学习，你将能够：
1. 阐述年轻人和老年人在睡眠周期和睡眠阶段中的不同之处。
2. 描述可能会影响老年人睡眠的因素。
3. 描述改善睡眠的药物和非药物治疗措施。
4. 探讨疼痛控制在促进休息与睡眠中的作用。

术语词汇须知

失眠症：无法入睡，睡眠维持状态困难，或早醒。

夜间肌阵挛：睡眠时每小时至少有五次下肢抽搐或运动。

时相提前：夜晚早倦及晨间早醒。

不宁腿综合征：卧位时腿部不受控制的活动，是一种神经功能紊乱。

睡眠呼吸暂停：在每小时的睡眠中，至少发生五次以上的呼吸暂停，且每次持续时间至少持续 10 秒，同时伴有日间的困倦感。

入睡延迟：需更长时间入睡。

本章大纲

睡眠的增龄性改变
　生理性睡眠觉醒周期
　睡眠时相
　睡眠效率和质量
睡眠障碍
　失眠
　夜间肌阵挛和不宁腿综合征
　睡眠呼吸暂停
　影响睡眠的生理状态
　影响睡眠的药物
　影响睡眠的其他因素
改善老年人的休息与睡眠
　改善睡眠的药物疗法
　改善睡眠的非药物治疗措施
　疼痛控制

每个人都必须在活动和接受刺激后进行休息，从而恢复体力。1 天内几个阶段的放松和一小段时间的睡眠能够促进健康的休息模式运行。每个人要用他生命中三分之一的时间来睡眠和休息这一事实，正是强调了休息和睡眠对人的重要性。睡眠通常是反映人们健康状态的一面镜子，若是人们出现疼痛、压力或机体功能受损时，可能会出现烦

191

躁不安、无法保证达到足够的睡眠。这也是影响健康和幸福的因素,因为睡眠的质量和数量不足会对躯体及精神健康造成威胁。

年龄的增长和身体状况的变化会影响达到充足睡眠和休息的能力(表15-1 护理诊断)。为了保证老年人得到充足的睡眠和休息,需要进行敏锐的评估,识别哪些问题可以进行相关干预。

护理诊断

表 15-1	影响休息与睡眠的年龄相关因素
睡眠影响因素	**护理诊断**
睡眠期间觉醒增多Ⅲ期和Ⅳ期睡眠减少	睡眠形态紊乱 与睡眠时相减少有关
夜尿次数增加	睡眠形态紊乱 与夜尿相关
视力及听力下降导致的对夜间环境的敏感度改变	焦虑及恐惧 与入睡困难有关
睡眠期间肌阵挛发生率增加	肌阵挛相关的急性疼痛

思考题:

你对睡眠与休息有自己的独特要求吗?你能满足这些条件吗?你注意到当你睡眠与休息不足时你的体力和精神状态有何变化吗?

睡眠的增龄性改变

失眠、日间嗜睡和打盹在老年人中非常普遍。在大多数情况下,这些事件的发生和与年龄相关的生理性睡眠觉醒周期、睡眠结构、睡眠效率和睡眠质量的改变有关。

生理性睡眠觉醒周期

老年人更容易早睡早起,这被称为睡眠

时相提前(Ancoli-Israel & Martin, 2006)。睡眠质量不会发生改变,但睡眠时间有可能发生改变。当老年人发现自己容易在晚上进行活动时打盹,而早上在别人都在熟睡时自己已经完全清醒这一问题时,他们会比较沮丧。另外,为了补偿夜晚睡眠的不足,他们白天可能需要小睡。调整作息时间表来适应已改变的生物节律是有效的。增加自然光照在延后睡眠生物钟方面也有效果。

睡眠时相

人要经历一系列的睡眠时相后,才能达到最放松的睡眠。随着年龄的改变每个时相的时间量发生改变(表15-2)。在中年以后,非快速动眼期和快速动眼期(REM)的睡眠时间减少。相比于年轻人来说,老年人睡眠更轻,在更多程度上都是维持在第一时相中,在第一时相和第二时相用更多时间。在第三和第四时相的用时比例相对减少。

睡眠效率和质量

睡眠延迟,入睡的推迟随着年龄增加更为普遍。从中年开始,人开始变得对睡眠时的噪声更敏感,容易被不影响年轻人的噪声吵醒。同样地,老年人相比于年轻人来说,更易被开灯以及房间温度的变化唤醒。在老年慈善机构对老年人进行照护时,考虑到这一点非常重要。若睡眠环境比较嘈杂,一个可以发出舒缓声音的白噪声发生器用来屏蔽其他噪声是有效的。有些人发现收音机也会有相同的效果。

重要概念:

护士应该意识到,老年人非常容易被其照护者及其他工作人员夜间活动产生的声音和灯光所吵醒。

表 15-2	睡眠时段及老年人的独特之处	
	本睡眠时相特点	老年人的独特之处
Ⅰ 期	开始入睡,容易被唤醒,若睡眠不被中断,几分钟后将进入下一阶段睡眠	此阶段时间延长,可能与频繁觉醒及进入非快速动眼期有关
Ⅱ 期	达到较深的放松,可检测到一定的眼球运动,容易被唤醒	虽然老年人在此阶段可能会有时间延长,但没有特别明显的差别
Ⅲ 期	深睡早期阶段,体温及心率下降,肌肉放松,更难被唤醒	时段缩短
Ⅳ 期	深度睡眠与放松,机体所有功能均下降,需要有较强刺激才可唤醒,此期时段不足会导致情绪障碍	时段缩短
REM 期	快速动眼发生,生命体征有上升,每隔 90min 的 Ⅳ 期睡眠后便会进入此期,此期时段不足会导致情绪障碍,包括精神障碍	由于整体睡眠时间缩短,此时段时间缩短

睡眠障碍

几乎半数的成年人有睡眠障碍的主诉,其中最主要的主诉是失眠。护士可以应用自评工具来评估老年人的睡眠障碍情况,比如匹兹堡睡眠质量量表(请参照本章末的资料)。除了失眠之外,腿部抽搐、睡眠呼吸暂停、医疗条件以及药物应用都会影响老年人的睡眠。

失眠

失眠包括持续的入睡困难、维持睡眠困难或过早醒来。对失眠做一个客观的评估比较困难,因为失眠有多重含义。若一个人在早晨 5 点钟醒来、入睡困难、不能深睡或数次起夜等,他可能会有失眠的主诉。这更强调了识别失眠症状并全面评估其影响因素的重要性。失眠可能会是与环境改变、疾病、压力增大或焦虑等有关的短期的暂时性问题。慢性失眠(失眠持续 3 周或更长时间)可能与躯体或精神疾病、环境因素、药物应用或滥用有关。若可明确引起失眠的潜在因素则可以不用镇静剂。

夜间肌阵挛和不宁腿综合征

夜间腿部的肌肉痉挛会导致睡眠的觉醒。这由夜间肌阵挛所致,是一种在夜晚睡眠时每小时至少发生五次腿部抽搐的状态。夜间肌阵挛与三环类抗抑郁药的应用以及慢性肾衰有关。

不宁腿综合征,腿部肌肉不自主抽搐的状况,随着年龄的增长其发生率和严重度均有所增加。不宁腿综合征的患者会描述其为"不舒适""电击感""发痒""如坐针毡""拉伸感""毛骨悚然""痛苦"。活动腿部能够缓解这些感觉但同时也会影响睡眠。它可由缺铁性贫血、尿毒症、帕金森病、风湿性关节炎、糖尿病或神经损害等引起;人们认为这与多巴胺的改变以及铁代谢相关。抗抑郁药、抗组胺药、抗精神病药、酒精、咖啡因、低血糖以及精细碳水化合物饮食都会导致此症状的发生。脱水会加重夜间肌阵挛症状;对一些患者来说,喝上一杯水有可能缓解症状,按摩以及冷疗或热疗都可能会有效。

老年患者的夜间肌阵挛和不宁腿综合征都应用多巴胺能药、苯二氮䓬类药物、阿片类药物、抗痉挛药、拟肾上腺素药以及铁补充剂来治疗,尽管治疗的长期疗效尚未得到充分的研究证明。

睡眠呼吸暂停

睡眠呼吸暂停是指在每次睡眠中,1 小时内发生至少 5 次以上的呼吸暂停,持续时间超过 10 秒,伴有日间困倦感。主要症状为打鼾、突然醒来喘气等。睡眠呼吸暂停在男性中的发病率高于女性，且超重或肥胖者发病率更高。

这种睡眠障碍可以由影响膈肌运动的中枢神经系统受损引起（中枢性睡眠呼吸暂停），或者由于上呼吸道受阻从而影响正常气体流通引起（梗阻性睡眠呼吸暂停），或是二者兼有（混合性睡眠呼吸暂停）。打鼾通常与梗阻性睡眠呼吸暂停相伴。睡眠的中断会导致日间的头晕和困倦；当出现此种症状时护士应评估患者是否存在睡眠呼吸暂停。

睡眠障碍门诊和其他资源可以协助进行睡眠呼吸暂停的评估及制订最佳治疗计划，可以包括减重、药物治疗、持续正压通气和/或手术切除梗阻物或重整颌骨等。

应避免仰卧位睡眠，因为这会导致舌后坠从而阻塞气道。酒精和其他有镇静作用的药物会使睡眠呼吸暂停的症状加重，因为这些因素会降低呼吸动力并使喉部肌肉松弛。若患者出现日间困倦感，应特别注意其驾驶安全和机械操作行为。

影响睡眠的生理状态

健康状态尤其是慢性疾病会因为其症状而影响睡眠，比如夜尿症、尿失禁、疼痛、端坐呼吸、呼吸暂停、肌阵挛以及颤动。有些心血管疾病会发生夜间心肌缺血，其呼吸困难和短暂心绞痛会影响睡眠。糖尿病患者的血糖水平波动亦会影响睡眠；患有胃食管反流病的患者会因腹痛而醒来；慢性阻塞性肺疾病以及其他呼吸系统疾病会因咳嗽和呼吸困难而影响睡眠；肌肉骨骼问题会导致疼痛；痴呆患者有较短的Ⅱ期睡眠和快速动眼期，没有Ⅳ期睡眠，会频繁从睡眠中醒来。抑郁及其他的情绪紊乱也会改变睡眠。

因为健康状态会影响睡眠，所以通过睡眠形态紊乱来发现其他未发现的问题就变得尤为重要。尽管对于老年人来说早上很早醒来是非常普遍的，但突然间发生的早醒或失眠可能是情绪紊乱或酗酒的症状。睡眠紊乱

也可由心脏或呼吸系统问题所引起，比如端坐呼吸和疼痛会导致外周循环不良，夜间烦躁不安以及困倦感可能是镇静剂的副作用所致，夜尿频繁可能是糖尿病的征兆。对于睡眠质量和睡眠时间的同时评估非常重要。

影响睡眠的药物

用来治疗患者疾病的药物和疾病本身一样，都会影响睡眠。存在睡眠障碍的老年人应和他们的医生确认并检查他们的用药情况。影响睡眠的药物包括抗胆碱药、抗抑郁药、抗高血压药、苯二氮䓬类药物、β受体阻滞剂、利尿剂、左旋多巴、类固醇、茶碱、甲状腺制剂。催眠药会影响快速动眼期以及深度睡眠期，并且会引起日间的困倦感（由于老年人半衰期延长），因此会导致患者入睡困难。

影响睡眠的药物成分包括盐酸（苯海拉明胶囊），尼古丁（尼古丁透皮类药物），盐酸氟西汀（百忧解），茶碱（茶碱缓释片），阿普唑仑（赞安诺）。

多数效果好的非处方助眠药都会添加苯海拉明作为主要成分。老年人服用苯海拉明后产生抗胆碱能副作用的风险较高，因此应避免此类成分。

睡眠可因药物引起的梦魇而受到影响，尤其是影响神经传导的药物。它包括一些抗焦虑药、抗抑郁药、抗组胺药、β受体阻滞剂、镇痛药、抗帕金森药、镇静药、戒烟药、他汀类药以及治疗痴呆的药物。若患者主诉有梦魇症状，检查其服药情况是有必要的。

咖啡因和酒精也会对睡眠产生负性影响。若出现睡眠障碍，应建议患者减少咖啡因和酒精的使用。护士应告知老年人包含咖啡因的食物和饮料。

影响睡眠的其他因素

住宅位于繁华的街道、配偶打鼾、房间温度过高以及护理之家的走廊灯过亮等都是影响睡眠的环境因素。适应一个新的环境，例

如当被新安置到一个老年生活辅助中心或儿童之家时,都会影响睡眠。咖啡因和酒精的服用会削弱睡眠或影响睡眠质量。疼痛和其他症状(例如,仰卧位的呼吸困难)、床垫不舒适等会导致入睡困难或睡眠维持困难。明确这些问题是否存在也是睡眠评估的一个重要部分。

改善老年人的休息与睡眠

对老年人的评估均需要评估睡眠史,包括如下方面:

■ 回顾其睡眠、小憩的时间以及睡眠质量。
■ 回顾其健康状况。
■ 作息的规律。
■ 睡眠障碍是否存在,若存在,则需评估:

- 已经发生的时间;
- 睡眠障碍的特点(如入睡情况、睡眠维持情况以及是否早醒);
- 寝具的种类以及睡眠环境;
- 睡眠前几小时的饮食及液体摄入;
- 因睡眠障碍所接受的治疗措施;
- 影响睡眠的因素(例如,疼痛、排泄以及梦魇);
- 不良影响(如日间困倦、易怒以及头晕);
- 睡眠管理。

当老年人经受睡眠紊乱的困扰时,护士在改善其睡眠状态中起着非常重要的作用(请参阅护理诊断:睡眠形态紊乱)。护理计划可包括改善睡眠及控制疼痛的药物和非药物措施。

改善睡眠的药物疗法

老年人通常有入睡困难。然而遗憾的是,用来促进睡眠的最常用的首要措施是使用镇静剂。镇静剂使用时必须要特别关注。巴比妥类是常用的镇静剂,尤其是对于中枢神经系统来说,此药可明显抑制一些重要的机体功能,降低基础代谢率、降低血压、精神活动及肠蠕动,这会导致一些其他的问题,这些严重的影响,以及有更多药物副作用的可

能性,提示我们应对巴比妥类药物的使用给予较多的关注。非巴比妥类镇静剂也会导致一些问题的发生,所以应在迫不得已时才使用。因为老年人的药物半衰期延长,所以镇静剂的作用可能在日间仍会存在而导致患者处于困顿和反应迟缓的状态。有时这些症状又被给予药物治疗,从而使情况更加复杂化。通常来说,安眠药会使正常的睡眠节律颠倒。所有的镇静剂都会降低老年人睡眠时的机体活动性,并因此导致许多并发症。

改善睡眠的非药物治疗措施

若有可能的话,应尽量选择其他的方式代替镇静剂的使用来诱导睡眠。护士应评估老年人的休息与活动时间安排、睡眠环境以及饮食情况从而识别可能的护理措施。

活动与休息日程表

首先应评估的是老年人的活动日程表。令人满意的、规律的运动能促进休息和放松(图 15-1)。如果一位患者整日卧床或在轮椅上,那么他或她就可能在该睡觉时不会觉得有睡意。可行的解决措施包括在日间给予更多的刺激与增加活动量。

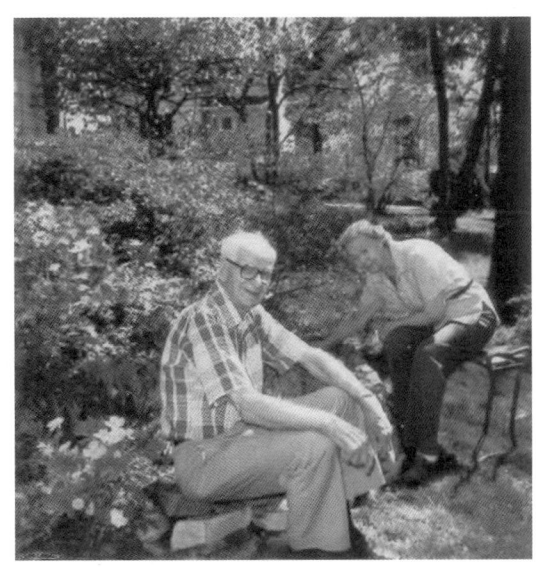

图 15-1 ■ 日间活动可更好地促进夜间睡眠

护理诊断

睡眠形态紊乱

概述

若睡眠质量低下或睡眠时间不足导致日间功能活动受到影响,则存在睡眠形态紊乱的问题。睡眠形态紊乱的症状可表现为入睡困难或睡眠维持困难,夜间睡眠时间小于4小时、日间困倦、打哈欠频繁、活动乏力、黑眼圈、虚弱、情绪或认知的紊乱。

导致睡眠形态紊乱的原因

与年龄相关的IV期睡眠时相的下降、夜尿症、肌阵挛、端坐呼吸、呼吸困难、心绞痛、外周循环功能差、咳嗽、失禁、腹泻、缺乏活动或锻炼、制动、疼痛、新的环境、抑郁、意识障碍、焦虑、服药(例如,抗抑郁药、降压药、镇定剂等)、噪音、睡眠中断、服用较多咖啡因。

目标

患者可以达到:
- 每日5~8小时睡眠。
- 睡眠形态紊乱所致的症状及体征消失。

干预措施

- 评估睡眠形态。询问患者小睡的次数、时间以及质量;活动形态;睡眠时间;睡眠质量;醒来时间;睡眠中断状况。应尝试识别和纠正导致睡眠障碍的相关因素。
- 增加日间活动量;减少小憩,减少咖啡因使用量。
- 咨询医生,减少影响睡眠药物的使用量。
- 维持卧室温度在21℃(70℉)至24℃(75℉)之间;控制中断睡眠的因素;提供夜灯。
- 入睡前协助患者如厕。了解肾脏循环在卧位时会增加;因此,患者可能会需要在刚入睡后短时间内如厕。
- 采用可促进睡眠的措施,如轻音乐、看电视、喝热牛奶等。
- 提供背部按摩、夜间照护以及其他促进患者放松引导入睡的措施。
- 给患者提供可促进睡眠的信息支持。
- 如果必须使用镇静剂,应使用对睡眠周期影响最小的镇静剂,并且24小时监测药物副作用。
- 降低可导致伤害的潜在风险,如把床放到最低、使用床旁护栏、提供夜灯、调节灯光强度,所以患者不会从卧室到厕所时感受到灯光由弱变强的差异,鼓励患者在活动时寻求工作人员帮助。
- 记录或是让患者记录其睡眠形态(如上床时间、入睡时间、夜间觉醒次数、睡眠时的体征或症状、醒来时间、睡眠情况自评)。

老年人需要每日保证足够的休息,也应该在休息期间进行适当的活动。许多老年人喜欢在早晨集中进行活动从而晚上能有空闲。例如,老年人利用早晨的时间打扫房间、购物、参加俱乐部活动、做园艺、做饭以及熨烫衣物等,晚上的时间用来看电视、阅读或缝纫。这是由于多年的工作习惯所致,与人们在日间工作、夜间放松有关。老年人需要明确将休息与活动在一天中间隔安排的益处。护士会发现,对老年人的日常活动情况按小时分别回顾,并协助其均衡分配每天的活动与休息时间,是非常有效的措施。

此外,必须对睡眠占用的时间进行评估。让一个老年人从晚上8点睡到第2天早晨8点是不现实的。

环境

日间接受阳光的照射能够促进夜晚的睡眠。睡前的一个热水澡也可以促进肌肉的放松从而改善睡眠,背部按摩、舒适的体位以及减轻疼痛或不舒适等都可以起到相同的效果。应该为老年人提供安静的、温度适宜的环境。法兰绒被单和电热毯会促进舒适与放松；电热毯可用于床铺的预热，但应该在老年人睡觉前关掉，以减少电磁场对人体造成的伤害。

食物和营养品

富含碳水化合物的食物会升高脑部 5-羟色胺的水平，从而起到镇静作用；因此在睡眠前食用蛋白和碳水化合物的食物会改善睡眠。睡前 45 分钟服用缬草属植物根茎做成的茶或中药酚剂也能促进睡眠。褪黑素（黑暗中刺激产生的一种荷尔蒙的另一种合成形态）因其在调节机体生物钟节律中的作用而被广泛应用于改善各个年龄段人群的睡眠质量。因褪黑素添加剂可能会与免疫抑制剂、抗抑郁药、抗精神病药、华法林以及其他一些药物发生反应，所以药剂师和医生在联合用药前应考虑到其安全性。

案例分析

E 先生和太太，均为 83 岁，两人居住在一个繁华且犯罪率高发的城市。E 先生有轻度痴呆，但他在妻子的帮助和监护下可以维持正常的功能。去年，E 先生出现了明显的睡眠形态改变，表现为夜间醒来，数次如厕，日间贪睡。若他的妻子不加阻拦，他清醒时爱饮用含咖啡因的苏打饮料，所以她经常需要起床确保 E 先生没有喝含咖啡因的饮料。E 太太频繁地醒来形成了一个长期的问题，她听到街上的动静便要起来确认是否有人闯入她的家中。E 太太不喜欢日间小憩，所以常常感觉疲倦。

批判性思考

■ E 先生和太太的睡眠形态面临怎样的风险？
■ 你对于这对夫妻有什么好的建议？

 重要概念：

规律锻炼、日间增加阳光照射以及在入睡前服用不含咖啡因的茶水是有助于促进老年人自然睡眠的三种方式。

压力管理

压力是生活的一个正常组成部分，但它会影响休息与睡眠。大部分人每天都要面临各种各样的躯体及情绪压力，例如温度变化、污染物、病毒、创伤、与他人的冲突、时间压力、恐惧、坏消息以及令人苦恼或困难的任务等。许多真实存在的或已经感受到的对我们的躯体、情绪以及社会方面的稳定性造成影响的威胁会引起压力。需求和活动的程度并不一定与压力相关；例如，一个安排的满满当当的计划表或大量需要处理的事务可能会比一个无聊透顶的项目压力更小些。

无论何种压力源，机体的交感神经系统都会对刺激做出反应。首先是垂体受到刺激，释放促肾上腺皮质激素，从而增加机体肾上腺素水平。

 重要概念：

无法缓解的慢性压力可导致心脏病、高血压、脑血管意外、溃疡以及其他一些健康问题。

因此,防止慢性压力的发展非常重要。压力控制的要点在于通过学习补偿的措施来进行压力管理而非躲避。其中一些措施如下:

- 以健康的方式应对压力。好的营养、休息、运动以及其他一些健康的做法都能增强机体的抗压能力。在面临压力的情境中,遵从以上原则很重要。面对压力需要平静的心态,若采取不健康的生活方式只会使情况更糟。
- 生活方式管理。如果没有在特定的时间完成特定的任务,世界也不会因此而停止转动。应该换一个角度去思考问题,例如说,如果今天没有洗衣服或别人迟到了10分钟,又有什么关系呢? 若可能的话,要考虑到事情的所有后果,所以会减少没有预测到的压力。
- 放松。从繁忙的生活中抽出时间来阅读、游泳、冲浪、旅游、听音乐、雕刻木雕等都会使自己得到放松。瑜伽、冥想、气功、引导想象以及放松训练都有一定的效果。另外,中草药也是有益的,包括甘菊、薰衣草以及西洋参都有一定的抗压作用。
- 祈祷。有信仰的人能够有一种更强大的力量,这种力量能与他们分担并消解他们生活中的压力。在祈祷的过程中压力的消解也是一种休息,每日的休息活动使我们减轻自己的压力。而且,祈祷者对于语言和过程的重复会起到与药物和放松训练相同的作用。

思考题:

你生活中最主要的三个压力源是什么? 你怎样将这些压力造成的消极影响降到最低? 为了更有效地控制这些压力,你还可以做什么?

疼痛控制

疼痛的出现会威胁到老年人获得足够睡眠和休息的能力。尽管关于老年人对于疼痛敏感度的研究不明确,但一些因素所导致的慢性疼痛,如骨关节炎和带状疱疹后的神经痛,在老年人中的发生率很高。疼痛不仅会影响到睡眠,也会减少老年人的活动力,影响情绪,继而导致影响睡眠和休息的其他因素。

控制疼痛的第一步是识别影响因素。未明确诊断的健康问题可能是造成疼痛的因素,另外,心理因素、体位不良以及药物副作用都可能是其诱因。对疼痛原因进行一个综合的评价是非常必要的。应考虑到疼痛的形成、加剧以及缓解的因素。护士可以利用数字或图片疼痛等级评分法来帮助患者对疼痛进行自我评估(第16章)。

在用药物控制疼痛时会存在一定的风险,因此在条件允许的情况下应采用非药物干预的方式。这些方式包括采取合适的体位、转移注意力、引导想象法、生物反馈法、瑜伽、按摩、治疗性触摸、针刺疗法以及磁疗法。如果非药物干预无效而必须使用药物时,应当从最弱的镇痛药以及最小的剂量开始,然后在必要时逐渐增加剂量。对于疼痛控制的详细信息参见第16章。

 重要概念:

按摩、温水浴、放松训练、引导想象法以及转移注意力均可作为缓解疼痛的方法。

相关研究

老年女性睡眠紊乱对呼吸、低氧血症、轻度认知功能障碍以及痴呆风险的影响

Yaffe , K. , Laffan , A. M. , Harrison , S. L. , Redline , S. , Spira , A. P. , Ensrud , K. E. , Stone , K. L. , et al. (2011). Journal of the American Medical Association , 306 (6) , 613-619.

此研究验证了睡眠与认知间的关系。研究者纳入了 298 名没有认知功能下降或痴呆的老年女性。在初次检查过后,睡眠专家对研究对象进行家庭访视,在研究对象睡觉的同时进行监测。用专用检测仪器测量大脑活动、心率、肢体运动、呼吸以及血氧。专用设备也可以监测到睡眠呼吸暂停的出现。

一年之后(在初次认知监测的 5 年后),对这些老年女性进行认知功能、记忆以及语言表达流畅度的评估。若研究对象中有出现认知功能下降的情况则临床专家对其既往记录进行回顾来确诊。结果发现有睡眠呼吸暂停的老年女性发生认知功能下降的风险增加了两倍。虽然研究者不能得出睡眠呼吸暂停导致痴呆的结论,但此研究结果表明在睡眠中出现一段低氧血症的时间,会增加认知功能降低的可能性。

此项研究说明了护士对老年人进行睡眠史评估以及识别其睡眠呼吸暂停体征的重要性。识别睡眠呼吸暂停以及辅助其相关治疗可以预防或延迟老年人出现认知功能障碍的时间。

实践探究

医院设有专门的科室来为已经脱离紧急危险,但仍需密切监视和治疗几周的患者提供服务。需要随时对重要体征监测与治疗。这种科室的工作强度类似于重症监护病房。

护士已经注意到老年患者存在相当程度的睡眠困难、日间严重的头痛以及经常发生谵妄。他们认为睡眠中断是一个最重要的影响因素。

护士应该怎样在满足其重症监护需要的同时保证老年人获得足够的休息与睡眠呢?

评判性思维能力训练

1. 可以应用什么非药物干预措施来促进老年人的睡眠?
2. 老年人与其他年龄段的人相比,面临的压力源有何不同?

梁 涛

引用资源

American Sleep Apnea Association
http://www.sleepapnea.org

Hartford Institute of Geriatric Nursing
Try This: Best Practices in Nursing Care to Older Adults,
    The Pittsburgh Sleep Quality Index
http://www.nursingcenter.com/prodev/ce_article.asp?tid=
    790064

National Sleep Foundation
http://www.sleepfoundation.org

Restless Leg Syndrome Foundation
http://www.rls.org

参考文献

Ancoli-Israel, S., & Martin, J. L. (2006). Insomnia and daytime napping in older adults. *Journal of Clinical Sleep Medicine, 15*(2), 333–342.

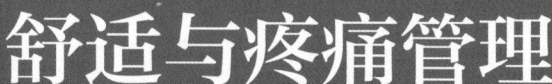

舒适与疼痛管理

本章大纲

学习目标

通过本章学习，你将能够：

1. 明确舒适的概念。
2. 描述老年人疼痛的特点及影响。
3. 描述疼痛评估所包含的内容。
4. 列出疼痛管理计划的具体内容，包括补充疗法、饮食转变、用药及舒适护理策略。

术语词汇须知

急性疼痛：突然发生、持续时间较短的疼痛。

神经性疼痛：疼痛源于中枢或外周神经系统对外界刺激的异常处理过程。

伤害性疼痛：疼痛源于机械性、温度性或化学性的有害刺激；可为躯体痛或内脏痛。

持续性疼痛：持续时间大于或等于 3 个月的慢性疼痛。

舒适

    舒适是一个相对性术语。一些人认为舒适是指疼痛完全被控制，从而能够休息数小时；另一些人将舒适视为没有躯体和精神上的痛苦；还有些人认为舒适等同于奢侈的生活。舒适的英文"comfort"来自拉丁语"confortare"，是指力量明显增强。韦氏字典对舒适的定义是"消除悲伤,减轻痛苦,免于疼痛和担忧,内心平静,并且能够得到希望的鼓舞"。整体而言,舒适可被视为一种躯体、情感、社会和精神的平和与幸福状态。

在舒适受损之前,人们往往将舒适视为理所当然的,即人们在没有疼痛或痛苦的时候,并不会在意他们所经历的舒适。但在某些情况下,舒适会被影响,如持续性胃痛时,或是在日常活动中出现关节疼痛时,或是在乳房上发现一个可疑的肿块时。而随着年龄增长,降低舒适的因素却在不断增加。

疼痛：一种复杂的现象

疼痛是影响舒适的主要因素。长期以来,疼痛的定义是指一种令人不愉悦的感觉和情绪体验,常与实际的或潜在的组织损伤有关(American Pain Society, 2003; International Association for the Study of Pain, 2012)。现在,疼痛被视为一种主观的感受,取决于患者对疼痛的感知和主诉(International Association for the Study of Pain, 2012)。

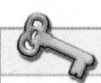

重要概念：

疼痛是反映个体健康状况的重要指标,因此它常被称为第五大生命体征。

老年人疼痛的流行情况

老年人疼痛的发生率极高,大多数老年人每天都经历不同程度的疼痛(Horgas, Elliott & Marsiske, 2009)。

疼痛所造成的影响非常广泛,且随着年龄增长,疼痛的影响更加普遍。美国国家健康统计中心(2006)报道显示：

- 在过去的一个月里,每4个成年人中,就

有一个人遭受长达1天的疼痛困扰。
- 在65岁及以上的老年人中,有五分之三的人表示曾经经历过长达一年,甚至更长时间的疼痛困扰。
- 腰背痛(low back pain)是老年人最常见的疼痛类型,其次是偏头疼(或严重的头痛)和关节疼痛、酸痛或是僵硬。据报道,膝关节是关节疼痛最常见的部位(膝关节置换术在65岁及以上的老年人中显著增加)。
- 随着年龄增长,重度关节疼痛的发生率增加,同时,女性报告的重度关节疼痛多于男性。

判断老年人所报告的疼痛的真实性并不容易。一方面,有的老年人存在疼痛,却不报告,因为这些老年人担心被视为抱怨者,或是无钱治病,或是误认为疼痛是老化过程中的正常现象。另一方面,有的老年人过度报告疼痛,其将报告疼痛视为引起家人和医护人员关注的方法。因此在日常评估中发现疼痛,并回顾与之相关的因素(如躯体、情感、社会经济和精神因素),显得尤为重要。

重要概念：

疼痛是影响躯体、情感和精神健康的应激源。

疼痛的种类

疼痛有多种分类方法。基于疼痛的病理生理学机制可进行疼痛的分类。基于组织损伤,可将疼痛分为两大类：伤害性疼痛和神经性疼痛。伤害性疼痛(nociceptive pain)来自机械性、温度性或是化学性的有害刺激,其作用于痛觉感受器。这些痛觉感受器存在于筋膜、肌肉、关节和其他深部组织中,被激活后可引起疼痛刺激并沿着脊髓背角的初级传入神经进行传导。神经递

质（如生长抑素、缩胆囊素和 P 物质）带着疼痛信号经次级神经元到达大脑，并在大脑对疼痛信号进行解读。常见的伤害性疼痛包括：

- 躯体痛：疼痛位于骨骼和软组织。疼痛定位明确，患者主诉为跳痛或酸痛。
- 内脏痛：与广泛性疼痛或牵涉痛有关。患者主诉疼痛位置较深且为酸痛。

神经性疼痛来自中枢或外周神经系统对感觉刺激的异常处理过程，并且与糖尿病神经病变、带状疱疹后遗神经痛以及其他神经系统损害有关。疼痛性质为锐痛、刺痛或是灼痛，常突然出现，强度较高。疼痛可持续数秒钟或是更长时间。

疼痛也可以根据其出现和持续时间进行描述。急性疼痛指突然出现的，持续时间较短的疼痛，疼痛程度可以很剧烈；使用镇痛药或其他疼痛管理方法常常有效。持续性疼痛或慢性疼痛是指持续时间在三个月及以上的疼痛，其强度常为中到重度。急性疼痛可发展成为慢性疼痛。

对疼痛的感知

年龄对疼痛感知的影响尚不明确。研究结果显示，根据疼痛种类的不同，老化对于疼痛敏感性的影响存在差异。证据显示，伴随着年龄增加，机体对于温度变化引起疼痛的敏感性降低（Gagliese & Katz, 2003; Lariviere, Gorraux, Marchand, & Julien, 2007）。有关老化与机械性疼痛阈值的研究较少，但有限的证据表明老年人对于机械性疼痛的敏感性降低（Pickering, Jourdan, Eschalier & Dubray, 2002）。而年龄对电疼痛阈值的影响尚不明确。此外，慢性病在老年人中较为常见，这使得研究老化对于疼痛体验的影响更为复杂。例如，老年人对于疼痛的敏感性可能并未降低，而是病变组织的信号传导功能下降。老化和对疼痛感知的关系还有待进一步研究。

重要概念：

目前关于老化对疼痛感知和耐受的影响尚无定论。因此，护士需全面地评估不同患者的疼痛体验。

疼痛的影响

老年人疼痛会导致多种并发症。例如，若身体活动引起疼痛，则老年人可能会活动受限，进而可能导致压疮、肺炎和便秘。经历疼痛的个体可能会出现食欲下降，或是丧失进食饮水的动机；在此情况下，可出现营养不良和脱水。长期疼痛可能会导致抑郁、绝望或是精神痛苦。因此需进行有效的疼痛管理以充分地缓解疼痛，降低并发症的发生风险。

思考题：

回想你所经历过的最严重的一次疼痛。那次疼痛是如何影响你的活动、人际关系和人生观？

疼痛的评估

有效的疼痛管理始于对疼痛的全面评估。询问是否疼痛是每次评估的基本内容。若患者反映疼痛，护士可以通过提问让患者描述疼痛，所提问题可参见评估指南 16-1。相比闭合式问题，开放式问题能够更好地帮助护士深入理解患者的疼痛体验。若在疼痛管理中使用了药物，则需具体询问患者所用药物的种类、剂量、频率和药效。描述具体的疼痛史有助于制订出更为有效的疼痛管理计划。

体格检查可以为患者的疼痛情况提供更多信息。护士应仔细检查在问诊中确定的疼痛部位，检查该部位有无颜色改变、肿胀情况、触痛点和其他体征。护士还应注意疼痛部位对触觉的敏感性、活动有无受限，以及患者表达疼痛的肢体语言（如痛苦表情、被迫体位或是对某部位不断摩擦）。

持续的评估对于判断疼痛状态和干预的有效性至关重要。

为存在认知受损的患者进行疼痛评估特别具有挑战性。此类患者无法解释或诉说自己的症状，因此护士需准确评估和判断疼痛。框 16-1 列举了认知受损患者在出现疼痛时的体征。认知障碍的患者在疼痛时不会表达，但这并不意味着他们没有疼痛。当护士发现患者疼痛时的特殊表现后，应当将其准确记录在健康档案中，从而为以后的评估提供参考。

评估指南 16-1
疼痛

病史

- 急性病。
- 慢性病。
- 手术。
- 用药。
- 近期发生特殊事件（如脱臼、丧偶、跌倒）。

一般观察

- 痛苦表情，哭泣，呻吟，紧握拳头。
- 活动受限。
- 摩擦身体特定部位。
- 肤色改变。
- 肿胀。

问诊

- 哪里疼痛？是固定在一个部位还是会变换到其他部位？
- 是什么样的疼痛？是刀刺痛、搏动性疼痛、酸痛、钝痛，还是锐痛？
- 有一个从 0 分到 10 分的标尺，0 分代表没有疼痛，10 分代表无法忍受的疼痛，你的疼痛一般是多少分？最好的时候是多少分？最差的时候是多少分？
- 疼痛发生的频率如何？一天发生几次？是否每天都有？一周发生几次，还是几周一次？

- 疼痛持续的时间多长？是几秒钟，几小时，还是一整天？
- 疼痛和其他健康问题、外伤或是突发事件有关吗？
- 哪些因素会引发疼痛？
- 哪些因素使疼痛加剧？活动，天气，还是压力？
- 疼痛是否会在 1 天中某个特定时间加重？
- 有什么办法可以缓解疼痛？用药，体位，或是特殊治疗？
- 如果用药的话，是什么药物？剂量如何？如何服用？有什么效果？
- 是否使用其他补充或替代疗法？如果有，是什么疗法？如何进行的？结果如何？
- 疼痛如何影响你的生活、睡眠、胃口、活动、社交、自我照顾、家庭职责或是人际关系？

体格检查

- 肢体活动的范围。
- 对触摸的敏感性，保护行为。
- 比较疼痛部位和周围部位的皮肤温度。
- 无力、麻木。
- 肿胀。
- 瘀青、割伤。
- 炎症。

框 16-1	认知受损患者疼痛时的体征

痛苦表情。

哭泣、呻吟。

生命体征数值升高。

出汗。

来回走、徘徊加重。

攻击行为。

击打物品或用身体撞击物品。

制动或呈保护体位。

躁动。

功能下降。

睡眠型态改变。

食欲或摄入量改变。

社交活动减少。

在评估疼痛时，还应当考虑文化因素。在某些文化中，人们被要求忍受疼痛，不能将疼痛表达出来；而在有些文化中，夸张的表达则被视作正常。同样地，有些男性从小就有"真正的男人不会承认疼痛"的信念，并且不愿承认自己的不适。这些因素使得护士在评估疼痛时，必须深入彻底，且观察敏锐。

多种疼痛评估工具可为主观评估疼痛提供标准化的方法，工具如下：

■ 数字评分表（*numeric rating scale*）：该工具被广泛用于患者疼痛评分，患者在一个从 1 分到 10 分的标尺上评分，1 分代表疼痛程度最轻，10 分代表所能想象的最严重的疼痛。对于无法理解抽象词汇的老年人而言，该工具相对较难。此外对于有认知受损的患者而言，该工具并不适用（Ferrell, Ferrell & Rivera, 1995）

■ 视觉模拟评分表（*visual analog scale*）：该工具简单且效果较好，由一条水平直线构成，最左端是"没有疼痛"，最右端是"所能想象最剧烈的疼痛"（Carr, Jacox &

Chapman, 1992）。患者在直线上标出自己疼痛的位置。该工具的改良版使用了面部表情，即从微笑到哭泣的痛苦表情。

■ McGill 疼痛问卷（*McGill pain questionnaire*）：该工具较为流行且使用广泛，其内容包括了归入 20 个小组的 78 个词汇，一张身体的图片以及当前疼痛强度量表（Melzack & Katz, 2001）。无论患者是否存在认知受损，该工具都适用（Ferrel et al., 1995）。该问卷的篇幅较长，且对于阅读或听力的要求较高，因而有些患者难以完成。

护士需要思考使用标准化工具可能存在的问题。患者需要得到清楚的指导，并需要机会练习使用评估工具。为了使收集到的资料具有可比性，应当始终使用同一种工具。

事实上，那些没有主诉疼痛的患者，在生活中也可能存在疼痛。大约有 25% 的疼痛患者没有告知医生疼痛；另有 43.2% 的患者在疼痛至少达到中度、并影响到他们的活动和睡眠时，才告知医生（Watkins, Wollan, Melton & Yawn, 2006）。大量患者试图伴随着疼痛生活，因而护士在常规评估中询问疼痛症状是非常重要的。

疼痛综合管理

护士在引导个体化、综合化疼痛管理中具有重要作用。在实施对症治疗之前，护士需尽可能地明确和消除引起疼痛的潜在原因。设定目标是制订干预措施的前提，这些目标必须实际、具体并且可达成。举例如下：

■ 在接下来的五天内，患者疼痛水平从 9 分降至 5 分以下。

■ 患者可以获得至少 5 小时的睡眠，且不受疼痛影响。

■ 在下周内，患者可独立洗澡和穿衣服而不受疼痛限制。

重要概念：

　　除了健康问题外，不良姿势或体位、缺乏活动、情绪问题、药物不良反应，都可能是疼痛出现或是加重的原因。消除这些潜在的原因是疼痛管理的第一步。

　　即便无法发现或消除造成疼痛的潜在原因，护士还是可以制订干预措施以管理慢性疼痛（护理诊断：慢性疼痛）。常见的疼痛管理计划包括补充疗法、饮食转变、用药和舒适护理。

补充疗法

　　尽管用药在疼痛管理中发挥重要作用，但其并非唯一的方法。那些曾经被认为是"补充性的"或是"非传统的"疗法，如今越来越多地成为有效整合照护措施中一部分，用作疼痛管理的补充疗法。可用于综合性疼痛管理措施的补充疗法包括：

- 指压法：沿着经络（中医认为经络是气在全身运行的无形通道），在特定位置上施加压力，从而阻断气机，恢复或是促进气的平衡。
- 针灸：沿着经络，在皮肤的穴位上扎针，从而阻断气机，恢复或是促进气的平衡。
- 芳香疗法：中药学的分支，通过摄入来自植物原油的香味，产生生理和情绪上的作用（如使用薰衣草、天竺葵、玫瑰和檀香木的香味，可使人平静）。
- 生物反馈：指导人们通过自主控制获得特定身体功能的过程。
- 整脊疗法：通过调整脊柱和关节，纠正造成身体功能障碍和疼痛的错位。
- 电刺激：将电极片放置在身体的疼痛部位，使用电流刺激皮肤和肌肉以缓解疼痛。

- 运动疗法：柔和的拉伸和关节活动范围（ROM）锻炼。
- 引导想象疗法：想象可以使身体产生特定反应的画面。
- 冷热疗法：使用热的或是冷的垫子、包、浸润物（如石蜡），沐浴、按摩或是改变环境温度（如桑拿浴）。
- 草药疗法：使用具有治疗作用的植物（框16-2）。
- 顺势疗法：使用稀释的生物材料（植物、动物或是矿物质），从而产生与疾病或健康问题症状相似的症状。
- 催眠疗法：引导个体进入催眠状态，在该状态下，个体对建议的接受度提高。
- 按摩疗法：将摩擦、揉捏、滚动、按压、拍打和轻拍等手法作用于身体软组织。
- 冥想疗法：通过深度放松，使个体身心平静，从而使注意力集中于当下。
- 自然疗法：恰当地运用食物、纯净水、新鲜空气、运动、休息和其他自然的手段。
- 整骨疗法：物理治疗学的分支，使用了物理疗法、关节运动和姿势纠正。
- 祈祷：直接或间接地向上帝或其他神灵祈求。
- 渐进性放松：一系列可以帮助机体达到深度放松状态的运动。
- 补充剂：使用特殊的营养制剂（如B族复合维生素可以提高神经系统功能；菠萝蛋白酶、鱼油、生姜、姜黄、钩果草可以减轻炎症；局部使用辣椒素可以阻断疼痛的神经信号；野甘菊和维生素 B_2 可以减轻偏头痛）。
- 触摸疗法：治疗性触摸和治愈性触摸使精力恢复的形式是通过触摸，照护者将手放在患者身体的不同部位，从而改变患者的"能量场"（框16-3）。
- 瑜伽：将呼吸训练、冥想和特殊姿势（如体式）相结合的学科，从而可获得平衡感和健康。

框 16-2	用于疼痛管理的草药

许多草药会与药物发生作用,因此护士在建议患者使用任何一种草药前,应当咨询具备草药知识的专业人员。常见用于疼痛管理的草药如下:

- 辣椒素／辣椒(辣椒油):外用,用于关节和神经痛,疼痛可在数日内缓解。
- 钩果草:对与炎症相关的疼痛有效,口服粉末或提取物,服用数周后可见效。
- 野甘菊:可预防偏头痛,口服,由于野甘菊的叶子对口腔有强烈刺激性,最好服用胶囊或提取物。
- 生姜:缓解炎症和恶心。
- 姜黄:缓解炎症。
- 缬草:可放松肌肉,有轻度镇静作用。
- 白柳:缓解炎症和一般性疼痛。

护理诊断

慢性疼痛

概述

持续性(慢性)疼痛是一种疼痛不适感长期存在的状态,疼痛管理也是长期性的。

病因和诱发因素

关节炎、带状疱疹、癌症终末期、幻肢痛、抑郁症、镇痛剂使用无效。

目标

患者的疼痛减轻或消失,同时能够安全地使用有效的疼痛缓解方法。

措施

- 进行综合评估,从而有助于明确疼痛的原因。评估患者所使用的疼痛缓解方法及其效果。
- 如果患者当前没有使用任何疼痛自我评估量表,指导其使用一种来对疼痛进行自我评估。
- 教会患者和／或照护者疼痛控制的方法,如引导想象、自我催眠、生物反馈、瑜伽。
- 和其他医疗照护提供者讨论针灸法、整脊疗法、顺势疗法、草药和其他补充疗法对疼痛管理的作用,并做相应的推荐。
- 确保镇痛剂的合理使用。
- 控制可能影响疼痛的环境刺激(如巨大的噪声、强光和极端温度)。
- 治疗性地使用音乐以放松。
- 推荐疼痛管理的资源,如 American Pain Society 和 National Chronic Pain Outreach Association。
- 持续监测疼痛水平和疼痛缓解方法的效果。

框 16-3	使用触摸以增进舒适

很早以前,触摸就已成为提供舒适的方法之一。除了其治疗上的优点,通过触摸产生的身体接触也是传递关爱和温暖的方式,从而促进了患者的舒适和幸福感。护士可以学习不同形式的触摸方式以促进舒适,方式如下:

指压法

传统中医学的大部分治疗方法已存在两千多年了,指压法是指在身体的特定位置施以压力。传统中医认为气是在身体内无形通道(即经络)内流动的能量,指压法正是建立在此理论基础上。当气滞或是失调时,疾病和症状就产生了。在机体不适的相关部位施加压力可以达到缓解不适的效果。例如,在头颅基底部距离颈部中央5cm的地方,施以几分钟的压力,就可以缓解头痛。

按摩

按摩是一种广泛用于促进舒适和放松的方法。按摩通过摩擦、揉捏、滚动、按压、拍打和轻拍等手法作用于软组织使之放松。除了背部摩擦,手和足底按摩也可以促进放松、休息和舒适。

触摸疗法

治疗性触摸和治愈性触摸是较为常用的补充疗法,护士将其用于缓解疼痛、减轻焦虑和提高免疫功能。治疗性触摸来自于 Delores Krieger 的工作和研究,最早是在 20 世纪 70 年代广泛应用于护理学中。当时认为人体就是能量场,当能量场受阻时就会产生健康问题。Delores Krieger 进一步深入了这一理论,其理论认为治疗者通过吸收宇宙的能量场,并将其传递给患者,可以使患者内在的治愈资源被调动起来。尽管在标题中使用了"触摸"一词,事实上治疗性触摸中的身体接触是非常少的。相反地,护士将其双手放于患者身上,以评估其能量场,并将能量直接传导到患者能量受阻的区域,使该区域的能量开始运行。

治愈性触摸是治疗性触摸的衍生,其在治疗性触摸的基础上,增加了治愈性的手段,从而疏通能量堵塞,防止能量泄漏,并再次平衡能量场。关于治愈性触摸的教育项目有六个水平。

如想了解关于这些疗法的更多信息,请参照本章文末"引用资源"下的相关协会列表。

思考题:

除了用药,你还用过哪些方法止痛?促进或阻碍你使用补充和替代疗法作为疼痛管理的手段的原因有哪些?

护士需要掌握不同治疗方法的适应证和禁忌证,从而为患者提供指导。同时,护士应当熟知各种具备专业资质条件的补充和替代疗法的从业者,协作患者找到正规的治疗师。教育和咨询对于确保患者在知情的情况下做出选择是非常重要的。

饮食转变

饮食将影响炎症过程及与炎症相关的疼痛,特别是老年人常见的关节疼痛。花生四烯酸是一种将 ω-6 合成为促炎类花生酸的前体。因此需减少摄入含有花生四烯酸或是可转化为花生四烯酸物质的食物。应当避免摄入的食物具体包括动物性食物、高脂乳制品、蛋黄、牛油、红花、玉米、向日葵、大豆和花生油。白面粉、糖和"垃圾食品"也可能与炎症有关。

缺乏 B 族维生素会引起神经损伤和功能障碍,从而出现疼痛。食用绿叶蔬菜可为人体提供 B 族维生素,并增加血清素合成的化学物质。

此外,有些食物可以减轻或抑制炎症。富含 ω-3 脂肪酸的食物可以减轻炎症,这些食物包括了淡水鱼(如鲑鱼、金枪鱼、沙丁鱼、鲭鱼和大比目鱼)及其鱼油、亚麻籽和亚麻籽油、胡桃、南瓜子和鸡蛋。抗氧化剂可以保护机体免受炎症损害,其中最有效的是类黄酮。类黄酮可以抑制生成类花生酸的酶,从而阻断炎症过程。类黄酮来自红色、紫色和蓝色的水果,如各种浆果及其果汁、红茶或绿茶、红酒、巧克力和可可。新鲜的菠萝也有助于缓解炎症。大蒜、生姜和姜黄(咖喱粉的主要成分)也被认为具有抗炎作用。

用药

在老年人中,通过药物进行疼痛管理是非常复杂的,这是由于老年人常常同时服用多种药物,且其药效动力学和药代动力学也很特殊(第 18 章)。老年人发生药物不良反应的风险大于年轻人,但这并不意味着老年人严禁使用镇痛剂。相反,在老年人中应该恰当地使用镇痛剂,且需要严密监测。

当缓解疼痛的非药物手段无效而需要使用药物时,建议从低剂量、低强度的镇痛剂开始使用,必要时逐渐增加剂量和强度。在使用阿片类药物之前,应当尝试非阿片类的药物。在控制非恶性疼痛时,可以辅助使用三环类抗抑郁药、抗癫痫药、抗组胺药和咖啡因等,或是联合使用阿片类药物。

由于老年人发生谵妄、跌倒、呼吸抑制和其他副反应的风险更大,因而在老年人中,应有选择性地使用麻醉剂。通过使用非麻醉性的镇痛剂,可以减少麻醉剂的用量。规律地使用镇痛剂,以维持稳定的血药浓度水平。害怕药物上瘾不应成为影响镇痛剂合理使用以协助患者缓解疼痛的原因。

对乙酰氨基酚是缓解老年人轻中度疼痛最常用的药物,其次是非甾体抗炎药,其中布洛芬是该类药物中使用最多的一种。在使用阿片类镇痛剂之前,患者应尝试使用非甾体抗炎药。对于中重度的疼痛,可选择的阿片类药物包括可待因、羟考酮、氢可酮,这些药物可与非阿片类药物一同使用,通过叠加作用,提高药物的疗效。吗啡(morphine)和芬太尼贴片可以用于重度疼痛。

老年人禁用普洛帕吩,原因是该药物无效,且会有潜在的中枢神经系统和心脏毒性。另一种老年人不宜使用的药物是喷他佐辛,该药物导致谵妄、癫痫、心脏和中枢神经系统毒性的风险较高。

护士应当严密观察患者对药物的反应,从而判断药物种类和给药计划是否恰当。全天剂量或是缓释性给药对于持续性疼痛有效。尽可能按照计划给药,从而达到预防疼痛的目的,而不是在疼痛出现后再给药。

常规复查患者用药反应是很必要的。药物疗效会随着时间而发生改变,因此处方也需随之变化。此外,在长时间使用某些药物的过程中,并无不良事件发生,但也有发生药物副作用和不良反应的可能。

舒适护理

在当前医疗卫生环境下,繁重的工作内容、快节奏的工作安排以及完成任务的压力是护士最常面对的问题。由于需要完成的各种护理工作繁多,护士与患者在一起的时间大大缩短。然而,安慰和治疗往往同时发生。

重要概念:

治疗并不等同于被治愈,相反,它意味着与健康问题和谐共处。

护士花在患者身上的时间是有限的,因而如何利用时间,对于促进患者的舒适和治愈有着重要的意义(图 16-1)。以下几个方面反映了如何与患者高质量地相处:

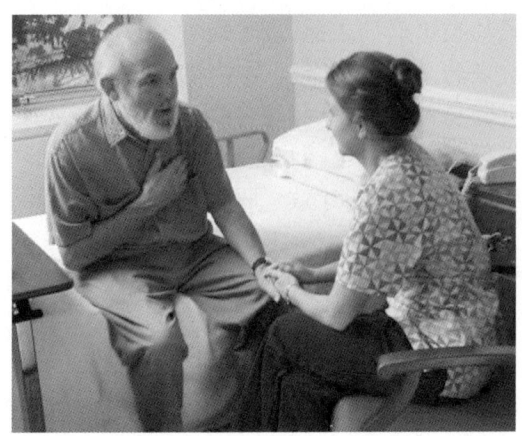

图 16-1 ■ 无论护士和患者在一起时间的长或短,都应该保证质量,这对于促进患者的舒适和治愈有重要意义。所谓高质量的陪伴,是指护士将注意力完全集中于患者身上

■ 无论互动时间的长或短,护士都应完全专注于患者。在与患者交流前,先暂停下来,深呼吸,明确自己将要把注意力集中在患者身上。有时,在进入患者的房间或家的时候,想象有一个篮子,你可以把1天的负担和工作都放到篮子里去。
■ 认真倾听:鼓励患者诉说,通过自己的肢体语言和反馈,表达自己的兴趣。如果患者说话时,对方没有倾听,就会增加患者的不适感。

■ 解释:描述步骤、过程和进展。不可默认患者了解常规操作。
■ 触摸:温柔地抚摸患者的肩膀,按摩足部,握住患者的手,从而传达护士的关爱,促进舒适。
■ 感知:留意提示悲痛的表现,如叹息、眼中有泪水、面无表情。确认你的观察结果,并询问原因,如"Haines 先生,你今天似乎有些心烦意乱,你有什么想谈谈的吗?"
　　忽略患者没有说出的问题,则无法促进舒适和治愈。

 思考题:

　　你是否曾经忽视过一个你怀疑但患者没有说出来的问题?你当时这样做的动机是什么?

　　可以肯定的是,患者的舒适是一个动态的过程(图 16-2),此过程中患者的需求和状态一直在改变,因而需要不断地评价和调整。这需要护士对患者存在的悲痛或暗示具有敏感性。这为护士提供了一个证明护理专业治愈艺术的机会。

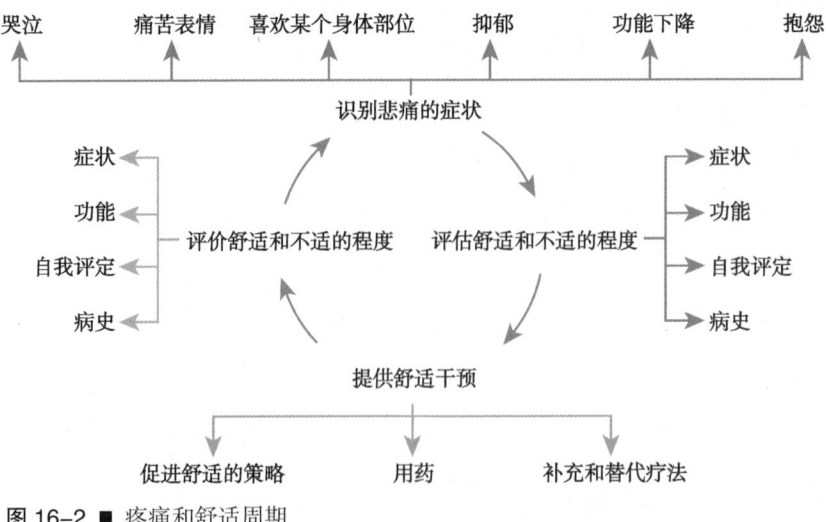

图 16-2 ■ 疼痛和舒适周期

相关研究

伴有智力或发展性残疾患者的疼痛评估

Baldridge, K. H., & Andrasik, F.（2010）. American Journal of Nursing, 110（12）, 28–37.

　　研究显示，伴有智力或发展性残疾的患者发生急、慢性疼痛的风险较高，但他们得到的治疗往往不足，或是根本无法得到治疗。考虑到健康照护专业人员缺乏在这一特殊人群中评估疼痛的技能，或是不能识别出疼痛的非语言表达，文章作者检索了有关疼痛在智力或发展性残疾患者中的相关临床研究文献。结果只找到很少的相关研究，对这些研究进行分析，报告如下：

　　相关研究显示，在发生疼痛时，伴有智力或发展性残疾的患者会有自伤行为，如撞击头部、殴打自己、撞向硬物，同时伴有一系列行为问题。疼痛会对沟通、日常生活技能、社交以及运动功能产生负面影响。熟悉患者这些行为的照顾者可以准确报告患者的疼痛，然而，对于这些行为或是疼痛表现不熟悉的家属或是其他照顾者可能无法准确地进行报告。

　　现有的针对智力或发展性残疾患者的疼痛评估工具，在信度和效度方面差异较大，且必须根据个体化的使用进行调整。关于评估工具还需要进行更多研究。

　　伴有智力或发展性残疾的患者和其他正常人所遭受的疼痛及其原因是相同的，但是他们无法充分表达自己的疼痛。为了弥补这一缺陷，护士需要使用特殊的方法来判断疼痛是否存在。伴有智力或发展性残疾的患者不报告疼痛，并不等于他们没有疼痛。除了用客观工具和体征评估疼痛外，了解个体并使用创造性的方法来评估疼痛也是有用的。

实践探究

　　82 岁的 Petro 先生和他的妻子居住在社区，他的妻子患有痴呆。Petro 先生为他的妻子奉献了很多，非常细心地照顾着她，并料理家务。

　　你知道 Petro 先生患有骨关节炎，并注意到他在行走的时候，有痛苦的表情和一些疼痛的体征。当问及 Petro 先生的症状时，他承认自己疼得很厉害，但并没有使用任何药物，因为他必须保持清醒以便照顾他的妻子。Petro 先生说道："如果让我选择是服药后迷迷糊糊还是保持头脑和身体清醒，我觉得我需要后者。"他拿出来了自己没有使用的镇痛剂处方，似乎对于不用药非常固执。

　　你应该如何帮助 Petro 先生以满足他对于疼痛管理的需求呢？

评判性思维能力训练

1. 社会是如何强化疼痛的对症治疗，而不是纠正病因？
2. 为一个有慢性关节炎疼痛的老年人制订一份综合的疼痛管理护理计划。
3. 祈祷为什么能够使遭受躯体和情绪困扰的人减轻痛苦？
4. 描述医疗报销可以用于缓解疼痛的医疗措施，但不能用于护士提供的舒适措施的可能原因。

奚 兴

引用资源

American Academy of Pain Management
http://www.aapainmanage.org

American Chronic Pain Association
http://www.theacpa.org

American Massage Therapy Association
www.amtamassage.org

American Pain Society
http://www.ampainsoc.org

Healing Touch International, Inc.
www.healingtouch.net

Massage Bodywork Resource Center
www.massageresource.com

**Nurse Healers and Professional Associates
(Therapeutic Touch)**
www.therapeutic-touch.org

参考文献

American Pain Society. (2003). *Principles of analgesic use in the treatment of acute pain and cancer pain.* Glenview, IL: American Pain Society.

Carr, D.B., Jacox, A.K., Chapman, C.R., Ferrel, B., Fields, H.L., Heidrich, G., et al. (1992). *Acute pain management: Operative or medical procedures and trauma. Clinical Practice Guideline No. 1* (AHCPR Publication No. 92-0032). Rockville, MD: AHCPR, Public Health Service, US Department of Health and Human Services.

Ferrell, B. A., Ferrell, B.R., & Rivera, L. (1995). Pain in cognitively impaired nursing home patients. *Pain and Symptom Management, 10*(8):591–598.

Gagliese, L., & Katz, J. (2003). Age differences in postoperative pain are scale dependent: A comparison of measures of pain intensity and quality in younger and older surgical patients. *Pain, 103*(1), 11–20.

Horgas, A. L., Elliott, A. F., & Marsiske, M. (2009). Pain assessment in persons with dementia. Relationship between self-report and behavioral observation. *Journal of the American Geriatrics Society, 57*(1), 126–132.

International Association for the Study of Pain (2012). Pain terms. Retrieved July 12, 2012 from http://www.iasp-pain.org/AM/Template.cfm?Section=Pain_Definitions&Template=/CM/HTMLDisplay.cfm&ContentID=1728.

Lariviere, M., Goffaux, P., Marchand, S., & Julien, N. (2007). Changes in pain perception and descending inhibitory controls start at middle age in healthy adults. *Clinical Journal of Pain, 23*(6), 506–510.

Melzack, R., & Katz, J. (2001). The McGill Pain Questionnaire: Appraisal and current status. In D. Turk & R. Melzack (Eds.), *Handbook on pain assessment* (2nd ed., pp. 35–52). New York, NY: Guilford.

National Center for Health Statistics. (2006). National Center for Health Statistics Report: Health, United States, 2006, Special Feature on Pain. Accessed July 12, 2012 from http://www.cdc.gov/nchs/pressroom/06facts/hus06.htm

Pickering, G., Jourdan, D., Eschalier, A., & Dubray, C. (2002). Impact of age, gender and cognitive functioning on pain perception. *Gerontology, 48,* 112–118.

Watkins, E, Wollan, PC, Melton, LJ, & Yawn, BP. (2006). Silent pain sufferers. *Mayo Clinic Proceedings, 81*(2):167–171.

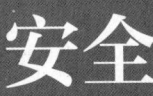

安全

学习目标

通过本章学习，你将能够：

1. 描述老化对于安全的影响。
2. 讨论环境对于躯体和心理健康的意义。
3. 列举老化改变对于老年人功能和环境安全的影响。
4. 描述为了促进老年人的安全和功能而做的环境调整。
5. 识别浴室中的危险和使危险最小化的方法。
6. 讨论环境对于心理社会健康的影响。
7. 列出导致老年人跌倒的因素。
8. 列出降低影响老年人安全和健康内在风险的方法。
9. 讨论功能受损的个体所特有的安全风险。

术语词汇须知

受伤：可导致伤害的过程。
宏观环境：可以影响人群或是整个人口的大环境元素。
微观环境：与个体紧密互动的最密切的周围环境。
约束：任何可以限制活动的事物，包括了物理约束或化学约束。

人的一生在不断地面对生命或健康威胁，如自然灾害、污染、传染病、意外事故和犯罪。通常，成人会采取预防措施以避免危险，即便危险来临，也会尝试控制危险以将其造成的影响缩减到最小。老年人面对的危险与所有成人一样，他们同时也伴随着来自老化相关改变所造成的危险，这些改变降低了老年人保护自己免于危险的能力，增加其对危险的易感性。老年专科护士需要在评估老年人的同时，识别安全风险，提供干预，以消除那些现存的或是潜在的影响老年人的安全、生命和健康的威胁。

> **重要概念：**
>
> 老化会降低老年人保护自己免于受伤的能力，增加其对于危险的易感性。

老化和影响安全的危险因素

老年人受伤的发生率在所有年龄组里位居中间，每 1 000 个受伤者中有 196 个是 65 岁及以上的老年人（Department of Commerce，2010）。老年女性受伤的发生率高于其他任何女性年龄组，然而男性受伤的发生率从成年后就开始下降。在老年人群中，意外事故死亡值得被关注，每十万人中，来自 65~74 岁组，75~84 岁组和 85 岁及以上人群组的受伤死亡人数分别是 45 人、106 人和 287 人（Census Bureau，2012）。在老年人中，意外事故是第六位的死亡原因，而跌倒是导致受伤死亡的首要原因。

老化相关改变、抗原 - 抗体反应改变（第 29 章）以及慢性病高发是造成老年人极易发生感染的原因。在老年人中，肺炎和流感是造成死亡的第四位原因，其中肺炎是造成感染相关性死亡的首要原因（第 31 章）。老年人医院内肺炎的发生率是年轻人群组的 3 倍；相比年龄小于 65 岁的人群，老年人由于沙门氏菌造成胃肠炎的发生率更高；此外在老年人中尿路感染的发生率增加。在所有报告的破伤风、心内膜炎、胆石症和憩室炎病例中，老年人占据了一半以上。老年人感染的症状常不典型，可造成诊断延迟，使得老年人感染的死亡率更高；例如，相比年轻人，老年人死于胰腺炎的风险更大，这是由于老年人不典型的症状造成了诊断延迟。

药代动力学的改变、服药的自我管理问题和老年人倾向于服用大量药物也会造成相当大的安全风险。风险包括不良反应本身以及由于不良反应，如瞌睡、头晕所造成的意外事故。据估计，入院治疗的老年人中有 5%~30% 是由于用药不当导致的。

表 17-1 列出了各种可能引起老年人安全和健康风险的老化相关性因素，以及与这些风险有关的潜在护理诊断。

护理诊断

表 17-1 老化和影响安全的危险因素

原因或影响因素	护理诊断
细胞内液减少	体液不足　与易发生脱水有关
皮下组织丢失，机体保温能力减弱，基础代谢率下降	有受伤的危险和有急性意识障碍的危险　与低体温有关
心脏功能下降	活动无耐力　与心脏输出量改变（下降）有关
呼吸肌力量和弹性下降；肺扩张减少；咳嗽反应无效；纤毛运动减少	有感染的危险　与清除呼吸道内分泌物或异物的能力下降有关

续表

原因或影响因素	护理诊断
应激情况下氧气使用减少	有外周组织灌注无效的危险和有脑组织灌注无效的危险　与循环系统对应激的应答改变有关
牙齿状况不佳	有感染的危险　与口腔疾病或误吸松动的牙齿有关
咽反射减弱	有感染的危险　与误吸有关
味觉改变	营养失调:盐或糖分高于机体需要量　与味觉下降有关
肾脏滤过代谢废物的能力下降	有受伤的危险　与清除血流中代谢废物能力下降有关
尿潴留发生率增高	有感染的危险　与尿液蓄积有关
阴道碱性分泌物增多	有感染的危险　与酸性环境不足以抑制细菌生长有关
肌肉力量下降	有受伤的危险　与肌肉力量降低有关
骨质脱钙	有受伤的危险和躯体活动受限　与骨折的风险增高有关
应答和反应时间延长	有受伤的危险　与及时应答的能力不足有关
视觉和听觉状况不佳	有受伤的危险和持家能力障碍　与对环境的错误感知有关
泪液分泌减少	有受伤的危险和有感染的危险　与角膜保护的能力下降有关
深感觉异常	有受伤的危险　与对路面情况改变的判断能力下降有关
痛觉和触觉的阈值增高	有受伤的危险,有感染和皮肤完整性受损的危险　与对疼痛和压力等的感觉能力下降有关
皮肤弹性下降,皮肤干燥、脆弱	皮肤完整性受损和有感染的危险　与皮肤易破损有关
短期记忆不佳	有受伤的危险和不依从行为　与不能回忆用药和治疗有关
多重用药的发生率高	保持健康无效和有受伤的危险　与不恰当的合并用药、药物相互作用和副作用有关

环境对于身心健康的重要性

人们认为环境由两部分组成,即微观环境和宏观环境。微观环境是指与我们紧密相互作用的,最接近我们的周围环境(如家具、墙面涂料、灯光、室内温度和室内声音)。宏观环境是指可以影响人群或是整个人口的大环境元素(如气候、污染、交通和自然资源)。因为微观环境更易于被调控,效果更直接,故本章重点讨论微观环境。

理想情况下,环境不但能保护个体,而且能促进个体持续发展,减少环境刺激,提高满意度,从而提升我们的心理幸福感。这对于老年人更为重要,因为大多数老年人会在自己家中或是照护机构的卧室里度过漫长的时间。为了从微观环境中获得最大的满意度,

老年人不同层次的需求必须在他们周围环境中得到满足。通过比较环境需求和马斯洛需要层次论,可以证实这一观点(表17-2)。基于马斯洛的理论,可以假设,除非低层次的需求得到满足,否则更高层次的需求将难以被满足。这就可以解释为什么一些老年人会优先考虑以下的问题:

- 在他们的公寓中有啮齿动物时,他们认为安装一个免费的烟雾报警器并不重要。
- 他们拒绝改造自己的房子,从而避免在犯罪率较高的街区看起来过于富有,并成为入室盗窃的目标。
- 他们宁愿社交孤独,也不愿邀请客人到他们认为简陋的房子里做客。
- 如果他们正在适应一个全新的陌生住所,他们就不愿意参与创意手工制作的活动。

表 17-2	马斯洛需要层次论的环境需求
基本人类需求	环境需求
自我实现	一个可促进所有的潜在的、鼓舞人心的事物、美好的环境和放松辅助实现的空间
自尊	一个能够使人感到因为拥有而骄傲的家，家里有优雅的装饰，地位的象征
信任	一个可以使人感到自信的处所，在这里可以掌管自己的生活方式，有恒定的布局、家具、温度和照明
爱	一个使人因存在而获得愉悦的地方，这里有熟悉而舒适的家具、喜欢的物品，具有吸引力
安全	一个免于外部威胁的处所，在这里可以保护个人财产，有充足的光线，有门锁、烟雾报警器和住宅警报系统
生理需要	一个可以生活的住所，有足够的通风，室内温度大约 24℃，有正常工作的电器和设备，害虫防控

在评估环境时，护士必须从实际出发，决定何种层次的需求要处理，并且计划促进更高层次的需求得以被满足的方法。

思考题：

根据马斯洛需要层次论，你家环境中的哪些方面有助于满足更高层次的需求？

老化对于环境安全和功能的影响

既往章节描述了老化过程中机体所经历的一些改变。伴随着慢性病高发而带来的限制，这些老化，改变给老年人带来了特殊的环境问题（表 17-3）。

表 17-3	各种躯体限制所带来的潜在环境影响
限 制	潜在环境影响
老花眼	聚焦和看近物的能力下降
角膜透明度降低，光线传递减少	需要更多的外部光线以在视网膜上呈现足够的图像
巩膜的浑浊度下降，使更多的光线进入眼睛	区分色彩的能力减弱，需要更大的对比度
晶状体变黄	色觉偏差，特别是对棕色、米黄色、蓝色、绿色、紫罗兰色
老年白内障云雾状晶状体	对强光敏感
黄斑变性	视物更加困难，需要放大
老年性缩瞳，瞳孔直径减小，到达视网膜的光线减少	暗适应减慢
视野变小	外周视力变窄
老年性耳聋	听正常声音出现偏差
依赖助听器	环境中所有的声音都被放大
嗅觉降低	难以察觉气味、烟味、煤气泄漏
触觉分辨力下降	来自不同材质的刺激减少
机体保温能力下降，体温降低	对于降低的环境温度更加敏感
神经传导减慢	对刺激的反应减慢，重新获得平衡的能力降低
肌张力和肌肉力量降低	从坐位站起困难，更容易疲劳，在步行时抬腿减少，出现拖沓步态
关节僵硬	爬楼梯、拉把手或手柄存在困难
尿频，夜尿症	经常需要使用洗手间
气短，易于疲乏	爬楼梯或通过长走廊困难
短期记忆不佳	忘记锁门，忘记关闭家用电器
用药复杂，造成低血压、眩晕	跌倒的风险增大

特定的残疾与多种疾病相伴,并引起特殊的环境问题,正如在认知受损的老人中发生的那样。基于老年人常见的功能局限,大多数老年人需要的环境应该是安全,功能完善,舒适且个体化,并且能够代偿老年人存在的功能局限。创造一个这样的环境,需要考虑光线、温度、颜色、气味、地面覆盖物、家具、感觉刺激、噪声控制、浴室安全和心理社会因素等。框 17-1 列出了评估老年人居住环境的基本标准。

框 17-1 环境评估清单

标准	是	否	备注
烟雾报警器。			
电话。			
灭火器。			
通风良好的供暖系统。			
地上杂物最少化。			
运作正常的的冰箱。			
恰当的食物贮存。			
足够明亮的走廊和楼梯。			
楼梯上有扶手。			
地面平整,易于打扫,不需要打蜡,没有松动的拼块地毯或长绒毛地毯。			
门廊无障碍物,涂以和墙面不同的对比色。			
浴缸或淋浴间表面防滑,有安全扶手,附近没有插座。			
热水温度低于 43℃。			
窗户有遮挡,遮挡易于触及打开。			
插座数量充足,比地面高大约 90cm,易于摸到,未超负荷。			
做饭用的炉子安全,控制器在前面。			
各种架子易于触及,坚固。			
水龙头把手易于操纵,冷热水标示清楚。			
药物贮存恰当,无过期药物。			

对于轮椅的使用:
- 门廊和走廊宽敞无障碍物,轮椅易于通过。
- 有坡道或是升降梯。
- 浴室布局合理,可在里面使用轮椅。
- 水槽、家具足够低,可触及。

光线

除了单纯的照明功能外,光线对老年人有更多深远的影响。例如,光线可以影响以下几个方面:

- 功能:在光线充足的地方,人们活动能力更好,愿意参与更多的活动;而在一个昏暗的房间,人们可能更多地会久坐不动。
- 定向力:长时间暴露在光线明亮或昏暗的房间里,人们可能会失去对时间的定向力。例如,当患者被收住在光线充足的重症监护室中多日后,经常难以判断此时是白天或黑夜。另一个例子是,当一个人在漆黑的房间里醒来时,他可能会有几秒钟的时间不知自己身处何处。

■ 情绪和行为:人们对闪烁的迷幻灯光和对烛光的反应不同。在餐厅,相比刺眼明亮的环境,顾客在柔和昏暗的灯光下会更加安静,用餐会更加慢。

在老年人活动的区域内,若干漫射照明光源比少量直射光源更为适合。荧光灯会造成眼睛疲劳和眩光,这是令老年人困扰的光源。为了节约成本而选择荧光灯,实际并不合算,因为尽管使用荧光灯的花费较少,但其维护费用很高。可通过纱窗帘过滤日光以防眩光出现。护士应当评估环境中刺眼的光线,尤其注意由于光线反射,在地面和家具上出现的反光。评估环境的照明系统时,护士应采取坐位,这是因为在站位时,人对光线不足、影子、刺目的光线以及其他照明问题的感受可能与处于坐位或卧位时有所不同。

夜灯有助于在夜间帮助患者定位,并且可帮助夜间活动的患者找到灯的开关或灯具的位置。在夜间,卧室里柔和的红色灯光有助于提高夜视力。

在正常的24小时昼夜循环中,暴露于自然光下,有助于维持机体节律,相应地,可影响体温、睡眠节律、激素分泌和其他功能。当睡眠–觉醒周期被打破后,机体的其他内部节律也遭到破坏。医院和护理机构应考虑上述因素,这些地方可能全天都有灯光以供工作人员活动,而在夜间减少一些地方的照明有助于维持患者机体的正常节律。护士还应该考虑那些在照护机构中或家中的患病老年人,他们缺少在自然光中的暴露。在条件允许的情况下,应考虑将这些老年人带到室外,并且开窗以使自然光照到室内。

温度

从公元160年的伽林时期起,人们就知道冷热温度会影响人体。研究显示,体温和行为表现之间有直接关系(Cheung,2007)。在13℃以下,人体的触觉敏感性、警觉性和精神运动都会受到影响。

由于老年人的正常体温较低,同时自然保温能力下降,他们对于较低的温度会特别敏感(图17–1)。因此,维持足够高的环境温度对老年人很重要,建议老年人室内温度应不低于24℃。老年人年龄越大,在无不良反应的前提下,其可耐受的温度范围越小。若室内温度低于20℃,可导致老年人出现体温过低。

> **重要概念:**
>
> 老年人对于环境温度过低较为敏感,这是由于老年人的体温较低,同时自然保温能力下降。

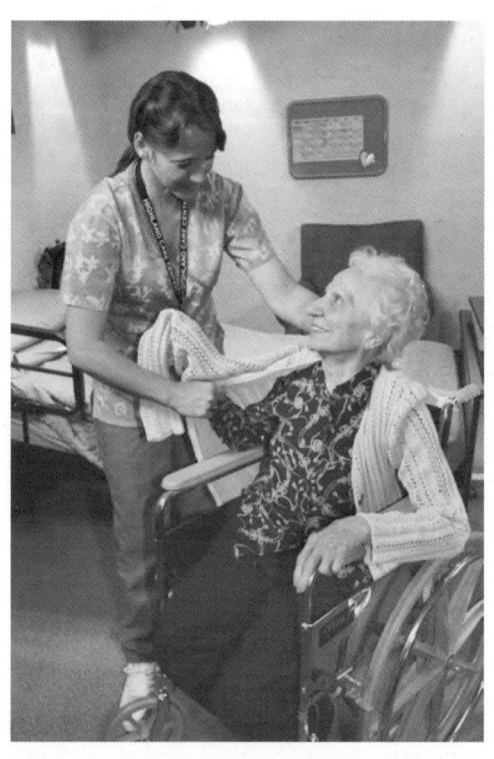

图17–1 ■ 老年人对于较低的温度特别敏感,因而控制环境温度很重要,同时需要增加衣物

尽管不像体温过低那样显著,但体温过高同样会给老年人造成影响,相比年轻人,老年人更加易于受到体温过高的影响。当温度超过41℃时,可造成脑损伤。即便是在不会发生极端高温的地理位置,若是门窗紧闭或是没有空调,还是必须留意室内的温度。糖尿病或大脑动脉粥样硬化的患者是发生体温过高的高危人群。

色彩

针对老年人的最佳环境配色方案存在很多争议。有些色彩,如红色、黄色和白色,可能具有刺激性,并会升高脉搏、血压,增进食欲;而蓝色、棕色和大地色有助于放松。橙色可以刺激食欲,而紫罗兰色则有相反的作用。绿色被认为是医生的颜色,并给人一种幸福感。黑色和灰色则会使人抑郁。虽然特定的色彩会有相应的作用,但人们对各种色彩的反应以及对不同颜色的理解会因自身过往经历不同而存在差异。因为个体对颜色的反应千差万别,所以最好将色彩使用的重点放在增强老年人功能上面,并在可能的情况下,按照房间居住者的个人喜好进行颜色选择。在区别门、楼梯和一块区域内不同水平的变化时使用对比色是很有用的。当希望一块区域(如贮藏室)不要引起注意时,墙壁可以使用相似的色彩或是相同的色系。特定的色彩可以用于定义居住场所内不同的区域,例如,卧室可以用蓝色和绿色,餐厅和活动区可以用橙色和红色,休息大厅可以用灰色和米黄色。

有图案的墙壁和地面可以增加环境的吸引力;然而,波浪线图案和对角线会造成眩晕感,并且可能加重认知障碍患者的混乱程度。在房间的墙上使用一个简单的图形或是挂一幅壁画是很有效的,也能令人感到愉悦。

气味

在很久以前,气味就被用于美学和药学。虽然使用香水和古龙水并不新鲜,但气味的治疗作用(又称芳香疗法或是植物医学)是最近才在美国流行起来的。而在德国和法国等国家,芳香疗法作为正统医学的延伸被广泛使用。

芳香疗法不仅涉及芳香剂令人愉悦的气味,而且利用了香精油的治疗作用。香精油是一种从植物中提取的高度挥发的液滴,存在于植物的纹理、腺体和液囊中;当它们被释放时(通过压碎或是破坏植物),香味就伴随而来。当香精油中的化学物质被吸入后,它们就会进入嗅球,刺激神经冲动传导到大脑的边缘系统进行处理。位于边缘系统的杏仁核可以保存和不同气味有关的记忆,且这些记忆可以休眠很多年。

在洗澡、按压或是在皮肤表面按摩香精油时,香精油就可以通过皮肤被吸收。如同局部给药一样,这些精油可以被吸收,并产生生理作用。

地面

地毯对声音有很好的吸收效果,并且对于大多数人而言,代表了温暖、舒适和家庭氛围。有一种推测甚至认为在照护机构中使用地毯,可以减少与跌倒相关的骨折。然而,地毯确实也有以下问题:

- **静电和吸附作用**:许多老年人存在拖沓步态,并且在行走过程中,不能完全抬脚,这就会产生令人不舒适的静电。而地毯对拖鞋和鞋底的吸附可能会造成跌倒。

- **移动轮椅困难**:地毯的绒毛越长,在其表面推动轮椅就越困难。

- **清洁**:溅落在地毯上的污渍很难清洁,即便是可洗表面,也会造成褪色。

- **气味**:香烟和其他气味会吸附在地毯上,造成难以去除的令人不快的气味。尿液、呕吐物和其他物质需使用特殊的除臭剂,且效果可能不佳。

- **害虫**:地毯下面为蟑螂、飞蛾、跳蚤和其他害虫的滋生提供了理想的环境。

为了利用地毯的优点，可以将其应用于墙壁的表面。这样地毯可以提供噪声缓冲、结构上的变化和装饰作用，同时相比在地面上，其清洁和维护更加方便。

重要概念：

将地毯作为墙面的一部分，既可以吸收噪声，又可为房间的装饰带来一些变化。

分散的和区域性地毯容易导致跌倒，不应使用。瓷砖应铺在木质表面上，而不是直接铺在水泥表面，这样有利于更好的保温和缓冲。地面上醒目的设计可能导致在地面上活动的老年人出现眩晕和混乱，最好使用单一的色彩。老年人活动区域的地面应采用防反光设计。浴室、厨房和大门入口处应使用防滑地面。

家具

家具应该是有吸引力、功能良好和舒适的。一把牢固有扶手的椅子可以在使用者站起和坐下时提供支持和帮助。老年人使用位置低、下沉的靠垫会有困难。合适的椅子高度应该是使用者坐在椅子上时双脚可平放在地面上，同时膝盖不受压力。摇椅可以让老年人放松的同时做一些运动。相比大沙发，双人沙发更受青睐，因为没人愿意坐在沙发中间，而缺少扶手协助。

所有家具的衬垫物应该易于清洁，因此皮革制品和氯乙烯制品比布制品更加合适。衬垫物应该是防火的，具有坚固的表面，和机体接触的部位没有纽扣或缝线。应避免将家具背面、座位和扶手连为一体，因为保持这些部分分开可增加通风，且易于清洁。躺椅有助于放松，可抬高腿部，而在变换姿势时应不需费力。

桌子、书架和其他家具应坚固，在使用者倚靠在上面时，可以支撑人体的重量。如果使用了台灯，应将其用螺丝固定在桌面上，从而防止在黑暗中寻找台灯时，不慎将其打翻。踏脚凳、烛台、植物架子和其他小件的家具应妥善放置在不常走动的地方。家具和杂物不应妨碍从卧室到浴室的通道。

应检查抽屉是否易于使用，在角落和滑轮上磨砂和打蜡可有助于开关抽屉。对于镜子来说，必选考虑使用者的身高和功能状况，很显然，相比于自由行动者，限制在轮椅上的使用者就需要将镜子放置在更低的位置。

认知受损者尤其需要一个简单的环境。家具应像家具，而不是像雕刻作品。家具的功能应当明确，若将排便座椅放在普通椅子旁边会使人糊涂，从而对两种椅子均不能正确使用。

感觉刺激

通过深思熟虑地选择，利用日常生活的目标和活动，可以创造出令人愉快，并且能刺激感觉的环境。建议如下：

- 不同纹理的墙面。
- 柔软的毯子和床单。
- 不同形状和质地的物品（如一个圆形的羊皮面抱枕和一个方形的花呢面抱枕）。
- 壁画、图片、雕刻和墙挂。
- 植物和刚剪下的花朵。
- 煮咖啡、做饭，香水和精油。
- 听鸟鸣和饲养宠物。
- 轻音乐。

在人们居住空间的不同区域，可以创造出不同的感觉体验。如果在护理院的餐厅里，可以闻到煮咖啡或是烤面包的香味，那么老年人的胃口可以大大增加，而不仅仅是看着放在他们面前托盘里的食物。

对于那些卧床或是没有机会得到感觉刺激的人们，则需要做一些特殊的努力。除了上述的建议，可以定期更换他们房间里的壁挂。许多图书馆和博物馆可以免费借出艺术品。和当地学校合作,可以使老年人得到特殊的艺术品,同时使学生获得有意义的艺术创作机会。老年人可以将摆弄一个包括不同结构、颜色和香味的"感觉刺激盒子"作为活动内容。

噪声控制

声音可以产生不同的生理和情绪作用。我们习以为常的许多声音会给老年人带来困扰,如电视声、交通噪声、来自邻近房间谈话的声、电器发动机的声音、水龙头漏水和呼叫系统的声音等。许多老年人都因老年性耳聋而存在一定程度的听力受限,他们需要特别聚精会神地倾听以代偿这一缺陷。

环境中的噪声会与老年人希望或需要听到声音,如电话交谈或是晚间新闻等,形成冲突,最终导致老年人听不清楚和情绪沮丧。有害、不和谐或是长期的噪声可成为一种应激源,造成躯体和情绪症状。

理想情况下,噪声控制始于建筑设计阶段。绿化和墙壁可以缓冲室外噪声。吸音天花板、窗帘和地毯(也可用于墙面上),对控制噪声都是很有用的,此外,注意家用电器和设备的维护也很必要。当没有人听的时候,应将收音机和电视关闭。当只有一个人需要更高的音量时,让其佩戴耳机可以使旁人免受声音的影响。在照护机构中,相比对讲机和呼叫系统,个人口袋里的呼机所造成的噪声更小。

浴室危险

很多意外受伤发生在卫生间,通过常识和简单的方法就可以避免这些伤害的发生。应格外注意以下这些方面:

- 灯光:应在卫生间中长期开一盏小灯。老年人尿频和夜尿很常见,他们经常使用卫生间,因而提高卫生间的能见度对于预防老年人意外受伤有帮助。如果电源开关在卫生间外面的话,持续照明是非常有用

的,因为老年人不需要进入一个黑暗的环境后,再寻找开关了。

- 地面:不应将毛巾、电吹风和其他物品遗忘在卫生间的地上,也不应使用小的地毯。对于老年人,在任何环境下跌倒都很危险,若跌倒时,头撞击到水池或是马桶的坚硬表面,会增加跌倒潜在的严重程度。卫生间漏水时应及时修理,以防地面湿滑,这也是造成跌倒的原因之一。

- 水龙头:杆状水龙头把手比圆形的或需要在上面施加压力的水龙头把手更容易使用。在老年人手忙脚乱地用力旋转水龙头把手调节水温时,可能会放出过多的热水,这样可能会使其有跌倒或烫伤的危险。这同时也说明了采用中央控制系统控制热水温度的必要性。水龙头把手的颜色代码相比于单独的小字,可以更好的区分冷水和热水。

- 浴盆和淋浴室:对于浴盆和淋浴室而言,防滑地面至关重要。在洗澡过程中转移患者或是患者需要稳定身体时,墙上的抓手和浴盆一侧的安全扶手可以提供支撑(图 17-2)。淋浴或洗澡座椅可以在淋浴时提供坐下的地方;对于盆浴者,当从浴盆转移出来时,座椅提供了一个支撑和休息的地方。在洗澡后,个体的血压可能会下降,因而在浴盆旁边坐一会儿是有好处的,可以使沐浴者在擦干身体的时候,休息一下。

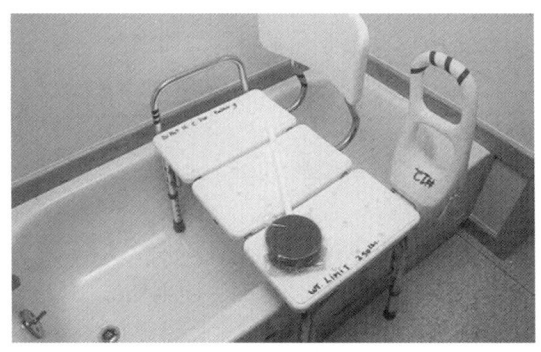

图 17-2 ■ 淋浴间的安全设施,包括了抓手、安全扶手、淋浴座椅和转移座椅

- 马桶：抓手或是支撑架可帮助那些难以从马桶上站起或坐下的老年人。由于马桶位置较低，许多老年人难以使用，一种抬高的座椅附件装置就非常有用。
- 电器：浴室中的电暖气、电吹风和收音机会产生一些安全隐患。即便是身体健康、动作灵敏的人，也可能会意外滑倒，并拉着电器一同跌入浴盆中。

医疗用品商店和卫生保健器材供应商可提供多种装置以使浴室和其他生活区域更加安全和功能化。有时候在家制作便宜的仿制品同样有效。购买并使用辅助装置，从而预防受伤是非常明智的。

火灾危险

居家老年人常有被烧伤的风险。由于忘记关火，当水壶里的水被烧干时，常常会引发厨房起火。为了避免这种情况，老年人可以在做饭时留在厨房里，设定计时器提醒自己去检查水壶，或是使用微波炉加热液体。

随意丢弃火柴或烟头，拿着香烟入睡，点烟时衣服或床单着火，这些对于老年吸烟者来说都是潜在的危险，需要格外引起注意。应将吸烟限制在特定的场所和特定的时间，从而降低这些危险。

对于靠小型电暖器供暖的老年人，应仔细检查电暖器以确保安全。小型电暖器应有自动关闭装置，以便在被碰翻或翻倒时可自动关闭，同时应有完好的电线，并在合适的插座上使用（如插座不可超负荷）。

壁炉可以提供一个温暖、舒适的环境，但是也可能造成火灾。应该定期清理烧木材的壁炉，以防烟囱堵塞；而这对于老年人来说是个艰难的任务。若不能适当清理，火焰和烟就不能完全排出，可能导致老年人吸入烟雾和火灾。当家中有壁炉时，应关注使用和维护。

心理社会因素

物理环境只是环境的一部分，加上人的诸多元素，这个环境才算完整。感觉和行为影响着个人的周围环境，反过来也受周围环境的影响。

大多数人都希望拥有自己独有的一个地方。这种领土意识是天生的，而且也很常见。当别人在我们的办公室里翻看我们桌上的文件，或是家中的客人翻看我们的壁橱，或是在坐位很空的地铁里，一个陌生人非要紧紧挨着我们时，许多人都会觉得不舒服。当有人注视我们的窗内，或是透过私人的篱笆瞥视我们的院子，或是大声地听音乐，以至于我们的屋内也能听到，或是紧紧盯着我们，我们也会产生厌烦的情绪，这是因为我们的个人空间和隐私不经过直接的身体接触也会被侵犯。

对于依赖他人照顾的患病老年人来说，隐私和个人空间依旧重要，但这些却难以实现。在照护机构中，工作人员和其他患者可能随时都会擅自进入他人的领域，比如意识混乱的居住者游荡到别人的房间，或是工作人员掀开毯子以确认床铺是否干燥。即使是在家，亲属也可能以收拾房间的名义，不加考虑地丢弃或移动个人物品，或是不经同意地闯入卫生间，仅仅是为了确认一切安好。个体对他人的依赖性越大，或疾病越严重，则其个人空间和隐私就越容易被侵犯。不幸地是，对于那些遭受多种损失，社交圈不断缩小的个体而言，调整个人空间和隐私是他们所能控制的少数事情之一。照护者通过以下几种基本方法认识并尊重这种需求是很重要的：

- 明确属于个人的特定区域和财产（如房间的某一侧，房子的某一个房间，某一把椅子，某一张床或是某一个壁橱）。
- 为一段时间的独处提供隐私区域，如果无法提供私人房间，那就通过家具布局获得最大的隐私（如床放在房间不同的位置朝着不同的方向，使用书架和植物作为房间隔板）。

- 在进入个人空间时请求允许。想象在照护对象周围有一个 1.5~3m 圆圈，在进入这个圆圈前，可以问"我可以让你的新室友坐在你旁边吗？""我可以进来吗？""我可以打扫一下你的壁橱里面吗？"
- 给予照护对象对个人空间的最大控制力。

重要概念：

护士识别老年人对于个人空间的需求是很重要的。对于那些遭受多种损失，社交圈不断缩小的个体而言，调整个人空间和隐私可能是他们现有的所能控制的少数事情。

环境的诸多组成部分可以促进或阻碍精神和社交活动。钟表、日历和报纸可以提高定向力和有关当前事件的知识。易获取的书籍和杂志可以挑战心灵、开阔视野。游戏和个人爱好可提供刺激，成为看电视之外的选择。照护者将椅子摆放成排或是摆放在忙碌但交通不繁忙的区域，有助于患者和更大的世界进行互动并融入其中。

尽管只有不足 5% 的老年人居住在照护机构，但大约 25% 的老年人会在他们最后的几年里，在照护机构中居住一段时间。照护机构不能模仿正常家庭环境，因而老年人适应起来会有困难。周围熟悉的事物都被新鲜陌生的景物、声音、气味和人所取代。可以触发记忆和功能的线索都消失了，在储备不足的情况下，老年人必须尽快掌握新的线索。能够给予关爱和理解的家属和邻居，被那些只认得面前人和那些有很多事情要做的人们所取代。经历着这些环境改变的个体可能会有如下不同反应：

- 因为失去健康、个人财产和独立性而抑郁。
- 由于不能管理目前的压力而退步。
- 由于不得不因为上厕所、要一杯茶或是一

根香烟这样的小事或基本必需品而请求他人，而感到羞耻。
- 因为失去控制和自由而发怒。

照护机构无法提供像自己家中一样让人满意的环境，但是照护机构的环境可以通过以下方法改善：

- 吸引人的装饰。
- 允许摆放个人的私有物品。
- 尊重隐私和个人空间。
- 认可居住者的个性。
- 允许居住者对于活动和决策的最大控制。
- 对环境进行修缮以弥补其缺陷。

对于照护机构的居住者来说，人文环境比物质环境更加重要。若缺少了尊重、个性化和敏感性，那么高档的室内装饰和艳丽的配色方案都毫无意义。

跌倒的问题

在老年人的晚年生活里，特别需要关注的安全问题之一就是跌倒。研究显示，75 岁及以上的老年人中，有三分之一每年发生一次跌倒，有一半会发生多次跌倒［Centers for Disease Control and Prevention（CDC），2004，2007］。跌倒的后果很严重，老年人中 20% 的住院和 40% 的入住照护机构都与跌倒有关（Sterling，O'Connor & Bonadies，2001）。即便没有发生躯体损伤，跌倒受害者可能会害怕再次跌倒（如跌倒后综合征），并会因此减少活动，从而导致不必要的依赖、功能丧失、社交减少和生活质量下降。

危险因素与预防

很多因素导致老年人跌倒高发（框 17-2）。常见的因素包括如下：

- 老化相关改变：视力下降；难以区分相同颜色的深浅，特别是蓝色、绿色和紫罗兰色；白内障；在夜间和光线昏暗的地方视力不佳；在迈步时不能完全抬腿；重

框 17-2	跌倒的危险因素

老化相关因素

    跌倒史。

    女性年龄≥75岁。

    视力受损。

    步态异常。

    直立性低血压。

    脑血管意外。

    糖尿病。

    外周血管疾病。

    骨科疾病。

    足部问题。

    多重诊断。

健康问题或功能受损

    躯体残疾。

    尿失禁、夜尿症。

    谵妄、痴呆。

    情绪障碍。

    眩晕。

    虚弱。

    疲乏。

    共济失调。

    瘫痪。

    水肿。

    使用手杖、步行器、轮椅、拐杖或支架。

    使用约束。

    静脉导管，留置尿管。

    心脏状况不稳定。

    神经系统疾病。

    震颤麻痹（Parkinsonism）。

    短暂性脑缺血发作。

用药

    抗抑郁药。

    抗高血压药。

    抗精神病药。

    利尿剂。

    镇静剂。

    镇定剂。

    多重用药。

环境因素

    刚入住医院或照护机构。

    环境陌生。

    地面高度抛光。

    环境光线不足。

    缺少扶手和抓手。

    环境设计不佳。

    杂物、设备。

心改变导致容易失去平衡；反应迟钝；尿频。

- 使用助行器不当：在没有医嘱、助行器不合适或是没有接受安全指导的情况下，使用拐杖、步行器或轮椅；在转移时不使用手刹。
- 用药：特别是可导致眩晕、困倦、直立性低血压和尿失禁的药物，如抗高血压药、镇静药、抗精神病药和利尿剂。
- 不安全的着装：穿着不合适的鞋袜，浴袍或是裤腿过长。
- 疾病相关症状：直立性低血压，失禁，脑血流量减少，水肿，眩晕，虚弱，疲乏，易骨折，瘫痪，共济失调（ataxia），情绪障碍，意识混乱。
- 环境危险：地面潮湿，地板刚打过蜡，地面上有物品，光线不足。
- 照顾者相关因素：不恰当的使用约束和床栏，对于请求应答延迟，不安全操作，对于问题行为的监管不当。

跌倒史可预测个体未来跌倒的风险,因此,护士应该仔细评估曾有过一次跌倒,或是仅仅一次小小的绊倒的人,识别可能增加他们跌倒风险的因素,从而有针对性的制订干预措施。

当跌倒与直立性低血压有关时,需要格外注意。直立性低血压是造成眩晕的常见原因,常发生于老年人醒来后的初次站起时。在醒来后,老年人应该在床上休息几分钟,拉伸一下肌肉,在站起来前,在床边再坐几分钟。在盆浴过后,从浴盆中站起时的直立效应,以及由于热水造成的外周血管扩张,同样会造成晕厥和跌倒。在浴缸中,橡胶垫或是防滑条,浴座,以及在起身前休息是基本的措施。

对于健康照护机构而言,开展预防跌倒的项目,并在项目中使用来自《护理诊断:受伤风险》中的干预措施,这是非常有益的。定期仔细视察环境,并促进环境中危险因素的整改(如漏水、走道中的裂缝和坏掉的床栏),这也是必要的(框 17-1)。对于跌倒风险的评价应纳入到每一位老年人住者的评估中。Hendrich Ⅱ 跌倒风险模型是一个有助于评估跌倒风险的简版工具(详见本章末的"引用资源"部分)。工作人员应该帮助老年人尽快适应新的环境,并强化其安全行为,如使用床栏,在转移时制动轮椅和担架,及时清理洒落的液体。

重要概念:

对于针对老年人提供服务的机构而言,开展预防跌倒的项目是必要的。

即便有最好的预防措施,有些跌倒还是不可避免。在评估跌倒者时,首先应使其制动,直到针对受伤情况的全面检查结束才可移动他们。需检查并记录是否发生皮肤破损

或变色,有无肿胀、出血、肢体不对称,有无肢端延长和疼痛。即使仅是对骨折或是其他严重损伤稍有怀疑,都需要进行医疗检查和X光检查。跌倒后,有时骨折的表现并不会立即出现,只有当受伤者尝试重新开始正常活动时,才会使受伤的骨骼错位。另外,受伤的部位可能不是直接碰到的部位,例如一个人跌倒时可能膝盖着地,但跌倒的力量可能会给髋部造成压力,从而导致股骨骨折。仔细的检查和观察有助于及时诊断损伤,并恰当治疗。

跌倒除了造成物理性损伤外,老年人还会经历心理创伤。跌倒会使老年人感到脆弱,害怕失去独立性。不必要的活动受限也可能会发生。在一般护理评估时问到患者关于跌倒的情况时,患者可能会与评估者分享以上信息。此外,患者的某些表现提示他们害怕跌倒,例如变换体位和行走时过分谨慎,不必要地限制活动,在行走或转移时扶墙或家具,或是在行走时出现明显焦虑。在鼓励老年人尽可能活动的同时,还应提供预防跌倒的建议(如穿防滑鞋,保持环境光线充足,上下楼梯时抓住扶手,避免使用梯子等)。

与约束相关的危险

在几乎整个 20 世纪,约束都被健康照护机构广泛使用,人们认为约束可以预防跌倒,促进患者的治疗依从性,并且有助于管理患者的行为。20 世纪 90 年代这一方法仍在被广泛应用,直到一些研究的出现,这些研究认为,约束可能会导致严重损伤,并且使认知功能恶化(Capezuit, Strumpf, Evans, Grisso & Maslin, 1998)。自此以后,大量的循证医学证据、临床实践启示、倡导团体努力,以及更新的约束标准和法规出现,使约束的使用显著降低(Squillace, Remsburg, Bercovitz, Rosenoff & Branden, 2007)。

护理诊断

有受伤的危险

概述

很多老年人由于能力受限而无法保障自己的身心健康免受危险。"有受伤的危险"这一护理诊断成立的依据，包括患者曾频繁跌倒或发生意外事件、生活环境中存在不安全因素、出现药物不良反应、感染、频繁住院，以及情绪或认知功能的改变。

原因或影响因素

老化相关改变、健康问题、虚弱或制动状态、感知觉缺陷、使用助行器方法错误或助行器尺寸不合适、不安全用药、不安全的环境、情绪或认知功能的改变。

目标

患者没有受伤。

干预措施

- 评估受伤的风险（如跌倒的风险、日常生活活动能力、日常生活活动功能的受损程度、精神状态、步态、用药、营养状态、环境、预防受伤的知识）。
- 识别有高度受伤风险的患者，制订护理计划以降低特定风险。
- 向患者介绍新的环境。
- 鼓励患者佩戴处方要求的眼镜、助听器和义肢。

- 确保患者恰当地使用拐杖、助行器和轮椅，且仅在有处方时使用。
- 除非经评估确认有必要，否则避免使用物理或化学约束。在使用约束时，应按照规定的操作规程使用，以确保安全。
- 建议患者缓慢地变换体位，同时扶着稳固的物体。
- 保持地面无垃圾和杂物。
- 保证在患者使用的所有区域都有充足的光线。
- 在安全的地方贮存清洁液和其他有毒物质。
- 鼓励患者使用扶手和安全抓手。
- 在患者转移时提供必要的协助。
- 检查药物继续使用必要性、有效性、剂量是否合适，指导患者安全用药。
- 确保患者穿着合适的平跟鞋，长袍和裤子的长度合适。
- 在患者躯体或精神健康状态发生变化时，及时发现并给予治疗。
- 检查家庭环境中的安全风险，协助患者以消除风险（如低成本的房屋改造，家政服务或老年人住房）。
- 如果安全风险与经济条件有关（如无力购买处方药、取暖用油或家庭维修），建议患者去社会服务机构寻求帮助。

约束包括了所有可以限制自由活动的物品，分为物理约束和化学约束两大类。物理约束包括安全带、约束背心、腕部约束带、"老年椅"、两边封闭的护栏等；化学约束指仅为了约束患者的不当行为（如躁动、易激惹等）或为了工作人员方便等目的而使用的药物。

对已经处于易激惹状态的患者使用物理约束，只会增加其恐惧，并会使其行为症状恶化。这样的护理实践不是反映关爱与共情的实践。此外，使用约束可能导致严重并发症，如误吸、循环受阻、心脏应激、皮肤破损和压疮、厌食、脱水、便秘、失禁、骨折和脱臼。

思考题：

如果你爱的人住在一家医院或是照护机构接受照护，当你进入房间时，你发现他/她正在不断地挣扎以摆脱约束获得自由，你觉得你会做出什么反应？

当前的研究证据显示，在不增加人力或患者受伤的前提下，物理约束的使用是可以显著减少的（Strumpf，Evans & Bourbonniere，2001）。因此，避免使用物理或化学约束是老年专科护士应在所有临床机构中推广的标准。全面深入的评估有助于识别导致激动和其他负性行为的因素，这些因素包括了视力缺陷、听力受损、未缓解的疼痛、谵妄、呼吸困难、过度的感知觉刺激、对新环境感到陌生等。解决这些因素即可使患者平静，减少使用约束的需求。当患者的行为无法被纠正时，应考虑如下这些可代替约束的方法：

- 将患者安置在靠近护士站的房间，从而有助于密切观察和频繁接触患者。
- 一对一陪伴（家庭成员或志愿者可以经常提供陪伴）。
- 使用电子装置，从而在患者尝试下床或是离开特定区域时，电子装置可以向工作人员报警。
- 重新安置体位，使用安抚沟通、治疗性接触和其他促进舒适的方法。
- 频繁的现实定位和安慰。
- 开展分散注意力的活动。

密切观察并且记录患者对约束和约束替代方法的反应是很必要的。

降低健康内在风险的干预措施

当发生跌倒、受伤或是其他健康问题时，老年人需要更长的时间用于恢复，其发生并发症的风险显著增加，因此，对于老年人的安全来说最重要的是预防。由于老年人存在内在的危险因素，因而除了针对所有年龄的方法外，需要格外采取一些预防措施以促进安全。有很多方法可以促进安全，且大多花费较少，在老年人照护中应予以考虑。这些方法不仅有助于避免受伤和疾病，还可以增加老年人的自理能力。

重要概念：

预防是非常重要的，这是由于老年人从受伤中恢复需要更长的时间，同时会出现更多的并发症。

降低脱水和营养不良的风险

对于老年人来说，摄入足够的液体较为困难，尤其是患有抑郁症、痴呆或是躯体受限的老年人，其往往不能维持良好的液体和食物摄入。伴随着老化，口渴感会逐渐下降，导致老年人难以意识到其对于液体的需求；有的老年人为了控制尿频而自行限制液体摄入；此外有的老年人对口渴感的认知能力可能缺乏。上述原因导致液体摄入不足，使得本来就贮存不足的组织间液进一步丢失水分。若无禁忌证，老年人每天应摄入至少 1 500ml 的液体，除了水以外，其他饮料如碳酸饮料、咖啡、果汁、果冻、冰块和新鲜的柑橘类水果都可满足老年人摄入液体的需求。

口腔状况不佳、胃肠道症状、认知功能改变、抑郁和依赖他人准备食物，这些都会导致老年人营养不良。即便是健康老年人，想正常进食也可能存在问题，与其经济受限，无法到商店购买食物或缺乏准备健康食物的动机等有关。疲乏、虚弱、眩晕和其他一些与营养不良有关的症状，都会使老年人易发生意外事故和疾病。足量的健康饮食可以增加机体对意外事故和疾病的抵抗力。关于水和营养需求的详细内容见第 14 章。

处理与感觉缺失有关的风险

伴随老化出现的视力改变会威胁老年人的安全。大多数四十岁以上的人看东西都需要佩戴矫正视力的眼镜。老年人的视力变化较频繁,因此需定期评估视力和处方镜片的有效性。随着老化,很多眼科疾病的发生率升高。每年一次视力检查不仅有助于确保矫正视力的镜片有效,而且有助于及时发现眼科问题。

为了弥补外周视力降低的缺陷,应从正面而不是背面或侧面接近视力受影响的老年人,家具和常用的物品应放置在视野之内。深度觉的改变可能会影响老年人察觉不同水平面变化的能力,通过以下方法可缓解这一问题:如提供充足的光线、清除走道上的杂物、在楼梯上使用对比色、在靠近水平面改变的地方给予标识等。在为老年人装修环境时,对浅色进行过滤是一个重要环节,使用明亮的红色、橙色和黄色,以及在门窗上使用对比色,更具有吸引力,并且非常有用。若指导老年糖尿病患者自己进行尿液测试,应考虑到老年人区分浅色有困难,因为这些测试常需要区分颜色。清洁液、药物和其他物品应贴上写有大字的标签,从而防止意外或是差错。

听力缺陷同样会引起安全风险,如漏听或是误听指导和警告。听力受损者应接受听力测定,从而选择可能的矫正方法,并判断是否能通过使用助听器获益。应建议老年人在听力测定和特定需求评估之后,再购买助听器。

对于诊断性试验、用药管理和其他治疗方法的解释和指导,应包括书面和口头两种形式。存在听力受损的老年人应与听力完好者靠近居住,这样听力完好者可以在火警或是其他警报响起时,告知听力受损者。尤其是为听力受损者特别训练的类似于导盲犬的狗,可能也是有帮助的。当地的听力和语言机构可以提供相关的信息和资源。

老年人的视力和听力受损会给照顾者造成一些困难,尤其是在夜间与老年人交流必要的问题,警示或是给予老年人指导时。照顾者为了避免吵醒其他正在睡觉的人而需小声说话,但听力下降或是取下助听器的老年人无法听到;在光线昏暗的卧室里读唇语也很困难。用手电筒照着说话者的嘴唇有助于阅读唇语;在耳边用手做成杯装,直接对着耳朵说话,也有助于老年人听清谈话的内容;将听诊器的耳件放在老年人耳道内,照顾者对着听诊器胸件说话,可以放大说话声音。若能在白天向患者解释上述程序,那么在晚上患者就能够理解照顾者的行为了,这也是一种好办法。

重要概念:

在夜间与听力受损者交流时,可以将听诊器的耳件放在听力受损者的耳道内,同时对着胸件部分或是膜片说话,从而促进交流。

其他感知觉缺陷,尽管较为细微,也会使老年人面临巨大的风险。嗅觉下降会使老年人闻不到某些起警告作用的气味,使老年人难以分辨物质是否有害。在煤气中毒之前,老年人无法察觉煤气味,因此使用电磁炉要优于煤气炉。由于老年人的味觉感受器减少,其在用餐时,可能会摄入过多的盐和糖分,从而影响健康。由于老年人触觉下降,其不能感知来自鞋子、义齿或长期固定某一体位而造成的压力,进而可能会导致皮肤破损。由于老年人温度觉下降,因而常会造成烧伤。护士应仔细观察,开展健康教育,并进行环境改造,以弥补老年人特定的缺陷。

处理与活动受限有关的风险

应答和反应时间较慢会导致安全风险。

老年行人在交通信号灯变换时,会错误判断其过街的能力;老年司机无法迅速反应以避免交通事故。若家庭成员无暇护送或搭载老年人,则可以向当地的社会服务机构求助。动作缓慢,协调能力差,使得老年人易于发生跌倒和其他意外事故;应注意避免小块松动的装饰地毯、湿滑的地面、地面上的杂物、不合脚的拖鞋和鞋子。由于老年人判断力差或是对自身能力局限性缺乏足够的认识,使得老年人难以保护自己。应建议老年人避免攀爬梯子或是坐在壁架上洗窗户等冒险行为。

监测体温

对于老年人而言,体温波动是有危险的。许多老年人的正常体温比年轻人的要低(如老年人的正常体温可低至 36℃)。若不知晓老年人的基础体温,往往会无法发现体温升高所提示的健康问题。例如,对于照顾者而言,老年人体温 37℃可能无法引起其警觉,但体温若高于基础体温 1℃,就可能存在感染;若不能及时发现,可能会导致并发症。此时除了未被发现、未予以治疗的潜在健康问题,未能被识别的体温升高还会增加心脏负荷。体温每升高 0.5℃,心跳就会增加大约 10 次/min,老年人可能无法承受这种应激。与体温增高相反,老年人更容易发生体温过低,并会出现严重的并发症和死亡。

预防感染

老年人发生感染的风险显著高于年轻人,因此避免导致感染的因素是很有必要的。例如应避免与已发生或疑似发生感染者接触;在流感季节,避免去人群密集的地方(如购物中心、教室和电影院)。

保持接种最新的疫苗。疾病控制与预防中心推荐,年龄在 65 岁以上的老年人、照护机构的居住者和与这两类人群密切接触者,应每年接种流感疫苗。肺炎球菌疫苗,一生接种一次;破伤风疫苗应每十年接种一次。除了避免外源性感染,老年人应避免处于易于感染的情况,如不活动、营养不良、卫生状况差等。当然,在接受健康照护服务的老年人中,良好的感染控制实践对于预防医源性感染是必备的。

一些证据建议,草药紫锥菊(Echinacea)、白毛茛(goldenseal)和大蒜(garlic)有助于预防感染,高丽参(ginseng)可以通过保护机体免受应激的致病作用而预防感染。更多关于促进免疫健康的内容详见第 29 章。

推荐合适的着装

过大的、无法提供支撑或是高跟的鞋子会导致跌倒;同样,过松的袜子、过长的睡袍或拖在地上的裤腿也会导致跌倒。过紧的袜带、鞋子或衣服会影响循环。帽子和围巾会遮挡视野。因此建议老年人穿着实用、合身、易于活动的衣服。

谨慎用药

老年人用药种类多,加之药代动力学改变,导致老年人易于发生严重的不良反应。只有在必要时和非药物疗法被证明无效时,才可以用药物治疗。护士应指导老年人及其照顾者正确使用药物的方法,告知药物的副作用和所服药物间的相互作用,建议老年人分散使用非处方药。更多药物的相关内容见第 18 章。

避免犯罪

老年人特别容易成为犯罪分子的目标。除了成为实际犯罪的受害者,老年人也常常害怕成为潜在犯罪的受害者,因而不愿意离开自己的家。在独自旅行、夜间或是给陌生人开门时,老年人应该做合理的判断。同样地,老年人在协商合同时应保持谨慎,必要时可向家人或专家咨询意见。老年专科护士应熟知社区中由法律部门、信仰团体、老年中心或其他组织开展的预防犯罪项目。若没有这样的项目，护士可以协助社区建立。

重要概念：

抢钱包、入室盗窃、被骗子诈骗等犯罪行为特别容易发生在老年人身上。

促进安全驾驶

据估算，在美国，老年人每年驾车行驶超过 1 350 亿 km。尽管就人群进行评估时，60 岁以上的司机发生交通事故的几率低于 30 岁以下的人群，但在 75 岁以后，交通事故发生率直线上升。85 岁以上的司机每公里发生交通事故的次数是 50~59 岁司机的 4 倍；在事故中，85 岁以上司机的死亡率是 40~49 岁司机的 15 倍之多（Carr, 2000; Insurance Institute for Highway Safety, 2006; National Highway Traffic Safety Administration, Department of Transportation, 2006; Shallenbarger, 2012）。公路安全保险机构将致命事故发生率较高归结于老年人常避免在高速公路行驶，而高速公路每公里的撞车几率较低；此外，老年人更脆弱，受伤后常常危及生命（Shallenbarger, 2012）。

护士应协助老年司机识别影响安全驾驶的风险（如视力不佳、服用降低警觉性的药物、反应迟钝），同时鼓励他们持续评价自身安全驾驶的能力。护士还应该告知老年人一些事实，即驾驶是一项需要快速认知和精神运动应答的复杂技能，即便其本身没有疾病或用药，老化改变（如外周视力下降、对眩光敏感、应答和反应时间延长等）可影响司机的反应速度。相比完全放弃驾驶，有些老年人可以将驾驶时间限制在白天、非拥堵的路段和天气较好的时候。通过与美国汽车协会、美国退休人员协会和老年市民组织的地方分会联系，可向老年人提供安全驾驶的课程。如果社区中并无这样的项目，老年专科护士可以协助开展这些项目，以此倡导老年司机安全驾驶。

思考题：

许多行为的风险众所周知，但人们仍冒险行之，如超速行驶、不安全的性行为、滥用药物、不定期进行乳房自检等。你有哪些危险行为？为什么这样做？为了改变这些行为，你可以做些什么？

促进问题的早期识别

早期识别和纠正健康问题有助于使安全风险最小化。定期接受专业评估固然重要，但老年人自我评估同样有效，这是因为他们可以识别自身的变化或是异常情况，从而提示健康问题。护士可以指导老年人进行以下的评估：

- 测量自己的体温和脉搏（不要假定每个人都知道正确的使用和读取体温计或是触诊脉搏的方法）。
- 用听诊器听自己的肺（他们可能无法诊断自己听到的声音，但是他们可以辨认出一种新的或是变化的声音）。
- 观察自己痰液、尿液和粪便的变化，这些可能提示存在的问题。
- 识别自己所用药物的有效性、副作用和不良反应。
- 识别需要进行专业评估的症状。

意识混乱、定向力障碍、判断力和记忆力下降影响了老年人面对危险时自我保护的能力。当以上这些症状出现时，不应被忽视或视为正常。造成上述症状的根源常常是可逆的，如低血压、低血糖或是感染。当以上症状出现时，护士应进行一次彻底的评估，以便选择合适的治疗方式，并在并发症出现前纠正问题。

> **重要概念：**
>
> 对老年人提到的变化、问题和困难应该进行深入调查，因为它们可能提示了更严重的问题。

回顾个体的行为和功能可以准确发现潜在的安全风险。一些要注意的情境如下：

- 在床上吸烟。
- 失禁。
- 不恰当地使用步行器或是其他助行器。
- 因使用新药而眩晕。
- 在视力差的情况下开车。
- 在高犯罪率的地区兑现社会保险的支票。
- 在脚边总有一个活跃的宠物。

护士应该通过观察和询问老年人的日常活动、职责和完成的典型任务，来识别这些风险。在事故发生前，应采取措施解决潜在的问题。

处理与功能受损有关的风险

当人们功能受损时，如患阿尔茨海默病，就存在特别高的安全风险。认知受损的个体可能无法理解症状的意义，缺乏避开危险的能力，并且可能无法向他人表达需求和问题。特殊的功能受损情况将会增加安全风险，包括显著的记忆缺陷、定向力障碍、痴呆、谵妄、抑郁、失聪、视力低下、失语和瘫痪。

当这些情况存在时，护士应进行评估以判断日常生活活动（如准备食物、使用电话、用药、洗衣服和做家务）被影响的程度。之后制订干预计划和措施，以解决特定的问题，方法如下：

- 将个人转诊到职业理疗师、听力矫治专家、眼科医师、精神科医师和其他专科医师，以评估现存的问题，并给予合适的治疗。
- 提供辅助装置和助行器，并进行使用指导。
- 协助患者准备及标示单位剂量的药物；开发给药的触发和记录系统。
- 安排安慰电话、家庭健康援助、送餐服务、保洁员、紧急报警系统或其他社区资源，以协助功能受损者。
- 在管理和照顾功能受损者时，指导和支持家庭照顾者。
- 改造个人环境，以减少风险，促进功能。

相关研究

开发一种用于住院患者中的如厕应答跌倒风险自评工具

Ko，A.，Nguyen，H. V.，Chan，L.，Shen，Q.，Ding，X. M.，Chan，D. L.，Clemson，L.，et al.（2012）．*Geriatric Nursing*，33（1），9–16.

> 在 8 个月的时间里，研究者使用标准的 STRATIFY 跌倒筛查工具和一个为本研究设计的由 2 个条目组成的自评问卷评估了老年住院患者的跌倒风险。之后研究者随访研究对象以记录其跌倒的发生情况。研究者相信建立在住院患者判断之上的跌倒筛查工具将会更加有用。
>
> 两个条目的问卷是针对自行如厕行为设计的，调查了患者在他们需要上厕所时的行为，以及如果担心在去厕所的路上跌倒时的行为。研究发现患者如何回答这两个问题，与跌倒的实际发生率并无联系。然而，那些答案无法被理解的患者有着更高的跌倒风险，研究者认为这应归因于患者存在意识混乱。那些使用 STRATIFY 量表评估出存在跌倒高风险的患者跌倒发生率是跌倒低风险患者的 9.5 倍。

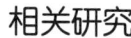

> 本研究的结论是认知功能完好的患者会更加谨慎,能够降低其跌倒风险。本研究支持认知受损和跌倒的关系,这一结论与其他研究结论类似。使用自评工具可以快速识别跌倒风险,那些难以给出答案的患者可能存在认知受损,这使他们成为跌倒的高危人群。
>
> 在入院时存在认知功能受损或是在住院期间发生了谵妄的患者,跌倒的风险增高,需要采取护理措施以降低这一风险。

实践探究

Dean 女士,85 岁,是一名照护机构居住者。她的认知功能良好,但是由于中风后遗症和全身虚弱,她存在步态不稳的问题。尽管她接受了物理治疗,并且知道如何使用步行器,但在过去的几个月里,Dean 女士还是跌倒了好几次。虽然跌倒仅仅造成了一些瘀青,但是 Dean 女士的女儿担心母亲会再次跌倒,并发生严重的骨折,所以她请求护理人员让她的母亲使用轮椅,不要再走路了。

对于工作人员来说,最好的做法是什么?

评判性思维能力训练

1. 马斯洛基本需要层次理论提出必须低层次需求被满足之后,才能集中精力去满足高层次的需求。请解释上述内容与个体环境满足的关系。
2. 在老年人使用的下列区域中,什么样的光线、色彩和装饰最具有治疗作用?
   - 卧室。
   - 娱乐室。
   - 餐厅。
3. 列举至少六种老年人在普通浴室中会遇到的危险。
4. 什么方法可以使照护机构的环境更加人性化?
5. 描述由以下健康问题产生的安全风险:高血压、关节炎、右侧偏瘫和阿尔茨海默病。
6. 对于普通的家庭,哪些环境改变可使老年人更安全,更适宜其居住?
7. 一个教育老年人采取措施以避免意外事故和受伤的项目中,应该包括哪些内容?

奚 兴

引用资源

AAA Foundation for Traffic Safety Senior Driver Website
http://seniordriving.aaa.com
Hartford Institute for Geriatric Nursing
Try This: Best Practices in Nursing Care to Older Adults Issue 8,
Fall Risk Assessment: Hendrich II Fall Risk Model
http://consultgerirn.org/uploads/File/trythis/try_this_8.pdf

参考文献

Capezuit, E., Strumpf, N., Evans, L. K., Grisso, J. A., &
Maslin, G. (1998). The relationship between physical
restraint removal and falls and injuries among nursing
home residents. *Journal of Gerontology, 53A*, M47–M52.

Carr, D. B. (2000). The older adult driver. *American Family
Physician, 50*(1), 141–150.

Centers for Disease Control and Prevention. (2004).
*Web-based Injury Statistics Query and Reporting System
(WISQARS)* [database online]. National Center for Injury
Prevention and Control, Centers for Disease Control and
Prevention (producer). Retrieved August 1, 2007 from
http://www.cdc.gov/ncipc/wisqars

Centers for Disease Control and Prevention. (2007). *Falls in
nursing homes*. National Center for Injury Prevention and
Control, Centers for Disease Control and Prevention.
Retrieved October 7, 2012 from http://www.cdc.gov/
ncipc/factsheets/nursing.htm

Cheung, S. S. (2007). Neuropsychological determinants of
exercise tolerance in the heat. *Progressive Brain Research,
165*, 45–60.

Insurance Institute for Highway Safety. (2006). *Fatality facts,
older people.* Arlington, VA: Insurance Institute for Highway
Safety. Retrieved October 7, 2012 from http://www.iihs.
org/research/fatality.aspx?topicName=Olderpeople

National Highway Traffic Safety Administration, Department
of Transportation. (2006). *Traffic safety facts 2005: Older
population*. Washington, DC: National Highway Traffic
Safety Administration, Department of Transportation.
Retrieved August 1, 2007 from http://www-nrd.nhtsa.
dot.gov/Pubs/TSF2005.PDF

Shallenbarger, S. (2012). Safer over 70: drivers keep the
keys. *Wall Street Journal, February 29, 2012*, D3.

Squillace, M. R., Remsburg, R. E., Bercovitz, A., Rosenoff, E.,
& Branden, L. (2007). An introduction to the National
Nursing Assistant Survey. Washington, DC: National Center
for Health Statistics. *Vital Health Statistics, 1*(44), 1–54.

Sterling, D. A., O'Connor, J. A., & Bonadies, J. (2001).
Geriatric falls: Injury severity is high and disproportion-
ate to mechanism. *Journal of Trauma-Injury, Infection and
Critical Care, 50*(1), 116–119.

Strumpf, N., Evans, L., & Bourbonniere, M. (2001).
Restraints. In M. Mezey (Ed.), *The encyclopedia of elder
care* (pp. 567–569). New York, NY: Springer.

U.S. Census Bureau, Statistical Abstract of the U.S. (2012).
*Death and death rates by leading causes of death and
age*. Retrieved from http://www.census.gov/compendia/
statab/2012/tables/12s0122.pdf

U.S. Department of Commerce. (2010). *Statistical abstract of
the United States*. Washington, DC: Bureau of the Census.
Retrieved from www.census.gov/compendia/statab

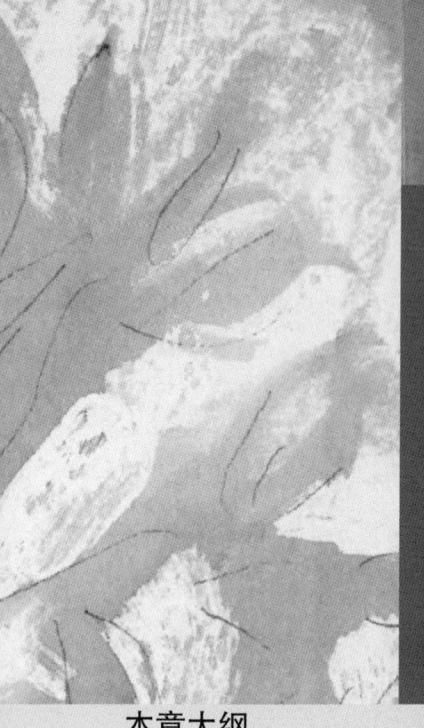

安全用药

老化对用药的影响
  多重用药和药物相互作用
  药物代谢动力学改变
  药物效应动力学改变
  不良反应的风险增加
促进药物的安全使用
  避免潜在的不当用药：Beers 标准
  审视处方药的必要性和有效性
  促进安全和有效给药
  提供患者教育
  监测实验室指标
药物的替代方法
常用药物回顾
  镇痛剂
  抗酸剂
  抗生素
  抗凝剂
  抗惊厥药物
  降糖药
  抗高血压药
  非甾体抗炎药
  降胆固醇药物
  健脑药物
  地高辛
  利尿剂
  缓泻剂
  精神活性药物

学习目标

通过本章学习，你将能够：
1. 描述老年人药物代谢动力学和药物效应动力学的不同之处。
2. 列举促进安全用药的方法。
3. 描述药物的替代品。
4. 识别老年人常用药物的合理用法及其风险。

术语词汇须知

Beers 标准： 由 Mark H. Beers 医生的团队最先提出，列举了在老年人中存在高风险的药物，以及老年人潜在不当用药的标准。

生物半衰期： 药物从机体排泄一半所需要的时间。

药物代谢动力学： 指药物的吸收、分布、代谢和排泄。

药物效应动力学： 指药物在作用部位或靶器官的生物和治疗作用。

多重用药： 使用多种药物。

在照顾老年人时,熟悉老年人群的用药特殊性很重要。在老年人和年轻人中,药物的作用是不同的,因此需要调整剂量和严密监测。和其他年龄人群相比,老年人需要规律地同时服用至少两种药物的可能性更高,这增加了药物相互作用和不良反应的风险。因此,为了使用药相关风险降到最小,并保证药物治疗的利大于弊,在老年人群中用药时应密切监测药物的作用和副作用,并严格遵守安全用药原则。

老化对用药的影响

老年人用药数量多且复杂,同时随年龄增加而出现的生理改变对药物代谢动力学和药物效应动力学存在特殊影响,此外老年人出现不良反应的风险增高,因而使老年人安全用药是一项特殊挑战(图 18-1)。

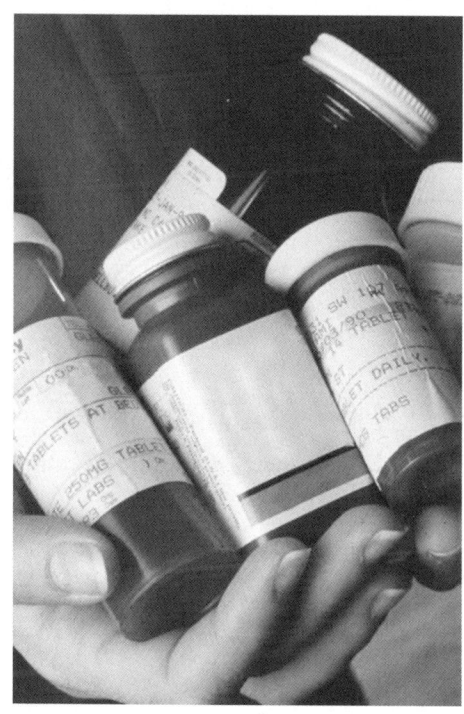

图 18-1 ■ 老年人用药种类多,药物动力学复杂,这要求老年专科护士必须定期对老年人服用的每一种药物进行下述评价:是否需要继续服用药物、药物剂量是否合适、药物的作用和副作用各是什么

多重用药和药物相互作用

老年人健康问题的发生率高,因而导致了老年人群用药的数量大、种类多。每年老年人用药数量均呈增长趋势,大多数老年人规律使用至少一种药物,更多的情况则是每日服用多种药物(Skufca,2007)。研究者发现老年人用药的数量随着年龄增长而增多(Gorard,2006;Kaufman,Kelly,Rosenberg,Anderson & Mitchell,2002;Page & Ruscin,2007)。老年人最常使用的见药物如下:

- 心血管药物。
- 抗高血压药。
- 镇痛剂。
- 抗关节炎药。
- 镇静剂。
- 镇定剂。
- 缓泻剂。
- 抗酸剂。

以上所列药物会导致精神错乱、眩晕、跌倒、水和电解质紊乱等不良反应,给老年人的生活质量造成威胁。此外,当多种药物同时服用时,有些药物会发生相互作用,造成严重的不良反应(表 18-1)。

服用超过一种药物时会增加药物与食物相互作用的风险(表 18-2)。随着草药疗法的日益盛行,药物和草药间发生相互作用及草药自身的不良反应也会增加(表 18-3)。在照顾老年人时,尤其是服用一种以上药物的老年人,早期发现药物相互作用的征兆非常重要。

 思考题:

为了调节食欲、促进睡眠、帮助排便或是控制头痛等症状,你多久会使用一次药物?你为什么选择服药,而不是消除潜在的病因或是使用自然的方法?你该如何改变这一做法?

表 18-1　常见不同种类药物间的相互作用

	抗酸剂	抗焦虑药物	抗凝剂	降糖药	抗抑郁药物	抗高血压药	抗炎药	抗精神病药	洋地黄制剂	缓泻剂	水杨酸	镇静剂	噻嗪类利尿药	三环类抗抑郁药
抗酸剂			↓					↓	↓					
抗焦虑药物			↑			↑								
抗凝剂（口服）					↑									
降糖药														
抗抑郁药物		↑	↑				↓					↑		
抗高血压药					↑							↑	↑	
抗炎药			↑		↑									
抗精神病药												↑		
洋地黄制剂														
缓泻剂										↓				
镇静剂			↑											
噻嗪类利尿药				↓	↑						↓			
三环类抗抑郁药	↑	↑					↓					↑		

箭头提示左侧栏中的药物对于顶端所列举药物的作用。

表 18-2　食物和药物相互作用举例

药物	潜在相互作用
对乙酰氨基酚（acetaminophen）	若每日维生素 C 制剂摄入量超过 500mg，就会累积到中毒量
别嘌呤醇（allopurinol）	影响铁的吸收，导致缺铁性贫血
含铝抗酸剂	消耗磷酸盐和钙 降低维生素 A、维生素 C、维生素 D、镁、硫胺素、叶酸和铁的吸收
抗组胺剂	摄入大量的碱性食物（如牛奶、奶油、杏仁和酒精）会延长其作用时间
阿司匹林（aspirin）	引起胃肠道出血而导致缺铁性贫血 造成维生素 C 缺乏（每日 12 片以上阿司匹林） 造成硫胺素缺乏
碳酸钙抗酸剂	造成磷酸盐、叶酸、铁和硫胺素缺乏
钙剂	合并使用大剂量维生素 D 可造成高钙血症 若同时食用富含草酸（如菠菜、大黄、芹菜、花生），植酸（如燕麦片和其他谷类食物），磷（如巧克力、干豆、水果干、花生酱）的食物，其吸收率会降低
盐酸氯丙嗪（chlorpromazine HCl）	大量碱性食物会延缓其排泄 会增加血清胆固醇

续表

药物	潜在相互作用
西咪替丁（cimetidine）	减少铁的吸收
盐酸可乐定（clonidine HCl）	药效会被富含酪胺的食物降低（如鸡肝和牛肝、香蕉、酸奶油、嫩肉粉、意大利香肠、酵母、巧克力） 可造成水钠潴留
秋水仙碱（colchicine）	药效会被咖啡因降低 某些草药茶含有保泰松（phenylbutazone），会升高血尿酸，降低抗痛风药的疗效
双香豆素（dicumarol）	药效会被富含维生素 K 的食物降低（如卷心菜、西蓝花、芦笋、菠菜、芜菁）
洋地黄（digitalis）	会造成硫胺素、镁和锌缺乏 钙剂可增加洋地黄中毒的危险
雌激素	加速维生素 C 分解
铁剂	抗酸剂可减少其吸收，维生素 C 可增加其吸收
呋塞米（furosemide）	会增加钙、镁、钾和锌的排泄
肼苯哒嗪（hydralazine）	可造成维生素 B_6 的缺乏
左旋多巴（levodopa）	药效会被高蛋白饮食降低 可造成钾、叶酸、维生素 B_6 和维生素 B_{12} 的缺乏
镁抗酸剂	会消耗磷酸盐和钙
含镁缓泻剂	30ml 中含有的镁几乎是每日镁摄入量 4 倍，可造成中毒
矿物油	降低维生素 A、维生素 D 和维生素 K 的吸收
苯巴比妥（phenobarbital）	增加维生素 D 和维生素 K 的分解 影响维生素 B_6、维生素 B_{12} 和叶酸的吸收
保泰松（phenylbutazone）	抑制碘的吸收
苯妥英（phenytoin）	增加维生素 D 和维生素 K 的分解 降低叶酸的吸收
钾制剂	乳制品可降低其吸收 影响维生素 B_{12} 的吸收
丙磺舒（probenecid）	药效会被咖啡、茶或可乐降低
安体舒通（spironolactone）	增加钙的排泄 降低钾的排泄而导致钾中毒
茶碱（theophylline）	药效会被高碳水化合物饮食降低
噻嗪类利尿剂	增加钙、钾、镁和锌的排泄 可降低血糖水平
硫利达嗪（thioridazine）	高碱性饮食会延缓其排泄
华法林（warfarin）	药效会被富含维生素 K 的饮食降低

表 18–3	部分草药的潜在不良反应及其与药物的相互作用
草药	**潜在不良反应及其与药物的相互作用**
芦荟	过敏性皮炎；增加强心苷作用；同时与皮质类固醇或噻嗪类利尿剂服用时，增加钾的丢失
当归	当人体暴露于日光下时，会产生皮疹；可与钙通道阻滞剂相互作用
香脂	影响促甲状腺激素（thyroid–stimulating hormone）
伏牛花	大剂量时，可造成血压、心跳和呼吸骤降
杨梅	水肿，升高血压，有肿瘤病史患者禁忌使用
黑升麻	抑制心脏功能，从而造成心动过缓和低血压；类雌激素作用可造成凝血异常和肝功能异常；可与雌激素相互作用
血根草	心动过缓，心律失常，视力损害，口渴
鼠李皮	严重肠痉挛
芹菜	长期食用可造成低钾血症
查帕拉尔	肝损害
款冬花	肝脏毒性，发热
聚合草	肝脏毒性
蒲公英	长期食用可造成低钾血症
麻黄	升高血压和心率，失眠，眩晕，焦虑；可与麻黄素相互作用
野甘菊	抑制凝血；口服时可造成口腔溃疡，味觉丧失和口腔肿胀；增加阿司匹林和华法林钠的抗凝作用
大蒜	抗凝，低血压，增加降糖药的作用
银杏	抗凝，造成易怒，躁动，失眠，恶心，呕吐，腹泻；增加抗凝剂的作用
高丽参	升高血压，失眠
白毛茛	血管收缩
霍桑	血压骤降
蛇麻草	困倦，增强镇静剂和镇定剂的作用
甘草	长期使用可造成水肿，高血压，低钾血症和高钠血症
槲寄生	心动过缓，有可能致命
欧芹	长期使用可造成低钾血症
红苜蓿草	类雌激素作用，有雌激素依赖性肿瘤的患者禁忌使用
大黄	严重的肠道痉挛，腹泻
番泻叶	可增强地高辛作用
圣约翰草	可用作单胺氧化酶抑制剂；高血压，对光敏感，恶心，呕吐

药物代谢动力学改变

药物代谢动力学是指药物的吸收、分布、代谢和排泄。

吸收

一般来说，相比药物的分布、代谢和排泄过程，老年人在药物吸收方面存在的问题很

少,然而,有些因素会影响药物的吸收,例如:

- **给药途径:**通过肌内注射、皮下注射、口服或是直肠给药,不如吸入、局部外用或静脉滴注给药的吸收效果好。
- **药物的浓度和溶解度:**高溶解度(如水剂)和高浓度药物比低溶解度和低浓度药物吸收更快。
- **疾病和症状:**以下情况在老年人群中发生率很高,曾经被视为正常老化的结局,但现在的观点认为这些情况更多地与疾病有关,包括细胞内液减少、胃液 pH 值升高、胃血流量和胃动力下降、心输出量和循环血量减少、代谢减慢等,可以造成药物吸收速度下降。其他如糖尿病和低钾血症会导致药物吸收增加,而疼痛和黏膜水肿则会使吸收减慢。

对于由潜在疾病造成的影响药物吸收的因素,护士能做的有限,但仍可以通过一些方法使药物吸收达到最大化。例如,运动可以刺激血液循环,帮助药物吸收;适当地应用热敷和按摩,可以增加吸收部位的血流量;预防体液不足、体温过低和低血压有助于促进吸收;如果某种药物吸收需要较低的胃液 pH 值时,就应避免中和胃液。之前,本文提到了很多药物–药物、药物–食物之间的相互作用,护士应该熟悉并监测这些相互作用,并且考虑使用最有效的途径来给药。

分布

在老年人中,尽管难以准确预测药物分布与其他人群有何差异,但可以确定的是其血液循环、细胞膜通透性、体温和组织结构的改变会影响药物分布的过程。例如,在老年人,尤其是女性中,其脂肪组织增加,因此,那些贮存在脂肪组织中的药物(如脂溶性药物)在组织中的浓度会增加,在血浆中的浓度会下降,药物在体内的时间会延长。老年人心排血量下降会增加药物在血浆中的含量,同时减少其在贮存部位的沉积,这一现象在水溶性药物中特别明显。老年人血清白蛋白水平下降,若同时服用多种与蛋白结合的药物,并且这些药物竞争性地与同一种蛋白分子结合,那么血清白蛋白水平的下降则会造成问题;此时血液中药物游离型增加,药物的疗效就会受到影响。与蛋白高度结合的药物会在蛋白结合点竞争,并相互置换,这些药物包括乙酰唑胺(acetazolamide)、阿米替林(amitriptyline)、头孢唑啉(cefazolin)、利眠宁(chlordiazepoxide)、氯丙嗪(chlorpromazine)、氯唑西林(cloxacillin)、地高辛(digitoxin)、呋塞米(furosemide)、肼苯哒嗪(hydralazine)、去甲替林(nortriptyline)、保泰松(phenylbutazone)、苯妥英(phenytoin)、普萘洛尔(propranolol)、利福平(rifampin)、水杨酸(salicylates)、安体舒通(spironolactone)、磺胺异噁唑(sulfisoxazole)和华法林(warfarin)。当监测这些药物的血药浓度时,同时检查血清白蛋白水平也很重要。例如,由于检测到血液中苯妥英(phenytoin)水平下降而增加其剂量时,若血清白蛋白水平同样较低,就会导致中毒。

重要概念:

若老年人血清白蛋白水平降低,则同时服用几种药物时,蛋白结合型药物可能无法达到预期效果,这与蛋白分子减少而造成药物无效结合,从而影响了药物的分布有关。

脱水和低白蛋白血症等情况会影响药物分布,造成血浆药物含量增加,在这种情况下,则有必要降低药物剂量。

代谢、解毒和排泄

脱水、体温过高、制动和肝脏疾病等情况会降低药物的代谢,导致药物蓄积至中毒水平,并造成严重的不良反应,因此严密监测药物的代谢、解毒情况非常重要。由于老年人对药物的代谢和解毒能力减低，因此老年人服用的很多药物的生物半衰期延长，故而需要严格评估药物的清除率。单用血清肌酐水平一项指标可能无法反映肾脏的肌酐清除率，故临床选用"估计肌酐清除率"这一指标来监测药物的清除情况（估计肌酐清除率是综合年龄、体重、个体血清肌酐水平等因素进行计算所得）。

进入老年期后，某些酶的分泌量可能下降，这影响了需要酶的活性进行代谢的药物。最重要的是，药物的解毒和结合会显著减少，从而使药物在血液中的停留时间延长。一些证据提示，在老年人中，药物在给药部位的浓度更高。

肾脏的首要功能是排泄。肾脏排泄药物的通道和排泄尿液中的许多其他成分是一样的。药物经过全身循环后，通过肾小球毛细血管壁滤过，依次进入肾小囊和肾小管，其中对人体有益的成分在近曲小管被重新吸收入血，代谢废物则随尿液进入肾盂，通过尿液排出体外。肾小管周围的毛细血管重吸收经滤过的血液，最终汇集到肾静脉。据估计，为促进滤过过程，肾脏的循环血量几乎是相同体积其他脏器的十倍。随着老化出现的机体器官功能下降，同样也影响了肾脏，使得老年人药物排泄复杂化。老年人的肾单位数量减少，而许多尚存的肾单位又失去功能，使得肾小球的滤过和肾小管的重吸收功能均下降。老年人心功能降低导致肾脏血流量减少近50%。肾脏效能降低所带来的影响很重要。药物无法迅速从血流中滤过，在机体中存在的时间延长。生物半衰期，或是排泄一半药物所需要的时间，在老年人中会延长约40%，从而增加药物发生不良反应的风险。由于生物半衰期延长而容易发生蓄积的药物，包括了抗生素、巴比妥类药物、西咪替丁、地高辛和水杨酸等。

重要概念：

药物的生物半衰期延长，增加了老年人发生不良反应的风险。

肝脏有很多重要的功能，可影响药物的解毒和排泄。在肝脏中发生的碳水化合物代谢过程将葡萄糖转化为糖原，并在机体需要时释放入血；而在肝实质细胞中发生的蛋白质代谢，则通过氨基酸的脱氨基作用协助新的血浆蛋白形成，如凝血酶原和纤维蛋白原；肝脏具有解毒功能，即将含氮的有毒蛋白质代谢副产物转换为维生素 B_{12} 等无毒的物质；肝脏可形成胆汁，胆汁通过酶的作用分解脂肪，并将血液中的胆红素等物质转移至肠道排出。随着年龄增高，肝脏体积减小、功能下降，从 25 岁到 65 岁，肝血流量可下降45%。老年人肝脏功能改变将影响某些药物代谢，如抗生素、西咪替丁、利眠宁、地高辛、锂盐、哌替啶、去甲替林和奎尼丁。

药物效应动力学改变

药物效应动力学是指药物在作用部位或靶器官的生物和治疗作用。老年人药物效应动力学的内容一直较少，但是近几年随着这一领域越来越多的研究开展，其内容也在不断丰富。目前，一些已知的老年人对药物的不同反应包括心肌对于麻醉剂的敏感性增加，中枢神经系统（CNS）对于麻醉剂、酒精和溴化物的敏感性增加。

不良反应的风险增加

老年人发生药物不良反应的风险非常高，以至于一些老年药理学家提出，在证实发生在老年人身上的每一个症状与药物反应无关之前，都应怀疑其与药物有关（Patel, 2003）。以下是一些老年人常见的

与药物不良反应相关的因素,应当牢记这些因素:

- 在不同的老年人中,同一种药物不良反应的症状和体征可能不同。
- 在老年人中,药物的不良反应可能需要经过更长的时间才会有明显表现。
- 某些药物的不良反应甚至可能会在药物停止使用后才出现。
- 即使某些药物长期使用都没有问题,也有可能突然出现不良反应。

重要概念:

老年人发生药物不良反应的风险较高,这是由老化相关性改变对药物代谢动力学和药物效应动力学的影响造成的。

不同程度的精神功能障碍常常是老年人常见处方药不良反应的早期症状,例如可待因(codeine)、洋地黄(digitalis)、甲基多巴(methyldopa)、苯巴比妥(phenobarbital)、左旋多巴(l-dopa)、地西泮(diazepam)[安定(valium)]和各种利尿剂。任何可以造成低血糖、酸中毒、体液和电解质紊乱、体温升高、颅内压升高和脑供血量减少的药物,都可能造成精神功能障碍。即便是最轻微的精神状态改变,都可能和药物有关,并应该由医生检查。老年人极易发生由药物引起的认知功能障碍,不幸的是,有时这些精神和行为障碍仅被对症治疗(如用药时并未全面探究病因),这样非但不能纠正由药物引起的症状,反而会使患者因为新药而产生其他的并发症。

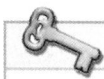

重要概念:

护士应确保不使用其他药物去治疗由药物引起的精神和行为功能障碍。

促进药物的安全使用

避免潜在的不当用药:Beers 标准

在 1991 年,Mark H. Beers 等发表了一篇文章,列出了在老年人中存在高风险的药物(Beers, Ouslander, Rollingher, Reuben & Beck, 1991)。这一工作进一步深入,为老年人潜在的不适当用药提供了标准(Beers, 1997; Fick et al., 2003; The American Geriatrics Society 2012 Beers CriteriaUpdate Expert Panel, 2012)。Beers 标准包括了在通常情况下的不适当用药(框 18-1)和在特定情况下的不适当用药(表 18-4)。常被不适当使用的药物主要包括抗胆碱能药、三环类抗抑郁药(TCAs)、抗精神病药、巴比妥类药物(除了用作抗惊厥药时)和苯二氮䓬类药物。Beers 标准作为减少药物不良反应和降低用药成本的方法,在老年医学和护理界已被广泛接受。事实上,在 1999 年,美国医疗保险和医疗补助服务中心(the Centers for Medicare and Medicaid Services)采纳这一标准,用于调查照护机构。此后,联合委员会也采纳了这一标准,以作为医院潜在危险的前哨事件。

框 18-1	老年人的不适当用药

以下这些药物已被确认在老年人中有较高的不良反应风险:

第一代抗组胺药(单一药物或是复合药物的组成部分):溴苯那敏(brompheniramine)、卡比沙明(carbinoxamine)、氯苯那敏(chlorpheniramine)、克里马丁(clemastine)、赛庚啶(cyproheptadine)、右溴苯那敏(dexbrompheniramine)、右氯苯那

敏（dexchlorpheniramine）、苯海拉明（diphenhydramine）（口服）、多西拉敏（doxylamine）、羟嗪（hydroxyzine）、异丙嗪（promethazine）、曲普利啶（triprolidine）。

抗帕金森药：苯托品（benztropine）（口服）、三己芬迪（trihexyphenidyl）。

解痉药：颠茄碱（belladonna alkaloids）、克利尼莫-氯二氮平（clidinium-chlordiazepoxide）、双环胺（dicyclomine）、莨菪碱（hyoscyamine）、普鲁本辛（propantheline）、东莨菪碱（scopolamine）。

抗血栓药：双嘧达莫（dipyridamole）（口服短效）、噻氯匹定（ticlopidine）。

抗感染药：呋喃妥因（nitrofurantoin）。

心血管药：丙吡胺（disopyramide）、决奈达隆（dronedarone）、地高辛（digoxin）（>0.125mg/d）、硝苯地平（nifedipine）（速释剂）、安体舒通（spironolactone）（>25mg/d）。

α₁阻滞剂：多沙唑嗪（doxazosin）、哌唑嗪（prazosin）、特拉唑嗪（terazosin）。

α阻滞剂（中枢）：可乐定（clonidine）、胍那苄（guanabenz）、胍法辛（guanfacine）、甲基多巴（methyldopa）、利血平（reserpine）（>0.1mg/d）。

抗心律失常药（Ⅰa类、Ⅰc类、Ⅲ类）：胺碘酮（amiodarone）、多非利特（dofetilide）、决奈达隆（dronedarone）、氟卡尼（flecainide）、伊布利特（ibutilide）、普鲁卡因胺（procainamide）、普罗帕酮（propafenone）、奎尼丁（quinidine）、索他洛尔（sotalol）。

中枢神经系统：

三环类抗抑郁药（单独或合并使用）：阿米替林（amitriptyline）、氯二氮平-阿米替林（chlordiazepoxide-amitriptyline）、氯米帕明（clomipramine）多塞平（doxepin）（>6mg/d）、丙咪嗪（imipramine）、奋乃静-阿米替林（perphenazine-amitriptyline）、曲米帕明（trimipramine）。

抗精神病药：第一代（传统抗精神病药）和第二代（非经典抗精神病药）：美索达嗪（mesoridazine）、硫利达嗪（thioridazine）。

巴比妥类药：异戊巴比妥（amobarbital）、仲丁巴比妥（butabarbital）、布他比妥（butalbital）甲基苯巴比妥（mephobarbital）、戊巴比妥（pentobarbital）、苯巴比妥（phenobarbital）、西可巴比妥（secobarbital）。

苯二氮䓬类药物：短效和中效包括阿普唑仑（alprazolam）、艾司唑仑（estazolam）、劳拉西泮（lorazepam）、奥沙西泮（oxazepam）、替马西泮（temazepam）、三唑仑（triazolam）；长效包括氯氮䓬（clorazepate）、氯二氮平（chlordiazepoxide）、氯二氮平-阿米替林（chlordiazepoxide-amitriptyline）、克利尼莫-氯二氮平（clidinium-chlordiazepoxide）、氯硝西泮（clonazepam）、地西泮（diazepam）、氟西泮（flurazepam）、夸西泮（quazepam）。

水合氯醛（chloral hydrate）。

甲丙氨酯（meprobamate）。

非苯二氮䓬类催眠药（nonbenzodiazepine hypnotics）：右佐匹克隆（eszopiclone）、唑吡坦（zolpidem）、扎莱普隆（zaleplon）。

麦角甲磺酸（ergot mesylates）：异克舒令（isoxsuprine）。

内分泌药：雄激素（androgens）包括甲基睾酮（methyltestosterone）、睾酮（testosterone）；干粉甲状腺激素（desiccated thyroid）；雌激素（estrogens）单独使用或与孕酮（progestins）合用；生长激素（growth hormone）；胰岛素（insulin），可调量性胰岛素注射治疗（sliding scale）；甲地孕酮（megestrol）；磺酰脲类药物（长效）（sulfonylureas, longduration）包括氯磺丙脲（chlorpropamide）、格列本脲（glyburide）。

胃肠道用药：甲氧氯普胺（metoclopramide）；矿物油（mineral oil），口服；曲美苄胺（trimethobenzamide）。

镇痛剂：

哌替啶（meperidine）。

非环氧酶选择性非甾体抗炎药（non-cyclooxygenase-selective nonsteroidalanti-inflammatory drugs），口服：阿司匹林（aspirin）（>325mg/d）、双氯芬酸（diclofenac）、二氟尼柳（diflunisal）、依托度酸（etodolac）、非诺洛芬（fenoprofen）、布洛芬（ibuprofen）、酪洛芬（ketoprofen）、甲氯芬那酸（meclofenamate）、甲芬那酸（mefenamic acid）、美洛昔康（meloxicam）、纳布美通（nabumetone）、萘普生（naproxen）、奥沙普秦（oxaprozin）、吡罗昔康（piroxicam）、舒林酸（sulindac）、托美丁（tolmetin）。

吲哚美辛（Indomethacin）、酮咯酸（ketorolac），包括胃肠道外给药。

喷他佐辛（pentazocine）。

骨骼肌松弛剂（skeletal muscle relaxants）：卡立普多（carisoprodol）、氯唑沙宗（chlorzoxazone）、环苯扎林（cyclobenzaprine）、美他沙酮（metaxalone 美索巴莫（methocarbamol）、奥芬那君（orphenadrine）。

引自 The American Geriatrics Society 2012 Beers Criteria Update Expert Panel.（2012）. The American Geriatrics Society Updated Beers Criteria for potentially inappropriate medication use in older adults, Table 3. 2012 American Geriatrics Society Beers Criteria for potentially inappropriate medication use in older adults due to drug-disease or drug-syndrome interactions that may exacerbate the disease or syndrome. *Journal of the American Geriatrics Society*, 60（4）, 616-631.

表 18-4　存在特殊诊断或健康问题时老年人的不当用药

存在以下问题时，患者会有较高的不良反应风险	患者服用的药物
厌食症，营养不良	中枢神经系统（CNS）兴奋剂
心律失常	三环类抗抑郁药
膀胱梗阻	抗胆碱能药和抗组胺药、胃肠道解痉药、骨骼肌松弛药、奥昔布宁（oxybutynin）、黄酮哌酯（flavoxate）、抗胆碱能药、抗抑郁药、减充血剂（decongestants）和托特罗定（tolterodine）
凝血功能障碍或正在使用抗凝剂	阿司匹林、非甾体抗炎药（NSAIDs）、双嘧达莫（dipyridamole）、噻氯匹定（ticlopidine）、氯吡格雷（clopidogrel）
认知受损	巴比妥类药、抗胆碱能药、解痉药、骨骼肌松弛药、中枢神经系统兴奋剂
慢性阻塞性肺病（COPD）	长效苯二氮䓬类药、β 阻滞剂
抑郁	苯二氮䓬类药（长期使用）、交感神经阻滞剂
胃或十二指肠溃疡	非甾体消炎药和阿司匹林
心力衰竭	丙吡胺（disopyramide）和含高钠的药物
高血压	盐酸苯丙醇胺（phenylpropanolamine HCl）
失眠	减充血剂、茶碱（theophylline）、哌甲酯（methylphenidate）、单胺氧化酶抑制剂（monoamine oxidaseinhibitors）、安非他命（amphetamines）
帕金森病	胃复安（metoclopramide）、传统抗精神病药、他克林（tacrine）

续表

存在以下问题时,患者会有较高的不良反应风险	患者服用的药物
癫痫	氯氮平(clozapine)、氯丙嗪(chlorpromazine)、硫利达嗪(thioridazine)、替沃噻吨(thiothixene)
癫痫发作	丁胺苯丙酮(bupropion)
压力性尿失禁	α阻滞剂、抗胆碱能药、三环类抗抑郁药、长效苯二氮䓬类药
晕厥,跌倒	短效或中效苯二氮䓬类药、三环类抗抑郁药

Source:The American Geriatrics Society 2012 Beers Criteria Update Expert Panel.(2012). The American Geriatrics Society Updated Beers Criteria for potentially inappropriate medication use in older adults, Table 3. 2012 American Geriatrics Society Beers Criteria for potentially inappropriate medication use in older adults due to drug-disease or drug-syndrome interactions that may exacerbate the disease or syndrome. *Journal of the American Geriatrics Society*, 60(4), 616-631.

审视处方药的必要性和有效性

药物的使用范围和显著的不良反应使得老年专科护士必须确保药物有选择性地和谨慎地使用。护士应检查患者使用的所有处方药和非处方药,并回答如下问题:

- **为什么要用这种药物?** 护士应考虑患者是否真的需要这种药物。例如,热牛奶和搓背就可以代替镇静剂使患者入睡;也可能患者今天早晨已排便,现在不需要使用缓泻剂了。有些没有必要使用的药物一直被使用,可能是由于它的处方已开了很多年,而没有人考虑过要停止。
- **这是否是最小的可用剂量?** 老年人排泄大多数药物的时间延长,因此,老年人通常需要更小的用药剂量,剂量较大会增加不良反应的风险。
- **患者是否对该药物过敏?** 有时医生可能会忽视患者的过敏史,或者患者忘了告知医生其过敏史。护士则可能在审查药物是否使用恰当这一过程中发现患者对特定药物的过敏史。护士需要注意的另外一个问题就是,患者虽然长期使用某些药物没有任何问题,但当突然出现某些体征时,必须考虑到患者对药物出现过敏这一可能性。
- **该药物是否会与其他正在使用的药物、草药或营养补充剂发生相互作用?** 由于药物、草药、食物、营养补充剂等之间的相互作用非常多,而且复杂,任何人都难以记住,护士应对照相关资料进行审查。
- **在给药时,是否有任何特别指导?** 有些药物应空腹服用,有些应餐后服用,有些药物则应在一天中的某个特定时间服用。
- **这是否是最有效的给药途径?** 例如,因片剂太大患者无法吞下时,可能水剂更加适合;肛门栓剂在未有效溶解前即被排出,或口服药物未被吸收前即被呕吐,这样的给药途径明显无法达到预期的治疗效果,应该采用其他给药途径。

护士在给药时必须用以上清单仔细审查每一种药物,并且将这种方法教会自行服药的老年人及他们的照顾者。

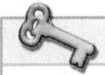 **重要概念:**

定期审查正在服用药物的必要性和有效性是十分必要的。

促进安全和有效给药

最常见的给药方式是口服。口服药有不同剂型,如片剂、胶囊、液体、粉剂、酊剂、醑剂、乳剂、合剂和糊剂等,有些药物直接作用于消化道黏膜(如抗酸剂),有些药物则作用于全身（如抗生素和镇定剂）。口服给药很简便，但可能发生以下问题：在老年人中口腔黏膜干燥非常常见，这可能使老年人吞咽胶囊或片剂困难。若老年人不能吞咽药物而从口中吐出，那么药物就失去了治疗价值；若药物在口腔中溶化，则会刺激口腔黏膜。良好的口腔卫生、充分的液体、合适的体位均有助于药物的吞咽和移动，应确保药物进入胃肠道（GI）系统充分发挥功效。一些老年人甚至可能不知道药片卡在他们义齿的顶部或是在他们的舌头下面，因此服药后检查口腔是非常重要的。

重要概念：

为确保口服药充分发挥功效，应提倡良好的口腔卫生、充分的液体和恰当的体位以促进吞咽。

由于肠溶片和缓释片不应研碎使用，故当药片太大难以吞咽时，护士应和医生协商使用药物的替代剂型。通常胶囊制剂是为了掩盖药物令人不快的味道而将其放入胶囊内，而肠溶片则是为了使药物到达特定的消化道部位，接触到特定的消化酶时才被溶解吸收而设计的。因此，原则上不应打开胶囊，并与其他药物或食物混合，且不应研碎肠溶片。一些维生素、矿物质和电解质制剂是苦的，由于老年人品尝甜味的味蕾比品尝酸味和苦味的味蕾消失得更早，故这些制剂对老年人来说苦味更重，可以将药物和苹果酱、果汁等食物或饮料混合服用来减少苦味，并预防对胃的刺激，但这样做也可能导致混有药物的食物或饮料无法被完全食用，从而引起药物服用不全的问题，故提前应告知患者。药物服用后应清洁口腔，可以防止令人不快的余味。

可将栓剂置入不同的体腔，通过机体或体液的热量将其融化，从而发挥局部或全身作用。由于老年人肠道和阴道的血液循环量减少，加之体温较低，因而融化栓剂需要更长的时间。如果没有其他替代给药途径可用，必须使用栓剂时，则必须使用特殊方法以确保栓剂不会被过早排出。

重要概念：

体温较低，肠道和阴道血液循环减少，会延长融化栓剂所需要的时间。

当需要药物即刻起效，或是由于药物特性或是个体状态，其他给药途径无法使用时，就需要通过肌内注射和皮下注射给药。臀部的外上四分之一象限是最佳的肌内注射部位。很多时候，由于组织弹性下降，老年人在肌内注射后会发生出血或渗血；小范围的局部加压包扎有助于止血。更换注射部位有助于减轻不适。不应将药物注射到无法活动的肢体，因为肢体不活动会降低吸收率。对于频繁接受注射的患者，护士应检查注射部位是否感染；对于中风患者，其皮下感觉会降低或消失，因此患者可能无法意识到注射部位的并发症。

静脉注射给药途径使用相对较少。除了观察药物作用，护士还需要警惕给药时的液体总量。心脏和肾脏功能衰退使得老年人不仅易于发生脱水，也易于发生体液过多。护士必须严密监测循环负荷过重的表现，包括血压升高、呼吸加速、咳嗽、气短，以及肺水肿相关症状。监测液体出入量、体重及尿比重有助于发现脱水或体液过多。当然，护士还要在老年人中监测那些可发生于任何年龄段的静脉输液治疗相关的并发症，如液体渗出、空气栓塞、血栓性静脉炎和发热反应。老年人感觉功能下降可能会掩盖这些潜在的并发症，因而强调了严密护理观察的必要性。

重要概念：

老年人在静脉输液治疗时有循环负荷过重的风险，必须严密监测。

提供患者教育

由于很多老年人进行自我用药管理，因此，护士应促进老年人这一方面的自理能力。护士应按照框 18-2 对患者用药时易出现的错误进行评估，并且制订干预措施以使这些错误出现的风险最小化。以下列举了影响安全用药的常见因素：

框 18-2　患者用药时出现差错的常见危险因素

- 多重用药。
- 认知受损。
- 听力缺陷。
- 关节炎或双手无力。
- 曾有用药不依从史。
- 缺乏药物相关知识。
- 经济能力受限。
- 文盲。
- 缺乏支持系统。
- 曾有不恰当的用药自我管理史。
- 家中有过期的或是借来的药物。

- **功能受限**：个体日常生活活动能力或是工具性日常生活活动能力受损，会给服药带来挑战。这些问题可能包括无法到药店购买处方药，无法打开装药容器的盖子，难以将药物倒出容器，难以倒水服药，以及吞咽功能受损等。
- **认知受限**：老年人可能存在认知受损使其无法记住服药；忘记已服过药物而再次服用；不清楚药物的种类、剂量、服药时间。
- **教育水平受限**：受教育程度有限的老年人可能在阅读和理解药物说明书及标签上存在困难。
- **感知觉功能受限**：听力受损可造成老年人听不到药剂师的指导或是发生误解。视力不佳则导致老年人无法看清楚标签和说明书。

- **经济能力受限**：经济能力受限可能会使老年人不去药房取处方药，自行减少剂量，漏服药物，使用旧处方或是服用他人的相似药物。
- **患者的选择**：有些患者可能会选择不服药，原因包括不喜欢药物的作用、对治疗缺乏动机、将买药的资金留作他用，或否认自己的健康问题。

在指导老年人安全用药时，应向老年人及其照顾者提供一份详细的口头和书面用药说明，包括药物名称、剂量、给药时间、给药途径、药效、特殊注意事项、服药期间应避免的食物或药物，以及不良反应（图 18-2）。对于有视力缺陷或不识字的人，可使用不同颜色作为药物剂量和时间的代码。药房应给老年人提供用大字体印刷的药物标签，对于关节炎或双手无力患者，药瓶的盖子应易于取下。护士在每次随访时，应审查患者的用药情况及新出现的症状。通过严密监测，可以避免或纠正各种潜在的用药差错。典型的自我用药管理差错包括剂量错误、由于误解而导致的用药不依从、在缺乏医生建议的情况下停药或不必要的持续用药以及持续服用因既往疾病而开的处方药。框 18-3 描述了用于教育老年人安全用药的指南。

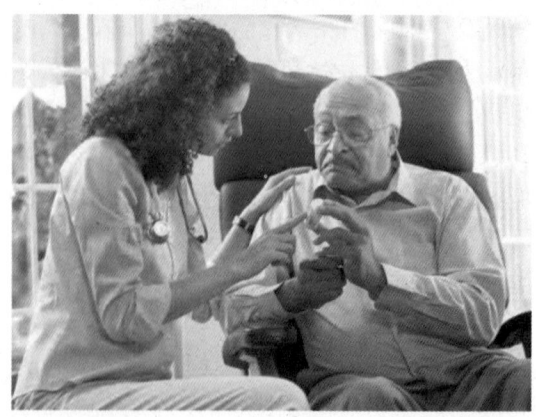

图 18-2 ■ 护士对老年人进行安全用药教育，以促进安全

框 18-3 安全用药技巧：教学工具

- 拟定一个当前用物列表：
  - 处方药。
  - 非处方药。
  - 维生素、矿物质和其他营养补充剂。
  - 草药和顺势疗法。
  - 将上述列表给你的医护人员看。
- 对于你使用的每一种药物、草药、顺势疗法或营养补充剂，你应知道以下内容（如可能，应将这些信息写下来）：
  - 剂量。
  - 给药时间。
  - 用药说明（例如，应空腹服药还是餐后服药，应仅在有症状时服用还是规律服用，应在多少天后停用等）。
  - 用药目的。
  - 常见副作用。
  - 应向医护人员汇报的不良反应。
  - 特殊注意事项（如出现哪些情况应停用，该药物与食物、其他药物或物质的相互作用）。
  - 药物如何贮存。
- 去哪里购买或获得药物。
- 尽可能学习更多的关于你所服用药物的相关知识，例如阅读药剂师提供的药物说明书或从当地图书馆、书店获得的药物相关文献。
- 认识到你的用药剂量可能和其他服用相同药物者的剂量不同。
- 知道即使你服药若干年未发生问题也会突然出现不良反应，及时与你的医护人员一同检查你的症状。
- 尽量减少你正在使用的药物。与你的医护人员讨论你的症状的改善情况或是其他可以使你停药的改变。
- 定期与你的医护人员检查你的用药剂量，以发现你机体功能的任何改变是否可减低用药剂量。
- 尝试通过自然方法管理新的症状而避免用药。
- 在服用任何新药之前都应咨询你的医护人员。

监测实验室指标

血液检查常用于判断某种药物在血液中的水平，同时评估药物是否达到预期结果。由于老年人的机体功能随着老化而改变，药物的代谢和排泄也随之改变，因此在老年人中监测血药浓度尤为重要。此外，在老年人中药物会有不同的表现。通过实验室检查，还可以判断老年人的用药依从性。

护士应与医生和药剂师协商某些特定药物实验室监测的种类和频率。对于居住社区的老年人，护士应考虑患者是否能够到达实验室进行检查，例如，活动能力受限、因缺乏交通工具而不能达到实验室或无人护送、缺乏资金、记忆力差都会影响老年人定期到实验室进行必要的检查。

药物的替代方法

老年人常有许多健康问题，对于这些健康问题，药物治疗常常有效。然而，药物也可引起严重的不良反应，有时候这些不良反应对老年人造成的健康威胁比原发的健康问题更为严重，因此，老年人应谨慎用药，用药时要仔细权衡利弊，以确保利大于弊。

有时生活方式改变可以改善健康状况，从而避免用药。例如，饮食调整、规律运动、有效的压力管理技巧，以及规律睡眠、休息和排泄。

替代疗法和补充疗法为治疗疾病提供了新的安全有效的途径，近年来日益被接受和普及。有时替代疗法可以代替药物治疗或降低所需使用药物的剂量，护士应熟悉各种替代疗法的使用、局限、注意事项和可能出现的不良反应,从而帮助老年人做知情选择。

 思考题:

在你的护理实践中,作为药物疗法的替代或补充,你是如何看待替代和补充疗法的?在尝试将这些疗法整合到你的实践中时,你会面临什么困难?你如何克服这些困难?

常用药物回顾

本章余下部分将会讨论各系统常用药物及其在老年人中使用时的主要问题。这部分无法对每种药物进行详尽的回顾,建议读者查阅最新的药典或咨询药剂师以获得全面信息。

镇痛剂

老年人疼痛的发生率较高,镇痛剂被广泛使用。在镇痛剂中,非甾体抗炎药(NSAID)阿司匹林因其有效性和价格低廉而格外受欢迎。老年人对阿司匹林的作用特别敏感,同时也更容易出现副作用。在阿司匹林的各种副作用中,消化道出血是最严重的一种。当老年人被查出缺铁性贫血时,询问患者服用阿司匹林的情况很重要,因阿司匹林可引起消化道出血而导致贫血。使用阿司匹林缓释片或肠溶片、避免空腹服用阿司匹林,有助于预防胃肠道刺激和出血。当患者服含有咖啡因的阿司匹林制品(如阿纳辛、布他比妥复合药、Cope、Fiorinal、Stanback Powder)时,可发生失眠,因此在向患者收集药物信息时,询问阿司匹林的特定品牌很重要。肾功能不全的患者服用阿司匹林后,偶尔可出现中枢神经系统失调。阿司匹林栓剂可造成直肠刺激,症状包括精神状态的改变、头晕、耳鸣和耳聋。对低钠

饮食的患者而言,必须考虑到其在服用阿司匹林时,摄入了大量的水杨酸钠(如在患者规律服用阿司匹林治疗关节炎时),可造成饮食中钠含量的显著增加。

对乙酰氨基酚是另一种老年人普遍使用的镇痛剂,可用于轻中度疼痛。尽管无抗炎作用,但常被推荐用于骨关节炎的早期治疗。长期大剂量服用对乙酰氨基酚会造成不可逆转的肝坏死,因此每日累计最大剂量不应超过 4 000mg,长期小剂量服用则会造成转氨酶升高。对于肝功能不全的患者,应调整对乙酰氨基酚的剂量。与阿司匹林-咖啡因复合物类似,含咖啡因或盐酸伪麻黄碱的对乙酰氨基酚制剂(如各种品牌的感冒或鼻窦炎制剂)也会造成失眠。对乙酰氨基酚可影响血糖检查结果,因而当发现患者血糖水平有新变化时,应询问最近是否使用含有对乙酰氨基酚的新药。对于肝肾功能不全者,该药发生严重副作用的风险较高。

短效阿片类药物(可待因、芬太尼、哌替啶、吗啡、羟考酮)可用于轻中度疼痛,一般在改用长效阿片类药物(芬太尼贴剂、吗啡缓释剂,羟考酮缓释剂)之前先行使用。由于在老年人中出现阿片类药物不良反应的风险增加,特别是呼吸抑制,故应谨慎使用。阿片类镇痛剂常见的不良反应包括便秘、恶心、呕吐、镇静、嗜睡、无力、精神错乱、跌倒风险增加和药物依赖。由于老年人更易于发生前列腺增生或膀胱梗阻,加之与老化相关的肾功能受损,因而更易于发生阿片类药物诱导的尿潴留。哌替啶通过肾脏排泄,由于老年人常有肾功能下降,该药在老年人中出现毒性反应的风险很高,故在老年人中很少使用。

老年人服用镇痛剂的护理指南如下:

■ 仔细评估疼痛的症状以探究潜在原因。改善或消除引起疼痛的原因可避免使用镇痛剂。

- 探讨疼痛管理的非药物方法,如放松锻炼、按摩、温水浸泡和转移注意力。
- 若控制疼痛的非药物方法无效,则以药效最缓和和剂量最小的镇痛剂开始,逐渐增加剂量和强度,并持续评价患者对镇痛剂的反应。
- 规律使用镇痛剂,以维持稳定的血药浓度。
- 在服用阿司匹林或对乙酰氨基酚的患者中,应严密观察发热以外的其他感染征象,因为这些药物的退热作用会掩盖感染相关的发热。
- 由于长期服用阿司匹林可造成出血和凝血时间延长,护士应观察患者有无贫血、出血的表现,并监测血红蛋白值和凝血酶原时间(prothrombin time)的改变。
- 服用阿司匹林者应注意水杨酸中毒的表现,如眩晕、呕吐、耳鸣、耳聋、出汗、发热、精神错乱、口腔和咽喉烧灼感、抽搐和昏迷。
- 当糖尿病患者同时服用阿司匹林和磺脲类药物(sulfonylureas)时应观察有无低血糖反应发生。
- 在老年人中使用阿片类等麻醉剂时需格外小心。
- 在老年人中,若已知或怀疑任何药物过量使用,即使未出现任何症状,也需立即将患者送往急诊,因为中毒的迹象可能在几日内都不会表现出来,但此时肝损害已经发生。
- 警惕以下药物相互作用:
  - 阿司匹林可增强口服抗凝剂、口服降糖药、类皮质醇药物、青霉素和苯妥英的作用。
  - 阿司匹林可降低丙磺舒(probenecid)、安体舒通和磺吡酮(sulfinpyrazone)的作用。
  - 阿司匹林的作用可被大剂量维生素 C 增强,但抗酸剂、苯巴比妥(phenobarbital)、普萘洛尔(propranolol)和利血平(reserpine)可减弱阿司匹林的作用。
  - 对乙酰氨基酚的作用可被苯巴比妥减弱。
  - 阿片类镇痛剂可增强抗抑郁药、镇静剂、镇定剂和其他镇痛剂的作用。
  - 阿片类镇痛剂的作用可被抗抑郁药、吩噻嗪类药物增强;硝酸盐(nitrates)可增强哌替啶(meperidine)的药效。
  - 哌替啶可降低治疗青光眼的眼药水的作用。

抗酸剂

老年人胃酸分泌减少,对高脂肪和油炸食物不耐受,因而消化不良时有发生,抗酸剂在老年人中被普遍使用。然而,护士评估老年人使用抗酸剂的原因还是很重要的。某些胃癌或胃溃疡常被患者误以为是消化不良;心肌梗死、心绞痛的非典型症状常与消化不良类似,因此需要对长期使用抗酸剂者进行诊断性的评价。

抗酸剂为非处方药,在任何药房均可买到,其可及性和广泛使用降低了人们对这类药物严重性的认识。抗酸剂是药物,而且会与其他药物发生相互作用。碳酸氢钠和含镁抗酸剂会引起腹泻,导致水和电解质紊乱;碳酸氢钠会造成高钠血症和代谢性酸中毒;碳酸钙会引起高钙血症;长期使用氢氧化铝会造成高磷血症;长期使用含钙抗酸剂会导致便秘和肾功能受损。因此,使用抗酸剂应谨慎,且仅在必要时使用。

老年人服用抗酸剂的护理指南如下:

- 评估时,应特别询问患者抗酸剂的使用情况。有些患者认为抗酸剂是非处方药,不重要,因此可能会在回答用药史时遗漏。
- 对于那些频繁使用抗酸剂或是长期使用抗酸剂的患者,应评估潜在原因。
- 除非医嘱要求,否则在给予抗酸剂的 2 小时内应避免给予其他药物,以防止抗酸剂影响其他药物吸收。
- 监测排便情况。氢氧化铝(aluminum

hydroxide）和含钙抗酸剂可引起便秘；而氢氧化镁制品可引起腹泻。

- 建议低钠饮食患者避免服用碳酸氢钠。
- 警惕以下药物相互作用：
  - 氢氧化铝可增强哌替啶（meperidine）和伪麻黄碱（pseudoephedrine）的作用。
  - 氢氧化镁可增强双香豆素（dicumarol）的作用。
  - 大多数抗酸剂可降低巴比妥类药物、氯丙嗪（chlorpromazine）、地高辛（digoxin）、铁制品、异烟肼（isoniazid）、口服抗凝剂、青霉素（penicillin）、苯妥英（phenytoin）、保泰松（phenylbutazone）、水杨酸盐、磺胺类药物、四环素（tetracycline）、维生素 A 和维生素 C 的作用。

抗生素

免疫系统的老化相关改变和各种疾病的高发生率使得老年人极易发生感染。在治疗感染中抗生素发挥重要作用，然而，过度使用抗生素造成了耐药菌的出现和传播。目前，耐青霉素的肺炎链球菌菌株显著增加，并且对大环内酯类抗生素（macrolides）、多西环素（doxycycline）、甲氧苄氨嘧啶－磺胺甲噁唑（trimethoprim-sulfamethoxazole）、第二代和第三代头孢菌素（cephalosporins）均耐药。耐抗生素的肺炎链球菌是导致社区获得性细菌性肺炎（communityacquiredbacterial pneumonia）、细菌性脑膜炎（bacterial meningitis）和细菌性鼻窦炎（bacterial sinusitis）的首要原因。鹅口疮、结肠炎、阴道炎等与抗生素治疗相关的继发性感染（二重感染），可引起新的不适和问题。此外，相比其他年龄组，在老年人中抗生素的不良反应发生更加频繁，后果更加严重，因此，必须有选择性地谨慎使用抗生素治疗。

任何一种抗生素都可导致腹泻、恶心、呕吐、厌食和过敏反应。注射用万古霉素（vancomycin）和氨基糖苷类抗生素（aminoglycosides）[如阿米卡星（amikacin）、庆大霉素（gentamicin）、妥布霉素（tobramycin）]可造成听力丧失和肾功能衰竭，用药期间需严密监测肾功能。氟喹诺酮类药物（fluoroquinolones）[如环丙沙星（ciprofloxacin）、莫西沙星（moxifloxacin）]可增加老年人低血糖或高血糖的风险，也可造成 Q-T 间期延长，因此，对于已知 Q-T 间期延长或正在服用某些抗心律失常药物的患者，不可使用此类抗生素。头孢菌素（cephalosporins）可造成尿糖假阳性。

老年人服用抗生素的护理指南如下：

- 在怀疑老年人感染或确定其已发生感染时，应确保获得细菌培养和敏感试验标本；不同的抗生素对于不同感染有效。
- 规律给予抗生素以维持恒定的血药浓度。向患者强调不可漏服药物。可建立一个服药表格或日历，以帮助老年人记得服用药物。
- 对长期使用抗生素的患者应观察其二重感染的表现。
- 警惕药物相互作用：
  - 青霉素是蛋白质结合型药物。当同时服用其他高度蛋白质结合型药物[如阿司匹林、苯妥英、阿立哌唑（aripiprazole）、丁螺环酮（buspirone）、氯氮平（clozapine）]时，青霉素的作用会被降低；同时，青霉素也会降低其他蛋白质结合型药物的作用。
  - 氨苄西林（ampicillin）和羧苄西林（carbenicillin）的作用会被抗酸剂、氯霉素（chloramphenicol）、红霉素（erythromycin）和四环素（tetracycline）降低。
  - 多西环素（doxycycline）的作用会被含铝、钙或镁的缓泻剂、抗酸剂、铁制品、苯巴比妥和酒精降低。
  - 磺胺异噁唑（sulfisoxazole）的作用会被阿司匹林、羟布宗（oxyphenbutazone）、丙磺舒（probenecid）、磺吡酮（sulfinpyrazone）

和对氨基水杨酸(para-aminosalicylic acid)增强。而磺胺异噁唑也会增强酒精、口服抗凝剂、口服降糖药、甲氨喋呤(methotrexate)和苯妥英的作用。

- 丙磺舒会延长大多数抗生素的排泄时间,导致抗生素在血液中蓄积,副作用增加。

抗凝剂

抗凝剂对于预防动、静脉血栓有效,同时常被用于有血栓栓塞症、心脏病、脑卒中和冠心病病史的患者,以及用于有髋关节手术和二尖瓣瓣膜置换术手术史的患者。抗凝剂的治疗窗窄,在老年人中使用有较高的出血风险。

通常,肝素用于早期治疗以快速达到抗凝效果,之后改为长期使用华法林[香豆素(coumarin)]。以上药物都不能溶解已存在的血栓,仅用于防止生成新的血栓。已知肝素可以阻断促肾上腺素皮质激素(adrenocorticotropic hormone)和胰岛素的嗜酸性反应(eosinophilic response)。长期使用肝素者发生骨质疏松(osteoporosis)和自发性骨折(spontaneous fractures)的风险增高。

老年人服用抗凝剂的护理指南如下:

- 对于使用抗凝剂的患者,必须对其凝血酶原时间(PT)/国际标准化比值(INR)进行监测;应与医生讨论监测频率。
- 与医生讨论如何根据年龄调整剂量。
- 每天同一时间给药,以维持恒定的血药浓度。
- 观察出血征兆,教会患者自己观察这些征兆。
- 教育患者注意饮食。大量摄入富含维生素 K 的食物(芦笋、培根、牛肝、卷心菜、鱼肉、花椰菜和绿叶蔬菜)会降低抗凝剂的有效性。杧果和木瓜会提高 INR。摄入大剂量的维生素 E 会增加出血风险。

- 许多草药会和抗凝剂发生相互作用,因此建议患者在使用任何草药制品之前,先与医护人员讨论。
- 在患者接受抗凝剂治疗期间,确保维生素 K 作为解毒剂随时可用。
- 建议患者避免同时服用阿司匹林,因为阿司匹林会影响血小板聚集,造成出血。3g 或更多的水杨酸盐(即阿司匹林治疗关节炎疼痛所需剂量)就足以造成老年人大出血(hemorrhage)。
- 警惕药物相互作用:
  - 抗凝剂可增强口服降糖药和苯妥英的作用,降低环孢素(cyclosporine)的作用。
  - 抗凝剂的作用可被以下药物增强:对乙酰氨基酚(acetaminophen)、别嘌呤醇(allopurinol)、阿替普酶(alteplase)、安普那韦(amprenavir)、雄激素、阿司匹林和其他非甾体抗炎药、阿奇霉素(azithromycin)、水杨酸亚铋(bismuth subsalicylate)、某些钙通道阻滞剂、辣椒素(capsaicin)、广谱抗生素、秋水仙碱(chlorpromazine)、依他尼酸(ethacrynic acid)、矿物油、保泰松(phenylbutazone)、苯妥英(phenytoin)、丙磺舒(probenecid)、利血平(reserpine)、甲状腺素、甲苯磺丁脲(tolbutamide)和三环类抗抑郁药。
  - 抗凝剂的作用可被以下药物减弱:抗酸剂、抗甲状腺药物、巴比妥类药物、卡马西平(carbamazepine)、雌激素、利福平(rifampin)、噻嗪类利尿剂和维生素 K。
  - 肝素的作用可被以下药物减弱:地高辛(digoxin)、抗组胺药、尼古丁(nicotine)、四环素类。

抗惊厥药物

老年人抽搐可与以下病史有关:癫痫、外伤、低血糖、感染、电解质紊乱或药物反应。治疗以上问题,就可以避免抽搐发生,避免使用抗惊厥药物。因此,全面评估和诊断性检查以明确造成抽搐的准确病因非常重要。

抗惊厥药可单独使用,也可联合使用,目的是维持一定的血药浓度以控制抽搐,并将副作用最小化。老年人在使用抗惊厥药物时,发生中毒的风险较高,因而必须慎用。相比苯巴比妥和苯妥英,卡马西平(carbamazepine)、拉莫三嗪(lamotrigine)、丙戊酸(valproate)和加巴喷丁(gabapentin)更加适用于治疗老年人癫痫。

除了抽搐,抗惊厥药物还可用于治疗双向情感障碍(bipolar disorders)、精神分裂症(schizoaffective disorders)、慢性神经痛,预防偏头疼(migraines)和其他健康问题。

老年人服用抗惊厥药物的护理指南如下:

- 观察并询问这些药物可能的副作用,包括排泄习惯改变、异常的瘀斑、出血、面色苍白、无力、黄疸、肌肉和关节痛、恶心、呕吐、厌食、眩晕(增加跌倒风险)、视物模糊、复视(diplopia)、精神错乱、易激惹、口齿不清(slurred speech)、幻觉(hallucinations)、心律失常、低血压、睡眠紊乱、耳鸣、尿潴留和尿糖(glycosuria)。
- 由于这些药物可抑制精神运动活动,故应确保患者有足够的躯体活动。
- 定期检查如下药物的血药浓度:卡马西平(carbamazepine)、苯妥英(phenytoin)、苯巴比妥(phenobarbital)、普里米酮(primidone)和丙戊酸(valproic acid)。
- 知晓这些药物可使现有的肝病或肾病恶化。
- 抗惊厥药物不可突然停药。建议患者在停药前咨询医生。
- 由于西柚会增加药物毒性,故建议患者在服药期间应避免食用西柚和西柚汁。
- 严密监测患者的青光眼、冠心病或前列腺疾病。抗惊厥药物可加重这些状况。
- 注意有些抗惊厥药物可造成光敏性。

- 警惕药物相互作用:
  - 抗惊厥药物可增强镇痛剂、抗组胺药、普萘洛尔(propranolol)、镇静剂和镇定剂的作用。
  - 抗惊厥药物可降低可的松和抗凝剂的作用。
  - 当某些抗惊厥药物和三环类抗抑郁药同用时,中枢神经系统抑制作用会增强,而抗惊厥作用会降低。
  - 抗惊厥药物和洋地黄制剂同用时,可显著增加两种药物的中毒风险。

降糖药

基于个体的体重、饮食和活动水平,需要仔细调整降糖药的剂量。降糖药包括胰岛素和磺脲类药物。对于有些老年人而言,特别是有手部关节炎、视力不佳或认知受损的老年人,胰岛素自我注射是一项挑战。持续评估老年人及其家庭照顾者对胰岛素注射的管理能力是老年护理学中必不可少的部分。磺脲类药物适用于仍能分泌一定程度胰岛素的患者,常见药物包括氯磺丙脲(chlorpropamide)、格列美脲(glimepiride)、格列吡嗪(glipizide)、格列本脲(glyburide)、妥拉磺脲(tolazamide)和甲苯磺丁脲(tolbutamide)。由于存在代谢性酸中毒的风险,不推荐80岁以上的老年人服用二甲双胍(metformin)。

氯磺丙脲(chlorpropamide)和格列本脲(glyburide)不适用于老年人,因为其有较长的半衰期,并且会增加严重低血糖的风险。

相比酮症,低血糖在老年糖尿病患者中更容易发生,且更加严重。低血糖的一些典型征兆在老年人可能不会出现,精神错乱和口齿不清是这一并发症的早期表现。

有关糖尿病患者护理的更多内容详见第27章。老年人使用降糖药的护理指南如下:

- 教会糖尿病患者及其照顾者恰当的药物使用和贮存方法,以及对低血糖和高血糖的识别方法。需强调的是所有的胰岛素或口服降糖药不能相互替代（即不同的药物有不同效能、起效和持续时间）。

■ 确保糖尿病患者配戴或携带医疗警告标识，在其发生昏迷或意识混乱时，可以提示他人其患有糖尿病。

■ 对于使用胰岛素的患者，应定期检查注射部位。注射部位局部发红、肿胀、疼痛和硬结形成都提示胰岛素过敏。胰岛素脂肪代谢障碍（lipodystrophy）引起的萎缩和增生，可造成注射部位凹陷，该情况无害但影响美观。

■ 汇报影响降糖药使用的情况，如发热、严重创伤、长期腹泻或呕吐、甲状腺功能改变或是心脏、肾脏、肝脏疾病。

■ 建议患者避免饮酒，饮酒会导致血糖骤降。

■ 警惕药物相互作用：

  ● 降糖药的作用可被以下药物增强：酒精、口服抗凝剂、西咪替丁（cimetidine）、异烟肼（isoniazid）、保泰松（phenylbutazone）、雷尼替丁（ranitidine）、磺吡酮（sulfinpyrazone）和大剂量的水杨酸盐类药物。

  ● 降糖药的作用可被以下药物减弱：氯丙嗪（chlorpromazine）、类可的松药物、呋塞米（furosemide）、苯妥英（phenytoin）、噻嗪类利尿剂、甲状腺制剂和咳嗽、感冒药。

  ● 降糖药可增强抗凝剂的作用。

抗高血压药

老年人进入晚年后，由于外周血管弹性下降、血管腔内沉积物积聚造成外周循环阻力增加，收缩压因此代偿性增高；同样的，为了代偿老化相关的心输出量减少，舒张压也会增加。尽管血压升高可以弥补血液循环不足对机体造成的影响，但当血压升高到了高血压水平（收缩压 >140mmHg 和 / 或舒张

压 >90mmHg）时，高血压又对机体造成新的危害。

利尿剂是最常用的，可与其他抗高血压药合并使用的药物，可以降低许多其他抗高血压药（如 β 受体阻滞剂）引起的水钠潴留作用。利尿剂可引起血管扩张，增加肾脏对水和钠的排出，降低全身血容量，降低血压。β 受体阻滞剂可阻断交感神经的作用（即通过升高血压对应激做出快速反应）而达到降压效果。药物包括醋丁洛尔（acebutolol）、阿替洛尔（atenolol）、倍他乐克（betaxolol）、比索洛尔（bisoprolol）、卡替洛尔（carteolol）、美托洛尔（metoprolol）、耐多洛尔（nadolol）、喷布洛尔（penbutolol）、吲哚洛尔（pindolol）、普萘洛尔（propranolol）和噻吗洛尔（timolol）。β 受体阻滞剂的副作用包括眩晕、晕厥、支气管痉挛（bronchospasm）、心动过缓、心力衰竭、掩盖低血糖、损害外周循环、失眠、疲乏、气短、抑郁、雷诺现象（Raynaud's phenomenon）、做梦（vivid dreams）、幻觉、性功能障碍等，此外，一些 β 受体阻滞剂还可造成甘油三酯水平增高。

血管紧张素转换酶（angiotensin-converting enzyme，ACE）抑制剂是可耐受程度较好的抗高血压药，也是常用的治疗高血压的早期用药。这类药物通过抑制血管紧张素转换酶的作用，减少血液中血管紧张素 II 的形成而使小动脉扩张，从而发挥降压作用（血管紧张素 I 在血管紧张素转换酶的作用下可转化为血管紧张素 II，后者可造成小动脉收缩）。该类药物包括贝那普利（benazepril）、卡托普利（captopril）、依那普利（enalapril）、福辛普利（fosinopril）、赖诺普利（lisinopril）、莫西普利（moexipril）、培哚普利（perindopril）、喹那普利（quinapril）、雷米普利（ramipril）和群那普利（trandolapril）。咳嗽是 ACE 抑制剂最常见的副作用。对于需要合并使用 ACE 抑制剂和利尿剂，但无法耐受咳嗽的患者，可以联合使用血管紧张素 II 受体拮抗剂［如氯沙

坦（losartan）]和利尿剂。

　　钙通道阻滞剂可通过一个完全不同的机制，使小动脉扩张，从而降压。常见药物包括氨氯地平（amlodipine）、地尔硫䓬（diltiazem）（仅缓释剂）、非洛地平（felodipine）、伊拉地平（isradipine）、尼卡地平（nicardipine）、硝苯地平（nifedipine）（仅缓释剂）、尼索地平（nisoldipine）和维拉帕米（verapamil）。这些药物的副作用包括头痛、眩晕、面色潮红、体液潴留、心电传导障碍（包括传导阻滞）、心动过缓、心力衰竭、牙龈肿胀和便秘。ACE抑制剂和钙通道阻滞剂可联合使用降低血压。

　　α受体阻滞剂[多沙唑嗪（doxazosin）、哌唑嗪（prazosin）和特拉唑嗪（terazosin）]和血管紧张素Ⅱ受体拮抗剂[坎地沙坦（candesartan）、依普沙坦（eprosartan）、厄贝沙坦（irbesartan）、氯沙坦（losartan）、替米沙坦（telmisartan）和缬沙坦（valsartan）]是其他可用于高血压管理的药物。

　　老年人服用抗高血压药的护理指南如下：

- 仔细评估血压，获得患者卧位、坐位和立位的血压。
- 帮助患者学习和使用降血压的非药物方法，如减轻体重、限制钠和酒精摄入、适度的有氧运动和压力管理技巧。
- 当治疗开始后，应严密监测患者。有些抗高血压药一开始就可以造成显著的低血压。建议患者缓慢变换体位，以防止跌倒。当使用利尿剂时，应监测，以防利尿剂引起脱水。
- 确保患者按医嘱进行实验室检查。当患者同时服用ACE抑制剂和保钾或排钾利尿剂时，监测血钾浓度尤为重要。
- 监测药物副作用。
- 向患者强调即使症状消失也应坚持治疗的重要性。
- 一些抗高血压药不可骤然停药。建议患者在停药前咨询医生。

- 警惕药物相互作用：
  - 抗高血压药可增强巴比妥类、胰岛素、口服降糖药、镇静剂和噻嗪类利尿剂的作用。
  - 安非他命、抗酸剂、抗组胺药、水杨酸盐和三环类抗抑郁药可减弱抗高血压药的作用。
  - 维拉帕米（verapamil）可升高血液中地高辛的浓度。
  - 西咪替丁（cimetidine）、环丙沙星（ciprofloxacin）和利尿剂可增强普萘洛尔（propranolol）的作用。
  - 西柚汁可影响钙通道阻滞剂的生物利用度和作用。
  - 药物间可有特殊的相互作用；可通过仔细回顾药物文献学习。

非甾体抗炎药

　　老年人关节炎高发使得非甾体抗炎药被广泛使用。该类药物对于缓解轻中度疼痛和炎症有效，但仅当副作用较小的镇痛剂（如对乙酰氨基酚）无效时，非甾体抗炎药才可被使用。非甾体抗炎药包括双氯芬酸（diclofenac）、二氟尼柳（diflunisal）、氟比洛芬（flurbiprofen）、吲哚美辛（indomethacin）、甲氯芬那酸（meclofenamate）、萘普生（naproxen）、吡罗昔康（piroxicam）、水杨酸盐（salicylates）和托美丁（tolmetin）。

　　环氧酶-Ⅱ（cyclooxygenase-Ⅱ，COX-2）抑制剂是1998年引入的一种新的非甾体抗炎药，具有对胃刺激小的优点。环氧酶可以激发机体的疼痛和炎症反应，COX-2抑制剂通过阻滞环氧酶的作用而发挥抗炎镇痛功效。2005年，美国食品药品管理委员会（FDA）提出COX-2抑制剂会增加心肌梗死和脑卒中的风险，但仍允许部分出售该类药物（塞来昔布），因为对于很多人而言，该药的益处超过了心血管风险。当患者服用塞来昔布时，必须仔细监测。常见副作用包括面部、手指、手和下肢肿胀,腹部剧痛,出血征兆等。对于磺胺类药物过敏的患者,可能会对塞来昔布产生过敏反应。

羟基保泰松(oxyphenbutazone)和保泰松(phenylbutazone)属强效非甾体抗炎药,在治疗开始的几日内即可有效,但在老年人中有较高的不良反应风险。血液病、痴呆、胃肠道溃疡、青光眼或是患有心脏、肾脏、肝脏或是甲状腺疾病的患者禁用此类药物。此外,不建议其他患者长期使用此类药物。

任何一种非甾体抗炎药都会引起或加重肾功能衰竭,升高血压,并且使心脏衰竭恶化。老年人使用非甾体抗炎药的护理指南如下:

■ 非甾体抗炎药的治疗窗较窄,易累积到中毒水平,故老年人服用的剂量应更低。服药期间应严密观察并询问副作用,如胃肠道症状、听力受损和中枢神经系统紊乱。老年人服用此类药物时发生谵妄的风险更高。

■ 确保定期进行血液检查。

■ 除非有禁忌,否则药物应与食物或牛奶同服,以减少胃肠道刺激。

■ 如果患者正在服用阿司匹林以保护心脏,在开始服用非甾体抗炎药前应咨询医生或药剂师,因为有些非甾体抗炎药(如布洛芬)会降低阿司匹林对心脏的保护作用。

■ 长期服用吲哚美辛(indomethacin)、甲氯芬那酸(meclofenamate)、吡罗昔康(piroxicam)和托美丁(tolmetin)会引起中枢神经系统副作用(如头痛、眩晕、困倦和精神错乱等)。在对患者用药进行系统回顾时,若发现患者长期服用以上药物,应咨询医生和药剂师。

■ 警惕药物相互作用:

● 非甾体抗炎药可增强口服抗凝剂、胰岛素、口服降糖药、环孢素、锂盐、青霉素、苯妥英和磺胺类药物的作用,可降低利尿剂和 β 受体阻滞剂的作用。

● 当塞来昔布和阿司匹林、锂盐或氟康唑

(fluconazole)同时使用时,发生严重不良反应的风险会增高。

● 羟基保泰松可(oxyphenbutazone)降低地高辛(digitoxin)的作用。

降胆固醇药物

越来越多的老年人对低密度脂蛋白(low-densitylipoprotein, LDL)升高相关的风险警觉。市场直接对消费者出售降胆固醇药物也会增加老年人对这一问题的意识。其结果就是越来越多的人使用降胆固醇药物。这些药物对于降低老年人心血管意外和死亡率有益。

降低胆固醇的主要目的是降低低密度脂蛋白,升高高密度脂蛋白(high-density lipoprotein, HDL)。每个人的具体治疗目标因个体不同情况而异。在开始药物治疗前,常使用其他干预措施(如健康饮食、适量运动、降低体重)来降低胆固醇。降胆固醇药物包括他汀类药物(statins)、烟酸(niacin)、胆汁酸结合树脂(bile acid resins)、苯氧酸衍生物(fibric acid derivatives)和胆固醇吸收抑制剂。

他汀类药物(HMG-CoA 还原酶抑制剂)为降胆固醇一线药,主要作用于肝脏,阻碍胆固醇的生成。该类药物包括瑞舒伐他汀(rosuvastatin, 可定, Crestor)、阿托伐他汀(atorvastatin, 立普妥, Lipitor)、氟伐他汀(fluvastatin, 来适可, Lescol)、洛伐他汀(lovastatin, 明维欣, Mevacor)、普伐他汀(pravastatin, 普拉固, Pravachol)和辛伐他汀(simvastatin, 辛可, Zocor)。此外还有组合他汀类药物,如 Advicor(洛伐他汀和烟酸缓释剂的组合物)、Caduet(阿托伐他汀和氨氯地平的组合物)。由于这些药物会损害肝功能,因此在开始治疗前,需进行肝功能检查;在治疗开始后,也需定期监测肝功能。在使用他汀类药物的患者中,应注意肌肉疼痛这一重要症状,这是由于他汀类药物可造成肌肉疾病（myopathy）和骨骼肌分解，导致肾功能衰竭。

烟酸或尼克酸，是 B 族维生素中的一种，除了可在饮食中获得外，也可从高剂量的处方药中获取，以降低 LDL 胆固醇，升高 HDL 胆固醇。该类药物包括 Niacor、Niaspan 和 Slo-Niacin。其主要副作用包括面色潮红、皮肤瘙痒、麻木感和头痛；阿司匹林可以减轻大部分症状。烟酸可影响血糖控制，加重糖尿病。烟酸还可加重胆囊疾病和痛风。

胆汁酸结合树脂可在肠道内与胆汁结合，防止胆汁被重吸收入血。该类药物包括考来烯酸（cholestyramine，商品名 Questran 和 QuestranLight）、考来替泊（colestipol，商品名 Colestid）和考来维仑（colesevelam，商品名 WelChol）。最常见的副作用有便秘、产气和胃部不适。胆汁酸结合树脂可与下列药物发生相互作用：利尿剂、β 受体阻滞剂、皮质类固醇、甲状腺激素、地高辛、丙戊酸、非甾体抗炎药、水杨酸盐和华法林。应咨询医生和药剂师以上药物和胆汁酸结合树脂之间的服药间隔时间。

尽管作用机制尚不明确，苯氧酸衍生物（贝特类）被认为可促进富含甘油三酯的微粒分解，减少特定脂蛋白分泌，并且诱导 HDL 合成。该类药物包括非诺贝特（fenofibrate，商品名 Tricor）、吉非贝齐（gemfibrozil，商品名 Lopid）、非诺贝特（fenofibrate，商品名 Lofibra）。在开始治疗前，应进行肝功能和全血细胞计数检查，在治疗开始后也需定期监测。

胆固醇吸收抑制剂通过在肠道内抑制胆固醇的吸收而发挥作用。维多灵（Vytorin）是一种较新的药物，是依泽替米贝（ezetimibe）和辛伐他汀的混合物。

老年人服用降胆固醇药物的护理指南如下：

- 协助患者进行饮食和生活方式调整有助于降低胆固醇水平。

- 确保患者按要求进行肝功能和其他必要的检查。
- 针对上述每一类降胆固醇药物，监测药物相互作用，遵循防范措施。

健脑药物

美国目前有近 500 万人患有痴呆，大约 3 千万人有某种记忆障碍，因此临床出现了越来越多可提高认知功能的药物。这些药物包括：

- **胆碱酯酶抑制剂（cholinesterase inhibitors）：** 多奈哌齐（donepezil，商品名 Aricept）、加兰他敏（galantamine，商品名 Razadyne）、酒石酸卡巴拉汀（rivastigmine tartrate，商品名 Exelon）、和他克林（tacrine，商品名 Cognex）。
- **胆碱受体拮抗剂（NMDA receptor antagonists）：** 美金刚（memantine，商品名 Namenda）。

以上健脑药物有很多副作用，包括恶心、呕吐、腹泻、厌食、体重减轻、尿频、肌肉痉挛、关节痛、关节肿胀或僵硬、疲乏、嗜睡、头痛、眩晕、紧张、抑郁、精神错乱、行为改变、异常梦境、入睡困难或难以维持睡眠、皮肤颜色异常或瘀青、皮肤发红、蜕皮和瘙痒。

老年人服用健脑药物的护理指南如下：

- 在治疗前，评估患者的精神状态、认知功能和日常生活活动（ADLs），在治疗开始后，对以上内容定期进行评价。治疗期间需监测胃肠道出血的症状和体征。若患者服用他克林，应定期进行肝功能检查。
- 建议患者根据病情进展不断对用药进行重新评价。
- 胆碱酯酶抑制剂可影响心脏电传导，故对于已知患有心脏传导障碍或正在服用影响心律药物的患者，应与医生和药剂师一同检查服用胆碱酯酶抑制剂潜在的风险。
- 避免骤然停药。建议患者在停药前咨询医生。
- 最好空腹服用他克林（tacrine），餐后服用加兰他敏（galantamine）。

- 警惕健脑药与抗胆碱能药、大剂量阿司匹林、胆碱能药、其他胆碱酯酶抑制剂、长期服用非甾体抗炎药、卡马西平（carbamazepine）、地塞米松（dexamethasone）、苯巴比妥（phenobarbital）、苯妥英（phenytoin）和利福平（rifampin）之间的相互作用。

地高辛

洋地黄制剂可用于治疗充血性心力衰竭、心房扑动或颤动、室上性心动过速和期外收缩，该药通过直接作用于心肌而加强心肌收缩力，改善循环，也有助于减轻水肿。

通常老年人每日地高辛服用剂量不应超过 0.125mg，除非是用作控制房性心律失常和降低心室率。对于存在肾功能受损的老年人，应谨慎服用地高辛。

老年人服用地高辛的护理指南如下：

- 在服用地高辛之前，检查或指导患者及其照顾者检查脉搏的速率、节律和规律性。
- 在老年人中，药物的生物半衰期通常会延长，增加了他们发生洋地黄中毒的风险。中毒的表现包括心动过缓、腹泻、厌食、恶心、呕吐、腹痛、谵妄、易激惹、幻觉、头痛、躁动、失眠、噩梦、失语、共济失调、肌肉无力和疼痛、心律不齐和血药浓度增高（尽管在血药浓度正常时也会出现洋地黄中毒）。护士应立即报告可能是中毒的任何表现。
- 低钾血症使患者更加易于发生洋地黄中毒。患者应进食富含钾的食物，定期评估血钾值。
- 在洋地黄血药浓度正常时，老年人也会出现中毒表现，需务必监测上述征兆。
- 警惕药物相互作用：
  - 地高辛的作用可被以下药物增强：阿普唑仑（alprazolam）、两性霉素（amphotericin）、苯二氮䓬类药物（benzodiazepines）、卡维地洛（carvedilol）、环孢素（cyclosporine）、红霉素（erythromycin）、依他尼酸（ethacrynic acid）、氟西汀（fluoxetine）、胍乙啶（guanethidine）、布洛芬（ibuprofen）、吲哚美辛（indomethacin）、苯妥英（phenytoin）、普萘洛尔（propranolol）、奎尼丁（quinidine）、四环素（tetracyclines）、甲苯磺丁脲（tolbutamide）、曲唑酮（trazodone）、甲氧苄啶（trimethoprim）、维拉帕米（verapamil）等。
  - 地高辛的作用可被以下药物减弱：抗酸剂、考来烯胺（cholestyramine）、白陶土（kaolin-pectin）、缓泻剂（laxatives）、新霉素（neomycin）、苯巴比妥（phenobarbital）、保泰松（phenylbutazone）和利福平（rifampin）。
  - 洋地黄制剂与可的松（cortisone）、利尿剂、注射用利血平钙和甲状腺制品同用时，中毒风险会增加。

利尿剂

利尿剂可用于治疗各种心血管疾病，如高血压和充血性心力衰竭。它包括以下几种主要类型：

- **噻嗪类利尿剂（thiazides）**：在 Henle 氏袢升支皮质的稀释部位，抑制钠离子重吸收，同时增加氯离子和钾离子的排泄。此类利尿剂包括氯噻嗪（chlorothiazide）、氢氯噻嗪（hydrochlorothiazide）和美托拉宗（metolazone）。
- **袢利尿剂（loop diuretics）**：在 Henle 氏袢升支的近端，抑制钠离子和氯离子的重吸收。它包括布美他尼（bumetanide）、依他尼酸（ethacrynic acid）和呋塞米（furosemide）。
- **保钾利尿剂（potassium-sparing diuretics）**：在肾单位远曲小管拮抗醛固酮的作用，保钾、排钠、排水。常见药物包括阿米洛利（amiloride）、安体舒通（spironolactone）和氨苯蝶啶（triamterene）。

在无疾病影响的情况下,老年人本身就易于出现体液和电解质紊乱;利尿剂治疗进一步增加了这一风险。应格外重视早期识别老年人各种体液和电解质紊乱的征兆,并及时给予纠正。

老年人服用利尿剂的护理指南如下:

- 计划给药时间,尽可能避免影响患者作息。通常建议早晨给利尿剂。
- 监测液体出入量,保证足够的液体摄入。
- 教会患者及其照顾者识别和及时汇报体液和电解质紊乱的征兆,即口腔黏膜干燥、精神错乱、口渴、无力、昏睡、困倦、躁动、肌肉痉挛、肌肉无力、低血压、尿量减少、脉搏缓慢和胃肠道紊乱。
- 服用该类药物可出现直立性低血压,因而需格外注意预防跌倒。
- 观察潜在糖尿病的表现,在进行噻嗪类利尿剂治疗的过程中,糖尿病有时会表现出来。
- 在使用袢利尿剂时,应监测患者听力,因为这类药物有短暂的耳毒性。
- 利尿剂可加重现存的肝病、肾病、痛风和胰腺炎,并且升高糖尿病患者的血糖,故需仔细监测上述状况。
- 确保定期评价血清电解质、葡萄糖和血尿素氮。
- 警惕药物相互作用:
  - 利尿剂可增强抗高血压药的作用,但降低别嘌呤醇(allopurinol)、地高辛(digoxin)、口服抗凝剂、口服降糖药和丙磺舒的作用。
  - 利尿剂的作用可被镇痛剂和巴比妥类药物增强;可被考来烯胺(cholestyramine)和大剂量阿司匹林(aspirin)降低。

缓泻剂

随着年龄增加,老年人肠蠕动减慢,加之许多老年人趋于活动减少、低纤维饮食和服用致便秘药物,使得便秘成为老年人的常见问题。在使用缓泻剂之前,应先尝试非药物疗法促进排便。当必须使用缓泻剂时,由于它们的功能不同,应有选择性地使用。

- 容积性泻药(Bulk formers),如甲基纤维素(methylcellulose),可吸收肠道中的水分,引起肠内容积增大,肠道扩张而刺激肠壁,增强推进性肠蠕动而促进排便。通常在服药12~24小时后起效。容积性泻药需与大量的水混合服用。疑有肠梗阻者禁用。
- 粪便软化剂(Stool softeners),如多库酯钠(docusate sodium),可水化粪便,使粪便软化、易于排出。粪便软化剂并不影响肠蠕动,一般在24~48小时内起效。
- 渗透性泻药(Hyperosmolars),如甘油(glycerin),可增加结肠内水分,使得肠道扩张而刺激肠壁,增加肠蠕动。一般使用后1~3小时起效,存在粪便嵌塞的危险时者禁用。
- 刺激性泻药(Stimulants),如鼠李皮(cascara sagrada),可直接刺激肠道平滑肌,增加结肠内水分,促进肠蠕动。使用后6~10小时内起效。刺激性泻药可引起腹痛、肠道痉挛和体液丢失过多。
- 润滑性泻药(Lubricants),如矿物油,可覆盖于粪便表面起润滑作用,有助于粪便排出。一般6~8小时起效。不建议老年人使用。

老年人服用缓泻剂的护理指南如下:

- 认识到便秘是老年人常见的问题;协助老年人预防便秘。
- 患者存在便秘时,在建议使用缓泻剂前,应对患者进行仔细评估。
- 尽管缓泻剂使用普遍,但应向老年人及其照顾者强调,缓泻剂是一种药物,有副作用,并可与其他药物发生相互作用。
- 教育患者使用容积性泻药或粪便软化剂时,必须同时摄入足够的液体,预防粪便积聚造成的肠梗阻。

■ 警惕药物相互作用：
  ● 通过加速药物通过胃肠道系统的速度，缓泻剂可降低许多口服药物的有效性。
  ● 长期使用矿物油可耗尽机体的脂溶性维生素（维生素 A、维生素 D、维生素 E 和维生素 K）。

精神活性药物

抗焦虑药物

经济担忧、死亡、犯罪、疾病和老年人所面对的许多其他常见问题，使得老年人容易出现焦虑。相比单独使用药物治疗情景性焦虑（situational anxiety），资金援助、咨询服务、自我照护指导和其他干预有更好的长期效果，且这些方法也有助于预防由于药物不良反应所造成的附加问题。根据《精神疾病诊断与统计手册》（American Psychiatric Association，2013），抗焦虑药物仅可在以下疾病中使用：广泛性焦虑障碍、惊恐障碍、伴随其他精神障碍或睡眠障碍的焦虑、对情境刺激应答出现的显著焦虑、谵妄、痴呆和其他与行为有关的认知障碍。这些行为有病案记载，呈持续性，由不可预防或纠正的原因造成，对患者造成痛苦或引起功能障碍，使其对自身或他人的安全造成威胁。

苯二氮䓬类药物是老年人常用的抗焦虑药。中枢神经系统抑制剂包括短效苯二氮䓬类药物［如阿普唑仑（alprazolam）、艾司唑仑（estazolam）、劳拉西泮（lorazepam）、奥沙西泮（oxazepam）和替马西泮（temazepam）］和长效苯二氮䓬类药物［如氯氮䓬（chlordiazepoxide）、氯硝西泮（clonazepam）、地西泮（diazepam）、氟西泮（flurazepam）和夸西泮（quazepam）］。老年人更容易发生副作用，包括眩晕、步态不稳、嗜睡、口齿不清和精神错乱。尽管较为少见，其他副作用还包括腹部或胃痉挛、心率加快、出汗增多、对光敏感、抽搐和幻觉。在停药后，一些患者还会出现失眠、易怒和神经质。由于苯二氮䓬类药物在老年人不当用药的 Beers 清单上，因此在使用时需高度注意，并且常在起效较慢的其他药物开始有效时停止使用。

不建议老年人服用甲丙氨酯（meprobamate）、苯海拉明（diphenhydramine）和羟嗪（hydroxyzine）。长期服用甲丙氨酯的患者，会对药物产生躯体和心理依赖性，并需要缓慢地戒除。

老年人服用抗焦虑药物的护理指南如下：
■ 在使用抗焦虑药之前，确保除药物以外的方法都已尝试过。即便这些方法曾经尝试过，并且无效，也应该再次尝试。
■ 建议患者缓慢的变换体位，同时避免开车或操纵机器，因为这些操作需要头脑清醒和快速反应。
■ 指导患者在饮食中搭配可促进排便的食物，因为这些药物可造成便秘。监测患者排便情况。
■ 监测营养状态和体重，以确保饮食摄入不受昏睡或是胃肠道不适影响。
■ 建议谨慎饮用西柚汁；西柚可增加抗焦虑药的血药浓度。
■ 告诉患者抗焦虑药物在服用数日后才会出现临床效果，且药效在停药数日后才会消失。
■ 在服药期间避免饮酒，同时限制咖啡因的摄入。
■ 警惕药物相互作用：
  ● 抗焦虑药可增加抗惊厥药、抗高血压药、口服抗凝剂和其他中枢神经系统抑制剂的作用。
  ● 三环类抗抑郁药可增强抗焦虑药的作用。
  ● 地西泮（diazepam）可以增强地高辛（digoxin）和苯妥英（phenytoin）的作用，导致中毒；地西泮也会降低左旋多巴（levodopa）的作用。

抗抑郁药

随着年龄增加,抑郁的发生率增高,使其成为老年人主要的精神疾病。抑郁可能是有些老年人一生都在与之斗争的一个问题,也可能是老年人面对新的生活环境所出现的新症状。

抗抑郁药有几种不同种类,包括α肾上腺素能抗抑郁药[如米氮平(mirtazapine)],多巴胺再摄取阻滞剂[如安非他酮(bupropion)],单胺氧化酶抑制剂,血清素拮抗剂(serotonin antagonists)[作用于5-羟色胺-2受体,如奈法唑酮(nefazodone)和曲唑酮(trazodone)],选择性血清素-去甲肾上腺素再吸收抑制剂[如度洛西丁(duloxetine)和文拉法辛(venlafaxine)],选择性血清素再吸收抑制剂[SSRIs;如西酞普兰(citalopram)、依他普仑(escitalopram)、氟西汀(fluoxetine)、氟伏沙明(fluvoxamine)、帕罗西丁(paroxetine)和舍曲林(sertraline)],以及三环类抗抑郁药(TCAs)。这些药物中,选择性血清素再吸收抑制剂(SSRIs)在老年人中耐受性较好且有效,一般不会造成心脏毒性、直立性低血压或抗胆碱能作用等三环类抗抑郁药常见的副作用。西酞普兰(citalopram)、舍曲林(sertraline)、依他普仑(escitalopram)与其他药物间的相互作用较少。三环类抗抑郁药使用仍很普遍,但其副作用会给老年人带来风险,如抗胆碱能作用、直立性低血压和心律失常,特别是有心血管疾病的患者。

老年人服用抗抑郁药的护理指南如下:

- 评估造成抑郁的因素。在一些情况下,通过资金援助、接受悲伤咨询服务、参加小组和其他活动,可以改善抑郁的原因,降低或消除对于药物的需求。
- 除了抗抑郁药物,尝试其他可以改善情绪的治疗方法。
- 确保使用药物最低的有效剂量,以降低不良反应的风险。
- 告知患者通常需要服药几周后才可观察到症状改善。
- 监测血药浓度。告知患者可能需要进行剂量的调整。
- 观察、询问并汇报副作用,包括出汗、尿潴留、消化不良、便秘、低血压、视物模糊、排尿困难、食欲增加、体重增加、光敏感性和血糖水平波动。
- 老年人可发生眩晕、嗜睡和精神错乱,从而导致跌倒风险,所以特殊的预防措施是必要的。
- 口干是抗抑郁药的一个令人不适的副作用。建议患者使用无糖薄荷糖、冰块或是唾液替代物,以改善症状。严密监测口腔健康,因为口腔干燥会增加口腔疾病的风险。
- 一些抗抑郁药需要逐渐停药。建议患者不要骤然停药。
- 观察患者抑郁症状的加重情况,或是否有自杀想法或行为;将这些发现立即告知医生,引起其注意。
- 警惕药物相互作用:
  - 抗抑郁药可以增加抗凝剂、类阿托品药物、抗组胺药、镇静剂、镇定剂、麻醉剂和左旋多巴(levodopa)的作用。
  - 抗抑郁药可以降低可乐定(clonidine)、苯妥英(phenytoin)和各种抗高血压药的作用。
  - 抗抑郁药的作用可以被酒精和噻嗪类利尿剂增强。
  - 安非他酮(bupropion)可增加抽搐的风险。

抗精神病药

抗精神病药常用于治疗老年人由于阿尔茨海默病和精神分裂症(schizophrenia)引起的谵妄、激动和精神错乱。抗精神病药在控制症状方面有效,有助于提高生活质量和功能;然而,这些药物也有着严重的副作用,开具处方时需要谨慎,并严密监测。

抗精神病药有两大类：

- 第一代抗精神病药（传统或经典抗精神病药）：
  - 氯丙嗪（chlorpromazine，商品名 Thorazine）。
  - 氟奋乃静（fluphenazine，商品名 Prolixin）。
  - 氟哌啶醇（haloperidol，商品名 Haldol）。
  - 洛沙平（loxapine，商品名 Loxitane）。
  - 吗啉吲酮（molindone，商品名 Moban）。
  - 奋乃静（perphenazine，商品名 Trilafon）。
  - 匹莫齐特（pimozide，商品名 Orap）。
  - 硫利达嗪（thioridazine，商品名 Mellaril）。
  - 替沃噻吨（thiothixene，商品名 Navane）。
  - 三氟吡啦嗪（trifluoperazine，商品名 Stelazine）。
- 第二代抗精神病药（非典型抗精神病药）：
  - 阿立哌唑（aripiprazole，商品名 Abilify）。
  - 氯氮平（clozapine，商品名 Clozaril）。
  - 氟西汀和奥氮平（fluoxetine and olanzapine，商品名 Symbyax）。
  - 奥氮平（olanzapine，商品名 Zyprexa）。
  - 帕利哌酮（paliperidone，商品名 Invega）。
  - 喹硫平（quetiapine，商品名 Seroquel）。
  - 利培酮（risperidone，商品名 Risperdal）。
  - 齐拉西酮（ziprasidone，商品名 Geodon）。

由于非典型抗精神病药出现不良作用的风险较低，耐受性较好，因此，已经代替了大部分传统（经典）抗精神病药。然而，非典型抗精神病药有其自身特殊的副作用，如直立性低血压、镇静作用和跌倒的风险，这些都是老年护理学应该关注的问题。FDA 已表示使用非典型或是第二代抗精神病药治疗痴呆老年人的行为障碍，与心脑血管疾病不良事件和死亡增加有关，对于这些药物，FDA 提出了"黑盒子警告"（U. S. Food and Drug Administration, 2005）。这些药物应仅用于治疗精神分裂症，而不是治疗痴呆相关的行为障碍。

由于抗精神病药存在严重风险，同时该药在一般老年人，尤其是痴呆老年人中相关临床试验缺乏（Jeste et al., 2007），因而要求在使用该类药物治疗前，先进行非药物干预。非药物干预包括寻找造成精神病样症状的因素、环境调整、行为干预以及治疗其他健康问题。

老年人服用抗精神病药的护理指南如下：

- 在开具任何抗精神病药处方之前，确保患者接受全面的躯体和精神健康评估。
- 无论何时，在使用抗精神病药之前，都应尝试使用其他干预措施以缓解症状。
- 抗精神病药应用于治疗特殊精神障碍，而不是用于管理行为。单独使用抗精神病药控制行为被视为是对患者的化学约束。
- 在老年人中，药物有更长的生物半衰期；在开始用药时，确保尽可能使用最低剂量。
- 老年人对于以下抗精神病药的抗胆碱能作用更加敏感：口干、便秘、尿潴留、视物模糊、失眠、躁动、发热、精神错乱、定向力障碍、幻觉、激动和捡异物的行为等。老年人还有较高发生锥体外系反应的风险，表现为迟发性运动障碍、帕金森综合征、运动不能（akinesia）、肌张力障碍（dystonia）。护士应观察并立即汇报这些症状。
- 由于低血压和镇静作用，服用抗精神病药的患者有较高的跌倒风险，应给予服药的老年人预防跌倒措施。
- 便秘是抗精神病药的常见副作用。建议患者在饮食中摄入可以促进规律肠蠕动的纤维和其他食物，同时监测排便情况。
- 存在前列腺增生的男性在服用抗精神病药物时，可能会发生排尿不畅和尿潴留。建议患者及其照顾者监测泌尿系症状，并及时汇报任何变化。
- 建议逐渐停药，避免骤然停药。
- 不同老年人对抗精神病药物的反应不同，故应严密监测。
- 警惕药物相互作用：

- 抗精神病药的作用可被抗胆碱能药、苯妥英（phenytoin）和抗酸剂减弱。
- 抗精神病药可以增强镇静剂、抗高血压药的作用；降低左旋多巴（levodopa）的作用。
- 酒精可增强这些药物对于大脑功能的镇静和抑制作用。

镇静 / 催眠药

催眠 / 镇静药常用于治疗老年人的失眠、夜间躁动、焦虑、精神错乱和相关障碍。同一种药物在不同剂量时可表现为镇静作用或催眠作用。

一般来说，水合氯醛（chloral hydrate）、苯海拉明（diphenhydramine）、氟西泮（flurazepam）、羟嗪（hydroxyzine）、夸西泮（quazepam）和三唑仑（triazolam）不用于老年人的失眠管理（McSpadden & Yale, 2006）。

长期使用镇静剂可出现药物耐受，故持续评估其有效性很必要。在停用镇静剂后，患者常会出现躁动、失眠和噩梦等反应。

老年人服用镇静剂或催眠药的护理指南如下：

- 在使用这些药物前，评价导致失眠的因素。调整环境的光线和温度，控制噪声、避免服用咖啡因，增加身体活动，缓解疼痛，进行背部按摩，控制其他疾病的症状，常可改善老年人睡眠，消除其对镇静剂的需求。
- 仔细监测正在服用镇静剂的患者，因为他们发生跌倒和骨折的风险更高。
- 警惕药物相互作用：
  - 镇静剂和催眠药可以增加口服抗凝剂、抗组胺药和镇痛剂的作用，降低可的松和类可的松药物的作用。
  - 镇静剂和催眠药的作用可被酒精、抗组胺药和吩噻嗪类药物增强。

还有一些其他种类的老年人常用药物，本章不可尽述。总的来说，在给药前，对药物进行学习，了解特殊药物对于老年人的影响，教会老年人如何安全地使用各种药物，并且定期监测副作用和不良反应，这是很有益的。

相关研究

老年人用药信念和抗高血压药依从性：预实验

Ruppar, T. M., Dobbels, F., & DeGeest, S. (2012). Geriatric Nursing, 33(2), 89–95.

许多老年人需要进行抗高血压药治疗，以降低他们发生心脏病、脑卒中、心力衰竭和肾病的风险；然而，在该人群中，服药依从性较低。由于信念可预测行为，本研究旨在探讨这一领域。在过去，大多数探讨用药信念和用药依从性的研究都使用自我报告数据，这样的数据被认为会低估依从性方面的问题；此外，鲜有研究关注老年高血压患者的用药信念。本研究使用药物信念问卷（beliefs about medicines questionnaire），以评估信念，同时使用电子监测方法评估依从性。

要求研究对象年龄≥60岁，自我报告的诊断为高血压，正在服用一种抗高血压药且对用药进行自我管理，认知完好，能用英语进行阅读和书写。入选研究对象的中位数年龄为74岁，79%为女性，79%为白种人，58%有大学学历，另外27%完成了高中学历，他们自我报告的患高血压时间为9个月到50年。

研究结果支持既往研究结果，即对于用药有消极信念的老年人，有更多的依从性问题。他们关心的问题集中于药物依赖、药物的长期作用和对生活方式的影响。

该研究证明了评估患者对于用药影响的理解和信念的重要性，既包括用药初期的评估，也包括后期的周期性评估。医护人员需识别和澄清老年人对于药物作用的错误观念，并对药物的风险和益处给予解释。

实践探究

Hemmings 女士，83 岁，独自居住在社区。她是一所医生诊所的患者，若无紧急情况的话，通常她的医生每六个月会去探视她。Hemmings 女士服用六种不同的处方药，用于治疗高血压、青光眼和骨质疏松。

今天在她去医生诊所时，护士测量了她的生命体征，发现她的血压为 190/165mmHg。之后医生进来，在 15 分钟后再次测量血压，血压变为 180/160mmHg。医生问 Hemmings 女士是否已吃过抗高血压药和利尿剂，她表示已吃过。Hemmings 女士说，"事实上，我一个晚上都在跑去洗手间解手。"

医生将 Hemmings 女士的抗高血压药改为药效更强的一种药物，随后离开了诊室。

在开新药之前，还应该做什么事情？在这样的情况下，护士可以做些什么来帮助 Hemmings 女士？

评判性思维能力训练

1. 列举老年人老化相关改变对于用药的影响。
2. 在教育老年人安全用药的项目中，你会纳入哪些关键点？
3. 在协助一位记忆力差的老年人安全用药时，你可以采用哪些干预措施？
4. 回顾老年人常用药物，识别那些疗效可用非药物方法代替的药物。

奚 兴

参考文献

American Psychiatric Association. (2013). *Diagnostic and statistical manual of mental disorders* (5th ed.). Washington, DC: Author.

Beers, M. H. (1997). Explicit criteria for determining potentially inappropriate medication use by the elderly. *Archives of Internal Medicine, 157,* 1531–1536.

Beers, M. H., Ouslander, J. G., Rollingher, J., Reuben, D. B., & Beck, J. C. (1991). Explicit criteria for determining inappropriate medication use in nursing home residents. *Archives of Internal Medicine, 151,* 1825–1832.

Fick, D. M., Cooper, J. W., Wade, W. E., Waller, J. L. Maclean, J. R., & Beers, M. H. (2003). Updating the Beers criteria for potentially inappropriate medication use in older adults. Results of a U.S. consensus panel of experts. *Archives of Internal Medicine, 163*(22), 2716–2724.

Gorard, D. A. (2006). Escalating polypharmacy. *QJM, 99*(11), 797–800.

Jeste, D. V., Blazer, D., Casey, D., Meeks, T. Salzman, C., Schneider, L., Yaffe, K., et al. (2007). ACNP White Paper: Update on use of antipsychotic drugs in elderly persons with dementia. *Neuropsychopharmacology, 18,* 1–14. Retrieved August 1, 2012 from http://www.neuropsychopharmacology.org.

Kaufman, D. W., Kelly, J. P., Rosenberg, L., Anderson, T. E., & Mitchell, A. A. (2002). Recent patterns of medication use in the ambulatory adult population of the United States: The Slone survey. *Journal of the American Medical Association, 287*(3), 337–344.

McSpadden, C. S., & Yale, S. (2006). *Unnecessary medications in the elderly. A guide to improving therapeutic outcomes* (pp. 7–28). Miamisburg, OH: MED-PASS Inc.

Page, R. L., II, & Ruscin, J. M. (2007). The risk of adverse drug events and hospital-related morbidity and mortality among older adults with potentially inappropriate medication use. *American Journal of Geriatric Pharmacotherapy, 4*(4), 297–305.

Patel, R. B. (2003). Polypharmacy and the elderly. *Journal of Infusion Nursing, 26*(3), 166–169.

Skufca, L. (2007). *Are Americans age 45+ using drugs wisely: A 2006 study research report.* Washington, DC: AARP.

The American Geriatrics Society 2012 Beers Criteria Update Expert Panel. (2012). The American Geriatrics Society Updated Beers Criteria for potentially inappropriate medication use in older adults. *Journal of the American Geriatrics Society, 60*(4), 616–631.

U.S. Food and Drug Administration. (2005). FDA public health advisory: Deaths from antipsychotics in elderly patients with behavioral disturbances. Retrieved October 7, 2012 from http://www.fda.gov/Drugs/DrugSafety/Postmarket DrugSafetyInformationforPatientsandProviders/Drug SafetyInformationforHeathcareProfessionals/Public HealthAdvisories/ucm053171.htm

第五单元

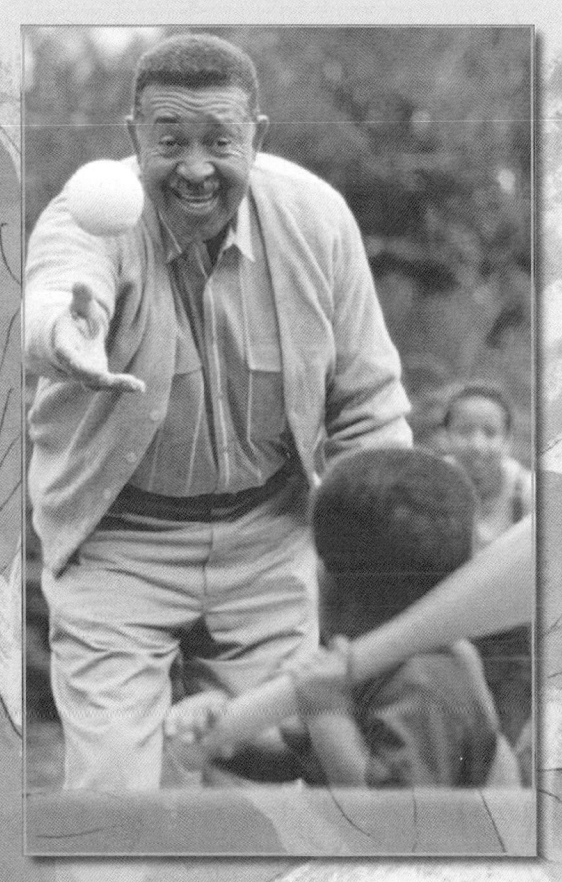

促进生理平衡

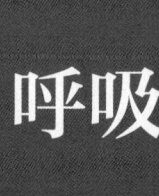

第 19 章

呼吸

学习目标

通过本章学习,你将能够:

1. 列出年龄相关变化对呼吸功能的影响。
2. 描述促进老年人呼吸健康的措施。
3. 讨论呼吸系统部分疾病的风险、症状和护理注意事项。
4. 描述能够有助于预防并发症和促进呼吸系统疾病老年人自我护理的措施。

术语词汇须知

慢性阻塞性肺疾病(COPD):包括哮喘、慢性支气管炎和肺气肿的一组疾病。

弹性回缩:肺部扩张和收缩的能力。

脊柱后凸:脊椎弯曲导致脊柱上段凸向后方。

肺总量:最大吸气时肺部能够膨胀达到的最大容量。

肺活量:最大吸气后能够呼出的最大气量。

正常呼吸系统功能对于维持老年人身体、心理和社会方面积极生活的能力至关重要。它可以使老年人获取更多机会去尽情享受生活，不会因为疲惫、不适而被束缚在家中。吸烟、污染和感染对呼吸系统的损害会导致老年人患呼吸系统疾病，呼吸系统疾病已成为 70 岁以上人群致残的主要原因和第四大死亡原因。尽管如此，采取积极的呼吸功能锻炼促进有效呼吸，有益于任何年龄人群的呼吸健康，并可减少呼吸问题所引起的限制。

衰老对呼吸功能的影响

衰老使呼吸系统更容易产生问题，并且更难以处理。呼吸系统的改变主要表现在上呼吸道。鼻部发生结缔组织改变，降低了支撑作用，可引起鼻中隔偏曲（nasal septal deviation），阻碍气道内的空气流通。黏膜下腺体分泌减少导致鼻咽部黏液黏稠而难以排出；也可以引起慢性喉部发痒、咳嗽。尽管这可能只是一个小问题，但随着年龄的增长，鼻腔内纤毛变得浓密，吸气时容易积聚较多的灰尘颗粒。去除这些颗粒可以使鼻腔保持通畅，避免影响正常的气体吸入。可以通过擤鼻涕和用纸巾的方式去除鼻孔内的这些颗粒。当颗粒难以去除时，可用蘸温水或生理盐水的湿润棉签帮助松解。注意不要将棉签插入鼻腔太深，以防造成损伤。任何不易改善的鼻塞均应引起医生的关注。

随着年龄增长，气管软骨钙化使气管僵硬，喉部和咳嗽反射迟缓，从而使咳嗽减少。同时，肺的体积和重量变小，负责呼吸和通气的各种结缔组织变得薄弱。由于缺乏弹性胶原蛋白（elastic collagen）和弹性蛋白（elastin），呼气时肺的弹性回缩降低，并且呼气时需要动用辅助呼吸肌。肺泡弹性降低，形成纤维组织，含有较少的功能性毛细血管。胸廓和膈肌（diaphragm）强度减弱，加之使胸廓保持轻度收缩位置的肌肉张力消失，导致许多老

年人呈轻度脊柱后凸和桶状胸（barrel chest）状态。这些变化最终导致使肺活量减少，残气量（residual volume）增加，换言之，即气体交换减少，使更多的气体和分泌物残留在肺内。

此外，呼吸系统以外的年龄相关的改变亦可以显著影响呼吸系统健康。体液降低和液体摄入减少会使黏膜更加干燥，阻碍黏液的清除，导致黏液栓形成和感染。疼痛感的改变使呼吸系统问题的征兆被忽略，或者被误认为是非呼吸系统疾病。体温的不同衡量标准能使处于异常的低热不被注意到，使呼吸系统感染得不到及时治疗而进一步发展。松动或易碎的牙齿可能发生脱落或碎裂，发生因误吸牙齿碎片所致的肺脓肿（lung abscess）和感染。括约肌松弛和胃蠕动减慢会进一步增加误吸的风险。行动不便、活动受限、老年人使用多种药物的副作用均能降低呼吸功能，诱发感染，影响呼吸系统疾病的早期发现，使呼吸系统的治疗复杂化。护理诊断表 19-1 列出了与衰老相关的呼吸风险。认真评估这些风险有助于减少与此状况相关的发病率和死亡率（评估指南 19-1）。

 重要概念：

牙齿碎片可以脱落、被误吸，造成呼吸问题。强调了老年人良好的口腔卫生和牙齿保健的重要性。

呼吸系统功能的健康促进

每位老年人都面临着罹患呼吸系统疾病的高危风险。因此，有必要将其预防措施列入到所有的护理计划中。预防感染是重要的组成部分之一。除了成人需要采取的预防措施之外，老年人还需要特别注意接种流感和肺炎疫苗，避免与呼吸道感染者密切接触（见第 30 章流感和肺炎的讨论部分）。

护理诊断

表 19-1	衰老面临的有效呼吸的风险
原因或诱发因素	**护理诊断**
呼气时肺弹性回缩力下降	气体交换受损
	低效型呼吸形态
肺残气量增加	低效型呼吸形态
最大呼吸量降低	清理呼吸道无效
肺尖过度充气,肺底充气不足	气体交换受损
肺泡数量和弹性降低	活动无耐力　与呼吸效率降低有关
气管和喉软骨钙化	清理呼吸道无效
肺活量下降	有感染的风险
纤毛活动减少	
细支气管、肺泡管直径增加	
胸廓和膈肌张力丧失	
胸部肌肉和肋骨僵硬度增加	
胸廓前后径增大	
咳嗽反射效力下降	

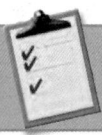

评估指南 19-1
呼吸功能

一般观察

　　通过认真观察以下方面可以确定呼吸系统状态:

- 颜色:脸、颈部、四肢和甲床的颜色能预示呼吸状态。红色、粉红肤色常伴有肺气肿,与缺氧有关,这是由于血液中高水平的二氧化碳抑制了脑桥到横膈的吸气非自主性神经传递。患有慢性支气管炎时,由于氧气与血红蛋白(hemoglobin)的结合减少,患者可表现为发绀。
- 胸部结构和形态:随着年龄增长,胸廓前后径增加,尤其在患有慢性阻塞性肺疾病时更是如此。故而需注意异常的脊柱弯曲(例如,脊柱后凸、脊柱侧凸、脊柱前凸)。
- 呼吸模式:观察胸部在呼吸时是否呈对称性扩张,以及呼吸深度、速率、节律和长度的变化。胸部扩张度下降可由疼痛、肋

骨骨折、肺栓塞(pulmonary emboli)、胸腔积液或胸膜炎引起。让患者变换体位、行走和咳嗽,观察这些活动是否导致了任何变化。

问诊

　　有些老年人可能无法清楚说明他们既往的呼吸系统症状或者已经完全习惯了这些症状,并不认为这些症状是异常的。通过提问一些具体的问题可以帮助揭示疾病,如下所示:

- "你曾经有过气喘、胸痛或胸部沉重感吗?"
- "你经常感冒吗?你的感冒反复发作吗?你是如何治疗感冒的?"
- "你能走多远?在感觉到气促之前,你能爬多少个台阶?"
- "当天气变冷或变热的时候,你有任何呼吸问题吗?"
- "你睡眠时枕多少个枕头?有呼吸问题(例

如，咳嗽和气短）曾经让你从睡眠中醒来吗？"

- "你白天咳嗽频繁吗？是每小时都咳吗？你能控制咳嗽吗？"

- "你咳嗽的时候有痰、唾液或黏液吗？量是多少？什么颜色？性状是水样的、蛋清样的还是胶冻样的？"

- "你是怎样处理呼吸问题的？你一般隔多久使用止咳糖浆、感冒胶囊、雾化器、雾化药剂或药膏？"

- "你以前吸烟吗？如果吸烟的话，你吸了多长时间了、从什么时候开始吸烟的、为什么戒烟？你每天吸多少支香烟或雪茄？和你住在一起或经常在一起的人吸烟吗？"

- "在你的一生中你都做过什么工作？在任何工厂或化工厂工作过吗？"

- 你住在或曾住在工厂附近、矿产地或车流量大的区域吗？"

更加具体的问题可能更有助于获得全面、准确的有关呼吸健康因素的病史。同时确定并记录流感和肺炎疫苗的接种日期。

体格检查

- 触诊胸背部，评估呼吸深度、胸廓扩张的程度以及是否存在肿块或疼痛。通常呼吸运动是对称的，肺底部扩张度减小。触觉语颤（tactile fremitus）通常在肺上叶最易感觉到；肺下叶语颤增加通常合并肺炎和肿块。COPD 和气胸（pneumothorax）可引起肺上叶语颤减弱。

- 肺部叩诊应闻及清音。肺部听诊应闻及正常支气管、肺泡和支气管肺泡呼吸音；湿啰音（crackles）、干啰音（rhonchi）和哮鸣音（wheezes）是异常的表现。

回顾评估资料找出现存的和潜在的护理诊断，用于指导护理计划制订。

与此同时，除了基本的健康行为，要特别注意促进呼吸的活动。护士应该指导所有的老年人每日做数次深呼吸训练（图 19-1）。

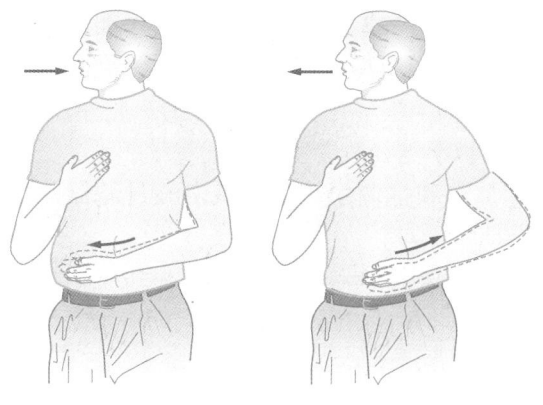

A. 吸气　　　　B. 呼气

图 19-1 ■ 呼吸训练时应该强调用力呼气。（A）一只手放在胃部（肋骨下方），另一手放在胸前正中，患者应在吸气时数 1 个数。随着膈肌和胃向下移动，胃部上方的手应向外移动；胸部上方的手保持不动。（B）在呼气时数 3 个数。随着膈肌和胃向上移动，胃部上方的手应贴近身体，胸部上方的手保持不动

要牢记老年人深呼气比吸气更难，在呼吸训练中应该强调吸气与呼气的比例为 1:3。为了帮助使呼吸训练常规化，可将其与日常活动联系起来，如在饭前或每次坐下来看新闻时进行呼吸训练。即使是呼吸健康者，积极参与此训练活动也能从中获益。瑜伽是另外一种有助于呼吸的运动方式。

 思考题：

用几分钟的时间慢下来，闭上眼睛，做深呼吸练习。这样做对你的生理、心理和精神有什么影响？如果你一天做几次这样的练习，你能从中获取怎样的益处？

因为吸烟是导致呼吸系统疾病的最重要因素，所以戒烟是一项重要的健康促进措施。老年吸烟者开始吸烟的时候，吸烟被认为是时尚、善于交际和阅历丰富的象征，他们并没

有意识到吸烟的巨大危害。虽然吸烟者可能知道吸烟对健康的危害，但吸烟仍是一个难以戒除的习惯。

吸烟对呼吸系统的重要影响包括支气管痉挛、气道过早陷闭、纤毛运动减少、黏膜炎症反应、黏液分泌物增加和咳嗽。吸烟对呼吸功能的影响最初可能是非常的微弱并呈渐进式，以至于常常不被察觉。不幸的是，当出现明显的症状和体征时，呼吸系统可能已经发生了严重的损伤，并与衰老所致的呼吸系统改变混合在一起。吸烟者的肺癌发病率是正常人的两倍，所以呼吸系统疾病发病率高，并发症多，通常有咳嗽咳痰、气促和呼吸容量减少。此外，尼古丁（nicotine）可以与其他药物发生相互作用。虽然一直不吸烟或早期戒烟可以获取更大的益处，但在任何年龄戒烟都是有益的。美国肺脏协会（American Lung Association）地方分会、卫生部门、医院和商业机构提供了各种可能有助于戒烟的方法。

重要概念：

以任何形式使用烟草均会增加健康问题的风险。

活动受限是肺部健康的一个主要威胁，老年人经常会遇到活动减少的情况。预防骨折、疼痛、乏力、抑郁和其他可以减少活动的因素是重要的目标之一。应教育老年人、他们的家人和照顾者可导致活动受限的多重风险。除非知道活动受限会造成更多的不适和疾患，人们一般都会倾向于让老年人减少活动，在护理家庭成员时，人们常让被关节炎或其他不适困扰的人休息。当活动受限不可避免时，每小时翻身、咳嗽和深呼吸能促进呼吸运动；吹瓶子和使用类似的设施也是有益的。同卧床患者一样，坐轮椅的人可能同样需要注意呼吸运动以确保他们的肺能完全膨胀。

应建议老年人不要自己治疗呼吸系统疾病，许多药店销售的感冒咳嗽药对老年人有严重的副作用，并且能与其他正在服用的药物发生相互作用。这些药物也可以掩盖疾病的严重症状，从而延误诊断和治疗。应该让老年人知道如果感冒持续超过一周可能根本不是感冒，而是更严重的疾病，需要及时就医诊治。

审核查老年人用过的所有药物对呼吸功能的影响很重要。许多老年病常用的处方药能引起呼吸减弱或呼吸浅快，如止痛药（analgesics）、抗抑郁药（antidepressants）、抗组胺药（antihistamines）、抗帕金森病药（antiparkinson agents）、合成的解痉药（synthetic antispasmodics）、镇静药（sedatives）和安定药（tranquilizers）。因此，应尽可能使用相应的替代药物。

环境因素亦会影响呼吸系统功能。室内间接通风适合对气流较为敏感的老年人；寒冷和气流能使老年人肺纤维化加重。降低影响室外空气质量的污染物如臭氧、一氧化碳和氮氧化物已经引起广泛关注。然而，室内空气污染同样会影响呼吸健康。合成或塑料建材能释放有害气体；孢子、动物皮屑、尘螨、花粉、石膏、细菌和病毒可以附着在室内的灰尘中；香烟的烟雾可以增加室内空气中的一氧化碳和镉的含量。在居所、工作和娱乐区域，有意识地尽可能减少暴露于污染的空气中，有助于缓解呼吸系统的压力。此外，可以通过以下途径改善室内空气质量：

- 加热和空调系统中安装空气过滤器并定期维护。
- 定期除尘（最好采用中央真空吸尘系统或选用可以防止灰尘逆返房间的水陷式真空吸尘系统）。
- 家具湿式除尘。
- 劝阻吸烟。
- 开窗换气。

护士应该协助老年人识别和减少室内空气污染物的来源。分享清扫房屋好的建议（例如，用湿布除尘，晾被子，弃除不必要的储存纸张和布制品）；在某些情况下，帮助老年人获取清扫房间的服务能有益于促进老年人的呼吸系统健康。

思考题：

在你的家庭和工作环境中，你能辨别出哪些空气污染源？你能做些什么去改善这些污染源造成的影响？

最后，在预防呼吸道问题方面常被忽视的是口腔健康的重要性。口腔感染能导致呼吸系统感染，或者降低食欲，造成一般健康不良的状况。值得注意的是，牙齿断裂或松动移位，可以导致肺脓肿、感染和误吸牙齿碎片。移除松动或患病的牙齿，能降低呼吸系统感染的风险。

有关促进有效呼吸的护理可以详见护理诊断要点：低效型呼吸形态。

护理诊断

低效型呼吸形态

概述

在老年人中非常普遍地存在肺膨胀或二氧化碳清除能力受限。意识混乱、呼吸困难、气短、动脉血气异常、发绀、缩唇呼吸、呼吸过程中呼吸肌回缩和呼吸表浅等症状均可能与此诊断相关。

致病因素或诱因

虚弱、疲劳、疼痛、瘫痪、活动受限、精神状态改变以及呼吸或肌肉骨骼疾病。

目标

患者显示出有效的呼吸型态，没有低效呼吸的症状，动脉血气结果正常。

护理措施

- 指导患者呼吸训练（图 19-1）。
- 控制可能威胁有效呼吸的症状（如疼痛）。
- 患者卧床时床头至少抬高 30°，有禁忌证者除外。
- 指导患者至少每 2 小时翻身、咳嗽和深呼吸一次。
- 监测呼吸速率、深度和节律；观察面色、咳嗽类型和精神状态；记录血气分析结果。

部分呼吸系统疾病

慢性阻塞性肺疾病

慢性阻塞性肺疾病（COPD）是一组疾病的总称，包括哮喘、慢性支气管炎和肺气肿。COPD 的发病率在女性和吸烟者中较高。

哮喘

一有些老年人一生都受到哮喘的影响；另一些老年人是在晚年时患上哮喘。老年人哮喘的症状和管理与其他年龄组没有明显区别。因为哮喘对心脏施加了额外的压力，所以老年哮喘患者有很高的风险发生支气管扩张症和心脏问题等并发症。由此，老年哮喘患者也有较高的死亡率。护士应该帮助发现致病因素（例如，情绪激动、经口呼吸和慢性呼吸道感染），指导患者在哮喘发生时早期认识并及时关注哮喘发作。

要认真评估老年哮喘患者使用气雾喷雾器的情况，有些老年人不能正确使用雾化吸入器。储纳器有助于吸入的药物渗透到肺的深部。气雾喷雾器由储存药物的空室或吸入、呼气时收缩和膨胀的储纳器组成。每个设备都有具体的使用说明。护士应查看每位老年人气雾喷雾器的使用情况,并将其作为评估的部分内容。

注意避免药品的不良反应。尽管需要几周的治疗才能达到治疗效果,但过度使用拟交感神经支气管扩张喷雾剂可造成心律失常,增加发生猝死的风险。色甘酸钠(cromolyn sodium)是可以使用的毒性最小的呼吸系统药物之一。有些新型类固醇吸入剂(steroid inhalants)也是有效的,且与传统的类固醇药物相比具有全身吸收低和不良反应少的特点。

慢性支气管炎

许多老年人表现为慢性支气管炎引起的持续性咳嗽咳痰、喘息、反复呼吸道感染和气短。这些症状可能会逐渐发展,有时需要数年才能认识到该病的全部影响,届时,因为支气管痉挛,患者会注意到在寒冷和潮湿的气候里呼吸困难不断加重。这种情况是由于支气管内反复炎症、产生黏液,一段时间后造成了气道阻塞和瘢痕限制了气流。慢性支气管炎患者更易发生呼吸道感染,增加治疗难度。一旦黏液阻塞了支气管树,引起二氧化碳潴留(carbon dioxide retention),则开始出现缺氧。随着疾病进展,可能出现肺气肿、气道梗阻,甚至造成死亡。

慢性支气管炎的治疗目的是清除支气管分泌物,防止气道阻塞,所有年龄组均如此。老年患者可能需要特别的鼓励以保持良好的液体摄入和分泌物咳出。护士通过减少慢性呼吸道刺激,如戒烟和帮助老年人预防呼吸道感染,可以最有效地预防慢性支气管炎的发展。

思考题:

吸烟相关的呼吸道疾病不仅对个人产生影响,也在健康照顾费用方面影响着社会。如何看待由于个人吸烟所产生的社会成本?社会应采取什么激励措施去遏制这种行为?

肺气肿

肺气肿在老年人群中的发病率不断增加。造成这种破坏性疾病的因素包括慢性支气管炎,粉尘或某些空气污染物所致的慢性刺激和肺部的形态学改变,其中包括肺泡囊扩张、肺泡壁破裂和肺泡毛细血管床的破坏。吸烟对肺气肿的发展也起着重要的作用。发病时症状出现比较缓慢,最初在呼吸系统中可能仅表现为年龄相关的变化,使患此种疾病的很多患者得不到及时的诊断和治疗。随着病情发展,患者呼吸困难加重,不能像过去那样通过坐直身体得到缓解,出现慢性咳嗽。进而,由于呼吸更加费力和发生缺氧,患者出现疲劳、厌食、体重下降和虚弱无力。因肺气肿所致的反复呼吸道感染、营养不良、充血性心力衰竭(congestive heart failure)和心律失常(arrhythmias)等并发症更加危及老年人生命。

治疗通常包括体位引流(postural drainage)、使用支气管扩张剂(bronchodilators)、避免紧张情绪和呼吸训练,这些也是患者健康教育的重要组成部分。患者必须停止吸烟。老年患者可能没有足够的能量消耗过量的食物和液体;护士需进行评估,给予可以促进膳食摄入的干预措施,(例如,少量多餐和补充高蛋白)。如果给氧,必须谨慎小心,密切监督。必须牢记是低氧而不是二氧化碳潴留刺激这些患者的呼吸。肺气肿老年患者是发生二氧化碳麻醉的高风险人群。应预防呼吸系统感染,如果发生感染,无论是否严重,都应及时报告医生。禁忌应用安眠药、镇静剂和麻醉剂,因为患者对这些药物更加敏感。医生给予患者实施肺部分切除手术也许是有益的(去除最严重的肺部病变部分以使剩余肺组织和呼吸肌更好地工作)。

肺气肿的患者需要大量的健康教育和支持才能管理这种疾病。通过特别的护理,甚至需要改变生活方式以适应严重的慢性疾病也许是困难的。患者必须学会调整生活节奏,避免处于极端寒冷的气候中,正确服用药物,并能够识别感染的症状。护理计划 19-1 概述了 COPD 患者的典型护理计划。

 重要概念:

由于疾病共同的结果都是气流受限,哮喘、慢性支气管炎和肺气肿被归类为慢性阻塞性肺疾病。

护理计划 19-1

慢性阻塞性肺疾病老年患者

护理诊断: 气体交换受损 与组织慢性缺氧有关
有感染的危险 与肺部分泌物蓄积相关

目 标	护理措施
患者保持气道通畅;患者咳出肺内分泌物	■ 应用下列方法教授呼吸训练以增加吸气与呼气比: ● 缓慢吸气从 1 数到 5,身体前倾(30°~40°),缓慢呼气从 1 数到 10,采用缩唇呼气重复几次,慢慢地、有节奏地呼吸 ■ 应用下列方法教授腹式呼吸协助呼气: **平卧体位** ● 在腹部上放一本书或小枕头 ● 吸气时将腹部向上推,可观察到书本或枕头上升 ● 当腹部有牵拉感时,缩唇慢慢呼气 **坐位** ● 腹部上放一本书或小枕头 ● 吸气时将腹部上的书或枕头向上推 ● 身体前倾,缩唇缓慢呼气,腹部回缩,按压腹部上的书或枕头 ■ 指导患者每 8 小时至少进行一次咳嗽和深呼吸。深呼气可以刺激咳嗽,可在呼吸训练后进行 ■ 按要求进行体位引流练习,在变换体位之间允许休息一段时间,因为老年人骨骼较脆,可能导致骨折,要小心避免强力的肢体碰撞 ■ 如果给予抗生素,要确保按时给药,以保持恒定的血药浓度水平 ■ 避免与有呼吸系统感染症状者接触 ■ 注意观察有无呼吸系统感染症状,并及时向医生报告 ■ 保持室内温度稳定在 24℃(75 ℉) ■ 如果给氧,需谨慎给予,密切观察,防止发生二氧化碳麻醉(图 19-2) ■ 除非禁忌,应确保应用流感和肺炎球菌疫苗

护理诊断:活动无耐力 与慢性缺氧有关

目 标	护理措施
患者进行日常生活活动（ADLS）时不会感觉疲惫或者出现呼吸系统症状	■ 明确呼吸系统症状对 ADLS 的相关影响,确定患者从事日常生活活动现存的或潜在的缺陷,提供援助弥补不足或采取干预措施提高生活自理能力 ■ 安排活动之间的休息时间 ■ 识别导致活动不耐受的因素（例如,由于咳嗽和缺乏制订活动计划保存体能的知识而影响睡眠）,并尽可能使这些因素得到控制或改善 ■ 逐渐增加活动水平;监测生命体征,如果出现下述情况需中止活动: ● 呼吸速率下降 ● 脉率下降 ● 无收缩压增高 ● 舒张压升高 15mmHg ● 意识混乱 ● 眩晕 ● 疼痛 ● 呼吸窘迫 ■ 咨询营养师营养摄入相关信息以支持活动

肺癌

大多数肺癌患者年龄在 65 岁以上。虽然先进的诊断工具使更多的人寿命延长,并在老年人肺癌的高发病率上发挥了作用,但世代吸烟盛行仍是导致此种现状的一个很大的因素。尽管女性肺癌的发病率在上升,但肺癌在男性中更为常见。与白人、西班牙裔和亚裔人群相比,黑人的肺癌发病率和死亡率最高（Centers for Disease Control and Prevention,2012）。吸烟者的肺癌发病率是非吸烟者的两倍。高发病率也出现在长期暴露于有害物质如石棉、煤气、放射性粉尘和铬酸盐的个体中。作为护理评估的一部分,获取患者职业史的详细信息非常重要。虽然没有确切的证据,但已有报道提出,由结核、肺炎导致的肺部瘢痕与肺癌之间存在着某些联系。

重要概念:

长期暴露于吸烟、石棉、煤气、氡气和空气污染物会导致肺癌的发生。

在出现任何症状之前的很长一段时间,患者可能就已经患上了肺癌。因此,应该定期筛查高风险人群。呼吸困难、咳嗽、胸痛、乏力、厌食、气喘和反复发作的上呼吸道感染是该疾病进展所表现的部分症状。其诊断通过胸部 X 线、痰细胞学检查、支气管镜和活检确定。治疗可能包括手术、化疗和放疗,所需要的护理与其他所有年龄段的肺癌患者相同。

肺脓肿

肺脓肿可由肺炎、肺结核、恶性肿瘤或肺损伤引起。异物吸入也可引起肺脓肿;这对于咽反射（pharyngeal reflexes）减弱的老年人可能是一个特殊的风险。其症状与许多其他呼吸问题类似,包括食欲缺乏、体重减轻、疲劳、体温升高和慢性咳嗽。可能会出现咳痰,但老年人不一定总是如此。

老年人的肺脓肿诊断和管理与其他年龄组患者相同。适当调整体位引流是治疗的重要组成部分,稍后将在本章讨论。因为蛋白质可以通过痰液流失，所以应该鼓励患者进食高蛋白、高热量食物以维持和改善老年患者的营养状态。

呼吸系统疾病的一般护理注意事项

识别症状

如果老年人有任何呼吸道感染的症状，应建议立即就医（参考第 30 章）。通常老年人患肺炎所经历的胸痛程度不像年轻人那样严重，他们所表现的低体温可以导致非典型发热（即体温低于相同情况的年轻人）。因此，待症状明显可见时，肺炎可能已经处于严重阶段。

护士应该指导老年人报告痰的特点变化，因其可能与疾病的发病过程相关。例如，慢性阻塞性肺疾病患者的痰呈黏稠、透明和灰白色状；肺脓肿或支气管扩张患者的痰为脓性、有恶臭味；肺水肿（pulmonary edema）和左心衰竭患者的痰呈粉红色泡沫状。

预防并发症

一旦老年人患上呼吸系统疾病，需要密切监测患者的状态，以尽量减少残疾，预防死亡。密切的护理观察可以预防和及时发现呼吸系统并发症。检查应包括以下方面：
- 呼吸速率和呼吸容量。
- 脉搏（例如，脉搏突然增加可提示缺氧）。
- 血压（例如，慢性缺氧可引起血压升高）。
- 测体温（例如，不仅可以发现有无感染，而且可以预防增大对心血管和呼吸系统的负荷。因为随着体温升高，这两个系统需要努力满足机体需氧量的增加）。
- 颈静脉（例如，充盈情况）。
- 气道通畅情况。
- 咳嗽（例如，频率、深度和咳痰情况）。
- 分泌物的性状。
- 精神状态。

确保安全给氧

应慎重使用氧疗治疗老年人的呼吸系统疾病。慢性阻塞性肺疾病或长期高水平的氧浓度（氧疗所致）可以造成肺内二氧化碳大量潴留；氧疗时，二氧化碳潴留可使发生二氧化碳麻醉（carbon dioxide narcosis）这一严重并发症的风险增加（图 19-2）。护士应该监测血气分析结果，观察患者有无二氧化碳麻醉的症状，包括意识混乱、肌肉颤抖、视力模糊、大汗、低血压、进行性循环衰竭和大脑抑制，亦可能表现为嗜睡或深昏迷状态。

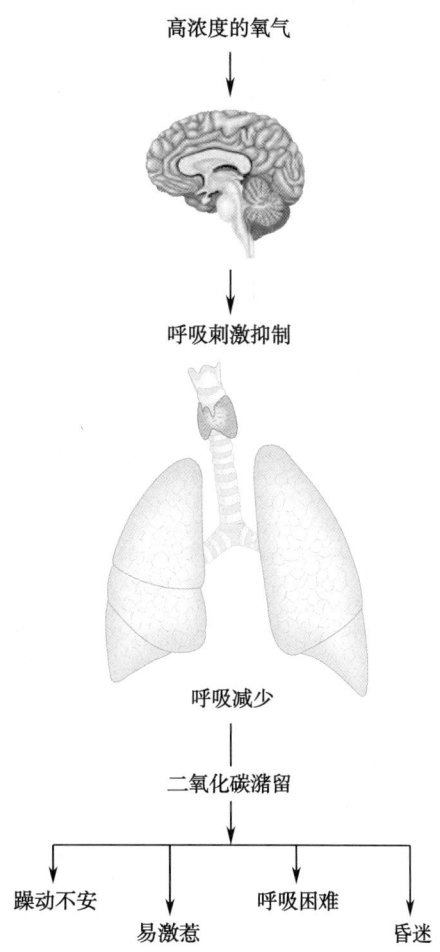

图 19-2 ■ 必须小心地给老年人进行氧疗。长期高浓度给氧会抑制对大脑呼吸中枢的刺激，从而使呼吸运动减少，加剧二氧化碳潴留

由于不恰当的氧疗可以对老年人造成严重的后果，护士必须严格遵循恰当的步骤给氧。护士应经常检查流量计以确保其被设置在规定的水平，并检查氧气流量，查看有无瓶内氧气用尽、管道打折或其他问题所致的任何给氧中断或管道堵塞。护士应评估患者情况并给予患者最有效的给氧方法。经口呼吸或大部分时间不能保持闭口状态的老年患者可能不宜应用鼻导管给氧法。面部消瘦者不能保证面罩密封不漏气，可能由于漏气而失去大部分氧气。处于氧气面罩中焦虑不安的患者可能会将氧气消耗在缓解精神压力上，从而未充分获得治疗益处。应定期清洁患者的鼻腔以保持通畅。必须密切监测氧合不足的征象；有些老年人缺氧时不会表现出发绀，所以护士必须评估其他可能出现的症状。

由于越来越多的患者出院时需继续使用家庭氧疗，人们逐渐认识到许多老年人缺乏能力、知识和照顾者的帮助，因此，现实地评估患者安全使用家庭氧疗的能力至关重要。患者可通过家庭健康机构或其他社区资源获得信息，并接受监督，直至患者或照顾者能够顺利地胜任这项治疗。家庭环境也需要进行安全评估。必须考虑氧疗对患者和家庭总体生活方式的影响；家庭氧疗是否给家庭带来一线新机或老年人是否会像囚犯一样被束缚在家中，他们能否获得援助和支持？

实施体位引流

某些呼吸疾病经常需要体位引流清除支气管分泌物。此项操作的基本步骤与在其他成年人身上运用的方法相同，仅有一些小的改变。如果有雾化药物治疗，护士应在体位引流操作前给药。体位引流的体位取决于患者及其肺受累的部分。老年患者需要慢慢地变换体位，允许其在变换体位之间休息几分钟以适应新的体位。通常体位引流的最后体位是面朝下躺在床上，头位于地板水平，这可能使老年人产生压力，并产生副作用。护士可以咨询医生关于患者体位的合理性以及可能的变化以适应患者的需要。叩击法和震荡法有利于分泌物的排出；然而，老化的组织和骨骼更加脆弱，可能更容易受伤。如果出现呼吸困难、心悸、胸痛、出汗、恐惧或任何其他不适，应立即停止操作。体位引流之后应彻底做好口腔护理并休息片刻。记录患者对体位引流的耐受情况和引流的量及性状是必不可少的。

促进有效咳嗽

咳嗽以清除分泌物在呼吸系统疾病治疗中很重要；然而，咳嗽却不能排出痰液可能是无用的能量消耗，并给老年患者造成压力。多种方法可用于促进有效咳嗽。硬糖和甜食能增加分泌物产生，从而帮助有效咳嗽。前面讨论的呼吸训练也是有益的。各式各样的加湿器不需要医生的处方也可以在家庭使用；护士需要指导患者正确、安全地使用这些装置。处方中可能应用祛痰药以松解分泌物，使咳嗽更加有效。一个基本的但却具有重要意义的措施是强化良好的液体摄入。应建议患者排痰时使用纸巾而不是布手帕。需要经常洗手和保持口腔卫生，有许多生理和心理上的益处。

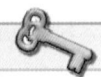

重要概念：

不能排出痰液的咳嗽可能是无用的能量消耗，会给老年人造成压力。

案例分析

B 先生,79 岁,患有慢性阻塞性肺疾病,他与 80 岁患有阿尔茨海默病的妻子在家一起生活。B 太太可以活动,并且在 B 先生的指导下可以进行日常活动;然而,B 太太的判断能力较差,需要密切监督。最近,B 先生因肺炎住院治疗,出院后需要家庭氧疗。他妻子已经回家,在他住院期间,她和一位朋友住在一起。B 先生渴望在家里照顾他的妻子,但他的能量储备很低,而且带着吸氧装置难以在屋内跟上太太的步伐。这对夫妇迫切希望留在他们自己的家里,但他们没有家人在该地区居住,他们仅受到朋友和邻居的有限帮助。

评判性思维

- 这对夫妇所面临的风险是什么? 如何能将风险降到最低?
- 能为这对夫妇提供什么帮助?

应用辅助疗法

一些草药被认为会影响呼吸健康。毛蕊花(mullein)、药蜀葵(marshmallow)、红榆(slippery elm)具有促进黏液分泌的作用并且能舒缓炎性呼吸道内膜。半边莲(lobelia)、款冬(coltsfoot)和血根草(sanguinaria)一直被用作祛痰药。芳香疗法使用的桉树、松树、薰衣草和柠檬被证明可能是有用的。在引入任何草药治疗前,护士必须研究与患者正在使用的药物有无可能的相互作用,并与医生一起讨论。

建议食用热、辣的食物(例如,大蒜、洋葱和辣椒)以开放气道,不建议食用促进黏液生成的食物,如乳制品和加工的食品。建议将维生素 A、维生素 C、维生素 E 和维生素 B_6、锌和蛋白水解酶(proteolytic enzymes)作为膳食补充剂。

受过训练的治疗师可以应用针灸(acupuncture)治疗哮喘、肺气肿和枯草热(hay fever)。 指压按摩(acupressure)在哮喘、支气管炎和肺气肿的患者身上也有一定的治疗效果。瑜伽能促进深呼吸和良好的组织氧合。罗尔夫按摩治疗法(rolfing)(采用手指、指关节和肘关节施加压力以松解筋膜粘连,调整身体平衡的方法)和推拿可以放松胸廓,改善呼吸。

越来越多的美国人使用辅助疗法预防和治疗呼吸疾病。尽管不能完全确定这些方法的疗效,护士应保持开放的心态;如果治疗对患者没有损害,并且被认为是有益,那么将辅助疗法与传统疗法结合也许能够获得更好的结果。

促进自我照护

通过吸入支气管扩张剂的形式治疗支气管哮喘和其他引起支气管痉挛的状况,如慢性支气管炎或肺气肿。问题是那些反应慢、协调性差、患关节炎或全身无力的老年人能否有效地使用这些设备,这取决于个人操纵设备和配合吸入雾化剂的能力。在给予吸入器前,必须评估患者正确使用它的能力。呼吸治疗师可以帮助患者克服具体障碍使其能够使用所推荐的吸入器设备。如果患者能够掌握所需的操作技能,应深入阅读操作指南和注意事项。患者和照顾者必须了解过度使用吸入剂对心脏的严重影响。通常情况下,一次或两次吸入足以缓解症状 4 小时。为了确保吸入器不会意外呈空无状态以及患者用药时不会出现没有药的情况,应定期评估其载药量情况,可将吸入器放置在一个盛水的碗里。当盛满药时,吸入器会下沉;当无药时,吸入器会上浮;介于二者之间的不同水平表示剩余药量的水平。

重要概念:

有效的使用吸入器需要使用者具有操纵设备和配合吸入雾化剂的能力,这对于一些老年人可能是难以完成的任务。

近来,在急症医院的重症监护病房(intensive care units)出现了依赖呼吸机支持的患者。如今,越来越多的呼吸机依赖人员在家里或在长期护理机构中接受治疗。每台呼吸机都有独特的功能,护士应寻求呼吸治疗师的指导,确保完全了解和正确使用设备。无论是在患者自己的家里还是在某个机构中,患者都需要强大的多学科支持,以满足其复杂的生理、情感和社会关怀的需求。护士在现实地评估患者和家庭照顾者掌握呼吸机相关的护理方面发挥了重要的作用。但是,应用呼吸机挽救了患者的生命,然后又将其送回到不能满足患者护理需求的家庭中,这毫无意义,并且会威胁到患者的生命。还必须特别注意呼吸机依赖患者的生活质量;可以使用咨询服务、感知刺激、表达疗法和其他资源。

提供激励

呼吸问题是可怕的,容易使人产生焦虑。具有这些状况的患者需要心理支持和安慰,特别是在呼吸困难期间。患者需要完全了解他们的疾病和治疗来帮助减少他们的焦虑。可能需要反复的激励帮助患者满足慢性疾病的需求。一些患者可能会发现他们大部分时间需要待在室内,以避免高温和寒冷的天气;有些患者可能要在外出旅行时必须学会随身携带氧气;还有些可能需要移居到不同气候的地域来缓解症状。这些生活方式的改变可能会对他们的整个人生产生重大影响。与任何慢性疾病患者一样,呼吸系统疾病患者也能在外界的帮助下带病享有最充实的生活,而不是成为疾病的囚犯。

相关研究

慢性阻塞性肺疾病患者的抑郁和睡眠障碍

Lee, H., Kim, I., Lim, Y., Jung, H. Y., & Park, H. (2011). Geriatric Nursing, 32 (6), 408–417.

这项描述性研究是为了确定患慢性阻塞性肺疾病(COPD)人群的睡眠障碍与抑郁之间的关系。被诊断为慢性阻塞性肺疾病的患者来自三家医院。他们的平均年龄为 66 岁,40.5% 的患者年龄在 70 岁至 80 岁之间。88% 为男性,大多数参与者都是已婚。

应用经检验的测量工具(流行病学研究中心抑郁量表)测量抑郁,Pokrzywinski 等人研制的 COPD 和哮喘睡眠影响量表被用于测量与呼吸症状相关的睡眠障碍。还使用了经检验的工具测量机体活动和自我效能。

研究发现睡眠障碍的患者有较高水平的焦虑和抑郁。抑郁与研究对象的经济状况、肺功能和身体质量指数无相关性。几乎没有获知对睡眠障碍的总体影响;然而,研究发现仅一个夜晚的睡眠障碍就会降低肺功能。

这项研究发现支持了筛查慢性阻塞性肺疾病患者的睡眠障碍的重要性。当注意到慢性阻塞性肺疾病患者有抑郁症状（例如，悲伤情绪、不关注自我照顾、不积极参与护理活动和不依从）或肺的症状恶化时，应认真评估患者的睡眠时间和睡眠质量。由于护士与患者有着密切的联系，关心着患者的综合需求，因此她们是理想的健康照顾专业人员，识别此类问题，协助患者预防其他的问题。

实践探究

O'Day 夫人从医院出院，你负责在接下来的两个星期每 3 天去探访她一次，协助她护理腹部切口。她有反复呼吸道感染史，经常使用非处方抗组胺药物治疗她所描述的"过敏"症状。

在第一次家庭访问时，你发现 O'Day 夫妇都 76 岁了，和他们的六只猫一起生活。房子看起来又脏又乱，宠物的浓烈尿味弥漫在整个家中。所有的软垫家具和地毯上都是是猫的毛发。

在整个访问期间，各种猫在 O'Day 夫人的大腿上爬上爬下，她出现了打喷嚏和流鼻涕的症状。

你问她，是否考虑过她的过敏问题可能与她的猫有关，她回答说："过敏可能与它们有关，但它们是我的孩子，每当需要家的流浪猫出现时我就会收留它，我难以想象与它们分开。" O'Day 先生附和妻子的观点，说："我真不该也成为爱猫人士。"

当尊重 O'Day 夫妇希望在家中养猫的心愿时，你如何强调与养猫有关的健康问题？

评判性思维能力训练

1. 年轻时自我施加和环境施加的何种风险可以导致晚年呼吸疾病的发生与发展？
2. 衰老相关的变化以何种方式影响呼吸系统疾病的发生、识别和治疗？
3. 在促进老年人呼吸健康的教育计划中你会选择哪些关键点？
4. 描述给予老年人氧疗时必须采取的防范措施。

王天龙　张波

引用资源

American Lung Association
http://www.lungusa.org

Asthma and Allergy Foundation of America
http://www.aafa.org

National Heart, Lung, and Blood Institute Information Center
http://www.nhlbi.nih.gov

Office on Smoking and Health, Centers for Disease Control and Prevention
http://www.cdc.gov/tobacco

参考文献

Centers for Disease Control and Prevention. (2012). *Lung cancer rates by race and ethnicity*. Retrieved July 12, 2012 from http://www.cdc.gov/cancer/lung/statistics/race.htm.

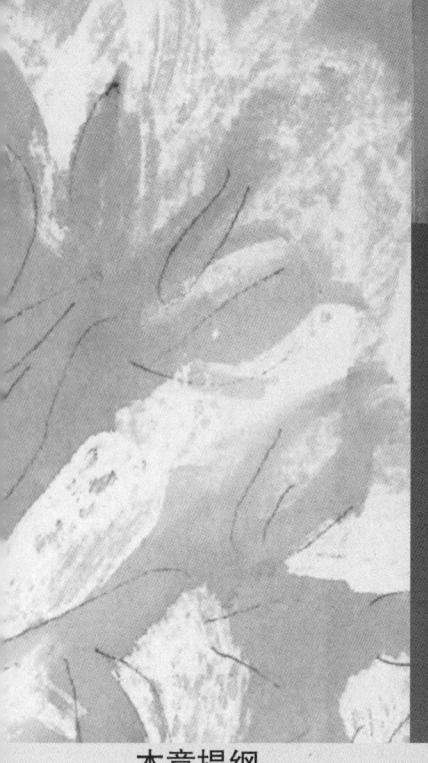

第 20 章

循环系统

本章提纲

老年人心血管健康的影响
心血管健康的促进
   合理营养
   适量运动
   禁止吸烟
   压力管理
   早期干预
   心血管疾病与女性
心血管疾病状况
   高血压
   低血压
   充血性心力衰竭
   肺栓塞
   冠状动脉疾病
   高脂血症
   心律失常
   周围性血管疾病
心血管疾病护理常规
   预防
   对患者进行相关知识宣教
   预防并发症
   促进循环
   提供足部护理
   与外周血管疾病相关的应对问题
   促进机体正常功能
   整合补充疗法

学习目标

通过本章学习,你将能够:
1. 描述老龄化对心血管健康及循环系统的影响。
2. 列出有利于心血管健康的因素。
3. 识别常见心血管疾病在老年人群中的典型特征表现。
4. 描述护理措施对心血管病患者的帮助。

术语词汇须知

心律失常:不规则的心率或节律。

动脉粥样硬化:由于血小板集聚在血管壁导致动脉变硬变窄。

霍曼斯征:通常与深静脉血栓有关,患侧腿背屈则会发生疼痛。

高血压:血压持续维持在收缩压≥140mmHg,和舒张压≥90mmHg。

机体修复:由于身体处于静止状态导致心血管功能逐渐恢复。

体位性低血压:站立 1 分钟后收缩压较平卧位时下降 20mmHg。

总的来说,针对早期诊断与治疗的技术改进和公众对于适当营养、锻炼、戒烟等重要性认识的提升,使心血管病在人群中的发生逐渐减少。预计未来因心血管疾病致死或致残的人数会有所减少。不幸的是,如今的老年人因多年不当的预防、诊断或者治疗,使心血管疾病成为致残与死亡的主因。这些复杂的因素影响着老年人的心血管系统。针对老年心血管疾病高发的情况,采取有计划的预防措施和提出潜在的护理问题显得至关重要。

老年人心血管健康的影响

随着年龄增长,由于硬化及纤维化的原因心脏瓣膜变厚变硬。主动脉扩张会发展为轻微的心室肥大,左心室壁增厚。当心脏泵血需求增加时,心肌收缩能力下降会导致心输出量减小。因此完成心室舒张充盈及收缩排空的周期活动会需要更多的时间。由于钙化作用及血管弹性的减小,老化的心脏对于血压压力感受器的敏感度将会降低。当老年人遇到一些特殊的应激情况,如剧烈运动或感染情况,这些典型的变化将会逐渐表现成为最显著的特征。

维持良好的组织健康需依靠充足的组织灌注(即血液循环于身体各部),为保证良好的组织灌注则需要动脉血压维持在一个稳定的范围。不幸的是,老年人很有可能患有改变组织灌注的疾病,如下列所见:

- **心血管疾病**:动脉硬化性心脏病,高血压,充血性心力衰竭及静脉瘤。
- **疾病**:糖尿病,癌症及肾衰竭。
- **血质不调**:贫血,血栓及输血反应。
- **低血压**:由过敏性休克,血容量减少,低血糖,高血糖或体位性低血压所引起。
- **药物副作用**:抗高血压药,血管舒张药,利尿药和抗精神病类药物。

- **其他情况**:水肿,炎症,长时间制动,低体温症和营养不良。

表 20-1 明确了与年龄增长有关的导致循环不足的危险因素的护理诊断。通过评估个体的既往史,生命体征,身体检查,记录症状与体征,护士可评估出老年人的组织循环情况。框 20-1 列出了组织灌注无效的适应证。

护理诊断

表 20-1　老龄化和循环负荷的危险因素

产生原因	护理诊断
血管弹性减小	周围组织灌注无效
外周血管阻力增加	活动无耐力
冠脉血流量减少	有心脏组织灌注不足的风险
组织摄取动脉血氧比例减少	有组织灌注不足的风险
心血管对肾上腺素刺激的反应性减小	活动无耐力

框 20-1　组织灌注无效的表现

低血压。
心动过速,脉搏细速。
跛行。
水肿。
四肢毛发脱落。
组织坏疽,淤积性溃疡。
呼吸困难,呼吸加快。
苍白,皮肤发冷。
发绀。
尿量减少。
谵妄(意识水平与认知发生改变)。
躁动。
记忆障碍。

心血管健康的促进

心血管系统的改变多与生活方式及饮食方式的改善有关，因此所有护士都应把预防各年龄段患者的心血管问题作为一个重要目标。护士应协助患者提高其健康状态和功能，帮助年轻人和老年人明确心血管疾病的危险因素并降低其发生率。最重要的是要加强指导患者养成正确的饮食习惯，适当进行运动，避免吸烟，学会压力管理并在恰当时候进行早期干预。

合理营养

饮食可以提供全天的营养需求，维持一定身高和年龄的人的体重控制在一个理想范围内，有利于控制胆固醇的摄入量。框 20-2 列出了一些可减少心血管疾病风险的综合膳食指南。一些营养补充剂也有助于维护心血管健康（框 20-3）。

框 20-2　减少心血管疾病危险因素的膳食指南

- 减少油炸食品、动物性脂肪、部分氢化脂肪的摄入，注意那些可增加脂肪与热量的快餐。
- 增加多种碳水化合物与纤维素的摄入。食用非精制的全谷物食品，如全麦粉、燕麦片、黑麦、大麦、玉米、爆米花、糙米、野生稻米、荞麦、小麦（碾碎的干小麦）、小米、藜麦和高粱。
- 维持理想范围的热量摄入，减少低营养食物的使用。
- 使用单不饱和油类（如菜籽油、冷榨橄榄油），含 ω-6 的油类（如黑加仑油，月见草油）。至少一周两次。
- 食用富含 ω-3 脂肪酸的鱼类（如三文鱼、鲑鱼和鲱鱼）。
- 减少红肉、糖类和精加工食品的摄入。
- 限制酒精类饮料。

框 20-3　对心血管有益的营养补充剂

维生素 B_6：有效防止同型半胱氨酸诱发胆固醇氧化，防止心脏病和中风的发生。

维生素 B_{12}：降低同型半胱氨酸含量水平。

叶酸：对同型半胱氨酸进行完全代谢。

维生素 C：防止羟胆固醇生成，保护动脉管壁完好。

硒：减少血小板聚集。

镁：有助于扩张动脉促进循环，可防止血管钙化，降低胆固醇，增加高密度脂蛋白（HDL），抑制血小板聚集。

钙：可降低总胆固醇含量及抑制血小板聚集。

铬：降低总胆固醇及甘油三酯（特别与烟酸合用时），增加高密度脂蛋白含量。

钾：可降低抗高血压药与利尿药的依赖性。

鱼油：可减少冠心病的死亡，降血压。

*最好是从饮食中获取必须的维生素和矿物质，而不是通过营养补充剂。

Dean Ornish 医生提出了一份饮食计划，不仅可起到预防作用，还可逆转心血管疾病的发展（Ornish，2005，2008）。

对心血管病有逆转性的饮食方案如下：
- 从脂肪中摄取的热量要小于 10%，并且其中饱和脂肪含量要极少。
- 摄入高纤维食品。
- 除了脱脂牛奶和乳酪外禁止一切的油类食品和动物制品。
- 禁止摄入咖啡因和其他兴奋剂。

- 允许但是不鼓励每天摄入含酒精饮品，酒精含量少于 2 盎司 /d。
- 无热量限制。

　　Ornish 的预防性饮食方案是为一些胆固醇水平低于 150mg/dl 或总胆固醇与高密度脂蛋白比值小于 3 的未患心脏疾病的患者准备的。与逆转性饮食方案类似，差不多有 20% 的热量是来自脂肪外。（除了饮食上的变动，Ornish 医生还提倡适当运动，增加性生活，松弛身心和其他健康的活动。）

　　近年来，Ornish 的饮食理论一直饱受争议。由于过于严格的限制脂肪量，人们通过限制脂肪摄入来消耗掉多余的碳水化合物，反而促进了脂肪量的提高。尽管该理论饱受争议批评，很多人也认为欧尼斯所提出的限制性饮食理论难以在长期基础上得以实施，但是坚持减少脂肪和刺激物摄入，增加膳食纤维和锻炼，进行有效压力管理等持续性饮食及生活方式的改变定会使人们走向正确的方向。

思考题：

　　你现在的饮食方式会增加你的心脏疾病的风险吗？如果是，什么因素会成为你的饮食模式向素食化转变的障碍？你该如何克服这些障碍？

　　合理的营养是预防高脂血症的重要因素，而高脂血症是导致心血管疾病的高危因素。在过去的几十年里，许多人愈加了解到中年人胆固醇水平降低与心血管和脑血管事件的联系。虽然对于高龄者益处的研究尚有不足，但是减少胆固醇摄入量仍旧是一项积极的实践。（见本章后讨论）改变生活方式来降低胆固醇还可以帮助人们避免使用胆固醇药物，尽管他们所得到的益处会产生相应副作用，例如，肌肉疼痛、乏力、疲劳、勃起功能障碍、记忆丧失、灼烧感以及手脚刺痛等症状。

适量运动

　　汽车、电梯、现代家电等体力需求较少的工具导致了一个更为久坐不动的亚健康生活方式。例如工作日不运动，周末用打扫房间、整理院子和体育活动来打发时间。合理安排的每周运动很有必要，它对心血管功能也有益处。缺乏体育锻炼，被称为身体失调。身体失调会加剧多数老年人将会面临的年龄性功能下降。幸运的是，我们发现经常锻炼的中年人功能性下降速度较慢，并且心血管状态会得到改善。护士可以鼓励不喜欢花时间进行锻炼项目的人群，让他们在日常活动中最大限度地提高锻炼的机会（例如，用楼梯代替电梯，经常在远处停放车辆，或亲自走到当地报刊亭购买报纸而不使用快递送达）。减少心血管疾病风险的推荐运动为：每周至少 5 天，每次 30 分钟的中度体力活动或每周至少 3 天，每次 20 分钟的剧烈运动。

重要概念：

　　除了传统的有氧运动、力量和平衡练习，瑜伽和打太极拳对于增强体内循环也是很好的方式。

禁止吸烟

　　虽然许多烟民都知道吸烟的健康风险，但是改变习惯却是相当困难。为此，除了被告知禁止吸烟外，人们需要更多的帮助。人们需要通过戒烟项目获得大量的支持和帮助。针灸被证明对于部分戒烟人群是有帮助的。即使患者在尝试戒烟过程中经历过多次失败，但是下一次的尝试便有可能成功而且应该受到鼓励。除了避免吸烟本身，护士可以指导人们减少接触二手烟，因为二手烟也对身体有危害。

压力管理

压力是正常生活中的一部分。护士可以教会人们辨别生活中的压力,他们对于压力不同的反应,以及他们如何更有效地管理压力。对于所有人来说,放松练习,瑜伽,冥想,以及其他各种减压活动都是有益的。

老年护理人员知道,相较于在晚年改变老年人的生活或者应对老年疾病来说,年轻时建立的良好健康生活习惯更加简单有效。

 重要概念:

老年心血管健康始于年轻时的积极健康的生活习惯。

早期干预

调查研究阐明了人们可以建立一个有利于健康的心脏。一日服用一片阿司匹林是一种很好的预防措施,因为低剂量的阿司匹林能够降低心脏病发作的风险。每日服用 75~81mg 阿司匹林剂量足以很好地预防心脏病,也有研究显示 30mg 低剂量已经足够了(Campbell, Smyth, Montalescot & Steinhubl, 2007)。研究证明,一周至少 3 天或 4 天饮酒的人心肌梗死(MI)风险会降低,表明少量饮酒可能是有益的(Klatsky udaltsova, 2007; Leighton & urquiaga, 2007 年)。当然,多种营养补充剂对心血管健康是有帮助的。虽然我们需要充分了解这些干预措施的影响,因此在这一点上,成年人每日小剂量服用阿司匹林,每天补充多种维生素和适量享受低度酒精饮料,有利于预防所有年龄段心血管疾病的发生。

对于有心脏病风险的人来说,另一项预防措施是进行 C 反应蛋白的筛查(框 20-4)。

心血管系统的综合评价不仅用于识别疾病的迹象,而且用于了解患者的生活习惯从而有助于治疗心血管疾病(评估指南 20-1)。在评估过程中,护士确定实际及潜在的问题,并提出相应的护理诊断。护理诊断表 20-2 列出了与心血管疾病有关的护理诊断。

框 20-4　C 反应蛋白筛查的重要性

随着人们逐渐意识到甲状腺功能亢进症、帕金森病和血液中的炎症可导致心肌梗死,美国心脏协会和中心疾病控制和预防所推荐给中度危险的心脏病患者使用 C 反应蛋白(CRP)筛查(RIder, 2003 年)。C 反应蛋白是一种炎症标志物,比低密度脂蛋白胆固醇(低密度脂蛋白)预测心血管事件准确度更高。我们建议使用两种 C 反应蛋白(CRP)筛选方法,通过较低值或平均值来测定血管风险。由于 C 反应蛋白的水平是稳定的,很长一段时间都不会受到食物摄入量的影响,并且几乎没有昼夜变化,也没有必要获得空腹血样本进行 C 反应蛋白的评估。与标准胆固醇筛查的成本相比,C 反应蛋白检测的成本是相当符合成本效益的,可以避免严重的并发症和死亡。

C 反应蛋白水平 >3mg/dl,低密度脂蛋白胆固醇 <130mg/dl 的人群是高风险群体,建议该群体遵循成人治疗组生活方式干预方案 III。C 反应蛋白和低密度脂蛋白在 130mg/dl 和 160mg/dl 的人群是全风险升高人群,建议应严格坚持遵守目前的治疗指南。升高的 C 反应蛋白和低密度脂蛋白水平 >160mg/dl 的人群可能需要药物治疗和密切监测治疗计划。

显著升高的 C 反应蛋白水平可能与系统性炎症的其他原因有关,如红斑狼疮或心内膜炎,因此额外的诊断测试是必要的。

评估指南 20-1
心血管功能

心血管疾病的隐匿型和非典型性症状为其早期诊断增加了难度，而心血管疾病引起的微弱不适很容易被误认为是由其他健康问题（如消化不良和关节炎）引起的。因此，医师对病患的详细询问和观察在判断病症和防止漏诊方面有重大意义。

在与病患交流过程中，若患者自述双足发凉怕冷，经常麻木，并有小腿灼热感，或是起身时眩晕，医师须意识到这些是周围血管功能失调的症状。这些患者往往行动缓慢，时常揉搓双腿，或者不愿穿鞋。观察到此类现象可进一步确定周围血管疾病。

整体观察

在护士一开始接触患者的时候就可以开始进行心血管疾病健康评估，对患者心血管疾病潜在症状的观察应当注意以下几方面：

- 皮肤颜色：注意皮色苍白，这可能是心血管功能失调的症状。
- 身体能级：注意疲劳度和能耐受的活动量。
- 呼吸模式：注意患者在移动、改变姿势和讲话时的呼吸，老年患者急性呼吸困难可能是心肌梗死的症状之一，应立即采取医疗救护。
- 指甲状况：检查甲床的颜色、形状、厚度、弯曲度和其他标识，这些都可以成为疾病预兆。指甲干厚可能意味着患者患有心血管疾病。检查指甲按压：循环功能不全会导致指甲在被按压变白后很久不恢复血色。严重的心血管疾病会引起杵状指（趾）。
- 血管状态：检查四肢、头颈部的血管状态，注意静脉曲张，以及血管上方肤色呈红色。

- 四肢毛发：循环功能不全也会导致脱发。
- 水肿：脚踝和手指肿胀常常是心血管功能失调的症状。
- 精神状态：脑循环不足会造成精神状态混乱；评测认知功能和意识水平。

当面交谈

面谈应包括功能、体征和症状的回顾。问有关下列主题的问题：

症状

询问关于头晕、轻头痛、水肿、冷四肢、心悸、停电、呼吸困难、咳嗽、咯血、胸部疼痛，或不寻常的感觉，胸部、颈部、背部或脚。以下例子有助于在特定的问题中使用："你有没有感觉胸部有压迫感？""你是否曾经大汗，呼吸困难，胸部有不寻常的感觉？""你有没有觉得戒指和鞋子在一天中变紧了？""在你躺着的时候有没有感觉到房间在旋转？"当症状出现时候，我们应探索症状出现的频率、持续时间和管理措施。

有一些患者可能会出现与血管问题相关的症状。然而其他人可能并不知道，如头晕、皮肤鳞屑、水肿，或变色的症状可能与外周血管疾病有关；因此，问题具体化是关键。通过提问来获得信息，如以下所示：

- "你的胳膊和腿会变冷或者感觉麻木吗？"
- "你的腿会出现黑点或褥疮吗？"
- "在你走路或站立的时候你的腿会感觉疼痛或者肿胀吗？"
- "你曾经有没有感到头晕，轻微头痛或者头脑困惑的时候？"
- "你的一条腿比另一条腿粗吗？"

功能变化

在患者已经注意到身体或精神功能变化的时候询问：

- "你有没有注意到你的走路、工作或照顾自己的时候有什么变化或者困难？"
- "你有没有精神出现恍惚的时候？"
- "你最近有没有活动受限制或生活方式改变？"

生活方式

- "你多久锻炼一次，多长时间，做什么类型的运动？"
- "你的饮酒习惯是什么样的？"
- "你使用什么补充剂（维生素、草药和顺势疗法）？"
- "你如何来促进健康（例如，每日服用一片阿司匹林和特殊饮食）？"

体格检查

- 从头到脚检查患者，应注意红肿刺激区域及血管扩张、水肿、苍白等表现。甲床的黄化现象提供了与循环有关的信息。四肢检查应包括脉搏跳动、四肢温度及观察腿毛的分布。
- 评估桡动脉顶端脉搏通常显示范围在60~100 次/min。需要记住的是老年人的心脏需要较长时间从压力中恢复；因此，心动过速可能被检测到是由于发生在几小时前的压力导致的。如果发现老年人出现心动过速，可几个小时后重新评估。
- 通过评估平卧位、坐位、和站立位时的血压来确定体位性低血压的存在（图 A）；汞柱位置下降大于 20mmHg 具有重要意义。

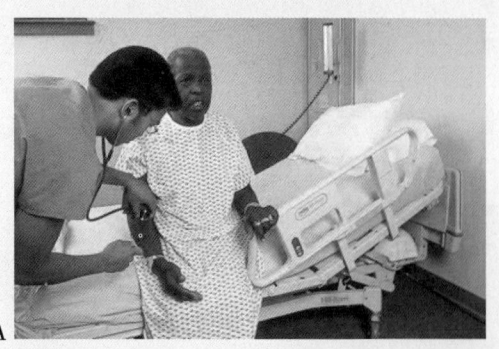

A

- 通过听诊来评估震颤和杂音。通过触诊心尖搏动强点来识别心界，它能提示很多问题，比如左心室肥大。测量颈静脉压。
- 触诊双侧脉搏，评估血管壁状况、速度、节奏、质量、双侧对称性：
  - 颞浅动脉脉搏，仅有的可感知到的头部动脉，位于耳朵前部，经颞骨，有很多分支。
  - 肱动脉脉搏位于肱二头肌和肱三头肌的沟之间；如果怀疑动脉供血不足通常应触诊。
  - 桡动脉脉搏是肱动脉的分支，桡动脉从前臂延伸到的桡侧腕关节并且在腕关节的屈肌表面被横向触诊。
  - 尺侧脉搏也是肱动脉分支，尺骨动脉分支从前臂延伸到尺骨侧腕关节并且如果怀疑动脉机能不全则通常应触诊。
  - 股动脉脉搏；股动脉触诊在腹股沟韧带中段髂前上棘与耻骨结节之间。
  - 腘窝脉搏位于膝盖后方；腘动脉是股动脉的延续。心悸时让患者屈膝有助于定位此脉搏。
  - 可感知的胫后脉搏在内踝的下后方。
  - 足背动脉触诊在足背内侧两个肌腱之间的沟内，与胫后脉搏一样可先天缺失。
- 脉搏评分在 0~4 之间：
  - 0= 无脉搏。
  - 1= 纤细的，易被压力影响的脉搏。
  - 2= 难触诊，易被压力影响。
  - 3= 正常脉搏。
  - 4= 强大的，洪脉，压力无法影响。

  通常情况下，用简笔画来记录不同地方的脉搏性质（图 B）。
- 评估脉搏时，可检查出血管静脉炎的表现，包括泛红、压痛和静脉水肿。有时明显的

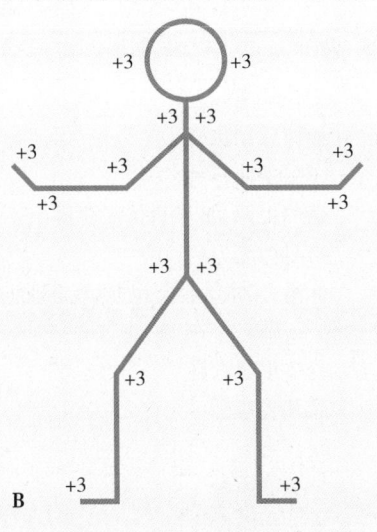

炎症表现并不会体现出来,主要可以提示静脉炎存在的就是通过触诊检测到血管的压痛。霍曼斯征阳性(即患侧腿背屈则会发生疼痛)也可伴随腿部深静脉炎产生。

- 检查腿部变色、脱毛、水肿、皮肤脱屑、苍白、损伤的情况及出现曲张的静脉。
- 通过触摸皮肤表面不同区域,评估皮肤温度。
- 确保患者近期做过心电图及对胆固醇和C反应蛋白的血液筛查。
- 脑循环改变可引起认知功能损害,因此,精神状况评估可为循环问题提供有价值的信息。

护理诊断

表 20-2 心血管问题相关护理诊断

产生原因	护理诊断
氧运输不足,循环不畅,电解质平衡紊乱,卧床,疲劳,药物影响,对自身伤害的恐惧	活动无耐力
自我概念的改变,对手术及诊断的未知,住院治疗	焦虑
卧床,用药,饮食,应激,制动,体液不足,疼痛,医院环境	便秘
心动过缓,心动过速,充血性心力衰竭,心肌梗死,高血压,肺心病,应激,用药	组织灌注无效
血管痉挛,闭塞,静脉炎,痉挛,诊断性测试,手术,体位不佳,用力	急性疼痛
患者与家人分离,知识缺乏	家庭运行中断
住院治疗,丧失活动能力,恐惧的影响	社交孤立
患者的疾病;经济情况,体格检查,对疾病的心理负担住院治疗;角色转换	家庭运行中断
功能改变,残疾,手术,疼痛,知识缺乏	恐惧
腹水,血容量减少,厌食	体液不足
心输出量减少,液体摄入过多,相关静脉淤滞	体液过多
身体功能及生活方式改变,疼痛	慢性自尊心低落
知识缺乏,自主性丧失	无效的健康维护
残疾,疼痛,疲劳	持家能力障碍
氧运输不足,侵入性手术,用药	有感染的危险,有废用综合征的危险
循环不畅,疲劳,制动,疼痛,用药	有受伤的危险

产生原因	护理诊断
不熟悉的诊断性测验、诊断、治疗、饮食、无效的处理,否认	知识缺乏
疼痛、疲劳、卧床、水肿、用药	躯体移动障碍
知识或技能缺乏,信念和实践与规定的计划有冲突,存款不足	不依从性行为
厌食,抑郁,应激,用药,拒绝接受规定的饮食,焦虑	营养失调:低于机体需要量
丧失日常活动能力,知识缺乏,住院治疗	有身体无力的风险
制动,疼痛,水肿,疲劳	沐浴/穿衣/喂食/如厕等自理能力缺陷
身体功能改变,新的诊断,住院治疗,制动,疼痛	身体形象紊乱
代谢变化,氧运输不足,用药,制动,疼痛,应激医院环境	感知觉紊乱
疼痛,疲劳,恐惧,焦虑,抑郁,用药,住院治疗,知识缺乏	性功能障碍
水肿,制动,氧运输不足	皮肤完整性受损
氧运输不足,制动,住院治疗,疼痛,焦虑,停滞状态,用药,抑郁	睡眠型态紊乱
电解质代谢平衡紊乱,用药,焦虑,抑郁	有突发性意识障碍的危险
心输出量减少,心肌梗死,心绞痛,充血性心力衰竭,高血压,血管收缩,低血压,制动,用药	有心脏组织灌注不足的危险,有组织灌注无效的危险
利尿剂,卧床,医院环境,焦虑	排尿困难

心血管疾病与女性

随着年龄的增长,女性心血管疾病的患病率在开始增加,影响到近34%的45~54岁的女性,以及近70%的65岁以上女性。每年因心血管疾病死亡的女性人数是乳腺癌的12倍,但却没有被女性看作是巨大的生命威胁。女性常常忽视心血管疾病征兆,主要是因为出现在女性身上的症状没有男性明显,在寻求评估中,这种延迟会导致疾病在得到诊断和治疗前发展至更为严重。所有年龄段的女性都需要接受心血管疾病风险和提高心血管健康方法的教育。此外,在日常评估中,妇女应询问与心血管疾病相关的症状,有助于发现被忽视的症状。

心血管疾病状况

高血压

高血压的发病率随着年龄的增加而增加,它是老年人最常见的心血管疾病,是老年护士普遍遇到的问题。许多老年人血压高的原因是老化血管收缩造成的外周阻力升高。甲状腺功能亢进、帕金森病、佩吉特病、贫血、硫胺素缺乏也可导致高血压。

个体的收缩压≥140mmHg,舒张压≥90mmHg被认为患有高血压。一些医生遵循保守的方式,直到收缩压超过160mmHg,舒张压超过90mmHg才会给予药物治疗。护士注意,应多次评估患者在站立位、坐位及平卧位时的血压。记录下测血压前的焦虑、应激或活动情况,因为这些因素会导致血压的一过性升高。对于血压正常的个体来说,在医生检查前或准备与医务人员谈话前出现的焦虑通常也会导致血压升高。

若出现觉醒时有轻微的头痛,记忆障碍,定向障碍,混乱,鼻出血并伴有缓慢的震颤等症状,则有可能患有高血压。这些症状的出现伴有血压升高通常就是治疗的指征。老年高血压患者通常被劝说要休息,减少钠盐摄入,如果有必要还要减重。强力药效的抗高血压药并不鼓励作为老年患者的治疗方法，因为会出现突发性血压下降的危险。护士应观察这些可反映血压的体征，避免出现患者血压过低而无法满足其需求的情况。例如头晕、意识混乱、晕厥、躁动和嗜睡。也可能会出现血尿素氮升高的现象。护士应留心这些体征并将其传达给医生。在老年高血压患者的管理中，最大的挑战就是既要维持血压在一定高度来提供适宜的血液循环，又要保持在足够低的水平防止相关严重并发症的发生。

高血压患者的合理治疗方案依旧存在争议，因此，老年高血压患者应接受各种不同的疗法，而非只接受降压药治疗。可用于治疗高血压的药物包括利尿剂、β受体阻滞剂、钙通道阻滞剂和血管紧张素转换酶抑制剂。因为抗高血压药产生副作用的风险更大，所以应尽可能让老年患者使用非药物治疗法来降低血压。生物反馈治疗、瑜伽、冥想和松弛练习被证明对降低血压是有效的（Yeh, Davis & Phillips, 2006）。但是事实上，对于轻度高血压治疗来说，相较于使用处方药，国立卫生研究所更推荐冥想法（Astin, Shapiro, Eisenberg & Forys, 2003）。鱼油补充剂可降低高血压患者的血压。对于中老年女性来说，更多的摄入全谷物类食品可减少患高血压的风险，在高血压及心血管并发症的一级预防中，增加全谷物类食品的摄入可发挥其潜在的作用（Wang et al., 2007）。一些草本植物也具有降压效果，包括大蒜、山楂果、萝芙木碱和小长春花。反之，其他的草本植物如人参和甘草若经常服用则会导致血压升高。使用这些药草时应强调、评估其对血压的影响十分必要。

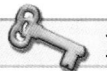 **重要概念：**

生物反馈、瑜伽、冥想和放松练习对降血压是非常有效的。

低血压

在起身或站立 1 分钟后，收缩压较平卧位时下降等于或超过 20mmHg，即称为直立性低血压；在餐后 1 小时血压若出现类似下降，则是餐后低血压。各种研究表明，许多老年人都有相关直立性低血压或餐后低血压的问题，这是由于血管活性药物摄入增加以及生理功能下降引起的，如中心血管反应性（Frishman, Azer & Sica, 2003）。这对于年龄相关性变化是次要的，例如：钝化的压力感受器介导的心率对低血压，高血压刺激，以及存在的影响心脏的疾病的反应。餐后低血压也与餐前吃降血压的药物或餐中摄入大量的碳水化合物有关（可以通过餐后饮用一杯含咖啡因的饮料来预防）。低血压对于老年人来说有很大的危害，会增加发生跌倒、中风、晕厥和冠状动脉并发症的风险。

充血性心力衰竭

充血性心力衰竭的发病率随着年纪增长而显著增加，这也是导致老年人住院的一个主要原因。这在患有动脉硬化性心脏的老年患者中是一个潜在的并发症；对患有心肌梗死的老年人有很好疗效的溶栓药物会增加发病率。冠状动脉疾病是导致大多数充血性心力衰竭案例的原因，其次是高血压；其他可以引起老年人发生充血性心力衰竭的风险因素包括糖尿病、血脂异常、睡眠呼吸障碍、蛋白尿、贫血、慢性肾脏疾病，使用非法药物，久坐不动的生活方式和心理上的压力。由于一些增龄性变化，这个问题在老年人中很常见，比如弹性变弱和血管管腔大小，以及血压上升阻碍心肌的血液供给。心脏储备的减少限制了心脏承受疾病或损伤的能力。

患有充血性心力衰竭的老年患者的症状包括劳力性呼吸困难（最常见的病症）、混乱、失眠、夜里徘徊、焦虑、抑郁、厌食、恶心、虚弱、气短、端坐呼吸、哮喘、体重增加，以及双侧脚踝水肿。听诊中，可以听到肺部湿啰音。

护士应立即向内科医生报告检查到的症状及体征。

历史记录和休检可以协助确认患有充血性心力衰竭的诊断。纽约心脏协会将充血性心力衰竭分为了四级,有利于将疾病的严重程度分类并指导治疗（纽约心脏协会允许在未经许可的情况下引用这种分级系统）：

- 一级：无活动受限。
- 二级：症状显示可以进行普通的身体活动；但避免常见的激烈运动。
- 三级：症状显示尽量减少日常活动；限制体力活动。
- 四级：症状显示需要卧床休息。

对充血性心力衰竭老年患者的管理模式基本上与中年患者的管理相似,通常包括卧床休息、血管紧张素转换酶抑制剂、β受体阻滞剂、洋地黄、利尿剂和减少钠摄入。患者允许坐在床边的椅子上；通常不鼓励完全卧床休息,因为长期卧床会导致血栓以及肺淤血。护士需要协助患者坐到椅子上,并且在患者坐着时要观察是否有疲劳、呼吸困难、皮肤颜色变化以及水冲脉的迹象。

水肿和营养不良会伴随这种疾病,而且随着年龄增长,皮肤变得更为脆弱,使得患者皮肤损伤的风险变得更大。定期的皮肤护理和频繁的变换体位是必不可少的。充血性心力衰竭是一个可怕的,常复发的疾病,需要经常安慰,以及情感支持。护理计划 20-1 提供了一个基本的照顾老年心力衰竭患者的护理计划。

护理计划 20-1

老年心衰患者

护理诊断： 活动无耐力　与心输出量减少,疼痛,呼吸困难,疲劳有关

护理目标	护理措施
患者可在无疼痛、呼吸困难或心律不齐的情况下进行适当活动	<ul><li>评估患者日常生活能力,注意患者做不同程度活动时出现的症状</li><li>尽量避免安排患者同时进行重体力活动（如淋浴,诊断性测试,理疗）；有计划性地在活动前后休息</li><li>与医生协商为患者制订逐步增加活动量的计划；监测患者反应并做出相应的活动调整</li><li>按需求及规定给氧,用鼻导管而非面罩给氧,因为面罩可增加患者的焦虑且不能针对患者的脸型有很好的密封性（需知晓可能是低流量给氧或长期低氧状态的患者禁忌高流量给氧）</li><li>预防并控制疼痛,留意老年患者有关疼痛的特殊临床表现（如精神状态的改变,恐惧,主观功能量的改变）</li><li>评估患者休息与活动时的生命体征,注意心排出量减少时的体征（如血压下降,脉搏增快）</li><li>遵医嘱通过心电图或遥测术监测心律</li><li>按规定管理抗心律失常药物,监测患者反应</li><li>注意患者精神状态的改变可提示脑组织缺氧的情况（如混乱,躁动,意识水平下降）</li><li>为适应活动耐力做转移注意力的活动</li></ul>

护理诊断: 有皮肤完整性受损的危险　与水肿及组织循环不畅有关

护理目标	护理措施
患者不发生压疮及其他皮肤受损	■ 在明显出现压力之前,评估患者能够保持一个体位姿势的时间,制订一个个性化的更换体位的计划表 ■ 使用羊皮垫、软垫和其他保护性措施 ■ 保持皮肤的清洁与干燥 ■ 确保患者摄取充足的饮食;必要时咨询营养专家制订饮食计划

护理诊断:

液体过多　与心脏射血量无效有关

营养失衡:低于机体需要量　与食欲下降、呼吸困难、饮食限制、治疗副作用有关

护理目标	护理措施
患者需在不增加心脏负荷的前提下维持水电解质平衡,患者应摄入充足的营养素以满足身体的代谢需求	■ 给患者每天量体重(固定每天测量的时间,固定测量时衣服的数量,固定体重秤);在与饮食无关的情况下,体重变化超过 1.5kg 时需要记录并汇报 ■ 检查四肢,眶周区域,骶骨水肿;颈静脉怒张 ■ 在患者坐位时抬高其肢体 ■ 遵医嘱使用静脉曲张袜或松紧带,每 8 小时脱掉 10 分钟并观察皮肤 ■ 确定患者能遵医嘱限制液体和钠盐的摄入,必要时进行宣教 ■ 记录出入量 ■ 与营养师协商关于患者的饮食限制,并应参考患者的饮食意见 ■ 按规定管理利尿剂;观察患者水电解质失衡的体征;必要时进行宣教 ■ 监测尿比重和实验室检查(如血尿素氮,肌酐,电解质) ■ 指导患者识别并复述出病情恶化的症状(如踝部水肿,纳差,体重增长,呼吸短促)

护理诊断: 知识缺乏:缺乏生活方式改变及充血性心力衰竭相关护理的知识

护理目标	护理措施
患者能描述出护理需求及自我护理方法 患者能够最大限度地展示出自我照顾的内容	■ 评估患者学习需求 ■ 与会诊小组商议有关患者饮食、推荐液体摄入量、活动、用药、锻炼计划及各种注意事项 ■ 教会患者如何分配一天中的休息与活动的时间以减少心脏负荷 ■ 复查时,患者应明确并汇报是否出现如下症状:包括体重在一天或几天内增加≥1.5kg,疲劳虚弱感加重,头晕、昏厥或感到虚弱、水肿、呼吸短促、可耐受的活动后呼吸困难、咳嗽、胸痛、腹痛腹胀、出血、瘀伤或呕吐 ■ 必要时求助社会资源(如后援团体,健康烹饪课堂) ■ 提供医生、病案管理员及其他相关联系人的电话号码

重要概念：

患有充血性心力衰竭的患者，因为其水肿的体质和营养不良的组织，使他们皮肤损伤的风险很高。老年人脆弱的皮肤增加了这一风险。

肺栓塞

肺栓塞在老年人中发病率很高，因此检测和诊断这个年龄段的人很有挑战性。易患此种疾病的患者经常患有骨折、充血性心力衰竭、心律失常，伴有血栓形成病史以及营养不良，这些都是在高龄人群中的常见问题，也会诱发肺栓塞。观察的症状包括意识混乱、恐惧、呼吸困难、轻微的体温升高、肺炎和红细胞沉降率升高。老年患者可能不会感觉到胸痛，这是由于疼痛感觉发生改变，或是痛感被归于其他已经存在的病痛上了。肺部扫描或血管造影可以用来确认诊断该栓塞的位置、大小和程度。对于老年肺栓塞患者的治疗与年轻患者的治疗并没有很大的区别。

冠状动脉疾病

冠状动脉疾病又称为缺血性心脏病，高年龄段高发，所以患此病的人大多都在70岁以上。

心绞痛

中老年人心肌缺血与非典型心绞痛症状不同，疼痛会扩散但没有青年人描述的那样严重。症状一为胸下肋骨不适，尤其在劳累和暴饮暴食后会频繁出现。这种类型的疼痛描述和疼痛发作与吃饭之间的关系可能使患者和医疗专业人士认为是消化不良。这种情况发展下去患者可能出现心前区疼痛并延伸到左胳膊。其他症状包括咳嗽、晕厥、劳累出汗和神志不清。

心绞痛综合征多年的复发可导致心肌坏死和纤维化小区域的形成，并最终导致弥漫性心肌纤维化发生，致心肌虚弱和充血性心力衰竭发生的潜在风险。

硝酸甘油可以有效地预防和治疗心绞痛发作。服用硝酸酯类制剂后老年人更容易出现直立性低血压，这是由于血管舒缩和压力感受器反应降低造成的。因为这种药物可能会导致血压下降，因此用药剂量要低。护士提醒患者服用药物后坐下或者躺下，以防止发生晕厥而跌倒。为了防止吞咽药片吸收不好，患者在服药后的几分钟内不应吞咽唾液。老年人使用长效硝酸酯类药物通常没有规定。

为了防止心绞痛症状，护士应该教导和帮助患者避免可能加剧病情的因素，如吹冷风、情绪紧张、剧烈活动、贫血，心动过速、心律失常和甲状腺功能亢进。针灸可以减少某些患者心绞痛发作的频率和严重程度，并且这是个可实行的因素。由于心肌梗死所致疼痛类似于心绞痛的疼痛，患者用硝酸甘油不能缓解疼痛，应通知医生和护士。患者病历中应记录导致心绞痛的诱因、疾病的性质，患者对疼痛的描述，缓解方法，服用的硝酸甘油的用量。有关减少风险因素的宣教与支持可以补充护理计划的内容。

重要概念：

一些心绞痛发作可以通过一些方法避免，如避免吹冷风、情绪紧张、剧烈运动、贫血和心动过速。

心肌梗死

心肌梗死常见于老年人，尤其是有高血压及动脉硬化病史的男性。由于症状不典型，没有痛感，因此老年人心肌梗死的诊断可能被延误或者遗漏。症状包括放射至左臂、整个胸部、颈、颌和腹部的疼痛；麻木的手臂、颈部和背部；皮肤苍白、血压下降、晕厥、呼吸急促、咳嗽、低烧；白细胞沉降率升高。护士应该注意观察排泄问题，因为随着病情发展可能会存在部分或完全无尿的情况，如果不及时治疗可能出现心律失常，进而发展为房颤和死亡。

心肌梗死治疗的发展趋势是患者被限定在完全卧床的时间减少，患者可在床边或沙发上休息代替完全卧床。应该帮助患者在椅子上进行轻微的活动，提供扶手可避免患者紧张，这样不仅有助于预防许多活动不便引起的并发症，也可防止肺血管的压力升高，从而降低心脏的负荷。

鼓励心肌梗死患者早期步行运动。通常情况下，轻微的心肌梗死患者允许下床进行短时间走动，下床运动对心脏有益（使用便桶比使用床上便盆有助于减轻心脏负担），可预防因制动引起的并发症。

溶栓是常用的治疗方法，因为老年人更容易发生脑出血和肠出血，因此护理中仔细观察是否有出血现象。护士应该警惕肺水肿和充血性心力衰竭等老年患者潜在的心肌梗死并发症的发生。同时注意持久性呼吸困难、发绀、血压降低、体温上升、心律失常，这些症状可以反映出患者康复中的问题，应及时引起医生的注意。

有研究证明健身有利于冠状动脉疾病患者改善心脏功能，减少缺血发作，减少并发症的风险，提高控制疾病和恢复健康的意识。散步、游泳、骑自行车是适合老年人的有氧运动形式。激烈运动并非不能选择，但在运动时心率的控制面临巨大挑战。所有运动开始前都应该进行 5 分钟的热身，结束时进行 5~10 分钟的身体放松。护士应该建议患者在健身前获得医疗评估并进行运动测试，通常，运动期间的心率应保持在最大心率的 70%~85%。

> **重要概念：**
>
> 老年人冠状动脉疾病的健康项目能够改善心脏功能、降低缺血性发作、减少并发症的风险、提高患者幸福感与控制疾病的能力。

高脂血症

随着年龄增长，冠状动脉疾病的风险与总胆固醇的增高相关，这主要是因为低密度脂蛋白（LDL）不断增加。除了年龄外，老年人可能引起脂蛋白失调的因素包括糖尿病不受控制、甲状腺功能减退、尿毒症、肾病综合征，或使用糖皮质激素、噻嗪类利尿剂或其他增加风险的药物。

诊断

患者评估应该包括完整的血脂情况，而不是血浆总胆固醇水平。因为胆固醇值会随着时间变化而改变，不能根据单一的实验值做诊断。甘油三酯水平对食物非常敏感，因此要求患者在测试前 12 小时禁食。高密度脂蛋白正常值在 60mg/dl 以上；甘油三酯边界值在 200mg/dl，大于 240mg/dl 则较高。冠心病或糖尿病患者的低密度脂蛋白建议低于 100mg/dl；对于没有冠心病和糖尿病，但有两个或以上冠状动脉危险因素的患者建议低密度脂蛋白低于 130mg/dl；对于不存在风险因素的未患冠心病和糖尿病的人，建议低密度脂蛋白低于 160mg/dl。

如果继发性脂蛋白障碍的因素可以排除（如高饱和脂肪或胆固醇的饮食、过度饮酒、补充外源性雌激素、控制不佳的糖尿病、尿毒症、使用 β 受体阻滞剂或糖皮质激素），家族性脂蛋白障碍可能出现。最常见的家族性脂蛋白血症以常染色体显性遗传特点的方式传播，所以有这种情况的老年人，其孩子需要自身脂代谢情况筛查及有关生活方式的咨询，以防止发生高胆固醇血症。

治疗

改变饮食和锻炼是首要的治疗方法。美国心脏协会（AHA）建议第一步的治疗是饮食治疗。如果患者已经遵循着类似的饮食习惯，进一步的饮食计划将被实行。护士应该参考营养学家对患者饮食的指导。如欧尼斯的饮食是一种比美国心脏学会更严格的饮食方案，并且已被证明能改善低密度脂蛋白水平。框 20-5 列出一些普遍性的膳食指南。除此之外，其他生活方式的调整也很重要，如减少体重和限制酒精摄入。

框 20-5　高脂蛋白血症患者的一般性膳食指南

减少蛋黄和动物器官的摄入量。

增加可溶性纤维的摄入（比如大麦、燕麦）。

减少红肉摄入量，用鱼、鸡肉、火鸡代替。

用橄榄油代替植物油。

用脱脂牛奶和脱脂奶酪。

用脱脂乳代替奶油。

大量食用新鲜水果和蔬菜。

如果饮食和生活方式的调整并不能产生效果，那么可以使用药物。首选降低低密度脂蛋白类药物：即 β-羟基-β-甲戊二酸单酰辅酶 A（HMG-CoA）还原酶抑制剂（如阿托伐他汀、氟伐他汀、洛伐他汀、普伐他汀、罗素伐他丁和辛伐他汀）。它也被称为他汀类药物，这类药物对于降低低密度脂蛋白水平非常有效，几乎没有直接的短期副作用。胆汁酸螯合剂（消胆胺和降脂树脂Ⅱ号）、烟碱酸（烟酸[盐酸]）、β-羟基-β-甲戊二酸单酰辅酶 A、苯氧酸衍生物（二甲苯氧庚酸和氯贝酸），ω-3 脂肪酸（鱼油）也可以使用。

一些替代和补充疗法被证明有利于降低胆固醇水平，如水溶性纤维（燕麦、瓜尔胶、果胶和纤维混合），大蒜补充剂，绿茶，维生素 A、维生素 C、维生素 E 和 β-胡萝卜素。

心律失常

导致心律失常发病率增加的因素包括洋地黄中毒、低钾血症、急性感染、出血、心绞痛的综合征和冠状动脉功能不全等，同时发病率随年龄增长也会不断增加。上述提到的这些因素中，洋地黄中毒最为常见，伴随心律失常的症状包括虚弱、疲劳、心悸、头晕、低血压、心动过缓和晕厥等。

对于老年人而言，治疗心律失常的原则基本相同。镇静剂、抗心律失常的药物、洋地黄和钾补充剂是治疗处方的一部分，电复律也是方法之一。有必要帮助患者改变饮食、吸烟、饮酒和各种活动习惯，并对其进行健康教育。护士应该认识到洋地黄中毒可以在没有任何临床症状时发生，即使血液水平在正常范围内，甚至已经停药两周后也可以发生。这体现了护理评估以及监测细微变化和非典型症状的重要性。老年人心脏停搏造成的死亡率高于其他年龄人群，这就需要护士进行更加细致的护理观察和早期发现问题，防止严重并发症的发生。

周围性血管疾病
动脉硬化

老年人动脉硬化是一种常见的问题，特别是那些患有糖尿病的老人。与动脉粥样硬化影响心脏大血管不同，动脉硬化最常影响的是离心脏最远且较小的血管，可以通过造影和摄影诊断动脉硬化，示波测试可以评估各级动脉脉搏，如果使用表面温度作为诊断措施，那么在测试之前至少一小时内，护士应该保证患者待在温暖、稳定的室温环境。动脉硬化的治疗包括卧床休息、温暖的环境、伯格-艾伦练习（Buerger-Allen exercises）

（框 20-6）和血管扩张剂。有时，通过交感神经节截除术可以达到永久血管舒张效果。

与糖尿病有关的特殊问题

糖尿病患者有患外周血管和相关并发症的高风险，通常会表现出糖尿病性神经病和感染，影响全身的血管。动脉功能不全可以在几个方面体现，由于间歇性跛行，静息痛可能会发生，动脉搏动可能很难找到或完全消失，皮肤变色、溃疡、坏疽可能出现。诊断措施，类似于用于确定动脉功能不全的程度与其他问题，包括示波测量法，高度依赖测试，触诊脉搏和皮肤温度。如果手术方案可行，动脉造影术可以帮助确认动脉损伤的大小和位置。治疗的选择将取决于疾病的严重程度。如果间歇性跛行是唯一的问题，可通过散步促进侧支循环，利用止痛剂减轻静息痛。

动脉瘤

在老年人中，高度的动脉硬化通常是动脉瘤发展的主要因素，他们也可能导致感染、创伤、梅毒和其他问题。一些动脉瘤肉眼可见，可触及搏动团块；其他的动脉瘤只能通过放射学检测到。动脉瘤可以形成血栓，进而导致动脉闭塞或动脉瘤破裂——是与这个问题有关的最严重的并发症。

腹主动脉瘤最常发生在老年人身上。具有动脉硬化病史，心绞痛，心肌梗死，充血性

框 20-6　伯格 - 艾伦练习

通过以下步骤指导患者进行伯格 - 艾伦练习：

1. 躺平，腿抬高到心脏的水平，直到出现苍白现象（大约 2 分钟；图 A）。
2. 坐在床的边缘，进行腿部锻炼直到腿部皮肤是粉红色（约 5 分钟；图 B）。
3. 躺平约 5 分钟，然后重复练习（图 C）。
4. 如果能够耐受，在一天的三个不同的时期，重复整个运动 5 次。

帮助患者进行姿势的位置变化，因为低血压可能发生。注意患者的承受能力和程序的有效性。

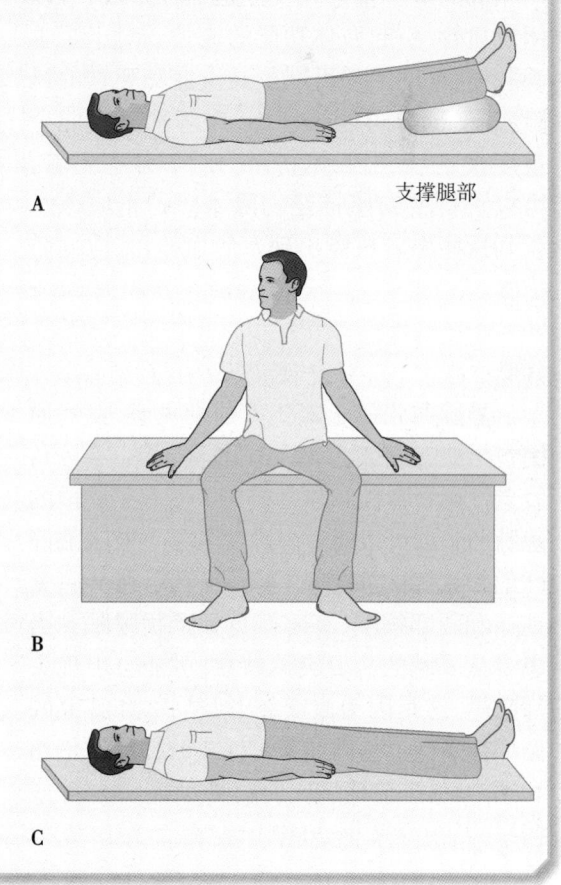

支撑腿部

A

B

C

心力衰竭病史的患者,更容易出现动脉瘤。在脐周出现的搏动团块,有时会有疼痛感,是腹主动脉瘤的表现,及时治疗是必要的,以防止破裂。老年人针对这个问题的手术后并发症是出血、心肌梗死、脑血管意外、急性肾功能不全。护士应密切观察术后并发症的迹象。

 重要概念:

> 腹主动脉瘤是发生在具有动脉硬化病变、心绞痛、心肌梗死、充血性心力衰竭病史高风险的患者中的一种疾病。

在外周动脉中可以形成动脉瘤,最好发的部位是股动脉和腘动脉。外周动脉瘤通常可以触诊,因此容易诊断,与外周动脉瘤相关的最严重的并发症是血栓形成,可以闭塞血管,引起肢体功能的丧失。对于腹主动脉瘤,早期治疗可减少并发症和死亡的风险,病变部分可能被切除,血管部分可能会被取代,一般用假体材料。对于某些患者,可以进行腰交感神经切除术。护士应该意识到这些患者可能出现术后血栓,采取预防措施。

静脉曲张

静脉曲张属于老年人的常见病,发病原因包括缺乏锻炼、工作需要长时间站立,以及衰老性血管弹性和强度损失。所有年龄段的静脉曲张都可以通过静脉尤其是下肢末端静脉的扩张和曲张进行检测,患者可能会感觉钝痛和腿部痉挛,有时严重到干扰睡眠。当患者从平躺的位置突然站立,可能会出现头部眩晕,这是因为血液在下肢局部和脑部的循环会降低。静脉曲张可使皮肤易受到创伤和感染,促进溃疡病变的发展,尤其是肥胖或糖尿病的患者(框 20-7)。

框 20-7 指导下肢溃疡患者的健康教育主题

静脉溃疡是由于慢性深静脉功能不全或严重的静脉曲张造成。护士按如下方式指导静脉溃疡患者促进组织灌注和防止并发症:

- 利用重力来促进循环,坐下时通过抬高下肢减轻水肿,避免长时间站立,久坐和交叉双腿。
- 防止在溃疡部位施加压力,通过使用带有支架的床以免被单接触到肢体末端。
- 避免穿着紧身袜或吊袜带,防止循环收缩。
- 使用止痛剂控制疼;换药前大约 30 分钟采用止痛剂可以减少操作过程中的一些不适。
- 按规定改变着装(如果患者无法独立执行程序,为患者安排一个照护者提供指导)。
- 通过锻炼促进血液循环(如散步、游泳、骑自行车、脚趾的背屈锻炼)。

 重要概念:

> 从平躺到站立,静脉曲张的患者会感觉到头晕,这是因为血液在下肢局部和脑循环的流通会降低。

治疗静脉曲张的目的是减少静脉淤血。患者抬高患肢肢体可以促进静脉血液回流。运动尤其是走路,能够加强血液循环。护士应该确保弹力袜和绷带的适当使用,而不是压迫患肢,并且确保告知患者造成静脉曲张的原因(如长时间站立,交叉双腿,穿着紧身的衣服),以防止并发症的发展和增加其他静脉曲张。血管的结扎和剥离的术后护理也需要相同的护理原则。

静脉血栓栓塞

静脉血栓栓塞的发病率在老年人群中有所增加。患者由于长期卧床休息、近期内接受手术或下肢骨折等,具有较高血栓风险。腓肠肌群静脉是最常见的发病区域,下腔静脉、髂股静脉和各个浅表静脉也属于发病区域。

静脉血栓栓塞的症状和体征取决于所涉及的血管。护士应该警惕水肿、受影响部位的温度以及足底部位的疼痛。因为皮肤变色和疼痛在老年患者中不常发生,水肿可能是腓肠肌静脉血栓栓塞的主要迹象,护士应该注意观察。如果涉及下腔静脉,那么会出现双下肢肿胀、下肢疼痛、发绀、浅表静脉充血以及沿股静脉压痛。髂骨部分的血管病变也会出现类似迹象,但仅限于患肢。

血栓栓塞的位置将决定治疗的实施方法。弹力袜或绷带、休息,以及抬高患肢肢体都可以促进静脉回流血量。止痛剂可以减轻相关疼痛,抗凝血剂和手术同样可以被用来作为治疗手段。护士应该帮助患者避免这种情况的发生,保持身体的舒适和水分充足。

心血管疾病护理常规

预防

心血管疾病的高发病率和潜在的致残影响需要老年专科护士谨慎的实施护理操作,有必要将预防措施纳入到护理计划和护理措施中。教育、咨询、指导及康复性活动等可在三个方面促进预防:

1. 初级 防止疾病在健康老年人中的发生发展。

2. 二级 加强被确诊患者的能力,避免病情恶化及出现并发症,实现最大化的健康和功能维持。

3. 三级 通过康复和复健使能力得到最大化,避免疾病产生的额外问题。

正如这一章最开始的描述一样,将促进心血管健康的护理措施纳入老年人健康促进计划都是极为有益的。

对患者进行相关知识宣教

老年人心血管疾病的基本诊断和治疗措施与年轻患者几乎没有差异,而且可以实行相同的护理措施。因为感官的障碍、焦虑、记忆力减退或疾病,老年患者可能不能够完全理解或记住医生对于诊断和治疗措施的原因解释。因此带有强调性的完整解释是至关重要的。患者和他们的家属应该有机会询问问题以及公开讨论他们的担忧,对于毫无准备的患者及其家属来说,护士即便采取相对较小的护理项目,如频繁检查生命体征,也会造成担忧。

预防并发症

许多与心血管疾病相关的水肿可能会导致皮肤损伤,特别是老年人的皮肤通常会更加脆弱。体位变化至关重要。身体轴向翻身,翻身时避免胳膊和腿在床或椅子边缘晃来晃去。经常检查衣服和防护设备,有助于及时发现因衣裤紧身而增加水肿的风险。保护、填充和按摩压力点是有益的。如果患者长时间位于担架、检查台或手术台上,在受压处提供预防性的保护垫,可以使患者更为舒适,防止皮肤损伤。若水肿已经存在,应避免过度活动,因为运动会增加液体循环,其中包含的有毒物质可能会入血导致患者中毒。应密切监测体重、臂围、腿围和腹围长度,提供关于水肿状态变化的数据。

准确地观察和记录液体平衡尤为重要。在规定的液体限制范围内,应鼓励液体摄入,以防止脱水、促进排尿。不管通过何方法测量液体损失量,都应该注意尿液的量、颜色、气味和尿比重。静脉输液必须严密监控,因为输液过多会导致血容量过多,增加老年人分泌患充血性心力衰竭的风险。静脉注射葡萄糖溶液能刺激胰岛素分泌的增加,如果葡萄糖溶液的注射被突然中断而没有适当替代,那么就会发生低血糖。

必须定时检查生命体征,密切注意变化。温度升高会诱发感染或心肌梗死。老年人体温通常低于年轻人;记录患者的正常体温时,有一个比较基线极为重要。及时检测并纠正体温升高是正确的,因为温度升高会增加新陈代谢,从而增加身体对氧气的需求,导致心脏的负担增加。温度下降减缓新陈代谢,导致耗氧量和二氧化碳生成量减少,以及呼吸减弱。血压上升与心输出量减少、血管扩张和血容量降低有关。低血压可能会导致循环不足以满足身体的需求;身体不适和头晕症状可能是血压降低导致的脑血液循环不足。脉搏变化也很重要。除了心脏问题,心动过速可能是由于呼吸道阻塞引起的缺氧。心动过缓可能与洋地黄中毒有关。

氧气在心血管疾病的治疗中经常使用,但是老年患者需要谨慎使用。护士应该密切观察患者缺氧情况。患者用鼻导管主要由嘴巴呼吸,因此会减少氧气的摄入。尽管面罩可能会解决这个问题,但也不能保证氧气的足够吸入。老年患者缺氧的最初表现可能并不是发绀;相反,他们可能会表现为焦躁不安、易怒、呼吸困难。这些迹象也提示高浓度氧气和继发性二氧化碳昏迷,这是老年患者接受氧气疗法的一个特定风险。血气水平可以提供数据证实这些问题,护士敏锐的观察有助于早期发现这些问题。

 重要概念:

老年人缺氧会表现为焦躁不安、易怒、呼吸困难,而不是发绀。

厌食症可能伴随心血管疾病,必要的特殊护理是可以帮助患者满足营养需求。一天内少食多餐,而不是一顿饭吃得过饱,可以改善食欲缺乏,减少心脏负荷。选择喜欢的食物,对患者具有吸引力,可以有效地满足需求。应该鼓励患者规律地摄入葡萄糖,葡萄糖是心脏提供能量的主要来源。对于低钠、低脂肪、低热量饮食的健康教育极为必要。治疗饮食的制订和修改应该将患者喜好的民族风味食品纳入其中,如果患者意识到自己必须放弃几十年来重要的生活组成部分,他们有可能拒绝治疗所需的特殊饮食。因此有必要与患者进行协商解决;符合患者口味的饮食尽管不够完美,但是患者会更容易接受。护士应该检查饮食中的食物,告知患者食物中含钠、胆固醇和热量等内容。这些食物可以归类为"永远不能吃""偶尔吃一次"或"必需要吃"。患者应该学会阅读食物、饮料和药品的标签,了解钠的含量;他们必须知道碳酸饮料,某些止痛剂的原料,商业碱化剂和自制苏打粉混合物中含有钠。

 重要概念:

促进饮食依从性的一个方法是对食物进行分类,哪些食物"永远不能吃""偶尔吃一次"或"必需要吃"。

便秘、灌肠及去除粪便嵌塞可引起迷走神经的刺激,是血管疾病患者的一个特别危险的情况。防止便秘的措施是患者护理计划中不可分割的一部分,大便软化剂是需要的。如果医嘱卧床休息,那么患者应在床上进行全关节活动功能锻炼,因为这样可以锻炼肌肉收缩,压迫周围静脉,从而促进静脉血液回流。

患者虚弱或坐着睡着时需要将他们的头和脖子支持起来防止颈部过伸或屈曲过度。所有老年人,不仅仅是患有心血管疾病,在过伸或屈曲的过程中,血管都会收缩造成脑血流量减少。那些患有充血性心力衰竭的患者需要良好的体位和支持。半卧的位置,用枕头支撑整个背部保持良好的身体姿势,促进舒适,有助于减少肺淤血。通过用枕头或扶手支撑手臂,减少心脏负担。床竖板防止足下垂挛缩;应指导患者如何利用它们进行运动。

如果随着肝淤血病变的发展,药物在肝脏的代谢作用可能会变得更慢。因为老年人对于药物的解毒速度已经较慢,护士必须敏锐地观察到药物不良反应的征象。特别是洋地黄中毒应该进行监测,其可能表现为精神状态的变化,包括恶心、呕吐、心律失常和脉搏缓慢。因低钾血症可使心脏对于洋地黄的敏感性增加,通过合理饮食和必要的钾补充剂可以进行有效预防。

促进循环

因为老年人疾病的高患病率与年龄相关的变化,提高了组织血流灌注改变的风险,老年专科护士应该加大干预措施,改善组织循环:

- 确保血压维持在一个可接受的范围内(通常收缩压低于 140mmHg,舒张压低于 90mmHg)。
- 预防和消除身体的压力来源。
- 经常提醒或帮助患者改变体位。
- 防止四肢血液淤积。
- 鼓励患者进行身体活动。
- 防止体温过低,保持身体温暖(特别是四肢)。
- 在允许的情况下,按摩身体(例如,深静脉血栓形成和压力性溃疡)。
- 监测药物对于低血压的不良反应。
- 对患者进行健康教育减少风险(例如,避免过量的酒精摄入、吸烟、肥胖及缺乏运动)。
- 定期评估身心健康状况,识别组织灌注改变的症状与体征。

护士在预防外周血管疾病的问题中应该发挥重要作用。为所有年龄群的人进行健康教育,加强锻炼促进循环的重要性;影响有效循环的因素,如交叉腿、穿着吊袜带,应该时常进行检查。应鼓励患者控制体重,因为肥胖会影响静脉回流血量。不鼓励患者吸烟,因为烟草可能会导致动脉痉挛。静止和低血压应该预防避免血栓形成。图 20-1 表明练习可能会有利于周围性血管疾病患者。瑜伽和太极也可以促进血液循环。此外,伯格 – 艾伦练习(框 20-6)也是一种方法,患者和家庭成员或护理人员将需要学习如何恰当和舒适。指导患者正确使用长筒袜或特殊的弹力袜非常重要。

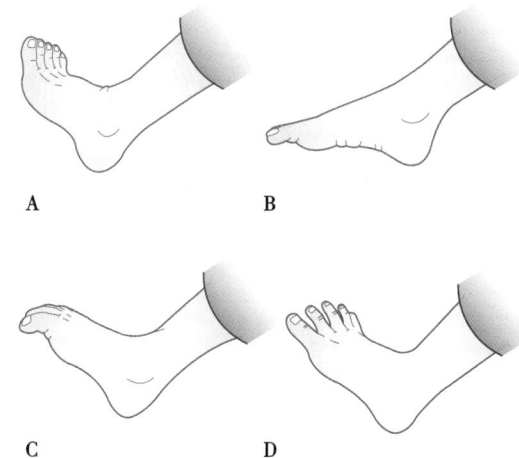

A   B

C   D

图 20-1 ■ 足与脚趾的锻炼
A. 脚屈曲;B. 脚伸展;C. 脚趾弯曲;
D. 脚趾张开活动

重要概念：

通过锻炼，穿弹力长筒袜，避免肥胖、静止不动、低血压、穿紧身衣可以有效改善循环。

提供足部护理

患有周围性血管疾病的患者必须要特别注意脚部的护理，应该每天进行沐浴和检查。为了避免受伤，患者不应该光着脚走路。任何脚部病变或皮肤变色都应该及时引起医生或护士的注意。由于脚部出汗产生水分，使得这些高危患者具有感染真菌的高风险；老年人指甲真菌感染的发生比较常见，重要的是强调定期、仔细的检查指甲。如果不加以治疗，一个简单的真菌感染可能导致坏疽等严重的并发症。将棉花放在脚趾的中间并且增加每天脱鞋的次数，有助于保持脚部干燥。鞋子应该足够大可以避免任何压力并且足够安全可以防止任何受伤的发生；穿过的鞋子要通风晾干。鞋带不应该系太紧，因为它们会给脚部施加压力。彩色袜子可能含有刺激性染料，最好避免穿着彩色袜子；袜子应该定期更换。虽然脚应保持温暖，但直接对脚进行加热（用电热垫，热水瓶，浸泡）会增加新陈代谢和循环的需求，从而加剧现有的问题。

与外周血管疾病相关的应对问题

缺血性足部病变可能存在于周围性血管疾病患者。如果形成结痂，他们应该放松并允许引流。必要的仔细清创术可以避免流血和创伤；化学清除也是有效的。全身性抗生素药物可以帮助控制蜂窝组织炎。局部抗生素通常不用于治疗，因为上皮形成必须在菌群破坏之前完成。止痛药可能有助于缓解疼痛。充足的营养，尤其是充足的蛋白质摄入，对维持肌肉力量和关节运动至关重要。各种

外科手术可以治疗缺血性足部病变，包括旁路移植、交感神经切除术和截肢术。

不管现实情况如何，肢体缺失是老年人独立路上的重大问题。身体形象改变，新角色可能被假定为其他角色丧失。患者需要和他们的家属讨论恐惧和担忧，使他们意识到正常生活的可能性和代步仪器设备的可用性，开车和其他活动有助于减少焦虑和顺利调整截肢后的生活。老年人的康复时间可能会很长，这需要护理人员不断地激励和鼓励。

促进机体正常功能

对于老年人来说，一个不经常被提及的问题就是心血管疾病与性生活的影响。他们可能不愿意被询问，因为他们害怕被嘲笑或被打击"上了年纪的人仍对性爱感兴趣"。他们可能不再进行任何性活动，并持续处于性生活会进一步对心脏造成伤害的误解中；相关研究表明患者对于性活动往往不加以限制才会有患有心脏疾病的风险。如果患者自己似乎无法独立完成，护士应鼓励患者引出并讨论这个问题。如果认为继续性活动会导致心脏受损而感到害怕，护士应该提供真实的解答，包括性生活可以继续的时间，药物如何影响性功能，性活动期间怎么服用药物可以带来有益的影响，以及哪种性体位可以带来最小的心脏负担。

重要概念：

关于心血管疾病与性功能的关系，护士应该向患者提供真实的解答。

放松和休息是治疗心血管疾病过程中重要的环节，但是请记住，患者在休息时不一定是放松的。住院治疗、疼痛、认知缺乏和对于残疾的恐惧所带来的压力、生活方式的改变以及潜在的死亡危机会导致患者变得

焦虑、困惑、不理智。患者需要安慰和支持，包括诊断测试的完整解释、医院或机构的常规治疗和其他活动。护士必须为患者及其家属提供讨论问题、忧虑和恐惧的机会。任何需要限制的解释和生活方式的改变应该强调不能只是因为患者有心脏疾病而成为"心脏残疾"。大多数患者可以过正常的生活，不需要有过多担忧。（请参阅本章最后参考资料列表的组织资源来指导心血管疾病患者的生活。）

整合补充疗法

使用洋地黄（毛地黄）治疗心脏疾病的益处在于它可以激发利用其他草药的作用，预防和治疗心血管障碍。山楂果作为这样的一种草药，在扩张血管，改善心脏血液循环，缓解动脉痉挛，以及降血压（Mashour, Lin & Frishman, 2000）方面具有良好的治疗前景。大蒜，包含抗氧化硫化合物，已经被证明表明在溶解血栓（Fugh-Berman, 2000）方面具有一定的价值。生姜能降低胆固醇。患者与医生讨论使用中草药治疗，避免超过推荐剂量，这一做法是明智的。

一些非常规措施，比如促进深度放松和减少压力，可以有效缓解心脏病。冥想已经被证明能增加血流量和耗氧量（Canter, 2003）。生物反馈，引导图像，太极和瑜伽能够降低血压和心率（Astin et al., 2003）。在治疗期间，针灸有降低血压的作用（Turnbull & Patel, 2007）。

一些患者会发现瑜伽有利于血液循环，因为瑜伽中采取的各种姿势（体位）影响内分泌腺体和神经丛，从而增加循环血量。通过使用摩擦、揉捏、叩击和振动等按摩手法可以促进血液循环。银杏叶在改善大脑和末梢循环方面有积极作用。在未来还会有更多的无创性措施可以促进血液循环。

现有的补充疗法几乎都是正面的，与传统疗法相比，这些方法可以减少对人的伤害并且降低治疗成本，极大程度地将风险最小化。护士应该考虑使用这些疗法来预防心脏疾病，并且在病理状态下补充常规治疗。

案例分析

U 女士尽管已经 68 岁了，但她仍然担任着大学全职教学工作，并且在一段时间内未准备退休。上周徒步旅行时 U 女士感觉胸痛，于是来到医院急诊科进行查体。U 女士被诊断为患有心肌梗死，短暂住院后，U 女士出院并遵医嘱服用溶栓剂。因为她一直保持健康的饮食和定期锻炼，所以心脏病医生没有向她推荐任何其他治疗方法，但希望 U 女士定期到医院复诊。U 女士现在因为"她的心脏病"而害怕恢复锻炼活动，并正在考虑退休。

评判性思维
- 你怎样评估 U 女士的健康问题？
- 你如何来帮助她？

相关研究

高血压与冠状动脉疾病患者应用非甾体抗炎药的不良反应

Bavry, A. A., Khalign, A., Gong, Y., Handberg, E. M., Cooper-DeHoff, R. M., & Pepine, C. J. (2011). American Journal of Medicine, 124(7), 614-620.

对于高血压伴随冠状动脉疾病患者中长期使用非甾体抗炎药的安全性基本是一无所知。探索这一问题,本研究追踪高血压和冠状动脉疾病患者的平均时间为 2.7 年。在每次就诊期间,患者被问及非甾体抗炎药的使用。每次就诊并汇报使用非甾体抗炎药的患者被分为慢性服用非甾体消炎药患者,而那些没有使用非甾体抗炎药或偶尔使用它们的患者被分为非慢性服用非甾体抗炎药患者。

长期服用非甾体抗炎药死亡、非致死性心肌梗死(MI)或中风的风险高达 47%,心血管死亡率增加了 126%,在整体心肌梗死患者中增加了 66%。基于这些发现,研究人员得出的结论是,非甾体抗炎药需要避免在患有高血压和冠状动脉疾病的患者中使用。

非甾体抗炎药是常见的非处方药物且常用于老年人,因此本研究结果很重要。护士需要在每次指导高血压和冠状动脉疾病患者时告知这些用药风险,对专门询问非甾体抗炎药使用的患者予以警示。

实践探究

你正在当地的老年中心进行一个血压筛查和健康教育项目。众多参与者当中,有一个 76 岁的退休单身男士,发现有轻微高血压。当你询问他时,他承认有高血压的病史,并且医生建议他减少钠的摄入。"说的容易,"他说,"但我不会做饭,收入有限。大多数时候我吃便宜的外卖或者零食。即使我能买得起新鲜水果、蔬菜和鱼,但是当地的便利店并不卖这些,而且我不会开车。我只能在我能力范围内做到最好。"

你了解到这个男士的经济、交通、食品准备问题是真实存在的,因为他住在城里的一个贫穷地区的一间小公寓中。

你会如何帮助这位男士?

评判性思维能力训练

1. 一般美国人的生活方式如何导致随着年龄增加患心血管疾病的风险改变的?
2. 列出一般健康水平的老年人的可能引发的心血管疾病的并发症。
3. 简要概述如何指导一个正在从心肌梗死中恢复的老年人。
4. 你能建议年轻人纳入哪些健康生活的方式,以促进晚年时心血管的健康?

梁 涛

引用资源

American Heart Association
http://www.amhrt.org

Mended Hearts (for patients with heart disease)
http://www.mendedhearts.org

National Amputation Foundation
http://www.nationalamputation.org

National Heart, Lung, and Blood Institute
http://www.nhlbi.nih.gov

参考文献

Astin, J. A., Shapiro, S. L., Eisenberg, D. M., & Forys, K. L. (2003). Mind-body medicine: State of the science, implications for practice. *Journal of the American Board Family Practice, 16*(2), 131–147.

Campbell, C. L., Smyth, S., Montalescot, G., & Steinhubl, S. R. (2007). Aspirin dose for the prevention of cardiovascular disease: A systematic review. *Journal of the American Medical Association, 297*(18), 2018–2024.

Canter, P. H. (2003). The therapeutic effects of meditation. *British Medical Journal, 326*(7398), 1049–1050.

Frishman, W. H., Azer, V., & Sica, D. (2003). Drug treatment of orthostatic hypotension and vasovagal syncope. *Heart Disease, 5*(1), 49–64.

Fugh-Berman, A. (2000). Herbs and dietary supplements in the prevention and treatment of cardiovascular disease. *Preventive Cardiology, 3*(1), 24–32.

Klatsky, A. L., & Udaltsova, N. (2007). Alcohol drinking and total mortality risk. *Annals of Epidemiology, 15*(5 Suppl.), S63–S67.

Leighton, F., & Urquiaga, I. (2007). Changes in cardiovascular risk factors associated with wine consumption in intervention studies in humans. *Annals of Epidemiology, 17*(5 Suppl.), S32–S36.

Mashour, N. H., Lin, G. I., & Frishman, W. H. (2000). Herbal medicine for the treatment of cardiovascular disease. In P. B. Fontanarosa (Ed.), *Alternative medicine: An objective assessment* (p. 286). Chicago: American Medical Association.

Ornish, D. (2005). Comparison of diets for weight loss and heart disease risk reduction. *Journal of the American Medical Association, 293*(13), 1589–1590.

Ornish, D. (2008). *Dr. Dean Ornish's program for reversing heart disease.* New York, NY: Ivy Books.

Ridker, P. M. (2003). Clinical application of C-reactive protein for cardiovascular disease detection and prevention. *Circulation, 107*(3), 363–369.

Turnbull, F., & Patel, A. (2007). Acupuncture for blood pressure lowering: Needling the truth. *Circulation, 115*(24), 3048–3049.

Wang, L., Gaziano, J. M., Liu, S., Manson, J. E., Buring, J. E., & Sesso, H. D. (2007). Whole- and refined-grain intakes and the risk of hypertension in women. *American Journal of Clinical Nutrition, 86*(2), 472–479.

Yeh, G. Y., Davis, R. B., & Phillips, R. S. (2006). Use of complementary therapies in patients with cardiovascular disease. *American Journal of Cardiology, 98*(5), 673–680.

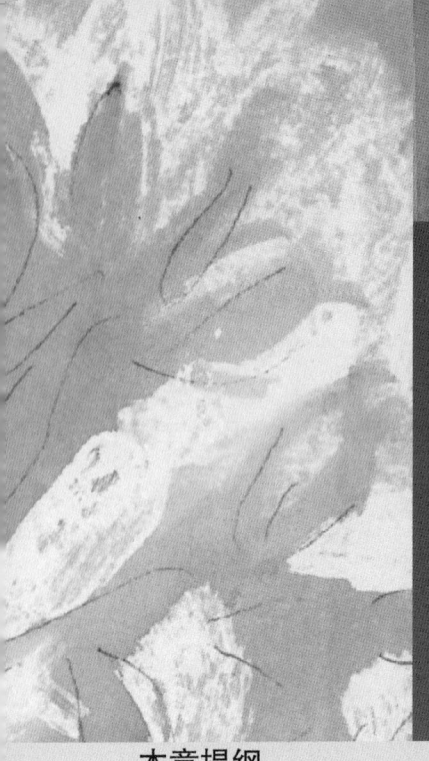

消化和排便

本章提纲

学习目标

通过本章学习，你将能够：

1. 描述增龄对消化系统的影响。
2. 讨论促进老年人消化系统健康的方法。
3. 列举老年人常见消化系统异常的症状和护理方法。

术语词汇须知

厌食症：缺乏食欲。

胆石病：胆囊中结石的形成或存在。

憩室炎：肠黏膜憩室的炎症或感染。

吞咽障碍：吞咽困难。

无牙颌：上下颌牙列缺失。

食管性吞咽困难：由于食团沿食管向胃传输障碍引起的吞咽困难。

大便失禁：大便不受自主控制地排出。

胃肠胀气：胃肠中气体积聚引起的不适。

齿龈炎：牙周齿龈的炎症。

食管裂孔疝：部分胃及胃内容通过膈肌食管裂孔进入胸腔所致的疾病。

口咽性吞咽困难：食团或液体从口腔进入咽腔和食管的过程出现障碍引起的吞咽困难。

牙周炎：侵犯牙龈并延伸至深部组织甚至牙根和牙槽骨的炎症。

老年性食管：指增龄引起的食管平滑肌退行性改变，可导致食管收缩力下降和食物沿食管向胃传输减慢。

消化和排泄是胃肠道的主要功能。虽然老年人因胃肠道疾病的死亡率远低于其他主要脏器疾病的死亡率,但是胃肠系统不适却是老年人最常见的主诉,例如,消化不良、胃肠胀气、嗳气、腹泻、便秘、恶心、呕吐、厌食、体重增加或体重减轻等,以上症状在老年人群中常见,但多无器质性改变。值得注意的是胆道疾病和各种消化道恶性肿瘤在老年人中发病率有所增加。此外,营养不良、多重用药、不良情绪、活动减少等也会影响胃肠系统的健康状态。

一般而言,老年人多会自行采取一些措施来缓解消化系统的不适,因此会造成某些错误的理念(例如,认为牙齿脱落是正常的老化现象或者相信每天使用泻药是必要的),严重时会延误对某些器质性病变的诊治(例如,自行使用抗酸药掩盖了胃癌的症状)。因此,老年专科护士在老年人消化系统健康促进和疾病诊治过程中发挥着重要作用。

增龄对消化系统健康的影响

随着年龄增加,老年人消化系统及其附属结构会发生各种退行性改变(第5章)。例如,味蕾萎缩导致老年人味觉减退,加之口干、某些药物的副作用、吸烟等进一步加重味觉改变;唾液腺萎缩导致老年人唾液生成减少,从而加重吞咽困难;食管平滑肌的退行性改变导致老年人食管收缩力减弱、括约肌松弛(老年性食管),加之胃动力减弱,造成食物在上消化道滞留过久,使得发生消化不良和误吸的危险性增高;胃壁弹性降低导致胃容量减小,胃酸和胃蛋白酶分泌减少使得胃 pH 值增高,从而增加了老年人胃易激惹症的发生率。除此以外,老年人消化系统的吸收功能也随年龄增长而下降,例如,胃蛋白酶分泌减少造成蛋白质吸收减少;胃酸分泌减少影响钙、铁、叶酸及维生素 B_{12} 的吸收;

由于老年人肠壁细胞减少,造成葡萄糖、木糖、钙、铁、B族维生素、维生素 B_{12} 和维生素 D 等营养物质的吸收减少。

便秘在老年人中非常常见,与老年人活动减少、胃肠蠕动减慢、食物和液体摄入量减少、药物副作用以及低纤维饮食等有关。同时,老年人感知功能减退造成便意被忽略可加重便秘。另外,随着年龄增加,人体逐渐无法一次完全排空粪便,常在 30~45 分钟后需要进行二次排便,若忽略二次排便,也可导致便秘发生。

老年人消化系统的其他改变:胆囊与胆管结构随年龄增加变化不大,但胆盐合成减少增加了老年人胆石症发生的危险;老年人对高脂食物常不耐受,与胰腺逐渐出现纤维化、萎缩、脂肪酸沉积以及胰液分泌减少有关;虽然老年人肝脏血供随心输出量减少而减少,肝脏体积也随年龄增加而减小,但肝脏功能常可维持在正常范围。

胃消化系统健康促进

良好的习惯可预防多种消化系统疾病的发生。例如,保持良好的口腔卫生(框 21-1)、定期约看牙医可以改善营养摄入、增进舒适、改善自我形象和促进全身健康;合理饮食可以减少消化不良和便秘的发生,同时增进舒适和全身健康(第14章);另外,了解药物对胃肠道健康影响的相关知识也很重要。

在日常生活中注意促进排便,防止便秘对老年人的健康十分重要,包括摄入足量的液体、多吃蔬菜和水果、增加活动、规律排便等(图 21-1)。老年人每天膳食纤维摄入量建议为 20~35g。对于膳食纤维摄入量长期偏低的老人,应逐渐增加摄入量以避免胃肠胀气、腹部饱胀不适、腹泻等;也可将高纤维食物添加到其他食物中以改善口感(例如,将麦麸添加到牛肉馅或松饼中)。由于晨

框21-1 老年人的口腔卫生保健

- 每天至少两次用软毛牙刷和含氟牙膏彻底刷净所有牙齿和舌头表面,采用上下动作刷牙。若因关节炎、虚弱无力或其他原因不能有效刷牙者,可使用易于抓握的大柄牙刷或电动牙刷刷牙。
- 每天用牙线清理牙缝。若因手指关节炎或其他疾病不能使用牙线者可用牙线辅助器。
- 避免使用含酒精成分的漱口液(使用漱口液不能代替刷牙)。
- 避免使用会导致口腔黏膜干燥并腐蚀牙釉质的物质,如柠檬-甘油棉签等。
- 食用糖果或甜食后应刷牙或漱口。
- 若佩戴假牙,夜间应取下假牙并把假牙浸泡在水中。重新佩戴假牙前应清洁假牙和牙龈。
- 应选择无糖型糖果或口香糖。
- 建议每6个月看一次牙医以及时发现口腔疾患,若佩戴全口假牙,可根据牙医的建议适当减少看牙医的频率。

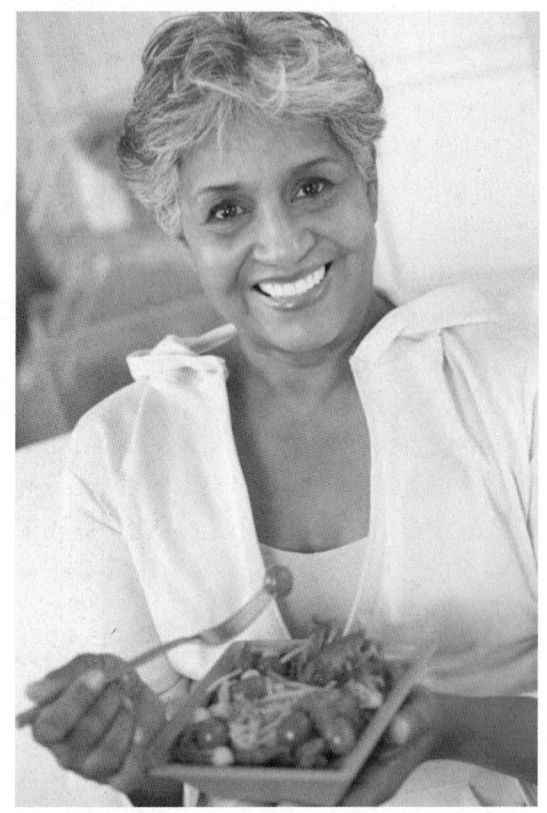

图21-1 ■ 富含水果和蔬菜的饮食是促进肠道排泄的一种自然方法

常见消化系统异常及护理

口干(口腔干燥症)

唾液有很多重要功能,如润滑、补充牙齿矿物质、改善味觉、减少口腔细菌或真菌感染等。因此,唾液分泌减少会造成严重的健康问题。

口腔干燥症除与增龄相关的轻度唾液分泌减少有关外,还与许多其他因素有关。一些药物也会影响唾液分泌,例如,利尿剂、抗高血压药、抗炎药、抗抑郁药等可减少唾液分泌。斯耶格伦综合征(Sjögren's syndrome)(一种免疫系统疾病),可导致唾液腺功能下降,患者出现严重的口腔黏膜干燥。另外,经口呼吸或认知受损也可导致口腔黏膜干燥。

起活动和食物、水的摄入能刺激胃肠蠕动,故建议老年人每天早餐后尝试排便有助于防止便秘;若老年人无法一次完全排空大便,护理人员应多次协助如厕直至大便排空。需要注意的是老年人很难控制便意,若不能及时如厕或使用便盆,即会发生大便失禁。

全面深入的护理评估不但有助于发现被患者忽略的信息,而且是有效护理实践的基础(详见护理评估指南21-1)。护理诊断表21-1列举了与消化系统异常相关的护理诊断。

评估指南 21–1
胃肠功能评估

全身评估

- **外观**：脸色苍白可能与胃肠道出血所致贫血有关。虚弱、乏力可能与营养不良，水、电解质紊乱或出血有关。注意患者有无肥胖或极度消瘦。
- **气味**：特殊呼吸气味可能与疾病有关。口臭可能与口腔卫生不良、口腔疾病、食管疾病、肺部感染、肺脓肿、肝病或尿毒症等有关。
- **皮肤**：皮肤干燥、皮肤弹性减弱常与脱水有关；皮肤结痂、瘙痒、变色或隆起常与营养不良有关。

问诊

详细的问诊可揭示一些被老年人忽略的或习以为常的消化系统症状，应包括以下方面：

- **牙齿或假牙的状态**："您最后一次看牙医是什么时候？您如何护理您的牙齿或假牙？您什么时候开始佩戴假牙的？您的假牙好用吗？您有无牙龈出血、疼痛或其他症状？"
- **味觉和胃口**："您觉得现在食物尝起来和以前是否有区别？您采用什么方法让食物尝起来更可口？您的胃口如何？您的胃口和以前比起来有无变化？"
- **症状**："您是否曾有口腔疼痛，吞咽困难，进食时噎住等不适？您是否曾经进食时感觉食物误入气管了？您是否有恶心、呕吐等不适？您是否有口腔出血、呕血或便血？您是否有胃痛、腹痛或烧灼感？您是否有腹泻、便秘、胃肠胀气或肛门出血？"若患者对以上任何问题回答"是"，应进一步对该问题进行深入询问。
- **体重**："您最近体重有无变化？您是否在尝试增加或减轻体重？"
- **消化**："您是否有消化不良？发生频率如何？您认为哪些因素造成了消化不良？您如何应对消化不良？您餐后有无胸部不适或饱胀感？您是否曾有反酸、嗳气等不适？"
- **排便**："您多久排便一次？您是否需要采取特殊方法来促进排便？如果有，都是什么方法？您是否排便费力？您是否大便带血或者擦拭后厕纸带血？您大便是什么颜色，性状如何？"
- **饮食**："您每天吃哪些食物？什么时候进餐？这些食物吃起来味道和年轻时比较有所不同吗？您能自己做饭吗？您的进食习惯有改变吗？"询问患者大肠癌筛查情况："您是否做过大便潜血试验、乙状结肠镜或结肠镜？什么时候做的？"当问诊中发现问题时，需进一步询问。

体格检查

视诊、听诊、叩诊和触诊有助于进一步确认问诊时发现的问题，并能发现问诊不能发现的异常。胃肠系统的全面体检应包括以下方面：

- **口唇**：检查口唇的对称性、颜色、湿润程度及一般状况。口唇毛细血管丰富，若口唇发绀提示机体缺氧；口唇干裂常与核黄素缺乏、锯齿状牙齿或假牙不合适有关。
- **口腔**：检查口腔时需使用手电筒和压舌板。口腔黏膜应红润，黑色人种口腔黏膜可能有色素沉着。口腔黏膜或舌过干常与脱水有关。检查时应注意口腔内有无因牙齿、假牙或病理性改变所致的黏膜损害。例如，口腔内见到白色串珠样改变应考虑念珠菌感染并做培养；牙龈出血、肿胀常与牙周病有关；牙龈增生可见于服用苯妥英钠或白血病患者;若沿牙龈边缘出现青黑色线,则可能提示铅中毒,老年人铅中毒与职业暴露或居家环境有关。

■ **舌**:舌检查包括舌面和舌底的检查。舌面附着一层膜常与口腔卫生不良或脱水有关;舌面光滑、呈红色,多与铁、维生素 B_{12} 或烟酸缺乏有关;舌面出现较厚的白色片状斑块则可能为黏膜白斑(黏膜白斑是一种癌前病变);若舌面或舌底出现数周不愈的损害应警惕癌变,以舌底更为常见;舌底静脉曲张是正常所见。舌检查也包括是否有舌活动受限。

■ **咽**:正常吞咽过程中,迷走神经兴奋引起软腭抬起堵住鼻咽以防止误吸的发生。检查这项生理功能时,检查者用压舌板压住患者舌中部,注意不要太靠后以免引起恶心反射,同时让患者大声发"啊"的音,检查者可看到软腭随"啊"的声音抬起即为正常。若咽部出现疼痛、发红或有白斑,应进行咽拭子培养。

■ **腹部**:检查前患者应排空膀胱,检查时应呈平卧位。若患者腹部有瘢痕应询问其瘢痕来源,尤其注意询问腹部手术史;腹部皮纹常见于肥胖、腹水、妊娠或腹部肿瘤,新生皮纹常为粉色或淡蓝色,陈旧皮纹为银白色;检查腹部有无皮疹,凹陷或其他异常。正常腹部外观应该两侧对称无膨隆,对称性腹部膨隆常见于肥胖,但也可见于腹水或肿瘤患者;下腹中部膨隆(脐以下腹部膨隆)常见于膀胱充盈或子宫、卵巢肿瘤;上腹中部膨隆可能与胃扩张或胰腺肿瘤有关。正常腹部随呼吸上下起伏。

腹部视诊时,偶尔可见蠕动波,有时用手指轻弹腹壁可刺激胃肠蠕动。正常肠鸣音每 5~15 秒可闻一次,肠鸣音常不规律,若听不到肠鸣音,可用手指轻弹腹壁以刺激胃肠蠕动,若连续听诊 5 分钟以上仍无肠鸣音,应对患者进行进一步检查,肠鸣音亢进则提示胃肠蠕动增加。正常腹部触诊不应触及任何包块。

■ **直肠**:检查时患者可呈立位,上体前屈,趴在检查床上;或者呈左侧卧位,右侧髋部和膝部弯曲。检查时先观察肛周皮肤,柔软松弛的囊状物常为痔疮,其他也可见肛周皮肤干裂、肿瘤、炎症或不良个人卫生习惯。这时若让患者屏气做增加腹压的动作,痔疮或直肠脱垂则会更明显。触诊时检查者应戴手套涂润滑剂,让患者再次做屏气增加腹压的动作,同时将涂有润滑剂的一个手指插入肛门进行触诊,触诊前告知患者触诊时有急迫排便感属正常现象。触诊者可感觉肛门括约肌紧紧包绕触诊手指,触诊可发现直肠壁肿块或其他异常。质硬肿块可能为粪便嵌塞,嵌塞物有的可以移动,有的不能移动。若嵌塞物为粪便,在触诊手指退出肛门后手套可见粪质或分泌物。

■ **粪便**:留取粪便标本(直肠指检时手套带出的粪质会提供消化系统异常的线索)。黑色粪便与服用铁剂、进食富含铁质食物,或上消化道出血有关;鲜红色血便与下消化道出血或痔疮有关;苍白脂肪便与吸收不良有关;白陶土样便与阻塞性黄疸有关;黏液便与炎症有关。

口干患者经常做口腔清洁不但可以提高舒适度,也有助于降低与口干有关的牙病的危险;使用唾液替代物(如人工唾液);经常少量饮水;使用可刺激唾液分泌的无糖型糖果或口香糖均有助于缓解口腔干燥症。

牙齿疾病

牙齿保健应贯穿一生,定期牙科检查可以早期发现和预防许多影响身体其他器官的疾病。例如牙齿疾病可影响进食,造成便秘或营养不良(第 14 章);牙齿美观可影响社交,造成食欲不佳和营养不良;牙周疾病甚至可引起全身感染。尽管定期的牙科检查很重要,但很多老年人由于经济能力不足而无法负担牙科检查;也有些老年人认为安装假牙以后不用继续看牙医;还有些老年人害怕看牙医。作为老年专科护士,应当向患者解释定期做牙科检查对早期发现其他疾病的重要性,鼓励患者定期进行牙科检查;帮助患者寻求免费的或收费低廉的牙齿保健服务;向患者解释现代牙科诊疗技术可使疼痛减轻,从而缓解患者的恐惧心理;对于年轻时没有做过牙齿加氟治疗的患者,在老年时进行牙齿表面加氟治疗同样有效。此外,护士还应指导患者如何正确地向牙医报告其他疾病史和用药史,以便牙医对药物选择、预期愈合速度以及某些牙科操作做适当的调整。

牙齿疾病病因很多。例如味觉改变、不健康饮食或高糖高碳水化合物饮食会造成龋齿,龋齿在老年人群中发病率相对较低,但并不少见。B族维生素缺乏、缺钙、激素水平失衡、甲状旁腺功能亢进、糖尿病、骨软化症、库欣病、梅毒等都可引起牙齿疾病。某些药物可引起牙齿疾病,例如苯妥英钠可导致牙龈炎;抗组胺药和抗精神病药可引起严重口干。增龄本身会导致牙齿出现一系列改变,如牙齿表面磨损,牙根吸收,以及牙釉质丢失会增加牙齿深部组织对冷热刺激的敏感。虽然口腔病变多为良性,但随着年龄增加,老年人口腔恶性肿瘤的发生率也增加,尤其老年男性多见。口腔念珠菌病也随年龄增长发病率增加,且多伴有糖尿病、白血病等其他全身性疾病。护士应牢记并非所有口腔黏膜白色病变都是念珠菌感染所致,活检对排除癌性病变十分重要。老年人群牙周病发病率较高,主要累及牙齿周围软组织甚至牙周骨骼组织,是造成牙齿缺失的主要原因。

重要概念:

随年龄增加,牙齿表面逐渐磨损,牙髓变小变少,牙齿脆性增加,同时有不同程度的牙根吸收和牙釉质丢失。

良好的口腔卫生对于患有厌食症或食欲不佳的老年人而言尤为重要。每天应规律地用软毛牙刷刷净牙齿、牙龈和舌面;佩戴假牙者,应用软毛牙刷规律地轻轻按摩牙龈;昏迷患者,有条件时仍建议用牙刷刷牙,其清理口腔的效果远优于用棉签或海绵进行口腔护理;建议老年人每天用牙线清洁牙缝。老年人由于颊黏膜变薄、血管变少,故应避免口腔外伤。护士在检查口腔或做口腔护理时,若发现舌萎缩、伸舌无力、黏膜病损、黏膜变色、牙齿松动、疼痛、出血等问题,应及时通知牙科医生和内科医生。

吞咽障碍

随年龄增加,老年人发生吞咽困难的概率增高。吞咽反射是人体最复杂的反射之一,涉及多对脑神经和口腔、面部、咽部、食管等多组肌群的协调合作来完成,这些结构出现任何障碍都会引起吞咽困难。胃食管反流病、脑卒中以及解剖结构异常是引起吞咽困难的最常见原因。吞咽困难可发生于口咽相,其特点是食团或液体从口腔进入咽部和食管出现障碍,常见于有神经损伤的患者;吞咽困难也可发生于食管相,其特点是食物从食管向胃传输出现障碍,常见于食管蠕动减弱、贲门括约肌异常、食管狭窄造成的机械性梗阻等。吞咽困难症状轻微时仅在吞咽某种类型的食物时偶尔发生,严重时则可完全不能吞咽。

护理评估:
- 从什么时候开始出现吞咽困难?
- 有无胸痛、恶心或咳嗽等伴发症状?
- 哪些食物类型会诱发吞咽困难,例如,固体食物或液体食物?

■ 吞咽困难是间歇性发作还是持续发作?

护士在患者进食时仔细观察吞咽动作有助于了解吞咽困难的本质,必要时应由语言治疗师进行进一步评估。

防止误吸,保证足够的营养摄入是主要的护理目标。护士应严格遵守语言治疗师的建议进行护理。有吞咽障碍的患者进食时上身应保持直立,小口、缓慢地进食;护理人员在患者进食过程中,不断口头提示"吞咽",仔细观察患者颈部,确保食物被安全吞咽后再继续进食;固体食物可根据病情需要加工为泥状、碎末、小块等,液体食物可使用粘稠剂加工以避免误吸;床旁应备有负压吸引装置以便及时处理误吸和呛咳。此外,护士应监测记录吞咽困难患者的食物摄入量,每周测体重,以保证患者足够的营养摄入。

食管裂孔疝

食管裂孔疝发生率随年龄增加,在美国年龄大于 50 岁的人群中有大约一半患有此病,女性尤其易发。有些研究认为典型美国人的饮食中纤维素含量偏低是造成食管裂孔疝的主要原因。食管裂孔疝有两种亚型:滑动性食管裂孔疝和食管旁食管裂孔疝。滑动性食管裂孔疝(最常见),指食管和胃的连接部位以及部分胃腔通过膈食管裂孔滑入胸腔,大多数胃食管反流病患者常伴有此种类型食管裂孔疝;食管旁食管裂孔疝,食管和胃的连接部位处于正常位置,而胃底或胃大弯却经膈食管裂孔滚动入胸腔位于食管旁。食管裂孔疝常见症状包括烧心感、反酸、嗳气、呕吐、吞咽困难等,平卧时症状加剧。食管裂孔疝所致的疼痛常被误诊为心源性疼痛,消化道出血也时有发生。食管裂孔疝通过钡餐试验和食管镜检查可确诊。

药物控制是治疗食管裂孔疝的主要手段:常用药物为 H_2 受体阻滞剂,如雷尼替丁、西咪替丁、尼扎替丁等;质子泵拮抗剂,如兰索拉唑、奥美拉唑等。此外,肥胖患者减轻体重有助于改善症状;温和饮食,牛奶和抗酸药也可以缓解症状;避免睡前进食、抬高床头、少食多餐等均可减轻食管裂孔疝的症状。护理计划见下表 21-1。

护理诊断

表 21-1　与消化系统异常相关的护理诊断

病因及相关因素	护理诊断
贫血、便秘、肥胖、维生素与矿物质缺乏、脱水	活动无耐力
年龄增加造成的结肠蠕动减弱、排便神经冲动迟缓、厌食症、肥胖、痔疮、低纤维饮食、脱水、长期使用缓泻剂	便秘
药物副作用、消化性溃疡、胃炎、溃疡性结肠炎、憩室炎、糖尿病、粪便嵌塞、管饲饮食、应激	腹泻
消化不良、便秘、痔疮、胃肠胀气	急性疼痛
糖尿病血糖控制不佳、感染、腹膜炎、腹泻、呕吐、失血、液体摄入不足、高浓度管饲饮食	体液不足
糖尿病、营养不良、痔疮	有感染的危险
肠梗阻、厌食症、恶心、呕吐、牙齿疾病、味觉改变、便秘	营养失调:低于机体需要量
味觉改变、风俗习惯、缺乏运动、缺乏健康饮食的动机	营养失调:高于机体需要量
糖尿病、癌症、牙龈炎、牙周病、锯齿状牙齿、咬合不良的假牙、脱水、营养不良、口干	口腔黏膜受损

护理计划 21-1

老年食管裂孔疝患者的护理计划

护理诊断：急性疼痛

目标	护理措施
患者无食管裂孔疝相关的疼痛或不适	■ 帮助患者找出并避免诱发不适的原因，如避免睡前进食、下蹲等 ■ 教育和支持肥胖患者低热量饮食以减轻体重 ■ 建议患者少食多餐（每天进食 5~6 餐）；在医院或老人院中，咨询营养师制订饮食计划 ■ 指导患者进食时保持上身直立，细嚼慢咽，进餐后保持上身直立至少 1 小时 ■ 教育患者避免饮酒，避免含咖啡因的饮料和碳酸饮料，避免食用辛辣刺激食物 ■ 倡导戒烟；必要时推荐患者参加戒烟组织 ■ 教育患者晚上临睡前或白天小睡前至少 2 小时避免进食 ■ 指导患者避免举重物、下蹲，避免穿过紧的裤子或系过紧的腰带，避免剧烈咳嗽或打喷嚏 ■ 预防便秘，防止用力排便 ■ 抬高床头（先抬床尾，再抬床头，以减少剪切力对皮肤的损害） ■ 遵医嘱给予抗酸药

护理诊断：营养失调：低于机体需要量

目标	护理措施
患者能够遵营养师建议饮食；患者无腹部不适	■ 咨询营养师和医生，帮助患者制订适合自身情况的饮食计划 ■ 指导患者少食多餐（每日进食 5~6 次） ■ 帮助患者找出加重症状的食物并避免食用；提供具有相同营养价值的替代食物以避免营养不良 ■ 监测并记录体重和食物摄入量

重要概念：

少食多餐不仅有助于减少食管裂孔疝引起的不适，而且有助于提高老年人消化系统的健康水平。

食管癌

近年来食管癌在美国的发病率一直呈下降趋势，易感人群主要为高龄老人，好发于 50~70 岁，男性多见。常见类型为鳞状上皮细胞癌和腺癌。鳞状上皮细胞食管癌好发于有重度吸烟、饮酒史的非裔美国男性，可能与口腔卫生不良、长期慢性烟酒刺激等因素有关。食管黏膜上皮肠化生 [巴特雷食管（Barrett's esophagus）] 患者，其食管腺癌的发病率比正常人群高 30~125 倍（美国糖尿病消化系统疾病和肾病协会，2007）。食管良性肿瘤在老年人中则很少见。

食管癌常见症状包括吞咽困难、体重减轻、流涎、口渴、打嗝、贫血、慢性出血等，发现时常已发展至癌症末期,预后较差。诊断方法包括钡餐试验、食管镜及组织活检。治疗手段包括手术切除、放化疗、激光治疗和光动力学治疗等。

消化性溃疡

化性溃疡除了与应激、饮食和遗传易感性有关外,近年来还发现人类寿命延长、疾病诊断方法改进、慢性阻塞性肺病发病率增加等均与老年人消化性溃疡发病率增高有关。阿司匹林、利血平、甲苯磺丁脲、保泰松、秋水仙碱、肾上腺皮质激素等老年人常用药物均有增加胃酸分泌,减少胃黏膜抵抗力的副作用,加之吸烟、酗酒、咖啡因、应激、幽门螺杆菌感染等均使消化性溃疡发生的危险增高。

与年轻人相比,老年消化性溃疡患者更易出现疼痛、出血、梗阻、穿孔等急性症状;诊断治疗时应明确病因和危险因素;护理时应警惕各种并发症,如抗酸剂的使用可引起腹泻和便秘,幽门梗阻可导致脱水,病情严重时可出现腹膜炎、大出血、休克等严重并发症。

思考题:

饮食、活动、情绪变化等是如何影响你的食欲、进食、消化和排便的? 有哪些方面可以改进? 如何改进?

胃癌

胃癌在美国的高发年龄为 50~70 岁,且发病率随年龄增加而增加,男性、社会经济状况较差的人群、非裔、亚裔、原住民和西班牙裔美国人常为高发人群。以腺癌最为常见。症状包括厌食、胃脘区疼痛、体重减轻、贫血等,因症状不典型,常被误诊为消化不良;晚期也可见出血、肝大、腹腔盆腔脏器转移等。诊断方法包括钡餐试验、胃镜及组织活检。

胃癌的治疗首选部分或全胃切除术。若胃癌被早期发现,则预后较好,否则预后较差。现有研究认为饮食中减少红肉摄入、增加抗氧化剂食物有助于预防胃癌。

重要概念:

胃癌由于症状隐匿,易被误诊为消化不良。

憩室病

憩室病是一种老年常见病,指大肠出现多个向外凸起的囊状改变(憩室)。病因包括慢性便秘、肥胖、食管裂孔疝和肠壁肌肉萎缩等,且多与低纤维素、低渣饮食有关,因此在西方社会多发。憩室病容易累及乙状结肠,多数无症状,或仅有轻微出血和排便习惯改变,如便秘、腹泻或便秘与腹泻交替出现,体检时常有左下腹触痛,钡剂灌肠造影常可诊断此病。憩室病治疗以内科保守治疗为主,包括增加膳食纤维摄入、减轻体重、预防便秘等;严重出血患者应考虑外科治疗。

憩室炎是指由于粪便在憩室中堆积、分解而造成的肠壁炎症和感染。大约不到半数的憩室病会发展为憩室炎,老年男性居多。

憩室炎常与一次进食过多、排便用力、饮酒或食用刺激性食物有关,表现为突然左下腹乙状结肠区疼痛,可伴有恶心、呕吐、便秘、腹泻、低热、血便、黏液便等其他症状。憩室炎可急性发病,也可慢性隐袭发病,急性发病时可伴腹膜炎,慢性反复发作可因瘢痕和脓肿形成而导致肠梗阻;若受感染肠段与膀胱、阴道、结肠、小肠等粘连时则可形成内瘘。憩室炎急性期以控制感染、保障营养、缓解不适、促进休息为主要治疗原则,禁食和静脉输液治疗为主要治疗手段;患者在急性期缓解后应食用低渣饮食并进行定期随访;若内科保守治疗无效或有严重并发症发生,须采用外科手术切除部分肠段或暂时性结肠造瘘来治疗。

大肠癌

肠癌是美国第二大恶性肿瘤,高龄老人多发,可发生在大肠的任何部位,其中腺癌好发于乙状结肠和直肠,常见症状包括恶心、腹痛等。值得注意的是老年人群中以上症状常被忽略或误以为与便秘、饮食不当或痔疮等有关,故问诊时患者对大肠癌症状的描述常不可靠;直肠指检可发现近半数以上的大肠癌,大便潜血试验有助于早期发现结肠肿瘤。钡剂灌肠造影、乙状结肠镜及组织活检可帮助确诊。目前手术切除肿瘤、肠吻合术和结肠造瘘术仍是大肠癌主要治疗手段。具体手术和护理可参阅内外科护理学教材相关章节。

重要概念:

大便潜血试验和直肠指检作为早期筛查手段,建议老年人每年进行;一般老年人群建议每 5 年进行一次乙状结肠镜检查或每 10 年进行一次全结肠镜检查;高危人群应增加筛查频率以早期发现大肠癌。

术后结肠造瘘的护理是大肠癌患者护理的一个重要方面:一方面患者需要对自我概念和自我形象做重大调整以适应造瘘本身对身体形象的影响,患者常常因为担心他人对自己外观的反应或担心造瘘袋脱落、渗漏、气味等而减少或避免社交活动而出现社交孤独;另一方面老年人体力下降、视力减退、活动迟缓、手指关节炎等可造成造瘘自我护理困难,需要他人帮助完成,这种情况常被患者视作独立生活能力的显著丧失,是老年人心理健康的重要应激源。因此,持续的随访,不断评估患者结肠造瘘自我护理能力和心理变化,随时发现问题,进行有技巧的护理干预,支持患者进行有效的生理、心理调整十分重要。

慢性便秘

便秘在老年人中非常常见(见重要护理诊断:便秘)。药物副作用(如阿片类、镇静剂、氢氧化铝凝胶等可引起便秘)、排便神经感应迟钝、没有足够时间排空大便等是引起便秘的常见原因。

便秘的非药物治疗:高纤维素饮食、足够液体摄入量、规律运动、在日常饮食中加入某些食物(如西梅干、巧克力布丁)等均可促进排便;葡萄干、西梅干、红枣、黑醋栗等作为餐间小点心也可促进排便(有咀嚼功能障碍的老年人可将上述食物混合到酸奶或苹果酱中食用);每天晨起早餐后规律排便,排便时在马桶上晃动身体也可刺激排便。若上述方法无效,可考虑药物治疗。

主要护理诊断

便秘

概要

便秘指排便次数减少并伴有大便干燥、坚硬、排便费力等。其主要特点:排便次数较平时减少;排便费力;大便干、硬;腹部胀满和不适;腹部可触及团块并伴有直肠胀满感;食欲减退;后背痛、头痛;活动耐力下降;需要使用轻泻剂或灌肠。

病因及相关因素

老年人胃肠蠕动减少、活动量减少、卧

床、痔疮疼痛、饮食中纤维素和液体不足、脱水、甲状腺功能减退等疾病、手术、对轻泻剂和灌肠产生依赖性、某些药物（如抗酸剂、钙剂、抗胆碱能药，钡剂、铁剂和毒麻药等）的副作用。

护理目标

患者能够建立规律排便习惯；患者排便无费力或不适；患者排出大便性状正常。

护理措施

- 记录排便次数和大便的性状。
- 若无禁忌证，保证患者每天液体摄入量至少 1 500ml。
- 记录饮食，和患者一起讨论饮食习惯，教育患者在饮食中提高膳食纤维摄入量。
- 增加活动量，协助患者制订个体化的运动计划。
- 协助患者建立规律的排便习惯；协助如厕；保护患者隐私；在床上使用便盆时若无禁忌证，尽量帮助患者上身直立，保证舒适。
- 可使用有缓泻作用的中草药，如芦荟、蒲公英根、鼠李皮、番泻叶、大黄等。
- 遵医嘱给维生素 C，直到大便质地变软（最大剂量不超过 5 000mg/d）。
- 遵医嘱给泻药，如无明确适应证，应避免长期使用缓泻剂。
- 警惕粪便嵌塞的发生。
- 评估患者缓泻剂和灌肠剂的使用情况；若患者对上述药物有依赖性，则应教育患者长期灌肠和滥用缓泻剂的危害，并帮助患者逐渐减少缓泻剂和灌肠剂的使用（禁忌突然停药）。
- 指导患者使用非药物方法帮助排便。

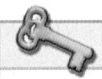

重要概念：

促进排便的方法包括建立规律的排便时间，饮食中增加高纤维食物，排便时坐在马桶上晃动身体等。

由于便秘是老年人常见健康问题，故应加强预防便秘，促进规律排便方面的健康教育，教育内容应包括滥用缓泻剂的危害（可导致腹泻、脱水，严重脱水可危及生命），一些中草药，如蒲公英根、鼠李皮、番泻叶和大黄等有缓泻作用，可用来预防便秘。

住院老年患者，护士可根据排便记录表（记录排便时间、排便量、大便性状等）的情况采取措施预防便秘和粪便嵌塞的发生；而对于社区老人，护士可教会其利用排便记录表进行自我监测与管理。

对于顽固性便秘，应进一步进行肛门、直肠，乙状结肠等检查，以发现相关的潜在病因进行管理。

胃肠胀气

老年人群中胃肠胀气很常见，主要与便秘、排便不规律、某些食物（如近年来广告促销的高纤维食物），以及肛门括约肌神经肌肉支配减弱等有关。建立规律排便习惯、避免产气食物、服用减轻胃肠胀气的药物、进食后保持上身直立（有助于将胃肠中的气体聚集到胃底后通过打嗝排出体外）等措施均可减少胃肠胀气的发生。若无法将胃肠气体增加活动、采取膝胸卧位等可减轻由于胃肠内气体无法排出引起的不适感。卧床患者可采用肛管排气法来缓解胃肠胀气。

肠梗阻

任何原因引起的肠内容物通过障碍统称肠梗阻。发生在大肠的肠梗阻常与结肠癌有关；而小肠的肠梗阻多与粘连和疝气有关；其他可见憩室炎、溃疡性结肠炎、低钾血症、血栓形成、肠麻痹以及外科手术后肠蠕动恢复延迟引起的肠梗阻。

肠梗阻的症状与发生部位和病因有关:

- 梗阻部位在小肠时,患者表现为中上腹部疼痛并伴有节律性的肠型和蠕动波(与小肠试图将肠内容物推送通过梗阻部位有关),可伴有呕吐,腹痛常在呕吐后有所缓解。
- 梗阻部位在回肠以下时,患者表现为严重腹胀,若膈肌因腹胀上移,患者可出现呼吸困难,呕吐往往比小肠梗阻更严重,呕吐物开始时为部分消化的食物,之后可逐渐含有胆汁,呈黄绿色水样呕吐物。
- 梗阻部位在结肠时,患者表现为下腹痛,排便改变,腹胀,里急后重等。初期往往无呕吐,后期若梗阻得不到缓解,不能排出的气体和肠内容物积聚反流到小肠时

会出现呕吐。

护士应仔细观察患者的症状和肠鸣音改变。肠梗阻初期肠鸣音常亢进,听诊可闻高调肠鸣音或振水音,若梗阻持续时间较长或后期肠道严重受损时,肠鸣音常减弱或消失。

肠梗阻为急腹症,须早期积极处理,以防肠绞窄等严重并发症的发生。常规腹部平片及血液检查可帮助诊断及判断病因和病情严重程度。内科保守治疗主要为禁食、胃肠减压,若保守治疗无效或出现血运性或机械性肠梗阻时,应及时进行外科手术治疗。护士在护理肠梗阻患者时,除配合上述内、外科治疗外,还应注意提高患者舒适度以及维持患者水、电解质平衡。

案例分析

C 先生,75 岁,成人日间照护病房患者,在问诊中,发现他 2 年前曾发生过脑血管意外,并遗留有轻度右侧偏瘫。病历记载 C 先生患有食管裂孔疝、抑郁症、高血压、骨关节炎。现用药包括抗高血压药、抗抑郁药及非甾体抗炎药。

评判性思维
- C 先生存在哪些影响消化系统健康的危险因素?
- 可采取哪些措施减少这些危险因素的影响?

粪便嵌塞

粪便嵌塞指粪便中水分被过度吸收,干燥的粪块堵塞直肠不能排出,常见于便秘患者。密切观察排便频率以及大便性状可早期发现粪便嵌塞(如使用排便记录表对住院或住老人院的患者进行护理);预防便秘可防止粪便嵌塞。患者若出现间断排出稀粪(常被误认为腹泻)、指检触及坚硬粪块、发热等,常提示粪便嵌塞。

不同机构对如何处理粪便嵌塞的操作和规定不同,护士应严格按照受雇单位允许的操作程序来处理。如遵医嘱给矿物油保留灌

肠可软化粪便,促使大便排出;护士也可戴手套手工抠出嵌塞的粪便;或者经肛管注入 50ml 过氧化氢溶液分解嵌塞的粪便。采用以上任何措施时都应注意避免肛周局部损伤和患者过度疼痛。

大便失禁

大便不能随意控制,不自主地流出肛门外称大便失禁。常见于在住养老院的老人或躯体/认知功能受损的老人,多与粪便嵌塞有关。因此评估时首先要确定是否有粪便嵌塞存在;若无粪便嵌塞,则进一步评估是否

存在以下因素：肛门括约肌收缩力减弱、耻骨直肠肌和肛门外括约肌自主性受损（常继发于与增龄引起的肌力减弱或会阴部神经受损）、大脑皮层丧失对排便的控制、直肠容量减小（继发于外科手术或肿瘤）。直肠乙状结肠镜检查，排便造影术，肛门直肠压力检测等可用来判断大便失禁的原因。大便失禁的治疗方法因病因而异，包括使用肠管（护理计划 21-2）、药物、手术或生物反馈治疗等。

急性阑尾炎

老年人急性阑尾炎发病率很低，但应注意老年人急性阑尾炎症状体征常不典型，容易延误诊断。典型急性阑尾炎患者常有剧烈腹痛，老年人则腹痛不明显甚至缺失；典型病例常有高热、白细胞增多，老年人则体温正常或仅轻微升高，可无白细胞增多。老年人急性阑尾炎的预后取决于是否可以及时手术；因症状不典型，常有误诊、诊断延迟发生，或者全身状况不适合手术也时有发生。因此，老年人急性阑尾炎更容易发生严重并发症，死亡率更高。

胰腺癌

胰腺癌早期不易被发现，发现时常已进入中晚期而无法手术，预后通常较差。患者常有厌食、虚弱、体重减轻、消瘦等不典型症状；也有消化不良、胃肠胀气、恶心、呕吐、腹泻、便秘、阻塞性黄疸等消化道症状；伴有或不伴有发热；有些患者有上腹痛并向背部放射，疼痛在身体前倾时缓解而卧位时加重。

胆道疾病

胆结石在胆囊中形成或出现称为胆石症，胆石症发病率随年龄增加而增高，且女性多于男性。腹痛是胆石症的主要表现，治疗方法包括非手术治疗（如腹腔镜旋转碎石术或体外超声波碎石术）和手术治疗。胆道梗阻、炎症和感染是胆石症的主要并发症。

胆囊癌主要见于老年人，尤其女性，发病率很低。右上腹疼痛、厌食、恶心、呕吐、体重减轻、黄疸、虚弱、便秘等为常见症状。胆囊癌虽可手术治疗，但预后通常较差。

护理计划 21-2

老年人大便失禁的护理

护理诊断：排便失禁

目　标	护理措施
患者能够部分或全部重建对排便的随意控制	■ 评估并记录患者的排便形态 ■ 根据排便形态建立规律的排便时间 ■ 协助患者在排便时保持最佳生理体位，尽量保持坐位排便 ■ 帮助患者呈前倾位或脚踩在小凳上以增加腹腔压力 ■ 指导患者屏气增加腹压以促进便意、开始排便 ■ 记录排便结果；防止出现粪便嵌塞 ■ 必要时在排便前 30~45 分钟使用甘油栓刺激肛门直肠反射 ■ 若无禁忌证，可增加活动，增加饮食中膳食纤维和液体摄入量（最少 1 500ml/d）以促进排便

小结

老年人群中,各种消化系统症状和不适很常见,但因症状常不典型,易与其他系统疾病混淆,加之老年人常自我用药掩盖症状,造成疾病诊断困难或延误,故应引起重视。护士在评估过程中,详细系统的问诊以及对细微症状的警惕,有助于胃肠系统疾病的早期诊断和治疗。

相关研究

老年护理院需口腔护理协助的老年痴呆症患者现况研究

Jablonski, R. A., Kolanowski, A. M., & Litaker, M.(2011). Geriatric Nursing, 32(6), 439–446.

一般来讲,老年护理院的老人在某种程度上要依赖护理人员协助完成日常生活活动,口腔护理是其中常见的一项需要协助完成的日常生活活动,然而,护工常常不知道患者有口腔护理需求或不知道可采用多种方法协助患者完成口腔护理。本研究对老年护理院中需要提醒或协助完成口腔护理的老年痴呆症患者的现状进行了调查,研究者利用从医疗记录中提取的资料对研究对象进行了人口统计学分析,研究方法为直接观察法和录像法,研究者根据老人所需要的协助类型,对口腔护理情况进行打分(提醒或亲自协助)。研究发现,认知功能受损较轻、日常生活活动水平较高的老年痴呆症患者仅需要提醒即可自行完成口腔护理,而认知功能受损较重、日常生活活动能力较低的老年痴呆症患者则需要护工协助完成口腔护理。

本研究的意义在于强调了老年痴呆症患者护理范畴中一个经常被忽视但很重要的方面,即护士不但应该改善因认知功能或体力受限而不能独立完成口腔护理的老年痴呆症患者的口腔护理状况,同时应该评估患者需要哪种类型的协助:对还能自行完成口腔护理的患者应给予提醒和正面强化来保存这种能力,而对那些不能自行完成口腔护理的患者则须护理人员协助其完成。良好的口腔卫生不但能促进营养摄入和增强社交活动的信心,而且有助于预防吸入性肺炎、心血管疾病等并发症的发生。因此,口腔护理作为一项简单的护理操作,对居住在老人院中的老年痴呆症患者具有重要意义。

实践探索

一个有2 000名信众的教堂正在实施一项健康管理项目,教堂对其信众进行了调查以评估健康管理需求。调查发现仅有不足10%的60岁以上老人曾经做过直肠镜筛查。所有受访者均有医疗保险,可报销直肠镜检查费用,因此可排除经济困难因素造成的低筛查率。

作为护士,该教堂让你协助举办一次活动来鼓励其信众参与直肠肛门筛查。此次活动应包含哪些内容? 哪些策略可以激发人们对直肠肛门筛查的兴趣?

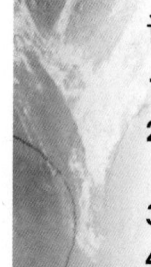

评判性思维能力训练

1. 哪些由增龄引起的生理变化会影响排便？
2. 描述当代老年人和他们童年时相比，牙齿保健方面经历的变化？这些变化会怎样影响下一代老年人的牙齿保健实践？
3. 你会向老年人推荐哪些措施来促进排便？
4. 在老年护理院中可以采取哪些方法来评估吞咽障碍？如何在老年护理院院中监测新发或加重的吞咽障碍个案？

肖菊青

引用资源

American Dental Association
http://www.ada.org

Crohn's & Colitis Foundation of America
http://www.ccfa.org

National Institute of Dental and Craniofacial Research
http://www.nidcr.nih.gov

United Ostomy Associations of America, Inc.
http://www.uoa.org

参考文献

National Institute of Diabetes and Digestive and Kidney Disease. (2007). What is the risk of esophageal cancer with Barrett's esophagus? Bethesda, MD: National Digestive Diseases Information Center. NIH Publication No. 02-4546. Available online: http://digestive.niddk.nih.gov/ddiseases/pubs/barretts/index.aspx

Peters, J. H. (2003). Barrett's esophagus: Now what? *Annals of Surgery, 237*(3), 299–300.

排尿

学习目标

通过本章学习,你将能够:
1. 描述增龄引起的变化对排尿的影响。
2. 列举促进泌尿系统健康的方法。
3. 列举进行泌尿系统健康评估时应考虑的因素。
4. 描述常见泌尿系统异常的发生率、症状及其管理。
5. 为尿失禁患者制订一份护理计划。

术语词汇须知

持续性尿失禁:尿液持续流出或滴出,不受意识控制。

功能性尿失禁:各种原因导致的不能及时使用厕所或便盆而引起的尿失禁。如身体残疾所致的不能独立如厕或使用便盆、过度镇静、没有厕所或便盆可用、药物引起认知功能损害或其他原因所致的丧失如厕能力而引起的尿失禁。

神经源(反射)性尿失禁:由于不能感知尿意或不能控制尿液经尿道流出膀胱所致的尿失禁。

夜尿症:夜间排尿一次及以上。

充溢性尿失禁:膀胱储尿量过多所致的

尿液不自主流出。

压力性尿失禁：盆底压力增加时出现的尿液不自主流出（如大笑、打喷嚏、或咳嗽引起的尿失禁）。

暂时性尿失禁：急性起病,通常为可逆性尿失禁。

急迫性尿失禁：由于膀胱壁受激惹或痉挛所致的突发性尿液不自主流出。

尿失禁：排尿不受意识控制,不自主地流出。

老年人泌尿系统疾病很常见,但其诊断和治疗常被延误,可能与很多老人因为尴尬而避免谈及泌尿系统疾病或者认为有些异常属于正常老化现象而忽略泌尿系统疾病有关。泌尿系统疾病若得不到及时治疗,会影响老年人的生理、心理和社会健康,故应引起足够重视。护士可以利用与患者接触密切的优势,采取理解、接受的态度与患者讨论泌尿系统问题,从而帮助患者得到及时的诊断、治疗和干预。

增龄对排尿功能的影响

泌尿系统随年龄增长出现的退行性改变可引起各种排尿问题,其中以尿频最为常见。尿频与膀胱肌肥大、膀胱壁增厚所致的膀胱扩张能力下降、容量减小有关。膀胱容量减小除了引起白天排尿次数显著增多外,夜间尿频（夜尿症）更是引起老年人跌倒的重要原因。一般来讲,人体平卧时肾脏血流量增加,尿液生成增多,因此人体在夜间躺下数小时后就会出现排尿需求,老年人因膀胱容量减小使夜间排尿需求增加而频繁起夜;同时,大脑皮层对排尿反射的控制随年龄增加也出现改变,是引起老年人夜间尿频的另一个原因。老年痴呆症患者或其他大脑皮层功能障碍的患者除夜尿症外,还常伴发尿失禁。护士应提醒老年患者及其照顾者噻嗪类等长效利尿剂即使在清晨给药也会引起夜尿频繁。此外,在评估时还应排除其他泌尿系统问题引起的夜尿频繁。

尿潴留是老年人群中的常见问题,且易并发泌尿系统感染,长期尿潴留还会导致肾功能减退。老年人控制膀胱排空的神经反射减弱,加之膀胱肌收缩力下降,是造成尿液容易潴留于膀胱的主要生理原因。女性尿潴留最常见于粪便嵌塞,男性则最常见于前列腺肥大。主要表现为尿频、排尿费力、尿淋漓、尿不尽感,触诊可触及膨大的膀胱。

随着年龄增加,老年人肾脏功能减退,护士需要注意以下方面：肾脏滤过功能减退可引起人体对某些药物的排泄能力下降,护士需注意观察药物蓄积引起的不良反应;肾脏滤过功能减退引起血尿素氮水平增高,老年人易出现乏力、精神错乱、头痛、嗜睡等症状;肾小管功能减退会引起肾脏的尿液浓缩和稀释功能下降,导致老年人无法有效进行水钠调节（80 岁老年人的尿比重最大值平均为 1.024,而年轻人则为 1.032）;老年人肾脏重吸收功能减退,尿蛋白值轻度升高常无显著临床意义;老年人肾糖阈增高,常出现无尿糖性高血糖,因此糖尿病患者的尿糖测试可能会呈假阴性。

 重要概念：

肾糖阈增高导致老年人出现血糖增高但尿糖测试阴性。

虽然尿失禁（对排尿的随意控制能力丧失）并非正常老化现象,但机体随年龄增长出现的退行性改变增加了老年人尿失禁发生的危险。压力性尿失禁多与多次妊娠及长期憋尿有关,其他尿失禁发生的原因比较复杂,常与生理或心理精神疾病有关,本章后面将做更详尽的介绍。

泌尿系统健康促进

泌尿系统健康促进可融入日常生活中,例如,保证足够的液体摄入量可减少膀胱内细菌的数量;大量维生素 C、蔓越莓、西梅、李子、鸡蛋、奶酪、鱼、谷类等食物可酸化尿液预防尿道感染;避免长期留置导尿管;增加活动可减少尿液淤滞;规律如厕可预防尿潴留。排尿时以下方法可促进排尿,减少尿潴留的发生:上身直立、用手、身体、用温水冲洗会阴等。

老年人因膀胱容量减小常有尿频,对于如厕不能自理的老人,尤其受限于轮椅的老人,护理中应考虑及时满足其如厕需要以避免不必要的尿失禁发生;另外,安排老年人外出旅游或活动时,行程中应注意安排多次休息时间以便使用厕所。

另外,老年人由于光感阈值增加常有夜视困难,对于夜尿频繁的老人,在黑暗中使用厕所会大大增加跌倒的危险,故应嘱其入睡前适当减少液体摄入量,并在厕所沿途安装夜灯、移除各种障碍物以减少跌倒的发生。

各种社会文化因素常导致老年人对于泌尿系统问题羞于启齿,在进行护理评估时,护士应注意用词、语气语调、营造轻松的氛围以获得全面真实的信息。评估时常用的问题请见评估指南 22-1,常见护理诊断请见护理诊断表 22-1。

评估指南 22-1
排尿功能

问诊

问诊应包括对泌尿系统功能、症状及体征的询问,例如:

- 排尿频率:"请问您白天和夜间分别排尿多少次?近期排尿次数有无变化?"
- 排尿控制:"请问您是否曾经出现过尿液不受自己控制地流出?总是如此还是有时候如此?您在大笑、咳嗽或打喷嚏时有无尿液不受控制地流出?从尿意出现到上厕所排尿,您可以控制多长时间?"
- 尿潴留:"您是否曾经在排尿后感到膀胱没有完全排空?您在排尿后是否仍感到膀胱有胀满感?"
- 尿痛:"您在排尿时有无烧灼感、下腹痛或者其他部位疼痛?您的外阴是否有触痛、不适、瘙痒或疼痛?"
- 尿液性状:"您是否在尿液中看到过晶体或异物?您的尿液是什么颜色?是否曾经出现粉色尿、尿中带血或其他颜色?您的尿液颜色是否很浅,像自来水一样;或者很深,像浓茶或铁锈水一样?您的尿液是否曾经有异味?如果有,是什么气味?"
- 用药史:"您目前在吃什么药(包括处方药及非处方药)?您有没有服用任何中草药?请列举出所有目前您正在服用的药物和保健品。"

体格检查:

- 通过视诊、叩诊、触诊以确定膀胱区有无充盈、疼痛和其他异常。
- 女性压力性尿失禁试验:
  - 让患者饮水或其他饮料,直至膀胱有充盈感。
  - 指导患者呈立位,若患者不能保持立位,帮助患者呈坐直。

- 让患者在会阴处放置 4×4（20cm× 20cm）纱布。
- 指导患者剧烈咳嗽。
- 若无尿液流出或仅有数滴尿液流出则试验为阴性。对尿潴留患者，应在患者排尿后 15 分钟内进行导尿测量残余尿量。

■ 对尿失禁患者，应进一步进行全面评估。教会患者对每一次尿失禁的发生及其相关因素做记录对确定尿失禁的原因是很有帮助的。

尿液检查：

尿常规检查可以提供很多信息：尿比重正常值应在 1.005~1.025；尿 pH 值应在 4.6~8.0，碱性尿常与尿路感染有关，但应注意尿标本静置时间过长会出现假阳性；正常人尿糖、尿蛋白应为阴性，但由于老年人肾糖阈增高，肾小管对蛋白质重吸收功能减弱，使得尿糖、尿蛋白阳性的临床意义大大降低。

尿液颜色异常可提示某些健康问题：尿液颜色过深提示尿液过度浓缩；红色或铁锈色尿常与血尿有关；黄棕色或绿棕色尿常由胆管阻塞或黄疸引起；橘黄色尿则常提示尿中有胆汁或患者正在服用非那吡啶类药物；深棕色尿常与血尿或泌尿系统肿瘤有关。

尿液检查时还应注意尿液的气味：正常尿液有淡淡的气味，气味过重提示可能存在脱水使尿液过度浓缩，新鲜的尿液很浓的氨味则常与泌尿系统感染有关。

护理诊断

表 22-1　与泌尿系统有关的护理诊断

病因及相关因素	护理诊断
肾脏对药物及代谢产物滤过无效　与肾单位减少及肾小球滤过率下降超过 50% 有关	保持健康无效
尿液检查结果不可靠　与葡萄糖从超滤液中重吸收减少及尿浓缩功能降低有关	保持健康无效
尿急、尿频、夜尿增多　与膀胱肌肌力减弱，膀胱容量减小，排尿反射减弱以及前列腺肥大有关	排尿障碍
泌尿系感染、癌症、尿潴留	急性疼痛
尿液浓缩、活动受限、尿液碱化、导尿	有感染的危险
因地上有尿液而滑倒	有受伤的危险
活动受限、老年痴呆症、体力虚弱	如厕自理缺陷
尿失禁	自我形象紊乱
	皮肤完整性受损
	有个人尊严受损的危险
夜尿症、尿潴留、尿痛	睡眠型态紊乱
由于症状、气味、尿频及其他不适所致的尴尬	社交障碍
泌尿系感染、尿潴留、泌尿系结石、输尿管/尿道狭窄、尿失禁	排尿障碍

常见泌尿系统异常

尿失禁

失禁在老年人群中很常见需要引起专业护理人员的关注。有研究显示尿失禁在社区老年人中发生率为 8%~46%,在养老机构中发生率至少为 50%,在老年护理院中的老年痴呆症患者中发生率可高达 90%,而在住院老人中尿失禁发生率约为 30%。女性尿失禁的发生率约为男性的两倍。

暂时性尿失禁常急性发作,病因去除后可以逆转。常见原因为感染、谵妄、药物反应、尿液生成过多、粪便嵌塞、情绪障碍、不能及时排尿等(如卧床患者、受约束患者以及不能自理的患者,如果不能及时协助其使用尿壶或便盆,便会发生尿失禁)。持续性尿失禁是慢性的持续性尿失禁,可以急性起病也可以缓慢起病,以下是常见的不同类型:

- 压力性尿失禁:由于盆腔肌肉支撑无力所致。当盆底压力增加时(如大笑、打喷嚏或咳嗽)尿液不自主地流出。
- 急迫性尿失禁:指膀胱壁受激惹或痉挛引起的尿液突然不自主地流出。常由尿道感染、前列腺肥大、憩室炎、盆腔或膀胱肿瘤所致。
- 充溢性尿失禁:由于膀胱肌不能收缩或尿道括约肌不能松弛,导致大量尿液蓄积于膀胱中直至尿液不自主地流出。其常与膀胱颈梗阻或某些药物有关(如肾上腺素能药、抗胆碱能药、钙通道阻滞剂等)。
- 神经源性(反射性)尿失禁:多源于大脑皮质病变、多发性硬化及其他神经通路障碍所致的尿失禁,表现为不能感知尿意或大脑不能控制尿液的流出。
- 功能性尿失禁:是丧失如厕能力导致的尿失禁,如老年痴呆症、身体残疾不能自理、过度镇静、不能及时如厕或药物副作用等引起的尿失禁。
- 混合性尿失禁:上述两种或以上尿禁的混合存在。

尿失禁是一个敏感的话题,常常被患者或照顾者隐瞒,因此护士不可假设长期尿失禁患者都已得到综合评估,在每次常规评估时都要询问与尿失禁有关的问题,以期发现并帮助患者明确病因并实施相应的护理措施,必要时需推荐患者到失禁门诊寻求进一步诊治。框 22-1 列举了评估尿失禁患者时应考虑的因素。

框 22-1 评估尿失禁患者时应考虑的因素

病史:应注意引起尿失禁的病史,如谵妄、老年痴呆症、脑血管意外、糖尿病、充血性心力衰竭、尿道感染等。

用药:回顾所有可能与尿失禁有关的处方药及非处方药用药史,如利尿剂、抗焦虑药、抗精神病药、抗抑郁药、镇静剂、毒麻药、抗帕金森病药、解痉药、抗组胺药、钙通道阻滞剂、α受体阻滞剂和α受体激动剂等。

功能状态:评估日常生活活动能力;各种功能性损伤;询问近期功能状态有无变化;判断患者运动、移动及如厕时对他人的依赖程度。

认知:测试认知功能;有无抑郁、幻觉等症状;询问近期情绪及智力的改变。

下肢神经肌肉功能:测试下肢肌力(让患者抬腿,测试者用手轻轻向下推患者的腿,同时让患者保持抬腿姿势,测试者以此判断患者下肢肌力有无减弱)和下肢感觉(测试者用曲别针的针头及光滑面分别轻触患者两腿不同部位,测试患者是否能感知并区分以上感觉刺激)。

排尿控制及尿潴留:对女性患者进行压力性尿失禁试验;测量排尿后膀胱内残

余尿量。

膀胱充盈度和疼痛：对膀胱进行视诊、叩诊、触诊以判断膀胱有无膨胀、不适、疼痛及其他异常。

排尿型态：记录近几日膀胱排尿型态及其相关因素；若排尿型态有变化，调查其原因或相关因素；观察排尿次数、尿量、性状以及确定可能的影响因素等。

粪便嵌塞：若无禁忌证，进行肛门触诊以确定有无粪便嵌塞。

症状：询问有无尿急、灼烧感、阴道瘙痒、疼痛、膀胱区压迫感、发热等症状。

饮食：评估有无摄入咖啡因、酒精、柑橘类或果汁、西红柿、辛辣食物、人工甜味剂等对膀胱有刺激性的食物。

患者对尿失禁的个人应对：探究尿失禁对患者日常活动、生活方式以及自我概念的影响；确定患者对尿失禁的自我评价。

关于尿失禁的护理，首要目标是确定引起尿失禁的原因，然后根据原因制订措施。Kegel运动（框22-2）、生物反馈、药物治疗（如雌激素或抗胆碱能药）或手术可能对改善压力性尿失禁有效；按一定时间间隔规律排尿、Kegel运动、生物反馈以及药物治疗（如抗胆碱能药或肾上腺素拮抗剂等）可能对改善急迫性尿失禁有效；充溢性尿失禁患者则可能受益于按时规律如厕、Crede法（排尿时用手轻轻按压膀胱区）、间歇性导尿或药物治疗（如拟副交感神经药）；对于功能性尿失禁患者，其措施包括改善运动能力、床旁提供坐便椅、定期询问并协助排尿等。老年尿失禁患者护理计划举例详见护理计划22-1。

框22-2　Kegel运动

Kegel运动是一组肌力训练，有助于锻炼盆底肌群的肌肉力量，从而改善尿失禁。分以下几步实施：

首先教患者找出运动所涉及的肌肉群

有两种方法可以帮助患者找出盆底肌群：一种方法是在排尿时中断尿流并体会哪些肌肉在提升盆底、缩紧阴道；另一种方法是在阴道内伸入一指，缩紧肌肉包紧手指的同时体会哪些肌肉在提升盆底、缩紧阴道。患者可反复多次地开始和中断尿流，直至能确定所涉及的肌肉并理解这些肌肉的运动。

其次教患者学习如何做Kegel运动

运动前先排空膀胱，呈坐位或立位，缩紧盆底肌肉群。注意不是缩紧腹肌、臀肌和大腿肌。初学者每次保持盆底肌群缩紧5秒，数次为一组，然后逐渐增加缩紧时间至10秒，中间让肌肉松弛10秒，数次为一组。

最后教患者坚持实施Kegel运动

一旦患者可以每次保持盆底肌群缩紧10秒，并且能够连续做10次，就可以开始规律地进行Kegel运动了。教育患者每天在不同时间段规律地做Kegel运动，其效果可以在2~3个月后观察到。在尿失禁得到改善后，规律的Kegel运动有助于维持盆底肌群的肌力。即使尿失禁不能完全治愈，Kegel运动也可以帮助减缓尿失禁的发展。

护理计划 22-1

老年尿失禁患者护理计划

护理诊断：排尿障碍

目标	护理措施
患者能够部分或全部重建膀胱控制 患者能够有效排空膀胱	■ 对患者进行综合评估以明确尿失禁的病因以及重获膀胱控制的潜在可能性 ■ 确认个体排尿型态：排尿频率、对尿意的感知、从感知尿意到排尿的憋尿时间、每次排出的尿量、排尿时有无伴随其他症状 ■ 如果患者有重获膀胱控制的可能性，初步制订膀胱训练计划 ■ 监测出入量；根据衣物和床单的尿渍估计尿量（每 2.5cm 直径的尿渍，尿量大约为 10ml） ■ 保障患者在需要时能及时如厕，必要时提供床旁坐便椅或床上使用便盆 ■ 若无禁忌证，每天至少摄入液体 1 500ml ■ 教会患者在使用坐便椅时身体前倾，同时按压下腹部膀胱区（Crede 法）以促进膀胱排空 ■ 教会患者使用刺激排尿反射的方法：用温水冲洗会阴部；抚摩腹部和大腿内侧；坐在坐便椅上同时饮用温水 ■ 教女性患者做 Kegel 运动 ■ 提供女性尿液收集袋、男性阴茎套尿液收集袋、成人尿不湿、卫生垫或失禁患者专用一次性短裤 ■ 避免使用留置导尿管 ■ 尿失禁发生时，和患者实事求是地讨论尿失禁的原因 ■ 改造环境：如保护床垫和家具，加强通风，使用空气清新剂，保持卫生间良好照明等

护理诊断：有皮肤完整性受损的危险 与尿失禁有关

目标	护理措施
患者能够保持皮肤完整 患者能够保持衣物干燥无异味	■ 每 2 小时检查一次患者是否排尿，必要时更换床单及衣物 ■ 尿失禁发生后彻底清洁并擦干患者皮肤 ■ 每天评估患者的皮肤状态

护理诊断：有受伤的危险 与尿失禁有关

目标	护理措施
患者没有在尿湿的地面上滑倒	■ 提供成人尿不湿、阴茎套尿液收集袋等用品，有效地管理尿失禁 ■ 定期检查地面是否有尿液 ■ 及时清理地面的尿液

护理诊断：长期自尊低下 与尿失禁有关

目标	护理措施
患者能够重建或保持期望的角色和功能 患者能够发展或保持正面的自我概念	■ 鼓励患者表达自己的感受 ■ 实事求是地对患者解释尿失禁的类型及其原因、管理和预后 ■ 协助患者更换外出衣物 ■ 避免在访客和其他患者面前讨论其尿失禁 ■ 确保照顾者和家庭成员有尊严地对待患者

重要概念：

护士不可假设长期尿失禁患者都已得到综合评估。对病史的仔细回顾和全面问诊对确定患者是否已做诊断性试验至关重要。

尿失禁患者重新建立膀胱控制是一个艰难的过程，在此过程中，护士应加强正强化和鼓励，避免护理指导的不一致性。需要强调的是留置尿管只用于某些特定情况（如外科手术、短期监测尿量等），而非为了方便护理人员，研究表明一半的患者在留置尿管的最初 24 小时内会出现菌尿，而 35%~40% 的院内感染与留置尿管有关。另外，肾结石在留置尿管的患者中发生的风险增高（尿道感染将在第 30 章讨论）。

膀胱癌

膀胱癌的发病率随年龄增加，根据美国癌症协会 2012 年统计，90% 的膀胱癌患者年龄在 55 岁以上，且男性发病率为女性的 3 倍。膀胱癌的某些危险因素是可以避免的，例如对膀胱的长期慢性刺激、长期暴露于某些染料和吸烟等。无痛性血尿是膀胱癌的特征性表现，其他症状与泌尿道感染相似，如尿频、尿急、尿痛等。膀胱癌的诊断主要为膀胱镜检查和活检。

根据病灶的位置及累及范围，膀胱癌的治疗包括手术、放疗、免疫治疗和化疗。护士可以采用内外科护理学中的措施对膀胱癌患者进行护理，注意护理措施中应包括对盆腔和后背疼痛等膀胱癌转移体征的观察。

肾结石

肾结石好发于中年人，老年肾结石患者结石的形成常与卧床制动、感染、尿 pH 值改变、尿液浓缩、慢性腹泻、脱水、尿酸过高及高钙血症等有关。临床表现主要为疼痛、血尿以及尿道感染症状，同时常伴有胃肠道不适。治疗及护理中护士应注意帮助患者预防尿液淤滞，保证充足的液体摄入，及时发现并治疗尿道感染。

肾小球肾炎

在老年人群中，慢性肾小球肾炎常在急性发作前已隐匿存在多年。急性发作时临床表现包括发热、乏力、恶心、呕吐、食欲下降、腹痛、贫血、水肿、关节痛、血压升高和血沉增加；患者常有少尿及中度蛋白尿和血尿；若合并颅内水肿，患者可有头痛、抽搐、麻痹、失语、昏迷和精神障碍等。

针肾小球肾炎治疗的基本原则包括应

案例分析

E 先生，86 岁，与家人同住，E 先生的卧室在一楼，离卫生间很近。E 先生的家人经常在路过 E 先生的卧室时闻到刺鼻的尿味，E 先生没有认知受损，日常活动完全可以自理，且行为举止正常。E 先生从未向家人提起任何排尿问题，并且 E 先生自己洗衣服和床单，自己收拾房间，故家人无从判断 E 先生是否尿床。

批评判性思考

■ 对以上案例进行评估时存在哪些挑战？
■ 你可以向 E 先生的家人提供哪些建议来解决 E 先生的问题？

用抗生素、低盐低蛋白饮食、严格控制出入液量。若患者同时服用洋地黄类、利尿剂或抗高血压药，则应密切观察上述药物有无蓄积中毒的表现。在急性期治疗结束后，应定期随访患者，警惕慢性肾小球肾炎急性发作以及肾功能衰竭的出现。

泌尿系统异常患者的常见护理注意事项

护泌尿系统异常属于敏感话题，有些患者不愿意讨论，还有些患者认为尿失禁是正常老化现象而忽略，故护士在评估过程中应避免遗漏对泌尿系统异常的评估。尿失禁患者常伴随恐惧、焦虑、自尊受损等情绪，护士实事求是地解释、鼓励、表扬等方法有助于帮助患者克服以上情绪。所有工作人员都应牢记保持患者的尊严和隐私的重要性，尽最大努力减少患者的尴尬，最大限度地促进患者的正性自我概念。工作人员应当避免以下情况的发生：在他人面前检查患者是否尿湿裤子，让患者在走廊里使用坐便椅，未经患者同意便带领一组学生来观察导尿管，批评患者尿床等。

相关研究

留置导尿管在急诊的使用状况：高龄老年妇女是非必要留置导尿管的高危人群

Fakih，M. G.，Shemes，S. P.，Pena，M. E.，Dyc，N.，Rey，J. E.，Szpunar，S. M.，& Saravolatz，L. D.（2010）．*American Journal of Infection Control*，38（9），683-688.

研究者对急诊室 12 周内收治的留置导尿管患者进行了调查，发现其中无明确留置导尿管适应证的患者更趋向于老龄化，平均年龄为 71.3 岁，女性留置导尿管使用率是男性的 1.9 倍。在非必要留置导尿管的女性中，年龄≥80 岁的患者是年龄≤50 岁患者的 2.9 倍。有研究显示医院获得性感染中尿道感染占 1/3，而留置导尿管的不合理使用是主要原因。由于住院患者中一半以上来自急诊，因此急诊患者留置导尿管的使用是一个重要问题。

本研究强调老年专科护士应确保其他专科领域的护士理解高龄本身并非留置导尿管使用的指征，同时，利用循证依据，确保在没有明确的指征时避免在老年患者中使用留置导尿管。非必要性留置导尿管的使用，不但增加了尿道感染的危险，同时会给患者带来不良的心理社会影响。本研究同时也证明了必要的老年护理学知识对各个领域的护理工作都很重要，即使在高度危急的急诊科室，护士有时也会进行老年护理的实践。

实践探究

护士亚当斯是一家有 25 张床位的养老院的兼职护士，这个周末她替同事值白班（通常亚当斯只值夜班），她发现每天早晨当她进入养老院的时候都会闻到刺鼻的尿味，但等到所有老人都洗澡、更衣、更换床单之后，之前闻到的尿味就消失了,而且一整天都不会再出现。她查阅了所有老人的记录,发现只有两位老人由于偶尔尿失禁穿纸尿裤。但基于她闻到的尿味非常强烈,她怀疑养老院中有不止两位老人有尿失禁。

护亚当斯可以采取哪些方法来调查她的怀疑?

评判性思维能力训练

1. 评估尿失禁时应注意哪些因素?评估这些因素时会遇到哪些障碍?如何从老年人中获取关于尿失禁的准确信息?
2. 哪些措施可以降低老年人尿失禁的发生(可根据不同类型的尿失禁来描述你的措施)?
3. 护士可以采取哪些措施来提高尿失禁老人的自尊和自我概念?
4. 你所居住的社区中有哪些资源可以帮助尿失禁或泌尿系统肿瘤患者?

肖菊青

引用资源

American Urologic Association
http://www.urologyhealth.org

National Association for Continence
http://www.nafc.org

National Institute of Diabetes and Digestive and Kidney Diseases, National Kidney and Urologic Diseases Information Clearinghouse
http://www.kidney.niddk.nih.gov

Simon Foundation for Continence
http://www.simonfoundation.org

Society of Urologic Nurses and Associates
http://www.suna.org

参考文献

American Cancer Society. (2012). *What are the key statistics for bladder cancer? Cancer reference information.* Retrieved June 1, 2012 from http://www.cancer.gov/aboutnci/servingpeople/snapshots/bladder.pdf

Foxman, B. (2003). Epidemiology of urinary tract infections: Incidence, morbidity, and economic costs. *Disease a Month, 49*(2), 53–70.

Lee, P. G., Cigolle, C., & Blaum, C. (2009). The co-occurrence of chronic diseases and geriatric syndromes: The health and retirement study. *Journal of the American Geriatrics Society, 57*(3), 511–516.

Ogundele, O., Silverberg, M. A., Sinert, R., & Guerrero, P. (2006). *Urinary incontinence.* eMedicine. Retrieved August 15, 2007 from http://www.emedicine.com/emerg/topic791.htm

第 23 章

生殖系统健康

本章大纲

年龄对生殖系统的影响
促进生殖系统健康
反映生殖系统状态的突出问题
　女性生殖系统问题
　男性生殖系统问题
总结

学习目标

通过本章学习,你将能够:

1. 列举男性及女性生殖系统随年龄的改变。
2. 描述促进老年生殖健康的措施。
3. 概述老年生殖系统评估的影响因素。
4. 描述特定的生殖系统症状及管理。
5. 概述前列腺术后护理措施。

术语词汇须知

良性前列腺增生:与年龄相关的非恶性前列腺增大。

性交痛:性交时的疼痛感。

勃起功能障碍:阳痿;性交时无法勃起或无法维持勃起。

正如上一章讨论过的排尿问题一样,对于老年人来说,生殖系统问题的谈论也可能并非易事。然而,在评估老年人整体健康问题的时候,非常有必要考虑其生殖系统问题。除了预防和监测一些例如癌症和性传播疾病等严重的问题之外,学习生殖系统相关的健康锻炼对于增强老年人性生活满意度的影响具有多方面的益处。关于老年人生殖系统随年龄而出现的变化以及在预防或鉴别潜在问题时相关健康促进措施所发挥的重要作用中,老年科护士发挥着不可或缺的作用。

年龄对生殖系统的影响

女性生殖系统发生的几个变化导致了不舒适感并且影响了性生活的满意度。激素的变化致使阴道萎缩,阴唇扁平以及皮下脂肪和阴毛的减少。阴道上皮细胞变薄,阴道环境变得较为干燥和趋于碱性。尽管有时可能达到性高潮并有满意的性生活经历,然而这些变化仍会导致老年女性在性生活中的不舒适。子宫颈、子宫、输卵管和卵巢都会萎缩。子宫和输卵管均会缩小,因此,在体格检查时可能不会被触及。子宫内膜可继续对激素的刺激做出反应。输卵管也会经历变短变直的过程。由于更年期之后乳腺被脂肪组织所替代,所以会出现乳房下垂和弹性下降的情况,其收缩和纤维化的改变也可能会导致乳头的内陷。基于乳房的纤维化和钙化的终端导管,可能会导致坚硬的乳房线性条索。

男性的外生殖器随年龄也会出现变化。由于精囊上皮变薄、肌肉组织被结缔组织所替代以及储液容量的下降会致使精子数的减少。曲细精管的结构改变包括纤维增生、上皮细胞的变薄、基膜增厚以及管腔的缩窄。

另外还会出现睾丸的萎缩以及睾丸质量的下降。虽然精液的总量大致保持不变,但其中所包含的精子数却变得更少了。睾丸素保持不变或仅仅轻微下降。相比于年轻男性来说,老年男性需要更长的勃起时间并且维持时间短。老年男性通常会有前列腺肥大,且部分前列腺组织被纤维组织替代。尽管大部分前列腺增生是良性的,但随年龄的增加,其恶变的可能性也增加。

促进生殖系统健康

护士在促进老年人生殖健康方面可以做的一个重要措施是强调生殖系统规律体检的益处。对于老年女性来说,一年做一次包括子宫颈抹片检查在内的生殖系统检查是必要的;老年女性亦应知晓乳房自检的知识。患有前列腺肥大的男性至少每6个月应体检一次,以保证其没有发生恶变的可能。没有前列腺癌病史的老年男性不推荐常规的前列腺特异性抗原检查。护士应确保老年男性知道如何做好睾丸自检。最后,完整的病史和进一步的体格检查才能明确哪一个部位需要进一步检查(评估指南23-1)。护理诊断表23-1列出了护士应该识别的生殖系统的相关诊断。

第12章探讨了促进老年人性功能及性表达的护理措施。

重要概念:

对于老年人来说,保证女性懂得乳房自检的方法,男性懂得睾丸自检的方法是非常重要的。

反映生殖系统状态的突出问题

女性生殖系统问题
阴道感染和肿瘤

年龄相关的阴道改变致使其更脆弱,也容易遭受刺激和感染。老年女性的阴道问题可能是其他严重疾病的反映,如糖尿病、肝炎、白血病以及恶性贫血。老年性阴道炎指的是与过度增生或萎缩所致的阴道感染。尿失禁和卫生条件不良也可以是阴道炎的潜在原因。阴道炎的首要相关症状是外阴瘙痒。对此感到困惑或缺乏沟通的患者会烦躁不安并搔抓外阴部。护士可能会发现患者处于易激

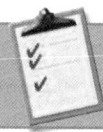

评估指南 23-1
生殖系统健康

问诊

问诊时应包括功能、体征及症状的回顾。询问下列相关问题：

- 疼痛：你下腹部或其他部位是否有疼痛感？生殖部位是否有敏感、不适、瘙痒或疼痛？是否有性交痛？
- 排出物：你的生殖器是否有分泌物、出血或其他的排出物？
- 性功能障碍：你性交时是否能完成勃起并将其维持整个性交过程？你的射精情况如何？你的阴道是否在性交时过度敏感或干燥？性交时你是否有压力感或性伴侣阴茎插入受阻感？你是否有满意的性高潮？你的性功能和之前相比有何变化？

体格检查

- 检查有无外阴损伤、疼痛、破损或肿物。注意出血、分泌物、气味及其他异常。
- 若女性患者在去年未进行妇科相关检查或乳房 X 线检查，推荐她进行相关检查。
- 对女性患者行乳房肿物触诊检查。
- 检查女性患者乳房自检过程，并对于此项技术掌握不好的患者提供指导。

护理诊断

表 23-1　生殖系统相关问题的护理诊断

影响因素	护理诊断
性功能障碍，疼痛，对症状或治疗觉得尴尬	焦虑
感染，癌症	急性疼痛
阴道碱性增加、更脆弱，前列腺肥大	感染的风险
感染，疼痛，结构改变，尴尬	性功能障碍
性功能障碍	躯体形象紊乱
阴道炎	皮肤完整性受损
前列腺肥大，阴道炎	排尿功能受损
	急性疼痛

惹状态，并且因为抓挠出现的阴部组织增厚。最初，治疗应集中目标于发现和管理潜在病因。好的营养状态能帮助改善这一状态，注意个人卫生可达到同样的效果。治疗计划包括坐浴、应用局部盐水湿敷或类固醇霜。应特别关注和尽量维持尿失禁患者的洁净和干燥。

重要概念：

年龄相关的阴道改变致使其更脆弱，也容易遭受刺激和感染。

尽管瘙痒通常发生于阴道炎，但它也可能是阴道肿瘤的症状。疼痛和刺激感也可能与阴道肿瘤相关。这一部位的任何异常或损

案例分析

C先生和妻子已经结婚50周年了,因为他们的孩子也都结婚了,所有他们两人单独居住。他们有着健康的性生活,但近年来他们性生活的频率开始逐步下降。近期,C先生听到他的朋友们谈起服用促进勃起药物来重享性生活。这些谈论使得C先生渴望更频繁的性生活,然而,他的妻子不仅因为没有性欲望而拒绝了他,还嘲笑了C先生。他们性欲望的不同导致了两人频繁的争吵。在C女士行常规妇科检查时,她告诉你说她的丈夫开始表现得像个性欲狂,变得自欺欺人,不像他的年龄。

评判性思维:
- 导致这夫妻两人各自有不同表现的原因是什么?
- 你该对C女士的问题做出怎样的回答?

害都应得到足够的重视并做组织活检。阴蒂通常是阴道肿瘤的常发部位。阴部癌症作为老年人中位列第四的妇科肿瘤,可能会出现较大的、疼痛的以及有异味的真菌感染或溃疡。其邻近的组织也可能会被影响。其治疗通常会选择外阴彻底切除术,并且在老年女性中接受度较高。较少应用的治疗方法是放疗,其耐受度不及手术法。咨询教育应包括自我护理方式、身体形象以及性生活指导。在转移至腹股沟之前的早期治疗能够改善其预后。

萎缩性阴道炎

绝经后的女性因为体内雌激素的降低,阴道腔经历了一系列的改变,包括胶原组织和脂肪组织的减少,阴道缩短和狭窄,弹性的下降,润滑度降低,以及偏于碱性的pH环境。绝经后女性阴道变得更为脆弱,这使得其更易受到刺激,从而增加了阴道炎的风险。阴道感染的症状有瘙痒、散发异味以及性交后出血。其治疗包括应用局部雌激素霜以及雌激素替代疗法。护士应建议老年女性避免应用香皂冲洗或喷洒外阴部,穿纯棉内裤,保持外阴的清洁干燥,性交时使用润滑剂(例如K-Y胶冻,维生素E油以及芦荟汁等)。

(第30章包含阴道炎的其他相关论述)

阴道癌

在老年女性中阴道癌比较罕见;其更常见于远处转移而非外阴部的原发癌变。老年女性所出现的所有的阴道溃疡和包块都应该警惕肿瘤,并进行活检。老年女性的阴道癌表现为慢性刺激,有慢性阴道炎者或佩戴子宫托者应经常进行子宫颈抹片检查。治疗方法与年轻女性患者相似,可根据肿瘤的程度采取放疗、化疗或手术治疗。

子宫颈的问题

随年龄增长,子宫颈变小,宫颈内上皮细胞萎缩。偶尔会出现子宫颈内腺体分泌物阻滞而导致纳氏囊肿的产生。随着分泌物和囊肿的堆积,可出现明显发热和可触及的肿块。因此,对于老年女性来说,接受常规的妇科检查以确保子宫颈的开放性是非常必要的。

宫颈癌

宫颈癌的发病率在50~69岁达到高峰,之后便会下降。尽管在所有的宫颈癌诊断中老年女性所占比例低于25%,然而死于宫颈癌的患者中 40% 为老年女性。尽管老年女性的宫颈息肉大部分为良性的，然而在组织活检证明其为良性之前，均应提高警惕。阴道流血和白带是老年女性宫颈癌的标志。通常不会出现疼痛。随着疾病的进展，患者可出现尿潴留或尿失禁，大便失禁以及尿毒症。宫颈癌的治疗包括放疗和手术治疗。美国癌症协会（2007 年）建议每年进行子宫颈抹片检查至 70 岁；70 岁以上的老年女性，在 10 年内至少要进行 3 次常规巴士涂片检查，可在其医生的指导下每 2~3 年进行一次。

子宫内膜癌

尽管子宫内膜癌主要发病年龄平均在 55~65 岁，但老年女性中患有此病的并不少见。在患有肥胖、糖尿病以及高血压的女性中发病率更高。任何绝经后的阴道出血均应警惕此种疾病。由于并非所有病例都可以被子宫颈抹片检查所诊断，所以经常会进行刮宫术来确诊。治疗措施包括手术、放疗以及二者的联合应用。早期的治疗可以预防其向阴道和宫颈的转移。子宫内膜息肉也可以导致阴道出血，由于此病是早期癌变的指示，所以也应受到足够重视。

卵巢癌

卵巢癌随着年龄增长发病率也增高，尽管它在老年女性肿瘤中只占了 5%，然而它在所有的妇科肿瘤中致死率却最高。此病的早期症状不明显，可与胃肠道不适相混淆。随着疾病进展，临床可表现为出血、腹水以及多处肿块。治疗可包括手术或放疗。老年女性经常出现的是良性肿瘤，其需要手术与恶性肿瘤进行鉴别。

重要概念：

尽管卵巢癌发病率低于子宫内膜癌和宫颈癌，但其致死率却远高于二者。

会阴部疝气

由于生孩子时的肌肉拉伸或牵扯以及随着年龄增长而至的肌肉日渐薄弱，会阴部疝气在老年女性中较为常见。常见的伴发症状为下背部疼痛、骨盆沉重感以及牵拉感。大小便失禁、尿潴留以及便秘也可能发生。有时患者可感觉有会阴部的压力感或可触及到包块。这些疝气可导致性交困难和不适。尽管脱肛不会随着年龄增加而变得更糟糕，但膀胱脱出却并非如此，随着年龄增加会导致更多的问题。手术修补是可以缓解这些问题的一个成功选择。

性交困难

伴随着体内激素的改变，性交困难在老年女性中成为一个常见的问题。未生育过的女性相比于曾生育的女性此问题更为频繁。因为外阴炎、阴道炎以及其他妇科疾病均可导致性交困难，所以一个全面的妇科检查是非常重要的，任何损伤或感染都可能加重这一问题。为了使老年女性达到满意的性生活，需要做全方面的努力（第 12 章详述了影响性生活亲密度的各种问题）。

重要概念：

在老年女性中，性交困难虽不是必然发生的，却是很常见的问题。

乳腺癌

老年女性的脂肪组织减少和萎缩可能会导致乳腺癌的发生，它可能会存在很多年，却在老年时变得更为明显。因乳腺癌是女性癌症死亡的第二大死因，护士应鼓励女性定期进行乳房自检。尽管乳腺癌的发病率随年龄增加而增长，然而可惜的是，年龄越大的女性进行乳房自检或每年进行乳房 X 线检查或者请医生检查的可能性越小。对于任何年龄的女性来说，乳腺癌的诊断和治疗都是相同的。推荐 40 岁以上的女性每年进行 X 线检查，超过 75 岁的女性，除了其医生的其他建议外，应每 2~3 年进行一次检查。

重要概念：

　　尽管乳腺癌的发病率随年龄增加而增长，然而可惜的是，年龄越大的女性进行乳房自检或每年进行乳房 X 线检查或者请医生检查的可能性越小。

男性生殖系统问题

勃起功能障碍

　　一个影响 70 岁以上的老年男性的问题是勃起功能障碍，性交时难以达到或维持勃起。尽管随着年龄增长勃起功能障碍的发生率增加，但并不是必然出现的现象，其产生可由如下原因引起：酗酒、糖尿病、血脂异常、高血压、性腺机能减退、多发性硬化症、肾衰竭、脊髓损伤、甲状腺状态以及心理因素等。抗胆碱能药、抗抑郁药、抗高血压药、地高辛、镇静剂以及安定等均可致使老年男性勃起功能障碍。

　　针对勃起功能障碍可有许多治疗措施，包括口服药物（如枸橼酸西地那非、伐地那非和他达那非），阴茎药物注射，阴茎植入物，真空泵等。一些助勃起药物可有副作用，所以一些患者应注意使用禁忌，下处方之前仔细评估其风险是非常重要的。

良性前列腺增生

　　大多数老年男性都有不同程度的良性前列腺增生，这使近四分之一的老年男性出现排尿困难的症状。该问题症状进展缓慢但持续，因为持续增大的前列腺会压迫尿道。症状始于排尿续断、压力降低、尿频以及夜尿增多，这是缘于膀胱颈阻塞以及尿道的受压导致的逼尿肌肥厚和随后的尿道口阻塞。漏尿、无法控制排尿、充溢性尿失禁以及出血都

可能会有发生。随着增生的进展，膀胱壁失去了弹性变得更薄，导致尿潴留并且增加了泌尿系统感染的风险。不幸的是，一些男性不愿或羞于因此就医，当症状足够严重而去就医时可能已经发生了肾脏的损害。

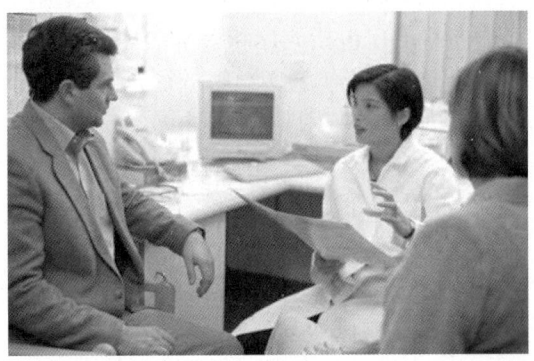

图 23-1 ■ 男性从对性功能治疗效果的详细解释中获益

　　治疗包括前列腺按摩，泌尿系抗感染治疗。如果可以的话，尽量避免利尿剂、抗胆碱药以及抗心律失常药的使用。最常用的前列腺切除方式为经尿道切除术。应消除患者所产生的对阳痿的担心。对于现实的解释非常必要，不要让患者误以为此手术在性功能方面有返老还童的功效。护理计划 23-1 描述了老年男性前列腺术后的照护需要。（前列腺炎在第 30 章详述。）

前列腺癌

　　前列腺癌的发病率随着年龄而上升。实际上，70 岁以上的男性中超过半数都有前列腺前期癌变的征兆，尽管只有不超过 3% 的患者死于此病（美国国家癌症机构，2012）。通常，此疾病无症状，然而，大多数前列腺癌可通过直肠指检检查到，这强调了常规体检的重要性。良性的前列腺增生应该被严密随访，因为它被认为是与前列腺癌相关，二者的症状可以是相似的。背部疼痛、贫血、乏力以及体重下降可能是转移的症状表现。组织活检是诊断标准，PSA 是辅助诊断标志。

护理计划 23-1

护理诊断: 有与手术相关的损伤和感染的风险

目　标	护理措施
病患者未受到损伤;未感染	■ 建议患者 3~4 周内避免重体力活动 ■ 建议患者预防便秘。根据需要推荐饮食调整;若肠蠕动紧张或反常,在医生的指导下服用多库酯钠胶囊剂 ■ 教会患者避免瓦尔萨尔瓦动作 ■ 在无限制的情况下鼓励患者多饮水 ■ 教患者学会观察和自我报告并发症的相关体征,包括尿中鲜红色血液,体温升高,重度疼痛,乏力等

护理诊断:(1)与手术相关的性功能障碍;(2)缺乏手术对性功能障碍影响的相关知识

目　标	护理措施
患者对手术会对性功能造成的影响能够有切实理解;有满意的性生活	■ 咨询医生有关禁性生活的事宜,和患者探讨此问题(通常,术后一个月内需禁性生活,一个月后患者通常可恢复先前的性功能。术后需 1 年才完全恢复性功能的情况并不多见) ■ 评估患者对于手术对性功能影响的理解程度;根据患者需要澄清其误解 ■ 倾听患者关心的问题并提供支持 ■ 与患者妻子讨论其对患者恢复性生活的期待,患者是否可以接受 ■ 告诉患者发生逆行射精的可能(干性高潮),这会使尿液呈乳白色 ■ 告诉患者及妻子产生焦虑或其他心理问题的可能性及其对性功能的影响 ■ 鼓励患者及妻子在性生活恢复前采取其他亲密方式

护理诊断: 有尿失禁的风险　与导尿管拔除有关的压力性尿失禁或急迫性尿失禁

目　标	护理措施
患者可自主控制排尿	■ 拔除尿管后评估膀胱控制功能 ■ 若出现遗尿,告诉患者此为正常现象,会慢慢恢复,指导患者进行会阴功能锻炼

若未发生转移,治疗方法可以包括检测、放疗或根治切除术;后者可能会导致性无能。雌激素可用来预防肿瘤的扩散。若癌症发生了转移,会采用姑息疗法,包括放疗、经尿道手术、睾丸切除术以及雌激素疗法。这些疗法的总的治疗原则在老年患者中都是适用的。许多男性在睾丸切除术和雌激素疗法后都可以进行性生活;个体化的详细结局应咨询其医生。

阴茎、睾丸和阴囊肿瘤

阴茎癌比较罕见，表现为龟头或包皮处的无痛性损害或湿疣。这些表现类似于硬性下疳，因此会导致误诊或因其生长部位而导致的患者不愿就诊。阴茎的任何损伤均应做组织活检。治疗包括放疗和切除术，其中较小的损伤做局部切除，若有损伤的扩散则行阴茎全切术。

睾丸肿瘤在老年男性中并不常见，但它却经常是恶性肿瘤；睾丸增大、疼痛、乳腺增大是应怀疑的症状。化疗、放疗和切除术是其治疗措施。作为评估的一部分，护士应确保患者的睾丸自检知识，若有需要应提供自检过程的健康教育；美国癌症协会可以为此提供教育资料。

阴囊肿块通常是良性的，可由阴囊积水、精子囊肿、精索静脉曲张和疝气等引起。症状和治疗取决于潜在病因，对于年轻的男性来说亦是如此。如其他生殖系统疾病一样，自我护理能力、身体形象以及性生活的健康咨询都很重要。

总结

生殖系统健康影响着整个机体的健康状态。生殖系统的健康状态可能与其他未被诊断的疾病相关，如糖尿病和感染，这需要引起重视。相比于医疗系统中的其他成员来说，护士和患者之间的信任关系可以使患者更愿与其分享生殖系统相关的疾病症状。护士应该对患者进行生殖系统的详细评估，确定异常的症状和发现，继而转介到相应的检查和治疗。

相关研究

前列腺癌筛选：美国联邦预防医学工作组推荐声明

Moyer, V. A.; on behalf of the U. S. Preventive Services Task Force.（2012）. Annals of Internal Medicine, 156（10）, 812-825; also available on U. S. Preventive Services Task Force website, http://www.uspreventiveservicestaskforce.org/uspstf/uspsprca.htm.

继美国前列腺癌、肺癌、大肠癌、卵巢癌筛查试验和欧洲前列腺癌筛查随机对照试验的结果后，美国联邦预防医学工作组将前列腺癌筛查—PSA检查进行了降级。在美国此检查并未显示前列腺癌死亡率下降。而欧洲试验显示前列腺癌死亡率下降了1/1 000。

接近90%的通过PSA诊为前列腺癌的男性接受了治疗。在此人群中，术后1个月内死亡率可达5/1 000，1 000人中有10~70人会出现严重并发症。总体来说，源于诊断及治疗过程所造成的伤害被证明是大于其诊断益处的。

这一有关推荐PSA的新证据及变化表明，护士应时刻关注新的研究结果，并确定其护理是建立在已有最佳证据的基础上。

实践探究

Noonan先生和太太，均为66岁，在结婚20年以来都享有着健康、满意的性生活。Noonan太太于4个月前做了乳房切除术，她吐露出，自从她被确诊以来，丈

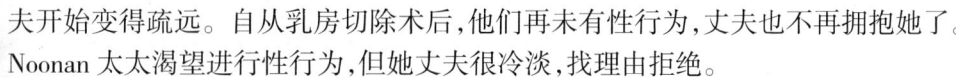

夫开始变得疏远。自从乳房切除术后,他们再未有性行为,丈夫也不再拥抱她了。Noonan 太太渴望进行性行为,但她丈夫很冷淡,找理由拒绝。

　　Noonan 先生如此表现的原因可能是什么? 应该怎样帮助这一对夫妻呢?

评判性思维能力训练

1. 探讨老年人未进行乳房自检及睾丸自检的原因及护士针对此现象应采取的措施。
2. 列出在社区或护理之家确保个人进行规律乳房自检及睾丸自检的计划。
3. 列出针对老年女性性交时因阴道干燥而不适的建议。

梁 涛

引用资源

Gilda's Club Worldwide
http://www.gildasclub.org

Gynecologic Cancer Foundation
http://www.wcn.org

MaleCare
http://www.malecare.com

National Prostate Cancer Coalition
www.zerocancer.org

Ovarian Cancer National Alliance
http://www.ovariancancer.org

The Wellness Community
http://www.thewellnesscommunity.org

参考文献

American Cancer Society. (2007). *American Cancer Society guidelines for early detection of cancer*. Retrieved August 20, 2007 from http://www.cancer.org/Healthy/FindCancer Early/CancerScreeningGuidelines/american-cancer-society-guidelines-for-the-early-detection-of-cancer

National Cancer Institute. (2012). *Cancer Fact Sheet*. Retrieved May 30, 2012 from http://seer.cancer.gov/statfacts/html/prost.html

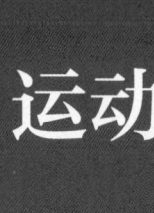

第 24 章

运动

学习目标

通过本章学习，你将能够：

1. 描述衰老对于肌肉骨骼功能的影响。
2. 列出活动的意义。
3. 描述老年期需要进行调整的运动方案。
4. 讨论老年人在保持活动能力方面可能面对的挑战或困难。
5. 列出有助于避免老年人发生运动损伤的措施。
6. 讨论营养因素在保持肌肉骨骼健康方面的作用。
7. 描述骨折、骨性关节炎、风湿性关节炎、骨质疏松症、痛风、足部疾患的症状、相关因素及护理措施。
8. 讨论针对肌肉骨骼问题的疼痛管理措施。
9. 识别减少肌肉骨骼损伤的方法。
10. 描述能够提高肌肉骨骼疾病患者自理能力的措施。

术语词汇须知

甲真菌病：一种发生在指甲与甲床的真菌感染。

骨性关节炎：一种退行性的关节疾病，为进展性的关节软骨的退化和损伤,伴有关节面上新骨的赘生。

骨质疏松症:以骨密度降低和骨小梁稀疏为特征的疾病状态。

肌肉减少症:年龄相关的肌肉质量减少和/或继发于肌蛋白合成减少及降解增加的功能下降。

脚癣:香港脚,足部的真菌感染。

规律运动可使个体生理、心理、社会等多方面获益。运动可以增强呼吸、循环、消化、排泄及肌肉骨骼等多系统的功能,继而可以增强精神敏感度、愉悦情绪。运动也是融入社会交往的一种方式,健康的身体可使老年人更好地参与社会活动。很多的健康问题,如动脉粥样硬化、肥胖、关节僵硬、肺气肿、便秘、压疮、抑郁、失眠等,都可以通过积极的运动予以避免。然而,由于衰老以及老年人群中常见慢性疾病症状和活动受限,老年人想保持一种积极运动状态需要面对更多的困难。老年专科护士通过指导老年人维持和改善身体机能、协助有效管理影响其保持活力的因素,从而在维护老年人健康方面起到重要的作用。

衰老对于肌肉骨骼功能的影响

衰老可致肌纤维数量、长度和宽度的减少,以及后续肌肉质量减轻、肌肉力量降低、握力耐力降低。结缔组织的改变也会降低关节和肌肉的灵活性。

肌肉减少症是老年人所面临的严重问题,是指与年龄相关的肌肉质量减轻和/或继发于肌蛋白合成减少及降解增加的肌肉功能下降。若与老年期肌肉再生功能受损并发,则会导致残疾,尤其对于患病或有器官损伤的老年患者。不活动和缺乏锻炼、促炎性细胞因子水平升高、氧自由基过多或解毒功能受损、合成代谢激素释放减少、营养不良和神经冲动性降低是肌肉减少症的可能原因。

除衰老和疾病外,心理社会因素也会影响活动。丧偶、丧友会限制老年人社会娱乐活动的参与度,使其活动减少。退休后与工作相关的活动减少;同时社会和娱乐活动也可由于收入降低或健康恶化而减少。迁入较小的公寓或退休社区也使家务、房屋维护等活动减少。

护理诊断表 24-1 描述了衰老对老年人保持活动能力的影响。

护理诊断

表 24-1 衰老和风险对保持活动能力的影响

原因或影响因素	护理诊断
心输出量降低	活动无耐力 与应激适应不良有关
呼吸功能和效率降低	活动无耐力 与呼吸急促有关
氧气交换延迟	外周组织灌注无效 与氧气交换延迟有关
肌肉质量、强度和活动度下降	活动无耐力 与肌肉无力、疲劳有关
骨软化;关节软骨、关节面受损	躯体活动障碍 与运动范围减少有关
骨脆性增加	有受伤的危险
视力或听力下降	社交孤立 与感觉障碍有关

续表

原因或影响因素	护理诊断
皮肤皱纹增加；头发稀疏、量少，颜色改变	身体意向紊乱　与年龄相关性外表改变有关
基础代谢率降低	躯体活动障碍　与功能受限有关
	有受伤和感染的危险　与卧床所致机体功能下降有关
慢性、致残性疾病高发	有运动计划无效的危险　与慢性疾病有关
	躯体活动障碍　与慢性疾病有关
	慢性疼痛　与慢性疾病有关
	社交障碍　与慢性疾病有关
收入下降	缺乏娱乐活动　与娱乐支出经费不足有关
	长期自尊低下　与收入减少有关
	社交孤立　与交通、娱乐、活动支出经费不足有关

肌肉骨骼的健康促进

各年龄段人群的运动促进

　　保持身体活力状态无论对于老年人还是青年人都不是件容易的事。只有少数职业需要强体力劳动，并且那些艰苦的任务通常使用机械设施完成。看电视、社交和观看比赛都是常见的娱乐形式。汽车、出租车和公交车可以将人们带到以往步行就能到达的地点。直升电梯和滚梯使人们减少了爬楼梯的机会。现代设施显著减少了人们日常活动量。青年人花费大量的时间静坐在电脑前打字、玩游戏。越来越多的美国人发现没有时间慢跑或去健身房锻炼。

　　教育和鼓励各年龄段的人有规律地运动是护士促进老年人或即将步入老年的人群健康的重要一环。所有的运动项目都可以促进：

- 心血管耐力。有氧运动可增强心、肺、血管运输氧气至细胞的能力。有氧运动包括步行、慢跑、骑自行车、游泳、划船、网球和有氧舞蹈。心脏耐力的增强需要坚持较长时间的运动，通过氧气的持续供给使心肺系统达到最大心率的55%（框24-1）。理想情况下，运动时心率应该在目标心率范围内。体育运动应每周至少3次，每次至少20分钟。目标心率的范围应根据个体心脏情况或者服药情况予以调整；在开始一项运动前需要咨询医生的意见。

框 24-1　**计算心率：最大心率和目标心率**

　　最大心率 = 220 - 年龄
　　目标心率 = 最大心率 × 75%
　　目标心率范围 = 最大心率的 65%~80%

　　（运动器材商店出售的心率监控设备可以在运动中即时测定心率，而不需要停下来数心率。）

- 灵活性。能够自由活动肌肉，完成全关节活动也是健康的一方面。舒缓的伸展运动有助于保持关节和肌肉的灵活性；运动前后分别进行 5~10 分钟的伸展运动能够减少肌肉酸痛的发生。大肌群每周应至少牵拉 2 次。

- 力量训练。力量和耐力可通过肌肉训练增强。强度训练的关键要素是阻力和递进。抗阻练习包括举重或使用重力器材；进行等长练习或完成上举、推举等抗自身重力的动作，这些都是强度练习的好方法。递进是指逐渐增加肌肉负重,如举起更重的物品等。对于大多数成人肌肉锻炼的建议是每周 2 次,每次 8~12 个循环。

每次健康评估最重要的是回顾运动质量和数量。护士应通过回顾理想运动目标和策略来识别运动的不足之处。帮助人们在今天建立良好的运动习惯可以促进未来老年人群的健康。

思考题:

你有没有进行规律运动?若没有,是什么原因呢?

适合老年人的运动项目

社会上的健身浪潮也影响了很多老年人。规律的体育运动能够延缓或预防年龄增长导致的心血管功能减退,促进最大程度的氧气交换,降低静息下收缩压和舒张压。体育运动能够增加肌肉力量和灵活性并减少骨量丢失。

运动能够改善体格、循环、消化、吸收、排泄、呼吸、免疫、睡眠和自我概念。参与体育运动还可获得社交和娱乐的机会(图 24-1)。越来越多的老年人认识到运动的好处并参与其中。

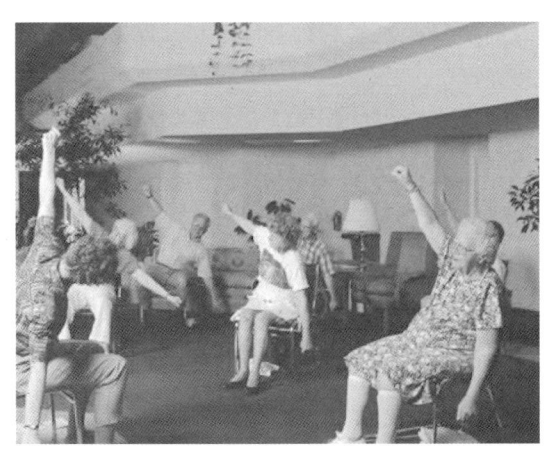

图 24-1 ■ 有计划的活动可提供社交和运动的机会

尽管运动对老年人有益,然而若没有针对年龄做出调整的话也会产生很多问题。除了上文提到的衰老对肌肉骨骼功能的影响外,年龄改变还可影响个体运动的能力。随着年龄的增长,心脏每搏输出量下降。中等运动强度下,每搏输出量虽然仍可满足机体需要,但不会像年轻时那样随着运动强度的增加而增加,运动强度增加时会通过增加心率来为组织供氧。血管外周阻力的增加不仅使静息状态下收缩压增加,运动中甚至可使收缩压升至 200mmHg 以上。肺活量的减少和余气量的增加限制了气体运动,增加呼吸肌做工,呼吸频率增加。老年人身体脂肪所占比例增加使散热效率降低,若在高温环境下运动有热休克的风险。老年人总体液出现 10%~15% 的下降,意味着运动时更容易出现由于出汗而脱水。以上因素均强调了老年人运动前评估及进行过程监控的重要性。有些指南可指导老年人获得最大运动收益,见框 24-2。

与兴趣和需要相符的运动项目更易于坚持。有些人不喜欢有组织的运动,但喜欢跳舞,因此与其给他们讲参加网球或保龄球小组活动的益处,还不如帮助他们找到能定期参与跳舞活动的教堂或社区组织更能促进运动。同样,不喜欢去健身房的人可能更喜欢举重或在家中迷你蹦床上跳跃。还有多种运动项目可供选择,如快步走、游泳、瑜伽、有氧运动等。此外,还可以利用日常活动加强运动,如爬楼梯而不坐电梯,将车停在距离目的地稍远的地方步行过去,选择一条更远的遛狗路线,整理庭院、做家务等(图 24-2)。

对于老年人而言,明智的做法是将一日的运动量分摊,避免由于肌肉疼痛和痉挛引起运动疲劳。早上以关节放松和肌肉牵拉运动为主以促进活动,睡前以放松运动为主以促进睡眠。若老年人不习惯运动,可以循序渐进,根据个体的反应逐步增加运动量。老年人运动时可能出现心动过速并可持续数小时。老年人需要更长的运动时间,运动后

框 24-2　老年人运动项目指南

- 确保近期进行过健康体检,检查可能影响运动或受运动影响的项目(如心脏疾患和糖尿病)。若存在健康状况,咨询医师有关运动的禁忌或需要进行的调整。
- 评估老年人目前的运动水平、活动范围、肌肉力量、肌张力以及进行运动时的反应。与患者合作,制订一个兼顾兴趣、能力、受限和现实可行性的运动计划。
- 强调注重速度和节律的运动项目(如低负重、高重复性)。保持低水平的抗阻练习,避免等长收缩运动。
- 决定训练心率范围,在运动时评估心率以确定其在安全范围内。
- 决定与年龄相称的训练心率,即(220-患者年龄)×70%。这样计算出的是最大心率,使血管及其他系统收益最大而不会导致恶性反应。运动时心率要保持在安全范围,将静息状态下心率作为低限,训练心率作为高限。
- 运动时检测脉搏,若实际心率比目标心率快 10 次 /min 则需降低运动的强度和减少时间。
- 若患者静息心率超过 100 次 /min,则需要咨询医生运动计划是否合适。
- 建议老年人选择合脚、减震的硬底鞋。
- 鼓励运动前进行至少 10 分钟的热身运动(如温和的伸展、屈曲运动)。
- 运动后进行一定的舒缓放松运动。
- 以常见运动项目开始,逐渐增加运动量。监测生命体征和不同运动强度的表现。关注有无心律失常、血压大幅波动、呼吸困难、呼吸急促、疲劳、心绞痛和间歇性跛行等表现。

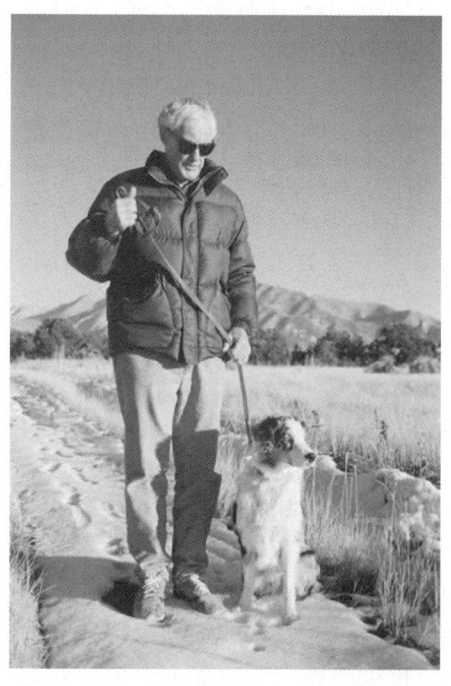

图 24-2 ■ 户外遛狗可提供一个将老年人日常活动与运动相结合的机会

需要有放松时间。用温水圈和温毛巾卷成卷围在关节上可以减轻关节活动,有助于进行运动。

老年人骨质变薄、强度减弱、脆性增加导致其运动时增加了骨折的风险。进行增加关节应力的活动、剧烈运动、跑步和跳跃运动时应避免受伤。有心脏、呼吸问题的老年人应咨询医师选择符合他们个体能力的运动类型和强度。

越来越多的老年人进行一些曾被局限为补充性和替代性治疗的运动方式,如太极和瑜伽。这些运动似乎对老年人很有益处。曾有研究证实太极有助于将老年人跌倒率降低 25%,此后多个研究证明除了可促进灵活性和平衡感外,太极还可改善老年人的情绪。(请见章节后的资源列表,内有关于太极和瑜伽的信息)。

某些老年人可能不适于一些正式性的运

动。对于这部分人群,将平缓的运动融入日常生活活动并逐步增大强度会更加受益。例如:

- 建议患者看电视时进行踝、膝、肩、肘关节的画圈运动。
- 指导患者醒后在床上做深呼吸和活动肢体。
- 鼓励患者亲自洗碗(而不是用洗碗机)和洗少量衣物并在温水中活动手指。
- 在医院大厅处问候患者时,要求患者尽可能高举并挥动双臂。
- 给药时,要求患者进行数次肢体屈曲活动。
- 沐浴时,要求患者进行全身范围屈伸动作。

重要概念:

对于不宜剧烈运动的人群可在日常生活活动中进行伸展和扩张运动,以促进关节活动度和循环功能。

图 24-3 列出了一些较易融入老年人日常生活的运动。

有时,老年人在运动中可能需要部分或全部的协助。护士或其他医务人员需要记住以下要点:

卧位锻炼

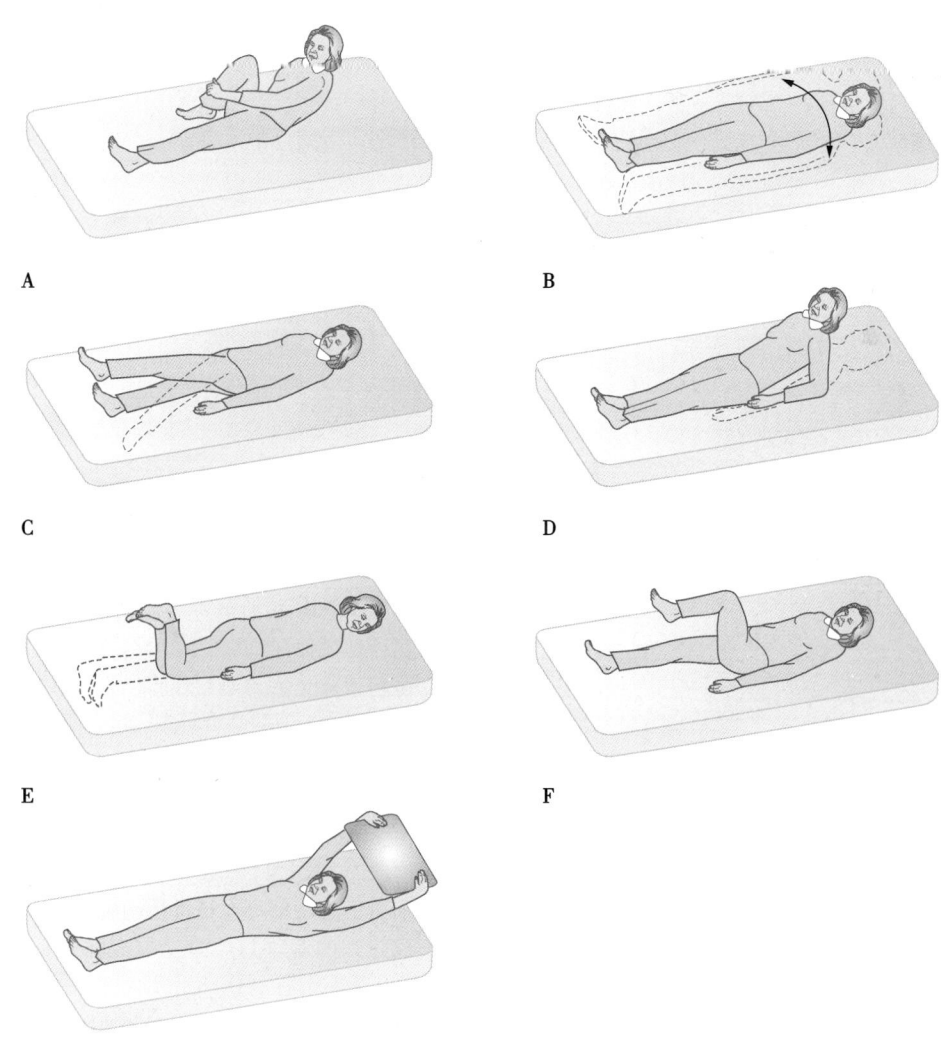

A　B

C　D

E　F

G

坐位锻炼

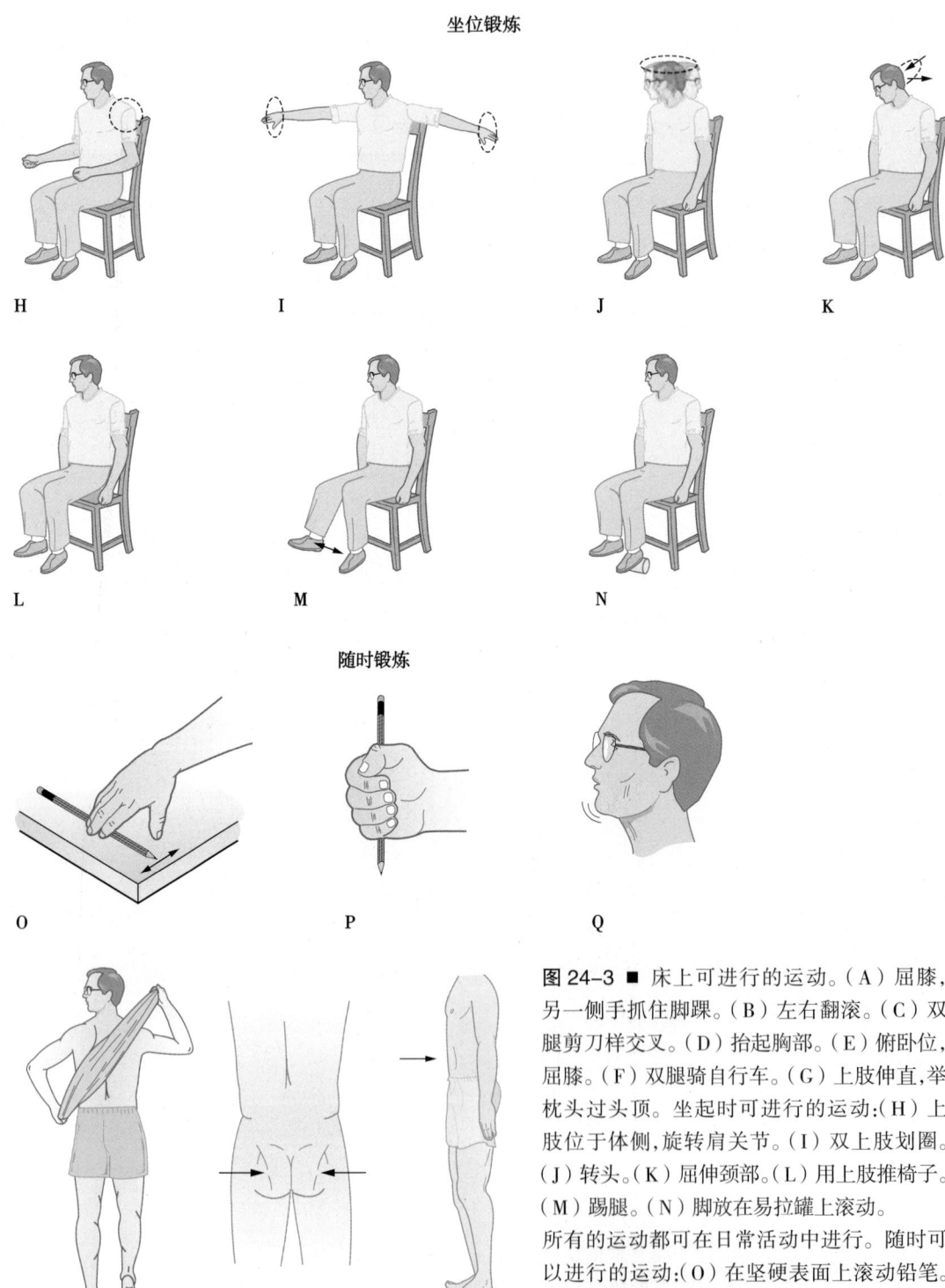

H I J K

L M N

随时锻炼

O P Q

R S T

图24-3 ■ 床上可进行的运动。(A)屈膝，另一侧手抓住脚踝。(B)左右翻滚。(C)双腿剪刀样交叉。(D)抬起胸部。(E)俯卧位，屈膝。(F)双腿骑自行车。(G)上肢伸直,举枕头过头顶。坐起时可进行的运动:(H)上肢位于体侧,旋转肩关节。(I)双上肢划圈。(J)转头。(K)屈伸颈部。(L)用上肢推椅子。(M)踢腿。(N)脚放在易拉罐上滚动。所有的运动都可在日常活动中进行。随时可以进行的运动:(O)在坚硬表面上滚动铅笔。(P)手握铅笔。(Q)夸张地咀嚼。(R)用毛巾摩擦背部。(S)收缩直肠会阴肌肉。(T)收腹

- 每日至少进行三次全身关节全范围活动。
- 运动中注意保护关节和肢体远端。
- 不要强迫关节活动超过弹性阻力范围。

第 35 章回顾了运动关节活动范围和一些有助于老年人保持活力的辅助用具。

精神与身体的联结

认知和情绪状态可影响体育运动。人们在抑郁状态下可能失去运动的动力或体力。阿尔茨海默病患者和其他认知障碍患者缺少安全运动所需的记忆力、判断力或协调能力。然而,缺少运动会产生影响精神状态的不良反应（如循环不良、疲劳、内啡肽分泌减少）。因此,促进体育运动能够对认知和情绪产生积极影响。护士可通过开发和实施符合能力和需要的运动项目帮助有情绪或认知障碍的患者。运动必须依据个体的独特兴趣而制订,包括艺术、手工、旅行、上课、园艺、汽车维修、跳舞、音乐欣赏、观察人和收集。在很多情况下,宠物是老年人的陪伴者以及兴趣、活动的来源。老年期可以是一个发展新兴趣的时期。

重要概念:

精神刺激对于个体的身体健康至关重要。同理,体育运动可以促进情绪和认知功能。

治疗性娱乐是有特定目标、有组织的娱乐活动,如制作陶艺以锻炼手指、绘画以表达感情,学习厨艺以重塑或保持角色。娱乐、音乐、艺术、舞蹈疗法方面的专家们在设计满足老年人独特需求、兴趣和能力的活动方面能够提供宝贵的协助。

无论进行何种活动,充足的时间和耐心都是必要的。神经系统内冲突传递减慢、感觉缺失、心理刺激触发的并需分类处理的大量信息等仅是干扰老年人快速反应的一部分因素。

失去活动能力的预防

如框 24-3 所示,老年人群失去活动能力可造成机体功能衰退,加重肌肉减少症。对于任何年龄的个体,保持活力状态都是不容易的。对老年人而言,年龄增长所带来的

框 24-3	失能的危害

生理功能改变

脉率减慢。

心脏负荷增加。

有氧运动能力降低。

胸廓扩张和通气减弱。

肌肉强度、肌张力、耐力减弱。

骨质丢失,骨折风险增加。

胃肠道蠕动减慢。

新陈代谢率降低,淋巴循环减慢。

并发症危险增加

体位性低血压。

坠积性肺炎。

压疮。

食欲减退。

肥胖。

便秘。

粪便嵌塞。

失禁。

肾结石。

尿路感染。

关节僵硬,活动受限。

情绪和自我概念改变

无助感增加,抑郁。

自感无用,脆弱。

依赖性增加

社交机会减少

肌肉强度和耐力改变、活动机会减少、疲劳、疼痛、头晕、呼吸困难及其他健康问题都会进一步减少运动量。

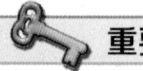 **重要概念：**

失去活动能力可导致机体功能衰退，其中包括肌肉减少症的发生。

由于老年期保持运动状态面临很多现实的障碍，老年人及其照顾者需要格外努力来解决这些问题。一个关键的方法就是针对老年人运动的重要性这一点开展公众健康教育，尤其针对照顾者（如可降低血压、保持肌肉强度、预防跌倒、促进淋巴循环、提高精神敏锐度、振奋情绪以及促进消化和排泄功能）。有时家庭成员认为他们可以通过"代替做"来协助老年人并且允许老年人采取久坐的生活方式。经常协助做家务不仅可以增强老人们的机体各系统功能，还可以从力所能及的劳动中获得价值感。与不活动相比，进行体育运动可能感觉不舒服或者很吃力，但是通过规律运动可降低未来出现健康问题和残疾的风险。

创建一些可促进活动的消遣方式也许是增加老年人活动机会的关键。例如，鼓励加入老年俱乐部可促进各种活动，因为老年人将有机会进行下述活动：

- 起床。
- 准备、服用早餐。
- 洗澡。
- 穿衣。
- 梳头。
- 前往俱乐部。
- 适应新环境。
- 与其他成员交流。
- 参与活动。
- 回家。
- 脱衣。

老年人的照顾者可以通过表达出他们对老年人活动的浓厚兴趣来增强老年人的活动动力，如询问一天过得如何、对制作的手工艺品表示欣赏或聆听旅途的细节等。有些事情虽小，但是对于激励老年人保持活力也很有意义，如理解其做家务所付出的努力、使用其亲手制作的礼物、赞扬其梳洗整洁的外表等。

护士可以提供能促进老年人活动的一些本地资源，如老年人活动中心、运动课程、当地学校的教育和娱乐项目、志愿者服务和俱乐部。此外，还可以通过安排老年人参加活动前后的往返交通来促进其活动。对于居家老人，一些机构可提供资源或陪伴服务以促进其活动，如图书馆、视力协会、宠物自愿服务机构、社会服务组织、信仰团体和其他组织。请参考本章末的"引用资源"，里面列出了一些可以解决特殊需求的组织。

老年人自身的能力、限制以及兴趣可以提示其适合哪些活动。对老年人的兴趣、爱好和能力有所了解能够帮助护士制订其熟悉且舒适的活动。想当然地认为所有老年人都会喜欢某项活动不仅违背基本的个体化护理原则，而且严重限制了老年人的活动机会。若认为老年人都是不爱活动的、对运动不感兴趣的、不能参加的，并如此对待老年人，那么他们很有可能就会表现为所预期的样子。然而，若认为老年人应该有活力并对周围的世界感兴趣，那么老年人就更有可能保持能力、独立性以及生理和心理的良好状态。

主要护理诊断：躯体活动障碍中描述了促进活动的其他措施。老年专科护士可以通过识别肌肉骨骼问题的高危人群并实施预防措施，对于有慢性功能衰退的人群实施康复锻炼以达到良好的效果。

营养

最后，尽管前文很少提及，好的营养状态是预防和管理肌肉骨骼问题的重要因素。富含蛋白质和矿物质的平衡饮食将有助于维持骨和肌肉结构。老年男性或未服用雌激

案例分析

E 先生,74 岁,快递员。自从 6 年前退休以来,他变得越来越不喜欢活动。他的妻子和他同龄,非常喜欢活动,也敦促 E 先生多运动。但是 E 先生表示,他一直辛苦地工作,如今退休了,应该休息好好享受了。随着关节越来越僵硬、呼吸能力减弱,E 先生走一个街区都很困难,上楼梯也日益艰难。他在家总是打盹,除了看电视没别的兴趣。他无法和妻子一起参加任何活动,为此,他的妻子非常不开心。

评判性思考

- 做什么才能改变 E 先生的行为呢?
- 你会怎样帮助 E 先生和他的妻子呢?

护理诊断

躯体活动障碍

简述

躯体活动障碍是一种活动受限的状态。可见活动范围受限,从需要使用辅助用具协助移动到完全依赖他人。与诊断相关的其他表现包括肌肉力量减弱或活动范围受限、协调性受损、步态改变、意识受限、疼痛、麻痹和被动活动受限。

原因或相关因素

关节炎、营养不良、神经肌肉疾病、感觉障碍、水肿、截肢、心血管疾病、肺部疾患、肥胖、药物副作用、情绪认知改变。

目标

患者躯体活动恢复到理想状态。患者不发生与肢体活动障碍相关的并发症。

措施

- 评估肌肉强度、紧张度,关节主动和被动活动范围和精神状态。
- 回顾有无限制运动或需要改变运动方式的病史。咨询医生有关活动限制及必需的运动调整等事宜。
- 发展一个个体化的运动计划,其中包括被动或主动全关节范围活动、组织良好的运动课程及步行计划(框 24-2)。
- 协助患者保持正确的身体姿势,并每小时改变体位。
- 促进营养状态。需要时咨询营养师。
- 需要时使用手杖、步行器、轮椅、支具、牵引用具以及其他有助于活动的辅助用具。需要时提供相关的健康宣教。
- 与物理治疗师、职业治疗师、娱乐治疗师及其他健康服务人员合作,制订一个能够促进患者活动的计划。
- 鼓励家庭成员和其他重要人员共同协作促进患者活动。
- 根据患者的兴趣和功能水平,提供多种多样的活动。
- 观察与失去活动能力相关的并发症是否发生并尽快寻求解决办法。指导患者识别这些并发症。

素的老年女性每日应摄入 1 500mg 的钙（服用雌激素的老年女性应摄入 1 000mg 钙）。表 24-2 列出了钙的食物来源。若每日钙摄入没有达到要求,应服用营养补充剂（若每日饮食能补充 1 000mg 钙,则需要服用含钙 500mg 的营养补充剂）。

除了饮食的营养之外,饮食的量也很重要。肥胖可加重关节的负担,可导致关节恶化,如发生关节炎。减重会减轻肌肉骨骼不适、减少受限,应纳入各年龄段人群的常规运动计划并予以促进。

肌肉骨骼可出现的问题

很多老年人都经历过由肌肉骨骼问题引起的一定程度的不适、失能或变形。实际上,肌肉骨骼疾患是老年人功能障碍的最主要的原因。因为运动和活动对老年人整体健康至关重要,肌肉骨骼问题可限制机体活动功能,具有破坏性的不良影响（护理诊断表 24-3）。肌肉骨骼问题的评估应考虑问题存在本身,同时也考虑其对于老年人功能的影响（评估指南 24-1）。在老年护理中应纳入针对肌肉

表 24-2 钙的食物来源

来源	分量*	含钙量/mg
原味低脂酸奶	1 杯	250-400
圣代	半杯	375
加钙果汁	1 瓶	300
脱脂牛奶	1 杯	302
酪乳	1 杯	300
速食麦片	1 杯	200
瑞士乳酪	1ml	272
冰激凌	1 杯	175
低脂（2%）松软干酪	1 杯	155
煮芜菁叶	半杯	150
豆腐	半杯	150
西蓝花	1 杯	136

*1 杯为 8ml,1ml 约为 28 克。

护理诊断
表 24-3 与肌肉骨骼问题相关的护理诊断

原因或相关因素	护理诊断
肌肉疲劳、疼痛、畸形	活动无耐力
疼痛,害怕受伤	焦虑
由于疼痛或残疾所致失能或无法活动	便秘
骨折,挛缩,痉挛,关节炎	疼痛（急性,慢性）
功能减退或外表改变	恐惧
关节炎,挛缩,疼痛,活动范围受限	持家能力障碍
步态不稳,疼痛,用热不当	有受伤的危险
痉挛,萎缩,疼痛,畸形	躯体活动障碍
自理能力受损	无能为力感
失能,疼痛,畸形	自理缺陷
身体结构或功能改变,疼痛,失能,依赖性增加	身体意象紊乱
疼痛,疲劳,体位安置困难、身体形象改变	性功能障碍
疼痛,痉挛,束缚感	睡眠型态紊乱
身体结构或功能改变,自我概念改变,疼痛	社交障碍
失能,疼痛,缺陷	社交孤立

肌肉骨骼功能

一般观察

肌肉骨骼系统的评估在正式查体之前就可以开始,注意观察患者的行为,如移动方式、步态、双手的使用情况等。注意下述情况的观察:

- 异常步态(表 24-4)。
- 结构异常。
- 肢体功能障碍。
- 偏好使用一侧肢体。
- 震颤。
- 麻痹。
- 无力。
- 肢体萎缩。
- 关节红肿。
- 使用手杖、步行器、轮椅。

问诊

尽管有些冗长,但是最好从头到脚全面了解患者功能受限或不适的部位。如可以询问下列问题:

- 咀嚼的时候下巴感觉僵硬或疼痛吗?
- 你的脖子感觉僵硬吗?
- 你的肩膀感觉紧绷吗?
- 你的肋骨感觉疼痛吗?
- 走一会儿后髋部感觉疼痛吗?
- 你早晨关节僵硬吗?
- 你感觉背部疼痛或僵硬吗?
- 你有肌肉挛缩吗?
- 你能走多远呢?
- 你能照料家务、进出浴缸、爬楼梯吗?

进一步询问患者如何应对肌肉骨骼的疼痛,尤其是止痛药物、热敷和局部外用药的使用。

体格检查

检查所有关节的主动、被动活动范围。注意给予协助和未协助时活动的角度。具体部位的检查如下:

- 肩:患者应能够将双侧上肢伸直并高举过头。患者上肢伸直放于体侧,掌心向上时能够侧向举高 180°,掌心向下时可侧向举高 110°。患者上肢能够经体侧后伸 30°。
- 颈:患者应该能够向纵方转头,各个方向可完成屈伸 30°。
- 肘:患者应能够完全伸直上肢,并且屈肘时手可触及肩部。
- 腕:患者应可向手心方向弯曲 80°,向手背方向弯曲 70°。做类似挥手动作时,患者应可偏向桡骨或拇指方向 10°,偏向尺骨方向 60°。患者应该可以旋转手掌达到掌心完全朝上或朝下。
- 手指:患者远端指关节可屈曲约 45°,近端指间关节可屈曲 90°。过伸可能达到 30°。
- 髋:平卧位时,患者髋关节可外展和内收 45°。仰卧位时,患者可直腿抬高 90°,屈膝抬高 125°。
- 膝:俯卧位时,患者可屈膝约 100°。
- 踝:患者应能够使足趾朝向床头方向背屈 10°,朝向床尾方向跖屈 40°。内旋 35°,外旋 25°。
- 足趾:患者应该能够屈曲足趾和过伸脚趾约 30°。注意患者关节的主被动活动范围以及有无明显无力、僵硬、痉挛、震颤或挛缩等表现。

某些肌力弱是可以预料到的,尽管其确切的差异程度因人而异。优势手一侧的上肢通常表现得更加有力,而下肢肌力应该相同。检查某一肌肉力量时,让患者用力保持肌肉达到最短的状态,然后检查者用力使其肌肉拉长。正常情况下,肌肉在中等阻力下可以保持其最短长度。触诊所有肌肉,检查有无压痛、挛缩或包块。

表 24-4	异常步态
步　态	对应的疾病
共济失调步态	
步态不稳、不协调,迈步时脚过度抬高,落地时全脚着地	中毒性小脑疾病
跨域步态	
双脚分开站立,迈步时脚过度抬高,落地时脚拍打地面,无摇晃和倾斜	下运动神经元疾病,胫前肌和腓肠肌麻痹
偏瘫步态	
单侧足下垂和拖脚,腿划圈,上肢屈曲在体侧	单侧上运动神经元疾病
帕金森步态	
躯体前倾,髋关节、膝关节轻度屈曲,迈步时上肢不摆动,小步态、拖地,起步慢,越走越快	帕金森病
剪刀步态	
小步态,迈步慢;走路时双腿交叉	痉挛性截瘫,痴呆,脑瘫
痉挛步态	
不协调,跟跄步态;腿僵硬;脚趾拖地	痉挛性截瘫,脊柱肿瘤,多发性硬化

骨骼问题的预防方法和有助于减少现存问题影响的积极干预措施。

骨折

　　骨创伤、骨肿瘤、骨质疏松症及其他骨骼疾病均可导致老年人发生骨折。股骨颈是老年人,尤其是老年女性常见的骨折部位,大多数骨折都由跌倒引起。Colle's 骨折(桡骨远端骨折)是一种常见的上肢骨折,通常发生于跌倒时手臂外伸撑地时。老年人还有脊椎压缩性骨折的风险,由跌倒或提举重物所致。与年轻人群相比,老年人骨质脆性增加,容易骨折且需要较长的痊愈时间,因此有因无法活动所致并发症的潜在风险。

　　认识到老年人骨折及多种并发症的风险后,老年专科护士需要通过向老年人灌输骨折的基本常识来预防骨折的发生。由于老年人的协调性和平衡能力下降,应建议老年人避免进行危险活动(如爬梯子)。为了预防体位性低血压引起的头晕和跌倒,老年人站起时应从跪位或坐位缓慢站起。安全舒适的

低跟鞋可预防绊倒和失去平衡,楼梯或浴缸扶手可提供支撑和平衡。在上下台阶或公交车时,将两只脚靠近路边或公交车进行上下的动作要比两腿分开所致的较差的平衡状态更加安全(图 24-4)。老年人走路时应小心,避开坑洼、破损的人行道、冰面。老年人眼睛

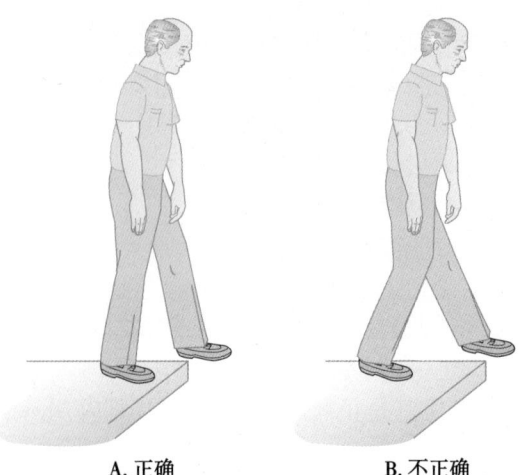

A. 正确　　　　　　　B. 不正确

图 24-4 ■ A. 正确的方法是上下台阶前将两脚置于台阶边缘。B. 错误的方法是迈步前两腿分开离开支撑面

对光比较敏感,户外活动时应佩戴太阳镜。一盏夜灯有助于预防晚上如厕跌倒。其他跌倒预防措施请见第 17 章。

由于骨折易发和多发于老年人群,因此发生老年人摔倒时需要评估是否发生了骨折,否则可能会损伤骨骼。骨折的症状包括疼痛、肢体形态或长短的改变、肢体活动异常或受限、肿胀、周围组织痉挛、组织变色以及碎骨穿透组织。然而,骨折时可能缺少明显的体征和症状;此外,骨折的部位可能在初次 X 线检查时并不明显。因此,即使缺少上述症状也不能排除骨折的可能。当患者在运往医院途中时,固定骨折肢体以及控制出血至关重要。

 重要概念:

> 骨折典型症状的缺失并不意味着没有发生骨折;因此,关键的是只要发生骨骼损伤都需要密切的护理观察。

老年人骨折愈合慢,发生并发症的风险较大。护士需要给予特殊措施来预防肺炎、栓塞、压疮、肾结石、粪便嵌塞和关节挛缩等并发症的发生。应鼓励老年人进行医生建议的力所能及的活动,如深呼吸和咳嗽练习、关节活动范围等长练习、定时翻身和更换体位。鼓励多饮水,观察尿液的性质。良好的营养可促进愈合,增强抵抗力,减少并发症的发生。关节活动练习和正确体位可以预防关节挛缩。使用脚踏板、转子垫卷和沙袋可以协助保持正确的身体姿势。通过保持皮肤干燥、清洁,预防受压,按摩刺激血液循环以及定时翻身等措施,可减少发生压疮的风险。羊皮垫、水褥和减压床垫对预防压疮也很有效,然而不能替代皮肤护理和定时翻身。

患者应早期活动。患者可能由于担心使用骨折肢体而避免活动,护士应给予解释和反复确认以帮助患者了解骨折肢体愈合后可以进行安全活动。可以通过取得一些小的进步使患者在生理和心理上适应活动;首先进行的活动可以是站立于床旁,接下来是走到附近的椅子,再接下来是走到卧室。刚开始活动时容易出现无力和头晕,因此最好由两个人协助患者。对于不同类型骨折的护理处理原则见内外科护理教材,护士还需要查阅文献以获得更多的信息。

骨性关节炎

骨性关节炎是指关节软骨进行性退变和磨损,关节面有新骨赘生。疾病随年龄增加发病率增加,几乎影响 55 岁以上大多数人群。女性高发于男性,是老年人致残的主要原因。与风湿性关节炎不同,骨性关节炎不引起炎性反应、畸形和伤残恐惧(在风湿性关节炎患者中常见的患者对严重残疾的恐惧)。在过去的很多年中,人们认为衰老时关节的磨损是骨性关节炎发生的原因;然而,对骨性关节炎病理生理学的深入研究提出了一个新的可能:基质金属蛋白酶的破坏作用和其抑制剂的合成作用的不均衡导致关节软骨破坏,引起关节改变。关节过度使用、损伤、肥胖、维生素 C 和维生素 D 缺乏、遗传因素可能导致疾病。骨性关节炎在肢端肥大症患者中高发。骨性关节炎通常累及多个关节,其中负重关节易受累,如膝关节、髋关节、脊柱和手指。

 重要概念:

> 骨性关节炎是老年人致残的主要原因。

骨性关节炎并没有系统性表现,可能会出现关节活动摩擦音,远端关节出现骨结节(如希伯登骨结)。患者可感觉在潮湿天气和长时间使用后关节不适感增加。尽管等长舒缓运动对身体有益,然而过度运动可能导致关节疼痛和退化。

服用镇痛药物可控制疼痛。对乙酰氨基酚是首选用药,在非甾体抗炎药中安全性最好。由于个体对药物的反应各异,护士应评估不同药物的有效性。休息、冷热疗法、太极、水疗、超声波和适度按摩均可缓解关节疼痛。针灸也可获得一定的短期缓解效果。夹板、支架、手杖可提供支撑,使关节放松。部分研究建议口服降钙素可有效保护绝经后女性骨性关节炎关节受损引起的持续性疼痛和最终残疾,为患者带来一丝希望。护士教育患者时应示范正确的身体功能位,并强调保持正确姿势的重要性。深海鱼及其他富含必需脂肪酸的食物有抗炎作用,可在饮食中增加摄入。营养补充剂品中含有维生素 A、维生素 B、维生素 B_6、维生素 C、维生素 E、锌、硒、烟酸、钙、镁,有助于控制症状。非处方营养剂氨基葡萄糖和软骨素已被证实对某些人

群有效。减重可能会缓解肥胖患者的病情,应予以鼓励。家政服务或其他协助使患者减少繁重、关节负重的家务活动,对控制病情有益。可以咨询职业治疗师和物理治疗师有关促进自理活动独立性的辅助用具。护理计划 24-1 列出了一个骨性关节炎患者的护理计划。

若治疗无法改善病情或患者功能障碍或疼痛严重,可以进行关节置换术。关节置换术可以重塑关节活动、促进功能、减轻疼痛。曾经有段时间认为老年人不适宜进行关节置换,然而,这种想法已经改变,目前有越来越多 65 岁以上的老年人进行了关节置换。尽管任何关节都可以置换,目前以髋关节和膝关节置换最常见。关节置换不适于神经营养性骨关节炎和关节脓毒血症的患者,也不适于肥胖、痴呆或其他无法配合康复的人群。外周血管疾病和糖尿病可增加感染的风险,影响伤口愈合。由于术后会出现中至重度疼

护理计划 24-1

患有骨性关节炎的老年人

护理诊断: 慢性疼痛 与关节炎症、僵化和液体潴留有关

目 标	护理措施
患者主诉疼痛减轻或得到控制 患者能够实施 ADL 中的自理活动,不受疼痛限制 患者没有发生镇痛药物的不良反应	■ 让患者自评疼痛等级,评分 0 到 10 分(0= 没有疼痛;10= 极度疼痛);每日评估 ■ 同患者一起总结可能加重或减轻疼痛的因素;将这些因素纳入护理措施中以预防或控制疼痛 ■ 遵医嘱用热疗以减轻不适促进活动。鼓励患者使用袜子、毛毯和衣物为肌肉和关节保暖 ■ 遵医嘱给予镇痛药物或指导患者自行服药。监测药物疗效、患者耐受性和副作用 ■ 协助患者保持正确身体姿势和体位 ■ 评估疼痛对日常活动能力的影响,完成 ADL。咨询物理治疗师和职业治疗师有助于促进独立性的活动及辅助用具 ■ 指导患者减小关节和肌肉的负荷 ■ 指导患者运用冥想、生物反馈和放松技巧;提供按摩和其他治疗性服务

护理诊断：肢体活动障碍　与疼痛和关节活动受限有关

目　标	护理措施
患者可以达到或保持关节功能位 患者可以达到或保持理想关节活动 患者没有发生屈曲挛缩	■ 入院时或第一次评估时评估关节活动度，之后常规评估；记录关节有无肿胀、温度升高、疼痛和结构或功能异常 ■ 指导或协助患者保持正确身体姿势、体位、正确运用关节 ■ 告知患者避免加重关节负重（如提重物、跑步、锤击） ■ 活动前安排服药及其他疼痛缓解措施 ■ 疼痛加重时使关节充分休息，协助患者取关节功能位 ■ 咨询康复医生有关提高肌肉强度、张力、活动的正确运动、可能的辅助用具（如手掌、步行器，适合的餐具，穿衣辅助器） ■ 估计或协助患者进行关节全范围活动，至少每日 2 次 ■ 运动前进行肌肉和关节的热身运动，结束后进行放松运动

护理诊断：沐浴／穿衣／进食／如厕自理障碍　与疼痛或关节无法活动有关

目　标	护理措施
患者能够独立进行吃饭、沐浴、穿衣、变换体位、活动和如厕 患者能够正确、有效使用辅助用具	■ 评估患者独立进行吃饭、沐浴、穿衣、变换体位、活动和如厕的能力。识别 ADL 中无法独立完成的活动，制订计划补偿自理缺陷；识别危险和潜在的缺陷，制订计划预防独立性丧失 ■ 允许患者最大程度地参与和独立完成日常活动 ■ 教育患者有关症状管理和减少独立性丧失的措施（如保持活动和使用辅助用具） ■ 鼓励患者表达对于现存或潜在的依赖行为的感受，并提供真实的解答和情感支持

护理诊断：（1）身体意象紊乱　与关节畸形、无法活动，自理能力改变有关；（2）自尊紊乱　与身体外形和功能改变有关

目　标	护理措施
患者主诉接受慢病状态 患者表达对身体改变的感受 患者建立有效机制应对身体改变 患者能够发现建设性的方法来保持功能 患者没有发现与身体改变和自尊紊乱相关的并发症	■ 评估功能和外形改变对患者的影响 ■ 鼓励患者表达担心、恐惧及感受 ■ 帮助患者建立有效的应对机制（如过去使用的应对机制，咨询，培养新兴趣） ■ 帮助患者发现并关注所具有的能力而不是限制

痛,需要连续使用镇痛药物。当确定已经控制疼痛并适合进行早期康复时,还必须考虑患者发生镇痛药物副作用的高风险,而副作用的发生会影响术后康复;因此密切关注患者服药后的反应非常重要。老年人进行关节置换发生深静脉血栓和肺栓塞的风险较高;因此会预防性使用华法林。患者及其照顾者需要被告知使用抗凝药物的注意事项。患者会得到有关运动、负重和活动禁忌的个体化指导。为了保证术后效果良好,护士必须确保患者及照顾者理解指导的内容并坚持实施。

风湿性关节炎

风湿性关节炎主要累及 20 岁至 40 岁人群;是晚期关节残疾的主要原因。幸运的是,65 岁以后的发病率降低;而大多数老年人是在年轻时罹患此病。疾病所致的畸形和残疾通常开始于成人早期,中年期症状最重,发展至老年期常出现多系统受累。疾病好发于女性和有家族史的人群。

风湿性关节炎的关节滑膜肥大、肿胀,突出至关节囊。受累关节有剧烈痛感、僵硬,局部肿胀、发红、温度升高。关节疼痛在静息和活动时都存在。骨隆突和滑囊上方可出现皮下结节,发生畸形屈曲挛缩。全身系统性表现包括疲劳、乏力、虚弱、体重减轻、消瘦、发热和贫血。

应鼓励患者休息并为受累肢体提供支撑。肢体支撑物应为可预防压疮和挛缩的物品。通常使用夹板预防畸形。关节活动练习对于保持肌肉骨骼功能至关重要;护士应协助患者进行活动。物理和职业治疗师能够提供自理活动中有助于促进患者独立性的辅助用具,热疗、适度按摩和镇痛药物可以帮助控制疼痛。风湿性关节炎患者可以服用抗炎介质(如前列腺素)、皮质类固醇、抗疟疾药物、氯金酸钠和免疫抑制药物。护士应熟悉药物的毒性反应,一旦发生应立即识别。

一些患有风湿性心脏病的患者对茄科食物过敏,如土豆、青椒、茄子、西红柿等;饮食中应避免摄入这些食物。某些草药可改善症状,包括姜黄、生姜、黄芩和人参。

风湿性关节炎患者及其家人需要给予全面的宣教以管理疾病症状。对患者的宣教应包括疾病、治疗、药物管理、副作用识别、运动方案、辅助用具使用、避免和减轻疼痛的方法、持续医学监测必要性等信息。接受慢性疾病的存在对于患者及其家人而言不是件容易的事。最后,患者可能会成为购买所谓特效药的目标,需要提醒患者在花费购买实际上无用的药物前应咨询护士或医生。

骨质疏松症

骨质疏松症是最常见的骨代谢性疾病,表现为骨溶解、骨密度降低和骨量减少;主要累及中年到老年人群,有些人群较高发(框 24-4)。疾病的发生与钙摄入不足、钙过量丢失或钙吸收不良相关的健康问题有关。下表列出骨质疏松症的可能原因,其中一部分因素在老年人群中常见。

- **失能或无法活动**。骨骼缺少肌肉的牵拉导致矿物质丢失,尤其是钙和磷。佩戴石膏的肢体尤其会出现此类问题。
- **疾病**。库欣综合征(Cushing syndrome)中肾上腺糖皮质激素分泌过多,被认为抑制了骨基质的生成。甲状腺功能亢进的高代谢活动使骨转换和骨吸收活跃引起骨质疏松症。严重肠憩室炎可影响钙的吸收。糖尿病患者多见骨质疏松症,疾病间的直接关系尚不确定。继发于其他疾病的骨质疏松症的发病率相对较低。
- **性激素合成减少**。雌激素和雄激素生成减少或丢失可能与骨钙不足有关;因此,绝经后女性是骨质疏松症的高发人群。
- **饮食**。钙、维生素 D、维生素 C、蛋白质及其他营养素摄入不足可引起骨质疏松。咖啡因和酒精的过量摄入降低机体对钙的吸收和保存。

框 24-4　骨质疏松症的危险因素

- 年龄增长（65 岁以上女性，80 岁以上男性）。
- 种族。
  - 欧洲西北地区或大不列颠群岛血统的白人女性。
  - 亚洲女性。
- 钙缺乏。
- 维生素 D 缺乏。
- 矮小、瘦弱的女性。

- 早绝经女性。
- 雌激素缺乏。
- 多次孕产史。
- 吸烟。
- 大量饮酒。
- 长时间不活动。
- 疾病或长期服用促进骨量丢失的药物（如皮质类固醇，甲状腺素，抗惊厥药）。
- 家族骨质疏松症史。

- **药物**。肝素钠、速尿、甲状腺素、皮质类固醇、四环素以及镁类或铝类抗酸药可引起骨质疏松。

思考题：

你存在哪些骨质疏松症的危险因素？怎样做去减少这些危险因素呢？

骨质疏松症可造成驼背和身高降低。患者可能感到脊柱疼痛，尤其在腰椎部位。骨质疏松症患者易发生骨折，然而由于患者通常没有症状，因此不知道骨折的发生，直至被影像学发现。骨密度可以通过一些无创技术测得，包括单光子吸收测量仪、双光子吸收测量仪、定量电子计算机断层摄影仪和双能 X 线吸收测量仪，后者是目前应用最广泛的测量方式。

治疗方案取决于疾病病因，可能包括服用钙剂、维生素 D、孕激素、雌激素、骨形成促进药物、氟化物或膦酸盐。目前已知可有效帮助骨量增加的药物是降钙素，是一种由甲状腺生成、可抑制破骨细胞（一类持续重吸收骨的细胞）活动的激素。双膦酸盐是另外一类有效抑制骨吸收的新型药物（如可抑制或显著减慢破骨细胞活动）。建议患者摄入富含蛋白质和钙质的食物。可应用支具提供支撑及减少痉挛。建议使用床挡预防坠床。

护士必须告诫患者避免提重物、跳跃和其他可导致骨折的活动。照顾者必须牢记在搬运、移动或抬起患者时要轻柔以避免骨折。椎体压缩性骨折是骨质疏松症的潜在并发症。关节活动度练习和活动有助于保持功能、预防较大的损伤。

重要概念：

护理骨质疏松症患者时要动作轻柔以避免发生骨折。

痛风

痛风是血液中尿酸浓度过高的代谢障碍。可引起尿酸结晶在关节内外沉积，导致严重的关节疼痛、敏感和周围组织发红、肿胀、温度升高。急性发作时疼痛非常剧烈；患者可能无法负重或用毛毯或衣服裹住受累关节。发作期可持续数周或数月，也可能存在较长的发作间歇期。

治疗目的是通过低嘌呤饮食（如禁食培根、火鸡、小牛肉、肝、肾、脑、凤尾鱼、沙丁鱼、鲱鱼、胡瓜鱼、鲭鱼、鲑鱼和豆类）和使用药物来减少血中尿酸钠。由于酒精可促进尿酸生成、减少尿酸排泄,因此也应限制饮酒。急性期可应用秋水仙碱或苯基丁氮酮(保泰松);长期可应用秋水仙碱、别嘌呤醇、丙磺舒或吲哚美辛。噻嗪类利尿药可增加血中尿酸水平,服用可诱发痛风发作。饮食中注意补充维生素 E、叶酸、二十碳五烯酸(EPA)。部分患者使用草药,如丝兰、爪钩草,可减轻症状。护士应监测疼痛,鼓励摄入液体以预防肾结石。

足部疾患

年龄超过 65 岁的人群中,将近 90% 会有某种足部问题,可引起一定程度的不适或功能障碍。自然而然的,这些老年期足部问题已经形成了一类疾病: 老年足病(podogeriatrics)。既往足部问题、步态改变、疾病、年龄相关的足底脂肪减少都会引起足部问题。

老年人对足部疾患的自行修剪和化学处理可以导致严重的后果;因此,患者应被转诊到足科医生处进行足病的处理。护士应教给老年人正确的足部护理方法(如保持足部清洁、干燥,穿安全、舒适的鞋子,活动足部,修剪趾甲与脚趾上端水平平齐)和寻求专业足部护理的重要性。护士可以提供足部按摩服务,按摩可刺激局部血液循环、减轻肿胀、促进舒适。(有外周血管疾病或伤口的患者不适宜做足部按摩,因此按摩前需要咨询医生的意见。)

由于可影响行动和独立性,足部疾患需要被有效地识别和治疗。下面将讨论一些常见的足部问题。

胼胝

胼胝(足底角质)是由于足底摩擦、刺激引起的足底皮肤增厚。足底脂肪垫变薄、皮肤干燥、角质功能减退和鞋子不合脚均可导致胼胝形成。胼胝通常出现在足跟和足底,虽然无痛但是很不美观。人们可能会冒着损伤皮肤的风险试图修剪或切掉胼胝。足部涂抹润肤露或润肤油有助于预防胼胝形成。

鸡眼

鸡眼是在足部骨骼突出处形成的圆锥形干硬皮肤组织。鸡眼局部受压可使圆锥尖部刺入组织而引起不适。额外的压力使圆锥体增大,因而造成疼痛加剧。U 形鸡眼垫和用羊毛包裹脚趾的效果优于椭圆或圆形的鸡眼垫,后者容易阻碍循环。应告诫患者勿自行处理鸡眼。

踇囊炎(踇趾外翻)

踇囊炎是在大踇趾的起始部形成骨性隆起(图 24-5A)。大踇趾中间部位隆起、外展。踇囊炎好发于女性——女鞋前端脚趾部位很紧以至于将所有的脚趾挤在一起。有些踇

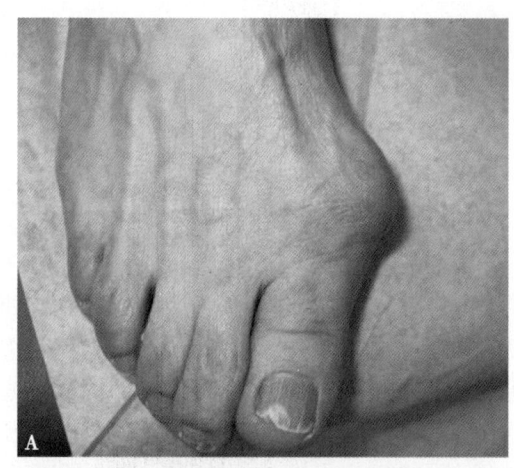

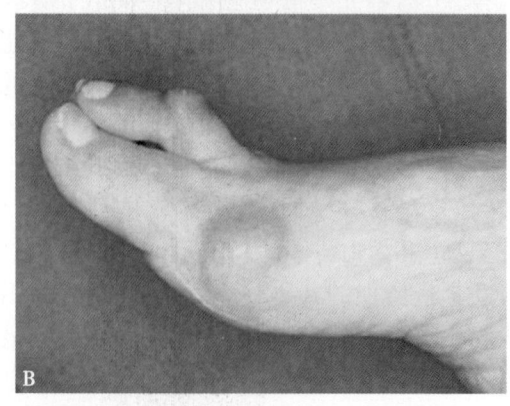

图 24-5 ■ 足部疾病可导致疼痛和功能障碍
A. 踇囊炎;B. 锤状趾

囊炎是先天性的。踇囊炎引起的足部增宽使得难以购买到合适鞋子。修鞋店可以将鞋子增宽以适应踇囊炎;也可购买定制鞋。对于一些病例可能需要手术治疗。

锤状趾（仰趾畸形）

锤状趾是跖趾关节过伸,近侧指间关节过屈伴鸡眼形成的一种畸形。脚趾的形状仿似钢琴中的琴槌,因此得名(图 24-5B)。尽管关节本身没有疼痛,当局部受压时还是会有不适感。穿戴矫形器可缓解症状,然而若要纠正畸形则需要进行外科治疗。

足底筋膜炎

足底筋膜炎是足跟疼痛的主要原因,经常被误认为由骨刺引起。足底筋膜是足底一条较粗的连接跖骨球和足跟的韧带。走路不良姿势可造成足部旋前或旋后,导致足底筋膜受到牵拉和刺激。足底筋膜炎是足底筋膜在足跟附着处发生炎症。首先在足跟中心或内侧出现疼痛,休息后疼痛加剧,大多数患者在清晨疼痛最重。走路后疼痛可能减轻,但是在走路或站立时由于足跟受压,疼痛可能加重。由于肿胀的筋膜刺激神经,疼痛可放射至脚踝或足弓处。

系统治疗包括足部牵拉练习(牵拉跖骨球)、足跟冰敷 30 分钟、穿足跟垫,鞋跟至少 5cm 高。最有效的缓解疼痛、预防炎症的方法是穿戴定制的矫正器。需要告知患者治疗开始后可能需等待数月才会有改善。

感染

鞋子内部,尤其是合成材料制成的鞋子,会创造出一个温暖、湿润、适合真菌和细菌繁殖的环境。甲真菌病是甲或甲床的真菌感染,表现为趾甲变大、增厚、变脆、易碎。由于真菌在甲下生长从而推动趾甲向上生长,两侧甲缘被推入皮肤可引起疼痛。抗真菌制剂可助于消除感染,然而感染通常很顽固难以治愈。

足癣,又称为香港脚,是足部真菌感染,引起足部烧灼感、瘙痒;足部皮肤脱皮、开裂、泛红,通常伴水疱形成。皮肤开裂处易于细菌侵入。

嵌甲（甲内生）

甲沟炎可由鞋子过紧或趾甲修剪过短所致。趾甲生长时,甲缘刺入组织引起感染。可使用外用浸泡药物和传统抗生素;足病医生也会通过移除嵌入的趾甲、清理局部来处理。

肌肉骨骼问题的护理注意事项

疼痛管理

肌肉骨骼问题通常伴随着疼痛。肌腱的退行性改变和关节炎是肩、肘、手、髋、膝、脊柱等部位疼痛的主要原因。肌肉痉挛常见于小腿、足、手、髋和大腿,常发生在夜间。关节扭伤和阴天也时常引起老年人肌肉骨骼疼痛。

缓解疼痛对于促进理想的生理、心理和社会功能至关重要。无法缓解的疼痛可阻碍老年人自理、从事家务劳动和保持社会交往。为了提高老年患者的生活质量,应尽可能减轻或消除疼痛。使用热疗通常可缓解肌肉痉挛;睡前进行热水浴,用毛毯或衣物裹住肢体保暖可以减少夜间痉挛,促进睡眠质量。由于老年人有烧伤的高风险,使用热疗时必须注意避免烫伤。被动牵拉肢体有助于控制肌肉痉挛。应避免过度运动和增大肌肉骨骼负担,也要避免可能会造成疼痛的诱因,如抬举重物或潮湿天气。按摩背部的手法应慢、长、有节奏,可促进放松和舒适。负重关节疼痛可以通过休息、移动时给予支撑和使用步行器或手杖得到减轻(图 24-6)。正确体位使身体各部位处于正确的姿势,有助于预防和管理疼痛。护理时要避免意外碰撞患者的床、椅以及粗暴地搬运患者。护士也应向其他照顾者强调协助翻身、搬运老年患者时应尽量轻柔。

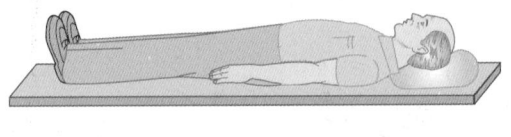

A

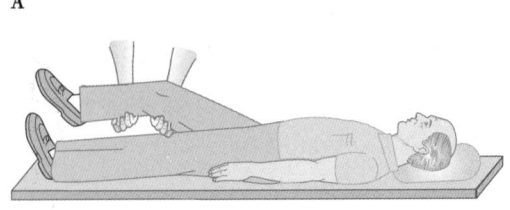

B

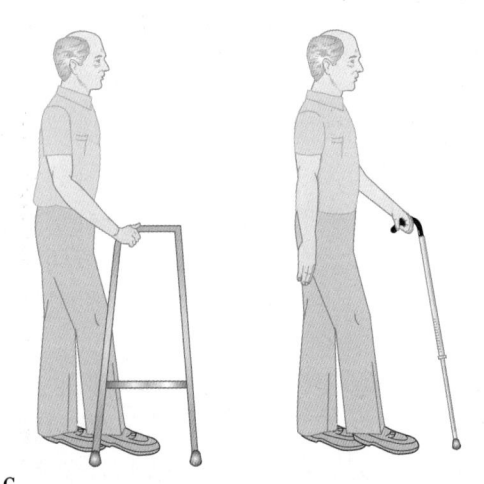

C

图 24-6 ■ 减轻肌肉骨骼疼痛的方法
A. 正确的姿势；B. 移动或抬起时，支撑疼痛关节邻近的肢体；C. 使用步行器或手杖

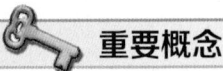 **重要概念：**

　　无法缓解的疼痛会严重影响老年人的独立性和生活质量。

　　多种活动均有助于预防患者过多关注疼痛。针灸、穴位按压和脊椎按摩疗法属于替代性治疗，可帮助患者控制疼痛。意象引导和治疗性触摸也可能是有效的。护理的目标是协助患者以最小程度的疼痛进行最大水平的运动。

预防损伤

　　由于老年人意外事故和肌肉骨骼损伤的高发以及需要较长的痊愈时间，所有老年人都需要考虑安全的问题。预防措施包括注意行走的区域；上楼梯和台阶时要缓慢；尽可能使用双脚支撑；使用扶手和手杖维持平衡；穿戴适合、安全的鞋子；避免穿过长的裤子，睡衣或浴袍。前文已经提过安全用热的重要性；患者应学会如何测量水温、安全使用热水壶和加热垫。必须告诫患有外周血管疾病的患者，局部用热所引发的血供需求将是患者的状况所不能承受的，因此可能更适合使用其他缓解疼痛的方法。热水浴可以减轻肌肉痉挛，缓解疼痛，但是也可以引起低血压，出现头晕、苍白乃至严重损伤。

　　为患者翻身时粗心地使其腿撞到床档、移动时粗鲁地将患者放于椅中、将患者固定于非功能位、粗暴地处理肢体或试图用蛮力纠正挛缩等均可导致肌肉损伤和骨折。轻柔的护理可预防不必要的肌肉骨骼不适和损伤。

促进自理

　　肌肉骨骼问题可引起功能受限，由受限引起的任何程度的独立性丧失均会对患者的生理、心理和社会交往能力产生严重的影响。因此，护士必须不遗余力地帮助患者减少受限、增强能力，以促进最大水平的独立性。手杖、步行器和其他辅助用具在补偿受限能力方面可提供重要的协助，建议必要时使用（图 24-7）。在选择适合个体功能障碍的辅助用具方面，物理和职业治疗师是非常好的咨询对象。第 35 章将详细讨论助行器。

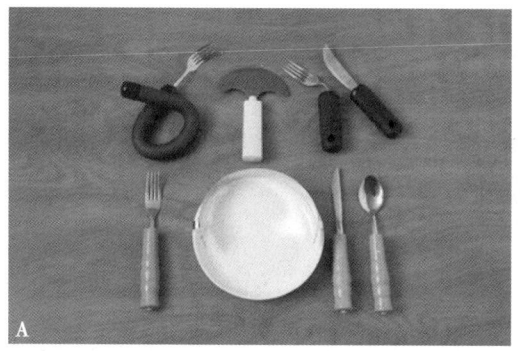
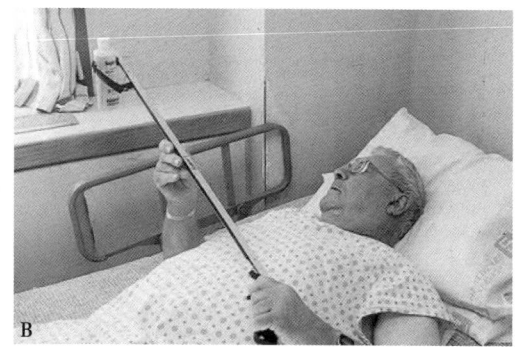
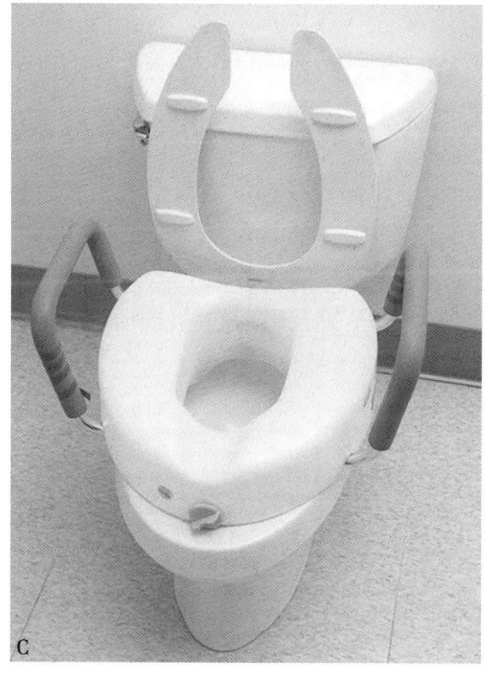

图 24-7 ■ 自理工具可帮助患者处理肌肉骨骼问题,同时获得最大限度的独立性。A. 辅助进食工具帮助患者用餐具夹取食物;B. 延长工具可有效帮助活动受限的患者;C. 增高坐便可使屈曲困难的患者居家安全地使用坐便

相关研究

运动式游戏和老年认知:一个整群随机临床试验

Anderson-Hanley, C., Arciero, P. J., Brickman, A. M., Nimon, J. P., Okuma, N., Nimon, J. P., Okuma, N., Zimmerman, E. A., et al.（2012）. American Journal of Preventive Medicine, 42（2）, 109–119.

运动已被证实有益于提升生理和认知功能,然而针对老年人运动效果的报道较少。研究者旨在证实假说 – 视觉虚拟场景下骑车运动（虚拟自行车）可以提高认知功能和改善临床症状,其效果优于传统运动。来自 8 个退休社区的 102 例老年人被纳入研究,随机分组为传统运动组和虚拟组。两组对象均测量了认知执行功能、临床表现、运动能力和健康状态。虚拟组的老年人的效果优于传统组。研究者认为模拟认知运动练习可以显著预防认知功能下降。

结果提示对于老年人群和较年轻的人群,致力于改善认知生理功能运动的效果优于仅着眼于生理功能的运动。老年专科护士能够根据信息制订适合老年人的运动项目,并且将促进健康老龄化的运动策略介绍给其他年龄人群。研究也证实了将新技术整合入老年护理的重要性,尽管这项技术看起来与健康服务没有直接关系(如电子游戏)。

实践探究

在医院工作时,你发现老年患者被许可大部分时间卧床,即使离开床也是坐在轮椅上。然而几乎所有的患者在入院前都是可以活动的。你观察到有些患者在出院时太虚弱了,无法自行进行安全活动。

在小组会议上,你提到了这个问题并提出应制订计划减少老年人不必要的卧床及住院期间有规律地协助他们活动。有些护士反对,称这样做会增加跌倒的风险。她们还补充说这样需要更多的护理时间,然而目前人员不足。

你希望团队成员和谐一致,然而她们的观点不符合患者的最佳利益。

你的观点是什么?

评判性思维能力训练

1. 老年人保持活动状态的阻碍是什么?社会的哪些方面是非常不鼓励老年人活动的呢?
2. 概述针对健康老年群体进行运动教育的内容?
3. 列出下列老年人在接受适当运动时可能面临的问题:一位长期照护机构的痴呆老人,一位独居、抑郁的寡妇,一位退休后需要再就业的男士。
4. 描述护士对老年人的态度是如何影响他们的活动参与度的?
5. 急性期入院期间老年人会面临哪些可能增加骨折风险的情况?

耿笑微

引用资源

Arthritis Foundation
http://www.arthritis.org
International Association of Yoga Therapists
http://www.iayt.org
National Arthritis and Musculoskeletal and Skin Diseases Information Clearinghouse
http://www.nih.gov/niams/
National Institute of Arthritis and Musculoskeletal and Skin Diseases (NIAMS)
http://www.niams.nih.gov

National Osteoporosis Foundation
http://www.nof.org
Tai Chi Network
http://www.taichinetwork.org
Tai Chi Tao Center
http://www.taichitaocenter.com

参考文献

Adler, P. A., & Roberts, B. L. (2006). The use of Tai Chi to improve health in older adults. *Orthopedic Nursing, 25*(2), 122–126.

Anders, M., Turner, L., & Wallace, L. S. (2007). Use of decision rules for osteoporosis prevention and treatment: Implications for nurse practitioners. *Journal of American Academy of Nurse Practitioners, 19*(6), 299–305.

Di Iorio, A., Abate, M., DiRenzo, D., Russolillo, A., Battaglini, C., Ripari, P., Abate, G., et al. (2006). Sarcopenia: Age-related skeletal muscle changes from determinants to physical disability. *International Journal of Immunopathology and Pharmacology, 19*(4), 703–719.

Greenspan, A. I., Wolf, S. L., Kelly, M. E., & O'Grady, M. (2007). Tai chi and perceived health status in older adults who are transitionally frail: A randomized controlled trial.

Physical Therapy, 87(5), 525–535.

Heyward, V. H. (1998). *Advanced fitness assessment & exercise prescription.* Champaign, IL: Human Kinetics.

Province, M. A., Hadley, E. C., Hornbrook, M. C., Lipsitz, L. A., Miller, J. P., Mulrow, C. D., Wolf, S. L., et al. (1995). The effects of exercise on falls in elderly patients. *Journal of the American Medical Association, 273*(17), 1341–1347.

Sondergaard, B. C., Oestergaard, S., Christiansen, C., Tankó, L. B., & Karsdal, M. A. (2007). The effect of oral calcitonin on cartilage turnover and surface erosion in an ovariectomized rat model. *Arthritis & Rheumatism, 56*(8), 2674–2678.

神经功能

学习目标

通过本章学习，你将能够：

1. 描述衰老对神经系统的影响。
2. 列出老年人神经系统问题的危险因素。
3. 描述促进老年人神经系统健康的措施。
4. 识别老年人神经系统功能障碍的症状和体征。
5. 描述老年人帕金森病、短暂性脑缺血发作和脑血管意外的症状、特点和相关的护理措施。
6. 讨论促进神经系统疾病老年人自理能力的措施。
7. 描述减少神经系统疾病老年人受伤危险因素的措施。

术语词汇须知

运动迟缓：行动缓慢。

脑血管意外：卒中；脑的供血中断。

轻偏瘫：一侧肢体无力。

偏瘫：一侧肢体瘫痪。

帕金森病：基底神经节神经元细胞的进行性退化导致多巴胺合成减少。

短暂性脑缺血发作：各种情况所致脑血流减少引起的短暂或间断的神经系统事件。

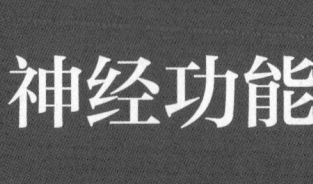 经系统对我们与世界的互动有着深远的影响。健康的神经系统能够使我们感知周围的快乐，保护我们远离危险，解决问题，激发智力，促进社会交往，还能表达我们的需求、想法和愿望。我们日常基本活动的每一方面都依赖于良好的神经状况。神经功能失调会对其他系统产生一系列的影响，能够严重影响健康、安全、正常生活和总体的幸福感。

衰老对神经系统的影响

随着年龄的增长,神经细胞减少导致大脑和脊髓萎缩,脑重量下降。神经细胞数量减少,树突减少,一些细胞发生了脱髓鞘改变。这些变化减慢了神经传导速度,使反应缓慢,反射变弱。

大脑发生了不同程度的斑块、缠结和萎缩;这些改变和认知功能之间并不总是有联系。随着年龄的增加,自由基积聚,可能对某些神经细胞产生毒性作用。因脂肪逐渐沉积在血管壁上,脑血流量可减少 20%,由糖尿病和高血压导致的心、脑、小血管病变的人群,其脑血流量减少得更多,从而增加了卒中的风险。大脑在损伤后的代偿能力比脊髓强,但这种代偿能力随着年龄的增长而下降。

尽管大脑处理信息变得缓慢,拖延了执行任务的时间,但其智力往往可以保持到至少 80 岁。语言能力可以保持到 70 岁,之后词汇量逐渐减少,出现语义错误倾向和不正常的韵律(节奏和语调)。其他与年龄相关的智力改变比较小,但出现了学习困难,特别是在语言方面,和非关键领域内的健忘。

随着年龄的增长,神经元总体缺乏更新使感觉器官变得不敏感。感受器、生皮节和神经元的数量和敏感性下降,导致触觉迟钝。颅神经支配的味觉和嗅觉功能也有所下降。与年轻人相比,老年人需要更加费力地去感知味觉、听觉、嗅觉、触觉和光感。

必须牢记这些变化不是都会同样地影响到所有老年人。遗传因素、饮食、生活经历还有其他因素都影响着神经系统的健康和功能。

神经系统功能的健康促进

许多神经系统疾病的发生是不能控制的,但有些是可以预防或尽可能减少发生的。例如,吸烟、肥胖、无效的压力管理、高胆固醇和高血压都是神经血管疾病的重要危险因素。不安全行为可增加头部和脊柱损伤的危险,例如,不系安全带、驾驶技术不熟练、酒精和药物滥用以及跌倒等。耳或鼻窦感染和性传播疾病也能导致神经系统功能障碍。这些因素中的大部分因素是个体可以在可控制范围内进行预防的。护士应指导所有年龄组的人群采取预防措施以促进晚年的神经系统健康。

重要概念:

保持体重和胆固醇水平在理想范围,避免吸烟、有效管理压力、安全驾驶并且控制感染可以预防某些神经系统疾病。

护士与患者的密切关系和定期的接触,使护士处于发现患者新出现的或轻微的,可能被遗漏的神经系统疾病症状(框 25-1)的理想位置。识别症状并立即采取措施确保患

框 25-1 神经系统问题的预警体征

- 清晨发生的新的头痛或间断睡眠。
- 视力的改变(如突然视力下降、复视、视野缺损)。
- 突然耳聋、耳鸣。
- 情绪、人格的改变。
- 认知能力、意识水平的改变。
- 行动笨拙、步态不稳。
- 肢体麻木、刺痛感。
- 神经感觉异常或疼痛。

者及时得到诊治,可以防止发生不可逆的或严重的功能障碍。

另外,神经功能的护理评估(评估指南25-1)有助于发现需要干预的具体问题。护理诊断表25-1列出了通过护理评估所确定的护理诊断。

思考题:

回顾你的健康状况和生活方式,寻找神经系统疾病的危险因素。如果风险存在,如何减少这些危险因素?

评估指导 25-1
神经功能

一般观察和问诊

在与患者面谈采集病史的过程中,敏锐的观察力有助于发现各种各样的神经系统问题:

- 在最初检查患者时,观察有无不对称、畸形、虚弱、瘫痪、震颤和其他异常。
- 检查是否存在神经系统异常症状,如疼痛、刺痛感、麻木、黑矇、头痛、抽搐、癫痫、睡眠障碍、头晕、现实扭曲、虚弱以及精神状态的改变。
- 如果确认了临床异常情况或症状,需要询问起因、出现的时间,和导致的局限性问题。

语言评估

在进行简单的基本介绍的过程中,就可以诊断出患者的语言问题。如果存在语言问题,注意区分是发音问题(即构音障碍)还是语言符号使用问题(即失语症)。

- 构音障碍为发音含混不清而用词正确,是由运动控制不良所致。轻微的构音障碍可以通过让患者发出下列音节而诊断:

  咪,咪,咪(测试口唇)。
  拉,拉,拉(测试舌)。
  嘎,嘎,嘎(测试咽部)。

- 失语症可分为接受性失语(感觉性失语),表达性失语(运动性失语),或二者混合性失语。

- 测试患者是否为接受性失语:让患者服从一个指令(如拾起铅笔),患者不能理解这些话的意思,不能遵从指令。
- 表达性失语的患者能够理解指令,但不能将这些词语组成令人理解的语言形式。指向几个物品,让患者命名。轻度失语症(即部分失语症)患者尽管用词不正确,但可以应用近义词替代正确的用词,如把鞋叫作靴子,把手表叫作钟表。
- 通过书写理解能力和表达自己的能力评价患者也是重要的。你口述,读一个报纸上的句子,让患者写下来。应确认患者的教育程度和视力能完成这些要求。

体格检查

感觉

让患者闭上双眼,描述其感觉。为了帮助记录出现问题的部位,可以采取绘制图形的方式。

- 用你的手指或棉签轻轻触碰患者身体的各个部位(例如:前额、面颊、手臂、手、腿和脚),检查患者能否够感受到。对比患者身体的左右两侧和同一肢体的远近端相同部位的感觉。
- 如果这些感觉基本正常,同时刺激患者两个部位,检查患者的辨别能力(例如:同时触摸右侧面颊和左前臂)。

- 检查皮质感觉（即实体觉），让患者再次闭上双眼，辨别放在每只手上的各种物品（例如钥匙、弹珠、硬币）。患者不能感受到这些物品的情况被称为实体觉缺失。

共济运动和脑功能

- 举起你的手指，让患者触及它，然后再让他触碰自己的鼻子；当你将手指移到不同的部位时，让患者持续做这个动作。让患者双手做这个指鼻试验，注意是否出现不协调、动作震颤，以及无法触及你的手指或他的鼻子的现象。
- 检查下肢的协调性，让患者躺下，将足跟放在另一条腿的胫骨上。
- 通过让患者用食指迅速拍打大腿或桌面，检查患者快速交替运动的能力。
- 串行实验，让患者用脚尖走路，尤如走在钢丝上，这也是检查患者的平衡能力。患

者有关节畸形的患者不能进行这个实验。身体虚弱或平衡能力差的患者可以扶着你的手进行串行实验。

反射

护士能够进行一些反射试验：

- 检查角膜反射，用一个清洁的棉签轻轻触碰角膜。纸巾和纱布太粗糙，会导致角膜损伤。正常情况下，患者此时应该眨眼。
- 检查巴宾斯基反射（即足底反射），划足底外侧，正常情况应该足趾屈曲。异常反射为足趾扇形展开。

附加检查

可以检查每一根颅神经以进一步查找神经系统问题。腰椎穿刺、脑血管造影术、气脑造影术和CT扫描都是评估神经系统疾病的筛选工具。精神状态的检查包括在神经系统的评估里（精神状态检查的内容，请参考32章）。

护理诊断

表 25-1　与神经系统问题相关的护理诊断

原因或诱因	护理诊断
感觉或运动功能受损、疲劳、疼痛、抑郁、需要使用仪器或辅助器具	活动无耐力
自我概念的改变,不能交流,依赖性	焦虑
感觉障碍,缺乏运动控制,活动受限	便秘
定位差,脑压增高,神经炎	急性疼痛
失语症,构音障碍,精神状态改变	语言沟通障碍
肢体结构和功能的改变,依赖性	无效性应对
由于患者的疾病导致需求、依赖性、角色的改变	家庭生活受扰
身体结构和功能的改变,依赖性	身体形象紊乱
功能缺失,生活方式的改变	悲伤
依赖性,功能障碍,自我概念的改变	自我忽视
功能障碍,依赖性,疼痛,精神状态改变	家庭维护受损
活动受限,感觉丧失	有感染的危险
感觉功能受损,疲劳,精神状态改变,不恰当地使用辅助设备,运动或协调能力的改变	有受伤的危险
瘫痪,无力,眩晕,协调功能差	机体活动能力受损
吞咽功能障碍,自己不能进食或表达愿望,抑郁,味觉改变,厌食	营养失衡:低于机体需要量

原因或诱因	护理诊断
不能保证良好的口腔卫生	口腔黏膜受损
依赖性,功能障碍,交流受损,角色改变	无力感
虚弱,瘫痪,协调功能差,视力障碍	自理缺陷:洗澡/穿衣/吃饭/如厕
机体结构或功能的改变,依赖性,角色改变	长期低自尊心(chronic low self-esteem)
感觉功能降低或丧失,脑血管意外,感觉丧失	有跌倒的危险,受伤的危险
神经支配受损,功能障碍,自我形象改变,抑郁	无效的性方式
感觉压力或疼痛的能力的改变,活动受限	皮肤完整性受损
机体结构或功能的改变,失语症,构音障碍,视力或听力缺陷,抑郁,自我概念的改变	社会交往受损
不能交流,功能障碍,活动受损	与社会隔离(social isolation)
脑血管意外,抑郁,焦虑,恐惧,大脑功能改变	急性意识障碍的危险,急性意识障碍,慢性意识障碍
缺乏排空尿液的感觉或控制膀胱排空的能力,不能表达排尿的需求或自行如厕	排尿障碍(impaired urinary elimination)

神经系统部分疾病

下面选择性地讨论几个老年人神经系统疾病,阿尔茨海默病,一种神经系统退行性疾病,将在第 33 章讨论。

帕金森病

帕金森病影响中枢神经系统控制机体运动的能力。发病主要是由于产生多巴胺的黑质神经细胞死亡或受损。多巴胺对于平稳运动功能是必要的,而且在情感的控制上也有一定作用。随着产生多巴胺的细胞数量大量减少,帕金森病的症状开始出现。

帕金森病多见于男性,最常发生在 50 岁以后。尽管诊断的大部分病例是在年龄达到 70 岁的时候,但随着年龄增长其发病率上升。虽然帕金森病的确切病因尚未完全明确,但一般认为和毒素接触史、脑炎和脑血管疾病,特别是动脉粥样硬化有关。与其他原因导致震颤的人群相比,患有帕金森病的人群大脑中被发现存在着路易小体(Lewy body),一种细胞内包涵体。位于基底神经节中的黑质细胞的死亡导致多巴胺显著减少,以致产生症状。

帕金森病的首发线索为手或脚的轻微震颤,随着时间逐渐进展(图 25-1)。当患者试图进行有目的的运动时,震颤减轻。发生肌强直和肌无力时,患者表现为流涎、吞咽困难、语速变慢、语调单一。患者呈现面具脸,皮肤湿润,运动迟缓、平衡能力差。食欲常

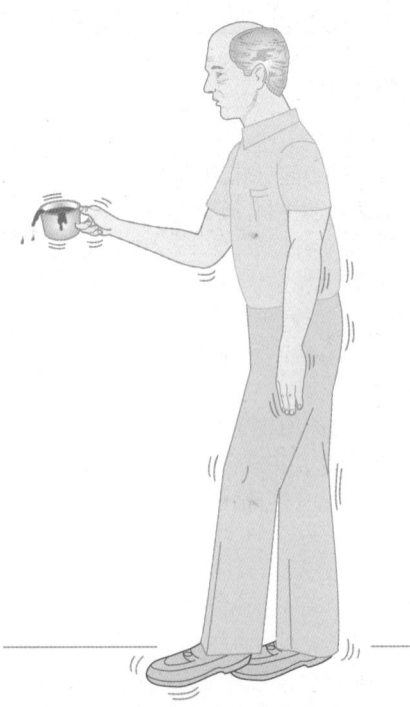

图 25-1 ■ 震颤和慌张步态是帕金森病的特征

增加,还可能出现情绪不稳定。一个典型的体征是呈慌张步态,躯干前倾。患者行走步伐频率增加,不能自主停止行走。随着疾病的进展,患者可能完全不能行走。其他症状包括抑郁、睡眠障碍、痴呆、强制性眼睑闭合(forced eyelid closure)、流涎、吞咽困难、便秘、气短、排尿迟疑、尿急、性欲降低。

很多治疗措施用以控制震颤,保持患者最高水平的自理能力。抗胆碱药可用以减轻患者的症状。护士需要意识到抗胆碱药会加重青光眼,当患者同时患有青光眼时,要密切监控病情。抗胆碱药也能引起暂时的无尿,用药期间要密切监护。当患者服用左旋多巴时,因其可以拮抗药物的作用,应避免摄入富含维生素 B$_6$ 的食品,如鳄梨、扁豆、青豆。如果患者服用卡左双多巴控释片,则不用限制饮食。一些控制症状的技术,例如脉冲发射器发射电脉冲阻断大脑中导致震颤的信号、药物输注系统以及基因治疗,可能有益于某些帕金森患者(Aebischer & Pralog, 2003;Senatus et al., 2004)。但这些方法是否对患者有潜在的作用,应该咨询神经病学专家。

主动和被动的全范围关节运动可以保持和改善关节的活动度;温水浴和按摩可以促进这些运动,缓解肌肉强直导致的肌肉痉挛。肌肉挛缩是老年帕金森病患者的一个特别的危险因素。物理和职业治疗师应积极参与到训练计划中,帮助患者寻找提高自我照顾能力的器具。对于老年患者来说,由于手术效果不理想,很少进行手术治疗。

紧张和挫折感会加重患者的症状。因此,护士应给予患者心理上的支持,并尽可能减少其情感上的不愉快。健康指导有助于患者及其家属了解疾病相关知识。护士应该强调此疾病进展缓慢,治疗能够使功能障碍降到最低程度。尽管随着疾病的进展,患者的智力会受到影响,但帕金森病患者的认知能力不会受到损害。因此,其他人不能因为其语言问题和无助的外表而低估患者的心智能力(mental abilities),这点很重要,因为这能使患者产生极度的挫败感,丧失体面,使其变得抑郁或易怒。护士的持续支持能帮助家庭成员最大程度地发挥患者的心智能力,帮助理解可能发生的人格改变。促进沟通的行为和精神刺激应在患者可接受的愉悦水平。

随着疾病的进展,患者需要的帮助不断增加。娴熟的护理评估是必须的,以确保既能满足患者需要协助的需求又能最大限度地维持其独立性。护士也应该评估家庭照顾人员的压力和疲劳情况。

短暂性脑缺血发作

短暂性脑缺血发作(TIA)是指由任何原因引起的脑血流减少导致的短暂的、间歇性的神经功能障碍。头部的过伸和过屈都会影响脑血流量,例如,在椅子上睡觉。由于贫血和使用某种药物(如利尿剂和抗高血压药)导致的血压降低以及吸烟(血管收缩作用),突然从卧位变为站立等都会降低脑血流量。依据缺血部位不同,TIA 的临床表现有偏瘫、半身麻木、失语、单侧视力丧失、复视、眩晕、恶心、呕吐和吞咽困难。这些症状多持续几分钟到几小时,通常 1 天内可完全恢复。治疗包括纠正潜在的病因、抗凝治疗和血管成形术。特别关注 TIA 是因为它们增加了患者发生脑血管意外(CVA)的风险。

 重要概念:

保持头和颈部呈一条直线以及良好的支撑能够防止头部过屈与过伸所致的脑血流量减少。

脑血管意外

脑血管意外(CVA)是老年人群的第 3 位死因,也是致残的主要原因。伴有高血压、严重的动脉粥样硬化、糖尿病、痛风、贫血、甲状腺功能减退症、无症状性心肌梗死、短暂性脑缺血发作、脱水的老年人以及吸烟人群都是脑血管意外的高危人群。缺血性的 CVA 通常是由血栓或栓子引起的，是 CVA 的主要类型；出血性的 CVA 则是由脑血管破裂所致。老年人群中大多数是缺血性的脑血管意外，是由部分或完全性脑血栓所引起的。CVA 的预警症状有头晕目眩、眩晕、头痛、跌倒发作（drop attack）（感觉就像被用力突然拽倒在地上）以及记忆力和行为的改变。跌倒发作是腿部肌肉完全软弱导致的跌倒，但患者无意识方面的改变。当患者描述或表现有上述症状的时候，需要迅速给予医学检查。因为护士处于一个关键位置，能够第一时间获知这些症状，因此有助于帮助患者避免卒中引起的残疾或死亡的结局。根据大脑受累的区域不同，脑血管意外的发生也可以没有预警症状却出现非常不同的症状和体征。主要的症状包括偏瘫、失语和偏盲。

尽管老年人发生脑血管意外的死亡率高于年轻人，但存活下来的人群的确有很好的康复机会。良好的护理能够提高患者幸存的机会，尽量减少不利于完全康复的因素。在急性期，护理致力于达成以下目标：

- 保持气道通畅。
- 提供充足的营养和水分。
- 监测神经功能和生命体征。
- 预防卧床相关并发症。

另外，意识不清的患者容易发生压疮，需要给予良好的皮肤护理、经常翻身。如果没有留置尿管，护士应该检查患者有无膀胱过度充盈的表现，如果发生这种情况，要迅速给予处理。意识不清的患者的眼睛可能长时间处于张开状态，角膜有易发生干燥、刺激、溃疡的风险。使用无菌生理盐水冲洗眼睛，之后涂上无菌矿物油眼药水（sterile mineral oil eye drops）可以预防角膜损伤。眼垫可以用来帮助眼睑闭合，每天更换眼垫，经常检查确保眼睑处于实际闭合状态。常规的口腔护理和全范围肢体训练也是标准措施的内容。

思考题：

如果你发生了卒中，你和你家人的生活将会受到怎样的影响？

当患者恢复意识，病情稳定时，更积极的护理措施将集中在康复训练方面。由于语言、行为和记忆力问题，卒中患者理解并参与到康复训练中可能极为困难。大脑受累的部位不同，存在的问题也各异，但他们还是可以进行一般性的观察。注意力持续的时间缩短，长的、复杂的指令会使他们感到困惑。陈年旧事的记忆可能是完整的，而近期发生的事情和缘由容易被忘记，其实这也是没有发生脑血管意外的老年人的特点。患者可能很难把信息从一种情形应用到另一种情形。例如，他们可能会记得从床上挪到轮椅上的步骤，但却不能运用同一原理从轮椅挪到扶手椅上。困惑、不安、易激惹是感觉缺失的表现。情感的不稳定性可能也是个问题。为了减少由这些问题所带来的限制，下列一些措施可能是有帮助的：

- 在日常活动过程中和患者交谈。
- 简短解释所发生事件的基本情况，实施步骤和期待的活动。
- 说话清晰，但不要大声喊叫。
- 设计一个简单的交流方式，如使用可以指认的图片。
- 尽可能减少环境、交通和混乱所致的噪声。
- 提供照顾的人员和照顾活动内容应以一致性为目标。
- 使用患者熟悉的物品（例如，他们自己的衣服和时钟）。
- 房间内放一个日历或指示牌显示白天和日期。

- 通过会话、收音机、电视机、墙上装饰品和患者可操纵的物品来提供感官刺激。
- 不断地提供正反馈，即使是一个很小的任务对患者来说也是一个很大的成就。
- 预计可能发生并接受错误和失败。

一般内科、外科教材中对于卒中患者的护理都有详细的指导。美国心脏协会地方分会为护士、患者和家庭提供了很多有关卒中方面有用的信息。护理计划表 25-1 概括了卒中康复患者的护理要点。

护理计划表 25-1

患有脑血管意外的老年人：康复期

护理诊断：（1）自我照顾缺陷（self-care deficits）　与感觉或运动功能受损、视力缺陷、疲劳、失语有关
（2）活动无耐力（activity intolerance）　与抑郁、缺乏积极性、长时间活动受限和疲劳有关

目　标	护理措施
患者逐渐增加日常生活活动（ADL）自理能力	■ 评估患者日常生活活动自理和非自理情况 ■ 评估患者认知和情感状态，每月一次或每当患者生理或精神状态发生变化的时候 ■ 咨询物理治疗师（physical therapist, PT），制订运动、转运技术和使用助行器的计划 ■ 咨询职业治疗师，制订计划，采取措施促进日常生活活动自理能力或使用辅助器材的能力以及适应性 ■ 确保患者恰当地使用助行器或辅助器材并能适应 ■ 鼓励患者发挥现存的能力，努力做到自理 ■ 按需提供 ADL 所需要的帮助；确保照顾者要尽可能提供足够的时间使患者完成任务 ■ 监测营养状况、摄入量和排出量 ■ 定期地与多学科小组、患者和家属一起回顾患者的进步

护理诊断：身体活动能力受损　与感觉和运动功能改变有关

目　标	护理措施
患者没有活动受限相关的并发症，逐渐增加独立活动能力	■ 确定每个关节主动和被动活动的范围，至少每月重新评估一次 ■ 指导患者每天至少进行 3 次关节功能活动，需要时提供协助 ■ 如果可能，使用等长的、抗阻性的肌肉练习 ■ 确保患者体位恰当，保持患者身体呈一条直线 ■ 确定患者出现皮肤受压迹象前所能保持一个体位的时间。这样做需要在患者保持相同体位半小时后检查患者的皮肤，如果没有红润，每次增加半小时保持相同体位，直至增加到 2 小时。根据患者保持同一体位而没有组织红润的时间重新修订变换体位的时间表 ■ 至少每 2 小时指导患者咳嗽和深呼吸一次 ■ 如果没有禁忌，鼓励患者多饮水和摄入高纤维饮食 ■ 根据需要使用按摩、搽剂或保护垫以保护患者的皮肤完整性 ■ 协助患者适当地使用助行器 ■ 咨询物理治疗师有关增加活动能力的方法 ■ 监测治疗进展并反馈给患者

护理诊断:(1)无效的角色行为(Ineffective Role Performance) 与丧失机体功能、生理改变、角色改变有关

(2)家庭生活受扰(Interrupted Family Processes) 与功能改变,依赖家庭照顾和无效性应对有关

目 标	护理措施
患者表达接受生活方式和职责的改变;与家人保持令人满意的交流	■ 与患者和家属面谈,确定患者之前的爱好、角色和职责;评估患者恢复活动的能力或准备情况 ■ 确定并采取措施使患者参与到之前的爱好中、履行进行过适当调整的角色和职责 ■ 表示理解患者能力改变后的挫折感,鼓励患者表达其感受 ■ 鼓励患者参与社区中的家庭和社会职能;帮助患者和家庭运用一些措施促进活动的开展 ■ 观察患者的情绪,如果出现问题给予干预 ■ 与家属讨论患者的情感和需求,并制订相应的计划

护士也应该开展一些活动以减少患者发生卒中的风险。做好高血压管理对降低老年人群致命性和非致命性卒中的发生率是非常重要的。同样,戒烟也是有帮助的。戒烟的老年人的脑血流灌注水平可以得到改善,这是预防卒中的一个重要措施。

重要概念:

关于降低老年人发生卒中的风险,控制高血压是重要的。

神经系统疾病的一般护理注意事项

促进自理能力

患有神经系统疾病的老年人面临着疾病和衰老过程的双重问题。巧妙的有创意性的护理能帮助患者获得最大程度的自理能力。某些辅助器具,比如说走廊两边的扶手、浴室内的安全把手以及家庭中的许多改造都能延长患者在社区独立生活的时间。护士的定期家访,日常与家庭成员或朋友的接触,以及每天的电话慰问活动都能使患者感受到自信和被保护,从而促进自理能力。尽管这些患者做事情可能笨拙和缓慢,家庭成员需要明白

允许他们独立做事,无论在生理上还是在心理上都比为他们做这些事更有益。持久的耐心、安慰和鼓励是最大限度保持患者自理能力的关键。

性格的改变往往伴随神经系统问题。当患者意识到自己能力的局限性时,他们会变得很沮丧,又因他们需要依靠其他人的帮助,使他们很有挫败感。他们为失去患病前的角色和身份感到悲伤。他们的这种反应往往表现为容易向其他人发脾气,通常是他们所爱的人或最直接照顾他们的人。家庭成员和照顾者可能需要帮助来理解这种行为的原因,并且学会有效的处理方法。和这种患者生气可能只会使他们更生气或更有挫败感。护理时需要理解、耐心和忍耐。

重要概念:

患有神经系统疾病的患者经常会发生性格改变,照顾者应该对这种改变做好准备。照顾者可能也需要护理支持。

预防受伤

保护患有神经系统疾病的老年人远离危险是特别重要的。运动不协调、虚弱无力、眩

案例分析

J 先生,68 岁,1 周前发生了脑血管意外,表现为右侧肢体无力、失语和大小便失禁。他的妻子急于让他出院,想在家照顾他。你听到了她对 J 先生说:"不用担心,她会为他做一切他想做的事情,他所需要做的就是待在床上、休息。"

批判性思考

- 根据提供的信息,J 先生和夫人现在面临什么问题?
- 护理计划中的什么目标会帮助他们重视他们的需求?

晕等问题导致患者发生意外的风险增加。无论是在社区健康中心还是患者自己家里,护士都应该仔细检查环境有无发生事故的潜在因素,例如不平整的地毯、昏暗的楼梯间、杂乱环境、有故障的家用电器,以及是否缺乏火灾报警系统、安全出口、浴池扶手、浴盆防滑表面和其他安全保障措施。安全注意事项还包括预防肢体挛缩、压疮和其他影响健康与幸福的风险。允许可预防的并发症阻碍康复进程和致残对患者来说是不公平的。

相关研究

饮食的总体抗氧化能力和卒中风险:一项以女性人群为主的前瞻性研究

Rautiainen, S., Larrson, S., Virtamo, J. & Wolk, A. (2012). Stroke, 43 (2): 335–340.

这项研究的目的是确定是否总体的抗氧化能力(测量食物降低自由基的能力)具有减少炎症反应和氧化应激的作用,从而降低卒中风险。大约 37 000 名女性完成了有关她们饮食的调查问卷。相关信息还包括她们的身体质量指数、吸烟状况、活动水平、饮酒情况、身体状况、是否存在心血管疾病以及卒中史(以出院记录为准)。

食用大量水果和蔬菜,服用维生素,受过良好教育,不吸烟的女性发生卒中的风险低。研究者注意到在总体抗氧化能力和卒中之间存在显著的反向关系,支持了高抗氧化饮食能够预防卒中发生的观点。

富含抗氧化剂的饮食对健康有许多益处,应该鼓励所有年龄段人群食用,以促进健康的老化过程和晚年的健康。此外,应该检查老年人的饮食有无摄入蔬菜和水果,按需指导其增加抗氧化剂的摄入。

实践探究

Trotta 女士,63 岁,在你所在医院的财务部门工作。她的一个同事是你的朋友,朋友告诉你他担心 Trotta 女士可能发生了一些问题。他描述 Trotta 女士经常面无表情,语调单一。当她拿起报纸的时候,手抖得厉害;而且,她走路也不像之前那样地有活力了。谈论到他对 Trotta 女士的观察时,他感到很不舒服,但他担忧她的健康,因此向你求助。

几周后,你和你的朋友以及 Trotta 女士坐在同一张午餐桌上,你注意到了你朋友所描述的 Trotta 女士的症状,怀疑可能是神经系统的问题。

怎样恰当地表达你朋友的担心并帮助 Trotta 女士?

评判性思维能力训练

1. 概述指导老年人如何降低神经系统疾病风险的健康教育内容。
2. 哪些因素将加重帕金森病患者的症状? 你能给照顾者提供哪些建议以促进这位患者最大程度地保留其功能?
3. 你们社区有什么资源能够帮助患有帕金森病、卒中或其他神经系统疾病的患者?

王天龙 张 波

引用资源

American Heart Association Stroke Connection
http://www.strokeassociation.org

American Parkinson Disease Association
http://www.apdaparkinson.org

Epilepsy Foundation of America
http://www.efa.org

Michael J. Fox Foundation for Parkinson's Research
http://www.michaeljfox.org

National Institute of Neurological Disorders and Stroke
http://www.ninds.nih.gov

National Multiple Sclerosis Society
http://www.nmss.org

National Parkinson Foundation
http://www.parkinson.org

National Stroke Association
http://www.stroke.org

Paralyzed Veterans of America
http://www.pva.org

Parkinson Alliance
http://www.parkinsonalliance.org

Parkinson's Action Network (PAN)
http://www.parkinsonsaction.org

Parkinson's Disease Foundation (PDF)
http://www.pdf.org

Parkinson's Institute
http://www.thepi.org

Parkinson's Resource Organization
http://www.parkinsonsresource.org

WE MOVE (Worldwide Education & Awareness for Movement Disorders)
http://www.wemove.org

参考文献

Aebischer, P., & Pralog, W. (2003). Gene therapy approaches for Parkinson's disease. *Journal of Neurochemistry, 85* (6 Suppl 2), 8.

Senatus, P. B., McClelland, S. 3rd, Ferris, A. D., Ford, B., Winfield, L. M., Pullman, S. L., Goodman, R. R., et al. (2004). Implantation of bilateral deep brain stimulators in patients with Parkinson disease and preexisting cardiac pacemakers. Report of two cases. *Journal of Neurology, 101*(6), 1073–1077.

第 26 章

感知觉

本章提纲

增龄对感知觉功能的影响

感知觉功能健康促进

    提高视力

    促进听力

    感知觉异常的评估

常见感知觉异常和相关护理干预

    视力障碍

    听力障碍

感知觉缺陷常见护理注意事项

学习目标

通过本章学习,你将能够:

1. 解释感知觉功能的重要性和感知觉缺陷对老年人的影响。

2. 描述增龄所致的人体变化对感知觉功能的影响。

3. 列举促进老年人感知觉功能健康的方法。

4. 确定老年人白内障、青光眼、黄斑变性、视网膜脱离、角膜溃疡和听力受损的表现和护理措施。

术语词汇须知

白内障: 各种原因引起的眼球晶状体浑浊。

青光眼: 眼内压升高引起的眼病。

黄斑变性: 由于视网膜色素上皮出现疣状沉积所致的中心视力缺损。

老年性耳聋: 随年龄增长出现的高频感音神经性听力丧失。

老视: 由增龄所致的眼球晶状体变形能力下降而出现的近距离视物困难。

感知觉功能是大自然赋予人类的重要财富之一,也是保护人类不受外界伤害的重要手段。例如,由于视力受损而看不清面前的障碍物、警告或标志牌,人可能会跌倒;由于丧失味觉不能辨别味道而误食有毒物质;因为嗅觉失灵而不能闻到烟味或有毒气体;因温度觉下降而容易冻伤或烫伤;因触觉或压力觉不灵敏而造成皮肤破溃等。

感知觉功能受损时，人们除了不能自我保护外，也影响日常生活。例如，由于视力下降而不能读报纸或走在街上认不出熟人；味蕾功能下降人们会觉得食物食之无味；嗅觉功能受损时人们则闻不到鲜花的香味等。除此之外，还可能造成人们对周围环境产生扭曲的认识。例如，听力受损时，人们可能因为听不清楚别人的对话而怀疑别人在窃窃私语地谈论自己。

完整的感知觉功能对有效地沟通也很重要。各种社交互动、与别人分享经验、交换感受都离不开良好的感知觉功能，通过沟通，人们可以分享喜怒哀乐，沟通感情，获得认同，保持与现实的联系等。

 思考题：

失明和失聪对你的日常生活会有哪些影响？在这种情况下，你觉得自己会经历哪些反应？

老年人群中各种感知觉障碍很常见，除年龄增长本身造成的变化外，还有很多外部因素诸如某些药物的过度使用，某些疾病过程对人体的影响等，也会促成这些改变。感知觉障碍还常与社会隔离、躯体功能下降、自理缺陷等合并存在，威胁老年人的躯体和心理健康，以及独立生活能力。老年专科护士应熟知影响老年人感知觉功能的各种因素，并确保各种感知觉障碍能得到全面的评估和最大限度的纠正。

增龄对感知觉功能的影响

增龄对视觉影响最大。随着年龄的增长，晶状体肌纤维弹性减小、变硬、聚焦调节能力下降，从四十岁开始人们常出现近距离视物困难，即老视，需要戴眼镜矫正。随年龄

的增长瞳孔变小、晶状体和玻璃体变浑浊、视网膜感光细胞数量减少，造成老年人视敏度进行性下降，故视物不清常有发生。老年人眼睛光阈值减小常造成夜视困难，暗适应和明适应需要的调节时间也随年龄增长而延长。其他改变还包括白内障形成使老年人对炫光的敏感性增加；视力改变造成深度觉扭曲，故走路时很难判断路面高度的变化，容易跌倒；周围视野缺损造成视野变小；眼泪生成减少造成干眼症等。

在美国，每年新发的失明患者中大约有一半为65岁及以上的老年人。失明作为一种严重的残疾，对患者的生活造成严重影响，例如谈话时因看不到对方的面部表情和肢体语言而造成沟通障碍；失明同时伴有听力障碍的老人因无法使用读唇语来代偿听力丧失而难以与别人进行有效的沟通；其他例如阅读、写信、打牌、玩游戏等都因失明而变得困难重重。

听力下降在老年人群中也很常见，而且同样影响有效沟通。老年性耳聋、耵聍嵌塞均可造成无法听清 s，sh，f，ph，w 等发音、听不清别人讲话或扭曲别人的讲话内容。听力下降会造成老年人社交孤独，一方面有听力障碍的老人常常自动避免和他人交谈，另一方面他人也倾向于避免与有听力障碍的人交谈，加之约 10% 的老年人存在接听电话困难，故使得原本因为其他原因造成社交孤独的老年人更难与外界接触。通过专业检查，对老年人进行包括听力测试在内的评估，是管理和纠正听力障碍的第一步。

 思考题：

近年来手机使用非常普遍，你认为手机的使用在哪些方面促进了人与人之间的沟通，又在哪些方面阻碍了人与人之间的沟通？

随着年龄的增长,除了视力和听力下降以外,其他感知觉功能也会受影响。例如,味蕾(尤其是负责感觉甜味和咸味的味蕾)数量减少造成味觉功能减退,皮肤对压力的感知功能减退,触觉功能减退(造成有些老年人难以分辨温度变化),以及嗅觉功能减退(嗅觉的减退会加重味觉异常)。

感知觉功能健康促进

提高视力

老年人的视力虽然随着年龄增长会有所下降,但多数佩戴眼镜后可以矫正,对日常生活和自理能力并无影响,但应警惕白内障、青光眼、黄斑变性等严重眼科疾病的发生,故护士在做健康教育时应向老年人强调每年进行一次全面的眼科检查,不仅是为了验光配镜,更重要的是可以早期发现各种眼科疾病,防止视力严重受损。除糖尿病患者等高危人群外,大部分医疗保险不包括眼科检查和配眼镜服务,老年人在经济能力上可能无法承受,护士应协助其寻求必要的经济援助。

除了每年一次的常规眼科检查外,若患者出现眼睛刺痛、灼痛、视物模糊、复视、结膜发红、视物有黑点、头痛或任何其他视力改变,均应进行更深入全面的眼科检查。饮食方面,护士需与患者一起回顾其饮食,以确保患者摄入足够的有益视力的营养素(框 26-1)。疾病史方面,许多疾病如动脉硬化和糖尿病会损害视网膜,营养缺乏和高血压会引起视力损害等,相关的病理生理内容详见本书对具体疾病的介绍。

促进听力

保护听力应该从青少年时期抓起,如及时彻底地治疗耳部感染,避免耳部外伤(异物刺入、爆炸等极度气流刺激),定期进行耳部检查等,以预防老年听力障碍的发生。老年专科护士在耳部保健方面的主要职责是帮助老年人保护和保持现有的听力。

耵聍嵌塞在老年人群中多发,护士可教会患者用温水或过氧化氢与水的混合液或外耳道专用灌洗液进行外耳道灌洗以清除耵聍。灌洗时需要注意:避免灌洗液压力过大造成鼓膜穿孔;外耳道灌洗常会造成眩晕,进行外耳道灌洗时应有他人从旁协助以免跌倒。无法进行外耳道灌洗时,可在洗澡或洗头时让温水缓缓流入耳朵也可让耵聍松动排出。另外,应避免使用棉签挖耳,因棉签会将耵聍推入耳道更深处造成嵌塞;禁止使用发夹或类似物挖耳以免刺伤鼓膜。

框 26-1 有益视力的营养素

锌:锌能促进正常视力,提高眼睛对黑暗的适应能力;补充锌剂能减轻黄斑变性引起的视力丧失;锌缺乏可引起白内障。

硒:有助于预防白内障;补充硒和维生素 E 能减轻黄斑变性引起的视力丧失。

维生素 C:促进正常视力;补充维生素 C 能提高白内障患者的视力。

维生素 A:保持视网膜锥细胞和柱细胞健康。

维生素 E:有助于预防白内障;大剂量补充维生素 E 可预防黄斑变性。

核黄素:有助于预防白内障。

银杏:可预防眼睛退行性改变。

类黄酮:提高夜视力和暗适应;提高视敏度;改善毛细血管壁完整性,可减少糖尿病视网膜病眼底出血的危险。

重要概念：

　　耳朵灌洗可以清除耳内积聚的耵聍，但是耳朵灌洗可能会引起老年人眩晕，护士应注意潜在的安全隐患。

　　此护士在进行健康教育时还应包括环境噪声对听力及全身健康危害的内容：指导人们在生活中应避免暴露于工厂、建筑工地、车辆、音量过大的音乐或鼓声、爆炸等噪声污染，无法避免时则应使用耳塞等防护用具。另外，护士还应在敦促立法来控制噪声污染等方面充当重要角色。

感知觉异常的评估

　　因绝大多数老人都存在一定程度的感知觉障碍或异常，故老年专科护士应熟练掌握各种感知觉评估技巧（评估指南 26-1）。在保证正确评估各种感知觉异常的基础上，熟练应用相应的护理技术最大限度地保持和促进患者的各种感知觉功能。护理诊断表 26-1 列举了一些感知觉障碍相关的护理诊断。

常见感知觉异常和相关护理干预

视力障碍
白内障

　　白内障是指晶状体或晶状体囊丧失其透明性而变浑浊。随着年龄增长，每个人都会出现不同程度的晶状体浑浊，故白内障在老年人中非常常见，并可伴有其他眼部疾患，是造成老年人失明的首要原因。长期暴露于紫外线 B 段下是白内障发生的主要危险因素，故应提倡佩戴墨镜保护眼睛。另外，糖尿病、吸烟、酗酒、眼外伤等均为白内障的危险因素。

评估指南 26-1
感知觉功能

一般状况

　　和患者互动的过程中，护士应注意观察患者有无听力障碍的表现，例如沟通时遗漏信息、不停要求对方重复信息、依赖读唇语、将头扭到一边以便听得更清楚等；同时确定患者有无视物障碍，观察患者是否使用眼镜，有无视物障碍（如走路有无撞到东西或看不清小字体读物等），有无眼睛异常（如眼睑下垂、巩膜变色、流眼泪、眼睛有异常分泌物、眼球运动异常等）。若患者对自己身体的明显异味（如失禁、阴道炎等）并无察觉的话，可能存在嗅觉障碍；手指有烟头烫伤或身体有患者不知道的压疮时，则提示患者对压力和痛觉的感知能力减退。

问诊

- 询问患者最近一次眼科检查和听力检查的日期，做了哪些检查，在哪个诊所做的？是眼科医生还是验光师做的检查？眼科检查是否包括眼压检查？做的是全面的耳科检查还是基础的听力筛查？
- 若患者使用眼镜或助听器，应询问患者是何时、何地、如何得到这些物品的？（例如眼镜是从当地药房买的还是经过验光配的；助听器是通过电视广告买的还是经过听力测试配的）。
- 可以询问以下问题：
  - 您的视力有无改变？若有改变，请您描述一下这些改变。

- 您的眼镜现在用起来和当初刚配的时候一样好用吗?
- 您的眼睛有疼痛、烧灼感、瘙痒等异常感觉吗?
- 您是否曾感到眼前有点状漂浮物? 这种情况的发生频率如何? 这些点状漂浮物的大小和数量如何?
- 您是否曾经感到眼晕或眼前有光闪烁?
- 您是否曾有眼睛过干或眼泪过多?
- 您是否有夜间视物困难,在光线昏暗的地方视物困难,或在光线明亮的地方视物困难?
- 您是否有青光眼或其他眼病家族史?
- 您是否意识到您的听力有改变? 请描述这些改变。
- 您是否觉得某些声音比其他声音更难以听清楚?
- 您的耳朵是否有过以下问题:疼痛、瘙痒、耳鸣或胀满感?
- 您的耳朵内是否堆积了大量耵聍(耳屎)? 您是如何处理的?
- 您的耳朵是否曾经有液体流出?
- 你的嗅觉是否像年轻时一样灵敏? 若有不同,请具体描述有何不同。
- 您是否意识到自己对疼痛、压力、温度改变的感知力有所改变?

体格检查

眼

- 视诊检查眼睛有无解剖结构异常、眼睑下垂、巩膜结膜颜色改变、眼球异常运动等。老年人由于眼周皮肤弹性丧失,有眼袋属正常老化现象。黑人巩膜轻度黄染属正常现象。注意检查眼睑有无皮损。
- 嘱患者闭眼,用手指轻轻触诊眼球,眼压极度增高者眼球触诊质稍硬,体液不足者眼球触诊似触到海绵。
- 用斯内伦视力表或让患者阅读一段有不

同字体大小的报纸来对患者视力做粗略评估。如果患者看不到视力表或报纸上的字,则将手指放到患者面前检查患者是否能看到检查者的手指来粗略估计视力障碍的程度。

- 对视野的粗略评估。嘱患者平视前方,检查者面向患者,将手指从不同方向慢慢移入患者视野,比较患者和检查者看到手指的不同以确定患者视野缺损情况。若患者存在全视野的视物受限,则要进一步回顾病因。黄斑变性患者视野中可有盲点,周围性视野缺损则见于青光眼患者,双眼同侧偏盲可见于脑卒中患者。
- 眼球运动检查,嘱患者双眼追随检查者手指运动,检查者手指在水平、垂直两个方向不同点移动,观察患者眼球运动情况,若患者眼球出现不规律震颤,则提示第Ⅲ、Ⅳ或Ⅵ对脑神经病变。

耳

- 视诊检查常可见耵聍堆积、耳内毛发增加、鼓膜萎缩呈白色或灰色。
- 应若有耵聍嵌塞,应协助患者移除。
- 耳郭上出现小的溃疡结痂应警惕基底细胞癌或鳞状细胞癌。
- 通过让患者听手表的"滴答声"来粗略估计双耳的听力。
- 通过 Weber 试验和 Rinne 试验来检测耳对于不同频率声音的听力。其原理为将振动的音叉放到外耳道口附近或直接放至颅骨上,音叉的振动会刺激内耳振动,从而感知声音。Rinne 试验可用于比较患者对气导、骨导声音的感知情况;Weber 试验则仅用于比较双耳骨导听力的强弱,有助于评估非对称性耳聋。
- 除了老年性耳聋和传导性耳聋外,耳朵以及上呼吸道感染、耳毒性药物和糖尿病等均可造成听力障碍。

护理诊断

表 26-1	感知觉缺陷相关的护理诊断
病因或相关因素	**护理诊断**
感知觉丧失或负荷过重,沟通受限	活动无耐力
沟通受限,自我概念改变,自我保护能力下降	焦虑
急性青光眼,角膜溃疡,视网膜脱落	急性疼痛
听力障碍	语言沟通障碍
视力或听力障碍	缺乏娱乐活动
视力障碍,不能自我保护	持家能力障碍
触觉压力觉减弱	有感染的危险
无法看到、听到、闻到或感觉到危险	有受伤的危险
无法保护自己,无法照顾自己和无法沟通	无能为力感
无法自理,与他人互动受损,自我概念改变	身体意象紊乱
各种感知觉器官受损	感知紊乱
触觉压力觉减弱	皮肤完整性受损
对周围环境的认识扭曲	睡眠型态紊乱
视力或听力障碍	社交活动障碍
视力或听力障碍,自己或他人在企图沟通时有挫折感	社交孤立
由于感知觉功能改变引起的认识扭曲或丧失感知觉	有急性意识障碍的危险
	焦虑

重要概念:

随着年龄增长,每个人都会有不同程度的晶状体浑浊,但长期暴露于日照下会加重晶状体浑浊。

症状:白内障通常不会引起眼睛疼痛或不适。患者初期视力受损不明显,随着晶状体浑浊度增加,患者逐渐出现视物变形、夜视困难、视物模糊等,直至最终失明。患者可表现为驾驶时看不清交通标志,觉得眼前有一层膜而导致视物模糊,直至晶状体完全浑浊而出现失明。眩光感是白内障患者的另一常见症状(浑浊的晶状体有多个折射面造成明亮光线散射点增多而出现眩光)。核硬化是晶状体核密度随年龄逐渐增加的另一种生理变化,表现为晶状体逐渐变为黄色或黄褐色,最终瞳孔由黑色变为云雾状白色,但视力并无明显受损。有些老年人由于晶状体的改变会出现第二视力,即视近物能力增加。

治疗:晶状体摘除术是治愈白内障的唯一手段。由于白内障对每个患者的视力影响程度不同,因此并非每个患者都需要手术。仅有一侧眼睛患白内障者,若对侧眼睛视力良好不影响日常生活,常不需要手术,护理重点是保护现存视力及保障患者安全(框 26-2),如将餐盘、常用物品和家具等摆放在健侧眼睛的视野范围内;对于眩光感严重者,可佩

框 26-2　如何在日常生活中代偿老年人的视力障碍

- 讲话时面向对方。
- 采用从多个方向来的柔和光线照明,避免使用单一方向的强光照射。
- 使用窗帘或毛玻璃避免强光从窗户直射。
- 使用大字号阅读材料。
- 将常使用的物品放在视野内。
- 尽量使用鲜艳的颜色,避免使用灰暗的颜色。
- 在建筑物入口、门口、楼梯以及高度有所变化的地面涂鲜艳的对比色以示提醒。
- 使用一些特殊的设计或标志来区分老年人的个人用品、房间、轮椅等,避免使用数字或字母来区分。

戴墨镜、安装薄纱窗帘、将家具从光线强的地方移除、使用多个柔和光源代替单一强光照明等以减少不适。另外,应强调定期做全面的眼科检查以监测健侧视力变化和发现新问题。

对于白内障引起双侧失明的老人,常需考虑白内障手术,术后患者常可获得数年视力改善,大大提高生活质量。目前常见两种白内障摘除手术:囊内摘除术,同时摘除晶状体和晶状体囊,切口较大;囊外摘除术,摘除晶状体但保留晶状体后囊,切口较小,手术简单,但囊外摘除术后已摘除晶状体部位可能会形成第二层膜引起视物模糊,常需二次手术切除此膜。白内障手术多为门诊手术,大部分老人对手术耐受良好,手术当天即可恢复一般活动,经过几周术后康复,患者即可恢复各种日常活动。护士的主要角色是告知患者白内障手术是相对简单安全的手术,安慰患者和家属。

白内障摘除术后常用两种方法代替摘除的晶状体功能:白内障摘除术同时植入人工晶状体,其优点在于术后较少出现视物变形,易于自我护理,故使用较广泛,缺点在于术后可出现感染、玻璃体液丢失、植入晶状体滑脱等并发症。白内障摘除术后也可使用矫正性角膜接触镜或特殊白内障矫正眼镜来代替摘除的晶状体功能,但自我护理复杂,较难在老年人群中推广。

青光眼

青光眼是指由于眼内压增高导致视神经受损的一种退行性眼病。在美国,青光眼好发于 40 岁以上人群,尤其是非裔美国人和女性,且发病率随年龄增长而增加,在老年人群中发病率仅次于白内障,是造成失明的第二大原因,约占失明总数的 10%。引起青光眼的确切病因不明,常与晶状体体积增大、虹膜炎、过敏性疾病、内分泌失调、情绪激动、家族史等有关,抗胆碱能药因其散瞳作用常加重青光眼。青光眼根据眼内压增高的速度和程度分为急性青光眼和慢性青光眼。

急性青光眼:急性青光眼是眼科急症,也称闭角型青光眼或窄角型青光眼,发病急骤,眼球内压力在短时间内急剧增高,常伴有睫状体水肿和瞳孔扩大,患者除视物模糊外,还常有剧烈眼痛、头痛、恶心、呕吐等,若 24 小时内增高的眼压得不到纠正,患者常可失明,故需紧急处理。眼压测量为青光眼主要确诊方法(图 26-1),正常眼压低于 20mmHg,眼压 20~25mmHg 为潜在性青光眼,眼压超过 25mmHg 即可诊断为青光眼;前房角镜检查有助于青光眼的分型,检查时使用角膜接触镜和双筒显微镜直视前房区以区分开角型或闭角型青光眼;其他检查包括眼底检查、视野测试等。在过去,若患者眼压不能在 24 小时内下降,则需紧急外科手术;现在,药

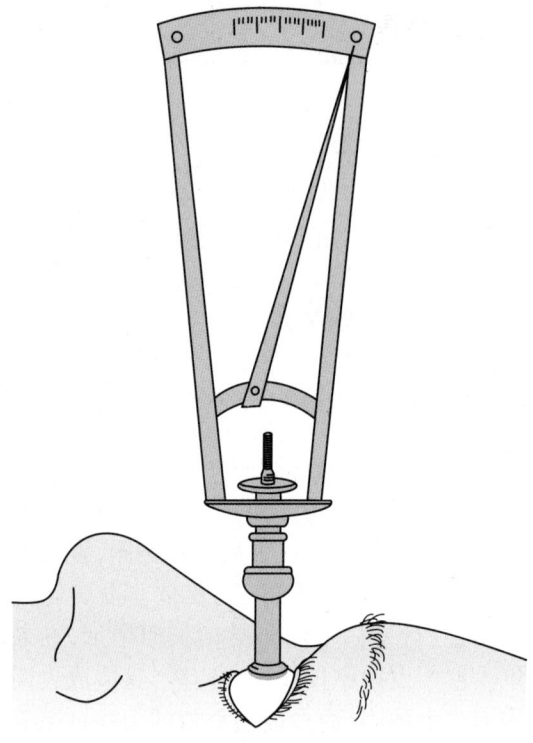

图 26-1 ■ 使用眼压计测眼压

物治疗可有效控制急性青光眼,如碳酸酐酶抑制剂等可通过减少房水生成从而降低眼压;甘露醇、尿素(脲)、甘油等可通过增高血管内渗透压增加房水吸收进而降低眼压。急性眼压升高得到控制后,可行虹膜切除术预防青光眼再次急性发作。

慢性青光眼: 又称开角型青光眼,比急性青光眼更常见,常隐匿起病,渐进性加重,早期常不被觉察。主要临床表现为周围视力受损,患者常常磕碰到周围物体,需经常更换眼镜矫正视力,随着病情进展,中心视力也可受损,并伴随双眼疲劳、头痛、视物模糊、虹视(看光线周围出现光晕,此症在清晨更显著)等。体检时可见角膜浑浊,瞳孔固定、散大。以上表现在疾病初期常只累及一侧眼睛,若得不到及时治疗,后期可累及双侧眼睛。慢性青光眼诊断方法同急性青光眼。治疗目标主要为降低眼压,治疗方法包括联合使用缩瞳剂和碳酸酐酶抑制剂或

外科手术建立通道滤过房水(如虹膜切除术、虹膜嵌顿术、睫状体分离术、角巩膜环切术等)。

重要概念:

　　开角型青光眼是青光眼最常见的类型,早期常无症状,直至病情进展到晚期才开始出现症状,因此,青光眼筛查很重要。

　　护理及并发症的预防: 青光眼所致视力损伤为不可逆性损伤,故早期采取措施避免眼压过高,防止视力进一步损害尤为重要。应指导患者避免剧烈活动和情绪激动,按时使用缩瞳剂滴眼液,口服乙酰唑胺等药物降低眼压;避免使用散瞳剂、刺激剂及升高血压的药物;患者应随身携带卡片、项链或手链表明自己患有青光眼,以免在丧失意识或不能沟通时医护人员误用升高眼压的药物;另外,患者应避免过度用眼,定期进行眼科检查。

　　虽然青光眼严重损害视力,但其治疗依从性偏低,可能与起病隐匿、常无自觉症状、自我滴眼药困难、药物费用昂贵等有关,护士应对患者加强疾病及其护理以及遵医嘱用药等方面的宣教和咨询,护理计划应包括持续加强患者的疾病自我管理和自我护理方面的内容。护理计划 26-1 举例说明如何为开角型青光眼患者制订护理计划。

黄斑变性

　　黄斑变性是指各种原因引起的视网膜黄斑区的损伤或破坏,以中心视力丧失为主要临床表现,是造成 65 岁以上老年人失明的主要原因。老年人群中以退行性黄斑变性最常见,与黄斑的增龄性改变有关;其他也可见于外伤、感染或渗出性改变引起的继发性黄斑变性。图 26-2 比较了白内障、青光眼、黄斑变性引起的视力损害的不同特点。

护理计划 26-1

老年开角型青光眼患者的护理

护理诊断：

知识缺乏　与疾病管理有关

目　　标	护理措施
患者能够描述青光眼及其护理的相关知识；患者能够正确使用眼药水	■ 评估患者关于青光眼及其护理的相关知识,包括什么是青光眼,如何进行个人护理,有哪些症状,什么时候应该向医生或护士报告这些症状,以及预防这些症状出现的措施等 ■ 提供必要的指导以帮助患者澄清其对疾病及其护理知识的误区 ■ 确保患者理解规律使用眼药水的重要性 ■ 评估患者正确使用眼药水的能力,尤其注意患有手关节炎的患者,必要时给予相应的指导;若患者不能独立正确使用眼药水,应评估家人是否可以协助其完成并指导家人正确使用眼药水 ■ 若患者同时患有哮喘,使用盐酸匹鲁卡品滴眼剂前应咨询医生,以免诱发或加重哮喘 ■ 向患者强调每一位参与诊疗的医护人员均应知晓患者完整的医疗病历的重要性 ■ 使用盐酸匹鲁卡品滴眼剂 1~2 小时内可能出现视物模糊等副作用,此期间应采取相应措施避免跌倒和外伤等 ■ 教会患者避免剧烈咳嗽、打喷嚏、排便用力等增高眼压的动作 ■ 指导患者感冒时应在医生指导下用药,因为许多抗感冒制剂中含有具有散瞳作用的成分,会造成眼压增高 ■ 教育患者理解青光眼的实质是一种慢性终身性疾病,需要终身用药来控制病情发展,并且需要终身注意预防眼压增高,出现某些症状时应及时寻求医疗帮助。向患者强调虽然其已经丧失的视力不能恢复,但通过用药等方法来控制病情,可避免视力进一步丧失

护理诊断：

有受伤的危险　与视力受损以及青光眼相关危险因素有关

目　　标	护理措施
患者未因视力受损而受伤；患者能够用预防措施避免与青光眼相关的并发症	■ 向患者解释周围视力缺损对日常生活的影响以及相关的安全措施,如将经常使用的物品摆放在视野内,保持地面无杂物,看身体侧面的物体时将头转过去以便能看清楚,避免驾驶等 ■ 指导患者避免由于眼压增加而造成视力进一步损害的情况,如剧烈咳嗽、打喷嚏、用力排便、剧烈运动和情绪激动等 ■ 使用盐酸匹鲁卡品滴眼剂会造成暗视困难,教育患者应保持卫生间和走廊的良好照明,尤其是夜间 ■ 建议患者使用滴眼剂后几个小时内避免活动,因为这期间滴眼剂会造成视物模糊,容易受伤 ■ 协助患者申请并佩戴标有医疗警告的项链或手链,以确保患者在不能有效沟通时,医护人员知道其患有青光眼

护理诊断:
焦虑和恐惧 与视力丧失有关

目 标	护理措施
患者能够有效管理疾病并对其生活方式感到满意;患者没有焦虑和恐惧	■ 主动倾听并鼓励患者表达视力丧失和功能受限带来的各种感受,给予患者相应的情绪支持 ■ 了解患者对疾病的各种误解,并给予科学的解释 ■ 和患者讨论对其有重要意义的日常和社会活动,了解患者哪些活动能力因患有青光眼而受限,和患者一起制订策略最大限度地保持并促进这些受限的活动能力 ■ 向患者提供为视力受损人群提供专门服务的机构的信息或帮助患者联系这些机构,以帮助患者促进各种功能、提高独立生活能力并享受生活

护理诊断:
便秘

目 标	护理措施
患者能够至少每2~3天排便一次,且排便不费力	■ 评估患者的排便形态;若无便秘,继续保持现在的生活和饮食习惯;若有便秘,应帮助患者采取措施促进规律排便,如增加饮食中的膳食纤维,建立规律排便时间,必要时使用大便软化剂来避免排便时用力,以免用力排便时眼压增加

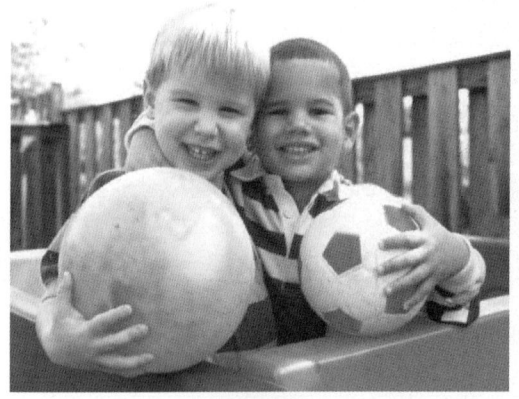
正常视力

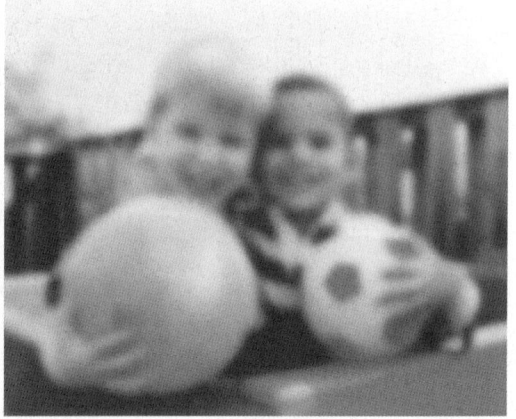
白内障

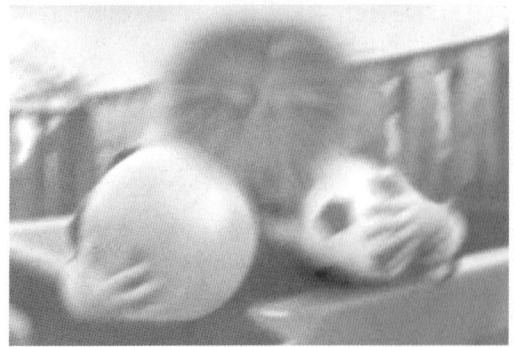
黄斑变性

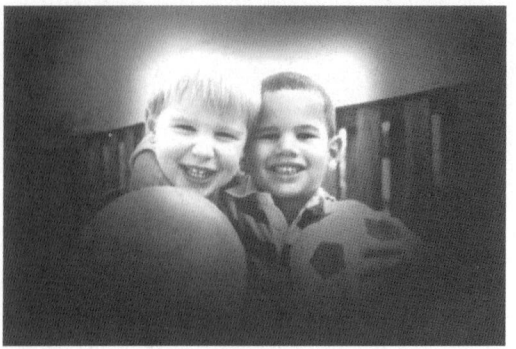
青光眼

图 26-2 ■ 正常视力、白内障视力、黄斑变性视力、青光眼视力的比较。(原图出自美国卫生局眼科协会)

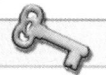

重要概念：

中心视力丧失常由黄斑变性引起。

每年定期进行眼科检查对早期发现、治疗黄斑变性以及防止视力进一步损害有重要意义。某些黄斑变性可采用激光治疗，但激光治疗对退行性黄斑变性无效。患者可使用放大镜，特殊阅读灯等减轻视力下降造成的不便。

视网膜脱离

视网膜脱离，即视网膜的神经上皮层与紧贴在脉络膜上的色素上皮层分离。主要临床表现为视野内出现黑影飘动（飞蚊症）、视物模糊、闪光感、眼前帘幕遮挡感，视力逐渐减退至完全消失，可急性或慢性起病，症状的严重程度取决于视网膜脱离的程度，眼球一般无痛感。

视网膜脱离需及时诊断、治疗，以防视力持续损害甚至失明。保守治疗措施包括绝对卧床休息、双侧佩戴眼罩，应注意老年人群可能因为佩戴眼罩无法视物而出现恐惧、意识混乱、行为异常等，护士应向患者诚实地解释病情，经常查房，和患者有效地进行沟通，将呼叫铃放在患者手边，及时地为患者提供各种协助来减轻患者的恐惧，保证患者的安全。一般来讲，通过保守治疗可让视网膜最大限度地"复位"，若保守治疗无效，则需手术治疗。透热电凝、低温探针冷凝等可将脱落的视网膜粘回原位；巩膜扣带术、光凝术则可减小玻璃体腔隙容积。视网膜脱离手术后最初几日需继续佩戴眼罩，并根据不同手术类型进行护理，避免各种生理和情绪应激，经常安慰患者，减少焦虑，提升心理舒适感。一般在术后两周复查手术是否成功，极少数患者需要进行第二次手术。许多患者在一侧眼睛视网膜脱离后，过一段时间对侧眼也极易发生视网膜脱离，故定期进行眼科检查非常重要。

角膜溃疡

角膜炎症伴有角膜破溃和角膜部分丢失称为角膜溃疡，老年人群发病率高于年轻人。易感因素包括高热、炎症反应过度、营养缺乏、抵抗力低下、脑血管意外等。临床表现为受累眼睛充血、流泪、疼痛、畏光等。老年人角膜溃疡的治疗极度困难，容易发生瘢痕或穿孔，最终导致角膜结构破坏和失明。

护士应教育老年人若眼睛出现任何角膜刺激症状、怀疑感染或其他问题时立即就医，及时治疗以上问题常能防止角膜溃疡的发生，保存视力。针对感染、外伤、异物等病因进行治疗对角膜溃疡治疗意义重大，佩戴太阳镜可缓解畏光带来的不适，其他一般治疗包括使用睫状肌麻痹剂、镇静剂、抗生素、热敷等，病变严重者需要进行角膜移植。

听力障碍

大部分老年人存在不同程度的听力障碍。除增龄引起的生理改变外，长期暴露于嘈杂的音乐、飞机、汽车、工厂、枪炮声均可在细胞水平损伤听力，男性由于职业因素比女性更容易出现听力障碍（例如卡车司机、建筑工人、重工业工厂工人或职业军人常为男性）。其他造成听力障碍的因素还包括反复发作的中耳炎或鼓膜外伤；阿司匹林、布美他尼、依他尼酸、呋塞米、吲哚美辛、红霉素、链霉素、新霉素、氯霉素、萝芙木衍生物等耳毒性药物的使用（老年人由于肾功能减退会延迟对以上药物的排出，从而增加其耳毒性）；糖尿病、鼻咽部肿瘤、甲状腺功能低下、梅毒等疾病以及心因性因素等。

图 26-3 列举了影响老年人耳部健康的各种因素。血管病变、病毒感染、老年性耳聋等常影响内耳；耳硬化症是一种引起耳迷路卵圆窗镫骨固定的原发性骨质增生，可致

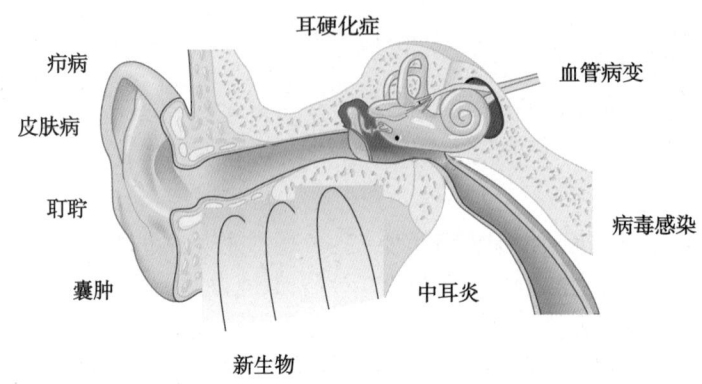

图 26-3 ■ 影响老年人耳部健康的各种因素

镫骨失去传音功能，主要影响中耳，女性高发，可致全聋；耳鸣是指无相应外界声源或电刺激时，人体主观地在耳内或颅内出现嗡嗡声或其他声音，与老年性耳聋、耳外伤、用药、心血管疾病等有关。若去除以上病因仍无法纠正耳鸣，可使用三环类抗抑郁药、加巴喷丁、阿坎酸钙等药物进行治疗，针灸、催眠、补充维生素及矿物质等也有助于减轻耳鸣。中耳炎在老年人中发病率相对较低，且通常伴有肿瘤、糖尿病等其他严重疾病；皮肤病、疖病、耵聍嵌塞、囊肿、新生物等可影响外耳。

患者护理

对听力障碍患者的首要护理措施是鼓励患者做全面听力测试，不能将听力障碍视为老化的正常现象而忽视。有些听力问题很容易纠正，例如去除耵聍或囊肿，若忽视这些问题将严重影响老年人的生活质量。

听力障碍会对老年人生理、心理和社会健康造成严重影响，帮助患者纠正潜在病因、学会应对不同程度的听力障碍是老年专科护理的重要内容之一。听力障碍对老年人常见的影响包括因听力受限而不能感知危险；因沟通障碍造成意识混乱或作出不合宜反应；因听不到他人对话而怀疑他人在小声议论自己；因多次重复仍无法听清谈话内容而引起愤怒、不耐烦和挫折感；因尴尬和挫折感而主动避免社交活动（主动社交孤独）或他人因沟通困难而有意避免与老人接触（被动社交孤独）等。

措施可包括请家人或邻居帮助提醒老人，护士应警示听力障碍老年人以便有紧急安全隐患时患者可得到保护；将有听力障碍患者的房间安排在护士站附近；提醒老人在寻求各种信息时，为避免因听力障碍而遗漏重要内容，要求同时给予书面信息。

助听器

虽然助听器不能纠正所有听力障碍，但对改善某些类型的听力下降有所帮助。助听器有很多类型，包括耳内式、耳后式、耳上式和耳道式等，护士应特别提醒老人在选购助听器之前，先寻求耳科医生的专业意见以确定听力障碍的原因以及确定合适的助听器类型（图 26-4）。老年人常见的消费误区是未经医生全面听力测试和出具处方，自行通过私人团体、购物频道、电视广告等购买没有处方的助听器，这样不但常常造成失望，而且浪费本已有限的收入。

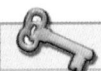 **重要概念：**

护士应建议患者不要在未做全面听力测试的情况下自行购买助听器。

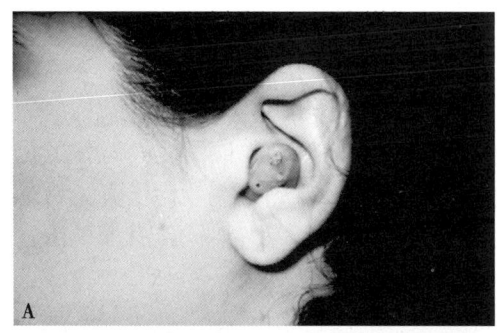

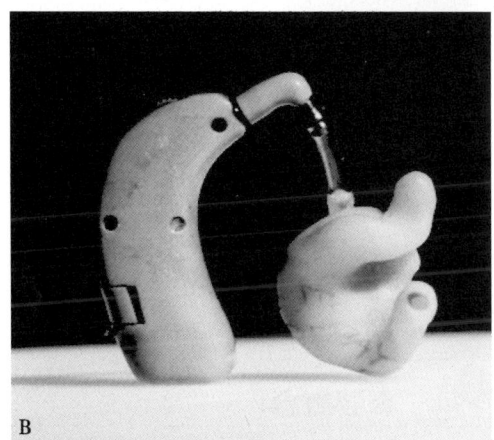

图 26-4 ■ 助听器的类型。A. 耳内式助听器;
B. 耳后式助听器

老年人使用助听器时必须注意两点:第一,助听器可改善部分听力,但不能完全恢复听力;第二,助听器在放大对话的同时,也会放大所有的背景声音而造成佩戴者感觉不适,尤其在教堂、大厅等容易出现混响效应的区域中使用助听器时此现象更为严重,佩戴者需要经过一段时间来适应以上改变,很多

老人因始终无法适应助听器造成的以上声音的扭曲和混乱而放弃佩戴助听器,因此,护士应在适应期内给予患者足够的指导和支持。例如,佩戴初期应循序渐进地增加每天的佩戴时间;避免在机场、火车站、演播厅等嘈杂的地方使用助听器;定期清理助听器,检查耳件有无被耵聍阻塞,电池是否工作等。对助听器护理的常见建议见框 26-3。

助听器若被使用合理,可部分地纠正听力,改善沟通,促进老年人的社交关系。当地的听力与语言协会以及某些服务耳聋人群的组织,可以发放相关健康教育资料,并对有听力障碍的老人提供帮助。

感知觉缺陷常见护理注意事项

在日常生活中提供足够的感知觉刺激,可部分代偿老年人的各种感知觉缺陷。例如,饮食设计上注意使用各种颜色和味道;用香水、鲜花、有香味的蜡烛等提供各种嗅觉刺激;在养老机构中,早晨在老人活动的区域内烧一壶新鲜的咖啡可以制造一种令人愉悦的熟悉气氛;监督患者使用桌上烤箱在活动区域内烘焙饼干或其他烹饪活动以提供多种感觉刺激;衣服和室内装饰使用不同材质;用立钟、音乐盒、风铃等提供不同的声音刺激;养老院的设计应考虑使用不同的颜色和形状;通过对话、音乐、书籍等进行智力刺激等。

框 26-3 **助听器护理**

- 不使用助听器时,应保持关闭状态,取下电池,将助听器保存在安全、有保护垫的特定容器内。
- 至少应每周清洁一次助听器,清洁时将助听器表面擦净,用助听器自带的器具将连接管路清理干净。因酒精可导致助听器干裂,故禁止使用酒精来清洁助

听器。同时应避免助听器接触发胶、啫喱或其他化学物质。
- 避免将助听器暴露于高温(如电吹风)、寒冷天气或潮湿环境中。
- 更换电池前先将助听器关闭。
- 常备备用电池,一般来说,一节电池可使助听器正常工作约 80 小时。

案例分析

　　某次,你在当地老年中心提供流感疫苗注射服务时,遇到了 R 先生和 R 太太,你发现 R 先生对你的提问没有反应,R 太太则用一种很不耐烦的态度告诉你他的丈夫对你的提问没有反应是因为"他听不见你说话,又倔得不肯买助听器"。R 先生注意到了妻子对他不耐烦的态度,而且听到了一小部分妻子和你的对话,R 先生说:"我是听不到,那是因为有时她讲话声音太小!"

评判性思考

- 虽然你和这对夫妇接触的时间有限,但你很想帮助他们,你该怎么做? 你会向他们推荐哪些机构?
- 听力筛查有何重要性? 你应该提醒 R 夫妇哪些和听力障碍有关的安全隐患?

　　为了代偿视力缺陷,讲话者应面对患者,并在讲话时使用稍夸张的姿势和面部表情以便患者更好地理解谈话内容;为了代偿周围视野缺损,讲话者应该从前面而不是从侧面接近患者,并且应该坐下以保证患者能看到讲话者的全貌;考虑使用多个柔和的光源来代替单一炫目的光源进行照明;使用大字号的游戏和纸牌,电话则考虑用大字号数字并可在夜间发光的拨号键盘;大字号的书籍、杂志、报纸等不仅提供了一种娱乐方式,也能令老人获得时事新闻。

　　对于助听器无法矫正的听力障碍,护理重点是如何使用各种技巧,使听力障碍造成的各种生活不便最小化。例如,和高频听力丧失者沟通时,护士讲话应清晰、缓慢、降低音调。提高音量或喊叫只会增加声音的频率而使沟通更加困难。其他促进沟通的技巧包括对着听力较好的一侧耳朵讲话,讲话时面对患者,使用视觉语言(如手语、姿势、面部表情等)增进沟通,放慢讲话速度允许患者读唇语,将两手做成杯状放在老年人听力受损较轻的一侧,对着耳朵讲话,使用听诊器放大声音(将听诊器听件放在患者耳朵上,对着听诊器胸件讲话),使用阅读卡片、工作列表等书面信息以代偿听力障碍,改善沟通效果。

重要概念:

　　大声喊话时声音频率增加,潜在地降低了老年人听清你讲话的可能性。

　　最后,治疗性接触不但可以提供感觉刺激,还能表达护士对患者的温暖和关怀。一般来讲,护士只在特定操作时与患者有直接身体接触。回顾我们的护理实践,有多少时候患者把"触摸"等同于"沐浴""更衣""喂饭"等护理任务? 又有多少时候患者把治疗性接触这一非语言沟通与护士必须完成的上述任务联系在一起? 通过治疗性接触,患者能感受到自己作为一个人被关怀而不只是一项需要完成的护理任务。握手、触摸脸颊、拍肩膀等简单的动作可以传达给患者一个信息"他们仍然被作为独一无二的人而被关心";反过来,护士接受患者为触摸而做的努力也很重要。触摸作为表达友谊、温暖、关怀的一种通用语言,常可帮助患者克服最严重的感觉缺陷。

相关研究

社区老人视敏度与娱乐性体育活动水平的关系研究

Swanson, *M. W.*, *Bodner*, *E.*, *Sawyer*, *P.*, *& Allman*, *R. M.*（2012）. *Journal of Aging and Physical Activity*, *20*（*1*）, *1–14*.

虽然视力减退在老年人中很常见,但关于视力减退对体育活动影响的研究却很少。本研究对参加 Alabama 大学 Birmingham 老龄化研究课题的部分老人（911 名居住在社区的 65 岁及以上老人）进行了现况调查,旨在研究其视敏度水平、自我报告的视力、眼部疾病状况与娱乐性体育活动、累计热量消耗之间的关系。娱乐性体育活动问卷包括 17 个条目,本研究通过统计学分析回顾了视力相关变量与这 17 个条目所列的体育活动每周累计热量消耗之间的关系。研究结果发现视敏度下降与低体育活动水平相关。

本研究进一步证实了视力受损会对人体功能产生多方面的影响。尽管没有失明,老年人视力下降也会限制他们的体育活动,使其无法参与体育活动,无法从体育治疗中受益。体育活动减少所致的肌肉萎缩无力,究其根源可能与视力受损有关。故应在老年人中加强宣传促进眼睛健康的方法、定期进行视力筛查的必要性、以及良好的视力对保持其活跃的体力活动能力的重要性。本研究也提示了对老年人进行综合评估的重要性。

实践探究

Wynn 太太今年 82 岁,近期被收住到一家养老院。她能够独立完成绝大部分日常生活活动,但是,近来有好几次在夜间她从漆黑的卧室去灯光明亮的卫生间的路上不小心撞到了家具,受了几处轻伤。为此,Wynn 太太倍感挫折,她说她在自己家里从来没有这个问题。你可以采取哪些措施来帮助 Wynn 太太?

评判性思维能力训练

1. 老年人可以采取哪些措施预防视力和听力的丧失?
2. 老年人为什么常忽略青光眼的表现?
3. 为新诊断的青光眼患者制订一份护理教育计划。
4. 列出对所居住房屋做哪些修改会使视力受损的老年人受益?
5. 列举对视力或听力受损的老年人提供哪些设备可以提高他们的自理能力?
6. 列出你所在社区哪些机构能够为视力或听力受损的老年人提供帮助和服务?

肖菊青

引用资源

Alexander Graham Bell Association for the Deaf
http://www.agbell.org

American Council of the Blind
http://www.acb.org

American Humane Association Hearing Dog Program
http://www.americanhumane.org

American Speech-Language-Hearing Association
http://www.asha.org

Blinded Veterans Association
http://www.bva.org

Guide Dogs for the Blind
http://www.guidedogs.com

Guiding Eyes for the Blind
http://www.guiding-eyes.org

Leader Dogs for the Blind
http://www.leaderdog.org

Lighthouse National Center for Vision and Aging
http://www.lighthouse.org

National Association for the Deaf
http://www.nad.org

National Association for the Visually Handicapped
http://www.navh.org

National Braille Association
http://www.nationalbraille.org

National Federation of the Blind
http://www.nfb.org/

National Library Service for the Blind and Physically Handicapped
http://www.lcweb.loc.gov/nls

Recordings for the Blind and Dyslexic
http://www.rfbd.org

第 27 章

内分泌功能

学习目标

通过本章学习,你将能够:

1. 概述衰老对内分泌功能的影响。
2. 描述老年人糖尿病的特定表现。
3. 为糖尿病老年人制订健康教育计划。
4. 列出老年人甲状腺功能减退和甲状腺功能亢进的症状。

术语词汇须知

掌筋膜挛缩: 因手掌和手指皮肤下纤维组织的持续增厚导致的手部固定屈曲。糖尿病患者有此风险。

甲状腺肿: 非恶性甲状腺肿大。

代谢综合征: 同时出现的症候群(高甘油三酯、低高密度脂蛋白、空腹血糖升高、高血压和中心型肥胖),增加了患糖尿病、卒中和冠状动脉疾病的风险。

内分泌系统能够影响人体的生长发育、生殖和能量代谢,维持机体内环境稳定,并应对外界压力和损伤。这个复合系统由腺体组成,并合成和分泌激素。激素是由腺体产生,通过血液运输到靶组织,而后与特定的细胞受体相互作用发挥直接或间接的特定效应的物质。激素主要有两类:类固醇类激素和甲状腺素,分别为脂溶性的和水溶性的多肽（polypeptides）和儿茶酚胺。随着年龄的增长，内分泌系统发生不同且又相互联系的变化，这些变化相互代偿。了解这些变化及其影响有利于解释疾病的症状，为老年人提供良好的健康实践指导。

衰老对内分泌功能的影响

随着年龄的增长，甲状腺萎缩和甲状腺功能减退导致基础代谢率降低，活性碘摄取减少，促甲状腺激素分泌和释放减少。随着肾上腺功能的减退，甲状腺功能会进一步降低。尽管存在这些变化，但甲状腺功能仍能充分满足日常需要。促肾上腺皮质激素随着年龄的增长分泌减少，从而降低了肾上腺的分泌功能，使得雌激素、孕激素、雄激素、17-酮类固醇和糖皮质激素的分泌均减少。随着年龄的增长，垂体腺体积缩小，血液中生长激素水平可能随之下降。胰岛素的分泌亦受到年龄增长的影响，胰腺中β细胞释放胰岛素不足，组织对血液循环中的胰岛素敏感性也会下降。许多老年人葡萄糖的代谢能力减退，尤其是当突然补充高浓度的葡萄糖时。

内分泌健康促进包括注意衰老的影响和老年人内分泌功能失调的症状，从而促进干预和治疗。

内分泌部分疾病和相关护理注意事项

糖尿病

在照顾患糖尿病的老年人时需要多种不同的知识和技能。2型糖尿病是老年人第7位致死原因，影响着20%的老年人，尤其在非裔美国人和65~74岁之间的老年人中有着很高的患病率。因此，护士必须充分了解、发现和应对老年糖尿病患者与其他年龄组患者的不同。

葡萄糖耐受不良在老年人中经常出现，存在几种不同的解释。曾认为是由于年龄增长生理性的葡萄糖耐受衰退所致。然而，现在认为肥胖或者缺乏运动导致老年人的脂肪组织增加是造成葡萄糖耐受不良的重要原因。这也许就是糖尿病在总人口中有较高发病率的一个因素。同时，诊断技术的改进，使更多具有此种情况的人能够被发现。无论如何，普遍认可的是需要应用不同的标准评估老年人的葡萄糖耐受情况。

重要概念：

肥胖和缺乏运动是糖尿病高发病率的促成因素。

诊断

早期诊断老年糖尿病患者通常比较困难。可能是由于缺乏糖尿病典型的症状，仅有一些非特异性的症状作为唯一的线索。为此，推荐超过45岁的人群每3年检测空腹血糖进行筛查。老年糖尿病的一些症候群包括直立性低血压、牙周疾病、卒中、胃张力减退、阳痿、神经病变、精神错乱、青光眼、掌筋膜挛缩和感染。实验室检查以及症状可能会引起误导。因为肾糖阈（renal threshold for glucose）随年龄的增长而增加，年龄大的个体没有尿糖证据亦可能是高血糖，因此限制了尿糖检测的有效性。

在所有的诊断方法中，葡萄糖耐量检验是最有效的。为避免假阳性诊断，需要实施一项以上的检验。美国糖尿病协会推荐在检验前的几天需要每日进食至少150g的碳水化合物；高龄和营养不良的个体可以摄取300g的碳水化合物。近期活动受限、有压力性疾病、饮食摄入不足者应与医生沟通，因为这些情况可引起葡萄糖耐受不良。如果上述情况存在，在事件发生1个月后再检验能获得比较准确的结果。烟酸、利尿酸、雌激素、呋塞米和利尿剂能降低葡萄糖的耐受性,在检验前不应当使用。单胺氧化酶抑制剂、普萘洛尔和大剂量的水杨酸盐可以降低血糖水平,也会干扰检验结果。应对接受葡萄糖耐量检验的老年人实施标准的护理措施。在检验过程中如果出现意识混乱等异常症状,应通知医生。

如果以下三个标准中存在一个,通常就可以确定诊断为糖尿病:

1. 糖尿病症状并且随机血糖≥11.1mmol/L(200mg/dl)。

2. 空腹血糖≥126mg/dl(7.0mmol/L)。

3. 在口服葡萄糖耐量检验中,口服葡萄糖2小时后血糖浓度≥11.1mmol/L(200mg/dl)。检验必须按世界卫生组织的规定,使用包含相当于75g无水葡萄糖的葡萄糖载体溶解于水中服用。

这些检验结果通常需要在不同的日期进行重复检验来确认。

疾病的管理

随着大多数糖尿病老年患者应用药物疗法控制高血糖,认真关注患者教育、依从治疗计划和监测是十分必要的。

患者教育 一旦确定糖尿病诊断,护士应当建立健康教育计划(框 27-1)。对于大部分人来说,糖尿病被认为是一种严重的慢性疾病,被诊断糖尿病是很可怕的。对于新近被诊断为糖尿病的老年人来讲,害怕和焦虑会干扰他们的学习过程,他们可能已经见证过其他人因患糖尿病而导致瘫痪和致命的后果,并且预期这样的结果将会发生在自己身上。因以往糖尿病没有得到成功的治疗,严重时经常致残或危及生命,为此老年人也可能认识不到糖尿病在治疗方面上的新进展。

框 27-1 糖尿病患者的健康教育内容

概述

糖尿病的定义。

基本的解剖学和生理学。

基本的营养代谢。

高龄对于葡萄糖代谢的影响、症状表现和并发症。

营养

食物类别、食物交换系统。

饮食要求。

食物摄入的常态模式。

菜单计划。

了解食品标签。

饮食的灵活性。

活动和运动

与健康照顾提供者协调和设定目标。

根据葡萄糖水平规划运动。

预防措施。

监测血糖和生命体征。

识别并发症。

摄入液体的重要性。

药物

作用。

剂量。

正确用法。

注意事项。

不良反应。

相互作用。

监测

目的、目标。

类型。

操作步骤

识别低血糖和高血糖
低血糖和高血糖的定义。
预防。

识别症状
对每一症状所采取的措施。

需联系健康照顾提供者的症状。

并发症的预防
足部护理。
眼部检查。
疾病期糖尿病护理的调整。
识别并发症(例如:感染和神经病变)。

老人因为糖尿病可能降低余生的生活质量,老年人会感到沮丧和气愤。他们也可能会质疑为了获得更长的生存时间,放弃不受约束的生活方式,去经受生活的限制是否值得。关注如何凭借已经有限的收入去支付特殊的饮食和药物。由于害怕在公共场合发病或面临有别于同龄人的限制,他们可能会远离社会。他们也许会质疑自己独立管理糖尿病的能力,担忧是否有必要住院治疗。护士必须认识到诸如此类的忧虑,并且予以解决,减少这些限制所导致的风险,增加个人自我照护能力(护理诊断表27-1)。安慰、支持和信息能够减少学习和管理糖尿病的障碍。框27-2中的信息对于任何教育程度的患者都有帮助,并可作为对老年糖尿病患者的健康教育的指导。

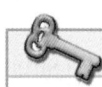

重要概念:

鉴于糖尿病的影响和个人生活诸多方面对糖尿病的影响,患者的健康教育必须是综合性和个体化的。

护理诊断

表27-1 与糖尿病相关的护理诊断

原因或诱因	护理诊断
害怕疾病的影响	焦虑
身体部分或功能丧失的高风险	恐惧
高血糖	感染的风险
低血糖所致的感觉降低、意识模糊、头晕	受伤的风险
诊断性检查、照顾需求、拒绝	知识缺乏
知识缺乏、自理缺陷	不依从行为
提供能量不足、胰岛素需求	营养失衡:低于机体需要
摄入过多能量、胰岛素充足	营养失衡:高于机体需要
不能满足治疗的需求,感觉疾病控制了生活	无能为力
周围神经病变、视网膜病变	感觉异常
周围神经病变、阴道炎	性功能障碍
真菌感染的易感性、高血糖导致的皮肤瘙痒	皮肤完整性受损
尿频	睡眠型态紊乱
继发于神经病变的神经血管功能改变	无效周围组织灌注的风险

框 27-2　　患者健康教育的一般准则

评估学习的准备情况

不适、焦虑和抑郁可能阻碍学习和记忆知识。缓解这些症状,允许患者有时间产生学习的意愿,并且能够应对外界信息也许是必要的。

评估学习的能力和局限性

考虑患者的教育水平、语言问题、读写能力、现有知识、学习愿望、文化背景、患病经历、记忆力、视力、听力、语言能力和精神状态。

制订内容提纲

提纲不仅要具体清楚,还应考虑到学习的优先顺序。护士有时觉得有责任教授疾病的每一个细节,在短时间内提供了大量的新信息和操作步骤。大多数人需要时间去接受、汲取、分类和将新的信息转化为行为的改变,老年人也是一样。大脑功能的改变或反应缓慢可能进一步干扰了老年人的学习。患者和他们的家属应该在设定教学优先顺序中发挥作用。首先应该给予最重要的信息,继之其他相关的材料。如果住院期间没有完成所制订的提纲,访问护士和其他资源人员应该在患者出院后继续完成教育计划。

根据学习能力和局限性改变教学计划

护士可能认为解释糖尿病的生理作用对于新发糖尿病患者很重要。然而,趋于糊涂或者记忆力差的老年人对于上述信息可能不会长期受益。也许更好的提议是去花时间强化饮食信息或确保记住自我照顾所需的最重要信息。

为患者准备教育 – 学习的时间

患者需要理解教育是照顾的组成部分。尽可能提前安排好具体的时间避免与其他活动发生冲突。如果愿意,允许家属参与。

提供有利于学习的环境

安静、整洁、轻松、远离异味和干扰的场所有助于营造良好的学习氛围。应使注意力分散达到最小程度,尤其要考虑到老年人已经降低的处理多种刺激的能力。

使用最有效的个体化教学素材

认识到标准化教学方式的局限性和因材施教的重要性是必要的。对一个人成功的教具不一定对其他人都有效。市场销售以及在许多机构所拥有的各种各样的先进视听设备作为给护士提供的资源虽然令人印象深刻,但这些设备不一定对于特定的患者产生效果。一个录音素材的质量也许非常好,但对于有听力问题的老年人可能受益甚微。幻灯片演示,即使是放映速度很缓慢,但可能呈现事实的速度与反应缓慢的老年人汲取知识所需的时间相比还是过快。商业印制的小册子上的信息对于老年人的眼睛则显得字小而无法辨识。许多商业化宣传册上的语言也许不是个体所习惯的表达方式。个体独自所需的原始手工制作的教具与市场销售的教具相比,可能有着同样大的或更大的价值。因此,选择合适的方法是必要的。

应用多种教学方法教授相同的知识内容

接触新事物的次数越多,掌握新事物的可能性就会越大。言语解释可结合图表、图解、宣传册、示教演示、患者之间讨论和视听资源共同进行。

留给患者材料后期复习

通用患者熟悉的语言书写教学阶段总结是很有帮助的。这为患者后期自己复习并与家人分享提供了具体的材料。

强化关键点

知识强化应该规律、持之以恒，所有工作人员都要支持教育计划的实施。例如，如果护士照顾患者的目的是增强患者自己注射胰岛素的能力，那么当负责护士休息时代替的人员应当遵守既定的目标而不是直接给予注射胰岛素。在其他日常活动中非正式的信息强化也应当计划好。

获取反馈

评价患者和家属是否准确地接收和理解了交流的信息。可以通过观察回馈操作、提问、听取患者之间的讨论而实现。

定期重新评价

为了确定教育阶段的记忆和预期效果情况，一段时间后可进行非正式的评价。需要记住，记忆信息可能对老年人尤其困难。

记录

具体描述教了什么、什么时候教的、教了谁、采用了什么方法、患者的反映和理解情况、针对继续学习需求的未来计划。这有助于护理人员照顾住院期间的患者，亦可在患者出院后指导后续护理人员提供持续照顾。

药物治疗 很多药物可用于控制高血糖。磺脲类药物如格列本脲，通过阻断胰岛β细胞上的三磷酸腺苷 - 敏感的钾离子通道刺激胰岛素分泌。然而，老年人应用格列本脲有严重低血糖的风险，这与该药的活性代谢产物的延迟清除有关。也有研究显示当格列本脲和二甲双胍（metformin）联合应用时比其他胰岛素分泌药物具有更高的年死亡率（Monamiet et al., 2007）。由于这些风险，具有短的半衰期和很少或没有活性代谢产物的格列吡嗪和格列齐特成为老年糖尿病患者首选的磺脲类药物。新一代的磺脲类，格列美脲比早期的同类药物具有更好的选择性，引起小血管收缩的风险较低。除了与格列本脲相比很少引起低血糖之外，该药对胰岛细胞钾离子通道具有更高的特异性，并且很少产生冠状动脉血管收缩。磺脲类片剂应该在餐前半小时服用。推荐该药小剂量起始服用，约为成人常用量的一半，若有需要再逐渐增加其用量。

超重和肥胖的糖尿病患者，不伴肾脏、心脏和呼吸功能异常，如果单纯饮食不能完全控制或作为磺脲类药物的辅助治疗，可以应用双胍类药物（例如，二甲双胍）。单独使用时，不会产生低血糖。当存在肾功能不全、肝脏疾病、酗酒、严重的充血性心力衰竭、严重的周围血管疾病和重度慢性阻塞性肺疾病时，不可使用二甲双胍。二甲双胍应该在饭后立即服用，以避免胃肠功能紊乱，起始应用小剂量可以降低此副作用。

阿卡波糖，一种 α- 葡萄糖苷酶抑制剂，可以降低餐后高血糖，而对空腹血糖水平影响较小，对老年人较为安全。阿卡波糖的主要副作用是胃肠功能紊乱，尤其是腹胀，起始应用小剂量，逐渐增加至需要量可以减少此副作用的发生。瑞格列奈是一种短效促胰岛素分泌的降糖药，在老年人和年轻人中具有相同的效果和安全性。它主要是在进餐时通过增加胰岛的内源性胰岛素分泌而发挥作用。此药可以餐中服用。

罗格列酮和吡格列酮是噻唑烷二酮类药物,可以单独应用或与磺脲类、二甲双胍或胰岛素联合应用治疗 2 型糖尿病患者。他们的主要作用是增强靶组织对胰岛素的敏感性,减少肝脏糖原异生。他们发挥作用没有刺激胰岛 β 细胞释放胰岛素,因此降低了低血糖的风险。低血糖风险的降低使这类药物非常适用于老年人。因此药可能诱发心功能不全、心力衰竭,所有患者开始服药前,必须评估其心功能。肝病患者需要谨慎用药,应密切监测应用此类药物的所有患者的肝脏酶学指标。

有些人仅需口服降糖药物控制血糖。那些应用胰岛素治疗已经减轻体重或没有酮症酸中毒的患者有可能以口服降糖药替代胰岛素。还有些患者需要定期调整胰岛素用量,以满足不断变化的需求。因为这些因素,加之老年糖尿病患者其他方面的管理困难,所以有必要经常重新评价患者的状态。持续的健康指导是糖尿病管理的重要组成部分。

患者自我保健和监测 如果一位老年糖尿病患者必须自己注射胰岛素,一个必须考虑的因素就是患者使用注射器和注射胰岛素的能力。住院期间应当多次反复演示该项技能,尤其是当有关节炎不适症状存在的时候进行。同时,大部分老年人均有某种程度的视觉障碍,护士必须评估他们阅读胰岛素注射器上的刻度能力。现有的一些新式胰岛素笔可以帮助老年人非常容易地获取准确的胰岛素用量。

老年人高血糖可以不伴尿糖。高血糖在老年人中很常见,很少或轻度的尿糖通常不需要胰岛素治疗。虽然护士不负责给予胰岛素处方,但她们需要意识到老年人对胰岛素的需求是个体化的,需要认真观察患者对各种胰岛素水平的反应,并告知医生。

许多糖尿病患者需要用针刺手指的方法测定血糖水平。必须教授患者这项技术,使患者显示出有能力进行此项操作。针刺手指的技术很可能在不久的将来被一种红外线设备所取代,它是通过测量光被机体吸收的程度而决定血糖水平。患者把手指插入到一个红外光线通过皮肤的测量仪里就可以测量血糖水平。红外线测量方法将使糖尿病患者葡萄糖测定更加方便和无痛。血红蛋白 A1c 测试(也被称为 HbA1c,糖化血红蛋白测试,或糖化血红蛋白)测量血液中糖化血红蛋白的量,用以监测疾病控制的效果。糖化血红蛋白是载附着葡萄糖的红细胞中的一种分子。血红蛋白 A1c 提供了 6~12 周内患者血糖控制的平均水平,正常范围在 4%~6%。对于糖尿病患者,HbA1c 的目标应低于 7%,这项测定通常按季度实施。

甘油三酯的监测也很重要。糖尿病患者有代谢综合征的风险,其特点是合并高甘油三酯、低高密度脂蛋白和中心型肥胖。合并这些因素的人群因心血管疾病过早死亡的风险亦会增加。美国糖尿病协会推荐糖尿病患者应维持甘油三酯水平在 150mg/dl 以下。

运动和营养 规律运动对于老年糖尿病患者很重要,提供多种健康益处,包括改善葡萄糖耐量,增加肌肉力量,减少机体脂肪,改善最大耗氧量和血脂(图 27-1)。如果运动能充分降低静息心率,实施运动方案期间就能改善患者对胰岛素的反应。然而,当糖尿病患者进行剧烈的运动项目或运动计划发生变更时,必须与医生共同商榷,防止发生不良后果。例如,中度到剧烈的运动会增加胰岛素的吸收,并且增加了运动时肌肉对葡萄糖的使用,很可能导致低血糖。

因为胰岛素的剂量是针对食物的具体量而制订的,所以应尽量保持摄取一致量的日常食物。这也许比较困难,因为在工作日期间只有老年人自己时会进食较少的食物,而当周末家庭聚会时常会进食较多的食物,或当资金来源匮乏时,患者会节省饮食开支。由于财力、精力或社会的局限性等原因,老年

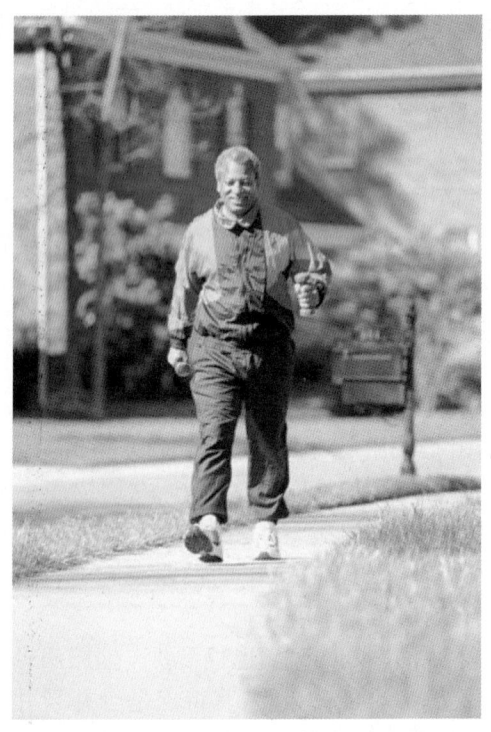

图 27-1 ■ 规律运动为老年糖尿病患者提供了多种健康益处

人购买和准备充足食物的能力也可能受到限制。这将影响疾病的管理。应该通过上门送餐服务、购买食品、邻里的帮助和其他适当的资源协助个体患者。与身体因素等同,心理社会因素也会影响稳定的食物摄取。护士和医生必须依据患者的独特问题和生活方式,认真评估、计划和管理胰岛素的需求量。需要特殊关注住院或在养老院的老年人,确保其进食规律而充足。

 重要概念:

心理社会因素能逐渐改变食物的摄取,影响胰岛素的需求。

富含高复合碳水化合物和纤维的膳食能控制葡萄糖释放入血,减少胰岛素的需求。营养补充剂,包括维生素 B_6、叶酸、核黄素(维生素 B_2)、镁、锌和铬,能降低并发症的风险。具有降糖功效的中药包括越橘,胡芦巴,大蒜,人参和桑叶。

 思考题:

思考下你的饮食、运动、睡眠和休息的时间安排,你年复一年的一贯性生活习惯是何种模式? 如果不得不与糖尿病伴生,你需要做什么调整?

并发症

老年人易患糖尿病所致的诸多并发症,而且比年轻人有更大的风险患上这些并发症。低血糖似乎比酮症酸中毒对老年患者的威胁更大,由于可能表现为不同的症状群,因而尤其是问题。低血糖的老年患者可能完全没有诸如心动过速、烦躁不安、出汗、焦虑的典型症状。然而,下列中的任何行为可能是发生低血糖的首要征象:行为障碍、抽搐、嗜睡、意识混乱、定向障碍、睡眠质量差、夜间头痛、言语不清以及意识丧失。持续的低血糖能引起心动过速、心律失常、心肌梗死、脑血管意外和死亡。

 重要概念:

与年轻人低血糖预期的典型症状不同,老年人可能出现意识混乱、行为异常、睡眠方式改变、夜间头痛和言语不清。

周围血管疾病是老年糖尿病患者的一种常见并发症,受其循环功能障碍和与年龄增长相关的动脉粥样硬化影响。其症状可能从麻木和脉搏微弱到感染和坏疽。护士应识别并迅速通知医生周围血管疾病的症状。教育患者进行适当的足部护理和早期发现足部问题有助于减少此类问题的风险;转诊到足科医生亦证明是有益的（第 20 章有关足部的护理）。

老年糖尿病患者另一个重要的血管问题是视网膜病，可导致失明。长期患高血压或患糖尿病者有更高危风险进展到此项并发症，表现为出血、色素紊乱、水肿和视觉障碍。

许多服用磺脲类药物的老年患者出现低血糖，与年龄有关的诸多因素增加了其发生低血糖的风险，包括能改变药物的代谢和排泄的肝、肾功能变化。衰老也与自主神经系统受损和肾上腺素能受体功能降低有关，表明老年人对低血糖反应降低。这很危险，因为老年人可能不表现出如震颤、出汗和心悸等警示症状，在发现低血糖之前，可能直接进展到因低血糖所导致的抽搐或昏迷。

药物的相互作用可能是导致老年糖尿病患者发生并发症的一个主要原因。老年人已知某些药物会增加低血糖的风险却仍频繁使用，这些药物包括 β 受体阻滞剂、水杨酸、华法林、磺胺类药物、三环类抗抑郁药和乙醇。护士应该检查患者正在服用的所有药物以辨别那些可以和降糖药物发生相互作用的药物。护士还必须考虑询问有无使用可能影响血糖水平的中草药。

许多其他并发症能影响患有糖尿病的老年人，认知障碍可以是一个并发症。老年人可能出现神经病变，表现为麻木感逐渐发展为刺痛、腕管综合征、感觉异常、夜间腹泻、心动过速和直立性低血压。他们因此患冠心病、脑动脉硬化的死亡率是正常人的两倍，并且有较高的泌尿系感染发病率。他们的机体几乎每个系统都有较高的发病风险。早期发现并发症是必要的，可以通过护理干预和患者教育促进实现此目的。做好老年糖尿病患者的管理是一项重要的活动，需要相当多的技能，并为护理实践带来了巨大的挑战和责任。认识其在症状学、诊断、管理和并发症中的不同之处是至关重要的。框 27-3 列出了一些潜在的护理计划目

标。对糖尿病患者有益的资源列在了本章的结尾。

框 27-3 糖尿病患者的护理计划目标

言语表达理解糖尿病及其管理。

展示恰当的给予抗糖尿病药物的技术。

演示检测血糖的正确方法。

没有低血糖和高血糖的症状。

描述低血糖和胰岛素休克的症状和体征。

适应糖尿病管理的生活方式。

保持体重在合适的水平或减少指定的体重。

参与规律的运动项目。

没有损伤。

没有感染。

没有皮肤完整性受损。

没有糖尿病相关的并发症。

甲状腺功能减退

甲状腺素（T_4）和三碘甲状腺原氨酸（T_3）是由甲状腺分泌的重要激素。衰老以几种方式影响甲状腺，包括中度萎缩、纤维化、胶质结节增加和淋巴细胞浸润。虽然 T_4 的生成会随着年龄的增长而下降，但这却被认为是与组织利用激素能力下降相关的一个代偿过程；血清甲状腺激素水平并没有明显的变化。

组织中甲状腺激素浓度低于正常值水平被称为甲状腺功能减退。随着年龄的增长，甲状腺功能减退的患病率随之增加，女性比男性多见。甲状腺功能减退或是原发性的，由于某种疾病过程破坏了甲状腺所致，或继发于脑垂体促甲状腺激素（TSH）分泌不足而引起。原发性甲状腺功能减退的特点是低水平的游离 T_4 或游离 T_4 指数伴 TSH

水平升高,继发性甲状腺功能减退表现为较低的游离 T_4 或游离 T_4 指数和低 TSH。亚临床甲状腺功能减退可无症状但 TSH 水平升高,T_4 正常。如果出现症状但 TSH、T_3 和 T_4 水平正常,检查促甲状腺激素释放激素 (thyrotropin-releasing hormone, TRH) 水平可能对患者有益,TRH 水平比其他甲状腺激素水平更敏感,有助于发现甲状腺功能亚健康状态。

症状

甲状腺功能减退的症状容易被忽视或归咎于其他原因,其症状包括:

- 疲劳,乏力,嗜睡。
- 抑郁和对日常活动不感兴趣。
- 厌食。
- 体重增加和面部虚胖。
- 听力受损。
- 眶周或周围水肿。
- 便秘。
- 畏冷。
- 肌痛,感觉异常,共济失调。
- 皮肤干燥和毛发粗糙。

治疗

治疗包括使用合成的 T_4 (例如,左甲状腺素钠和甲状腺素) 替代甲状腺激素。开始时,推荐使用低剂量以避免由于快速替代而加重无症状的冠状动脉疾病。应避免使用干粉状的甲状腺制剂。定期监测甲状腺激素水平,为调整剂量需求提供反馈。

重要概念:

初始,甲状腺激素替代药物应以低剂量开始,在密切监督下逐渐加量,以预防心脏并发症。

护理措施应支持治疗方案,协助患者控制症状(例如,预防便秘和提供额外的衣服应对不耐寒)。重要的是患者能理解甲状腺激素替代治疗很可能将是终身的需求。

甲状腺功能亢进

甲状腺功能减退的另一个极端是被称为甲状腺功能亢进的情况。在这种疾病中,甲状腺分泌过量的甲状腺激素。在老年人中,甲状腺功能亢进没有甲状腺功能减退常见,对女性的影响多于男性。在老年患者中,应考虑甲状腺功能亢进的潜在原因是碘诱导所致,往往与胺碘酮的使用相关,这是一种含有碘的心脏药物,能沉积在组织中,可以在很长的一段时间内将碘输送到血液循环中。胺碘酮也可能干扰甲状腺激素被转运到细胞和细胞内甲状腺激素的代谢途径 (Reed & Wheeler, 2005)。

因为血液检测并不总是能够反映甲状腺功能亢进,使诊断性试验具有挑战性。尤其是在营养不良的老年人中,他们的 T_3 水平因其营养状况而降低。由此,甲状腺激素的过量分泌会导致降低的 T_3 在正常范围内。诊断取决于评价 T_4 和游离 T_4、TSH 和甲状腺放射性核素扫描摄取增加的情况。

症状

甲状腺功能亢进的典型症状包括出汗、心动过速、心悸、高血压、震颤、腹泻、凝视、眼睑滞缓(lid lag)、失眠、紧张、混乱、怕热、易饥饿、近端肌肉无力和反射亢进。然而,与甲状腺功能减退一样,老年人中甲状腺功能亢进也可能表现为不典型症状。例如,可能不出现排汗增加,对于有慢性便秘史的人,腹泻则变成了规律的排便。

治疗

甲状腺功能亢进的治疗取决于病因。Graves 病是一种自身免疫性疾病,导致产生 TSH 受体抗体,从而刺激甲状腺生长和过度分泌甲状腺激素,或者当有单一的自主性结节时,治疗通常包括抗甲状腺药物或放射性碘。如果多结节毒性甲状腺肿是其根本病因,由于药物的延迟作用和不完全反应,手术也许是首选的治疗方法。甲状腺功能减退可能会作为并发症发生在手术后或接受过放射性碘治疗的人群中。

有甲状腺疾病史的患者,在急性疾病期、手术或创伤时需要进行特别监测,因为可诱发极端的甲状腺毒症(甲状腺危象)。此种情况需要住院治疗将其甲状腺激素水平恢复到正常范围内。

相关研究

看电视与 2 型糖尿病、心血管疾病以及全因死亡率(all-cause mortality)的风险:荟萃分析

Grontved, A. & Hu, F. B.(2011). *Journal of the American Medical Association*, 305(23), 2248–2255.

纵观全世界,除了工作和睡觉,看电视是最常见的日常活动。在美国,人们每天平均观看 5 小时的电视。看电视与体力活动减少、不健康的饮食模式以及不健康行为的广告息息相关。缺乏体力活动和不健康的饮食模式是多种疾病的危险因素,包括 2 型糖尿病。在这项研究中,研究人员旨在量化看电视与这些健康结果风险之间的关系。

一项应用从 1970 年到 2011 年发表论文的荟萃分析研究看电视和健康结果之间的关系,其中发现看电视与患 2 型糖尿病风险之间有直接的关系,并有较高概率患心血管疾病和肥胖。每增加 2 小时的看电视时间,患糖尿病的风险将增加 20%。

当老年专科护士评估老年人并进行健康实践的相关教育时,看电视的习惯需要被考虑在内。作为长期建立的模式,财力资源不足和其他娱乐机会有限是影响看电视的因素,护士可通过帮助老年人寻找方便的免费或廉价的娱乐项目,进而帮助他们从事健康的实践活动。这也有利于教育所有年龄组的人们了解看电视对健康的影响,鼓励他们从事更加健康的娱乐活动。

婴儿潮一代和年轻一代在电脑或手机屏幕前花费的时间能与长时间的看电视产生相同的风险。需要提醒这些逐渐衰老的人群,这些行为会增加糖尿病、肥胖和心血管疾病的风险,他们需要平衡这些行为,以足够的体力活动来减少他们的风险。

实践探究

83 岁的 Vincent 先生被诊断患有糖尿病,他身高 1.7m,体重为 131.5kg,体重超标是导致他问题的所在。他和他肥胖的妻子已被劝告和教育需要减肥并坚持良好的饮食习惯。

在他的首次随访中,发现 Vincent 先生体重增加了 4kg。当被质疑时,他承认没有按照饮食计划,而是继续吃他妻子准备的较难消化的面食,油炸食品和蛋糕。他说:"她是个很棒的厨师,我喜欢吃她做的菜"。陪同随访的 Vincent 先生的夫人补充说:"他一直很担心他的糖尿病,这些小点心能帮助他平静。毕竟,在我们这个年龄,美味的食物是我们少有的乐趣之一。"

记录表明,Vincent 先生已经被告知他有循环和视觉问题,这很可能与他的糖尿病有关,因此他已获悉不依从的风险。

你如何平衡 Vincent 先生长期的饮食习惯和他抵制易罹患风险的想法? 你可以采取什么行动?

评判性思维能力训练

1. 讨论应用不同标准解释老年人葡萄糖耐受性试验结果的原因。
2. 描述老年糖尿病患者面临的身体和心理社会健康的挑战。
3. 与年龄有关的变化以何种方式影响糖尿病和甲状腺疾病相关的症状表现和风险?
4. 概述高脂血症人群的健康教育计划,包括自然的和替代/互补疗法。

王天龙　张波

引用资源

American Diabetes Association
http://www.diabetes.org
American Heart Association
http://www.americanheart.org
National Diabetes Education Program
http://www.ndep.nih.gov
National Diabetes Information Clearinghouse
http://www.diabetes.niddk.nih.gov

参考文献

Monami, M., Luzzi, C., Lamana, C., Chiaserrini, V., Adante, F., Desideri, C. M., Mannucci, E., et al. (2007). Three-year mortality in diabetic patients treated with different combinations of insulin secretagogues and metformin. *Diabetes/Metabolism Research Review, 22*(6), 477–482.

Reed, J. R., & Wheeler, S. F. (2005). Hyperthyroidism: Diagnosis and treatment. *American Family Physician*, August 15, 2005. Retrieved May 12, 2008 from http://www.aafp.org/afp/2005/0815/p623.html

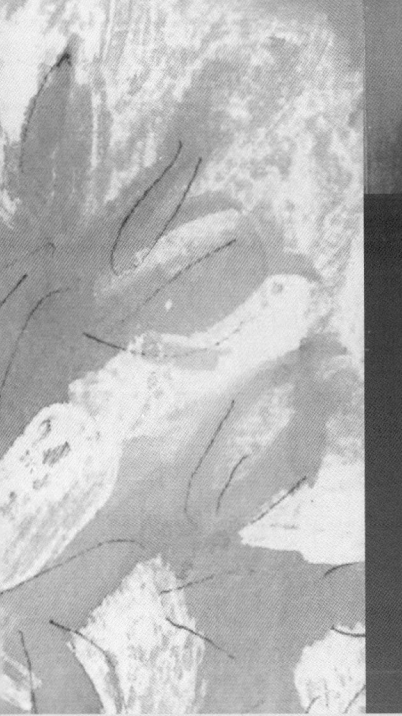

第 28 章

皮肤功能

本章提纲

皮肤老化的影响

促进皮肤健康

筛选皮肤的情况

  瘙痒症

  角化病

  脂溢性角化病

  皮肤癌

  血管的病变

  压疮

对皮肤一般护理的注意事项

  促进恢复正常

  使用替代疗法

学习目标

通过本章学习，你将能够：

1. 总结出皮肤老化的影响。

2. 列出能够促进老年人皮肤健康的措施。

3. 描述老年人瘙痒症、角化病、脂溢性角化病、皮肤癌、瘀滞性皮炎和压疮的护理措施。

4. 讨论帮助老年患者应对皮肤问题和感觉异常的措施。

5. 明确促进老年人的皮肤健康的替代疗法。

术语词汇须知

表皮：外层的皮肤。

角化病：表皮上小的、浅色的良性病变。

黑色素细胞：使皮肤着色的表皮细胞。

蒙古斑：不规则，黑暗的区域（类似擦伤），可能会在臀部、腰背部、手臂的较小范围、腹部和大腿上发现；多流行于非洲人，亚洲人或有美国本土背景的人。

光老化（日光性弹性组织变性）：皮肤由于暴露在紫外线下带来的变化。

压疮：皮肤局部损伤和／或由压力或压力结合剪切力或摩擦力造成的下层组织损伤。

瘙痒症：发痒。

弹性：伸缩性。

可能年龄增长最明显的影响是关于皮肤系统的变化。除了老化的影响，过去的医疗实践很大程度上影响老年的皮肤状态，反过来说，老年的皮肤状态也影响老年人的整体健康水平。换句话说，身体的其他系统的问题也可能来源于一个不健康的皮肤系统。因为老年学的护士比其他卫生保健专业人员能更多地直接接触到老年人，他们在促进皮肤健康和识别疾病征象中扮演着重要的角色。

皮肤老化的影响

细纹和皱纹,较厚的指甲,灰白的头发是衰老过程的不断提示。这些来源于皮肤系统常见的衰老变化,包括弹性纤维退化、胶原纤维粗糙度增加、黑色素细胞减少(负责头发着色的色素细胞)、发根萎缩以及头发和指甲的生长速度下降。皮肤脆性的增加给老年人和他们的照顾者带来了挑战,使皮肤撕裂伤、擦伤、溃疡形成及皮肤感染的风险增加。此外,该系统的老化对外观的影响是老化过程中非常明显的标志,可能会影响身体形象、自我概念、别人的反应、社会化和其他社会心理因素。

促进皮肤健康

一些一般的措施可以帮助预防和控制老年人的皮肤病问题。避免干燥剂、粗糙的衣服、非常硬的床单和其他刺激皮肤的物品是非常重要的。皮肤的营养和水合作用可以通过活动、浴油、乳液、和按摩促进。虽然皮肤清洁是重要的,但是过度洗澡可能对皮肤是有害的;每日局部擦浴和每隔3天或4天彻底的洗澡对一般的老年人是足够的。要注意早期关注、治疗瘙痒症和皮肤损伤对预防刺激、感染和其他问题。

暴露于紫外线会损伤皮肤,可导致一种被称为日光性弹性组织变性或光老化的情况。皮肤失去弹性、起皱纹表示日光引起的皮肤过早老化。在这种情况下,容易被太阳灼伤的浅肤色人群的风险特别高。与暴露于紫外线辐射相关的皮肤改变可能很多年都不明显;因此,年轻时日光浴会影响晚年的皮肤状况。保护肌肤时,防晒乳液是有益的,防晒系数(SPF)的要求将取决于对皮肤晒伤的缓解程度,其范围可以从15或者更高开始,高度敏感的人是4到6,此时人很少被晒伤而且容易晒成深棕色。护士要提醒患者在阴天皮肤损伤也可能出现,因为紫外线可以穿透云层。

在晚年,随着皮肤癌发病率的增加,对皮肤检查异常的老年人进行教育是一个有益的行动。护士应鼓励老年人检查他们全身皮肤,要特别注意可能预示癌的痣。为了帮助他们记住发病征象,引起他们的健康照顾者的注意,护士可以指导老年人用A、B、C和D来检测不健康的痣。

A– 不对称:如果痣不是圆的或不对称,或痣的一半与另一半不相似,这可能是黑色素瘤的一个标志。

B– 边缘不规则:癌变的痣有不规则边缘,它可能是不均匀的,锯齿状的,有缺口的或模糊的。

C– 颜色:一颗痣的典型颜色是棕色的。痣随着时间的推移而改变颜色或部分与棕色、棕褐色和黑色不同,可能是癌性的。如果黑色素瘤进展,痣能变成红色、蓝色或白色。

D– 直径:癌性的痣直径可以多于6mm(约0.63cm或铅笔上的橡皮擦大小)。

其他预示是黑色素瘤的痣的变化包括皮肤表面水平或垂直的高度升高;感觉上的改变,如瘙痒、压痛、或疼痛,还有挠抓后的出血倾向。了解这些征象可以使老年人在他们的医疗保健中积极主动,而且在问题初期就能获得评估和治疗。

尽管有些皮肤问题与可能是皮肤癌相比不太严重,但是对于健康促进,皮肤问题影响外观又是另一个领域。应该鼓励所有的人去看看他们最好的一面,并且还要重视自己的外表。然而,努力避免老化过程的结果可能是不成功的,令人沮丧的。本应该用到更多基本需求的钱有时却被投资在试图反抗现实上。对年轻人和老年人,护士应强调没有乳霜、乳液或特效药能消除皱纹和细纹或返回年轻肌肤。护士可以鼓励使用化妆品来保护皮肤和保持一个有吸引力的外观,但要澄清对相关护肤产品的误解;这种做法也可以产生其他很多益处。

案例分析

　　七十岁的 J 女士是一个穿着讲究的,有吸引力的女人,她看上去比她实际年龄小。她说今年早些时候她丧偶了,并开始与他人约会。她说"我倾向于被年轻男性吸引,而且他们当中的很多人喜欢和成熟女人在一起。我 55 岁时整容了,看上去很好,所以我想拥有另一半,这样可以让我看起来又年轻了。"

批判性思考
- 你会如何回应 J 夫人?
- 你能给她什么建议?

　　因为越来越多的老年人寻求整形手术,老年科的护士会了解到各种类型的外科手术的有益之处。护士可以帮助患者找到有能力的整容医生。患者需要知道并不是所有的外科医生都擅长整容手术,一些不幸的并发症起因于不熟练的医生进行整容手术或者给患者注射胶原蛋白或硅胶。对于整形手术,护士也应该询问患者的理由,以确保它是一个合理的决定,而不是一个潜在问题的征兆,如抑郁和神经症;在某些情况下,心理咨询与治疗可能比手术治疗更迫切需要。也许随着社会达到一个更大的接纳度和对衰老过程的理解,用化妆品和手术来掩饰衰老的影响将会被欣赏年龄的自然美所取代。

 思考题:

　　你的自我观念有多少是基于你的外表?你期望怎样去应对衰老的生理表现?

　　与患者的直接接触可以使护士发现对其他卫生保健专业人员来说不太明显的皮肤问题。定期评估患者的皮肤状态(评估指南 28-1)、明确护理诊断(护理诊断表 28-1)和

护理诊断

表 28-1	有关皮肤问题的护理诊断
原因或影响因素	**护理诊断**
身体外观改变	焦虑
瘙痒、感染、溃疡	急性疼痛
溃疡、脆弱皮肤	感染的风险
更加脆弱的皮肤	受外伤的风险
与年龄相关的皮肤、头发和指甲的改变;疼痛	身体形象紊乱
由年龄相关的自我观念的改变;更加脆弱的阴道上皮	性功能障碍
脆弱的皮肤;固定不动	皮肤完整性受损
由年龄相关的皮肤变化引起自我观念的改变	社交障碍
压力点、溃疡	有外周组织灌注无效的危险

评估指南 28-1
皮肤状况

一般观察

用肉眼观察,皮肤系统的大部分状态是很明显的。快速的观察可以帮助评估皮肤颜色、湿度和清洁度;病变的存在;头发的状况和修饰;指甲的情况,如苍白或潮红的皮肤可以为健康问题提供线索。

问诊

询问患者有无瘙痒、皮肤表面烧灼感、脱发、指甲脆性增加及其他与皮肤系统问题相关的症状;也利用这个机会查看洗澡和洗头的情况。

体格检查

- **皮肤表面** 检查从头到脚的整个皮肤表面,包括耳朵后面、皮肤褶皱处、乳房下面、脚趾之间。在照顾患者的过程中,洗澡和按摩是检查皮肤的好机会。要注意痣、皮肤撕裂、擦伤、变色和其他不寻常的发现。要注意,对于深色皮肤的人,受压地方可能很难发现。

- **病变** 尽可能明确的描述任何病变,有关它们的颜色(如紫色、黑色和色素减退)、外形(如线性、分离、融合和环形)、大小(如深度和直径的测量)、引流情况和类型。用来描述病变类型的术语包括以下几个方面:

  斑疹(macule):一个触诊不清的小斑点或变色点。

  丘疹(papule):一个直径 <5mm,有明显隆起的变色点。

  斑块(plaque):一群丘疹。

  结节(nodule):直径在 5~10mm,有明显隆起的病变;皮肤可能会变色,也可能不会变色。

  肿瘤(tumor):直径 >10mm,有明显隆起;皮肤可能会变色,也可能不会变色。

  风团(wheal):红色或白色明显隆起,并以不同的大小存在。

  水疱(vesicle):病变直径 <5mm,其中含有液体并有明显的隆起。

  大疱(bulla):病变直径 >5mm,其中含有液体并有明显的隆起。

  脓疱(pustule):包含脓液的病变;大小多变并有明显的隆起。

  裂纹(fissure):皮肤上的沟。

  溃疡(ulcer):皮肤上一个开放的凹陷,并以不同的大小存在。

- **蒙古斑(mongolian spots)** 认为许多非洲人、亚洲人或有美国本土背景的人有蒙古斑。这些都是不规则的、黑暗的区域(类似擦伤),可能会在臀部、腰背部、手臂的较小范围,腹部和大腿上发现。

- **皮肤弹性** 轻轻地捏皮肤的不同区域来检测皮肤弹性。大多数老年人的皮肤弹性较差。然而,胸骨上方和前额的区域与年龄相关的弹性下降较少,是评估皮肤弹性较好的区域。

- **压力耐受性** 评估压力耐受性是让患者处于同一姿势半小时后检查受压点;如果发红,患者必须执行每半个小时翻身的计划表。如果不发红,允许患者保持同一姿势 1 小时后检查;如果红肿不明显,可以增加的增量为 0.5 小时到 2 小时。

- **温度** 用手背触摸不同的区域的皮肤获得皮肤温度的总评估。注意四肢之间的冷热度的不均等。

医疗护理时需要参照的问题对护士是很重要的。因为严重的并发症，如新的压疮，可能是未被发现的皮肤问题造成的，因此敏锐地关注皮肤状态是至关重要的。

筛选皮肤的情况

瘙痒症

在老年人中最常见的皮肤问题是瘙痒。尽管萎缩性变化就能成为这个问题的原因，但是一些使人皮肤变干的事情，也能导致瘙痒，如过度洗澡和干热。糖尿病、动脉粥样硬化、甲状腺功能亢进、尿毒症、肝脏疾病、癌症、恶性贫血、某些精神疾病也可以引起瘙痒。如果不纠正，瘙痒可能引起有损伤的抓挠，导致皮肤破损和感染。因此，及时认识到这个问题并实施纠正措施是必要的。如果可能的话，潜在的病因应该被纠正。为弄清病情，需要仔细的评估。如疥疮（scabies），需要特别预防的措施是不存在的。沐浴油、保湿乳液和按摩对治疗和预防瘙痒是有益的。推荐补充维生素和高质量、富含维生素的饮食。局部应用氧化锌（zinc oxide）对控制一些人的瘙痒是有效的。抗组胺药（antihistamines）和外用类固醇（topical steroids）药物也能通过开处方得到，以用于减轻瘙痒。

重要概念：

过度的沐浴和干热能使皮肤干燥并能加重瘙痒。

角化病

角化病，也被称为日光性或日光角化病，是小的、浅色的病变，通常是灰色或棕色的，位于暴露的皮肤部位。角蛋白（keratin）可能积累在这些病变处，引起有浅红色、肿胀基底的皮角形成。冷冻剂和酸可用于破坏角化病的病灶，但电干燥法或手术切除能确保更彻底的清除病灶。密切观察角化病的病灶变化是至关重要的，因为这些是癌前病变。

脂溢性角化病

- 脂溢性角化病是深色的、皮肤上的疣状凸起（图 28-1）。老年人身体的各个部位一般都有这些病变。这些病变可以小到针尖或与1元硬币一样大。随着年龄的增长，它们的大小和数目常常会增加。在躯干、脸和脖子上分泌油脂的地方以及油性皮肤的人，这些病变会呈现黑暗和油性；在油脂分泌较少的地方，它们的外观是干燥的，并且是浅色的。通常，脂溢性角化病的基底不会有肿胀和发红。有时用油性纱布研磨能除去小的脂溢性角化物质。大的、凸起的病灶可以通过冷冻剂或刮除术和烧灼术除去。尽管这些病变是良性的，但是，区别它们是否来源于癌前病变，医学评估是非常重要的。此外，对于老年患者，去除后的美容效果也应该是不容忽视的。

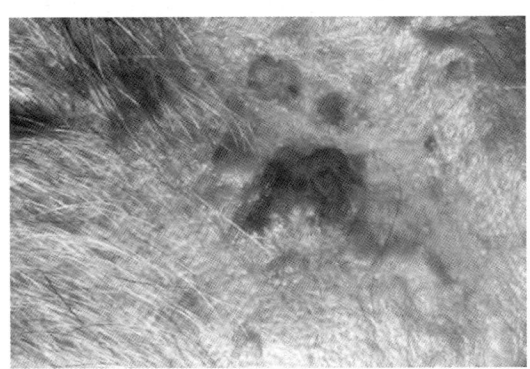

图 28-1 ■ 脂溢性角化病。（From Rosenthal, T. C., Williams, M. E., & Naughton, B. J. [2007] Office care geriatrics. Philadelphia, PA: Lippincott Williams & Wilkins.）

皮肤癌

晚年生活中常见的三种主要皮肤癌，为

基底细胞癌、鳞状细胞癌和黑色素瘤。基底细胞癌是最常见的皮肤癌,生长缓慢,很少转移。其发展的危险因素包括高龄,暴露在阳光下、紫外线辐射和治疗辐射。可以发生在身体的任何地方,但常发生在脸上。其生长往往是小的、圆柱形的隆起,被细小的血管所覆盖。看上去像是良性的、有"珍珠似的"表层的肉色痣(图 28-2A)。如果生长时含有黑色素,表面有时是深色的,而不是有光泽的。

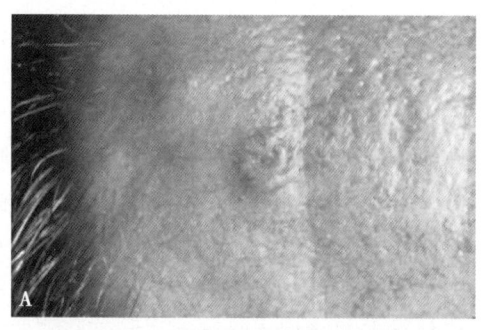
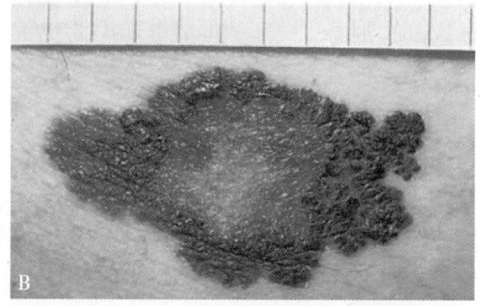

图 28-2 ■ 常见的皮肤癌类型。(A)基底细胞癌(B)黑色素瘤。(From Rosenthal, T. C., Williams, M. E., & Naughton, B. J.[2007]. Office care geriatrics. Philadelphia, PA: Lippincott Williams & Wilkins.)

顾名思义,鳞状细胞癌发生于皮肤表面、身体空腔脏器的通道和呼吸道及消化道的鳞状细胞。虽然有些不太常见的因素(如暴露于碳氢化合物、砷和辐射)可以促进它的生长,但是日光照射是导致这种癌症发展的最普遍的因素。鳞状细胞癌能在瘢痕组织中生长,也与免疫系统受到抑制有关。这种癌症典型的表现是坚固的、皮肤色的或红色的结节。鳞状细胞癌通常位于表皮但可以转移,皮肤下层是转移的常见部位。

黑色素瘤常常比其他形式的皮肤癌更容易转移或蔓延,如果不能尽早发现会更容易致死。也许是由于阳光照射,在美国,黑色素瘤的发病率一直在上升。肤色较浅的的人群患黑素瘤的风险比普通人群高,并且发病率随年龄增长而增加。

黑色素瘤可以分类如下:

- 恶性崔斑样痣黑色素瘤。这个黑色、棕色、白色或红色的扁平病灶主要发生于身体暴露在阳光下的地方。随着时间的推移会扩大并形成不规则的染色。平均诊断年龄是 67 岁。
- 浅表扩散性黑色素瘤。大多数黑素瘤是这种类型。病变表现为有不规则边界的多变的染色斑块。它可以发生在身体的任何地方。其发病率在中年时达到顶峰,并且继续保持这种高峰直到 80 岁。
- 结节性黑素瘤。这种黑色素瘤可以在体表的任何部位发现,并且随着时间的推移,黑色的斑块会增大。

可疑病变应进行评估和活检(图 28-2B)。通常,黑色素瘤是通过切除部分周围组织和皮下脂肪来去除的。一些医生也建议切除所有明显肿大的淋巴结。预后取决于黑素瘤的深度而不是类型。

护士应该教会老年人检查自身的黑色素瘤、能识别出色素沉着或大小有变化的痣并寻找对可疑病变的评估。早期的发现能改善预后。

血管的病变

与年龄相关的变化会减弱静脉壁的作用,并能降低静脉壁对静脉压力升高的反应能力。肥胖和遗传因素共同导致这个问题。变弱的血管壁能引起静脉曲张。静脉回流不畅和充血导致了下肢水肿,造成组织营养不良。随着腿部的营养不良,积累的残渣不能充分的被静脉回流带走,腿部会有色素沉着、破损和表面渗出,能导致瘀滞性皮炎和与慢性静脉功能不全有关的炎症。随后的抓挠、刺激或其他能造成瘀滞性皮炎的创伤(来源于过紧的弹性丝袜)可以很容易导致腿部溃疡的形成。这些被称为淤积性溃疡的溃疡,经常出现在脚踝以上的胫骨内侧,在皮肤破溃前,皮肤会呈现一个深色的点。

淤积性溃疡需要特别注意促进愈合。感染必须被控制,并且在愈合之前要除去坏死组织。良好的营养是治疗的一个重要组成部分,并且高维生素和高蛋白质饮食是被推荐的。一旦出现愈合,要注意避免促进淤滞性皮炎的情况。患者可能需要关于减轻体重的饮食或优质饮食计划的指导。通过 1 天抬高腿部几次和防止干扰血液循环,如长时间站立、双腿交叉而坐。穿吊袜带,可以增加静脉回流。虽然是有效的,但是使用弹力袜可能要有处方,而且对于一些老年人,应用弹力袜是一个挑战。护士需要评估老年人正确穿上弹力袜的能力,并且在需要时给予指导。有些患者可能需要结扎和剥离静脉,以防止淤滞性皮炎进一步发作。

压疮

由压力造成的组织缺氧和缺血可以引起组织的坏死、脱落和溃疡。这通常被称为压力性溃疡或褥疮性溃疡。框 28-1 介绍了描述溃疡的阶段所推荐的系统。该分期系统中使用最小数据集工具来评估家庭成员的护理。

身体的任何部位都可以发展为一个压疮,最常见的部位是骶骨、大转子和坐骨结节(图 28-3)。老年人是压疮的高危人群,因为他们:

- 脆弱而又容易损坏的皮肤。
- 通常处于一个营养不良的状态。
- 感受压力和痛苦的感觉减弱。
- 更频繁的受到固定的体位和水肿的影响,这些造成了皮肤的破溃。

框 28-1	压疮的分期

第 1 期

持久的皮肤发红(无皮肤破损),不会在压力缓解的时候消失。

第 2 期

包括表皮的部分皮肤层的丢失,临床表现为擦伤,水疱或浅坑。

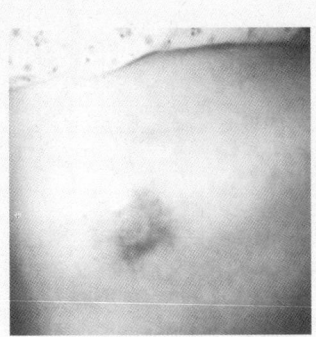

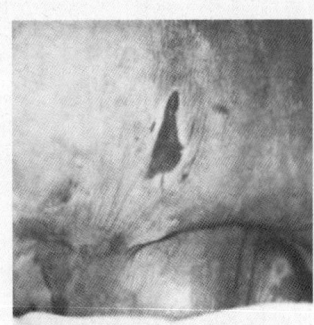

第 3 期

　　完整的皮肤层丢失,贯穿于表皮并暴露出皮下组织;呈现出一个有邻近组织破坏或没有邻近组织破坏的深坑。

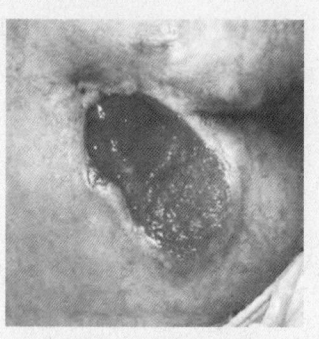

第 4 期

　　完整皮肤层和皮下组织丢失,露出肌肉,骨骼或两者都有;表现为一个深坑,可能有坏死组织、渗出物、窦道和感染。

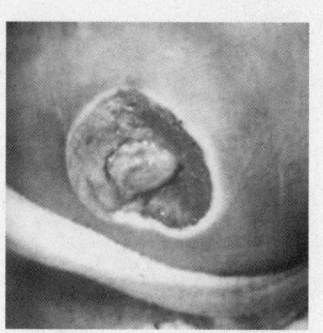

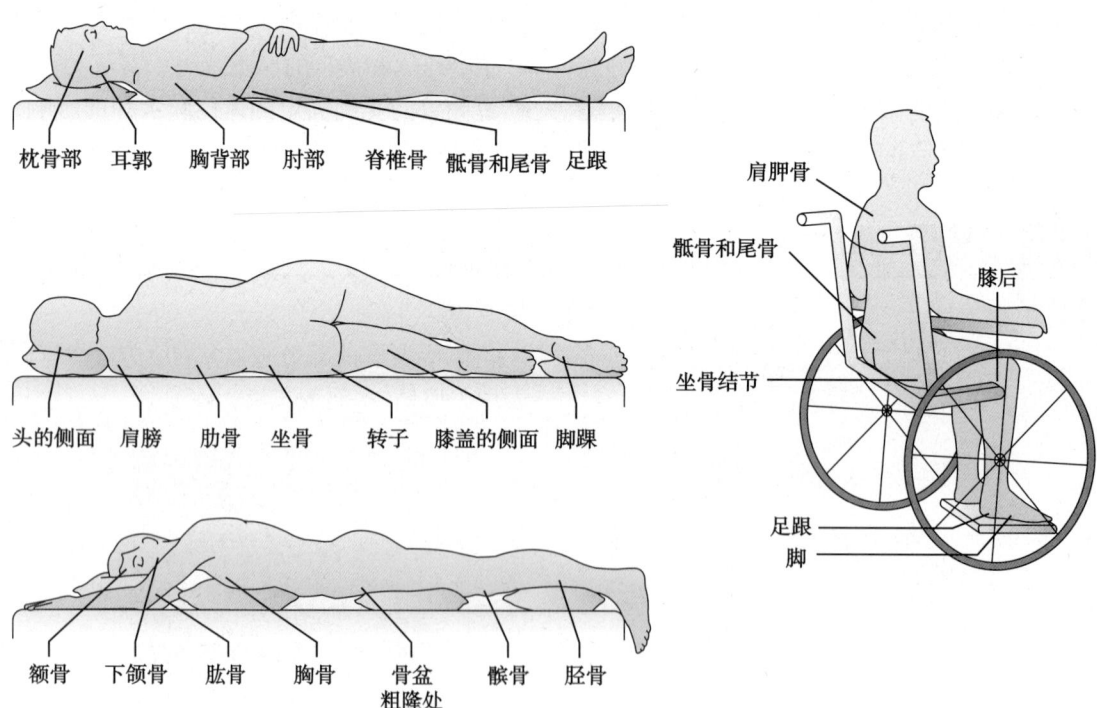

图 28-3 ■ 仰卧位和坐位时常见的压疮部位。(From Miller, C.[2009]Nursing for wellness in older adults.[5th ed.]Philadelphia, PA: Lippincott Williams & Wilkins.)

除此之外,老年人压疮的愈合也比年轻人需要更长的时间。因此,最重要的护理措施是预防它的形成;要做到这点,至关重要的是避免不能缓解的压力。鼓励患者活动或给不能自己移动的患者翻身是必要的。患者个人的压力耐受性(评估指南 28-1)决定了翻身的频率;每 2 小时翻身的计划表对于每个患者可能是不够的,而且在翻身计划表执行时,压疮也能发展。剪切力(Shearing forces)使两层组织相互移动,应该通过床头抬高不超过 30°、不允许患者在床上滑动,并且在移动患者时要抬起患者而不是拖拽等方式来避免。使用枕头、气浮垫、交变压力床垫和水床可以从骨隆突处分散压力。然而,必须强调的是这些设备不能取消频繁变换体位的需要。坐在椅子上时,应敦促患者移动,而且应该在一定的时间间隔内协助转移他们的重量。羊毛和足跟保护器可以用来预防对骨隆突(bony prominences)的刺激。护士应该确保床单平整并经常检查床上是否有异物,如注射器和餐具,患者可能未察觉就躺在上面。

重要概念:

即使有每 2 小时翻身的计划表,一些老年患者也可能有压疮的发展迹象,并且需要更频繁的翻身。对于避免压疮的形成,保持高蛋白,富含维生素的饮食和改善组织健康是至关重要的。

良好的皮肤护理是预防压疮的另一个基本要素。皮肤应保持清洁和干燥,患者已经干了的污渍应避免由毛巾擦拭皮肤产生的刺激。预防性的使用浴油和乳液,能帮助保持皮肤柔软和完整。按摩骨隆突处和全范围关节活动的练习能促进血液循环并帮助组织保持良好的营养状态。大小便失禁的患者,每次排泄后应该用肥皂和水彻底清洗并保持皮肤干燥,避免因排泄物的刺激造成的皮肤破溃。

一旦溃疡的证据显示出来,为避免与皮肤完整性损害有关的多重风险,积极的干预是必要的。治疗措施取决于由以下症状确定的压疮的状态:

- 充血。会很快出现皮肤红肿,但如果去除压力,皮肤红肿也能迅速消失。没有皮肤破损并且下层组织依然柔软。使用保护性的敷贴(adhesive foam)缓解压力是有用的;在使用敷贴前,用 DuoDerm(美施贵宝)或 Tegasorb(3M)等产品也能适当的保护皮肤。

- 局部缺血。由 6 小时内未缓解压力的发红的皮肤发展而来,往往伴随着水肿和硬结。这个地方需要好几天时间才能恢复到正常的颜色,这期间,皮肤上可能有水疱。应该用 Vigilon 保护皮肤,它包含水分并能减轻痛苦。如果皮肤表面破了,应该每天用生理盐水(normal saline)清洗或使用医院建议的产品。

- 坏死。局部受压超过 6 小时会导致有坏死基底的溃疡。这种类型的溃疡需要一个透明敷料(transparent dressing)来阻止细菌,但是氧气和水蒸气能透过它。在换药时,彻底的冲洗是至关重要的。有时局部要使用抗生素。皮肤完全愈合可能需要几周到几个月。

- 溃疡。如果压力不减轻,坏死将通过筋膜(fascia)到达骨骼。焦痂,脓液,凝固的痂皮经常存在,骨破坏和感染也能发生。如果不移除焦痂,底层组织将继续被破坏,所以清创术是至关重要的。

因为压疮形成的风险在老年患者中较高,老年学的护士在患者入院或第一次接触患者时评估他们的压疮风险是明智的。几个已经使用了几十年的工具可以协助客观的评估压疮的风险,如 Braden 量表(Bergstrom, Allman & Carlson,1994)和 Norton 量表(Norton,

McLaren, & Exton-Smith, 1962)。压疮状态工具(PSST)(Bates-Jensen, 1996)是一个量表,使用 13 个指标(如大小、渗出物、坏死组织、水肿和肉芽等)对现存压疮进行评估和监测。根据要服务的患者人群和临床类型,医院可能要开发自己的工具来评估风险和监测压疮。

对皮肤一般护理的注意事项

促进恢复正常

对皮肤病患者,心理支持特别重要。不同于呼吸系统、心脏和其他身体部位的问题,皮肤问题往往给患者和其他人明显的不愉快。探视者和工作人员不能避免与患者的接触,并面对患者对他或她皮肤问题的反应。有关和患者接触的安全,护士要让探视者安心,并提供必须遵循的任何特殊预防的指导。要强调最重要的事情是,患者仍然是正常的,有正常的需求和感受,并且重视正常的互动和联系。

许多老年人都对年老明显的标志性皱纹而苦恼。所有年龄段的人都需要注意,通过避免过度的日晒和使用防晒霜,能预防皱纹。有一些外用产品(如 α- 或 β- 羟基酸可以减少起皱。随着整容手术广告的广泛传播,这个获得年轻肌肤的选择可能会被一些老年人考虑;建议人们找有信誉的提供者,他们对这些手术方法都有丰富的经验。

使用替代疗法

几个世纪以来,各种草本植物被用来治疗皮肤问题。今天仍在使用,如面霜、乳液和含有芦荟的洗发水、洋甘菊和其他植物产品就是证明。芦荟外用时具有润肤效果,而且很多人发现它可以用来治疗轻微的割伤和烧伤。洋甘菊提取液外敷用于皮肤炎症。金缕梅因其收敛效果一直被使用,并且外用时能治疗皮肤的擦伤和肿胀。

精油也越来越多地用于预防和治疗皮肤问题,包括百里香油作为抗菌剂,百里香油和紫檀油用于局部痤疮,迷迭香油用于细胞再生,而且罗勒油、肉桂、大蒜、薰衣草、柠檬、鼠尾草、香薄荷和百里香能用于蚊虫叮咬。薄荷油局部应用有抗炎作用,而且还能加速伤口和轻微烧伤的愈合。

一些顺势疗法和自然疗法被用于治疗皮疹,如针灸。生物反馈,图像引导和放松练习可以帮助控制一些皮肤疾病的症状。

有一种观点认为,营养补充剂也有利于皮肤病;经常被推荐的是锌,镁,必需脂肪酸,维生素 A 和维生素 B 复合物,维生素 B_6 和维生素 E。护士应鼓励患者与医生讨论替代疗法的使用。

相关研究

在老年人长期护理措施中,Braden 量表对于压疮风险的预测效度

de Souza, D. M. S. T., de Gouveia Santos, V. L. C., Iri, H. K., Oguri, M. Y. S. (2010). Geriatric Nursing, 31 (2), 95-104.

在 20 世纪八十年代末,Braden 量表作为一种工具来识别压疮的风险被开发出来。它由六个分量表组成:感官知觉、活动、移动性、水分、营养和摩擦力、剪切力。评分的总和会在 6~23 分的范围中产生,得分越低,表明风险更高。

尽管 Braden 量表经过了测试并且显示有预测效度,但是在老年人长期护理措施中,很少有研究使用它去预测压疮风险。本研究旨在探讨 Braden 量表在人群中的预测价值。一组处于高风险的老年长期护理居民与总体人群比较。在 3 个月中,每个居民接受完整的皮肤检查和每 2 天的 Braden 量表评分。

有强有力的证据支持 Braden 量表的有效性和可靠性,并且本研究的研究结果与先前的研究保持一致。虽然先前的研究确定了 19 分作为预测压疮的界限,但是在老年长期护理有压疮风险的居民中,本研究发现了更低的界限。

护士应该确保用来预测风险的工具经过了测试,可以放心使用。基于这个及先前的研究,Braden 量表是一个可以信任的工具。本研究也提醒我们,评估工具需要在特殊人群进行测试(如有长期护理措施和重症监护室)来保证他们的普遍有效性和可靠性。

实践探究

你在重症监护室工作,要注意,尽管护士在熟练的监测患者和提供复杂的治疗,但是他们很少留心去改变患者的体位并检查皮肤状态。老年患者在住院期间发生压疮的情况并不少见。你对一个护士提到这点,他回答说:"这是最不用担心的问题。我们关心的是让患者活着。"虽然你赞同提供复杂的护理,但是你仍然相信,住院时不应该让患者发生压疮。

评判性思维能力训练

1. 讨论压疮和恶性黑色素瘤对老人的心理影响。
2. 描述用于确定个体化翻身计划表的方法。
3. 写出一份预防压疮的方案。

刘红霞

引用资源

Agency for Healthcare Research and Quality

Pressure Ulcers in Hospitals: A Toolkit for Improving Quality of Care
http://www.ahrq.gov/research/ltc/pressureulcertoolkit/

American Academy of Facial and Reconstructive Plastic Surgery
http://www.aafprs.org/patient/procedures/proctypes.html
American Cancer Society

http://www.cancer.org
Braden Scale for Predicting Pressure Ulcer Risk
http://www.in.gov/isdh/files/Braden_Scale.pdf

National Arthritis and Musculoskeletal and Skin Diseases Information Clearinghouse
http://www.nih.gov/niams
National Pressure Ulcer Advisory Panel
http://npuap.org
Skin Cancer Foundation
http://www.skincancer.org
Wound, Ostomy, and Continence Nursing Society
http://www.wocn.org

参考文献

Bates-Jensen, B. M. (1996). *Why and how to assess pressure ulcers*. Presented at the Ninth Annual Symposium on Advanced Wound Care, Atlanta, April 20, 1996.

Bergstrom, M., Allman, R. M., & Carlson, E. D. (1994). *Treatment of pressure ulcers*. Clinical Practice Guideline No. 15, AHCPR Pub No 95-0652. Rockville, MD: U.S. Department of Health and Human Services, Public Health Service, Agency for Health Care Policy and Research.

Norton, D., McLaren, R., & Exton-Smith, A. N. (1962). *An investigation of geriatric nursing problems in the hospital*. London: National Corporation for the Care of Old People.

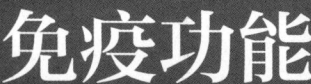

第 29 章

免疫功能

学习目标

通过本章学习,你将能够:

1. 列出由于老化而导致的免疫功能的主要变化。
2. 讨论促进免疫健康的自然方法。
3. 描述与抗生素滥用以及误用有关的风险。

术语词汇须知

抗体: 由免疫系统产生的可以攻击抗原的蛋白质。

抗原: 侵犯人体的外来物质。

自身免疫: 免疫系统攻击宿主身体。

免疫衰老: 与年龄有关的免疫应答功能紊乱。

炎症应答: 机体对感染的反应,受感染的组织经常会发生红、肿、热。

巨噬细胞: 通过吞噬作用可以吞噬外来物质以及死亡组织的免疫细胞。

在日常生活中,我们的机体暴露于许多细菌中,但是我们却没有因为暴露而都发生感染。由于免疫系统的作用,我们有保护自身的能力。然而免疫衰老,这是一种与年龄相关的免疫系统功能衰退,提高了机体对感染的易感性并且降低了免疫应答的强度。同时,老年慢性疾病的高发生率使得感染物质很容易地入侵机体,并且高住院率以及高机构入住率导致机体对病原体的暴露增加。结果导致老年人会比年轻人遭受更严重的感染疾病。在老年医学护理领域，必须增强老年人的免疫系统并且保护他们远离感染因素。

 重要概念：

免疫系统中与年龄有关的衰退，即免疫衰老，会增加对感染的易感性。

老龄化对免疫功能的影响

简言之，免疫系统通过以下几种方式发挥作用：

1. 抗原（侵入的细菌）进入机体。

2. 巨噬细胞攻击抗原并且标记抗原表面的某些蛋白质。

3. 巨噬细胞将蛋白标记提供给淋巴组织；在这些淋巴组织中，他们会把这些蛋白质标记为异物。

4. 由此过程刺激，抗体由叫作 B 细胞的白细胞产生并攻击抗原。

该过程被称为抗原抗体反应。一旦暴露于某种抗原，机体会在自身的记忆系统中储存该抗原的信息，用以在未来保护机体（这也是疫苗的作用机理）。当免疫系统功能处于最佳状态时，免疫系统会抵抗感染以保持机体健康。

在免疫系统中会发生一些变化，还有一些今后会发生的免疫应答的改变。尽管循环系统中 T 细胞以及 B 细胞的数量不会明显降低，胸腺的大小会随着年龄增长进行性削减；然而，在胸腺以及血液中会有更多未成熟的 T 细胞。T 细胞的功能减退，会导致细胞免疫以及体液免疫水平的降低，进而导致机体对外来抗原的反应降低。细胞介导免疫产生缺陷。许多老年人的迟发皮肤过敏反应（比如结核菌素试验）即与此相关。血液

中的免疫球蛋白（Ig）并不会随着年龄发生明显的变化，但是血浆中 IgA 和 IgG 的分布会增高，同时 IgM 和 IgD 的分布会下降。需要注意的是，机体对肺炎球菌、流感病毒以及破伤风疫苗（虽然这些对老年人来说是必要的）的抗体反应会降低。皮肤会丢失巨噬细胞（朗格汉斯细胞），并且当其与皮肤的厚度及血液循环结合在一起的时候，局部皮肤组织对感染的防御会被削弱。

 重要概念：

许多老年人没有产生迟发性皮肤过敏反应的能力会导致皮肤测试的结果改变。

免疫健康促进

为了弥补老年人的免疫功能受限以及导致感染发生的普遍健康状况，在老年护理中，刺激免疫功能的健康促进项目是十分必要的。本章节中的其他部分描述一些可能有效的干预措施，在列出的护理诊断：感染的风险部分阐述。

饮食

除了保持良好的营养状况外，老年人应该在他们的饮食中添加可能有利于其免疫力的食物；其中包括牛奶、酸奶、脱脂干酪、鸡蛋、新鲜的水果和蔬菜、坚果、大蒜、洋葱、豆芽菜、纯蜂蜜以及不含二氧化硫的糖浆。每天摄入复合维生素以及矿物质也对免疫功能有帮助；在框 29-1 中列出了具有免疫促进作用的营养素。应该限制摄入精制糖、饱和以及多价不饱和脂肪酸、咖啡以及酒精。

禁食，即对固体食物进行 1~2 天的节制，是一种越来越受欢迎的健康促进方式。禁食对免疫系统的影响包括（Muller, 2001; Steinman, Conlin, Maki & Foster, 2003）：

框 29-1　具有免疫促进作用的营养物质

蛋白质。	镁
维生素 A、E、B_1、B_6、B_{12}、C。	锰
叶酸。	硒
泛酸。	锌
铁。	

- 增加巨噬细胞的活动度,增加 Ig 水平,并且增加中性粒细胞活性。
- 增加细胞介导免疫,增加单核细胞的抗菌能力,以及自然杀伤细胞的活性。
- 减少自由基以及抗氧化剂的损害。

对于大多数人来说,一两天的禁食是安全的;然而,由于禁食可能导致某些健康状况以及药物需求的改变,需要在开始禁食前对健康状况进行评估。而且,在禁食过程中保持良好的液体摄入是必需的。

思考题:

你会选择什么样的方法以增强你的免疫系统并且会帮助你抵抗感染? 你怎样做使之变得更好?

运动

任何种类的规律体力活动都会提高免疫功能。诸如瑜伽、太极这样的锻炼运动强度低,却对免疫力有很大的积极影响。有很多运动能使拥有不同躯体功能的人获益,并且护士可以根据患者的特殊需求帮助他们建立规律的运动项目(更多关于体育活动和运动的信息,请参考 24 章)。

免疫

对老年人推荐的一般的免疫接种(禁忌证除外)包括:

- 肺炎球菌多糖疫苗:一生接种一次,除非原来的接种发生在 65 岁之前的五年或以上。
- 流感疫苗:每年接种。
- 带状疱疹疫苗:一生接种一次,不管之前是否有带状疱疹史。
- 破伤风以及白喉毒素:每十年接种一次。

如果有显著的暴露风险并且由于得病或者接种使得免疫力没能够持续存在,老年人应该接种:

麻疹疫苗、流行性腮腺炎疫苗、麻风疫苗:一次。

水痘疫苗:一次。

护理诊断

有感染的风险

概述

感染的风险意味着由于年龄、居住环境、生活方式以及健康状况等因素,机体有可能发生感染。

原因或影响因素

与年龄相关的免疫功能降低,慢性病的高发,高住院率和高机构入住率以及对机体系统来说一些与年龄相关的改变(比如前列腺增生,膀胱肌肉松弛,肺部功能残气量增加以及皮肤的脆弱性)。

目标

患者无感染的风险。

干预措施

- 促进机体整体健康。
- 确保患者获得所有的免疫接种。
- 鼓励患者摄入对免疫力有积极影响的食物，比如脱脂乳制品、新鲜的鱼、水果、蔬菜、大蒜、谷物、纯蜂蜜、不含二氧化硫的糖浆。
- 帮助患者维持皮肤的完整性。
- 指导患者进行有关压力管理的措施。

- 鼓励并协助进行有规律的运动。
- 建议患者抵制抗生素的滥用。可考虑使用对免疫力增高有益的草本植物，比如紫锥菊、大蒜、人参、白毛莨。
- 指导患者进行感染控制措施以及感染的早期识别。
- 保证所有的照护者遵从严格的感染预防以及控制措施。

特殊情况下需要对肝炎进行免疫接种：

- 甲型肝炎：对于静脉吸毒者、有同性恋行为者或在高危感染区居住或旅行的人群。
- 乙型肝炎：对于静脉吸毒者、有同性恋行为者、接受血液透析治疗或者接受输血的人群。

重要概念：

对于老年人的接种应包括一生一次的肺炎球菌接种、每年一次的流感疫苗接种以及每十年一次的破伤风毒素以及白喉毒素接种。其他疫苗可以在特殊情况下进行接种。

压力管理

胸腺、脾脏和淋巴结会参与到压力反应中，因此，压力会影响免疫系统的功能。一些压力相关疾病，包括关节炎、抑郁症、高血压以及糖尿病，会导致血清皮质醇（一种强有力的免疫抑制剂）水平上升。升高的血清皮质醇水平会导致淋巴组织的分解，抑制自然杀伤细胞的产生、增加抑制型 T 细胞、减少辅助型 T 细胞以及降低病毒抵抗干扰素的水平。护士可以帮助老年患者进行的减压措施包括渐进性放松、冥想、祈祷、瑜伽、形象化、运动、转移注意力的活动以及用果汁和营养小食（图 29-1）替代咖啡因及垃圾食品。

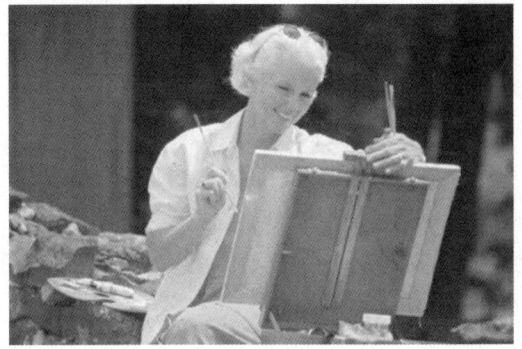
图 29-1 ■ 对压力进行管理并培养乐观的情绪可以促进良好的免疫健康

身心结合

人们认识到，一个人的心理状态会影响其身体健康；事实上，心理神经免疫学专家承认，思想和情绪会影响到免疫系统。研究表明，与强大的免疫系统有关的特质包括以下（Cohen, 2002; Cohen & Miller, 2001）：

- 自信。
- 对宗教或更高灵性权威的信仰。
- 具有信任以及无条件提供关爱的能力。
- 愿意保持开放并且信任他人。
- 进行有目的的活动。
- 能够控制个人的生活。
- 将压力视为挑战而非威胁。
- 利他主义。
- 在个性上有多方面的发展。

思考题:

你的心理学特质会促进你的免疫力吗?

能够帮助老年人完成由年龄增长而产生的发展任务的护理干预措施(第 2 章),以及与他人保持良好关系都有助于促进免疫增强的心理状态。

除了释放内啡肽和增加机体的氧化、心率,笑声和幽默可以刺激免疫功能。护士可以使用治疗性的幽默,通过分享笑话、准备喜剧视频或者录制喜剧节目,并且在日常生活中发现并找到欢笑和令人感到轻松的事情。

谨慎使用抗生素

每年都会给老年人开出大量的抗生素,抗生素的滥用及误用会导致严重的后果。一些菌株甚至对青霉素(penicillin)以及氨苄青霉素产生耐药性,许多菌株对多数抗生素产生了耐药,除了那些具有强大毒性的抗生素。此外,抗生素会产生可能导致严重后果的副作用以及不良反应(表 29-1)。在长期护理机构中,由于口服广谱抗生素的使用以及较差的感控设施,发现有肺炎克雷伯菌及大肠杆菌多重耐药发生的趋势。

表 29-1	抗生素的副作用	
抗生素	**副作用**
头孢菌素、青霉素、喹诺酮类、大环内酯类、红霉素	恶心、胃肠不适
万古霉素、磺胺甲基异噁唑	肾脏毒性
异烟肼、青霉素、头孢菌素、红霉素、磺胺甲基异噁唑	肝脏毒性
青霉素类抗生素	中性粒细胞减少
萘啶酸、甲硝唑	抽搐
氨基糖苷类	听觉损害
四环素	畏光
青霉素	肌肉炎症

重要概念:

抗生素的滥用及误用会导致许多菌株对抗生素产生耐药。

护士在促进抗生素使用的安全性中有很重要的作用。相关建议包括:

- 协助患者进行监控促进活动以增加其抗感染能力。
- 严格遵守防感染措施。
- 尽可能使用可替代的抗生素(框 29-2)。
- 对患者进行抗生素现状和风险的教育。
- 建议患者不要为未来可能有的疾病而储存并使用抗生素。

框 29-2　抗生素的替代物

一些草药由于对感染的预防及治疗有效而被广泛使用。

- 紫锥花，长期以来被美洲原住民使用，其对白细胞数量的增长及活力的提高、促进吞噬作用以及刺激辅助型 T 细胞及细胞因子的产生有明显作用。由于紫锥花能够激活自身免疫性攻击及其他过度免疫应答活动，因此其禁用于有艾滋病、多发性硬化或者肺结核患者。
- 大蒜具有抗菌作用、抗真菌作用以及抗病毒的性质。
- 西伯利亚人参是一种可以促进免疫系统的滋补药物。

相关研究

营养物质在提高老年人免疫力中的作用

Pae, M., Meydani, S. N., & Wu, D. (2012). Aging and Disease, 3 (1), 91–129.

由于许多营养干预措施对逆转老年人免疫功能受损及增强老年人的抗感染能力有价值，因此这些营养干预措施被促进推广；然而，有关各种营养补充剂的有效性和安全性尚争议存在。本章节调查了在老年营养及免疫领域的相关研究。我们的发现包括：

- 高于推荐日常用量服用维生素 E 可以提高老年群体的 T 细胞功能，并且能够降低上呼吸道感染的发生率。
- 缺锌会损害免疫功能并且会提高感染的风险。
- 提高鱼油的食用量有助于缓解炎症反应以及自身免疫障碍，但同时可能会对 T 细胞介导功能有免疫抑制作用，这会导致对感染的抵抗减弱。

热量限制在动物实验中显示会延缓免疫系统的衰退，但是其在人体实验的有效性还有待验证。

虽然有证据显示，营养干预措施可以随着人群年龄增加而提高免疫功能，但仍需要相关研究来确定其特定的有效性、最佳剂量/数量、受益人群以及对哪些人群来说，这样的干预将会是禁忌证。目前营养素补充非常流行，对护士来说，建议患者对各种言论仔细权衡非常重要。患者们需要明白，仅仅他们读到的有关于某营养素价值的言论并不意味着该言论有证据支持。即使一篇文章看起来有"研究证实"其价值，仍需要谨慎对待其结果，因为这样的研究不一定是合适的，也不一定使用了正确的样本。对护士来说了解可以指导饮食的研究、营养补充剂以及其他可以积极影响老年免疫系统的因素是有用的。

实践探究

国内一所知名机构指出该机构有相当数量的年龄在 55 岁到 70 岁的雇员。当意识到其雇员会以高年龄退休，该机构为他们的健康考虑，打算推行一系列的健康促进项目。该项目将需求评估以及识别压力作为主要任务。

你是该机构健康服务处的一名护士,你的责任是为其雇员开发出一套压力管理项目。机构的领导决定为该项目提供工作时间并且做出环境上的改变。你被要求在下个月内交出项目计划。

请为雇员建立压力管理项目。

评判性思维能力训练

1. 在你为某老年中心提供一节主题为"提高您的免疫力"的健康教育课程时,你打算讨论哪些主要观点?

2. 在可能会影响到对感染和疾病的免疫力的生活方式以及环境因素方面,你们这一代人和你的祖父母辈人之间有什么区别?

3. 什么因素会导致抗生素滥用?这些因素与社会态度及社会优先事项间有怎样的联系?

4. 美国的传统医学照护如何引发抗生素的滥用?应该怎样做来改变此状态?

刘红霞

引用资源

National Center for Preparedness, Detection, and Control of Infectious Diseases
http://www.cdc.gov/ncpdcid/
Norman Cousins Center for Psychoneuroimmunology
http://www.cousinspni.org

参考文献

Cohen, S. (2002). Psychosocial stress, social networks, and susceptibility to infection. In H. G. Koenig & H. J. Cohen (Eds.), *The link between religion and health: Psychoneuroimmunology and the faith factor*. New York, NY: Oxford University Press.

Cohen, S., & Miller, G. E. (2001). Stress, immunity, and susceptibility to upper respiratory infections. In R. Ader, D. Felten, & N. Cohen (Eds.), *Psychoneuroimmunology* (3rd ed.). New York, NY: Academic Press.

El Solh, A. A., Pietrantoni, C., Bhat, A., Bhora, M., & Berbary, E. (2004). Indicators of potentially drug-resistant bacteria in severe nursing home-acquired pneumonia. *Clinical Infectious Diseases, 39*(4), 474–480.

Libster, M. (2002). *Delmar's integrative herb guide for nurses* (pp. 263–272). Florence, KY: Delmar/Thompson Learning.

Muller, H. (2001). Fasting followed by vegetarian diet in patients with rheumatoid arthritis: A systematic review. *Scandinavian Journal of Rheumatology, 30*(1), 1–10.

Steinman, L., Conlin, P., Maki, R., & Foster, A. (2003). The intricate interplay among body weight, stress, and the immune response to friend or foe? *Journal of Clinical Investigation, 111,* 183–185.

Wick, J.Y. (2006). Infection control and the long-term care facility. *Consultant Pharmacist, 21*(6), 467–480.

第六单元

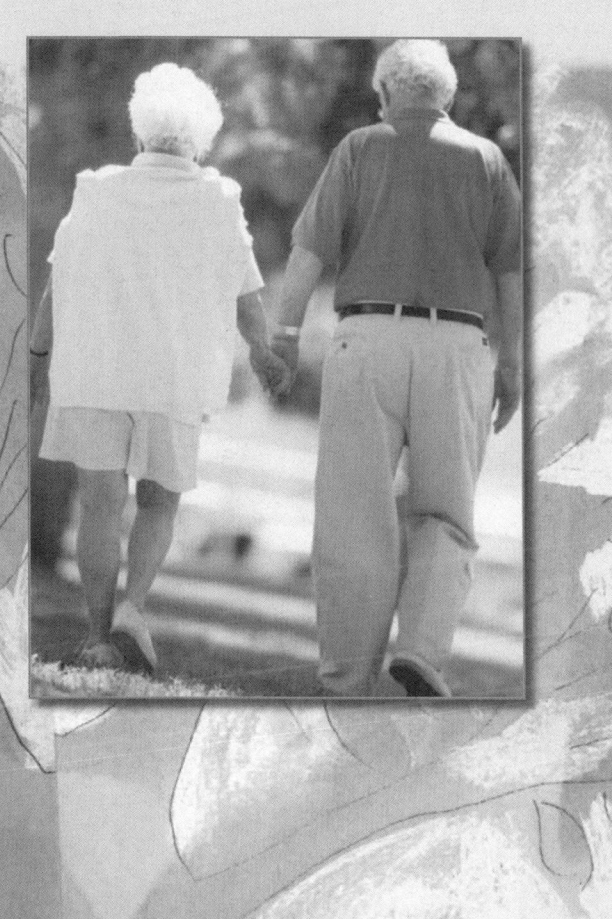

多系统疾病

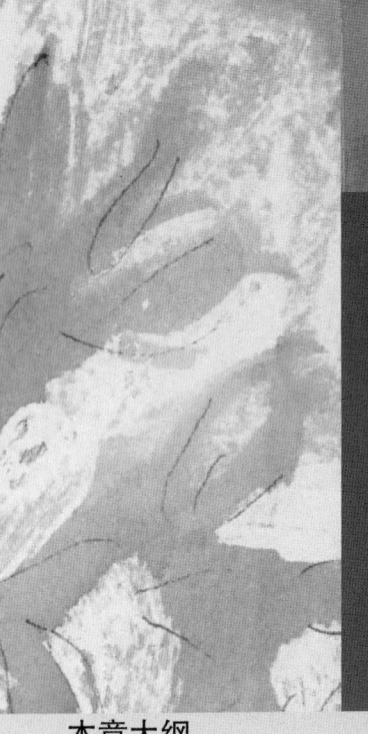

第 30 章

感染

本章大纲

老年人感染时的独特表现
常见的感染
　　尿路感染
　　前列腺炎
　　肺炎
　　流感
　　结核病
　　阴道炎
　　带状疱疹
　　疥疮
　　人类免疫缺陷病毒和艾滋病
　　艰难梭菌感染
　　耐抗生素的微生物

学习目标

通过本章学习，你将能够：
1. 描述老年人发生感染时的独特表现。
2. 描述老年人常见感染的特点及其相关护理措施。

术语词汇须知

抗生素耐药性：某种细菌建立起了对某种抗生素的抵抗力。

带状疱疹后遗神经痛：在带状疱疹水疱皮损缓解后，其受损脊神经后根感觉纤维的皮肤分布区仍持续存在的疼痛。

带状疱疹：由水痘病毒引起，患者首次暴露于该病毒表现为水痘，之后长期潜伏，再次发作即表现为带状疱疹。

如第 29 章所述，免疫系统的老化改变加之老年人疾病的高发生率，导致了老年人感染的风险增加。在老年人中，感染常有更为深刻的影响，往往造成严重的后果。自从十九世纪八十年代中期起，由于败血症导致的老年人住院率是过去的两倍多，造成败血症的首要原因是尿路感染（UTIs），其次是膀胱炎、肺炎、压疮、蜂窝织炎和肾脏感染

（DeFrances & Paul, 2006）。由于老年人暴露于医疗照护机构（如医院和照护机构）的风险增加，因此其发生医源性感染的比例较高。理解老年人感染的易感因素和预防措施是老年护理实践的基础。

老年人感染时的独特表现

老年人发生感染的风险及感染的发生率均增高，但和中青年人不同的是，老年人感染时的临床表现并不典型，因而给临床工作带来了挑战（框 30-1）。发热是感染的首要临床体征之一，但在老年人中常不能被发现，原因是老年人的基础体温较低，体温超过 37.2℃ 即为发热，但照顾者习惯于参照其他年龄组的发热温度 38.3℃，使发热这一临床表现在老年人中被忽略。老年人发生感染时常表现为昏睡、无力和厌食，这些症状可能常常被归因于高龄或是其他健康问题，而不是感染。精神状况改变、失禁以及跌倒发生率增加均可能与老年人发生感染有关，但是以上情况常被错误地归咎于其他原因。不能对老年人感染的非典型症状进行正确解释，最终将延误感染的诊断。

常见的感染

尿路感染

尿路感染是老年人中最常见的感染，每年每十位老年人中就有一位发生过尿路感染（Graves et al., 2007）。此外，尿路感染的发生率随年龄增高而增高。尽管在年轻人中，女性尿路感染的发生率高于男性，但在老年人中，发生尿路感染的性别差异减小，这与老年女性性交减少，老年男性中继发于良性前列腺增生的膀胱出口梗阻发生率增加有关。导致女性尿路感染的常见微生物是大肠杆菌（escherichia coli），男性则为变形杆菌属（proteus）。尿路中的任何异物，或是任何减慢或阻碍排尿的因素（如制动、尿道狭窄、肿

框 30-1	老年人可能出现的与感染相关的体征

- 谵妄。
- 发热。
- 寒战。
- 低血压。
- 脉搏加快。
- 呼吸加速。
- 腰腹痛。
- 血尿、脓尿。
- 排尿困难、灼痛。
- 尿频。
- 失禁。
- 咳嗽。
- 胸部不适。
- 脓痰。
- 流鼻涕。

- 鼻塞。
- 头痛。
- 心神不安。
- 厌食。
- 体重下降。
- 呕吐。
- 腹泻。
- 大便带血或黏液便。
- 脓性引流物。
- 关节疼痛或肿胀。
- 血液中白细胞计数 >10 000/ml。
- 尿液中细菌计数 >100 000/ml。
- 动脉血气分析结果异常。
- 血液、痰、脑脊液或伤口的细菌培养呈阳性。

瘤或是留置尿管堵塞）都是尿路感染的易感因素。其他原因包括不洁的卫生习惯、便后清洁不当、液体摄入不足和体液丢失过多、激素水平改变而造成机体抵抗力下降等。个体过于虚弱、神经性膀胱、动脉硬化或糖尿病，其发生尿路感染的风险同样较高。备受关注的导管相关性尿路感染，是最常见的与健康照护相关的感染。

重要概念：

　　尿路感染可能来自不洁的卫生习惯、前列腺问题、留置导管、脱水、糖尿病、动脉硬化、神经性膀胱和身体过于虚弱。

　　老年专科护士应对尿路感染的症状和体征保持警觉，其早期症状包括排尿时灼痛、尿急和发热，有些老人会出现尿失禁和谵妄。了解患者的基础体温，可以帮助护士识别其是否发热，如对于基础体温是35℃的患者而言，体温37℃就是发热。一些泌尿科医生认为老年人发生尿路感染时似乎没有症状，这是由于医生没有注意到老年人的体温虽然正常，但较其基础体温而言已经升高。护士告知医生患者的体温由正常基础水平升高，这对于促进诊断具有重要意义。菌尿细菌数超过 10^5 CFU/ml 即可明确尿路感染的诊断。随着尿路感染的病情进展，将会发生尿潴留、尿失禁和血尿。

　　尿路感染的治疗目标在于大量补液使患者充分排尿，并通过抗生素治疗控制感染。护士应严格记录患者的液体出入量。若患者心脏功能良好，建议增加液体的大量摄入。在患者恢复的过程中，护士应继续观察其是否出现新的症状，如膀胱扩张、皮肤刺激和其他异常体征。

　　在老年人中，反复尿路感染和严重的尿路感染所致败血症的发生率均高于年轻人。

尿脓毒症（继发于尿路感染的败血症）是留置尿管的常见并发症，因而有选择性地使用留置尿管非常重要。

　　老年人无症状性菌尿较为常见，且一般不予治疗，但评估造成无症状性菌尿的潜在因素是非常重要的。

　　长期以来，商家都以蔓越莓汁（cranberry juice）能减少尿路感染来推销这一产品，现代研究结果也支持这一观点。Harvard 医学院的一项研究证明女性定期饮用蔓越莓汁可降低其尿液中细菌和白细胞的数量（Jepson & Craig, 2007）。老年专科护士可建议老年人在日常饮食中增加蔓越莓汁来预防尿路感染。市场常见的蔓越莓汁含有大量糖分，建议最好服用不含糖的蔓越莓胶囊。胶囊和其他冻干粉形式的蔓越莓汁在大多数的健康食品店有售。

　　预防尿路感染的另一个重要方面就是避免使用留置导尿管。护士应对使用留置导尿管的合理性提出疑问，并考虑其他的选择。工作人员的方便（例如，减少更换床单的次数，减少帮助患者如厕的次数）不应是置入留置导尿管，并将患者暴露于尿路感染危险之下的理由。应鼓励医护人员早期拔除尿管，因为早期拔除尿管被证明可以降低尿路感染的发生风险。

前列腺炎

　　前列腺炎是老年男性中最常见的尿路感染。尽管有些案例是非细菌性前列腺炎所致，但大多数感染还是细菌源性的。急性细菌性前列腺炎的临床特点是发热、寒战、身体不适等全身症状，但这些症状在慢性细菌性前列腺炎中较少见。两种类型的前列腺炎都有泌尿系症状，如尿频、夜尿、排尿困难，以及继发于前列腺增生水肿而造成的不同程度的膀胱梗阻，此外还有下背痛和会阴部的疼痛。简单的尿液分析即可明确急性细菌性前列腺炎的病原；慢性前列腺炎，则需要采集中段尿，同时按摩前列腺收集前列腺液进行分析。抗生素治疗对于急性前列腺炎通常有效,而对于慢性前列腺炎效果相对较差,且治疗困难。

肺炎

肺炎,特别是支气管肺炎,在老年人中较为常见,并且是造成老年人死亡的首要原因(表 30-1)。造成老年人肺炎发生率较高的原因如下:

表 30-1	老龄群体肺炎死亡率
年龄段	每 10 万人中的死亡人数
45~54 岁	4.5
55~64 岁	10.7
65~74 岁	34.0
75~84 岁	137.0
≥85 岁	571.2

Source: U. S. Department of Health and Human Services. Centers for Disease Control and Prevention (2012). *Trends in Influenza and Pneumonia among Older Persons in the United States. Table 1*. http://www.cdc.gov/nchs/data/ahcd/agingtrends/08influenza.pdf

- 老化相关的呼吸系统改变所致的胸部扩张减弱和呼吸变浅。
- 黏液生成增多和支气管堵塞相关的呼吸系统疾病发生率高。
- 老年人对感染的抵抗力下降。
- 咽反射的敏感性降低,使异物易于吸入。
- 活动减少和虚弱的发生率较高(图 30-1)。
- 老年人住院、入住照护机构及发生医院内肺炎的风险均高于年轻人。

由肺炎链球菌(streptococcus pneumoniae)引起的肺炎球菌肺炎(pneumococcal pneumonia)是老年人中最常见的肺炎类型。其他肺炎是由革兰氏阴性杆菌(肺炎克雷伯杆菌 klebsiella pneumoniae)、嗜肺性军团杆菌(legionella pneumophila)、厌氧菌(anaerobic bacteria)和流感(流感嗜血杆菌 haemophilus influenzae)等引起。

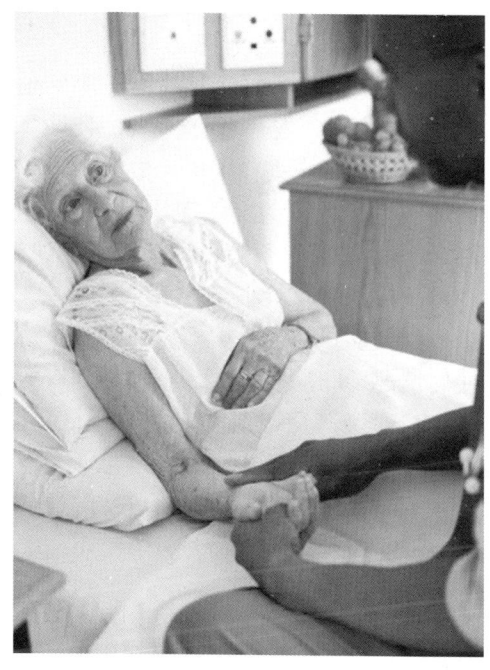

图 30-1 ■ 不活动会增加老年人发生肺炎的危险

老年人肺炎的症状和体征常不典型,严重的肺炎可能并不伴有明显症状。例如,老年人肺炎涉及的胸膜痛(pleuritic pain)可能不像年轻患者所描述的那样严重;基础体温的改变可造成低热或不发热;症状可包括轻度咳嗽、乏力、呼吸加快;意识不清、躁动和行为改变可能是由于大脑缺氧造成的。针对老年肺炎患者的护理类似于年轻患者。护理中严密观察任何细小变化尤为重要,老年肺炎患者可能并发麻痹性肠梗阻(paralytic ileus),该并发症可通过增加活动来预防。

🔑 重要概念:

咳嗽、咳痰、发热和胸痛等典型肺炎的表现在老年人中常不典型,这与老年人呼吸系统的老化改变有关,常导致肺炎的诊断被延迟。

尽管肺炎球菌疫苗的效果一直存在争议,目前仍建议 65 岁以上的老年人接受疫苗注射。若患者存在发热,不应给予注射。肺炎球菌疫苗可同时与流感等其他疫苗一起注射,但应使用不同的注射部位。常见副作用包括局部发红、发热、肌肉疼痛和乏力,个别人可出现关节炎发作),极少数人出现感觉异常和其他神经病变。美国疾病控制与预防中心(CDC)推荐进行肺炎球菌疫苗的注射,若在首次注射时年龄小于 65 岁,则应在 5 年后进行一次加强注射。护士应准确记录疫苗的注射情况,同时记录生产商、批号和有效日期。CDC 建议,当不确定疫苗是否已注射时,为避免发生肺炎,应注射疫苗。老年人重复注射肺炎球菌疫苗会引起持续数日的局部反应,但不会造成任何生命危险(High, 2007; Jackson etal., 2003)。

流感

因流感而发生的死亡大多出现在老年人中,这也突出了老年人流感的严重性。在流感的两种亚型中,甲型流感(influenza A)是导致老年人重症和死亡最常见的原因,乙型流感(influenza B)相对较轻,但也常常导致老年人发生严重的健康问题。机体老化,对于病毒的免疫应答功能受损,从而导致老年人对流感的易感性增加。流感的典型表现包括发热(温度可能低于年轻人)、肌肉疼痛、咽喉痛和干咳。流感病毒会损害呼吸道的纤毛上皮细胞,使黏液纤毛的清除功能下降,继发的细菌感染和其他并发症使老年人死于流感的风险增高。伴有慢性呼吸系统疾病、心脏病或代谢疾病的患者发生继发性细菌性肺炎的风险则更高。流感的非呼吸系统并发症包括肌肉炎、心包炎、吉兰 - 巴雷综合征、脑炎、暂时性味觉和嗅觉丧失。

老年人流感的后果严重,因而必须采取预防措施。流感是通过吸入含感染源的飞沫而获得,因而避免与流感患者或疑似患者接触是非常重要的。流感可以通过注射流感疫苗来预防,建议年龄大于 65 岁的老人每

年注射流感疫苗。与年轻人相比,老年人在注射流感疫苗后所产生的抗体滴度较低,但即使不能预防流感本身,疫苗的注射也可以预防严重的流感并发症。在疫苗注射后,一般两周可以产生抗体,因此建议在每年十月注射疫苗。由于流感季节一直持续到来年二月,因此也可以在十月以后注射疫苗。研究显示,在老年人接受流感疫苗注射后,每日补充维生素和矿物质以及抗氧化剂有助于增加抗体滴度(Wouters-Wesseling et al., 2002),这提示在老年护理实践中建议补充维生素等是相对安全的。随着时间的推移,流感疫苗对机体的保护作用逐渐下降,因此必须每年重复注射。流感疫苗的禁忌证包括发热、鸡蛋过敏,以及吉兰 - 巴雷综合征。此外,在注射疫苗后的 1~4 周,血液中的卡马西平(carbamazepine)、苯巴比妥(phenobarbital)、苯妥英钠(phenytoin)、茶碱(theophylline)和华法令(warfarin)等药物的浓度会升高,因此,对于使用这些药物的患者,需严密监测药物的毒性反应。最后也建议和老年人一起居住及工作的人员每年接种流感疫苗。

重要概念:

尽管老年人在接种流感疫苗后,抗体滴度低于年轻人,不能预防流感本身,但还是可以预防与流感相关的严重并发症。

结核病

结核病的发病率一直呈下降趋势。在老年人中,相比新发结核感染,早期无症状性感染的结核病复发或是感染治疗不当引起的复发则更为常见;同时,相比社区居住的老年人,在护理机构中居住的老年人感染结核病的风险更高。由于症状不典型或症状与其他许多老年疾病类似,结核病的诊断常被延误。例如,厌食、体重下降和乏力等非典型症状是

老年人结核病的主要症状；由于年龄增加老年人出汗减少，因而可能不会出现夜间盗汗；同样由于老年人基础体温变化，发热不易被发现。因此，对老年人结核病的周期性评价极为重要。

在所有患者进入医院或老年照护机构时，都应筛查结核病。在老年人聚居的地方，如老年公寓，应定期检查结核病。由于老年人假阴性率较高，推荐使用结核菌素试验两步测试（如果第一次试验的结果为阴性，则在一周后重复试验，若结果转阳则表明存在结核感染，原理是老年人免疫反应减弱，第二次注射引起增效现象可使结果变化）。

重要概念：

在老年人中进行结核病筛查时，由于存在假阴性的风险，因此建议使用结核菌素试验两步测试法。

老年人结核病的治疗原则与其他年龄组相同，包括休息、加强营养和药物治疗。常见抗结核药的某些副作用对老年人有特殊影响。例如链霉素（streptomycin）可造成外周和中枢神经系统损害，表现为听力受损和平衡功能失调，增加老年人的健康风险。对氨基水杨酸（para-aminosalicylic acid）有胃肠道刺激作用，会引起厌食、恶心、呕吐、腹泻等，会增加老年人营养不良的风险；胃液分泌改变则会使药片在通过胃肠道系统时，无法溶解，进而无法发挥治疗效果，故应检查大便中是否含有未溶解的药片。尽管异烟肼（isoniazid）的毒性不如以上提到的药物强，但仍然会对外周和中枢神经系统产生毒性作用。护士必须定期评估患者对抗结核药物是否存在不良反应。

对于有些老年人而言，他们非常难以接受结核病这一诊断。过去很长一段时间内，患有结核病的人会被送入疗养院，而经历过这一时期的老年人可能并不了解新的结核病治疗方法，并且害怕再次进入疗养院。有些老年人害怕将疾病传染给家人和朋友，故而避免接触他人，进而造成了社交孤立。其他人可能害怕被传染结核病，在接触患者时存有顾虑。护士应对患者及其家人、朋友进行健康教育，澄清错误认识，促进正常的生活方式。

护士必须告知患者其自身在疾病管理中的责任。药物治疗是抗结核治疗中最重要的一环。由于老年人记忆力减弱，护士应帮助患者制订一种确保按时服药的方法。例如，可以将药物和放置假牙的容器放在一起，这样每天进行假牙护理的同时可提醒患者；患者本人、家属或访视护士可以将一周的药物放在 7 个不同的信封里，并按照周一到周日的顺序做好标记，同时设计一个表格，当药物服用过后，就在表格上做好记录；也可以由家人或朋友每天打电话给患者询问其是否已服药来督促按时服药。通过及时和恰当的治疗，患有结核病的老年人可以治愈，并将后遗症控制在最小。

阴道炎

伴随年龄增长，老年女性阴道上皮逐渐变薄，同时组织弹性下降；分泌物减少并变为碱性；正常菌群的改变也影响了阴道通常所能提供的自然保护作用。这些改变使老年女性易发老年性阴道炎。疼痛、瘙痒、烧灼感和阴道发红是其主要症状，阴道分泌物可以为澄清透明、棕色或白色，随着疾病进展，可出现出血和粘连。

局部使用雌激素栓剂或膏剂对于治疗老年性阴道炎通常有效。护士应确保患者理解这些局部外用药的使用方法，避免口服外用药。老年性阴道炎的治疗还包括用硼酸（boric acid）、锌、赖氨酸（lysine）或是龙胆紫（gentian violet）进行阴道灌洗。一些草药实践者推荐使用具有抗菌作用的草药进行阴道灌洗，如圣约翰草（St. John's wort）、白毛茛（goldenseal）、紫锥花（echinacea）、大蒜（garlic）、夏枯草（selfheal）和金盏花（calendula）。若患者在家中进行阴道灌洗，护士应强调测量溶液温度的重要性。老年人冷、热温度觉感受器改变，对痛觉感知能力的下降，因而增加了被过热的溶液灼伤阴道黏膜组织的危险。良好的卫生习惯有助于治疗和预防阴道炎。

重要概念：

老年人温度感受器改变，痛觉下降，因而易被烫伤，故护士应建议老年女性测试阴道灌洗溶液的温度。

可建议女性尝试多种治疗阴道炎的自然疗法。维生素 A、复合维生素 B、维生素 C、维生素 E 以及 β 胡萝卜素均对治疗阴道感染有效。增加乳酸菌（酸奶）和大蒜的摄入，避免食用发酵食物和白糖有助于应对真菌感染。

带状疱疹

带状疱疹是老年人中常见的一种急性病毒感染，是由潜伏在脊神经背根神经结的水痘病毒（初次暴露于该病毒可引发水痘）再次活动引起的。一般认为，伴随年龄增加而出现的免疫功能下降是导致带状疱疹在老年人中发生率升高的主要原因。此外，放疗、化疗、应激或其他影响免疫机制的因素均可造成带状疱疹。

该病的初始症状为疼痛和皮肤瘙痒，数日之后皮肤出现水疱，皮损沿感觉神经的走形分布，好发于胸腹部，但也可发生于身体的任何部位。治疗方法以对症为主，包括使用镇痛剂、糖皮质激素，使用局部外用药使皮损干燥。老年人发生带状疱疹后遗神经痛的风险高于其他年龄组患者。若带状疱疹反复发作或广泛蔓延，应考虑患者是否存在淋巴瘤或其他免疫缺陷疾病。推荐所有 60 岁以上人群接种带状疱疹病毒疫苗。

重要概念：

老年人发生带状疱疹后遗神经痛的可能性高于其他年龄组患者。

疥疮

疥疮是一种由体外皮肤寄生虫疥螨（sarcoptes scabiei）引起的有具有高度传染性的瘙痒性皮肤病。疥疮通过接触传播，雌虫钻入患者皮肤下并产卵。在 8~17 天内，幼虫成熟，成虫回到皮肤表面进行交配。在交配后，雄虫在皮肤表面死亡，而雌虫钻到皮下进行产卵。

疥螨和其排泄物会引起人体的过敏反应，造成剧烈的瘙痒，这是疥疮的最大特点。瘙痒在夜间加剧。通过视诊，可观察到皮破。皮疹常见于指缝、手部、腕部、肘部、腹部褶皱处、乳头周围以及外阴部，在老年人中，皮疹还可发生于面部、头皮、后背、臀部和膝部。通过近距离检查皮疹，可发现隐藏疥螨的隧道（一个线性隆起，在其末端有一水疱）。若不仔细观察，可将皮疹误诊为湿疹等其他皮肤病问题，因此谨慎评估至关重要。

重要概念：

通过观察疥疮皮疹，可发现隐藏疥螨的隧道。

确诊疥疮的方法可用手术刀刮下皮疹碎屑压片制样，在显微镜下检查是否有疥螨、虫卵及其排泄物存在。在皮疹隧道处进行墨水实验或是在皮损处应用矿物质油，可以更清楚地看到隧道。若患者的症状与疥疮一致，即使刮取物中未找到疥螨，也可对其进行治疗。

框 30-2 的案例分析描述了在长期照护机构中疥疮患者的治疗和护理。

框 30-2	在长期照护机构中控制疥疮的暴发

在过去的两周里，Great Oaks 护理院越来越多的居住者抱怨严重瘙痒并且伴有皮疹。在居住者中，皮疹的类型并不一样，有的皮疹出现在手部、腕部和指缝之间，也有的出现在背部和臀部。护理人员最初使用保湿乳，但居住者的症状并未得到缓解。通过观察发现，当居住者躺在床上时，瘙痒加剧，因而怀疑洗衣房在清洗床单时使用了刺激性的清洁剂。然而，在检查洗衣房的工作情况后，并未发现其操作流程或使用的化学清洁剂有任何改变。当一些护理人员也开始出现类似症状后，人们怀疑皮疹具有传染性，而不是简单的接触性皮炎。近一步检查皮疹发现，皮疹有棕色波浪状细线，与疥疮的皮疹特点相符。通过显微镜观察刮取的病灶组织，该诊断得以明确。

被感染的居住者和工作人员通过林丹（lindane）治疗疥疮，同时口服抗组胺药，局部使用温和型的糖皮质激素来控制瘙痒（在开始治疗后，皮疹和瘙痒仍可以持续长达一个月）。建议与受感染的居住者有密切接触的工作人员和访视者也接受治疗，并用如下方法控制感染的蔓延：

- 在治疗开始后最初的 24 小时内，工作人员或访视者与受感染者接触，应穿隔离衣，并戴手套。
- 认真洗手。
- 在整个治疗期间，受感染者的衣物应单独清洁。床单和曾穿过的衣物应在热水中清洗或干洗。无法清洗的衣物（如鞋子和大衣）应在塑料袋中密封两周。
- 消毒床垫表面，将床垫翻转至未接触过受感染者的那一面。
- 消毒家具表面（疥螨离开人体后可在其他物品表面存活 3 天）。
- 通知卫生部门（疥疮个案通常并不要求上报，但卫生部门可能会对疥疮暴发进行调查并提供建议）。
- 对居住者、访视者和工作人员进行关于疥疮感染的原因、性质、治疗、预防和预后方面的教育。
- 由该机构的感染控制护士持续进行监测。

人类免疫缺陷病毒和艾滋病

尽管人类免疫缺陷病毒（HIV）和获得性免疫缺陷综合征（艾滋病，AIDS）被认为是年轻人的疾病，但实际统计有大于 10% 的患者其年龄大于 65 岁，且这一数字从对艾滋病开始进行流行病学统计时便未曾改变（Centers for Disease Control and Prevention, 2007）。不幸的是，由于人们对老年人感染 HIV 和艾滋病的怀疑指数下降，因此该病在老年人群中常被误诊。一方面医疗保健专业人员很少想到老年人会进行无保护的性行为（尽管老年人无需担心怀孕，但进行无保护的性行为的可能性还是较高）或是同性恋；另一方面，由于艾滋病症状与老年人常见其他健康问题类似，故而被忽视。例如，老年人出现认知功能障碍可能被归咎于阿尔茨海默病而非 HIV 相关性痴呆。另外，随着艾滋病治疗手段进步，患者的生存期延长，护士将会接触到更多感染 HIV 的老年人。

老年人感染 HIV 的危险因素与年轻人相同，包括未使用避孕套的阴道或肛门性行为；共用针头或注射器；在 1978 年到 1985 年接受输血、血制品或器官移植；使用污染的针头进行纹身或是身体穿孔。女性中超过一半的 HIV 感染者是因与受感染的男性发生性行为所致；更年期后阴道的生理改变增加了在性交过程中发生阴道创伤和组织撕裂的风险，更易发生 HIV 感染。

患者在感染 HIV 后几周内即会出现与流感类似的初始症状,如低热、头痛、咽喉痛、疲乏、恶心和皮疹。以上症状可持续数月,之后受感染者可有数年的无症状期。病毒感染后大约两个月,感染者血液中可检测到抗 HIV 抗体。在 HIV 侵入人体数年之后,可再次出现框 30-3 中所述症状,且老年人出现这些症状时,应考虑感染 HIV 的可能性。当 HIV 阳性患者出现 CD4+ 淋巴细胞计数下降、机会性感染(如肺炎、败血症)、机会性癌症(如卡波西肉瘤、浸润性宫颈癌)、废用综合征(体重下降至少 10%)或痴呆时,可以诊断艾滋病。

当老年人感染 HIV 或进展至艾滋病后,其发生感染的风险更高,必须严格执行预防感染的措施,并早期发现感染的征兆。良好的营养状况可以避免感染,同时提高机体整体的健康状态,由于这些患者常易于疲乏,故用餐时给予协助可节约患者的能量,增加摄入量。

情感支持是护理 HIV 感染者或艾滋病患者的一个重要组成部分,而且对老年患者,尤其是其感染与无保护性行为有关的患者而言更加重要。目前许多人对老年人仍有活跃的性行为或同性恋关系感到不适,因此,老年人可能难以向其好友或是家人承认其患病。另外,受感染的老年人也可能会被家人和朋友拒绝或鄙视。因此,不带任何偏见的态度、

耐心倾听的技巧以及情感支持都是护理这些患者的重要组成部分。

思考题:

你的价值观和态度是如何影响你对在婚外性行为或同性恋关系中感染 HIV/ 艾滋病患者的看法和态度? 它又是如何影响你对于这类患者的护理?

艰难梭菌感染

艰难梭菌(Clostridium difficile,即 C. difficile)是造成照护机构中院内感染性腹泻最常见的原因。艰难梭菌可引起多种临床疾病,严重的可以致命,因此被命名为艰难梭菌相关性疾病(CDAD, Bartlett & Makris, 2007)。

与老化相关的生理性改变和老年人总体健康状况下降是艰难梭菌感染的高危因素,其他危险因素包括滥用抗生素、免疫抑制治疗、胃管置入和管饲。艰难梭菌感染在住院的老年患者中发生率很高,其传播途径为粪 - 口传播,照护者的手或是被污染的物体表面是感染扩散的主要途径。

腹泻和腹部绞痛是艰难梭菌感染的主要症状,其他还包括谵妄、低热、恶心、厌食和全身不适。确诊主要通过粪便检查,包括抗原

框 30-3	机体感染 HIV 若干年后可能出现的症状

持续发热。	带状疱疹。
严重盗汗。	淋巴结肿大。
头痛。	脑膜炎。
疲乏。	瘫痪。
慢性腹泻。	疼痛。
鹅口疮。	痴呆。
持续性阴道炎。	

检测和毒素测试。

甲硝唑（metronidazole）是轻度艰难梭菌感染者的一线用药；对于重症患者或甲硝唑治疗数日后效果不佳时，推荐口服万古霉素（vancomycin）。对于反复发作的艰难梭菌相关性疾病患者，加用肠道益生菌（probiotics）或含有鲍氏酵母菌（saccharomyces boulardii）、乳酸杆菌（lactobacillus GG）的生物疗法可能有效。同时，维持体液和电解质平衡也至关重要。

艰难梭菌是来自被感染者的粪便，通过污染物体或手继续传播，因此严格的洗手、戴手套、使用含漂白粉的消毒液清洁环境表面，同时启动胃肠道或接触传播防护措施（enteric or contact precautions）至关重要。由于严重腹泻患者常继发脱水，故监测患者的水合（hydration）状态也很重要。

重要概念：

像艰难梭菌这样的病原体会产生孢子（spores），孢子可以在家具和器械表面存活数月之久，并污染照护者的双手，因而严格洗手对于保护患者和照护者自身免于感染非常重要。

耐抗生素的微生物
耐甲氧西林金黄色葡萄球菌

近年来由于病原体对抗生素的抵抗，某些感染越来越难以控制。金黄色葡萄球菌是健康人群皮肤表面的常见细菌，可以进入人体并导致感染。感染的种类可从轻微的疖或小脓疱到严重的肺炎或败血症。在青霉素问世以前，金黄色葡萄球菌所致菌血症的死亡率高达90%，青霉素的使用显著提高了患者的生存率。但在很短的时间内，金黄色葡萄球菌的一种菌株对青霉素产生了耐药，甲氧西林（methicillin）作为一种全新有效的治疗手段，在 20 世纪 60 年代问世，但到了80 年代，病原体逐渐对甲氧西林也产生了耐药，于是在健康照护机构中，耐甲氧西林金黄色葡萄球菌（methicillin-resistant S. aureus，MRSA）感染开始蔓延。

典型的 MRSA 感染常见于住院或入住健康照护机构的患者，这些患者年龄较高，身体虚弱，有开放性伤口或导管，使得细菌可以借此进入体内。MRSA 通过鼻咽分泌物和手进行传播。万古霉素（vancomycin）曾经对治疗 MRSA 有效，但后来出现耐药。目前，利奈唑胺（linezolid，商品名 zyvox）或奎奴普丁（quinupristin）和达福普丁（dalfopristin）的联合使用（synercid）对 MRSA 有效。

案例分析

你正在一家照护机构实习，发现这里有些工作人员在护理不同的居住者之间或倒完床上便盆后不洗手。你知道这违反了基本的感染控制原则，但你想圆滑一些，因为这里的工作人员似乎不喜欢学生。你尝试非常谨慎友善地问其中一位工作人员，"我应该多久洗一次手？"你希望借此提醒这位工作人员，从而提高他们的洗手行为。但这位工作人员回答："在你吃饭前和下班前洗手""如果你洗手洗太多，你的手会脱皮"。

批判性思考
- 你应该如何帮助工作人员纠正这一行为？

耐万古霉素肠球菌

20世纪90年代,耐万古霉素肠球菌(vancomycin-resistant Enterococcus,VRE)的菌株开始出现,并且成为医源性感染的重要来源。VRE对大多数曾经有效的抗生素均具有耐药性,此外,VRE的耐药基因可以转移到金黄色葡萄球菌等其他革兰氏阳性微生物中。VRE感染的高危人群包括病情危重、身体虚弱、免疫抑制、经历重大手术、留置导尿管或中心静脉导管以及正在接受抗生素治疗的患者。目前,利奈唑胺(zyvox)和奎奴普丁/达福普汀(synercid)是对VRE感染有效的唯一药物。与许多其他感染一样,VRE也是通过医疗保健人员的双手和被污染的器械及物品表面进行传播。

促进免疫系统健康是预防和控制感染的重要组成部分,本书第29章中详细描述了一些已证实有效的提高机体免疫力的方法。

思考题:

目前你采用哪些自我防护方法来增强自己对感染的抵抗力?你还可以有哪些提高?

相关研究

经验性抗生素治疗与长期照护机构获得性尿路感染的耐药模式

Parish, A. (2012). Geriatric Nursing, 33(1), 68-69.

本研究回顾性地调查了长期照护机构65岁及以上居住者的相关数据,这些老年人都曾因长期照护机构获得性尿路感染而接受过一种抗生素治疗。在尿培养和药敏试验结果出来之前,作为经验性治疗,环丙沙星(ciprofloxacin)这种抗生素占医生开具处方的76%,但实际上仅有45%的病原体对环丙沙星敏感。这种错误的经验性抗生素治疗时间平均持续约43天,且患者身上又产生了多种耐药的病原体。

在长期照护机构(如护理院和辅助生活社区)中,由于缺乏现场实验室检查条件,造成了尿标本收集和收到尿培养结果报告之间的时间被延长。护士应认识到这一点,并参与缩短这一时程,包括及时与实验室联系获取培养结果,并立刻与医生联系告知结果,同时确保患者得到对其特定感染有效的抗生素治疗。

实践探究

70岁的Marks女士是社区诊所的一名新患者,你在进行评估时问到她的感染史,Marks女士坦言自己有反复的尿路感染和阴道炎。你问她以往是如何管理这种疾病的,以及她的医生对这些问题是怎么说的?她说她的医生给她开抗生素,仅此而已。之后她又补充道,"我觉得和医生讨论这个问题很尴尬,因为医生可能会对我产生看法,我不知道这是否和我仍有性行为有关。我偶尔会见一个男的,而且似乎每次我们发生性行为后,我就会出现感染。"

你建议她和她的医生坦诚地讨论这个问题,但 Marks 女士说她做不到,尤其是那位医生是位年轻男性。

你该如何帮助 Marks 女士?

评判性思维能力训练

1. 在指导老年人关于流感和肺炎的预防、识别及护理的健康讲座中,你将包括哪些内容?
2. 为什么老年人的 HIV 感染和艾滋病不易被发现?
3. 如果当地一所老年人居住机构发生了急性呼吸道感染,且这一感染对现存所有抗生素都具有耐药性。请描述一下这样的事件对于你的社区有何启示? 可以采取哪些措施来保护社区老年人?

奚 兴

参考文献

Bartlett, J. G., & Makris, A. T. (2007). *Clostridium difficile*-associated disease in the long-term care setting: Strategies for identification, management, and infection control. *Caring for the Ages, supplement,* Elsevier Society News Group.

Centers for Disease Control and Prevention. (2007). Epidemiology of HIV/AIDS—United States, 1981–2005. *Morbidity and Mortality Weekly Report, 55*(21), 589–592.

DeFrances, M. J., & Paul, C. J. (2006). 2005 National hospital discharge survey. *Advance Data, 12*(385), 1–19.

Graves, N., Tong, E., Mortaon, A. P., Holton, K., Curtis, M., Lairson D, & Whitby M. (2007). Factors associated with health care-acquired urinary tract infection. *American Journal of Infection Control, 35*(6), 387–392.

High, K. (2007). Immunizations in older adults. *Clinical Geriatric Medicine, 23*(3), 669–685.

Jackson, L. A., Neuzil, K. M., Yu, O., Benson, P., Barlow, W. E., Adams, A. L., Thompson, W. W., et al. (2003). Effectiveness of pneumococcal polysaccharide vaccine in older adults. *New England Journal of Medicine, 348*(18), 1747–1755.

Jepson, R. G., & Craig, J. C. (2007). A systematic review of the evidence for cranberries and blueberries in UTI prevention. *Molecular Nutrition and Food Research, 51*(6), 738–745.

Wouters-Wesseling, W., Rozendaal, M., Snijder, M., et al. (2002). Effect of a complete nutritional supplement on antibody response to influenza vaccine in older people. *Journals of Gerontology Series A: Biological Sciences and Medical Sciences, 57*(9), M563.

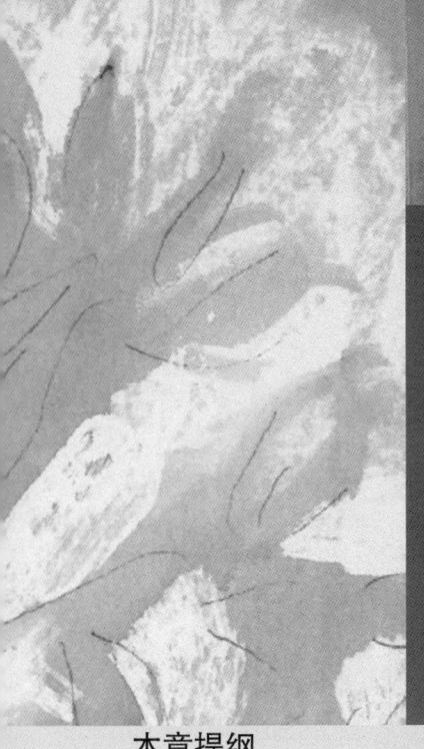

第 31 章

癌症

本章提纲

年龄和癌症
　　老年癌症患者的独特挑战
　　老年人癌症发病率增高的原因
癌症危险因素、预防和筛查
治疗
　　常规治疗
　　补充和替代医学疗法
老年癌症患者的护理注意事项
　　健康教育
　　促进最佳护理
　　向患者及家属提供支持

学习目标

通过本章学习,你将能够:

1. 讨论老年人的患癌率和风险。
2. 描述老年患者复杂的致癌原因。
3. 列出增加致癌风险的高危因素。
4. 概述能减少老年人患癌风险的预防措施。
5. 描述接受常规癌症治疗对老年患者造成的风险。
6. 讨论患者选择补充和替代医疗的原因。
7. 列出帮助癌症患者在选择补充和替代医疗时需评估的问题。
8. 讨论在护理老年癌症患者时的注意事项。

术语词汇须知

BRCA: 乳腺癌基因,通过血液测试可以确定两种乳腺癌易感基因中的任一种基因的突变(BRAC1 and BRAC2)。

CAM: 补充和替代医学疗法,是一种西方主流医学实践之外的做法,包括可供选择的医疗系统、身心干预、操作及身体疗法、生物疗法和能量治疗。

SPF: 防晒系数,评价防晒用品所能发挥的防晒效能高低的指数。

照顾老年癌症患者是老年护理学中一个几乎不可避免的方面。癌症是一个老年人的疾病,是 65 岁及以上老年人的第二大致死原因(国家健康统计中心,2012)。大部分确诊的癌症新发病例是老年人,平均癌症诊断年龄为 66 岁,并且发病率随着年龄的增大而显著增加。美国国家癌症研究所认为年龄是癌症发生最重要的危险因素。癌症的发病从儿童时期开始增高,其中最为急剧增长的时期则是老年时期。发病的高峰年龄集中在 80~84 岁男性和 85 岁及以上的女性,无论白人还是黑人,女性的发病率增长的速度都明显低于男性。70 岁以前,白人女性和黑人女性的癌症发病率相似,直到 70 岁及以上,白人女性比黑人女性的发病率稍高。即使癌症发病率没有增加,随着老年人口的持续增长,老年人的癌症患病率在未来将会持续上升。

 重要概念:

超过半数被诊断患有癌症的人年龄超过 65 岁。

老年专科护士在癌症的预防、诊断和治疗方面发挥着重要作用。鼓励各个年龄段的人养成健康的生活方式有助于降低罹患癌症的危险因素。对患者进行关于癌症筛查的健康教育以促进他们进行相关的检查可以检出早期癌症,从而提高生存率。创造性的、整体的和娴熟的护理干预能够给癌症患者及其重要的人提供生理、情感和精神上的支持,从而促进患者在带癌生存期间生活质量达到可能的最好水平。

年龄和癌症

老年癌症患者的独特挑战

各年龄段的癌症都给临床实践带来了许多的挑战,然而,对于老年患者情况将更为复杂。尽管老年患者癌症的发生率最高,老年人接受早期癌症筛查的比率却最低。因此当他们的癌症被确诊时已经处于进展期(Bradley, Given, Dahman, Luo & Virnig, 2007;Walker & Covinsky, 2001)。此外,被诊断为癌症的老年人很少有不同时存在其他的健康问题的(例如,心脏疾病、糖尿病、关节

炎或慢性阻塞性肺病)。多种疾病的存在会增加老年癌症患者发生并发症、残疾和死亡的风险。此外,对于老年患者已受损的器官能否耐受化疗和其他癌症的治疗的关注可能会影响其治疗决策。无论何种类型的癌症,即使确诊时处于同一阶段,老年患者的生存率都会低于较年轻的患者。

老年人癌症发病率增高的原因

如前所述,癌症主要是老年人的疾病,但为什么是这样?主要有两种理论试图解释癌症发病率的增加与年龄有关。第一是生物性因素,年龄的增大会削弱身体对疾病的抵抗能力。这个理论的证据支持是细胞内线粒体活动的减少会降低其抵抗癌症的能力。免疫系统的变化(T 细胞活性、白细胞介素 –2 的水平,以及有丝分裂原反应性降低)会损害人体的识别和破坏癌细胞的能力。

长期多年接触致癌物是随着年龄增长的癌症发病率上升的另一种解释。已经证实皮肤长期暴露于有害的紫外线中易患黑素瘤,经常吸入有毒物质的工人容易罹患肺癌。

虽然当前无法明确解释年龄因素和暴露于致癌环境对于癌症发展的影响程度,但很明显,老年人面临患癌症风险增加的困境。因此,减少危险因素是有益的。

 重要概念:

癌症发病率的增加与年龄增长所致的机体抵抗能力下降和长期暴露于致癌物中有关。

癌症危险因素、预防和筛查

癌症危险因素的发现给癌症的预防措施带来提示,这些措施也被证明对避免疾病的

发生有益。许多癌症是可以通过采取健康的生活方式以使患癌风险最小化来预防癌症。框 31-1 指出关于癌症的危险因素和一些预防措施的联系,护士可以将其纳入健康教育和咨询服务中。

妇女有特殊风险。因为大多数的乳腺癌和卵巢癌发生在 50 岁以上的女性,年龄的增加是一个因素(Turchetti, Cortesi, Federico, Romagnoli & Silingardi, 2002)。此外,如果女性初潮在 12 岁之前或更年期推迟到 55 岁以

框 31-1   癌症的危险因素和降低风险的措施

避免使用和接触烟草产品

无论男女,吸烟都是导致肺癌形成的主要原因。吸烟是占三分之一癌症的致死原因,例如大多数的喉癌、口腔癌和食道癌。吸烟还与膀胱癌、肾癌、胰腺癌和宫颈癌的死亡和发展密切相关。(National Cancer Institute, 2012)

避免紫外线。使用防晒霜(15~30SPF[防晒系数])并且避免日光浴

重复暴露于来自太阳的紫外线、日光灯和日光浴床可以增加患皮肤癌的风险,尤其是有白皙皮肤的人。

食用富含纤维的水果和蔬菜;限制摄入红肉、脂肪、油炸食品、泡菜、烟熏或腌制食物

研究人员发现,那些喜好摄入高动物脂肪饮食的人患胃癌和大肠癌的概率要高于那些吃低动物脂肪饮食的人(Doyle, 2007; Palli et al., 2000)。另外研究已经表明,胰腺癌和乳腺癌患病风险的增加与大量摄入熟透的、油炸的或烧烤肉类食物有关。在烹饪前用微波炉加热肉类至少 2 分钟可以减少风险(Thomas, 2003)。

保持体量在理想范围内,积极参与运动和体力活动

肥胖会增加前列腺癌、胰腺癌、子宫癌、结肠癌和老年妇女的卵巢和乳腺癌的概率。锻炼可以减少患乳腺癌的风险。

防止接触已知的致癌物质

实验证明,饮用被硝酸盐(化肥中使用的一种化学物质)污染的水与罹患非霍奇金淋巴瘤的风险增加有关(Ward, Cerhan, Colt & Hartge, 2006)。发病风险与硝酸盐消耗水平直接相关,在农村地区发病率特别高。蔬菜中的高硝酸盐含量不具有相同的风险。

在 20 世纪 50 年代前,X 射线用于治疗痤疮、头皮癣、乳腺增生、扁桃体和腺状肿大。这种辐射会增加患甲状腺癌的风险。暴露于石棉、镍、镉、铀、氡、氯乙烯、苯和其他物质也能增加患癌症的风险。

氡可以通过地基的裂缝进入家庭。在没有足够通风的地区,大量氡气的积累会大大增加患肺癌的风险(Boffetta, 2006; Duckworth, Frank-Stromborg, Oleckno, Duffy, & Burns, 2002)。

限制饮酒

过量饮酒会增加口腔、咽喉、食管、喉和肝的患癌风险。

家族史会增加患癌风险,与医生讨论化学预防

BRCA1 和 BRCA2(简称乳腺癌 1 和乳腺癌 2)的遗传基因的改变参与了多种遗传性卵巢癌和乳腺癌的发生。BRCA1 或 BRCA2 相关的风险与这些癌症息息相关,发病率最高的是家族史中有多个亲属患乳腺癌、至少有一个家庭成员在不同的部位有两个主要的癌症、或者是东欧(德系)犹太人背景的女性(American Cancer Society, 2007; Brekelmans et al., 2001)。

后,患乳腺癌的风险会略微增加,就像女人在30 岁后才有第一个孩子一样。女性的直系亲属(母亲、姐姐或女儿)或其他近亲属中如果有患有乳腺癌、卵巢癌等疾病的患者,那么她们罹患这些癌症的风险会增加。如果女性的妈妈在怀孕期间服用己烯雌酚,该女性患有阴道癌的风险会增加(Li, Hursting, Davis, McLachlan, & Barrett, 2003)。此外,亲属中有结肠癌的女性患有卵巢癌的风险升高。由于雌激素有刺激乳房细胞增长的自然作用,过量的雌激素被怀疑是乳腺癌的促进因素。尽管相关的研究目前还未证实,长期激素替代疗法可能增加女性罹患乳腺癌和卵巢癌的风险。

老年专科护士需要慎重对影响因素进行归类,促进患者养成积极健康的生活习惯,但不能传达没有被证实的信息。例如,有些人认为由于压力和其他"有害"情绪会抑制免疫功能,所以同时也会导致癌症。目前没有确切证据支持这种关联。另一个例子是,许多人担心人工甜味剂会致癌,但这个说法并没有得到证实(Samuels, 2007)。美国国家癌症研究所也没有证明咖啡和癌症之间的任何联系,虽然这是个普遍的观念。此外,也没有明确的证据表明食品添加剂是导致癌症的危险因素。

关于含氟水在癌症发展中的作用还存在着相当大的争议。然而,许多研究并没有表明氟化物会增加癌症的风险,美国国家癌症研究所(2012)也支持这一立场。

除了预防措施,护士应教育老年人进行癌症筛查,这是改善癌症患者预后的重要措施。早期筛查可以改善癌症患者预后,应鼓励所有年龄的人进行筛查。医疗保险将承担为乳癌、子宫颈癌、结肠直肠癌和前列腺癌筛查测试所支付的费用。一些推荐的筛查项目在框 31-2 中列出。

框 31-2 老年人癌症筛查建议

- 每年进行体检,需检查:口腔、甲状腺、乳房、卵巢、睾丸和皮肤。
- 每年进行乳腺 X 线检查。
- 每年进行粪便隐血试验检查。
- 每 5 年进行可屈性乙状结肠镜检查或每 10 年进行结肠镜检查。
- 每 5 年进行钡剂双重造影检查。
- 如果连续 3 次结果显示正常,可每 2~3 年进行子宫颈癌涂片检查;美国癌症协会建议 70 岁及以上的妇女如果连续 3 次子宫颈癌涂片检查正常或过去 10 年该检查未出现异常可以停止宫颈筛查。
- 有较高遗传风险的非息肉性结肠癌的妇女每年进行子宫内膜活检。

治疗

常规治疗

治疗计划的制订取决于具体的癌症特点。然而,大多常规治疗形式包括手术、放疗、化疗和生物治疗。虽然适用于任何年龄段成年人的基础护理措施同样适用于接受这些治疗的老年人,他们仍然存在一些特殊的风险。70 岁以上的老年人有更高的死亡率和发生各类手术引起的并发症的风险,当出现紧急或非计划手术时,这种风险就会提高,这种情况也可能出现在发现未预料到的肿块的时候。较高的年龄会影响细胞毒性药物的代谢和疗效,增加发生药物不良反应的风险(例如:心脏毒性、神经毒性、骨髓抑制等)。用药剂量需要根据肾小球滤过率的不同以及其他差异进行仔细调整。幸运的是老年人和其他年龄的成年人在放疗的耐受性方面没有明显的差异。

思考题：

如果你面临癌症的治疗，你最主要考虑什么？

思考题：

当你或你的亲人患癌症时，为什么你可能选择补充或替代疗法？

补充和替代医学疗法

补充和替代医学疗法（CAM）被接近一半的美国人和超过 80% 的癌症人群应用。这些治疗包括特殊饮食、心理治疗、精神疗法、维生素补充疗法和中草药治疗。

由于所使用的治疗理念和方法，补充和替代疗法在癌症人群中很受欢迎。这种疗法的从业者倾向于有一个整体取向，他们不仅关注治疗疾病，同样也关注照护完整的个体。补充和替代疗法的从业者提供：

- 以关系为中心的护理：他们投入时间了解患者的自身特征，给予每位患者独特的照护。
- 支持：学习与癌症相伴的生活是有挑战性的和高要求的。即使清除了恶性细胞，患者情绪和精神上的痛苦仍然存在。补充和替代医学的从业者提供无条件接受和理解患者的服务。"他们就在那儿"。
- 康复伙伴：补充和替代医学从业者尊重患者掌控护理与生存的权力，并在治疗过程中将自己的角色视作强化、促进和支持患者。
- 安慰：替代疗法包括很多的触摸（如"抚触"治疗：按摩、治疗性触摸、康复性触摸）来缓解患者的压力和不安。补充和替代医学从业者提供心理安慰，他们花时间倾听，使患者安心，为他们提供有效的情感支持。
- 希望：特别是当传统医学已经穷尽所有的治疗方法时，补充和替代医学从业者能提供一些选择，鼓舞人心并维持希望，患者觉得还在尝试做些事情。患者能够康复——即感觉到完整感和有可能最好的生活质量，即使是患上不可治愈的疾病。

虽然补充和替代医学能对患者提供护理，但是不权衡利弊就使用这种治疗方法是不明智的，"天然"和"整体"的标签不能确保这种治疗是安全的，并且是在患者所处情境时的最佳选择。框 31-3 提供了护士可以

框 31-3　评价补充和替代疗法时应问的问题

- 这种治疗的目的或预期的结果是什么？
- 这种治疗和在使用的其他治疗能兼容吗？
- 使用补充替代疗法会导致需求和使用常规治疗的严重延迟吗？
- 这种治疗的从业者是否要求经过特殊的培训，获得从业许可证书、资格证？如果是，处于考虑中的从业者提供了合格的治疗吗？
- 这种治疗有何风险，该风险是否大于治疗的好处？
- 需要多少花费？
- 需要进行多少种治疗？这些产品需要使用多久？
- 这种治疗是否在任何一种医疗保险的报销范围？
- 什么研究能够支持这种治疗？这些研究是多大规模的？它的质量怎样？谁开展的？
- 治疗师能否提供以前接受过该治疗患者的姓名？
- 是否有任何的"危险信号"（例如：治疗的秘密性、不愿透露产品成分、必须出国接受治疗、要求停止其他治疗）？

用来帮助患者评估补充和替代医学的问题。护士可以提供的一项非常有用的服务就是帮助患者甄别和研究治疗推广者的疗法和治疗癌症的产品。美国国家癌症研究所和国家补充和替代医学中心（见资源列表）也可以帮助评估补充和替代医学的疗法。

有关补充和替代医学的知识正在飞速增长，今天的假设可能明天就被证明是对的或者是不对的。护士面临着挑战，他们要始终跟上这个不断扩张的领域，从而能安全有效地将补充和替代医学整合到他们的实践中。

重要概念：

每次评估时询问补充和替代疗法的使用情况，鼓励患者告知医生所有正在使用的治疗方法和产品。

老年癌症患者的护理注意事项

健康教育

老年专科护士有责任促进健康的衰老。表现形式之一就是增强意识以采取措施预防癌症（框 31–1）。健康教育的机会可以是在正式的团体课堂中教授也可以在个人评估当明确了危险因素时与其讨论进行改变的选择。这种教育不仅局限于老年人，在较年轻的人中通过教育预防癌症，可以促使将来有一个更加健康的老年群体。

护士在确认患者理解癌症的危险信号中发挥重要的角色。美国癌症协会（2012）用"CAUTION"这个单词，提供了一个有用的方法，使用每个字母代表一个危险信号的首字母来帮助记忆：

Change in bowel or bladder habits（大小便排便习惯的改变）。

A sore that does not heal（不能治愈的疼痛）。

Unusual bleeding or drainage（不寻常的出血或引流）。

Thickening or lump in the breast or elsewhere（乳腺或其他部位变大或有肿块）。

Indigestion or swallowing difficulty（消化不良或吞咽困难）。

Obvious change in a wart or mole（明显变化的疣或痣）。

Nagging persistent cough or hoarseness（迁延不愈的咳嗽或声嘶）。

此外，护士应评估患者癌症自查的知识（例如：胸部检查、睾丸检查和皮肤检查）并且在需要时提供相应的指导。对于不能进行自查的患者，护士要为其照顾者制订一个常规的检查计划，让他们来实施这些检查。询问最近一次的癌症筛查日期并在需要时参考检查结果是重要的。

促进最佳护理

当患者确诊患有癌症时，护士应该尽可能向患者提供最好的护理。一些肿瘤中心可能更擅长于某种癌症的诊治并提供比其他机构更多的选择。再者，护士有时根据情况会帮助患者联系国家癌症研究所了解一些可能对患者有益的临床研究。

接受放疗和化疗的老年人需要同样的基础护理并且也会面临与其他任何年龄接受这些治疗的成年人同样的风险，肿瘤方面的护理文献可以用来作为指导。然而由于年龄的原因可能会导致营养失调、体液失衡、便秘、不活动、皮肤完整性受损以及感染的风险增加，老年人遇到的挑战更大。密切观察和采取措施预防并发症（如及时报告生命体征的变化以及疲劳感的增加）是必要的。

癌症的一个可怕之处就是疼痛。应该保证患者的疼痛程度在可控制的范围之内。护士应该按时观察疼痛并制订计划预防和控制疼痛（第 16 章舒适护理措施的讨论）。

有关具体类型癌症的更多的信息见于其

他章节,如结肠癌(第 21 章)、前列腺癌(第 23 章)、肺癌(第 19 章)、胃癌(第 21 章)、睾丸癌(第 23 章)、胰腺癌(第 21 章)等。

向患者及家属提供支持

癌症的确诊将会对患者带来巨大的打击和压力。老年人可能会想起在他们生活历程中所知道的被确诊为癌症的人的可怕经历——多年前被诊为癌症的患者当时治疗选择比起现在非常有限,老年人们会害怕他们也会面临相似的结果。他们可能害怕会经历疼痛、残疾、失去独立性。治疗的花费会给患者和家属带来巨大的负担。由于疾病的治疗被放在最重要的位置,原本的计划和追求就不得不放弃。这段时间患者需要非常强的支持。此外,与医生沟通,了解患者的诊断、治疗计划、预后是非常重要的。护士应该评估患者的理解能力,澄清其误解的地方,必要时给予解释,同时给予患者充足的机会表达自己的感受,这一点也颇为重要。

家属和对患者重要的其他人可能会分享患者的想法,也可能有自己的想法。例如一位妻子可能会担心丈夫的治疗费用或者丈夫的死亡让她在经济上遭受损失或者女儿可能会由于父母没有见到她结婚而感到悲伤。这些人也需要他人的支持。(当地的美国癌症协会分会可以为癌症患者及其亲人提供支持团体的信息。)

重要概念:

记住癌症的诊断触及的不仅仅是患者的生命。

患者在应对疾病时会产生一系列的反应,包括抑郁、悲伤、愧疚、愤怒、讨价还价和接受。与临终过程体验到的悲伤相似,癌症患者可能在不同的时间会出现不同的情绪体验。每次见到患者,保持对其情绪和精神状况的敏感是必要的。同时护士也必须知道患者家属也可能有同样的情绪波动。

向晚期癌症患者提供身体、心理、精神上的支持是必要的,因为他们可能面临多种潜在的挑战(框 31-4)。患者及其家属的需求可能发生变化,所以需要定时对其进行重新评估,并调整护理计划。第 39 章提供了临终关怀的指导,这对于晚期癌症患者同样适用。

案例分析

62 岁的 Carrie S 被确诊为乳腺癌,乳腺肿瘤切除术后进行了化疗。她对治疗进程一直很乐观并且急于在治疗中取得进展。但她的 55 岁的妹妹在一次陪她治疗时显得非常焦虑,她讲到她母亲在 65 岁的时候患了乳腺癌,活到 82 岁时死于肺癌。她说道:"现在,自从 Carrie 得了这种病,我就知道我是下一个了。"她告诉你她在考虑行双侧乳房切除术,从而避免母亲和姐姐的命运。

批判性思考
- 你怎样应对这位妹妹的顾虑?
- 妹妹的感受会对 Carrie S 有怎样的影响?
- 你会给 Carrie S 提供什么支持?

框 31-4　晚期癌症患者可能的护理诊断

交换

营养失调：低于机体需要量。

有感染的危险。

便秘。

排尿功能受损。

体液不足。

气体交换受损。

清除呼吸道无效。

低效性呼吸型态。

有受伤的危险。

有误吸的危险。

组织完整性受损。

交流

语言沟通受损。

联系

社会交往受损。

社会孤立。

低效性角色表现。

照顾者角色受限。

价值

精神困扰。

选择

低效型应对。

低效型否认。

决策性冲突。

行动

躯体移动受损。

活动无耐力。

疲乏。

睡眠型态紊乱。

喂养 / 洗浴 / 穿着 / 仪表 / 如厕 / 自我护理缺陷。

吞咽受损。

感知

身体形象紊乱。

无望感。

无能为力感。

知识

知识缺乏。

突发性意识错乱。

感觉

急性疼痛。

慢性疼痛。

恶心。

预感性悲哀。

焦虑。

恐惧。

有自杀的危险。

相关研究

在不同种族的低收入人群中进行大肠癌筛查：一个随机对照试验

Lasser, K. E., Murillo, J., Lisboa, S., Casimir, N., Valley-Shah, L., Emmons, K. M., Ayanian, J. Z., et al. (2011). Archives of Internal Medicine, 171 (10), 906–912.

> 由于 50 岁到 75 岁的人群中约有三分之一的人未进行大肠癌筛查，这项研究旨在探讨将非专业人士作为医疗保健体系中的"指引者"的政策能否鼓励更多人参与癌症筛查。患者被随机分成两组，一组在医疗保健系统中得到帮助，另一组为对照组只接受常规护理。干预组的患者会收到信息提供者提供的关于大肠癌筛查的一封信和手册，并接到一位能流利地讲患者语言的指引者的电话。此外为了鼓励进行大肠癌筛查，这位指引者帮助患者解决了保险问题并安排好了预约时间。该指引者由一位护士监督。
>
> 在为期 1 年的研究过程中，干预组的患者有更高的癌症筛查率以及癌症检出率。
>
> 这项研究告诉我们，如果人们因为缺乏知识、语言障碍、缺乏激励或是医疗保健的指引遇到问题而导致人们不能做检查，那么世界上大多数精密的诊断性检查也就没太大意义了。由于是患者的伙伴，非专业人士对于改变患者的认知和行为起着很有效的作用。此外，护士应该在倡导和施行这项医疗保健程序中起主导作用。

实践探究

62 岁的 Strand 被诊断为乳腺癌。她来到了你工作所在的肿瘤病区，医生建议她进行放疗、化疗以及乳腺切除。Strand 是位很有魅力的单身女性，她表示自己担心这些治疗对自己外貌的影响。当她错过下一次会诊并且与其办公室联系不上时，你打电话叫她重新安排日程。她告诉你不想再进行这些推荐的治疗了，因为她找到了一个替代疗法的治疗师声称可以通过特殊的饮食、补充剂、积极的思维训练治愈乳腺癌。"我能治疗我的癌症，提高我的健康水平，我不想被切割、烧伤或者秃顶。"她激动地讲到。

这时你应该怎么做？

评判性思维能力训练

1. 发展一个针对老年人的，以"癌症的预防、危险因素和诊断"为主题的健康教育纲要。
2. 描述一下目前的生活方式中有哪些可能会成为导致将来老年人群罹患癌症的危险因素。
3. 为老年肺癌患者制订一个将传统治疗和补充替代疗法相结合的护理计划。
4. 社区护士能采取什么行为来减少老年人患癌的危险因素？

张俊娥

引用资源

American Cancer Society
http://www.cancer.org
National Breast Cancer Foundation
http://www.nationalbreastcancer.org
National Cancer Institute
http://www.cancer.gov
1-800-4-CANCER (1-800-422-6237)
TTY (for deaf and hard of hearing callers): 1-800-332-8615
National Center for Complementary and Alternative Medicine
http://www.nccam.nih.gov
1-888-644-6226 (toll free)
National Comprehensive Cancer Network
http://www.nccn.org

参考文献

American Cancer Society. (2006). *Cancer facts and figures 2002*. Atlanta, GA: American Cancer Society.

American Cancer Society. (2012). *Detailed guide: Breast cancer. What are the risk factors for breast cancer?* Retrieved October 10, 2012 from http://www.cancer.org/Cancer/BreastCancer/DetailedGuide/breast-cancer-risk-factors

Boffetta, P. (2006). Human cancer from environmental pollutants: The epidemiological evidence. *Mutation Research, 608*(2), 157–162.

Bradley, C. J., Given, C. W., Dahman, B., Luo, Z., & Virnig, B. A. (2007). Diagnosis of advanced cancer among elderly Medicare and Medicaid patients. *Medical Care, 45*(5), 410–419.

Brekelmans, C. T. M., Seynaeve, C., Bartels, C. C. M., Tilanus-Linthorst, M. M., Meijers-Heijboer, E. J., Crepin, C. M., Klijn, J. G., et al.; Rotterdam Committee for Medical and Genetic Counseling. (2001). Effectiveness of breast cancer surveillance in BRCA1/2 gene mutation carriers and women with high familial risk. *Journal of Clinical Oncology, 19*(4), 924–930.

Doyle, V. C. (2007). Nutrition and colorectal cancer risk: A literature review. *Gastroenterology Nursing, 30*(3), 178–182.

Duckworth, L. T., Frank-Stromborg, M., Oleckno, W. A., Duffy, P., & Burns, K. (2002). Relationship of perception of radon as a health risk and willingness to engage in radon testing and mitigation. *Oncology Nursing Forum, 29*(7), 1099–1107.

Hlubocky, F. J., Ratain, M. J., Web, M., & Daughery, C. K. (2007). Complementary and alternative medicine among advanced cancer patients enrolled on phase I trials: A study of prognosis, quality of life, and preferences for decision making. *Journal of Clinical Oncology, 25*(5), 548–554.

Li, S., Hursting, S. D., Davis, B. J., McLachlan, J. A., & Barrett, J. C. (2003). Environmental exposure, DNA methylation, and gene regulation: Lessons from diethylstilbestrol-induced cancers [review]. *Annals of the New York Academy of Science, 983*, 161–169.

National Cancer Institute. (2012). *Fluoridated water*. National Cancer Institute's Cancer Facts website. Retrieved October 10, 2012 from http://www.cancer.gov/cancertopics/factsheet/Risk/fluoridated-water/print

National Cancer Institute (2012). Harms of smoking and health benefits of quitting. Accessed October 10, 2012, http://www.cancer.gov/cancertopics/factsheet/Tobacco/cessation

National Center for Health Statistics. (2012). *Leading causes of death*. Retrieved June 22, 2012 from http://www.cdc.gov/nchs/fastats/lcod.htm

Palli, D., Russo, A., Sajeva, C., Salvini, S., Amorosi, A., & Decarli, A. (2000). Dietary and familial determinants of 10-year survival among patients with gastric carcinoma. *Cancer, 89*, 1205–1213.

Samuels, A. (2007). Aspartame consumption and incidence of hematopoietic and brain cancers. *Cancer Epidemiology, Biomarkers, and Prevention, 16*(7), 527–528.

Thomas, C. (2003). *Common sense about food and cancer*. Cancerpage.com. Retrieved May 27, 2003 from http://www.cancerpage.com/news/article.asp?id=2169

Turchetti, D., Cortesi, L., Federico, M., Romagnoli, R., & Silingardi, V. (2002). Hereditary risk of breast cancer: Not only BRCA. *Journal of Experimental Clinical Cancer Research, 21*(3 Suppl.), 17–21.

Walker, L., & Covinsky, K. E. (2001). Cancer screening in elderly patients: A framework for individualized decision making. *Journal of the American Medical Association, 285*, 2750–2765.

Ward, M. H., Cerhan, J. R., Colt, J. S., & Hartge, P. (2006). Risk of non-Hodgkin lymphoma and nitrate and nitrite from drinking water and diet. *Epidemiology, 17*(4), 375–382.

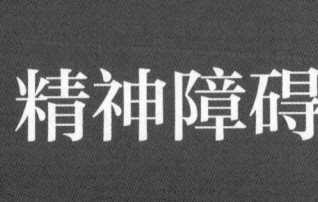

精神障碍

学习目标

通过本章学习, 你将能够:

1. 描述老年人精神健康和疾病的现状。
2. 列出促进老年人精神健康的措施。
3. 描述老年抑郁症的症状及护理。
4. 识别老年人的自杀倾向。
5. 描述减轻老年人焦虑的措施。
6. 讨论老年人群中酒精滥用的范围和表现。
7. 列举老年疑病的病因。
8. 确认老年人精神药物监测时需考虑的因素。
9. 描述可促进老年人积极自我概念的因素。
10. 确认与老年人精神问题相关的破坏性行为的护理措施。

术语词汇须知

情绪稳态: 情绪的平衡稳定。

疑病症: 对自己患有严重疾病的过度担心或恐惧。

假性痴呆: 类似痴呆的表现,是继发于抑郁症的认知功能障碍。

精神健康是指有效处理和管理生活压力以达到情绪稳态的能力。老年人具有丰富的适应、处理问题和危机的经验,这是老年人特有的优势。大多数老年人很少对于他们是谁或即将成为谁产生疑惑。他们清楚自己的身份、所取得的成就以及真实的自己。当代的老年人曾面对和克服过诸多困难,如移居到新的国度、目睹爱人因传染病离世、参加世界大战、熬过经济大萧条等可能仅是众多困难中的一部分。这些经历造就了他们特有的韧性,这一点不容小觑。

然而,老年人具有韧性并不意味着不会发生精神疾病。人们的预期寿命延长,老年人口增加,更多在年轻时罹患精神疾病的人逐渐老去。此外,老年人所面临的诸多困难和挑战可能超出生理、心理和社会承受能力,也会促使精神疾病的发生。护士通过增进精神健康,早期发现问题,将现有精神问题的影响减至最低,帮助老年人获得最佳的满意度和功能。

思考题:

你如何理解精神健康?

老龄化与精神健康

社会上关于老年人和精神健康存在一些谬见,例如认为心理功能下降或精神功能不健全是老化的自然改变。有关老年人幼稚、刻板、坏脾气的描述则进一步加深了对老年期人格表现的错误成见。如今人们已经广泛接受了这些错误的想法,当老年人出现病态表现时也会被认为是老化的自然过程而缺少关注和处理。因此,老年专科护士能够在确保人们了解老年精神健康的真实情况方面起到非常重要的作用。

老年认知功能具有较大的个体差异性,与个人资源、健康状况和生活经历有关。精神疾病的发生在老年人群中更常见。社区或养老院中有很多老年人出现严重的精神症状。在美国,老年人群中有近 10% 的老年人有慢性酒精中毒的问题,老年人自杀率在所有年龄组中持续居于首位,占所有自杀的25%。随着年龄的增长,抑郁症的患病率在上升,且病情有所加重。老年人所面对着的诸多方面的丧失、感觉功能改变以及疾病带来的变化、不适和需求,都为精神问题的发生创造了条件。

重要概念:

老年人认知功能水平因健康状况、个人经历和资源不同而具有高度的个体差异性。

促进老年人的精神健康

精神健康可反映老年人对生活的满意度和兴趣。精神健康可以有很多表现方式,可以是内向不语,也可以是热情积极。那些喜欢待在家中、安静的老年人的心智能力或精神健康不一定输于那些社区活动的积极参与者。精神健康没有统一的外部表现,因此,评估老年人的精神状况必须要摒弃固有刻板印象的影响。

良好的、维持一生的精神健康活动可促进老年期的精神健康。为了维持精神健康,人们需要保持可以带来满足感的活动和兴趣。人们需要机会来感觉并强化作为社会一员的价值感。促进精神健康的因素包括可观的收入、安全的住房、基本需要的满足、应激时获得支持和协助。最后,理想的生理健康状态是保持和促进精神健康的基本的、不可或缺的因素。

重要概念:

良好的、维持一生的精神健康活动可促进老年期的精神健康。

护士必须认识到每个人的生活中都会发生令人心烦的事情,处理应激的能力也会发生改变。部分生理问题的处理原则也可用于患有精神疾病的人群。在护理照顾中可遵循下列原则:

■ 加强患者应对事件的能力:促进生理健康、均衡营养、增进知识、参与有益活动、管理压力、给予收入补助和参与社会交往。

■ 消除或最小化处境所带来的限制:提供延续性服务、减少幻想、进行现实定向、治疗生理问题、调整环境以弥补受限。

■ 仅在患者需要时帮助做或代替做。协助患者选择饮食、沐浴、服药、理财及活动。

护士必须以整体的视角看待患者的精神健康。老年人面临着诸多精神稳态的影响因素,例如:

■ 疾病:应对、相关自理需求、疼痛、功能改变或身体形象改变。

■ 死亡:朋友、亲人、重要的支持者。

■ 退休:丧失地位、角色、收入、目标感。

■ 脆弱性增加:犯罪、疾病、残疾、虐待。

■ 社交孤立:缺少交通工具、钱、健康、朋友。

■ 感觉障碍:听觉、视觉、味觉、嗅觉和触觉的下降或丧失。

■ 对死亡更清晰的认识:同龄人的逐渐离世。

■ 入住医院或养老机构、独立性丧失的风险增加:不同程度自理能力的丧失。

考虑到以上因素的存在,鉴于所处的情境,老年人的某种表现可能是正常的(图 32-1)。在下精神障碍诊断之前,护士应探究老年人的行为是否存在上述因素的影响,从而解决引起问题的原因而非仅仅针对问题造成的影响。

细致审慎的评估可以将对生活事件的正常反应与精神障碍区分开来(评估指南 32-1)。护理诊断表 32-1 列出了评估中可能发现的护理诊断。

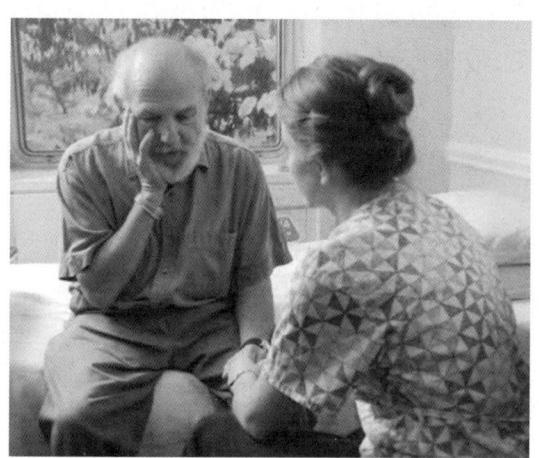

图 32-1 ■ 对行为和认知功能进行细致的评估可以将精神疾病引起的症状与生活事件引起的正常反应相区分

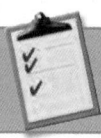

评估指南 32-1

精神健康

精神状态是综合性评估中的一个重要部分。由于评估时患者可能会感到焦虑、尴尬甚至被冒犯,因此需要向患者解释评估精神状态的原因及重要意义。评估时要强调每位患者都需要进行精神状态评估,并且评估时应采用陈述事实的态度,而不是低下或胁迫的态度。评估前应使患者感到舒适以及建立信任感,这样做可减少评估中可能出现的障碍。

观察内容

事实上,精神状态的评估在护士与患者初次见面时便开始了。在初步观察的基础上,注意下列精神健康的指标特点:

■ 修饰与衣着:衣服是否应季、清洁耐看、穿戴正确? 患者个人是否整洁? 头发是否干净并梳理整齐? 妆容和饰物是否装饰过度甚至古怪?

■ 姿态:患者看起来是否卑恭和害怕? 身体姿势正常吗?

- 活动：舌头是否出现卷舌、颤动或抽动？手掌是否出汗？活动过度还是活动减少？
- 面部表情：是否有面具感或表情异常生动？面部表情是否提示有疼痛、恐惧或愤怒情绪？
- 意识状态：患者是否经常入睡并需要被唤醒（嗜睡）？患者反射是否部分消失或减弱，需要反复唤醒（昏睡）？患者是否仅对疼痛刺激有反应（浅昏迷）？患者是否对各种刺激均无反应（深昏迷）？观察患者期间，进行一般性的对话将有助于评估精神状态。

注意语调、语速，发音清晰，使用特别的词或词组，讲话得体。注意观察情绪状态。

问诊

有效的提问能够尽可能多地揭示患者的精神健康情况。询问问题要直接，有助于揭示具体的问题，如：

- 你是如何看待自己的？你觉得别人会认为你是好人还是坏人呢？
- 你有朋友吗？你与其他人的关系如何？
- 你是否感觉有人想要伤害你？会是谁？为什么呢？
- 你是否很情绪化？情绪是否很快从大笑变成哭泣，或是从高兴变成悲伤？
- 你入睡或者睡眠有困难吗？每晚睡几个小时？临睡前服用药物或者饮酒吗？
- 你的食欲如何？你悲伤或者担忧的时候，食欲或者饮食习惯会发生怎样的改变？
- 你是否曾有紧张的感觉，如心跳呼吸加速、坐立不安？
- 目前生活中是否有你所担忧的事呢？
- 你是否能看到别人看不到的东西，或听到别人听不到的声音呢？你曾听到过这种声音吗？若听到过，你如何描述这个声音呢？
- 生活让你感到愉快吗？你是否期待每一天的到来？
- 你是否想过自杀？如果有的话计划是什么？准备怎么实施？
- 你是否感觉自己的心智能力出了问题？描述一下出了什么问题？
- 你或你的家人是否因精神问题住院或接受治疗？

认真聆听患者的回答并观察回答的方式。注意非言语性的表现。

认知功能检查

进行认知功能评估时应选择可信、效度好的评估工具，如简易操作智力状态问卷（SPMSQ）、费城老年中心智力量表（PGCMSQ）、简易智力状态检查（MMSE）、90 项症状自评清单（SCL-90）、一般健康问卷（GHQ）、美国老年人资源与服务量表（OARS）和专用于抑郁评定的 Zung 编制的抑郁自评量表（SDS）。大部分的评估工具均对定向力、记忆力及持续时间、服从指令的能力、判断力、基础计算和推理能力进行了评定。

即使不使用评估工具，护士也能够通过以下方法评估基本的认知功能：

- 定向力：询问患者的姓名、所处地点、日期、时间和季节。
- 记忆力及持续时间：在评估开始前，要求患者记住三样物品（如手表、电话和船）。首先，让患者立即复述三种物品是什么；然后，在询问其他问题后，让患者再次复述；评估快结束时，最后再让患者复述一次。
- 三阶段动作指令：让患者完成三个简单的动作任务（如拿起铅笔，用铅笔碰头，把铅笔递给我）。
- 判断力：设计一个需要基本解决问题和推理能力的场景（如询问"一鸟在手胜过双鸟在林"这句话是什么意思？）。

- 计算能力：让患者从 100 倒数，数与数之间差 5；若有困难，让患者从 20 倒数，数与数之间差 2。也可以询问一些简单的数学问题，问题需要符合患者的受教育程度。

评估认知能力时需要考虑到患者的经历、受教育程度、文化背景、感觉障碍、生理疾病以及相关的应激事件。

阿尔茨海默病患者或其他认知功能缺陷患者可能在评估中表现出愤怒、惊恐或退缩。这是一种灾难性反应（catastrophic reaction）。此时需要暂停评估，使患者感到安全和舒适。

身体评估

躯体疾病通常是部分认知功能障碍的根源所在，完善、全面的身体评估是精神评估的非常重要的补充。其中完整用药史的评估非常重要。此外，还可以进行实验室检查，包括：

- 全血细胞计数。
- 血清电解质。
- 梅毒血清学检测。
- 血尿素氮。
- 血糖。
- 胆红素。
- 血液维生素水平。
- 血沉。
- 尿液检验。

根据所怀疑的病因，还可进行脑脊液和其他诊断性检查，包括脑电图、CT、MRI 和 PETS。精神评估通常仅提供了患者的简单情况。脑血流量、体温、血糖、体液和电解质平衡以及患者所经历的应激事件的改变会引起不同程度的精神功能改变。反复多次的评估对于准确评定患者的精神状态是非常必要的。

表 32-1 精神障碍相关的护理诊断

病因或相关因素	护理诊断
抑郁，缺少动力，感官超载，疲劳，药物	活动无耐力
自我感受到威胁，感到失去	焦虑
精神运动迟缓，药物，失能，缺少排便需要	便秘
焦虑，药物，应激	腹泻
活动增多，感官超载，自杀行为	疼痛（急性或慢性）
脑功能受损，焦虑，猜疑	语言沟通障碍
应激，机体功能改变，低自尊，依赖，感官超载，丧亲	应对无效
依赖；家庭不和睦	无能性家庭应对
躯体、心理或社会受限	缺乏娱乐活动
新的或错误的环境，损失	恐惧
失去躯体部分、功能、角色、亲人	悲哀
认知受损，缺少动力，感知错误	保持健康无效
认知受损，感知错误，缺少动力	持家能力障碍
药物，失能，没有能力保护自己	有感染的危险
认知受损，疲劳，药物，自杀行为	有受伤的危险
药物，疲劳	躯体活动障碍

续表

病因或相关因素	护理诊断
认知受损,缺少动力或能力,自杀倾向	不依从行为
抑郁,焦虑,应激,多疑,认知受损,自杀行为	营养失调:低于机体需要量
抑郁,焦虑,认知受损,失能,自杀行为	营养失调:高于机体需要量
多疑,抑郁,残疾,应激	无能为力感
认知受损,缺乏动力、知识、技能	自理缺陷(沐浴、穿着、进食、入厕)
身体形象或功能改变,损失,年龄歧视	身体意象紊乱
抑郁,焦虑,多疑,内疚,应激,自我概念改变,药物	性功能障碍
认知受损(不能保护自己),营养不良	皮肤完整性受损
焦虑,多疑,抑郁,困惑,药物	睡眠型态紊乱
身体组成部分或功能改变,认知受损,焦虑,抑郁,感知错误,多疑,疑病	社交障碍
焦虑,抑郁,多疑,认知受损	社交孤立
认知受损,恐惧,抑郁,焦虑,应激,孤立	思维过程紊乱
认知受损,焦虑,抑郁,药物	排尿障碍
认知受损,多疑,应激,感知错误,恐惧,自杀行为	有对他人实施暴力的危险

常见的老年精神障碍

抑郁

抑郁是老年人最常见的精神障碍,随着年龄的增长,尽管重症抑郁的发生率有所下降,轻度抑郁的发病率却在升高。15%~25%在社区居住的老年人,25%长期照护机构中的老年人,以及20%~30%养老院中的老年人均存在抑郁表现。

尽管有些老年人自年轻时便受到抑郁的困扰,老年期新出现抑郁问题也不少见。事实上,大部分被诊断为抑郁症的老年人的首次发作是出现在老年期。考虑到老年人所面临的重新适应和所失去的,例如孩子独立,退休;社会角色的丧失或重大改变;用于娱乐的资金减少,满足基本需要的能力受限;身体机能下降;自我形象改变;亲人或朋友离世,余下的日子有限;社会认定个人价值减少等,患抑郁症就不足为奇了。此外,药物还可引起或加重抑郁(框32-1)。

框32-1 引起抑郁的药物

抗高血压药和心血管药物:β受体阻滞剂,地高辛,普鲁卡因酰胺,胍乙啶,可乐定,利血平,甲基多巴,螺内酯。

激素类药物:促肾上腺皮质激素,皮质类固醇,雌激素。

中枢神经系统抑制剂,抗焦虑药,精神药物:乙醇,氟哌啶醇,氟西泮,巴比妥类药,苯二氮䓬类。

其他:甲氰咪胍,左旋多巴,雷尼替丁,门冬酰胺酶,三苯氧胺。

症状和体征

抑郁可表现为一组症状,在老年人群中存在多种表现。最常见的为植物神经症状,包括失眠、疲劳、厌食、体重减轻、便秘和性欲降低。抑郁患者可能表现为自我贬低、内疚、冷漠、悔恨、无希望感、无助感以及自觉是个负担。他们的家庭关系和社会交往可能会出现问题,表现出对他人失去兴趣。患者可出现明显的睡眠和精神活动模式方面的改变。患者的卫生习惯会出现退化,会经常抱怨头痛、消化不良及其他躯体问题。患者的认知功能也可发生改变,由营养不良或抑郁所引起的其他反应所致。抑郁症状可以与痴呆症状相似,细致的评估可以尽可能地减少误诊。需要注意的是,智力和人格的退化通常提示痴呆的发生(第33章),而非抑郁。痴呆早期当患者自觉智力减退时,可以发生抑郁。

重要概念:

一些抑郁老年人可表现为抑郁引起的认知功能障碍。这种假性痴呆表现可阻碍抑郁的识别和治疗。

老年人抑郁具有高患病率和高风险,因此非常有必要在常规健康访视中评估有无抑郁表现。评估时可以使用简明的抑郁评估工具,如简版老年抑郁量表(geriatric depression scale-short form, GDS-SF)(框32-2)。

框 32-2　简版老年抑郁量表(GDS-SF)

选择最切合您最近一周来的感受的答案:	是	否
1. 您对自己的生活基本上满意吗?	0	1
2. 您是否已经放弃了很多以往的活动和爱好?	1	0
3. 您是否觉得自己的生活不够充实?	1	0
4. 您是否常感到心烦?	1	0
5. 您是否多数时候都感到精神好?	0	1
6. 您是否担心有不好的事情发生在自己身上?	1	0
7. 您是否多数时候都感到幸福?	0	1
8. 您是否常感到无依无靠?	1	0
9. 您是否宁愿在家,也不愿去做自己不太熟悉的事情?	1	0
10. 您是否觉得自己的记忆力要比其他老人差?	1	0
11. 您是否认为活到现在真是太好了?	0	1
12. 您是否觉得自己很没用?	1	0
13. 您是否感到精力充沛?	0	1
14. 您是否觉得自己的处境没有希望?	1	0
15. 您是否觉得多数人比自己强?	1	0

分数 >5 暗示可能发生抑郁。
分数 >10 提示发生抑郁。
分数 >5 时应给予进一步综合评估。

From Yesavage, J. A., Brink, T. L., Rose, T. L., Lum, O., Huang, V., Adey, M. B., & Leirer, V. O. (1983). Development and validation of a geriatric depression screening scale: A preliminary report. *Journal of Psychiatric Research*, 17, 37–49. Retrieved from http://www.stanford.edu/%7Eyesavage/GDS.html.

相关研究显示老年美国人、非裔美国人和亚裔美国人的抑郁症诊断率较低,可能与认识不足或误诊有关。分析这个结果的原因,与其考虑与研究偏倚有关,不如说更有可能因为对抑郁症状认识不够、语言障碍、认为抑郁是羞耻或懦弱表现的个人信仰、不信任或其他因素。治疗有助于促进抑郁患者自理和生活质量,而诊断不明确可延误治疗。因此,护士和其他医疗人员需要注意有无非典型症状(如抱怨身体不适、不关注健康行为导致的身体不好、疲劳、无助感、异常冒险举动以及自我孤立)以及分析上述症状是否由抑郁造成。

评估时重点关注:生活事件与抑郁的关系;药物所致抑郁的反应和因丧偶而致的抑郁是不同的。因此需要解决造成抑郁的最基本的原因。尽管老年抑郁的病程较长,但是及时的治疗能够加快康复的速度。不能因为伴有严重或终末期躯体疾病而不去治疗抑郁;减轻抑郁也许可以帮助患者更有效地适应以及更好地管理躯体疾病。

治疗

心理治疗和抗抑郁药物治疗(框 32-3)能够不同程度地减轻抑郁症状。电休克疗法已被证实可有效治疗对其他疗法无反应的重症抑郁。某些草药具有抗抑郁药物的效果。如圣约翰草(贯叶连翘),可有效用于轻度抑郁,但可引起对光敏感且不能与抗抑郁药物同用。按摩、针灸、意象引导、光治疗等疗法与心理治疗联合使用,可有效治疗抑郁症。

框 32-3 抗抑郁药物

选择性 5- 羟色胺再摄取抑制剂

依他普仑(来士普 Lexapro)。
氟伏沙明(兰释 Luvox)。
氟西汀(百忧解 Prozac)。
帕罗西汀(赛乐特 Paxil)。
舍曲林(左洛复 Zoloft)。

环类化合物

阿莫沙平(阿莫沙平片 Asendin)。
盐酸地昔帕明(地昔帕明片 Norpramin, Pertofrane)。
盐酸多塞平(多塞平 Adapin, Sinequan)。
双羟萘酸丙咪嗪(丙咪嗪 Trofanil)。
盐酸去甲替林(去甲替林 Aventyl, Pamelor)。

单胺氧化酶抑制剂

苯乙肼(苯乙肼 Nardil)。
苯环丙胺(苯环丙胺 parnate)。

护理措施

- 老年人用药剂量建议从成人剂量的一半开始服用。
- 治疗初期会有镇静作用;应预防并减少跌倒发生。
- 至少持续治疗一个月,以便于观察疗效;治疗期间给予患者指导和支持。
- 有镇静作用的抗抑郁药物适合睡前服用。
- 告知患者药物可出现副作用,包括口干、出汗、尿潴留、消化不良、便秘、低血压、视物模糊、困倦、食欲增加、体重增加、对光敏感和血糖波动。协助患者预防因药物副作用所产生的并发症。
- 警惕抗胆碱能症状,尤其服用环类药物时。
- 确保老年人及其照顾者了解药物的服用剂量、可能的疗效和副作用。指导药物之间及药物与食物之间的相互作用,如抗抑郁药能增强抗凝药、阿托品样药物、抗组胺药、镇静药物、麻醉药物和左旋多巴的作用;减弱可乐定、苯妥英钠和某些抗高血压药物的作用;乙醇和噻嗪类利尿药可增强抗抑郁药物的作用。

良好的健康行为,如均衡营养和规律运动,能够对情绪改善起到积极作用。框32-4描述了其他有效的护理措施。

自杀风险

自杀是抑郁患者存在的最严重的风险。自杀率随年龄增长而升高,自杀在老年人中的发生率高于其他年龄组,且在老年白人男性中最高。老年人的所有自杀倾向或行为必须得到认真对待。除了识别明显的自杀举动,护士还必须学会识别那些较隐晦的,但是具有同样破坏性的行为。

重要概念:

老年人的所有自杀倾向或行为必须得到认真对待。

药物误用,如服药过量或遗漏,可能是自杀方式之一。禁食是另一种自杀方式,即使对于住院患者,如果医务人员没有注意监测患者的饮食摄入量和营养状态也可能发生。患者若出现拒绝治疗或否认行为(如故意忽视饮食限制或拒绝某些治疗),则提示可能有自杀意愿。某些行为可提示患者具有自杀意愿,如故意经过危险区域、醉酒驾驶或将自身置于其他危险中。护士可以通过询问患者是否近期失去了人或物、生活方式是否发生改变、是否出现新的疾病或原有疾病恶化、是否出现新的抑郁症状、支持系统是否变化或受限,以及是否有自杀的家族史等方面,以进一步评估发生自杀的风险。

有自杀意愿的老年人需要进行密切的观察、细致的预防和及时的治疗。对可能发生抑郁的人群应给予预防和治疗。护士可通过移除可能用于自伤的物品以为患者创造一个安全的环境。向患者表达自己愿意聆听并与其一起讨论自杀的想法和感受。患者能够对护士表达自杀意愿并能够得到护士的帮助,或许可以避免进一步的自杀行为的发生。

焦虑

老年期需要适应生理、情绪和社会经济方面的种种限制,因衰老而频频产生新的问题,这些仅是发生焦虑原因的一部分。焦虑反应在老年人中很常见,它可以有多种表现,包括躯体不适、思想和行为僵化、失眠、疲劳、敌意、

框 32-4	护理抑郁患者的注意事项

- 帮助患者建立积极的自我概念。尽管情况本身可能不乐观,但是必须跟患者强调希望的存在。不管可能性多么渺茫,要告知患者存在战胜疾病的机会,并鼓励患者树立新目标。
- 鼓励表达感受。患者需要将愤怒、内疚、沮丧及其他感受发泄出来。护士应多陪伴、倾听以及指导患者表达这些感受。除了语言表达外,还可以鼓励患者通过书写的方式表达。
- 避免忽视或压抑感受。有些话对于抑郁患者弊大于利,如"别担心,事情会好起来的"或"不要这样说,你已经拥有很多值得感激的东西了"。
- 确保生理需要得到满足。良好的营养、活动、睡眠和规律排泄可以增进健康的体格,也会增强患者战胜抑郁的能力。生理需求必须得到积极的解决。
- 表达希望。在对患者目前情况实事求是的基础上,护士能够通过语言或行动转达给患者一种信念,即未来是有希望的,患者的生活是有意义的。

躁动、连续不断地吸烟、踱步、幻想、意识模糊、依赖；也可出现血压升高、脉搏呼吸频率加快、精神运动行为和频繁排泄等行为；食欲可以增强或减弱。焦虑患者常过多地摆弄自己的衣服、珠宝或餐具，过度投入一些小事（如叠床单），而无法专注于目前进行的活动。

治疗焦虑应对因治疗。护士应探究患者生活中近期是否出现变化或新的应激源（如生病或原有疾病恶化、房租上涨、居住区域犯罪率上升，以及孩子离婚等）。应询问患者是否摄入咖啡因、尼古丁，饮酒，服用非处方药，以找到引起焦虑的可能原因。除了使用药物外，生物反馈、意象引导和放松治疗等干预措施都可有效治疗焦虑。焦虑患者需要生活简单而稳定，不发生无法预计的事情。因此必须减少患者周围的环境刺激。护士应针对引起焦虑的原因制订护理措施。有效的措施应基本包括下列方面：

- 要为沟通、评估和其他活动留有充足的时间。
- 鼓励并尊重患者对于适应生活应激所做出的决定。
- 进行预期活动前让患者做好充分的准备。
- 对于患者的疑问，给予全面、诚实和基本的解答。
- 控制与患者互动人员的数量和类型。
- 遵守有规律的日常活动。
- 保留和使用熟悉的物品。
- 预防感官的过度刺激，如减少噪声、使灯光柔和以及保持适宜的室内温度。

思考题：

何种情况会让你感到抑郁或焦虑？这对你晚年生活有什么提示吗？

酒精滥用

随着老年人口的增加，有饮酒和药物滥用史的老年人数也在增加。由于认识不足、症状与老年常见疾病的表现相似等原因，老年人中酒精滥用、依赖或成瘾的问题经常受到忽视。酒精滥用可以严重危害老年人生理、心理和社会健康。饮酒并服用药物的老年人发生药物副作用的风险增加，也增加跌倒、认知功能减退、滥用和自卑的发生风险。老年专科护士需要识别问题存在并帮助患者寻求适当的治疗。

大多数酗酒的老年人是慢性酒精滥用者，长时间大量饮酒。很多酒精滥用者在没有进入老年期之前就死亡了，因此老年期酒精中毒发生率反而下降。另外一类老年酒精中毒者是晚年才开始大量饮酒，往往是由于一些情境因素（如退休、守寡或健康不良）。

对于酗酒者，医疗护理人员可能持有与大众一样的刻板印象，相信他们是一群邋遢、贫穷的人。因此，连专业人员都可能会忽视那些每日在酒吧饮酒的退休老人或上午十点开始喝白兰地的悲痛的寡妇。据此，护士必须以开放的态度看待酒精中毒，并注意识别其多种表现形式。

重要概念：

酒精中毒有多种表现形式，而且往往不符合刻板印象。

酒精滥用有多种表现，有些可能不易察觉或容易与其他疾病相混淆（框32-5）。酒精中毒引起的如肝硬化、肝炎、慢性感染（与免疫系统低下有关）等并发症，也会表现出相应的临床症状。护士应评估并询问患者饮酒模式以了解这些症状和表现。简明密西根酒精中毒筛查试验－老年版（the short Michigan alcohol screening test–geriatric version）和酒精使用障碍筛查量表（alcohol use disorders identification test, AUDIT）可有助于识别老年酒精滥用人群。框32-6列出了酒精中毒的诊断标准。

框 32-5　酒精滥用的可能迹象

为了平静或改善情绪而饮酒。

大口或快速饮用含酒精的饮料。

记忆障碍。

营养不良。

意识模糊。

社交孤立或退缩。

关系破裂。

因轻罪被捕。

焦虑。

易怒。

抑郁。

情绪多变。

缺少动力或精力。

受伤、跌倒。

失眠。

胃肠疼痛。

动作笨拙。

框 32-6　酒精中毒的诊断标准

- 每天饮用约 140ml 威士忌（相当于 53° 白酒）或相同量的葡萄酒或啤酒（81kg 成人）。
- 出现酒精性记忆障碍。
- 血液内酒精含量高于 150mg/100ml。
- 表现出戒断症状：幻觉、抽搐、全身震颤、震颤谵妄。
- 持续饮酒，无视医嘱或饮酒带来的问题。

持续监测老年酗酒者的健康有助于识别并早期治疗并发症。慢性酒精中毒可引起镁缺乏、胃炎、胰腺炎和多发性神经炎。酒精中毒也可引起心脏问题，表现为高血压、心律不齐以及心肌病引起的心功能衰竭。酒精中毒引起的脑细胞减少和脑室增大可导致认知损害。

酗酒者的长期照顾目标是戒酒；只有当患者自身意识到问题严重并愿意承担责任时目标才能实现。家庭介入对于治疗是否有效非常重要，因为若家庭成员对饮酒问题采取否认或纵容的态度，则治疗不会成功。

专为老年人制订的酗酒治疗项目很少，负责项目的医务人员可能也不太熟悉老年酗酒者的特点和需求。因此，老年专科护士必须确保老年患者的需求得到充分满足。例如，苯二氮䓬类药物通常用于解毒，若老年人摄入与年轻人群同等剂量则会引起毒性反应。因此有必要进行剂量调整，同时还需要对药物可能引起的并发症进行密切观察。

匿名戒酒互助社（AA，见章末资源部分）是一个免费康复项目，大部分社区都有此服务，能够为老年酗酒者提供咨询以及无酒社交的机会。将 AA 的地址、会议时间提供给患者并鼓励患者参加活动，可有效地帮助患者得到适当的治疗。

偏执

偏执状态通常好发于老年人群，主要可能与下述因素有关：

- 感觉退化，老年期常见，易造成对环境的错误感知。
- 疾病、残疾、独居和收入受限可增加不安全感。
- 社会对老年人的歧视释放出老年人不受欢迎的信号。
- 老年人通常是犯罪和不道德行为的受害者。

某些生理疾病也可产生偏执表现。偏执可以是内分泌紊乱，如甲状旁腺功能亢进的症状之一。偏执也可以是某些药物的副作用。因此当患者表现出偏执的精神症状时，应进行详细的身体评估和病史采集。

护理老年偏执患者首先要建立可增进安全感和减少错误感知的机制。可能的干预措施包括使用视力矫正眼镜、助听器，给予收入补助、新住处和稳定的环境。干预无效时可使用心理治疗和药物治疗。护士应确保患者不会由于自我孤立而与周围的环境脱节。

案例分析

79 岁的 Mrs. B 近期搬入了儿子和儿媳家毗邻的公寓。她自己独自居住在公寓中,经常与儿子、儿媳一起进餐和聊天。有一天,Mrs. B 和一个朋友一起喝酒。等她的儿子、儿媳晚上下班回到家时,发现 Mrs. B 已经喝醉了。尽管还能够行走和活动,她已经出现了口齿不清和步态不稳。还有一天她忘记了炉子上还做着饭,因此触发了火灾警报器,Mrs. B 门也未关就离开了家。

评判性思考

- Mrs. B 为她自己及家庭带来哪些风险?
- 家庭能够采用何种办法来解决 Mrs. B 的问题?
- 哪些资源会有帮助呢?

偏执状态对于健康和幸福的影响是不容忽视的。若患者拒绝进食,相信食物被下毒,则会危及营养状况;若患者怀疑家中有陌生人,则会造成睡眠剥夺;若患者认定医生是敌人,则健康问题无法得到准确诊断。诚实地对偏执造成的错误感知给予基本的解释对患者的病情是有益的;在任何情况下都不能对患者的错觉给予肯定。

疑病

一些老年人可能存在疑病的问题。尽管疑病通常与抑郁相关,然而对于一些老年人而言可能是寻求关注的一种防御机制。医务人员可能对于与患者沟通的请求置之不理,然而若患者表现出躯体不适时却特别关注。医务人员通常对于躯体不适的关注和快速处理强化了疑病行为。一些老年人发现疑病是一种控制配偶或者子女的非常有效的方法。疑病也被老年人用作为社交的手段;若旅行、工作或兴趣方面没有共同的话题,老年人会期待他的同龄人具有相似的躯体问题,共同的身体不适也可以作为交谈的话题。

不管患者表现出来的躯体症状多么不明显,在怀疑是疑病行为前必须检验症状的真实性。即使对于一个疑病患者而言,出现躯

重要概念:

医务工作者对于躯体疾病投入更多的时间和表达出更浓厚的兴趣,而不是与患者讨论兴趣和日常生活行为,这种表现可促进疑病行为。

体症状也应进行细致的评估,尤其当出现新的症状时。帮助患者将对身体功能的过分关注转移到其他方面对疾病是有益的。谈论一些与疾病无关的话题可以向患者证明没有躯体不适也可以获得关注。家庭成员需要了解疑病的特点,以强化患者的积极行为,而不受患者摆布。仅仅告诉患者没有躯体疾病是没有效果的,必须解决造成疑病的潜在原因。

精神障碍老人的护理注意事项

监测药物

服用治疗精神障碍药物能够极大地改善患者的病情,然而老年人用药易产生严重的副作用。某些药物的副作用能够引起厌食、便秘、跌倒、失禁、贫血、嗜睡、睡眠障碍以及头脑不清。因此老年患者服药时应摄入最低建议剂量,服药期间给予密切观察。表 32-2

表32-2　药物和行为的记录清单

日期	上午												下午												11	10	9	8	7	6	5	4	3	2	1
	12	1	2	3	4	5	6	7	8	9	10	11	12	1	2	3	4	5	6	7	8	9	10	11											
药物																																			
定向紊乱　自我																																			
他人																																			
地点																																			
日期																																			
时间																																			
记忆力　今天发生的事																																			
过去发生的事																																			
不适当　言语																																			
行为																																			
幻觉																																			
神志恍惚																																			
日常生活活动缺陷　进食																																			
沐浴																																			
穿衣																																			
如厕																																			
活动																																			
尿失禁																																			
脉搏																																			
血压																																			
排便																																			
睡眠																																			
其他症状																																			
饮食	100%		75%			50%			25%				0%				评价																		
早餐																																			
午餐																																			
晚餐																																			
零食																																			
使用背面记录特殊问题或变化																																			

列出了服药时需要关注和识别的问题,有助于监测药物对行为和功能的影响。当然,药物可作为其他治疗方法的补充,而不能替代其他疗法。

重要概念:

药物可视为是其他疗法的补充,而不是替代物。

促进积极的自我概念

促进老年人积极的自我概念的重要性怎么强调都不为过。所有人都需要感到生活有意义和存在希望。无意义感和无望感可危及老年人的精神健康,并使得在生命最后的时光中所获得的幸福感大大降低。护士应真切地关心老年患者的生活以及取得的成就。需要牢记的一点是,现在护士眼中的残疾或虚弱的老人可能曾勇敢地从他的祖国来到美国,可能在战争中冒着生命危险救助战友,可能在经济大萧条时期夜里擦洗地板以维持生计,或白手起家创建自己的事业。每个人的生活中都有困难和成就,这些都可以帮助促进自尊。一些活动,如生活回顾、写自传以及制作生平的剪贴册,不仅可以帮助老年人感到过去的生活充满价值,还可以为年轻一代提供历史和遗产(请见第 4 章)。除了过去,现在以及将来对老年人都是充满意义的,可以通过帮助患者参与近期活动、进行有意义的社会交往、提供帮助他人的机会、进行最大限度的活动、保持宗教和文化活动以及受到尊重等方面干预促进老年人的自我价值感。

管理行为问题

行为问题是指恼人的、破坏性的、有危害的,以及偏离社会规范的行为。行为问题容易反复发作,如躯体或言语虐待、照顾抵抗、重复性动作、神志恍惚、躁动、多疑以及不适当的性行为和暴露行为。行为问题好发于认知功能受损的患者,患者没有能力进行理性思考以及做出正确的判断。任何削弱患者适应改变和应激能力的疾病都可以造成行为问题。药物、环境因素、独立性丧失以及活动不足也可以引起行为问题。

帮助有行为问题的患者的第一步是评估引起行为的原因。对与行为有关的因素给予密切观察和详细记录,一般包括下列信息:

- 发作时间。
- 发作地点。
- 环境条件。
- 在场人员。
- 发作前的活动。
- 行为模式。
- 症状和表现。
- 结局。
- 减轻或加重行为的因素。

纠正行为问题的原因对消除行为是非常有帮助的。与此同时也应避免产生行为问题的促进因素(如若发现患者坐在一个忙碌的走廊里时变得焦躁不安,则应避免让患者坐在此区域)。通过识别可加重行为的症状和表现并及时给予干预,医务人员或照顾者能够避免行为问题的发生。有助于减少行为问题的环境因素包括室内温度保持在 21~24℃,不使用带有复杂图案或花色的墙纸和床单,限制人员流量,控制噪声,预防夜晚关灯前的情绪波动,安装便于监控的安全装置,如门口警铃和摄像头等。表 32-3 总结了部分主要的行为问题、原因和相关护理措施。

关于谵妄和痴呆的完整介绍,请见第 33 章。

表 32-3	掌握和管理日常行为问题	
行为	可能原因	护理措施
暴力行为/躯体虐待（如打、踢、咬等）	痴呆 偏执 曲解他人行为 愤怒 无力感 焦虑 疲劳	避免将患者置于可诱发行为的场所 识别危险信号（如咒骂、走来走去） 为自身或他人寻求帮助 以平稳、安静的态度解决问题 转移注意力 将患者转移到远离他人的区域
言语虐待（如侮辱，指责和威胁）	痴呆 无力感 愤怒	避免与患者争吵、理论和评论 用其他活动转移注意力 强化积极行为 允许患者进行最大限度的决策和参与
照顾抵抗	痴呆 曲解他人行为、物体和环境 抑郁	安排活动 将活动设计成单独、简单的几个步骤 若需要，使用替代物（如拭浴代替盆浴） 监测卫生状况、营养状态、摄入量和排出量、排泄情况
不适当暴露	痴呆 弄脏衣服 衣服有刺激性 太热	确保衣服整洁、干燥，必要时更换 检查衣服有无刺激性，是否合体 检查皮肤有无刺激症状 重新穿衣 使用不易解开的衣服 对穿好衣服的患者给予正性强化
重复动作	痴呆 焦躁不安 焦虑 无聊	不予理睬 用其他活动转移注意力 用另外一个更易接受的重复动作代替（如叠衣服和整理文件）
神志恍惚	痴呆 无聊 躁动 焦虑	安排时间在医务人员的监护下散步 提供活动的机会 保证环境安全（如门禁、密码门锁，确保窗格不能移动） 确保患者佩戴身份识别卡 使患者熟悉环境、方位
夜游,躁动	痴呆 日间睡眠过久 曲解环境 日落综合征 药物（如，镇静剂、催眠药、利尿剂和缓泻剂）	提供日间活动 提供傍晚体育活动 睡前如厕 卧室和卫生间内开夜灯 患者醒来时要安慰、使之适应 保证环境安全
不适当性行为	痴呆,导致判断力、自制力下降 曲解他人行为和信息	将患者重新安置于隐私区域 用其他活动转移注意力 限制不适当行为,提醒患者可以接受的行为 回顾是否服用可引起自制力下降（如抗焦虑药）或提升性欲的药物（如左旋多巴） 提供可接受的接触方式和人际交往
多疑	偏执状态 痴呆 偏执型人格 药物（如抗胆碱能药物、左旋多巴、甲苯磺丁脲）	评估原因 对多疑行为不反应；客观对待 保护患者不受伤害 提供解释；安排活动 给予最大限度的决策权力 不要极力向患者解释多疑是无根据的或错误的；这样说没有任何帮助

相关研究

老年焦虑障碍实施认知行为治疗的有效性研究：使用 Meta 分析和 Meta 回归的随机对照研究

Gould, R. L., Coulson, M. C., & Howard, R. J.（2012）. Journal of the American Geriatrics Society, 60（2），218–229.

为了检验在老年焦虑障碍患者中实施认知行为治疗（CBT）的有效性，此研究对随机对照试验进行了系统综述。CBT 包括患者和治疗师面对面谈话治疗，以探究焦虑的原因以及治疗的方法。在治疗 6 个月随访中，与对照组相比，接受 CBT 治疗的老年患者（干预组）的焦虑症状显著减轻，然而改善程度弱于行 CBT 治疗的非老年组。3 个月及 12 个月的随访中，两组无显著性差异。研究提示，尽管显示出一定程度的效果，CBT 对于治疗老年焦虑障碍的有效性低于中青年人群。

研究得出 CBT 不适用于老年患者的结论，然而这种结论也许是错误的。或许与年轻人相比，老年人需要更长的治疗时间才能显示出效果。此外，还存在个体反应差异性的问题。老年人的文化背景、生理和心理健康状态、接受心理治疗的经验存在个体差异，因此也会影响 CBT 的效果。需要对个体进行 CBT 疗效影响因素的评估并对疗效进行监测。

实践探究

Connor 先生因胸痛来急诊就诊。检查后未发现患有心血管疾病，因此你准备让患者出院。你对患者说"你并没有发生心脏病，这下可以放心了。""我不知道。"患者说，"有时我认为发生心脏病是结束我的麻烦事儿的好方法。"

出于担心，你问患者那句话是什么意思。患者认为自己已经 66 岁了仍在工作，已经没有兴趣和精力做其他事情了。他说："我的孩子已经长大了，没有时间打电话给我。我的妻子对于我不想做事情而不高兴。我的雇主曾向我暗示他可以很容易地找到一个工资更低的年轻人代替我。现在这个年纪，我想我应该退休，去旅游、打高尔夫，享受生活。我从来没有想过会这样难。我觉得所有事情都没有意义了。"说完，他准备填写出院文件离开医院。

你注意到了 Connor 先生的需求并且想帮助他，然而急诊的事务繁多，你该怎么做呢？

评判性思维能力训练

1. 讨论与老化相关的、可引起老年期精神疾病的因素。

2. 为什么老年人中酒精中毒的发生率较低呢？

3. 描述精神健康病史采集中可使用的问题和观察内容。

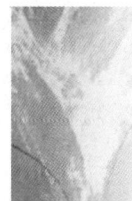

4. 描述除了患有偏执障碍外,老年人产生多疑的原因?

5. 当婴儿潮一代步入老年期,与之前的老年人相比,何种精神疾病在这代人中会更常见呢?

耿笑微

引用资源

Al-Anon Family Group Headquarters (local chapters available)
http://www.al-anon-alateen.org

Alcoholics Anonymous (local chapters available)
http://www.alcoholics-anonymous.org

Anxiety Disorders Association of America
http://www.adaa.org

Mental Health America
http://www.nmha.org

National Clearinghouse for Alcohol and Drug Information
http://www.ncadi.samhsa.gov/

National Depressive and Manic-Depressive Association
http://www.ndmda.org

National Institute of Alcohol Abuse and Alcoholism
http://www.niaaa.nih.gov

参考文献

Babor, T. F., Higgins-Biddle, J. C., Saunders, J. B., & Monteiro, M. G. (2001). *AUDIT: The alcohol use disorders identification test. Guidelines for use in primary care* (2nd ed.). Geneva, Switzerland: World Health Organization.

Blow, F. C., Brower, K. J., Schulenberg, J. E., Demo-Danaberg, L. M., Young, J. P., & Beresford, T. P. (1992). The Michigan Alcoholism Screening Test-Geriatric Version: A new elderly-specific screening instrument. *Alcoholism: Clinical and Experimental Research, 16*(2), 372.

Centers for Disease Control and Prevention, National Center for Injury Prevention and Control. (2005). *Web-based injury statistics query and reporting system (WISQARS)* [online]. Retrieved September 1, 2007 from http://www.cdc.gov/ncipc/wisqars.

Chiba, Y., Satoh, K., Ueda, S., Kanazawa, N., Tamura, Y., & Horiuchi, T. (2007). Marked improvement of psychiatric symptoms after parathyroidectomy in elderly primary hyperparathyroidism. *Endocrine Journal, 54*(3), 379–383.

Derogatis, R. S., Lipma, K., Rickels, E. H., Uhlenbath, E. H., & Covi, L. (1974). The Hopkins symptom checklist: A measure of primary symptom dimensions. *Pharmacopsychiatry, 7,* 79.

Duke University Center for the Study of Aging. (1978). *Multidimensional functional assessment: The OARS methodology.* Durham, NC: Duke University.

Fishback, D. B. (1977). Mental status questionnaire for organic brain syndrome, with a new visual counting test. *Journal of the American Geriatric Society, 25,* 167.

Fiske, A., Wetherell, J. L., & Gatz, M. (2009). Depression in older adults. *Annual Review of Clinical Psychology, 5,* 363–389.

Folstein, M. F., Folstein, S., & McHugh, P. R. (1975). Mini-mental state: A practical method for grading the cognitive state of patients for the clinician. *Journal of Psychiatry Research, 12,* 189.

Goldberg, D. (1972). *The detection of psychiatric illness by questionnaire.* London: Oxford University Press.

Harvath, T.A., & McKenzie, G. (2012). Depression in older adults. In Boltz, M., Capezuti, E., Fulmer, T., & Zwicker, D. (Eds.), *Evidence-based geriatric nursing protocols for best practice* (pp. 141–142). New York, NY: Springer Publishing Company.

Loebel, J. P. (2005). Practical geriatrics: Completed suicides in late life. *Psychiatric Services, 56*(3), 260–262.

National Health Information. (2003). St. John's wort in depression: A new meta-analysis. *Alternative Medicine Research Report, 2*(1), 1–5.

Pfeiffer, E. (1975). A short portable mental status questionnaire for the assessment of organic brain deficit in elderly patients. *Journal of the American Geriatric Society, 23*(10), 433.

Pilkington, K., Rampes, H., & Richardson, J. (2006). Complementary medicine for depression. *Expert Review of Neurotherapeutics, 6*(11), 1741–1751.

Zung, W. W. K. (1965). A self-rating depression scale. *Archives of General Psychiatry, 12,* 63.

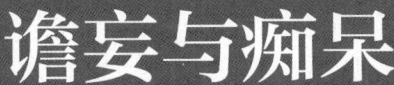

第 33 章

谵妄与痴呆

本章提纲

谵妄

痴呆

    阿尔茨海默病

    其他类型痴呆

    痴呆患者的照护

学习目标：

通过本章学习,你将能够:

1. 区分谵妄和痴呆。
2. 确认引起老年人发生谵妄的原因。
3. 描述痴呆症状的演变特点。
4. 列举老年人发生痴呆的原因。
5. 概述痴呆老人的护理内容。

术语词汇须知

谵妄: 急性认知状态混乱,通常可以逆转。

痴呆: 不可逆转,认知功能的逐渐受损。

轻度认知功能障碍: 是认知功能正常和痴呆之间的转化阶段,表现为近记忆力损害和完成复杂认知功能任务发生困难。

日落综合征: 生物节律性混乱。

虽然老年人不愿意患有风湿病、心脏病以及其他类型的生理性疾病,然而与丧失正常的认知功能相比,这些疾病就不那么可怕了。认知功能受损威胁着沟通能力、独立生活的能力、决策能力以及完成复杂事件的能力。随着年龄的增长,谵妄和痴呆发生的危险性都增加。谵妄是由于急性症状引起的可逆的认知功能改变,而痴呆是由于疾病或者大脑的损伤所致的不可逆的认知功能受损。虽然两种情况均引起认知功能损害，但是两者之间也有显著的区别（表 33-1）。协助预防、诊断、和治疗这些认知功能损害是老年专科护士的重要职责。

谵妄

多种情况均可以影响大脑的血液循环状况，导致认知功能受损（框 33-1）。有时病史、健康评估或者实验室检查可以提示有某种可引起功能混乱的器官受损存在。然而，

表 33-1	谵妄与痴呆的比较	
	谵妄	**痴呆**
病因	由于药物副作用、循环系统障碍、脱水、低血压或高血压、甲状腺功能减退或者甲状腺功能亢进，低血糖或者高血糖、手术、应激等因素导致大脑功能发生障碍	由于阿尔茨海默病或其他衰退性疾病，循环系统问题、缺氧、感染、创伤、脑积水、肿瘤、酒精等原因导致脑组织损伤
起始症状	迅速；明显的日复一日的变化	缓慢；症状明显之前有数月至数年的发展过程
精神状态	短期记忆受损较远期记忆严重、定向力障碍、混乱、歪曲想法、不协调言语、怀疑他人，幻视或幻听，个性改变	短期和长期记忆都减退，定向力障碍，混乱，找词困难，判断力受损，计算和解决问题能力下降，个性改变
意识状态（警觉性）	改变，可以表现为激越或者非常迟钝	正常
行为	可以过度兴奋，或比平常缺少活力，或者波动于两者之间	不合适行为，可能表现步态不稳，协调性活动实施有困难
转归	可以逆转，如果病因被正确治疗则精神状态可以转变为正常	病情变化缓慢，但是疾病不可以逆转。通常都是越来越恶化

框 33-1	认知功能受损的潜在原因

水电解质失衡。	疼痛。
药物。	营养失调。
充血性心力衰竭。	脱水。
高血糖或低血糖。	贫血。
体温过高或体温过低。	感染。
高钙和低钙。	低血压。
低钾。	创伤。
心功能减退。	恶性肿瘤。
呼吸功能减退。	酗酒。
肾功能减退。	低氧。
中枢神经系统障碍。	中毒。
情感方面的应激。	

当没有上述证据时,谵妄的诊断也可以建立在症状以及缺少任何非器质性精神障碍的情况上。

谵妄的早期表现倾向于迅速发生,包括认知功能受损;时间和地点定向力障碍,但是通常不容易确认;注意力改变;记忆力下降;情绪不稳;无意义的闲聊;判断力下降;意识程度改变,包括过度警觉,轻度困倦,以及半昏迷状态。明显的感知觉改变,包括幻觉幻听(通常以幻视为主)和错觉(如把照顾者错认为警察)。睡眠觉醒状态改变;事实上,休息不良和睡眠障碍可能是疾病的早期特点。患者可能会多疑,个性改变,错觉往往比幻觉明显。生理表现,如呼吸困难、疲乏,以及动作缓慢,可能伴发行为改变。

重要概念:

谵妄改变意识程度,而痴呆并不改变。

护士在识别患者意识混乱的过程中起着重要作用。在与患者初次接触时所获得的较详细的病史和精神状态的评估可以为以后的变化提供基线资料以作为比较(评估指南32-1)。任何行为或者认知模式的改变都提示了要进一步评估。当护理人员与患者不熟悉时,可能会认为该患者较差的认知功能是他/她的平常表现,从而使得谵妄有被忽略的危险性。与此同时,作为对急性状况的反应,痴呆患者也会发生谵妄,但是谵妄可能由于不能被理解或者确认而被忽略。

谵妄在很多情况下都是可逆转的。提供及时的护理,作为急诊事件给予治疗可以防止长久的损伤。治疗要根据病因(如平稳血糖,纠正脱水和停用某种药物)。只对症治疗而不是对因治疗或者把谵妄的表现视为正常而未提供治疗将不仅导致认知状态的改变,还会使得机体处于持续谵妄状态进而导致生命受到威胁。

重要概念:

由于老人通常有很多健康问题并存,重要的是要记住可以导致谵妄的很多共存因素。

在最初的急性期,护理的主要目标是保持医疗指征平稳和减少刺激。固定人员的照护是非常重要的,这样患者可以从与仅有的几个人员的互动中获益。提供经常的定向训练和解释可以促进患者的功能,减轻焦虑和压力。控制环境温度、噪声,以及人员走动是非常重要的。将此类患者安置在安静的区域里远离主流活动是有益的。要避免过强的光线,但是充足的光线却是需要的,以使得患者能清楚看清周围环境。护士应该确保患者不伤害自己或者他人,他们的生理需求得到满足。无论患者的认知功能和意识状态处于何种水平,非常重要的是要对患者说话,对将要做的活动和流程提供相关的解释。家人可能需要较多的支持和对当前状况的解释以降低焦虑水平(如"不,他没有阿尔茨海默病。他的意识混乱的发生是由于他的血糖水平,或者糖,在他的血液里降的太低了。一旦血糖值被治疗后恢复正常他就会好起来的。")

痴呆

痴呆是一种不可逆转的、逐渐进展的影响记忆力、定向力、判断力、推理力、注意力、沟通力以及解决问题能力的认知功能受损。痴呆由脑损害或者脑外伤引起。大约5%的老年人都会发生某种类型的痴呆。

阿尔茨海默病

阿尔茨海默病是痴呆中最常见的类型;目前,在65岁以上的老年人群中AD的发病率每 5 年增长一倍,占有所有痴呆病例中的 60%(阿尔茨海默病协会,2007)。科学家预测除非发现新的预防和治疗此疾病的方法,否则此病的发病率将迅速增长(国家老化研究所,2006)。

AD 以大脑中两个主要的变化为特征。第一种是包含有 β- 淀粉酶的神经斑(AD 和唐氏综合征患者中这个物质超量),β- 淀粉酶是帮助神经元细胞生长和修复的淀粉前蛋白酶中的片段物。这些 β- 淀粉酶片段物合在一起形成浆状的斑块,破坏大脑中神经细胞的功能。不清楚的是斑块到底是致病原因还是疾病导致的变化。

第二个大脑中的变化是皮质中的神经纤维缠结。健康神经元的微管结构通常由一种特殊的称作 tau 蛋白的物质维持稳定。在 AD 中,tau 蛋白被改变并且开始和另外的 tau 蛋白成群结伴在一起导致缠结。这个缠结导致微管破损使得神经元的传递系统崩解。

这些大脑的变化导致神将元和突触的丢失或减少,特别是在大脑皮质和海马部分。有趣的是在这些大脑变化和 AD 疾病之间的因果关系还不明确。

也有与 AD 相关的神经传导系统的变化,包括 5- 羟色胺受体的减少,5- 羟色胺被摄取入血小板,在斑块和缠结的区域有 5- 羟色胺,以及乙酰胆碱转化酶。(乙酰胆碱酯酶抑制剂、毒蕈碱和胆碱能样激动剂是神经传导类药物,用于在 AD 患者治疗过程中代偿神经传导的变化)。

近期研究确认在 AD 症状发生前数年内大脑就已经发生病理改变。在正常的认知老化和痴呆之间的过渡阶段称为轻度认知功能障碍(MCI),患者表现出短期记忆障碍和完成复杂认知功能的困难性。有 MCI 的患者发生为痴呆的机率较高;目前研究正在探讨为什么一些有 MCI 的患者发展为 AD,而另外一些人并不发展为 AD。

可能的致病原因

虽然环境因素起到一定的作用,但是遗传因素确实增加了 AD 的患病风险。很多研究已经发现在同一家庭中几代人都有 AD 患者。染色体异常已经被确认。一个激烈的争论是关于 AD 疾病的基因形成源于唐氏综合征,唐氏综合征患者体内存有多余的一个 21 号染色体。唐氏综合征患者不仅在 35 岁之后开始出现痴呆的症状,而且唐氏综合征家族中 AD 的患病率也相对要高,反之亦然(Dykens,2007)。AD 患者中 21 号染色体异常的个体引起异常淀粉样蛋白质的生成。14 号染色体和 1 号染色体在高发 AD 家庭的成员中也发现有基因突变。如果仅有其中一个突变基因来自于患有 AD 的父母一方,那么孩子患有 AD 的几率是 50%。

 思考题:

你想知道自己是否有 AD 的遗传倾向吗?这种情况可能会使你的生活变得有何不同?

目前有一些研究在探讨自由基在 AD 发展中的作用。自由基是可以在神经元细胞中产生的分子,可导致损害(叫做氧化性损害)。这种损害阻碍物质进入细胞或者排出细胞,导致脑的损伤。一些研究建议含有抗氧化物丰富的食物可能会提供一些保护作用(Ancelin, Christen & Ritchie, 2007)。

在 AD 患者中还发现高于正常水平的铝和汞,引发人们关于环境毒素对于 AD 疾病影响的推测。但是结论仍旧不明确。AD 患者中呈现低锌水平,虽然还不能确认这是 AD 疾病发生的原因还是结果。

还有一些推测是有关慢病毒引起大脑

中的神经纤维缠结,但是目前还没有结论性证据支持这一理论。一些与 AD 相关的假设的危险因素包括高血脂、高血压、吸烟、头部外伤、以及身体和大脑的活动性下降。目前,没有一个理论可以解释这个复杂的疾病。

症状

这个进展性的、逐渐丧失能力的疾病的症状在不同个体身上是呈不同速度逐渐恶化的。全面衰退量表 / 功能阶段评估表提供了确认 AD 阶段的方式(图 33-1)(Auer & Reisberg, 1997)。虽然确定疾病的阶段有助于预测它的通常病程和预设照护计划,必须还要知道很多因素可影响疾病的进程以及存在个体差异性。

在疾病的早期阶段,患者可能知晓自己认知能力的变化并且变得抑郁或焦虑,或者尝试通过将信息写下来、结构化步骤和简化责任等方法来弥补自己的不足。这些症状的发现可能会需要一段时间,即使是与患者非常密切接触的个体也很难发现。

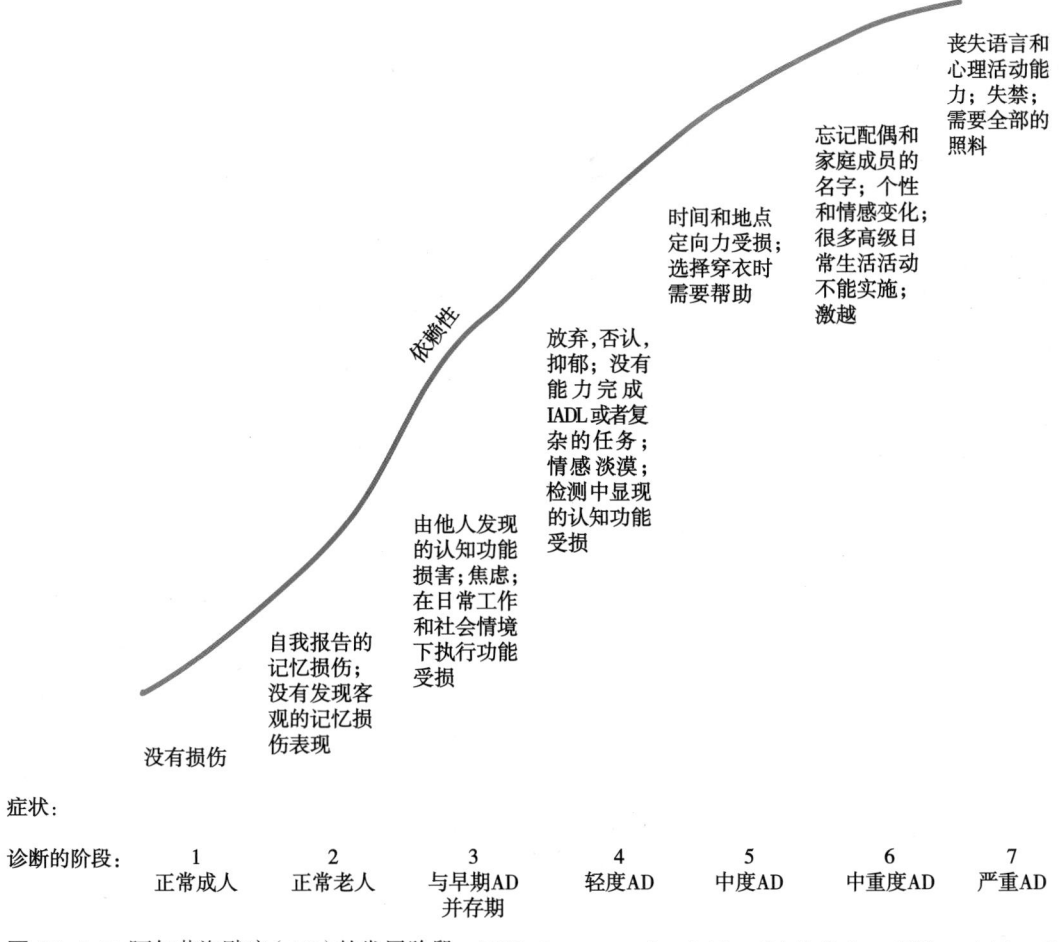

图 33-1 ■ 阿尔茨海默病(AD)的发展阶段。IADL, instrumental activities of daily living; ADL, activities of daily living.(Based on Reisberg, B., Ferris, S. H., & de Leon, M. J.(1982). The Global Deterioration Scale for assessment of primary dementia. *American Journal of Psychiatry*, *139*, 1136–1139; and Auer, S., & Reisberg, B.(1997). The GDS/FAST staging system. *International Psychogeriatrics*, *9*(Suppl. 1), 167–171.)

重要概念：

　　痴呆患者自杀风险最大的阶段是在疾病早期，当个体感知到自己所发生的变化时。

　　除了来自于患者、家人或者有意义的他人提供的症状史之外，辅助诊断还包括脑扫描以显示与疾病表现相一致的脑部结构变化，神经心理学检查以评价认知功能，实验室检查和神经系统检查。

治疗

　　虽然目前没有治疗可以预防或者治愈AD，然而国家健康部和一些私人药厂正在进行相关临床试验，希望可以发现一些药物可以提升功能和减缓疾病进程。人们一直对雌激素在增强认知功能中的角色感兴趣，有人推测雌激素可以保护绝经后的女性发生AD或者其他年龄相关的认知功能减退；然而，既往有关女性健康记忆研究项目的结果显示出矛盾性，发现在绝经后的女性人群中雌激素和孕激素同服的女性有更高的发生痴呆的危险性（Henderson，2006）。抗氧化剂、抗炎药以及补充性药物（叶酸和维生素 B_6 以及维生素 B_{12}），加入神经生长因子到老化大脑中的基因治疗，以及发展疫苗等是临床实验中正在研究的其他领域（National Institute on Aging，2006）。

　　因为乙酰胆碱在AD患者的大脑中含量急剧下降，可以停止或者减慢乙酰胆碱酯酶生成的药物已经被发明并用于治疗AD患者；这些药物包括多奈哌齐（安理申），卡巴拉汀（艾斯能）和加兰他敏（利益灵）。

其他类型痴呆

　　除了AD疾病外，还有很多其他病理变化（pathologies）可以引起痴呆：

- ■ *血管性痴呆*。来自小面积脑梗塞。对脑组织的损伤可以是弥散的或局限的，起发症状更迅速，并且疾病的进展情况比AD更容易预测。相关危险因素例如吸烟、高血压、高胆固醇血症、少动，以及脑卒中史或心血管疾病史。

- ■ *额颞叶痴呆*。以脑部额叶的神经元细胞萎缩为特点，而不是像AD疾病所表现的神经纤维缠结和斑块形成。此病的一个突出特点是在疾病早期表现为行为异常而不是认知功能异常。此外，除了记忆力减退，早期认知功能的改变还包括抽象思维以及言语功能受损。匹克病是额颞叶痴呆中最常见的一种类型。

- ■ *路易氏体痴呆*。也称为皮质路易氏体疾病，与大脑皮层下病理改变以及神经中枢系统中出现路易氏体有关。此病患者常在精神状态方面成波动性，当伴有其他疾病时则出现迅速恶化的趋势，并且经常对类胆碱药物有特异性的反应（例如，镇静剂和抗精神症状性药物）。此类患者中大约有四分之一有痴呆家族史。此种类型的痴呆常常被误诊为其他类型的痴呆。

- ■ *克雅氏病*。引起痴呆的一种极少见的大脑功能异常。此病起病迅速、进展较快，以伴有痴呆的严重神经系统受损为特点。此病被认为由慢病毒感染所致；也有一定的家族遗传性。病理变化过程表现在中枢神经系统中的神经元结构受损，神经胶质细胞过度增长，大脑皮层异常细胞结构，星形胶质细胞肥大和增生，以及中枢神经系统中出现海绵状变性。与AD相比症状呈多样性，包括精神病性行为，行为不稳定性加剧，记忆受损，肌肉功能丧失，肌痉挛，癫痫，以及视觉障碍。此病进展迅速，通常诊断后1年内死亡。

- ■ *韦尼克氏脑病和帕金森病*。引起的痴呆所占比例较小。

- *AIDS*。在疾病晚期可以发展成痴呆。
- 创伤和中毒。属于其他原因导致的痴呆。

　　这些其他类型的痴呆可以与 AD 通常相关的症状表现相类似。没有全面的评估以确诊或者排除其他类型的痴呆，就不能对患者准确地做出 AD 的诊断。

重要概念：

　　其他类型的痴呆能与 AD 混淆；因此，在确诊 AD 诊断前一个全面的评估以排除其他原因的痴呆是非常必要的。

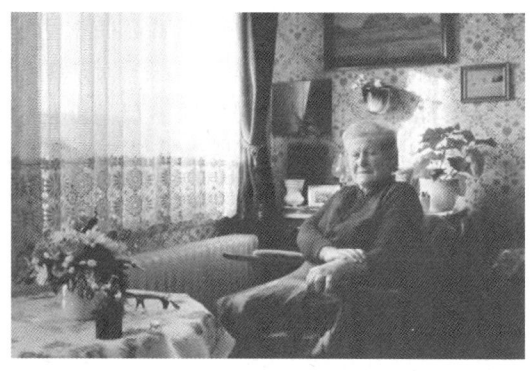

图 33-2　■ 熟悉的物品，一个稳定不变的环境和长时间的照护者可以减少痴呆患者的安全风险和行为问题

痴呆患者的照护

　　痴呆不可逆转的特点以及它的逐渐恶化的病程对患者自身和其家庭而言都有巨大的影响。痴呆患者所需要照料的范畴大部分在护理的范畴之内。

保证患者安全

　　照顾中最重要的一点就是要保证患者的安全。他们较差的判断力和错觉可导致发生严重的行为问题和意外灾祸。一个安全的、有设计的环境是非常重要的。周边的人和环境内的物品尽量保持不变（图 33-2）。一些物品有利于刺激记忆，包括患者的照片、一些在卧室门上持续使用的标志物（如干花或者三角形）或个人的物品。噪声、活动和灯光可以过度刺激患者并进一步降低功能，因此它们需要被控制，尤其是在预防或管理日落综合征时（框 33-2）。

　　有可能被患者意外误服的清洁剂、杀虫剂，药物，以及一些不能吃的东西等必须放置在带锁的柜子里。要用保护盖覆盖未使用的电源插座电源口、风扇、发动机以及其他物品等以防止手指插入。火柴和打火机一定不能

框 33-2　日落综合征

　　有认知功能障碍的个体可能会经历昼夜节律混乱，由于它常在"日落后"出现因此称作日落综合征。一些可以增加此症状发生的因素包括不熟悉的环境（如近期入住到机构），睡眠型态紊乱（例如，睡眠呼吸暂停），使用约束，过度感官刺激，感觉剥夺，或者生物钟改变。

　　护士可以通过下列方法预防和处理日落综合征：

- 在患者房间里放置他熟悉的物品。
- 下午时让患者做一些体力活动以帮助他

消耗能量。
- 调整环境中的光线避免晚上时房间变得黑暗。
- 整夜都打开夜灯。
- 频繁接触患者以提供保证和定向。
- 通过触摸增加人与人之间的接触，安抚患者。
- 确保环境温度在患者感到舒适的范围内。
- 夜间控制噪声和人员走动。
- 保证患者基本需要得到满足（例如，充足的液体摄入，如厕，干爽的衣服）。

让患者触及,如果患者抽烟,那就需要密切监测。窗口和门可以用树脂玻璃保护,并配有不能移动的纱窗以避免患者从窗户坠下。徘徊在痴呆患者中常见;不要约束或者限制他们,更有益的是为痴呆患者提供一个可以徘徊的安全区域。可以安装保护性门以避免徘徊走失;可在门上安装警报和铃铛在痴呆患者欲走出门时提醒家人。由于痴呆患者因为徘徊而走失的高危险性以及不能告知他们自己的名字和住址,因此最好一直给患者佩戴患者信息确认手环并准备好患者近期的照片。

防止虐待发生是另一个安全方面的考虑。除了由于较差的认知功能而被他人利用之外,痴呆老人还可能被照顾者虐待,这些照顾者由于患者的行为问题和照顾需求而变得压力越来越大。非常重要的是要评估照顾者是否可以良好地管理和应对痴呆患者的照顾工作,并提供支持和帮助以避免照顾者压力过大。

促进治疗和活动

在考虑患者功能状态的基础上,可以为痴呆患者提供多种多样的治疗和活动。职业治疗和表达治疗对早期痴呆患者受益。可以使用多种程度的现实定向,可以从日间小组到与患者每次接触的过程中提醒患者他/她是谁。即使是最激越的患者也能通过活动维持接触和获取刺激,如听音乐、爱抚宠物,以及触摸各种物品等。被触摸也是一种令人愉快的和刺激性的体验。

经过调整的沟通技巧可以促进活动。一些有帮助的策略如下:

- 使用只含有一个想法或者指示的简单句。
- 使用对成人的语调以平静的语气说话(不要用孩子式的谈话)。
- 避免可以被误解或者嘲笑的字或者词组。
- 提供机会做简单的决定。
- 避免争论(转移注意力可以有帮助)。

- 认识到正向反馈的效果。
- 观察非语言表达和行为。

提供生理照护

痴呆患者的生理照护需求绝对不能被忽略。这些个体可能不会抱怨他们饿了,所以没有人注意到他们仅吃了不到四分之一的食物;他们可能不记得喝水,所以他们会发生脱水;他们可能洗澡时对抗的太厉害因此总是洗不上澡;在他们臀部的压疮可能被忽视。这些患者需要密切观察和仔细关注他们的生理需要。护士必须考虑到患者可能无法交流自身的需要和不适;患者行为或者功能表现的细微变化,一个痛苦的表情,或者反复触碰身体的某个部分都可能提示有问题发生。使用固定的照顾者可以使照顾者熟悉患者独特的行为表现并且能更快地分辨出异乎寻常的表现。

使用补充和替代疗法

很多替代疗法目前被用于治疗痴呆。包括维生素 B_6,维生素 B_{12},维生素 C 和维生素 E;叶酸,锌,硒等在内的营养补充剂已经被用于治疗痴呆。银杏叶也在一些临床研究中显示出可以促进循环和精神功能(DosSantos-Neto, de Vilhena Toledo, Medeiros-Souza, & de Souza, 2006; Rassamy, Longpre, & Christen, 2007);但是要注意银杏叶过度长期服用或者与抗凝药同时服用时可以增加眼内出血和硬膜下血肿的危险。除了草药和营养素之外,中医还可以使用气功这种治疗性锻炼方式;气功中的呼吸锻炼以及视觉化可以促进大脑的氧合作用。

尊重个体

随着患者病情的发展,他们的尊严、个人价值、自由,以及个体性可能会受到威胁。患者家人可能看待患者是一个生活在熟悉躯体里的一个陌生人,而这个躯体既往曾经承载着他们所爱的人。医务人员看到的患者可能是部分或者全部需要护理照料的人而不了解任何他的独特的生命史。越来越不将患者看作是一个正常人或者看作是与以往认识的一样的人都会导致痴呆患者遭到非人性的对待。特别要注意下面这些问题的维持和促进：

- 个体性。护士必须了解患者的情况和其独特性，并将这些信息整合到护理活动中。
- 独立性。指导患者自己着装，即使耗费比代替穿衣多余三倍的时间，也要尽可能地为他们提供各种机会。
- 自由。当大的自由受限时，小的选择和控制变得格外重要。护士必须在考虑效率和安全的时候注意到这点，大量的限制自由是不可取的，因为可导致患者的生命质量下降。
- 尊严。与模仿卒中后患者由于肢体活动受限而发生跌倒相比，对痴呆患者的行为问题愤怒或者嘲笑也是同样残酷的。对这些患者应该给予尊重，包括有吸引力的着装，好的修饰，适宜的发式，呼叫他们的名字，保护隐私，以及为其保密。
- 连接。痴呆患者还可以持续是家庭中、社区中，以及人群中有价值的一个个体。与其他人群和环境的交往和联系，可以表现为对生活在不同躯体和精神状态下的个体的认可和尊重。

支持患者的家庭

帮助和支持患者的家庭是痴呆患者护理计划中的一个重要部分。照顾认知功能障碍的亲人所产生的生理、情感、以及社会经济方面的负担是巨大的。不要想当然地认为家人理解了基本的痴呆照顾技巧。护士需要帮助他们了解基本的、特定的照顾技巧，包括抬起、洗澡以及管理行为问题。护士也可以帮助家庭准备好如何应对在承担照护责任过程中产生的内疚、挫败、生气、抑郁，以及其他的一些情绪。帮助家庭安排好短暂休息、与相应支持小组建立联系、获取咨询将会对家庭非常有益。美国绝大多数州都有 AD 协会的分会，护士可以介绍家庭到这些组织中接受帮助（见资源列表）。

重要概念：

不能想当然地认为家庭照顾者知道喂食、洗澡、搬运以及其他的基本照护技能。

护理计划 33-1 描述了为 AD 患者所制订的一个照护计划。

护理计划 33-1

伴有 AD 的老年患者

护理诊断：进食自理缺陷　与认知功能改变有关

护理目标	护理措施
患者维持理想范围内的体重；没有出现营养不良的征象	■ 测量患者体重获得基线体重，建议患者的家人每周为患者称重，如果体重丢失超过 4.5kg 则要报告护理人员 ■ 和患者以及家人浏览一下患者喜欢和不喜欢的食物；帮助家人按照患者的喜好准备食物；必要时咨询营养师

- 建议家人为患者提供有营养的小零食、小点心，以及松软的／纯度高的食物
- 不鼓励患者吃坚果、硬糖、爆米花或者其他容易呛噎的食物
- 建议患者每天固定时间、固定地点进食（最好是在注意力不易分散的地方）
- 指导家人如何在进餐过程中引导患者进食，如将合适的餐具放在患者的手中，一步步地给予指导，以及表扬患者好的进食习惯等
- 向家人介绍社区中的送餐服务或者类似的服务

护理诊断： 功能性尿失禁：如厕自理缺陷，尿液排泄状态改变　与认知功能改变有关

护理目标	护理措施
患者建立如厕规律以预防尿失禁的发生（如果可能的话）；患者不发生尿失禁的并发症	■ 评估排尿形态，并考虑尿失禁是由于认知功能改变导致的还是由其他问题导致的；如果是由其他问题导致的则进一步转诊评估 ■ 帮助家庭确认两次尿失禁之间的时间长短，建立一个计划在距离尿失禁发生前半小时帮助患者如厕 ■ 确保厕所很容易达到；需要的话准备移动性厕椅和尿壶 ■ 强化避免皮肤损伤的清洁皮肤和皮肤护理的方法 ■ 建议给患者穿着在如厕时容易脱去的衣服；用粘贴型扣子代替纽扣和拉链 ■ 提供尿垫产品的相关信息以及社区的资源

护理诊断： 有受伤的危险　与认知功能改变所致的徘徊、判断力受损有关

护理目标	护理措施
患者不发生伤害	■ 和家人一起对房间中潜在的危险品进行筛检，并提出合适的防范建议 ■ 确保房间内安装了烟雾和火警报警器 ■ 建议防范性的方法，例如将化学制剂、药物以及其他有潜在危害的物品锁在柜子里；设定热水加热温度在 120 华氏度之下；提示患者因徘徊走出房间的报警器；保持环境有很好的照明和无杂物堆积；封上电源插孔，锁紧窗户，在邻居家留下一套钥匙。在地区商店购买安全器械 ■ 指导家人帮助患者使用药物 ■ 确保患者穿着防滑鞋和安全服 ■ 建议家人有患者的近照，用于他丢失时需要陌生人识别他时 ■ 提供为患者获取识别手环的相关信息

护理诊断：睡眠型态紊乱　与痴呆相关

护理目标	护理措施
患者在夜间睡眠 5~7h；1d 只小睡 1 次；没有疲惫，失眠，以及其他睡眠 / 休息紊乱	■ 建议家人记录患者的睡眠时间和小睡时间以评估其型态 ■ 建议家人遵循简单的、一致的上床程序；提供轻柔的灯光和音乐（如果它们促进睡眠的话）；避免患者白天小睡太多；鼓励晚上早一些时间的锻炼

护理诊断：语言沟通障碍　与 AD 有关

护理目标	护理措施
患者对人、地点、和时间能定向（最大程度的）；有效地交流他的需要	■ 指导家人有帮助的沟通技巧，例如： 　● 使用平静放松的方式进行沟通 　● 说话前从前面接近患者，引起他的注意 　● 使用简单的语言 　● 每次只给一个指令或者建议 　● 避免过度刺激患者或让信息过度 　● 允许患者有足够的时间去反应 　● 确认患者使用的用于描述其需要或者物品的词汇 　● 当患者变得伤心时使用转移注意力的方式 ■ 建议家人持续训练患者的定向力，在患者房间放置钟表和日历 ■ 帮助家人确认和避免某些能引起患者错觉的环境因素，如由于光线产生的阴影，在空房间放置的收音机等

护理诊断：家庭运作中断以及照顾者角色紧张　与患者角色和功能改变以及照护的需要有关

护理目标	护理措施
家庭不受患者疾病的不良影响；建立有效的应对患者情况的方法	■ 评价家庭对患者状况的反应，对角色和功能的影响；确定家庭成员的危机和需求 ■ 和家人讨论疾病状况和患者的病程转归 ■ 确认其他的可以为家庭照顾者提供帮助的家庭资源或者其他有意义的人 ■ 将家庭介绍给当地的痴呆患者协会、咨询服务，以及其他的支持性服务 ■ 帮助确认临时看护服务；推荐适合患者的日间照料项目 ■ 讨论未来的护理院入住事宜；倾听家庭的顾虑；澄清误解和给予事实讲解 ■ 帮助家庭确认他们自身的需求，当患者状况恶化时设立一个自己的生活计划 ■ 允许和鼓励情感的表达；提供支持

案例分析

　　一位家庭访视护士正在对一位 69 岁的被诊断患有 AD 疾病的 S 先生进行初次访视，并且帮助他的夫人设定一套有效的照护方案。S 先生大约一年前被确诊，这源于他所执教的大学所做的评价。大学方面描述到 S 先生行为举止不妥：进入到其他教授的课堂并且开始讲课，忘记去上课和参加会议，几天不洗澡和不换衣服，讲课不合逻辑，以及请求同事帮他操纵一些办公设备，而这些设备是他使用了多年都没有使用困难的设备。当观察到 S 先生的情况逐渐恶化后，学院院长打电话给 S 夫人并讨论所发生的这些事情。S 夫人也承认她也发现她的先生表现与平常不同（忘记名字和约会，支票跳票，没有原因的争论，对朋友言语不善，以及把上班时间和休息时间搞混），但想到的是可能与变老和工作压力有关。当院长和她谈了之后，S 夫人意识到 S 先生可能有严重的问题发生并陪他去做了检查，结果显示 S 先生得了阿尔茨海默病。S 先生立即办理了退休，之后每天都和 S 夫人 24 小时在一起。直到上个月之前 S 夫人都没有任何抱怨，上个月开始 S 夫人反复给医生打电话讨论 S 先生出现的一些新问题，如失禁、进食困难，以及徘徊。这些新问题已经摧毁了 S 夫人，她看起很疲惫并说到自己吃的和睡的都不好。她坚决强调"她绝不会把她的丈夫送入机构"，她会在家照顾他就算"照顾活动会杀了她"。

评判性思考
- S 先生和夫人在此时都有哪些需求？
- 何种资源可以有助于 S 夫人应对照护的需求？

相关研究

按摩在护理院中认知功能受损老人的激越行为管理中的应用

Holliday-Welsh, D. M., Gessert, C. E., & Renier, C. M.（2009）. Geriatric Nursing, 30（2），109–117.

　　在此研究中，一组护理院中的患者根据 MDS 评估报告被认为伴有激越行为问题。这些患者年龄大于 60 岁，伴有中度至重度的认知功能损害，有激越行为发生史。基线数据主要收集的是徘徊、语言和身体攻击行为、不符合社会期望的行为，以及对照护抵抗的行为。在这些患者身上实施按摩，除了不合社会期望的行为问题没有改善之外，其他行为问题都有改善。

　　按摩是一个容易被理解的、容易掌握的、低风险的可以被护理院工作人员、家庭照顾者、志愿者所提供的一种干预手段。它可能会在不使用药物的情况下帮助改善行为问题。类似于其他干预方法，这种干预方法应该是个体化的，对按摩给予监管和评价并及时反应。虽然按摩对很多人而言是一种放松的，令人愉快的体验，但是它在某些个体身上可能会引发激越行为。

实践探究

你在一个有痴呆患者特殊照护单元的大型护理院里应聘了一个职位。那里有25个中度至重度的痴呆患者。你注意到这个单元看起来和其他单元一样，在培训时你问到有哪些项目或者特点使得这个单元比较特别。你被告知在这个单元每天下午2点都有活动部来组织小组活动以避免徘徊行为的发生，单元的门也需要输入特殊的密码才能走出去。

随着时间的推移，你认识到实际上这个单元一点都没有什么特殊之处。患者大部分时间都是坐在走廊里或者餐厅里，工作人员大部分时间都是在护士站。你向你的指导老师谈到有一些办法也许可以在单元里试用一下，可以通过改变一些现有的照护方法来提高患者的生存质量和服务质量。指导老师鼓励你把你的想法具体提出来。

什么样的环境和活动的改变可以在这个单元里为痴呆患者提供有效的照护？你如何实施这些措施？

评判性思维能力训练

1. 描述老年患者在因手术住院期间可能会经历的引起谵妄的情境。
2. 讨论老年人阿尔茨海默病的诊断对其配偶、成年子女以及孙子女的影响。
3. 配偶会以何种方式否认其爱人有痴呆的征象？配偶的哪些行为会拖延对患病爱人的疾病诊断？
4. 轻度痴呆的老人在社区独自居住时会面临哪些危险？

刘　宇

引用资源

Alzheimer's Association
http://www.alz.org

National Institute on Aging, Alzheimer's Disease Education and Referral Center
http://www.nia.nih.gov/alzheimers

参考文献

Alzheimer's Association. (2007). *Alzheimer's disease: Causes and risk factors*. Retrieved October 10, 2007 from http://www.alz.org/alzheimers_disease_causes_risk_factors.asp

Ancelin, M. L., Christen, Y., & Ritchie, K. (2007). Is antioxidant therapy a viable alternative for mild cognitive impairment? Examination of the evidence. *Dementia and Geriatric Cognitive Disorders, 24*(1), 1–19.

Auer, S., & Reisberg, B. (1997). The GDS/FAST staging system. *International Psychogeriatrics, 9*(Suppl 1), 167–171.

Dos Santos-Neto, L. L., de Vilhena Toledo, M.A., Medeiros-Souza, P., & de Souza, G. A. (2006). The use of herbal medicine in Alzheimer's disease—A systematic review. *Evidence Based Complementary and Alternative Medicine, 3*(4), 441–445.

Dykens, E. M. (2007). Psychiatric and behavioral disorders in persons with Down syndrome. *Mental Retardation and Developmental Disability Research Review, 13*(3), 272–278.

Henderson, V. W. (2006). Estrogen-containing hormone therapy and Alzheimer's disease risk: Understanding discrepant inferences from observational and experimental research. *Neuroscience, 138*(3), 1031–1039.

National Institute on Aging. (2006). *Alzheimer's disease: Unraveling the mystery*. Publication No. 02-3782. Rockville, MD: National Institutes of Health.

Pfeiffer, E. (1975). A short portable mental status questionnaire for the assessment of organic brain deficit in elderly patients. *Journal of the American Geriatric Society, 23*(10), 433.

Rassamy, C., Longpre, F., & Christen, Y. (2007). Ginkgo biloba extract (EGb 761) in Alzheimer's disease: Is there any evidence? *Current Alzheimer Research, 4*(3), 253–262.

Robakis, N. K. (2007). The discovery and mapping to chromosome 21 of the Alzheimer's amyloid gene: History revised. *Journal of Alzheimer's Disease, 10*(4), 453–455.

第七单元

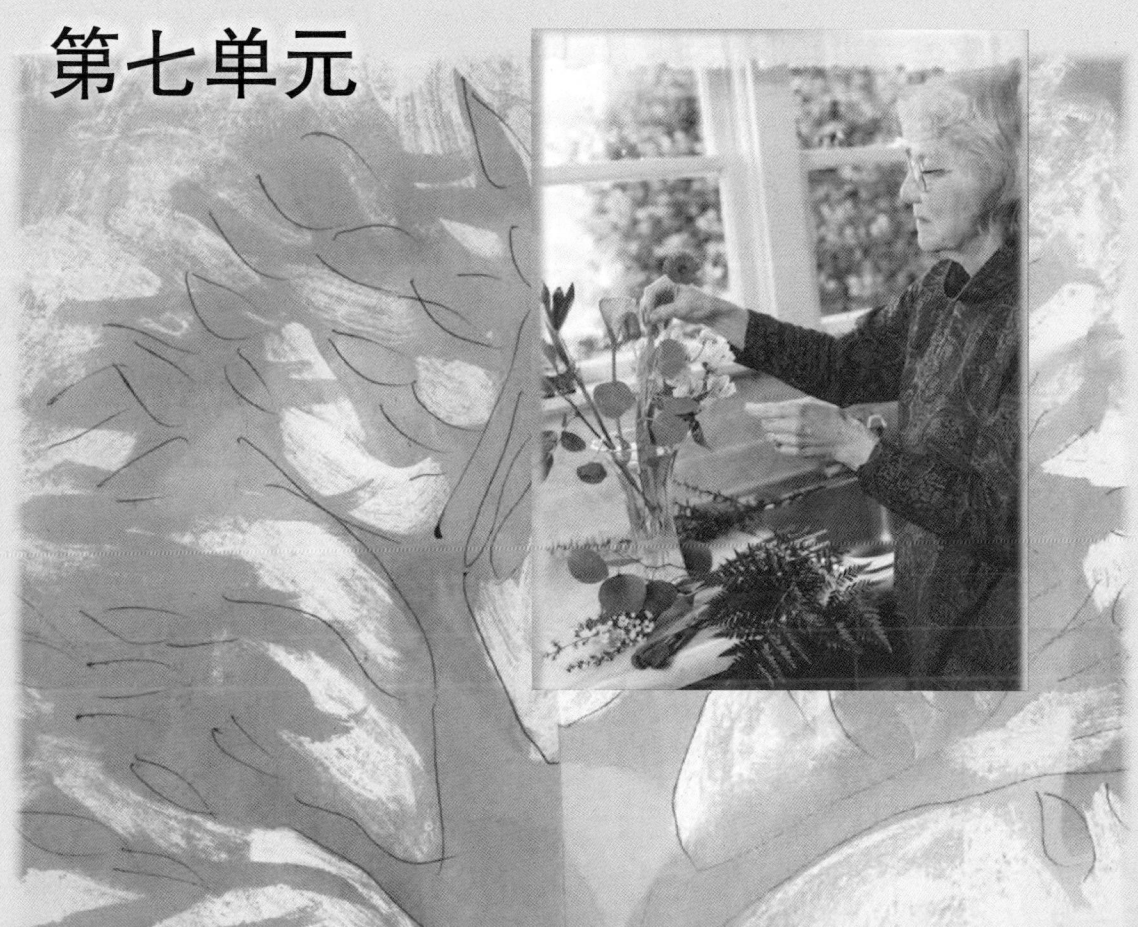

老年护理关键问题

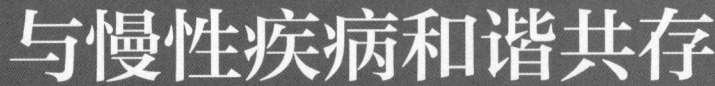

与慢性疾病和谐共存

本章提纲

学习目标

通过本章学习，你将能够：

1. 了解老年人慢性疾病的范围。
2. 区分康复和治愈。
3. 列举慢性病护理的目标。
4. 概述老年人慢性病护理需求评估的内容。
5. 论述如何使老年慢性疾病传统治疗的益处最大化的方法。
6. 明确哪些替代疗法对老年慢性疾病有益。
7. 论述影响老年慢性病护理的因素。

术语词汇须知

慢性疾病：长期的功能障碍或病理现象。

防御机制：个体面对挫折或应激情境时产生的生理反应。

康复：通过调动身体、思想和精神去控制症状，促进幸福感和尽可能提高生活质量水平。

病不是一个容易被接受的状态。即使是普通感冒也会打乱我们的生活,让我们感觉不舒服、烦躁,甚至没有动力去工作和娱乐。当生病时,日常生活活动都可以成为一件苦差事。我们不再顾及我们的外表,我们的生活都围绕着药物、治疗,医生的随访会让我们感觉更好。幸运的是,对于大多数人而言,疾病只是暂时的,他们很快恢复并重回到日常生活中去。

然而,一些疾病可能会伴随在人们余下的岁月里——慢性疾病。一个人生活的方方面面都可能受到慢性疾病的影响。由于慢性疾病在老年人群中的发生率较高,老年科护士常常参与协助患者处理这些疾病。对于老年科护士而言,了解针对老年慢性病患者的独特的挑战和目标是很重要的。慢性疾病的成功管理可以使一个令人满意的生活方式(在该生活方式中,对疾病的控制不过是日常活动的一部分)和受疾病所控制的生活方式之间产生很大不同。

> **重要概念:**
>
> 慢性疾病的有效管理可以在一个高质量且令人满意的生活和一个受疾病控制的生活之间起到很大的作用。

慢性疾病与老年人

医疗技术将许多患者从死亡边缘拉回,大量的患者已逐渐步入老龄化阶段,在该阶段中慢性疾病的发生率较高。因此,对于超过 80% 的老年患者至少患有一种慢性疾病不需感到惊讶。人们会随着年龄的增长而出现一些发病率较高的慢性疾病(框 34-1),特别是考虑到这些慢性疾病对老年患者的影响程度。对这些慢性疾病(表 34-1)的潜在护理诊断表明,这些慢性疾病破坏了患者的身体、心理和社会健康。

> **重要概念:**
>
> 在老年人中出现的大多数慢性疾病都会显著影响其生活质量。

框 34-1　在老年人群中存在的主要慢性疾病

将近一半的老年人患有关节炎。

超过三分之一的老年人患有高血压。

超过四分之一的老年人有听力障碍。

超过四分之一的老年人有心脏病。

超过八分之一的老年人有视力损害。

将近八分之一的老年人有畸形或肢体障碍。

将近 10% 的老年人有糖尿病。

大约 12 个老年人中就有 1 个老年人受到痔疮和静脉曲张的困扰。

慢性病护理的目标

大多数的健康专家都是在急症护理模式下接受培训的,其中护理工作的重点是诊断、治疗、治愈疾病。在该模式下,护理行为是基于治愈患者的干预措施而产生的,成功的判断标准是如何使患者快速完全恢复。慢性疾病是一个完全不同的情况。由于慢性疾病不能被治愈,因而通过治愈路径去指导护理是不恰当的。相反,康复是最重要的。

康复是指通过调动身体、思想和精神去控制症状,促进幸福感和提高生活质量水平。患有慢性疾病的个体可以学会如何与疾病有效共存,并且通过意识到自身的内涵要远远超过生命的机体而达到内心的安宁和和谐。护士在这个过程中充当了治疗角色,并且指导患有慢性疾病的个体去达到自身的最大潜能和最优化的生活质量水平。护士的工作不是给患者提供护理管理和治疗,而是激发患者自我治疗的能力,通过创造人与自然相结合

表 34-1　老年人群中 12 项主要慢性疾病的潜在护理诊断

	关节炎	高血压	听力障碍	心脏病	白内障	慢性鼻窦炎	视力损害	畸形或肢体障碍	疝气	糖尿病	静脉曲张	痔疮
活动无耐力	✓	✓		✓	✓			✓	✓	✓	✓	✓
焦虑	✓	✓	✓	✓	✓	✓		✓	✓	✓	✓	✓
便秘									✓		✓	
心输出量减少												
语言沟通障碍			✓									
无效应对	✓	✓	✓	✓	✓	✓	✓	✓	✓	✓	✓	✓
家庭应对能力缺陷	✓	✓	✓	✓		✓		✓		✓	✓	✓
娱乐活动减少	✓	✓	✓	✓	✓	✓		✓	✓	✓	✓	✓
家庭进程改变	✓	✓	✓	✓	✓	✓		✓		✓	✓	✓
害怕	✓	✓	✓	✓	✓	✓	✓	✓		✓	✓	
体液不足								✓				
体液过多					✓							
悲伤												
无效的健康维护	✓	✓	✓	✓	✓	✓	✓	✓		✓	✓	✓
持家能力受损	✓	✓	✓	✓	✓	✓		✓		✓	✓	✓
感染风险				✓		✓			✓	✓	✓	
受伤风险	✓	✓	✓	✓	✓	✓	✓				✓	
知识不足	✓	✓		✓	✓	✓	✓	✓	✓	✓	✓	✓
躯体移动障碍	✓	✓		✓	✓			✓	✓	✓		✓
不依从	✓	✓	✓	✓	✓	✓	✓	✓		✓	✓	✓
营养失调:少于机体需求	✓				✓	✓	✓	✓		✓		
营养失调:多于机体需求	✓	✓		✓	✓					✓		
口腔黏膜受损										✓		
疼痛	✓	✓		✓		✓			✓		✓	✓
无力感	✓		✓	✓	✓		✓	✓				
无效呼吸				✓		✓		✓				
自我护理缺陷	✓	✓	✓	✓	✓	✓	✓			✓	✓	✓
身体意向失常	✓	✓	✓	✓	✓	✓	✓	✓		✓	✓	✓
感官知觉失常	✓		✓		✓		✓	✓				
性无能	✓	✓		✓				✓		✓		
皮肤完整性受损				✓				✓		✓	✓	✓
睡眠模式改变	✓	✓		✓		✓			✓	✓	✓	✓
社交障碍	✓	✓	✓	✓	✓	✓	✓	✓		✓		

续表

	关节炎	高血压	听力障碍	心脏病	白内障	慢性鼻窦炎	视力损害	畸形或肢体障碍	疝气	糖尿病	静脉曲张	痔疮
社会隔离	✓	✓	✓	✓	✓		✓	✓				
精神困扰												
思维过程受到干扰		✓	✓	✓			✓			✓		
组织灌注无效				✓								
排尿受损				✓						✓		

的治疗环境、教育、授权、加强、肯定、验证、消除自我护理和自我意识过程中的障碍。

重要概念：

康复是指通过调动身体、思想和精神去控制症状，促进幸福感和增强生活质量水平。

由于患者不能消除疾病，因此护理工作主要是帮助患者如何有效地与慢性病和谐共处，而不是治愈慢性病。那些以患者治愈的数量来衡量成功的专家，当工作对象为慢性病患者时，其肯定会感到挫败和失望。他们必须重新调整一套新的护理目标（框 34-2）。以下的慢性病护理目标是恰当的：

框 34-2	慢性病护理目标

维持并改善自我护理能力。
有效管理疾病。
促进身体的愈合能力。
预防并发症。
延缓恶化和衰退。
实现最优化生活质量。
舒适且有尊严的死去。

■ **维持并改善自我护理能力** 慢性疾病常常对患者提出更多的要求。患者可能需要特定的饮食、调整日常活动、服用药物、完成治疗或者学习使用辅助装置或器材。护士需要协助患者增强满足这种需求的能力。达到这一目标的护理实践包括疾病知识和管理的宣教、健康维持和改善、促进自我护理动机、协助使用辅助器材和周期性的辅助照护。

■ **有效管理疾病** 患者需要充分了解自身的疾病状态及相关的护理，因而需要掌握一些技能，如注射药物、换衣或应用假肢。然而，动机是患者调动知识和技能以完成有效自我护理的基础，因此评估动机因素、计划和实施干预以提高患者动机是很重要的。

■ **促进身体的愈合能力** 机体抵抗疾病的强大潜能和自然康复能力常常被低估。帮助患者调动自然资源是护士的重要职责。促进自我康复的策略包括压力管理、引导意象、锻炼、增强免疫的饮食及反馈。

■ **预防并发症** 慢性疾病及用于慢性病管理的传统治疗方法可能会增加感染、受伤和其他并发症的危险。危险是随着时间不断变化的，因此需要及时识别和积极预防潜在的危险。并发症常常会降低患者的自我护理能力、增加残疾危险及加速疾病恶化，因此需要被及时预防。糖尿病患者是积极生活还是被盲目地截肢很大程度上取决于随访治疗计划实施情况和并发症的有效预防。

■ **延缓恶化和衰退** 通常慢性疾病是逐渐恶

化的。例如：即使给患阿尔茨海默病的患者提供有效的护理干预,疾病状态也将逐渐变坏。然而,预防实践可能影响患者在疾病后期是正常活动还是卧床。通过有意识的干预增强预防护理干预的作用和早期识别问题。

■ **实现最优化生活质量**　虽然卧床输氧气可以维持机体功能,但是不能给患者的心理和精神带来极大的鼓舞。护士应该给予患者关心,通过帮助他们参与活动以获得快乐、鼓舞和奖励。护士应评估患者对娱乐、社会、精神、情感、性和家庭需求的满足程度,并提供帮助以满足这些需求(如介绍新兴趣、咨询服务、提供专门的交通工具、安排牧师的家访)。积极的自我概念需要被促进,健康专业人员应定期评估疾病治疗对促进或阻碍生活满意度的程度,这是很重要的。

■ **舒适且有尊严地死去**　随着健康状态的下降,患者在余下的生命里将会需要更多的身体和社会心理的支持。减轻疼痛、保存体力、提供舒适、补给以满足日常需要变得很重要。护士需要意识到倾听及与即将死去的人进行交流是很重要的,预期他们的需求、确保精神支持,最重要的是让患者在这个阶段感觉到可依靠护士寻求支持和帮助。

　　慢性病护理目标执行结果和进程的评估方式不同于急性护理。患者由活动自如到需要借助轮椅来活动,这一结果可能被认为是成功的,因为考虑到若是如果没有护理干预,患者可能此时已经卧床不能自如活动,或是已经死亡。同样的,让患者保持身体和精神的舒适死亡,会给患者家庭留下积极的回忆,这也是有意义的结果。这些评判因素护理成功的不同于急性护理,但同样重要。

 重要概念：

　　慢性病护理目标成功的评估方式不同于急性护理。

慢性病护理需求的评估

　　慢性病患者在自我护理的能力上存在差异。个体的自我护理能力在疾病的不同时段也会不同,因此需要及时地评估和再评估自我护理能力。护士需要评估患者执行每一项健康相关需求的能力,及患者满足疾病需求的能力(如服用药物、换衣、专门的运动)。因而,护士可以评估患者在满足护理需求时存在的不足。

　　大多数慢性病患者通过社区机构管理疾病,其中大多数还有家庭支持或参与;因此,评估内容不仅包括患者执行护理需求的能力,还需要评估家庭援助和应对家庭护理的能力。例如,一位糖尿病患者因手部有严重的关节炎,因而无法自己注射胰岛素,但是他的妻子可以帮助他完成注射;因此,他在这方面没有存在不足。同样地,阿尔茨海默病患者可能不能在安全隐患中保护自己,但要是她和一个女儿住一起,负责看管她的活动,那么这个患者可以满足保护自己的能力。在"家庭也是患者(*the family is the patient*)"这个框架下,家庭的能力和局限性必须被评估。但是家庭不仅只限于亲属,还包括各种重要的人。

　　但是,护士不能认为家庭成员可以绝对弥补患者在护理需求上的不足。有时,照顾者在身体、精神或情感能力上不能满足患者的护理需求。例如,上述患者的女儿自己就是一个体弱的老年人。同样地,家人因为生活方式或者对患者的感情问题可能不想提供护理。当将护理责任安排给患者家属时,必须要考虑这些因素。

　　一旦评估完后,护士应该与患者及家属一起讨论护理需求。这不仅有利于明确需求,而且还有利于所有参与的成员理解护理需求的内涵。护理需求的满足需要家属共同完成(例如：女儿协助洗澡,儿子负责每个月带母亲去医院门诊随访,儿媳妇就负责提醒患者每天 2 次按时服药）。护士可以告诉家属,在他们的小区提供的支持服务。护士对家属要坦诚,在商讨过程中护士需要告知社区服务的花费和局限性。

重要概念:

患者和家庭照顾者需要明确护理计划的优先顺序和护理目标。

明确的护理需求指导着护理目标和计划。设定目标在帮助患者和家属明白疾病的现实趋势上是很重要的。例如,恢复行走的长期目标和预防功能恶化的目标是不同的。接受这个长期目标,就意味着患者和家属需要接受疾病的现实情况,这对于他们来说是不容易的。让家属明白患者的身体和精神状态会随着时间而逐渐变差,这是需要一定的时间和相当大的护理支持。这不是意味着希望的破灭,而是对未来可能发生的现实更客观地了解。短期目标是对持续努力的评估,并且也是护理目标的基准;这些目标的设定可以是每天的、每星期的或者每个月的,取决于具体的情况。

最后,书面的护理计划有益于患者和家属。将计划写下来可以避免导致认知和现实的差异。也可以避免忘记,并且保证参与护理的成员对护理要求理解的一致性。

思考题:

当你获悉你患有慢性疾病,并且会逐渐恶化,你的生活会发生怎样的变化呢? 你会有什么不同的举动? 你将从哪里或者从谁那获取情感和精神上的支持呢?

最优化慢性病护理

对于两个有相同的疾病诊断和护理需求的患者而言,可能一个患者继续保持积极的社会参与性,享受高水平的生活质量;而另一个患者可能被疾病束缚而待在家里。这种差异的产生可能取决于患者如何处理和管理照护活动。

选择一名合适的医生

慢性疾病需要长期的医疗监督,因而选择医生对于患者而言是很重要的。患者应该与一位专家保持联系,该专家应该对该疾病的最佳实践了如指掌。护士应该给患者提供相关领域的专家信息。除了在该领域的资历和专业知识,患者需要感觉与该医生相处起来很放松。患者与医生之间放松的氛围可以让患者随性地问问题、讨论目前的担忧及目前存在的问题。有助于促进积极的医患关系,包括就医方便、充分的访问和电话交流时间、舒适耐心的交流方式、最终患者的参与权和决策权、考虑整个家庭的需求、开放替代和补充疗法及充满希望和乐观的态度。

重要概念:

医生除了要有处理特殊疾病的专业知识外,还需要有能与患者保持长久关系的且让患者感到放松的技能。

患者应有效地使用医疗服务人员的时间。建议患者在进行门诊随访前,先将问题、症状、担忧写下来并整理好自己的实验室检查结果、生命体征和其他相关的医疗资料。

使用慢性病护理指导

任何一个尝试减肥餐或运动计划的人都会感激那个与之分享经验的朋友。同样地,对于那些需要在余下生命里的每 1 天都面对生活调整的个人而言,将会受益于一个伙伴或指导员给其提供的支持和协助。慢性病护理指导可以是配偶、孩子、朋友或与其有相同疾病的、关心着他 / 她的、并保持规律联系的病友(图 34-1)。指导员会陪着患者去做诊断性测验或日常的随访并常规检查患者的状态。指导员可以提供反馈和正性强化,也可以在患者"畏惧 / 脱离"治疗方案或退缩时当一个倾听者(框 34-3)。指导员也可以通过从杂志上剪辑文章或与患者分享从媒体上获取的信息,来帮助患者跟进疾病的当前研究进展。老年科护士可以通过例举这个过程的一些基本步骤(框 34-4),来建议和支持老年慢性病护理指导。

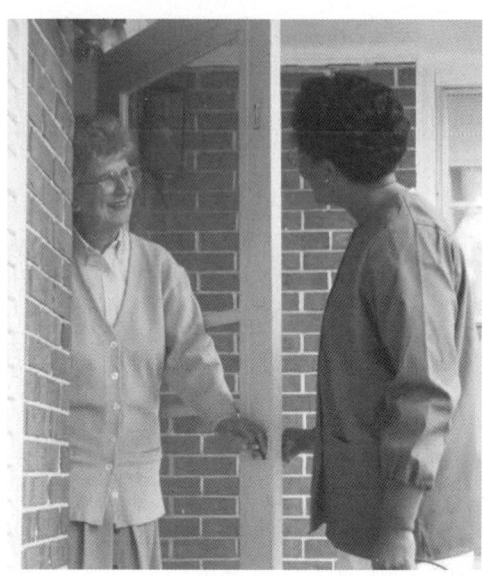

图 34-1 ■ 一名慢性病护理指导,不管是一名朋友、配偶或病友,需要与老年患者保持规律性联系并提供支持和协助

重要概念:

慢性病护理指导可以提供支持、鼓励、强化、协助和反馈。

增长知识

对疾病知识掌握较好的患者能很好地成功管理慢性病并预防并发症。同样,较好

框 34-3 慢性病护理指导的职能

- 与患者保持规律性联系。
- 了解慢性疾病知识和相应的护理需求;了解疾病的最新信息,并与患者共享;按需收集资料。
- 加强护理计划。
- 帮助患者安排护理活动的先后顺序并组织护理活动。
- 协助患者实现每天、每周、每月制订计划。
- 提醒患者需要完成的预约和活动。
- 接受疾病的现实状况。
- 倾听患者的担忧并接受患者的反应。
- 提供反馈。

- 运用幽默性治疗。与患者一起参加有趣的活动。
- 协助患者寻找和使用资源。
- 重新定义机遇性问题;改变过程中会遇到的挑战;新方案。
- 观察可能指示并发症发生或疾病变化的改变或症状;鼓励患者及时咨询医疗服务人员。
- 陪伴患者去随访。
- 识别患者在自我护理和依从性上努力,并给予正性强化。
- 鼓励患者去满足照护需求,提供鼓舞和希望。

框 34-4　慢性病护理指导的步骤

联系（Contact）：安排规律的电话随访或面对面交流，检查患者的状态。

观察（Observe）：注意患者的反馈、情绪、身体语言、精神、一般状态、症状、依从性。

证实（Affirm）：加强护理计划和行动，承认患者的努力和成就。

澄清（Clarify）：提问、验证观察结果、纠正错误认知、加强信息支持。

帮助（Help）：当自我护理能力下降时应提供帮助；寻找和商洽支持资源。

鼓舞（Inspire）：以积极体验和成就为基础，鼓励患者依从护理计划；提供希望。

培养（Nurture）：提供教育、信息、支持。

指导（Guide）：协助患者设定现实的目标，发展计划，确定优先目标，寻找资源。

引自 Eliopoulos, C. (1997). Chronic care coaches: Helping people to help people. Home Healthcare Nurse, 15 (3), 188.

地掌握疾病知识可以使患者变得更强大。几乎所有的关于各种健康问题的组织都会提供有用的教育材料，通常都是免费的（见本书的资源列表）。大部分的报纸都会设有健康专栏，提供关于健康状况和治疗的最新信息。当地的图书馆不仅在书架上拥有丰富的纸质版信息，同时也提供患者进行文献检索。同时，越来越多的个体开始通过网络学习和共享知识。（若患者没有电脑，他们通常可以使用公共图书馆提供的电脑。）护士需要鼓励患者尽可能去获取更多的信息并建立自己疾病相关的资料文件。

寻找一个支持小组

对于慢性病患者而言，支持小组是很重要的；他们不仅提供获取有价值信息的机会，而且可以获得具有类似情况的患者的观点。相比于医护人员，患者可能更愿意向病友询问问题和表达自己的担忧。大量的支持小组可以通过当地的电话簿或当地老年机构的问讯处获取；国家的机构总部也可以指导患者去当地的分会获取支持。

制订健康的生活方式

患有慢性疾病的患者需要选择健康的生活方式，以便优化他们的健康和生活质量，例如依从规定的治疗计划、合理的饮食、规律性锻炼、压力管理、满足自身需求的自信心及养成一种善于聆听的态度和与疾病共存的积极生活心态。

使用补充和替代疗法

越来越多的美国人在健康促进或疾病管理上开始使用补充和替代疗法，同时越来越多的证据表明这些方法是有效的。这些疗法通过使用机体能力完成自我康复，并让患者自己负责整个治愈过程。框 34-5 列举了一些替代疗法，可以用于补充常规治疗。有时候，补充和替代疗法可以替代常规治疗，比如当止痛剂（an analgesic）被针刺疗法（acupuncture）或意象引导（guided imagery）所替代。事实上在过去，补充和替代疗法在美国并没有被广泛地使用，但这并不意味着他们是无效的；其他国家的人们已经成功使用这些方法长达几个世纪。此外，尽管缺乏足够的研究来支持这些疗法的使用，但这并不意味着他们是无效的。[考虑到研究者若进行容易理解的常规治疗研究,相比于鲜为人知的替代疗法研究,更容易获得基金资助;制药公司不再愿意投资大量的资金去研究草药疗法(herbal remedies),因为无法获得专利;大多数的医学研究者都是受到常规治疗系统的教育。]

框 34-5	针对慢性病患者的补充和替代疗法
指压疗法	按摩
针刺疗法	冥想法
芳香疗法	自然疗法
阿育吠陀医学	营养补充
生物反馈	整骨疗法
健康管理师	渐进式放松
意象引导	气功
草药	声音疗法
顺势疗法	太极
水疗	治疗性触摸
催眠疗法	瑜伽
光疗法	

这并不排除一些江湖骗子想要利用慢性病患者的情况。护士在帮助患者评估补充和替代疗法的有效性及选择使用可靠且安全的技术中起着重要作用。应鼓励患者与他们的医生和其他医务人员积极讨论这些疗法。(在某些情况下,患者需要提供这些补充和替代疗法的文献给医务人员,以便让他们了解这些疗法。)理想情况下患者应该能够利用补充/替代和常规医疗方法的优点。

 重要概念:

许多个体在慢性疾病的护理过程中受益于常规和补充/替代医疗实践的搭配使用。

慢性病护理过程的影响因素

任何一个进行节食的人都理解若是没有定期强化和支持基础,是很难保持长期的减肥行为(如限制性饮食和运动)。这同样适用于管理慢性病时所需要做的新行为。慢性疾病患者没有得到护理指导,出院后常常就被遗忘。医务人员应该定期联系慢性疾病患者,重新评估他们管理疾病的能力、资源和动机。

有很多因素可以改变患者管理疾病的能力。疾病状态可能会发生改变,对患者提出更多或更难的要求。患者的状态也可能随之发生改变,降低自我护理能力。照顾者的状态也可能发生改变,降低弥补患者不足的程度。因此,应该定期评估影响患者持续护理的因素。

防御机制及其影响

慢性病患者通常所经历的生活方式的改变、挫折、损失都会造成其产生某种反应,可能会阻碍护理流程。这些反应是指防御机制,当发生的事情超出患者的应对能力范围时,患者就会使用防御机制。包括:

- 否认:发表的言语或采取的行动与实际疾病的要求不一致(如拒绝食用特定的饮食、私自中止服用药物、承诺无法履行的责任)。
- 愤怒:表现出一种敌对的态度、有暴力行为。
- 抑郁:发表对疾病不抱希望的言语、拒绝参与自我护理活动、退出、质疑人生目的。
- 退化:变得越来越依赖别人、放弃自我护理行为。

这些和其他反应的出现标志着患者的自我状态受到了威胁,需要给予其额外的支持。照顾者不是对患者的行为做出反应,而是要明白患者状态发生改变的原因并帮助患者解决它(如提供给患者机会去发泄挫折感、暂时停止患者的护理常规,直到患者心理上认为自己可以重新开始自我护理)。

心理社会学因素

慢性疾病可以对心理社会功能产生深远影响;反过来,心理社会功能也会影响患者与慢性疾病有效生活的程度。患有慢性疾病的老年患者,在处理损失和改变时可能会感到不堪重负和无力感。当年患者诊断出因年龄而带来的疾病时,可能导致自我概念发生改变。他们可能感觉患有慢性疾病会让他们被认为与别人不同、胜任力下降或缺乏吸引力;他们可能受到羞辱,因为别人对有特别诊断的人的看法或导致羞辱感的行为(如对自己的疾病感到羞愧或因为有特别诊断而认为自己能力不足)。他们可能开始通过他们的诊断或局限性(真实的或感知的)来评判自己;其他人也可能以此来评判他们。

患者需要得到支持以适应慢性疾病,同时需要得到鼓励以使慢性疾病与他们的生活相适应,而不是让他们的生活因慢性疾病而陷入混乱。许多建议认为早期干预会使患者有效地与慢性疾病共存并实现最佳的心理社会健康水平。特殊的心理社会症状和病史可能会影响患者对疾病的适应性(如不抱希望的表达、注意到患者角色行为的好处、较差的应对能力、缺乏支持系统),因此在评估和计划干预措施时应考虑这些因素。支持小组对于慢性病患者而言是有利的,他们提供有相似疾病情况患者的联系方式、以面对面的方式回答问题,并提供那些与疾病有效共存的实例。

持续治疗对家庭的影响

慢性疾病的家庭管理理念认为整个家庭都是患者;因此,在评估护理时也应将其对整个家庭的影响考虑进去。患有阿尔茨海默病的患者可能穿戴整齐、营养较好而且没有发生并发症;并且可以独自完成自己

的照顾,那么可以认为她的家庭护理是成功的。然而,患者这种状态的实现可能使整个家庭付出了巨大的代价。例如:她的丈夫可能因为需要照顾她而辞去了工作;她女儿的家庭生活也可能被打乱,因为她需要帮助她父亲管理她母亲的夜游而睡在父母家里;她儿子发展事业的计划也可能被推迟,因为他开始支付他父母的生活费。当家庭成员承担照顾角色时,做出的一些牺牲和妥协是很正常的,但是不会对他们的健康或生活带来严重的破坏。家庭成员可能因自己处于该现状中而看不出照顾角色对他们生活的影响。有时当他们认为这种照顾角色是压力时,他们可能就会觉得自己是一个"糟糕的"伴侣或孩子。护士应该按照真实情况帮助家庭成员评估他们的照顾责任,并告诉他们还有哪些其他的照顾方式可以选择。例如,家庭成员可能感觉选择私人疗养院对患者是最有益的,但是他们需要医务人员提供建议并帮助他们做出这个艰难的决定。

 重要概念:

> 在慢性病护理中,整个家庭都是患者。

对机构照护的需求

尽管在任何给定的时间内,仅有5%的老年人生活在养老院或其他养老机构中,但将近一半的老年女性和三分之一的老年男性在其生活的一段时间内会在长期照护机构中度过(American Association of Homes and Services for the Aging, 2011)。大多数家庭成员会把老人送到辅助生活社区或养老院,但这不是第一选择,而是他们试图在家护理老年人后所做出的决定。等到他们开始寻求这些辅助护理的时候,家庭成员的身体、情感及社会经济资源已经严重耗竭了,这时他们可

能需要得到护士特殊的支持和协助。(第37章长期照护机构的个人护理)

思考题：

如果你的父母一方、配偶或孩子需要相当多的护理时,你会怎么做? 你实际上能提供多少护理,你有哪些可利用的资源?

慢性病护理：护理挑战

有效的慢性病护理不是一项容易的护理挑战。它需要多种疾病管理相关的知识和技能,如熟练的评估和计划、自我护理能力的个体化促进、家庭健康的监测以及各种各样的要求。患者的舒适度、独立性及生活质量很大程度上受到提供的服务类型的影响。在慢性病护理中,大多数的服务都在护理范围内。这种护理类型比其他任何一种服务类型都更能够给护理事业提供了一个展示其独立实践和领导潜能的机会。

相关研究

COPD 患者实施家中步行的频率、持续时间和连续性的决定因素

Donesky, D. A., Lanson, S. L., Nguyen, H. O., Neuhaus, J., Neilands, T. B., & Carrieri-Kohlman, V. (2011). Geriatric Nursing, 32(3), 178–187.

本研究旨在探讨呼吸困难自我管理项目中患者的家中步行锻炼频率、持续时间和连续性的决定因素。患者需要保持记录日志,同时每两周会接到一次干预护士的电话随访。结果发现,在加入本研究之前已经得到了锻炼、没有抑郁症状、与朋友或家人一起住的患者会走得更频繁。每次锻炼的时间(持续时间)受到运动锻炼是否被监督、身体状况、是否与朋友或家人一起住的影响。连续锻炼超过1年与在项目中得到更多运动监督,加入项目前就进行常规锻炼有关。

从这些结果中,护士推断先前的行为可能会影响患者执行促进慢性疾病管理行为的依从性,以及来自一个正规项目或者来自家庭和朋友的支持会影响积极结果。护士将教会慢性病患者自我护理和健康促进的策略作为计划的一部分,同时探讨过去行为,这可能为提高计划依从性带来重要改变,就如获得可利用的家庭和朋友支持的作用一样。例如,相比那些有良好饮食习惯且与能够给与其支持的家人一起居住的患者而言,独居且曾有不良饮食习惯的患者更不太可能完全遵从新的饮食规定。仅给患者提供健康教育是不足以使患者养成自我护理实践的能力的,而这对于与疾病有效相处又是必需的。这些专业的协助(如组织项目、支持小组及定期的电话随访提醒和鼓励)可能对于那些缺乏支持资源或缺乏满足慢性疾病要求的相关行为经验的患者是很有必要的。

实践探究

你现在加入了一个新的老年专业医疗实践团队,该团队由注册护士、高级实践护士及医生组成。该团队认为他们所服务的群体中慢性疾病是一大挑战,他们需要提供服务来面对这一挑战。他们想"跳出固有思维模式"发展改进措施,并让你设计一个评估工具去评估慢性疾病患者的整体需求。

描述你发展的评估工具的组成部分。

评判性思维能力训练

1. 若你患有慢性疾病,试论述一下你的生活会受到哪些影响。对于老年人而言,面对相同的处境,又会有哪些其他的问题呢?
2. 回顾那些影响老年患者的主要的慢性疾病,明确对生活质量造成的相关联的威胁。
3. 描述造成大多数护士和医生对替代疗法了解甚少或抵制替代疗法的影响因素。
4. 明确哪些方法可以有助于增加慢性疾病老年患者的自主权。

刘红霞

参考文献

American Association of Homes and Services for the Aging. (2012). *Nursing Home Statistics.* Retrieved April 15, 2012 from http://www.aahsa.org/aging_services/default.asp

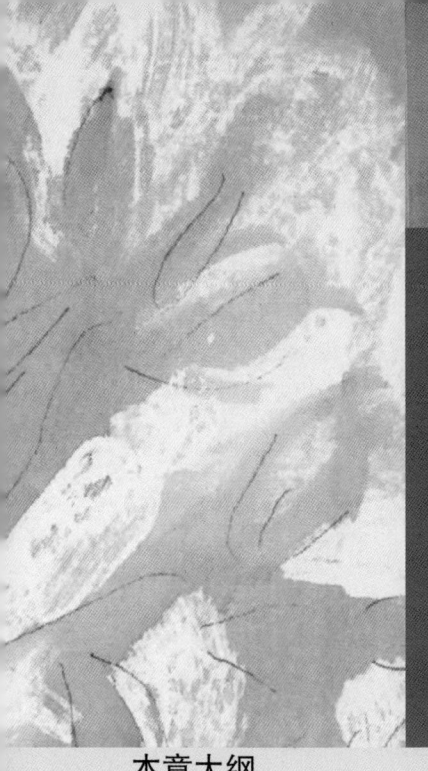

康复护理

学习目标

通过本章学习,你将能够:

1. 讨论残疾老年人面临的困难。
2. 描述康复护理的原则。
3. 列出日常生活活动能力和工具性日常生活活动能力的评估内容。
4. 识别适宜的体位和姿势。
5. 描述关节活动范围练习的类型。
6. 列出老年人正确使用活动辅助用具的注意事项。
7. 描述促进老年人心理功能的措施。
8. 识别有利于老年人康复的资源。

术语词汇须知

日常生活活动(ADLs):如厕、进食、穿衣、梳头、沐浴和步行。
辅助用具:使获得最大化独立性的技术性用具。
残疾:无法实施正常活动。
衰弱:耐力下降、无力感的状态。
残障:胜任角色的能力受限。
损伤:生理或心理上的受限。
工具性日常生活活动(IADLs):社区中生活需要的技能,如购物、做饭、洗衣、家务、打电话、理财、药物管理。
肌肉减少症:年龄相关的肌肉含量下降。

慢性疾病、衰弱和残疾在老年人群中呈现高发生率。部分老年人必须学会与活动受限、疼痛、沟通障碍和安全风险共存。由于越来越多的老年人年事已高,即便在危重疾病中存活,却留下残疾这一后遗症,因此残疾在老年人群中的发病率还将会升高。挽救生命必须与维持生活质量相平衡。现代科技的优势在于诊断和治疗疾病、延长生存期,若生存期延长而老年人必须与残疾共存,感受残疾带来的不适、依赖和不幸,这种优势将非常不明显。

思考题:

健康领域的技术进步使人们在危重疾病下存活,尽管某些患者遗留有严重的功能障碍和不适。你愿意医生尽一切努力抢救你的生命而不考虑可能的后果吗?为什么愿意或为什么不愿意?

康复的需要

康复在老年护理中的定义范围较广,康复可以被认为是帮助个体改善功能以更好地适应、获得最大化的独立性、有幸福感、享受满意的生活方式所进行的努力。老年人因老化、慢性疾病或事故所致残疾或衰弱而功能受损时需要康复护士的帮助。

某些老年残疾是无法消除或明显改善的。肺损伤、截肢、心肌病变、不完全失明、老年性耳聋、关节畸形等造成的残疾将可能伴随余生。这些慢性残疾往往得不到有效干预;脑卒中或骨折患者的功能恢复通常被给予补偿和积极关注,然而那些没有"康复意义"的人群的保持功能、预防恶化的需求却受到忽视。

衰弱是老年康复护理中必须注意的。有些衰弱是由于肌肉减少症 – 骨骼肌组织的增龄性改变导致的。不活动和缺乏锻炼、促炎性细胞因子水平升高、氧自由基过多或解毒功能受损、合成代谢激素释放减少、营养不良和神经冲动性降低是肌肉减少症的可能原因。引起衰弱的因素能够促进肌肉减少症的发生,反之,肌肉减少症能够产生可进一步损害功能和降低生活质量的因素,导致了一个恶性循环。

具有下列症状中的三种及以上可被认为有衰弱发生:

- 计划外体重减轻(过去一年减重 4.5kg 以上)。
- 步速缓慢。
- 握力减弱。
- 疲劳,耐力差。
- 活动量少。

符合衰弱标准的老年人有跌倒、残疾、住院治疗、入住养老院和死亡的高风险。积极的健康服务和有效的健康管理可有效帮助老年人避免衰弱的发生。对衰弱表现的早期识别和干预(如增重、协助进行肌肉强度练习)能够预防或延迟某些衰弱的发生。因此,护理评估时应注意评估老年人有无衰弱的症状。

尽管残疾有别于衰弱、障碍和损伤(表 35–1),本章将统一使用残疾一词。

表 35–1	用来描述功能状态的术语	
术语[*]	定义	举例
残疾	没有能力进行正常活动	手指患关节炎无法切割食物 偏瘫造成的步态异常
衰弱	具有三种及以上下列症状:进行性消瘦、步速缓慢、握力弱、疲劳、活动量少	无力、疲劳造成自理活动减少 步态不稳和无力造成频繁跌倒
损伤	心理、生理、或解剖上的残缺或异常	截肢所致肢体残缺 痴呆所致思维过程改变
残障	胜任角色能力受限(残疾或损伤的可能后果)	截肢导致失业 认知改变导致无法参与家庭活动

[*] 尽管经常互换使用,这些术语实际上描述了不同的功能状态。

与残疾共存

一次事故或卒中发作可以使一个独立、自理的成年人陷入残疾，已有慢性疾病的急剧加重可快速致残。无论具体情况如何，面对残疾，很少有人能够提前做好准备，也难以接受自身或所爱的人残疾这个事实。在残疾面前，人际关系、社会角色和担负的责任都分崩瓦解；形象损毁和功能障碍改变了外貌和自我概念。功能丧失和受限使身体更加脆弱，死亡看起来更加真实和临近。人们开始出现对身体疼痛和心理痛苦的担忧，对消除致残因素的渴望以及得知无法消除后的挫折感。残疾就像是一座具有毁灭力、极难攀登的山峰。

思考题：

人们处理健康问题时的反应各异，在你的家庭中，你见过哪些例子？

态度和应对能力的重要性

康复最关注的是患者及其家人的态度和应对能力，而残疾的严重程度居次。一位患有轻度心脏问题的患者可能把自己关在家中，过分关注疾病本身，被动地等待；而另一位偏瘫的患者可能在重新规划的公寓中恢复独立生活，找到工作，结交新的朋友和培养新的兴趣。一个人的态度、人格和生活方式对于其对残疾的反应有非常重要的影响。一个总觉得生活不公的人可能把残疾看作是最后一根稻草从而失去全部希望。然而，一个乐观的、把问题看成需要征服的挑战的人可能会决心不让残疾控制他的生活。与那些将疾病作为获取利益的手段的人相比，崇尚独立、拒绝让疾病拖累生活的人对于残疾的反应截然不同。

家庭成员对于残疾的反应也会影响患者的反应。强化患病行为、坚持为患者做所有事的家人会在生理上和心理上进一步削弱患者，而促进自理、将患者看作为自己负责的人则能够帮助患者感到自己仍然是一个普通的人、有用的人。

重要概念：

态度、人格、经历和生活方式会影响人们对残疾的反应。

残疾带来的损失或丧失

残疾可带来很多方面的损失或丧失，如生理功能、社会角色、收入、地位、独立性，还可能是身体的一部分。残疾患者的悲伤反应，与濒死期的情感反应相似。人们可能会通过制订不切实际的计划和不服从照顾计划而否认残疾。他们可能生气愤怒，对照顾者失去耐心。他们可能到处寻医，希望得到一个更乐观的结论，或者将希望寄托在能够找到的任何信仰治疗师的身上。也许有一天，他们可能乐观地说残疾带来了对生活新的审视，然而第二天，他们可能哭泣着质疑生存的意义。这些反应会反复波动；很少有人面对残疾时没有后悔或遗憾的表现。

重要概念：

残疾可以伴随着众多损失或丧失，包括生理功能、社会角色、收入、地位、独立性和解剖结构。

康复护理的原则

指导老年护理照顾的原则在康复领域尤其重要，包括下列行为：

- 增进自理能力。
- 消除或减少自理受限。

- 当患者无法自行照顾自己时帮助做或代替做。

 重要概念：

　　改善老年人的自理能力可以促进幸福感和获得更好的生活质量。

　　增进自理能力的措施包括锻炼患者的上臂肌肉以更好地上下和推动轮椅，以及教会患者单手注射胰岛素等。减少或消除受限的措施包括减轻疼痛、增加方便轮椅上下的坡道等。护士帮助做或代替做的措施包括帮助从药房取回新处方、协助进行关节活动等。护士帮助做或代替做时，需要思考如何能够使患者独立实施这些活动。患者可以在一些活动上依赖他人，但是对于有些活动，在充分教育、合理分配时间、鼓励和辅助用具的帮助下，患者能够自行承担并独立完成。

　　康复护理中应牢记下列原则：

- 了解个体独特的自理能力和受限。评估患者的自理能力、心理状况、活动范围和家庭支持情况。
- 强调功能而非功能障碍，强调能力而非残疾。
- 提供时间和灵活性。有时，医院的规定（如 9am 前洗完澡，进餐 45 分钟后整理餐盘等）使照顾者为了按时完成而不得不替患者做一些活动。然而，对于效率和秩序的遵守不应超越患者对于独立的需要。
- 看到并表扬取得的进步。一些看似简单的活动，如梳头或自行推动轮椅到走廊等，可以是患者付出极大努力和决心的结果。
- 不要将躯体残疾和精神障碍同等看待。应将躯体残疾患者视为成熟、有智慧的表现。
- 预防并发症。识别并积极预防潜在的危险（如皮肤损伤、社交孤立和抑郁）。

- 表现出希望、乐观和幽默感。若照顾者表现出气馁或漠不关心，患者很难对康复有积极态度。
- 牢记康复是一个高度个体化的过程，要求多学科团队为获得满意的结果而努力。

功能评估

　　当个体不是由于疾病原因，而是由于残疾或功能障碍而遭受痛苦时，应马上给予康复照顾。老年人功能状态有很大的变化范围。有些老年人可以保留并积极地工作，同时还可以规律进行志愿者服务，有些老年人可以在协助下完成日常生活活动（ADLs），有些则因功能严重受损而需要全面的帮助。除此之外，功能状态在同一个体也可以发生变化，其变化取决于症状控制、疾病进展和情绪等因素。

　　功能状态的评估包括评定个体完成日常生活活动（ADLs）和工具性日常生活活动（IADLs）的能力。以上信息对于了解患者的康复需求至关重要。ADLs 评估可了解患者完成如吃饭、洗漱、穿衣、如厕、翻身等基本生活要求的能力。护士可使用多种评估工具，如日常生活活动独立性的卡茨指数。其他评估工具，如克利夫兰日常生活活动量表可用于评估认知功能受损患者的 ADLs，有助于了解认知损伤对功能的影响。IADLs 评估可了解除上述基本活动外的其他技能，如做饭、购物、使用电话、安全服药、清洁、在社区活动、理财等。根据个体完成 ADLs 和 IADLs 的情况可以分为完全独立、部分独立或依赖三个层级（表 35-2）。

 重要概念：

　　评估个体的功能状态包括评价完成 ADLs 和 IADLs 的能力。

表 35-2	完成 ADLs 能力的评估		
	完全独立	**部分独立**	**依赖**
进食			
	能够使用各种餐具	需要用托盘	需要被喂食
	能够切肉	不能切食物或涂黄油	
	能够为面包涂黄油	需要鼓励,提醒进食	
	能够用杯子喝水		
卫生			
	能够进、出浴缸或淋浴房	能够触及身体部分部位并清洁	沐浴需要完全的协助
	能够触及并清洗身体各部位	不能刷牙或清洗义齿	
	能够刷牙或清洗义齿	不能转动水龙头或冲洗座便器	
	能够梳头	进、出浴缸或淋浴房需要协助	
	便后能够清洁	需要协助梳头	
	能够转动水龙头,冲洗座便器	需要协助递水	
		沐浴需要提醒、鼓励	
穿衣			
	能够选择合适的服装	穿衣、拉拉链、系纽扣需要协助	需要完全协助穿衣
	能够穿衣	不能选择合适的衣服	
	能够穿鞋、短袜、长袜	穿衣需要鼓励、提醒	
	能够系鞋带		
	能够拉拉链、系纽扣		
控制能力			
	可控制大小便	有失禁,每日少于一次	完全性失禁
如厕			
	能够使用便盆或座便器而不需协助	需要协助如厕或拿便盆	上下便盆或座便器需要协助
	能够触及或上下便盆或座便器	上厕所需要鼓励或提醒	不能使用便盆或座便器
	能够独立管理造口或导尿管	造口或输尿管护理需要协助	不能实施造口或输尿管护理
活动			
	能够自行活动而不需要协助	活动需要协助	卧床
	能够转弯	上楼梯需要协助	需要被抱进轮椅
	能够上楼梯	转换场所时需要协助	不能自行转换场所
	能够从椅子转移到床上	能够推动轮椅,但是上下轮椅	不能上楼梯
	能够使用轮椅、手杖、步行器,不需	需要协助	若无监管徘徊者会走失
	协助	在有限的区域内徘徊	

当个体完成 ADLs 存在困难时,应分析可能的原因以制订适当的护理计划和措施。例如,一个人在沐浴活动上显示为部分独立,可能的原因包括沐浴时需要协助递水,也可能是沐浴时忘记下一步该做什么而需要别人提醒,这两种情况所需的护理措施截然不同。

协助和促进功能的措施

评估显示有残疾或功能受损时,护士应能够识别通过干预可以促进的功能。护理干预措施包括安置正确姿势、进行关节活动练习、使用辅助用具协助活动、进行直肠膀胱训练及促进心理功能。

协助安置正确体位和姿势

正确的体位和姿势可促进呼吸功能、循环功能、增进舒适和预防并发症,如挛缩和压疮。当患者无法自行安置体位时,护士必须注意保持患者正确的姿势。图 35-1 展示了不同体位的正确姿势。

重要概念:

正确的体位和姿势可促进多系统的功能,增进舒适和预防并发症。

协助进行关节活动范围练习

运动是每个人维持健康和健康促进计划的重要部分,对于老年人而言尤其重要。关节活动范围练习有诸多益处,包括促进关节活动、增强肌力、刺激循环、保持功能、预防挛缩及其他并发症等。教老年人关节活动范围练习的方法或协助进行练习是康复护理的重要一环。

活动分为下列三个水平:

- 主动活动:患者能够独立完成。
- 主动协助活动:患者需协助才能完成。
- 被动活动:患者无法自行完成。

评估时所有关节应进行全关节范围活动,以判定关节活动是主动、主动协助还是被动活动。注意判定各关节的活动范围能否足以完成 ADLs。框 35-1 列出了一些用于描述关节活动的术语。

应鼓励患者每日至少进行一次所有关节的全关节范围活动。图 35-2 展示了能够融入老年人日常活动的基本关节活动练习。护

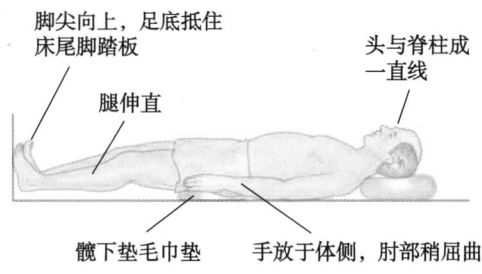
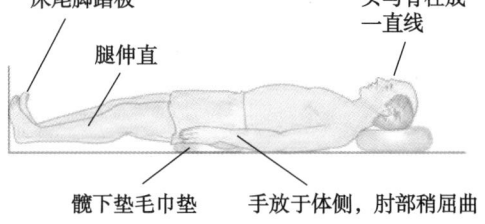
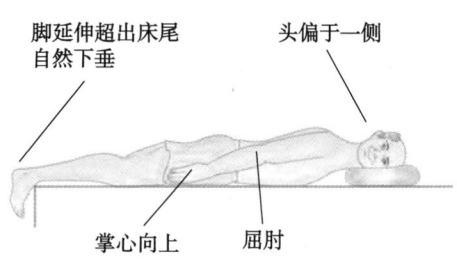
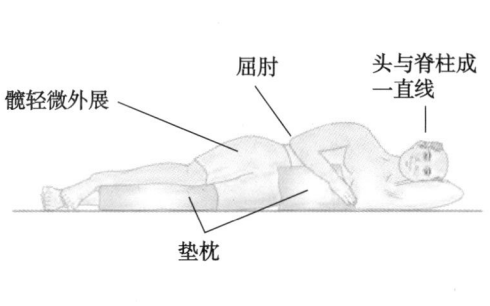
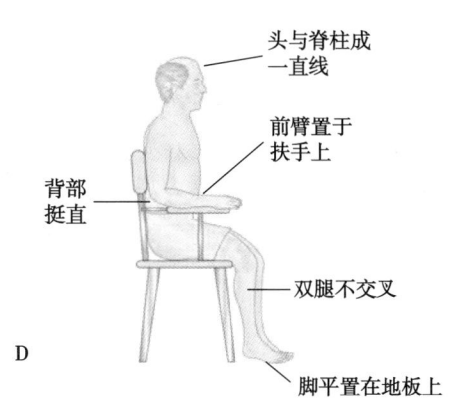

图 35-1 ■ A. 仰卧位;B. 俯卧位;C. 侧卧位;D. 坐位

框 35-1	描述关节活动的术语

屈:弯曲。

伸:伸直。

过伸:伸直超过正常范围。

外展:活动远离身体。

内收:活动朝向身体。

旋前:(手心)向下旋转,(手心)旋向体后。

旋后:(手心)向上旋转,(手心)旋向体前。

内旋:肢体向内旋转,靠近中心。

外旋:肢体向外旋转,远离中心。

内翻:关节向内翻转。

外翻:关节向外翻转。

环形运动:划圈活动。

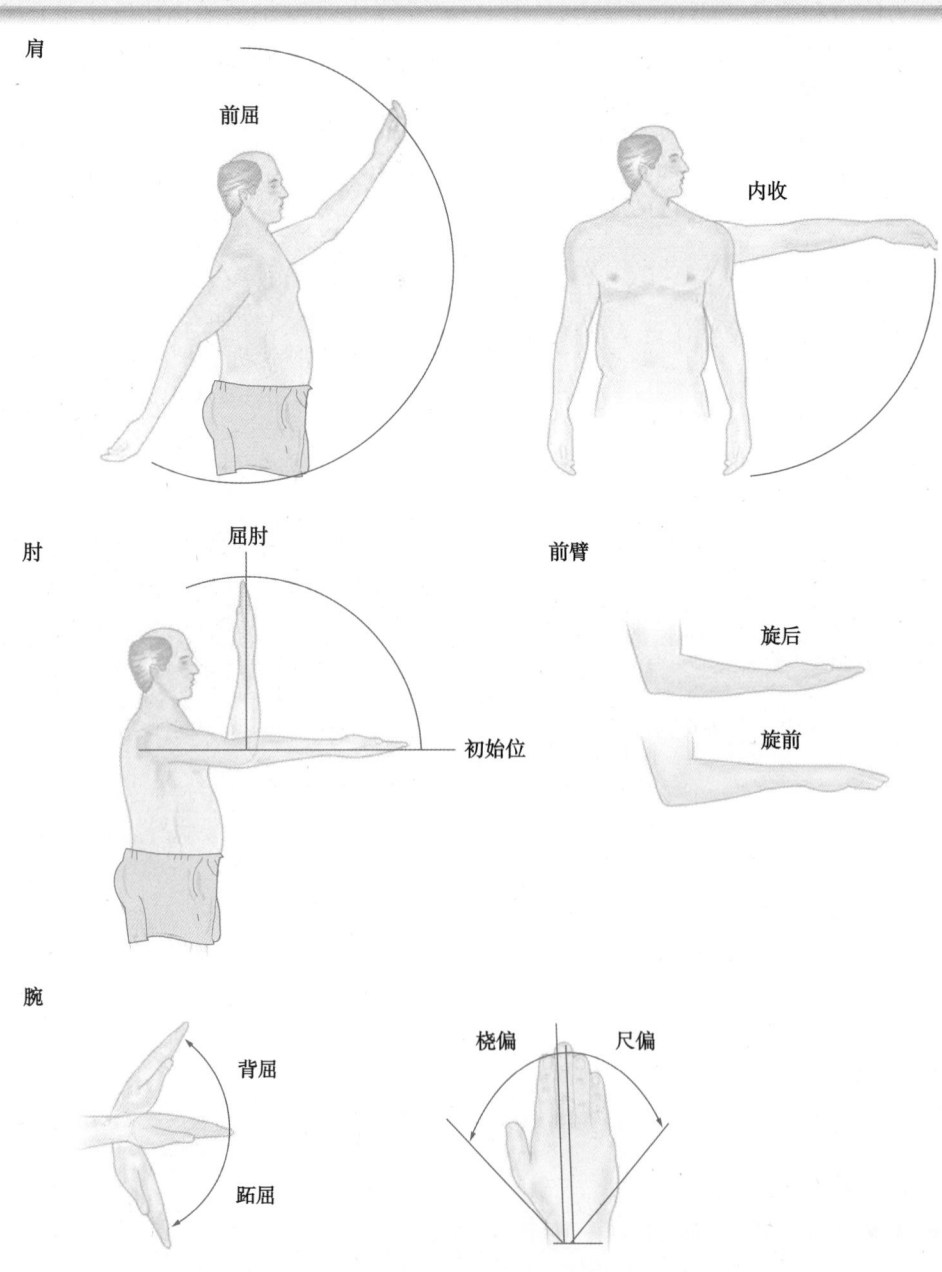

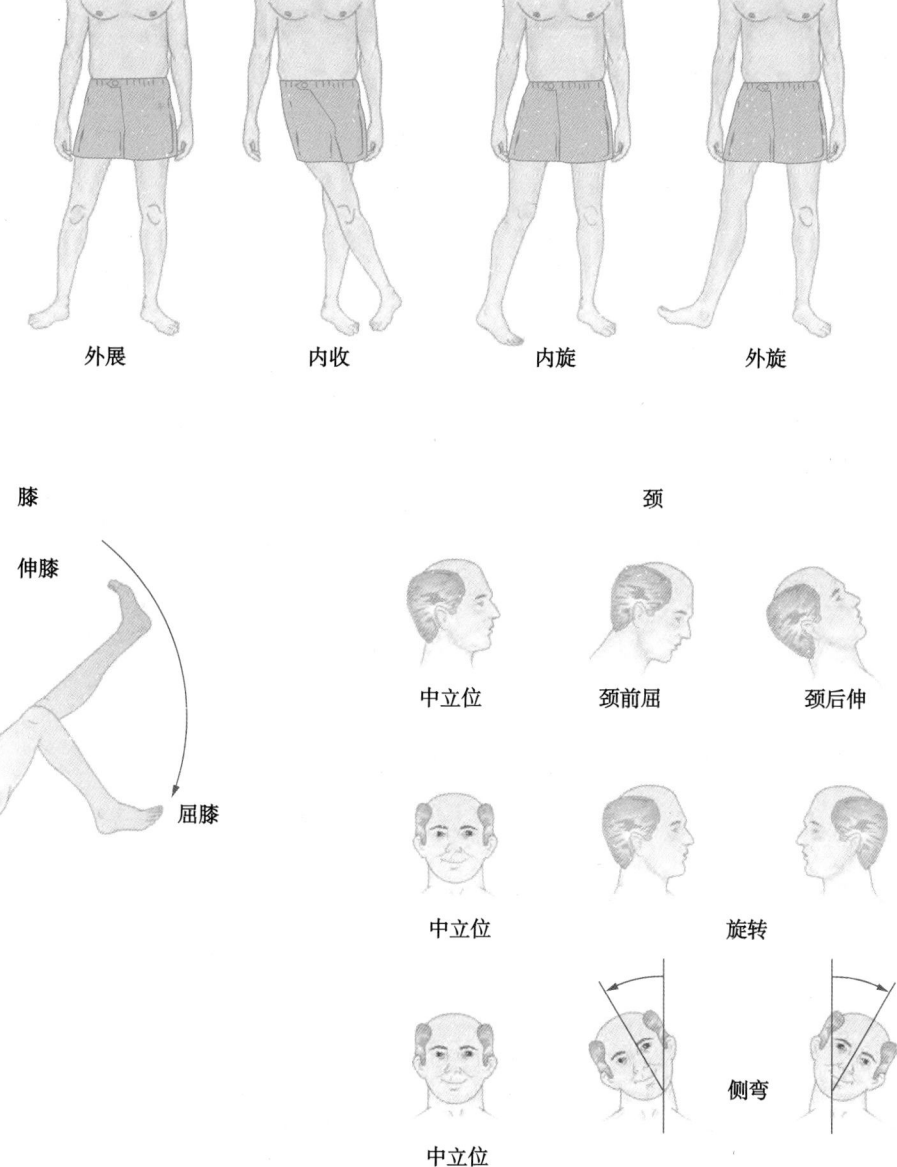

髋

外展　　　　内收　　　　内旋　　　　外旋

膝

伸膝

屈膝

颈

中立位　　　颈前屈　　　颈后伸

中立位　　　旋转

中立位　　　侧弯

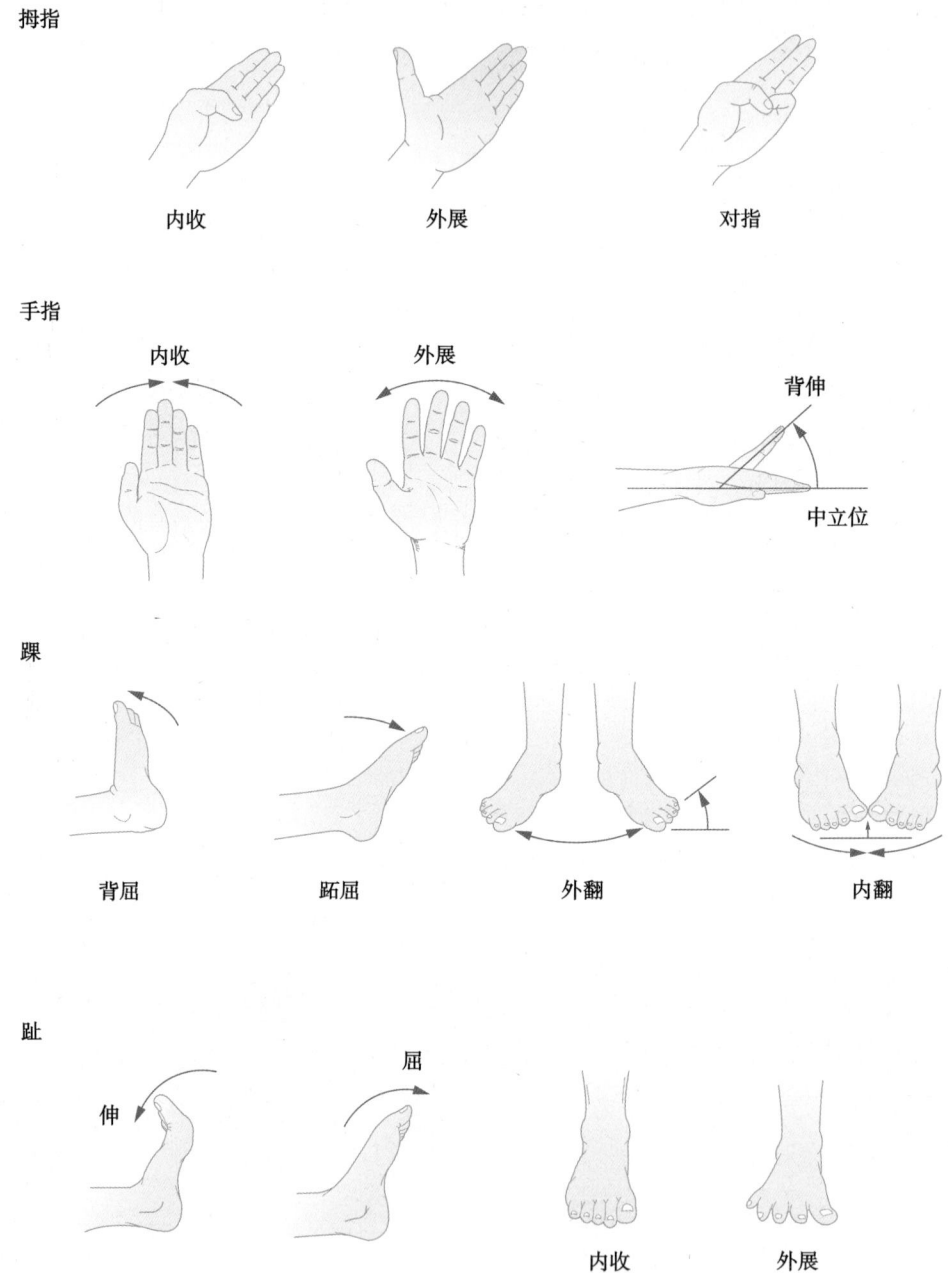

拇指

内收　　外展　　对指

手指

内收　　外展　　背伸　中立位

踝

背屈　　跖屈　　外翻　　内翻

趾

伸　　屈

内收　　外展

图 35-2 ■ 关节活动范围

士协助患者进行活动时,应记住下列要点:

- 首先,在活动关节的上下提供支撑。
- 其次,缓慢、平稳地活动关节,至少完成三次全关节范围活动。
- 再次,不要强迫关节活动超过弹性阻力范围或引起疼痛。

- 最后,记录关节活动情况。

表 35-3 提供了用于评估患者关节活动范围的记录表。

需要注意的是,进行任何活动时,老年人禁忌活动过猛。若存在下列表现,请立即停止活动:

表 35-3	关节活动范围评估及记录表	
关节	**正常范围**	**患者**
肩	屈 160°	
	伸 50°	
肘	屈 160°	
	伸 160° – 0°	
腕	屈 90°	
	伸 70°	
	外展 55°	
	内收 20°	
髋	屈（屈膝）120°	
	屈（直腿）90°	
	外展 45°	
	内收 45°	
膝	屈 120°	
颈	伸 55°	
	屈 45°	
	侧弯 40°	
	旋转 70°	
踝	背屈 20°	
	跖屈 45°	
	内翻 30°	
	外翻 20°	
蹈趾	远端趾骨屈 50°	
	近端趾骨屈 35°，伸 80°	
手指	近端指骨屈 90°，伸 30°	
	中间指骨屈 120°	
	远端指骨屈 80°	
拇指	近端指骨屈 70°	
	远端指骨屈 90°	

From Eliopoulos, C. (1991). Range of motion exercises. *Long-Term Care Educator*, 2(9), 3.

- 静息下每分钟心率等于或大于 100 次。
- 运动时心率等于或超过静息心率的 135%。
- 收缩压增高或降低 20mmHg 及以上。
- 心绞痛。
- 呼吸困难、苍白、发绀。
- 头晕、协调性差。
- 大汗。
- 急性意识障碍、躁动不安。

协助使用助行器及辅助用具

轮椅、手杖和步行器可以帮助老年人独立生活而尽可能不受环境限制。活动辅助用具能够使患者独立地满足自身的需求，增强自理功能。然而，若使用不当，这些辅助用具会带来严重的安全隐患。因此，护士必须确保辅助用具得到正确的使用。

 重要概念：

手杖、步行器和轮椅的使用不当可致老年人跌倒或引起其他损伤。

必要时使用是活动辅助用具使用的首要原则。仅因为轮椅比较快或简单而频繁使用会导致过度依赖和自理功能下降。因此使用前必须评估患者是否存在真正的需求。若有必要使用，必须根据下列标准个体化地选择：

- 手杖可以提供一个较宽的支撑面，不应用于支撑体重。
- 步行器可以提供一个比手杖更宽的支撑面，可用于支撑体重。
- 轮椅可为无法活动的患者，如偏瘫或严重心脏疾患患者，提供代步工具。

辅助用具应依据患者的体型、需要和功能进行个体化配备。患者应充分了解他们的正确使用方法。物理治疗师是咨询尺寸，指导手杖、步行器或轮椅用法的最合适人选。框 35-2 列出了使用辅助用具的部分注意事项。

框 35-2   活动辅助用具的正确使用方法

手杖

根据残疾情况的不同,可以使用不同的手杖。手杖需要个体定制,通常的长度为从患者股骨大转子到足侧 15cm 处的距离。

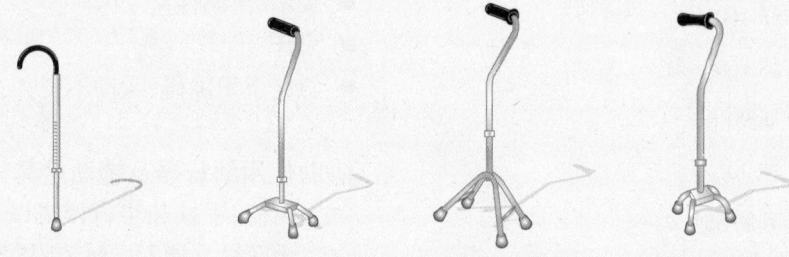

标准手柄的可调节手杖   宽基座三脚手杖   超宽基座四脚手杖   小基座三脚手杖

将手杖置于身体健侧,辅助患侧肢体一同活动。若右腿患病,则患者使用左手持手杖,迈出右腿的同时递出手杖。

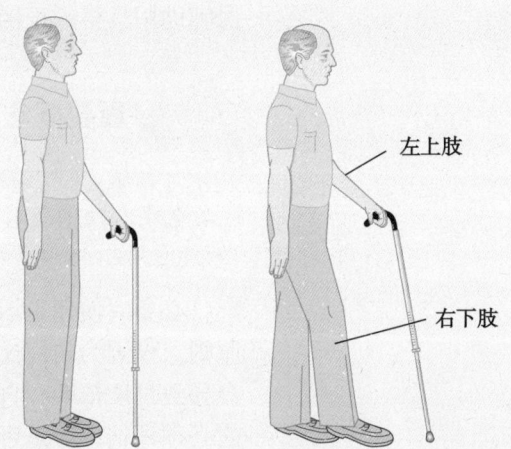

左上肢

右下肢

步行器

不同种类的步行器在活动中均可提供支撑和稳定。步行器的高度可通过测量患者大转子与地板的距离得知。

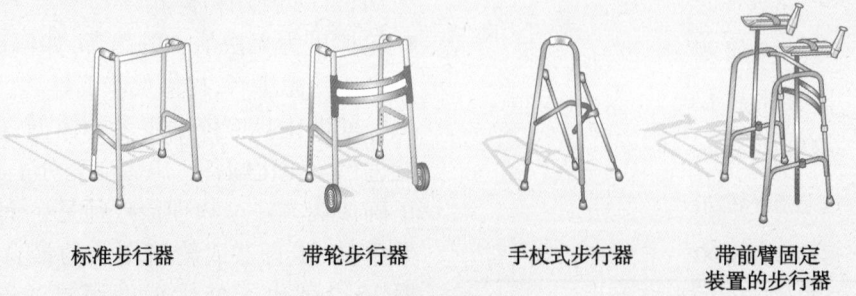

标准步行器   带轮步行器   手杖式步行器   带前臂固定装置的步行器

患者手置于步行器的两侧；肘部轻度弯曲。活动时，患者先移动步行器，然后迈步。

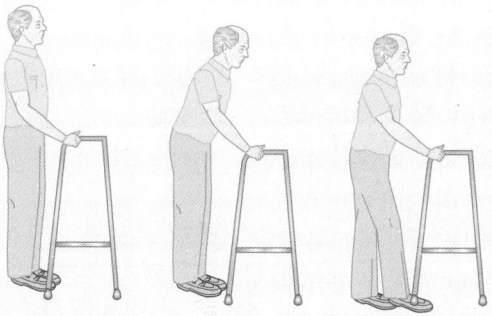

手握步行器站立　　步行器前移　　患者迈向步行器

移动身体时也可使用步行器。想坐在椅上时，应持步行器靠近椅子，并俯身坐好；想从椅子中站起时，患者手应扶住椅子扶手，然后推压扶手站起，再扶住步行器；注意站起时不应使用步行器将其拉起。

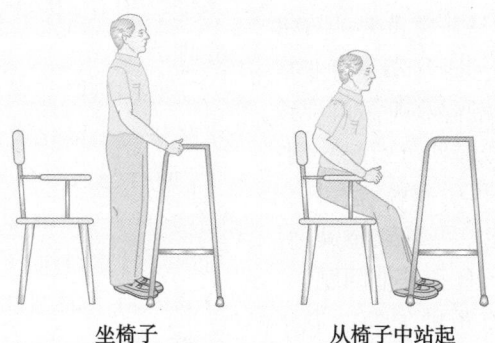

坐椅子　　　　　从椅子中站起

轮椅

轮椅应适合患者的体型。椅子的宽度应比患者髋部稍宽，以避免皮肤受到压力和摩擦。患者手臂应能够轻松触及轮子，脚踏板应调节为水平支撑患者双脚。可拆卸或折叠的扶手便于移动患者。

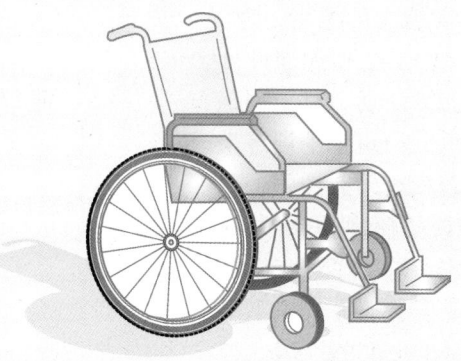

轮椅应定期检查车轮旋转是否完好、刹车功能是否正常、齿轮是否润滑、椅垫是否有破损及五金件是否损坏或丢失。

除了上述能够帮助患者独立活动的辅助用具外,越来越多的辅助科技用品能够促进自理功能的其他方面,如夹板、餐具辅助夹、维可牢魔术贴(Velcro是商标名)、计算机、语音合成器、盲文阅读器、遥控装置和机器手臂等。有关人工智能、机器人及其他技术在减少生理和心理受限方面应用的研究正在进行中。这些技术不仅将使老年人在社区中充分自理,还可以为他们提供在残疾状态下保持工作能力的机会。护士应了解科技进展的最新情况,以理解并将这些技术用于增强患者的独立能力。

直肠、膀胱训练

直肠膀胱的排泄活动是非常重要的日常生活活动。失禁对个体的健康和幸福有非常大的负面影响。皮肤受到潮湿和刺激可导致皮肤破损;地板上的尿液或粪便可引起跌倒;有污渍和难闻气味的衣服可引起尴尬和社交孤立。直肠膀胱控制功能差可导致感染、骨折、抑郁、自我概念改变、厌食和其他问题。

直肠膀胱训练方法将帮助失禁的老年人增进控制感。然而,开始训练前,护士必须对患者的生理和心理状况进行评估。有些患者尽管主观上愿意接受训练然而客观上完全没有控制排泄的能力,对这些患者实施训练是不切实际的,而且还会因失败而令患者感到沮丧。对于有控制排泄能力的患者,训练越早开始越好。护理计划21-2和护理计划22-1列出了直肠、膀胱训练计划。对于训练而言,坚持非常重要。例如,白班护士训练患者保持自主排泄,然而,若夜班没有按照合适的间隔时间带患者排尿或排便,则白班所取得的成果会付之一炬。患者取得了进步应看到并给予表扬;患者出现了意外失禁也不应指责,而是与患者共同讨论失禁的原因。鼓励患者穿外出服装有助于促进积极的自我形象、营造正常状态并减少抑郁的发生。准确记录排泄的情况有助于判断计划是否有效。

重要概念:

所有班次的照顾者的坚持和依从对于膀胱、直肠训练计划成功与否至关重要。

保持和促进心理功能

促进生理功能只是康复的一个方面,恢复、保持和促进心理功能与其同等重要。在医疗机构中,患者主要与医务人员接触,处理与疾病相关的事情;在家中,患者可能由于社会活动的缺乏,而缺少正常的心理刺激。如同其他功能一样,若缺少适当的刺激,心理功能会退化;因此,康复措施也应包括促进心理活动。

心理刺激需要根据患者自身智力和教育水平进行个体化实施。有些人喜欢读经典名著;而有些人对当地新闻报纸几乎都不感兴趣。有些人热衷于大型社会事件,而有些人可以每日独自玩填字游戏。有些人通过社交媒介维持了大型社会关系网,而有些人连电话都不用。有些人喜欢做事情;有些人喜欢欣赏别人做事情。个体差异性在所有年龄人群中都存在,因此需要强调根据个体独有的能力和兴趣安排心理活动。患者应在众多的智力、娱乐和社会活动中选择并参与自己喜欢的活动。

重要概念:

与较年轻的成年人一样,老年人在智力和娱乐活动中也表现出多样性。

怀旧疗法

怀旧疗法是一项有治疗目的的心理刺激活动。从Butler和Lewis首次提出回忆或人生回顾至今,多项研究均支持了回忆作为验证存在、解决过往冲突和找到目前生活意义的一种手段是有效的。

护士可以指导患者以个人或小组方式进行回忆（也可参考第 4 章的人生回顾）。患者通常能够提供回忆的主题。如一名患者可能评论"现在的孩子比我年轻的时候过得容易多了"，这将引导护士探究患者年轻时的生活和感受。了解患者的个人生活史能够帮助护士找到回忆的主题，如患者是移民美国，白手起家创建事业，或战争时援助国家等。主题也可用于小组回忆，包括播放旧唱片让参加者回忆那个年代中自己的生活，展示一些老照片询问这些照片引起了哪些记忆，并让他们描述记得的重要的历史片段。在回忆活动中，聆听或许是护士最重要的技能。

当患者讨论主题时，护士可以提出一些问题和加以评论以鼓励进行更深入的探索。若患者开始跑题，应通过评论的方式使他重回主题，如"是的，你已经提到过这个……我看得出这对你很重要。现在告诉我接下来发生的事情吧。"

现实定向

有中重度记忆丧失、混乱或定向障碍的患者需要进行治疗性干预以使他们能够进行日常生活。对于这些患者，现实定向是个有效的工具。现实定向不仅是简单回顾一天、日期、天气、下一餐和下一个节日，而是帮助患者保持定向功能的一套方法。每一次护患接触都能够增强定向感。例如，给药时，护士可以说"你好，Richard 先生。我是护士 Jones，给您发药了。今天是阳光灿烂的星期二，您感觉如何呀？今天对于 3 月 10 日来说有点太暖和了，对吗？"这个简单的沟通并没有增加发药的时间，然而却给患者提供了有用的定位信息。对于患者的不实信息和感觉要简要澄清，例如："不，您的儿子今天不会来看您。他星期日会过来，今天是星期三。"患者忘记事情时给予惩罚或表现出沮丧都没有任何治疗意义。钟表、节日主题装饰和记事黑板可以增加，但不能取代医务人员间的相互沟通。一致性对于促进定向非常重要；若白班护士强化患者她在养老院的真实定向，而夜班护士却认同患者在祖父农场的错误定向，则进行现实定向就没有任何意义。

使用社区资源

每个社区都具备满足患者康复需要的一些资源；这些资源可以为残疾人及其照顾者提供教育、支持和各种类型的帮助。社会工作者、物理治疗师、职业治疗师、语言和听觉治疗师、康复和职业顾问等专业人员可以提供获取合适资源的指导。面向老年人的社区图书馆、健康部门和信息与转诊服务也可提供有意义的协助。

相关研究

增强长期照护机构患者的功能平衡和活动

Nitz, J. C., & Josephson, D. L. (2011). *Journal of Gerontological Nursing*, 32(2), 106-113.

证据表明运动项目和平衡训练可以影响活动能力。稳定性和平衡性取决于感觉和运动系统是否完好，这些系统的功能能够影响老年人参与平衡—策略训练项目以及从项目中的获益。平衡－策略训练项目已被证实可减少社区居住老年人的跌倒发生,然而研究未显示其在长期照护机构老年人中应用的效果。本研究为前瞻性研究,物理治疗师邀请了长期照护机构中的老年人参与平衡 – 策略训练项目并探讨其效果。入选标准为老年人能够使用步行辅助用具行走,并理解项目中简单的指示。平衡 – 策略训练项目包含一系列活动,包括踢沙滩球、抛沙袋、坐下和站立、活动上肢和深呼吸。项目持续 12 周。结果显示项目能够促进灵活性和平衡性,可以减少跌倒的风险。

老年人群跌倒的风险非常高,老年专科护士应积极实施跌倒预防措施。一些适合于在各种环境中练习,且有助于促进灵活性和平衡性的基本活动,应考虑在老年人群中推广应用。本研究证明养老院和老年人均可从减少跌倒风险、增强生理功能的基本康复项目中获益。即使对于没有接受康复训练的老年人,也可通过实施平衡 – 策略训练项目或其他相似项目维持和促进自身功能。

实践探究

69 岁的 Barr 先生数周前行膝下小腿截肢术,这周开始学习假肢的使用。他已经取得了很大的进步,但是在改变体位时仍然存在困难。Barr 先生给人硬汉的感觉,好像什么事都在他的掌控之中,但是你已经数次观察到当他无法顺畅使用新的假肢时所流露出的恐惧和抑郁的表情。

周五小组会议上,社会工作者报告从下周一开始,Barr 先生的保险将不再支付住院康复费用。周六下午,医生看望 Barr 先生并问他是否愿意回家。Barr 先生表示愿意,医生当日开具了出院医嘱。

你了解到 Barr 先生独居在一幢两层的房屋中。已经安排一名来自家庭健康机构的物理治疗师周一访视他。你对 Barr 先生独自过周末表示担忧。

在治疗师周一访视前,你可以做些什么来帮助 Barr 先生呢?

评判性思维能力训练

1. 讨论残疾对于身体、心理和灵性的影响。
2. 思考若你有残疾,你的日常生活会面临怎样的改变? 你会使用什么资源呢?
3. 描述有关残疾的偏见和误解会如何影响残疾人?
4. 识别社区中可以帮助失语、失明、双侧截肢和酗酒残疾人的资源。

耿笑微

引用资源

Amputations
National Amputation Foundation
http://www.nationalamputation.org
Arthritis
Arthritis Foundation
http://www.arthritis.org
General Disability and Rehabilitation
Disabled American Veterans
http://www.dav.org
Federal Government Disability Information
http://www.DisabilityInfo.gov
National Rehabilitation Information Center

http://www.naric.com

Paralyzed Veterans of America
http://www.pva.org

Sister Kenny Rehabilitation Institute
http://www.allina.com/ahs/ski.nsf

Head Injuries

National Head Injury Foundation
http://www-nmcp.med.navy.mil/Neurology/dzchi.asp

The Brain Injury Association Inc.
http://www.biausa.org

Hearing Impairments

Dogs for the Deaf
http://www.dogsforthedeaf.org

Independent Living Aids
http://www.independentliving.com

National Institute of Neurological and Communicative Disorders
http://www.nidcd.nih.gov

National Association for the Deaf
http://www.nad.org

Self-Help for Hard of Hearing People
http://www.shhh.org

Neurologic Diseases

American Parkinson's Disease Association
http://www.apdaparkinson.org

Epilepsy Foundation of America
http://www.epilepsyfoundation.org

Myasthenia Gravis Foundation
http://www.mysathenia.org

National Huntington's Disease Association
http://www.hdsa.org

National Multiple Sclerosis Society
http://www.nmss.org

National Stroke Association
http://www.stroke.org

Ostomies

United Ostomy Association
http://www.uoa.org

Spinal Cord Disorders

National Spinal Cord Injury Foundation
http://www.spinalcord.org

Paralyzed Veterans of America
http://www.pva.org

Visual Impairments

American Foundation for the Blind

http://www.afb.org

Blinded Veterans Association
http://www.bva.org

Guide Dogs for the Blind
http://www.guidedogs.com

Guiding Eyes for the Blind
http://www.guiding-eyes.org

Leader Dogs for the Blind
http://www.leaderdog.org

National Association for the Visually Handicapped
http://www.navh.org

National Braille Association
http://www.members.aol.com/nbaoffice

National Eye Institute
http://www.nei.nih.gov

National Library Service for the Blind and Physically Handicapped
http://www.loc.gov/nls

Recordings for the Blind
http://www.rfbd.org

参考文献

Butler, R. N., & Lewis, M. I. (1982). *Aging and mental health* (p. 58). St. Louis: Mosby.

Di Iorio, A., Abate, M., DiRenzo, D., Russolillo, A., Battaglini, C., Ripari, P., Abate, G., et al. (2006). Sarcopenia: Age-related skeletal muscle changes from determinants to physical disability. *International Journal of Immunopathology and Pharmacology, 19*(4), 703–719. Review.

Fried, L. P., Tangen, C. M., Walston, J., Newman, A. B., Hirsch, C., Gottdiener, J., McBurnie MA, et al.; Cardiovascular Health Study Collaborative Research Group. (2001). Frailty of older adults: Evidence for a phenotype. *Journals of Gerontology: Biological Sciences and Medical Sciences, 56A*(3), M146–M156.

Hsieh, H. F., & Wang, J. J. (2003). Effect of reminiscence therapy on depression in older adults: A systematic review. *International Journal of Nursing Studies, 40*(4), 335–345.

Mack, J. L., & Patterson, M. B. (2006). An empirical basis for domains in the analysis of dependency in the activities of daily living (ADL): results of a confirmatory factor analysis of the Cleveland Scale for Activities of Daily Living (CSALD). *Clinical Neuropsychologist, 20*, 662–667.

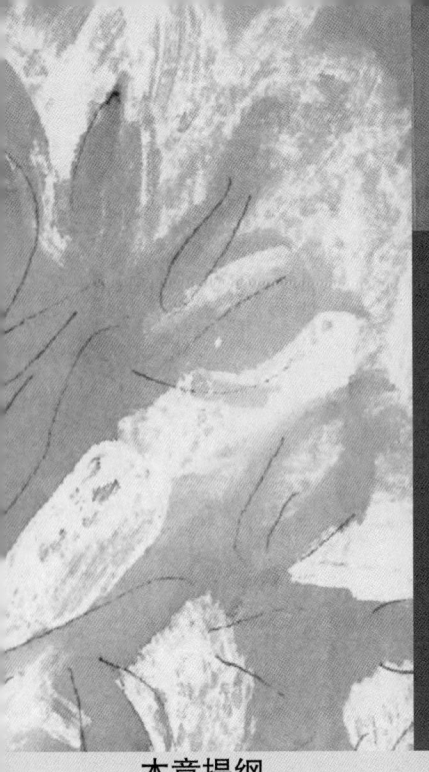

急症护理

学习目标

通过本章学习,你将能够:

1. 列出减少患有急性病的老年人所面临的风险的措施。
2. 描述老年人在手术期间的风险和预防措施。
3. 讨论常见的老年人突发事件和相关的护理措施。
4. 确定减少老年人感染风险的措施。
5. 讨论住院的老年患者早期出院计划的重要性。
6. 描述老年患者出院后结果的影响因素。

术语词汇须知

医源性并发症:由操作者、医学治疗或程序中不注意而产生的并发症。

医院获得性感染:在医院内获得的感染。

如今急症护理在老年人护理中起着重要的作用。老年人相比其他年龄阶段的患者在住院和住院时间长方面有更高的比率(Centers for Disease Control and Prevention,2012)。而且,老年人是医院门诊服务的重要人群。许多年龄相关改变而引起的伤害和感染的风险,能导致老年患者慢性疾病状态的常见并发症。并且,随着技术的发展和医疗诊断水平的提高,功能障碍的器官能够被修复或者替换,从而出现新的治疗选择。急症护理被明确安排在老年护理中,而且在这样的环境中护士必须熟悉老年患者的个体需求。

老年患者住院相关的危险

许多老年患者独自居住在自己家中,出院后达不到入院前的功能水平;在某些情况下,转到护理中心是必须的。状态的日趋下降有时可以归结于老化使老年人面对紧急状况时承受能力下降。然而,在住院期间老年人面临着院内感染(医院获得性感染)和医源性并发症(由操作者或医学治疗或程序中不注意而产生的并发症)的高风险。并发症包括谵妄、跌倒、压疮、脱水、大小便失禁、便秘和功能缺失(表 36-1)。

表 36-1	老年人住院期间潜在的风险			
风险	**诱发因素**	**风险**	**诱发因素**	
谵妄	新的环境	脱水	与年龄相关口渴的感觉减弱	
	感觉缺失		镇静	
	拿不到眼镜和助听器		恶心、呕吐	
	认知或意识水平改变		认知或意识水平的改变	
	强烈刺激		拿不到水	
	药物副作用		缺少帮助	
	生理紊乱	尿失禁	多尿	
跌倒	头昏眼花		镇静	
	直立性低血压		虚弱	
	虚弱、疲乏		够不着马桶和便盆	
	不熟悉环境		留置尿管	
	认知或意识水平改变		缺少帮助	
	摆放设备或物品	便秘	随着年龄而改变的肠胃系统	
	化学或身体的抑制		药物作用	
	没有使用床栏		手术影响	
	药物作用		饮食调整	
	缺少辅助设备		活动减少	
压疮	皮肤随年龄改变		排便时不良的姿势	
	制动		够不着马桶或便盆	
	剪切力		缺少如厕帮助	
	镇静	功能缺失	员工带有成见的期待	
	疼痛		不必要的约束	
	虚弱		自我照护时间不足	
	衰弱		知识缺失	
	缺少帮助		固定不动	
			并发症的发展	
			不活动或活动过早	

护士应该参与并将患急症的老年患者面临的风险减少到最低,在一定程度上来提高最佳的功能独立。一些有用的措施包括:

- 仔细评估以明确问题和危险。
- 早期的出院计划。
- 鼓励自理。
- 密切药物监测,确保使用与年龄相适应的剂量。
- 提醒并且帮助患者经常地更换体位、咳嗽、深呼吸、如厕。
- 及早确认和纠正并发症,认识到非典型的症状和征兆可能出现。
- 如果可能避免插导尿管。
- 严格遵守无菌技术和感染控制。
- 严密监测每天的出入量、生命体征、精神状态和皮肤状态。
- 根据老年患者的需求调整环境(例如,23.89℃的室内温度,声音控制,夜灯的使用,避免强光)。
- 如果必须的话,协助每天的日常自理活动。
- 患者及其家庭的教育。
- 如果必须的话进行实时定位。
- 借用一些资源来提高患者自我照护的能力和独立性。

思考题:

你认为照顾急性期住院的老年患者的挑战和获益是什么?

手术护理

随着外科手术水平的提高和老龄化的趋势,护士照顾的患者的年龄呈上升的趋势。当然,人们不能否认手术带来的益处。手术干预让老年人不仅存活时间延长,而且是有功能地生活。成功管理老年人手术过程中出现的健康问题取决于护士是否能够理解老化改变是如何影响正常的手术过程的。

重要概念:

外科手术不仅仅是延长老年患者的生命,更能提高延长生命时长中的生活质量和功能。

老年患者的特殊风险

一般来说,老年患者只有较小的生理储备,不太能补偿适应生理的改变。感染、大出血、贫血症、血压改变、液体和电解质平衡对老年患者来说是更大的问题。不幸的是,血管没有弹性、营养不良、易感染和心脏、呼吸功能和肾脏储备减少导致并发症在老年人身上发生得更频繁,特别是在急症和手术过程中的并发症。在术前,提高患者的机能,在术后维持机能,对早期并发症的症状保持警觉,护士可以帮助减少手术并发症的风险(图36-1)。护理诊断表36-2列出了老年患者进行手术时可能出现的护理诊断。

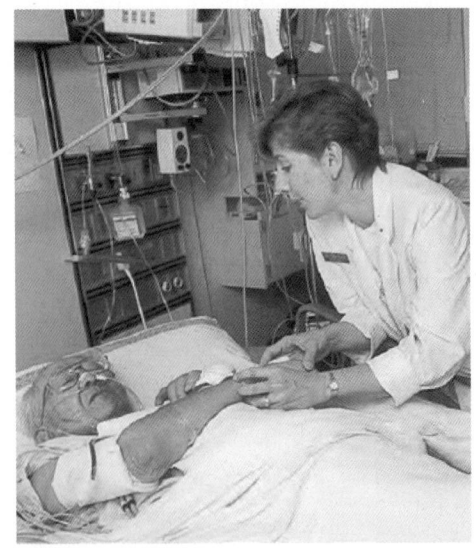

图36-1 ■ 住院老年患者需要护理措施防止并发症和帮助恢复健康

护理诊断

表 36-2	手术相关的护理诊断
影响因素	**护理诊断**
改变的氧气运输、疼痛	活动无耐力
害怕死亡或者残疾、疼痛,缺少知识	焦虑
麻醉、制动、真实或感受到的疼痛、镇痛剂	便秘
休克、体液和电解质平衡、脓毒血症、麻醉	心输出量下降
诊断测试、位置调整、组织创伤、制动	急性疼痛
脑血流量下降、气管内插管、疼痛、麻醉、中枢神经系统抑制药	语言交流受损
担心身体功能全部或部分丧失、死亡、手术结果	害怕
休克、感染、过度的伤口引流、禁食状态、电解质失衡、失血	液体量不足
过量或快速静脉输注、静脉集中或停滞	液体量过多
静脉治疗、插管、未遵守无菌技术原则、留置导尿管	感染的风险
大脑功能改变、疼痛	受伤的风险
缺少手术过程的知识、预期结果、风险、术后护理	知识缺乏
疼痛、虚弱、认知改变、约束	身体活动受损
食欲缺乏、恶心、呕吐、疼痛、不能自己照顾自己	营养不良:低于身体需求
气管插管所致创伤、禁食状态、张口呼吸、不合适的口腔卫生	口腔黏膜受损
不能自助、缺少知识	无力
麻醉、麻醉药、制动、疼痛、分泌物	气体交换受损
制动、虚弱、静脉仪器的限制	自理缺陷(洗澡、穿衣、进食、如厕)
身体功能全部或部分改变、疼痛、依赖	自我形象改变
制动、在手术台上的压力、水肿、脱水	皮肤完整性受损
制动、焦虑、疼痛、新环境、药物	睡眠形态紊乱
麻醉、药物、意识混乱、脱水、留置导管	排尿功能受损

术前护理的注意事项

老年科护士必须敏锐地察觉到许多老年患者对于手术的恐惧感。今天的老年患者在其一生过程中目睹了老年人术后严重无功能或死亡,他们可能会担心同样的手术结局发生在他们身上。患者需要知道在手术过程有

以下优势会增加手术成功的几率:
- 更好的诊断工具有利于早期的诊断和治疗。
- 提高治疗方法,包括手术技术和抗生素。
- 增加关于老年患者的独特性格的知识。

另外提供一些帮助,护士教患者及其家

属在术前、术中和术后应该期待些什么,包括以下信息:

- 术前准备—备皮、药物、术前禁食。
- 麻醉的反应类型。
- 手术的时长及简单的描述。
- 常规恢复室的流程。
- 术后疼痛和管理。
- 翻身、咳嗽和深呼吸的锻炼。
- 更换衣服、吸痰、吸氧、插管和其他操作的理论基础和频率。

护士在给予患者健康宣教时均应做好记录,这样其他健康服务者就能获得相关的信息。在术前评估和准备时,护士识别忧虑、问题和恐惧,并使医生知晓这些发现。

护士和医生一起回顾患者所服用的药物来决定其在住院期间必须继续的事情。尽管不能经口进食,患者每天的常规药物必须遵医嘱服用。例如,类固醇治疗的突然中断会导致心血管性虚脱。护士可能知道患者入院前已经服用了抗高血压、镇静药物或者其他药物。有时候,患者忘记或者拒绝告诉医生他们服用的药物。因为心肺功能可能会因为某些药物而改变,这个信息非常重要必须要让医生知道。同样的,医生需要知道患者可能在使用的中药,因为一些中药会影响凝血(比如人参、银杏叶)。

护士应该确保基本的术前检查已经完成,包括以下项目:

- 血样分析:肌酐清除率、葡萄糖、电解质、全部的血细胞计数、全血浆蛋白质、动脉血气分析、心肌酶、淋巴细胞计数、血清白蛋白、血红蛋白、红细胞比容、总(血清)铁结合力、转铁蛋白。
- 胸部 X 线。
- 心电图。
- 肺功能测试:极为肥胖者和有吸烟史或者有肺部疾病者。
- 营养评估:身高、体重、上臂围长、肱三头肌皮褶厚度、饮食记录。

- 精神状态。

因为护士是患者的最直接照护者,她们能直接发现问题。例如,她们能发现松动的牙齿,可能会脱落或者在手术过程中误吸,引起非必要的并发症。这些问题都应该引起医生的注意来确保术前牙齿的矫正。

如果手术过程中预期手术时间会延长,则需要在老年患者骨骼突出的部位垫上垫子保护。因为他们将躺在一个硬的手术台上,垫子可以防止术中压疮或者肌肉和骨头的不适。

重要概念:

> 关注患者的术中体位,在骨骼突出部位加垫能减少老年患者在手术时间延长时肌肉和骨头的酸痛。

在整个住院期间,护士必须要有感染控制的意识,而且在术前准备之前尽早开始。改善营养状态和纠正已经存在的感染是术前准备的重要事项。为了进一步减少感染的风险,三次术前清洁是值得推荐的,手术前 1 天的早上和晚上、术晨,使用杀菌剂,尽可能地让术前备皮的时间靠近手术的时间。

最后,尽管签署术前同意书是医生的法律责任,护士还是需要确保患者在术前已经拿到了知情同意书(第 8 章告知同意的讨论)。

手术和术后的照护注意事项

老年人使用麻醉药物必须要谨慎小心。因为麻醉会抑制老年患者的心血管和呼吸系统,所以麻醉药应特别小心选择。麻醉师在手术过程中密切监护可以监测和防止患者重要功能的异常。老年患者长时间手术是不提倡的。在手术过程中应避免频繁地、粗暴地处理组织,因为会刺激反射活动,增加麻醉需求。如果麻醉时使用吸入装置,护士应该意识到患者在更长的时间内仍然是麻醉状态,因为老年人的身体清除这些药物速度比较慢,翻身和深呼吸将有利于帮助快速清除这些吸入性药物。

体温过低是老年人术中和术后面对的主要并发症之一。引起这个问题的因素主要包括许多老年患者体温低于正常人、手术室室温低、使用的药物降低代谢。较低的室温和寒战会增加心输出量和通气,剥夺了心脏和大脑必须的氧气。然而,寒战在老年个体中发生的比较少。此外,代谢降低伴随着体温降低使苏醒和反射能力延迟。密切监测体温是必须的。一些低体温是可以采用保温措施来预防的。研究显示在术中和术后早期进行保暖会导致核心温度升高并降低低体温的发生率(Grossman, Bautista & Sullivan, 2002; Horn et al., 2012; Yang et al., 2012)。

重要概念:

低体温(Hypothermia)是老年患者术中和术后主要的风险。

通常,密切的术后观察和监护是非常重要的。老年患者抗应激能力的下降增加了及时监测、治疗休克和出血的需求。尽管术后意识不是完全清醒,老年患者也可能表现为焦躁不安,这是组织缺氧的早期症状。焦躁不安不被误认为疼痛是非常重要的。给与镇静会更加消耗机体的氧气供应。预防性给予氧疗可能是术后治疗的一个有益部分。丢失的血液要精确计算,如果过多的话需要及时纠正。频繁的监测尿量可以帮助揭示严重的并发症。最后,体液和电解质失衡可以通过严格的记录出入液量来避免。出液量需包括引流、出血、呕吐和所有其他的液体丢失。

重要概念:

术后烦躁不安可能提示组织缺氧,而不是疼痛;不恰当的给与镇静麻醉剂可能进一步消耗身体的氧供。

因为老年患者感染的几率更大,必须严格注意护理伤口并更换敷料。好的营养状态对组织的愈合有好处,必须提倡。为了保存患者的能量,给其提供舒适,缓解疼痛是必要的。维持规律的大小便,保持关节活动,帮助患者获得 个舒适的姿势能够帮助控制疼痛。如果使用药物缓解疼痛,护士需要注意可能会导致患者活动减少,预防此类制动所带来的不良影响。护士同样需要意识到处在坚硬的手术台上和拖拉或者移动无意识的患者会导致患者术后肌肉和骨骼疼痛多天。最后,如果给予患者镇静麻醉剂,观察患者的呼吸抑制情况是很重要的。

老年患者尤其要面对一些术后的并发症。呼吸系统的并发症包括肺炎、肺栓塞和肺不张。肺不张会伴有呼吸音减低和低热,但是胸部 X 线可能不提示。肺不张会增加肺炎的危险。如果老年患者发生肺炎要比年轻的患者更为严重,需要较长的恢复期。心血管系统的并发症包括栓塞、血栓形成、心肌梗死和室性心律不齐。脑血管意外和冠状动脉阻塞也会发生,但是比其他的并发症要少见。活动减少和低抵抗力更容易发生压疮。药物引起的肾衰是常见的;通常引起此项并发症的药物包括西咪替丁、地高辛、氨基糖苷类、头孢菌素类、氨苄西林和神经肌肉阻滞剂。术后的老年患者,特别是有髋关节修复,会比普通的成年患者有更高的谵妄发生率。麻痹性肠梗阻,伴随着发热、脱水、腹部压痛和腹胀是额外的术后可能发生在老年患者的身上的并发症。表 36-3 列出了其他的并发症。

表 36-3　老年手术患者的常见并发症

并发症	手术因素	老化进程	护理干预
体液及电解质失衡	术中血液,体液丢失,手术室温度低,体液从组织蒸发,手术及麻醉刺激ADH及醛固酮分泌,静脉输液过多	衰减的肾功能:肾单元减少,GFR肾血流量及肌酐清除率减少,心肺功能减退	严密监测出入液量,评估胸骨或前额处皮肤饱满度,评估血容量增多或减少的指标,确定排尿状态,注意非测量的液体丢失,例如发汗,骶尾部水肿的评估,用等张静脉输液及电解质以正确纠正液体失衡
营养不良	术前禁食准备,术后摄入减少,心理因素,手术部位及手术应激增加营养需要	分泌,胃动力及吸收减少,基础代谢率降低,味蕾萎缩,食欲减退,维生素 B_{12},钙吸收减少,感觉缺失	术前营养评估,监测体重,体液平衡及实验室指标,术前营养准备,术后营养输注。白摄入,若有相关指标可予静脉营养支持组合,术后维持正氮平衡,维生素及矿物质的供给
肺炎,肺不张	吸烟严重者有咳嗽,肥胖,支气管炎,慢性肺部疾病,胸部或上腹部手术,麻醉及疼痛药物可减少功能性残气量,肺扩张和气体交换	支气管肺运动减少,潮气量降低,保护性气道反射丧失	术前:停止吸烟一周,降低体重,肺功能测试,若有支气管炎给与抗生素,祛痰药及支气管扩张药物,指导肺部练习:咳嗽(伸舌帮助咳痰)深呼吸,刺激肺活量。术后:定时改变体位,监测血气,尽早停止机械通气,继续肺部练习,提供氧气保证充分的氧合,早期离床活动,胸部物理疗法
压疮	营养不良,慢性疾病(例如糖尿病、CHF,PVD);OR表的时间长度	水分流失,表皮变薄,表皮内毛细血管减少,感受器减少,皮下脂肪丢失	频繁翻身,纠正体位,压力缓解装置,避免剪切力,早期活动及下地,皮肤的整洁,护肤液,轻柔的按摩,营养充分,增加液体摄入量,高蛋白及高热量饮食
伤口裂开内脏外露	营养不良,突然,明显的体重丢失	迟发型超敏反应,伤口愈合延迟,有丝分裂,细胞增殖缓慢,异常胶原形成导致口拉伸强度差,肌肉力量减弱	术前1~3周营养准备,静脉输注营养液,补充维生素,严格的无菌伤口护理,鼓励休息,慢波睡眠能帮助伤口愈合,吸气式呼吸练习,有疼才咳,预防/减少呕吐,适当的伤口护理,出院指导,注意观察并发症,饮食指导

续表

并发症	手术因素	老化进程	护理干预
偶发性低体温症	手术室低温，室温输液，消毒与手术准备时皮肤暴露，术中腹膜/胸膜暴露，周围血管扩张	体温调节机制受损，心肺代偿降低，增加基础代谢率的机能减退	OR 体温监测，密切监测心功能，切口闭合后覆盖热毛毯或温毛毯，静脉输注温液体，快速从 OR 转移，RR 中热毛毯覆盖，将毛毯与患者转移至外科病房
关节僵硬，挛缩	存在退化性关节病，骨质疏松症，术前准备时活动减少，术中固定，术后疼痛限制运动	肌肉力量减小，老年性消耗，骨密度降低，关节软骨僵硬，关节弯曲，屈曲状态，运动缓慢，步伐改变	预先评估功能水平，术前腿部练习，早期下地，在床上保持适当的休位和移动，主动/被动运动，鼓励患者主动运动
急性精神状态改变，谵妄	麻醉方式，特定药物的血脑屏障渗透，先前存在的抑郁或痴呆，环境因素，服药数量，血氧不足，心理因素	神经元丢失，脑萎缩，脑血流量及氧消耗减少，肾功能减退，药物系统清除率减低，感觉减退，心肺储备降低	术前：精神情绪状态的基础评估，心理支持，允许患者提问及表达恐惧，必要时给与精神科与贫血 术后：监测意识水平，避免精神抑制，提供安静的环境，避免使用导尿管，使患者适应环境，逐渐运动，若有器官损害可用小剂量的氟哌啶醇，提供各方面安慰。若有听力丧失应提高注意，监测电解质及体液平衡，确保足够的氧气
心功能衰竭	已存在的心脏疾病，高血压，麻醉对血压的影响，手术应激增加代谢需要，增加心脏工作负荷	心输出量减少，氧运输改变，心瓣膜脂肪堆积，血管粥样硬化，脉压增大	术前：风险评估，纠正，治疗现有疾病，低剂量肝素，提高营养状态有助于改善心功能 术后：继续 CVP 检测，每小时评估 JVD 及呼吸音，持续 ECG 监测，密切观察重要体征，意识水平及尿量，维持输液速率，检查出入液量，观察外周循环，颜色，维持心功能，细心，早期活动，休息时间

ADH：抗利尿激素；CHF：充血性心力衰竭；CVP：中心静脉压；ECG：心电图；GFR：肾小球滤过率；IV：静脉注射；JVD：颈静脉扩张；NPO：禁食；OR：手术室；PVD：肺血管疾病；RR：恢复室。

From Palmer, M. A. (1990). Care of the older surgical patient. In Eliopoulos, C. (Ed.), Caring for the elderly in diverse care setting s (pp. 350-372). Philadelphia, PA: J. B. Lippincott.

护士在帮助老年患者获得手术最大利益处于一个关键的位置。如果康复护理差,使得本可以避免的并发症发生而导致残疾、死亡,那么即使是世界上最好的医生做的最好的手术也没有多少价值。将外科护理的原则和实践与老年患者独有的特点相结合是老年科护士的一项巨大挑战。然而,看到老年人增长的能力和更有意义的人生,许多老年人从手术中获益是护士巨大的满足。

急救护理

紧急事件发生在老年患者身上更为严重。第一,因为年龄的关系抵抗力低使身体更容易频繁受伤和生病。第二,他们常常表现出不典型的症状使诊断变复杂。第三,因为老年患者对治疗的反应改变使他们更难治疗或稳定。第四,他们发生严重并发症和死亡的风险更大。认清紧急状态和及时的干预,护士可以理解老年患者的不舒服和无能为力,在许多情况下可以挽救他们的生命。

不管是何种类型的紧急情况,以下基本的目标指导护士的行动:
- 维持生命功能。
- 预防和治疗休克。
- 控制出血。
- 防止并发症。
- 保持患者生理和心理的舒适。
- 观察和记录症状、治疗和反应。
- 评估致病因素。

不管紧急情况是否存在,护士都应该确保患者的安全。即使检查的X线或心电图的结果为阴性,也都要比相信老年人没有问题,从而延迟诊断要好。

 重要概念:

当一种紧急情况被怀疑,选择站在安全的这边犯错获得诊断测试比冒着风险延迟诊断要好。

框36-1强调了一些可能被老年患者遇到和与护理措施相关的紧急的情况。

框36-1　老年人可发生的紧急事件

急性精神错乱 / 谵妄

临床表现:认知功能急速下降,智力功能受损,时间及空间定向障碍,注意力减退,记忆力变差,情绪不稳定,喋喋不休,判断力降低,意识水平改变,躁动,失眠,人格改变,偏执。

目标:确定并纠正病因。

护理
- 评估健康状况的改变,应激事件,生活方式改变,使用的药物,饮食摄入,或者其他问题。
- 获取血样做评估。
- 监测重要体征、出入量及行为。
- 支持疗法,例如,补充电解质,更换药物,控制体温。

目标:保护机体免受损伤及发生并发症。

护理
- 密切监督活动。
- 清除患者直接接触的环境中的有害物质、药物及器械。
- 保证足够的营养摄入量、大小便及卫生。

目标:减少混乱。

护理
- 限制护理人员数量,护理方式一致。
- 保持稳定、安静的环境,避免强光、噪声及极端室温。
- 提供定向交流,例如,"琼斯先生,您现在在医院里,现在是周二下午,您的妻子在您旁边"。

- 澄清误解。

注意:当精神错乱时,一项全面评估是很重要的,这一问题可能源于一系列失调,例如血糖过低、血钙过高、营养失调、感染、创伤及药物反应。

脱水

临床表现:尿液浓缩,尿量减少或增多,体重降低,出量超过入量,脉率增快,体温升高,皮肤肿胀减轻,舌黏膜干燥,皮肤及黏膜干燥,体质虚弱,嗜睡,精神错乱,恶心及厌食,口渴可存在也可不存在。

目标:恢复丢失的液体。
护理

- 获得血样,分析电解质
- 补液,除非禁忌。根据医嘱进行静脉输液
- 监测及记录出入液量、体重及重要体征

目标:减少或清除病因。
护理

- 评估可能的诱因(例如,摄入量不足、发热、呕吐、腹泻及伤口引流)。
- 纠正潜在的诱因。
- 监测及鼓励优质液体摄入。

注意:随着年龄增长细胞内液体减少,可能造成总体体液减少;因此,老年人的任何体液丢失都很有意义。除非有医疗需要或限制,每天的液体摄入量应保持在2 000~3 000ml,对造成脱水的特殊因素进行评估,例如,口渴感觉减退,残疾限制主动饮水,精神状态改变,以及为减少排尿次数及夜尿故意限制饮水。

跌倒

临床表现:发现患者倒在地上或者报告发生摔倒。

目标:评估及治疗跌倒造成的损伤。
护理

- 状态评估完毕前勿移动患者。
- 若怀疑骨折申请 X 线检查。

- 控制出血。
- 缓解患者焦虑。
- 评估重要体征、精神状态及机体功能。注意症状及体征(例如,尿失禁、颤抖及虚弱)
- 回顾跌倒前事件(例如,体位改变、用药、疼痛或头晕)。

观察及监测患者 24 小时内状态。
目标:预防跌倒。
护理

- 评估及纠正造成跌倒的因素(例如,步态失调、视力不良、精神错乱、辅助设备的错误使用、药物及环境危险)。
- 教导患者跌倒时的安全姿势(例如,保护头面部,检查结束前勿动)。
- 教导患者减少跌倒风险。
- 教导患者穿舒适鞋子,避免穿长袍。
- 教导患者起立之前在床沿先坐几分钟。
- 教导患者扶栏杆,尤其是在洗浴及下楼梯时。
- 教导患者仅在光线好的区域活动。
- 清除环境中杂乱的东西及松散的地毯。

注意:老年人一旦跌倒过一次再跌倒的风险会很大,因此,主动预防是必须的。跌倒是意外死亡的第二大主要原因。与跌倒相关的发病率及死亡率随年龄增长而增加。

心肌梗死

临床表现:急性精神错乱/谵妄,呼吸困难,血压下降,皮肤苍白及虚弱;胸痛可能存在也可能不存在。

目标:帮助快速诊断。
护理

- 尽早识别体征。体征可能会被忽视或者归于其他问题。
- 即使轻度怀疑心肌梗死,也要进行诊断性评估。
- 测心电图及抽血—血沉会升高。
- 监测重要体征。

目标：减少心血管应激。

护理

- 药物治疗，根据医嘱服用抗心律失常药物。
- 提供氧气。监测血气。观察二氧化碳潴留的体征。
- 肢体支持。
- 控制应激。
- 缓解疼痛及焦虑。

目标：预防及快速识别并发症。

护理

- 进行关节活动。确保体位经常变换。
- 监测出入液量。可能会发生无尿；由于便秘产生的用力可能会加重心脏负担。
- 评估药物反应。注意副作用（例如出血、心动过缓及低血钾）。
- 观察充血性心力衰竭的体征（例如，呼吸困难、咳嗽、干啰音及湿啰音）。
- 观察休克体征（例如，血压下降、脉率加快、身体湿冷、尿量减少及躁动）。

感染

感染是需要引起及时关注的常见急性状况。老年人感染的高风险可能与多种因素有关（框 36-2）。

| 框 36-2 | 老年人感染的高风险因素 |

- 年龄相关变化。
  - 抗原 - 抗体反应变化。
  - 呼吸功能降低。
  - 肺分泌物排出能力降低。
  - 膀胱肌功能降低促发尿潴留。
  - 前列腺肥大。
  - 阴道分泌物碱性增高。
  - 皮肤及黏膜脆性增加。
- 慢性疾病高发。
- 行动不便。
- 营养不良，导尿管的使用，侵入性检查，住院及入住机构的几率大。

正如第 30 章讨论过的，老年人不仅更容易发生感染，由于总体症状的改变还使得其早期识别更困难。即症状的非典型表现使得早期识别及纠正更复杂化。例如，老年人的低温会引起不典型发热；有效咳嗽减少可以阻止排痰性咳嗽，是呼吸道感染的提示；厌食、乏力及认知改变可以归于其他健康问题或者"老龄"。

重要概念：

老年人出现突然的、无法解释的生理或精神改变时，老年科护士应该怀疑感染的存在。

老年人群中最常见的感染是尿路感染（UTI）。在老年人群中，UTI 的体征包括精神错乱、尿失禁、不明腹痛、厌食、恶心及呕吐。糖尿病患者可能会出现血糖控制失调。实验室检查可以确诊。

细菌性肺炎是老年人感染相关性死亡的主要原因。由于伴随别的感染过程，症状可以是非典型的，包括精神错乱、昏睡及厌食，除此之外也包括任何年龄人群中肺炎相关的典型体征。血清及血液检测可以确诊。

对老年患者的感染预防必须给与密切关注。辅助措施包括：

- 提高液体摄入及营养状态。
- 监测重要的体征、精神状态及总体健康状态。
- 保持皮肤黏膜的完整性。
- 多活动。
- 确保肺炎疫苗及流感疫苗接种（除非有禁忌）。

- 保持环境卫生。
- 限制与有感染或疑似感染的人接触。
- 适当存储食物。
- 预防损伤。
- 遵循感染控制措施。

多种维生素和草药已经被建议来预防和治疗感染。建议补充维生素 A 和维生素 C，因为饮食中的精制糖类不含这些成分。草药松果菊、金印草和大蒜可以防治感染，小剂量的这些植物可以提高机体对感染的抵抗力，大剂量可以杀死病原体。西伯利亚人参可以保护机体应对有害刺激，提高对感染的抵抗力。应建议患者在应用替代疗法前咨询他们的保健服务提供者。

第 30 章提供了更加完整的感染讨论。

老年人的出院计划

住院的老年人需要早期合理的出院计划来预防并发症，降低再住院的风险，将他们自己及看护人的压力降至最低。现如今患者住院时间短，患者往往在一种病态、虚弱的状态下出院，有效的出院计划是非常有意义的。

重要概念：

现如今患者出院时间早，状态差，早期出院计划是必不可少的。

很多因素会影响住院老年人的出院预后，例如：

- 患者对健康状态及愈后的认知。
- 医疗措施的数量及复杂化。
- 自我护理的既往实施情况。
- 家庭或社会支持及资源。

护士应该尽早评估、预知患者出院需要，以便出院前有充分的时间教导患者及照护者，进行推荐，建议必要的家庭准备。一些急性护理机构使用跨学科的老年团队来商议和制订出院计划。一名急性护理机构中的老年专科护士也会制订出院计划。

出院计划必须考虑家庭及其他重要照护者的需要（图 36-2）。成功的计划应符合所有人，不仅仅是患者本人。（第 38 章提供了有关家庭照护的一个完整讨论。）

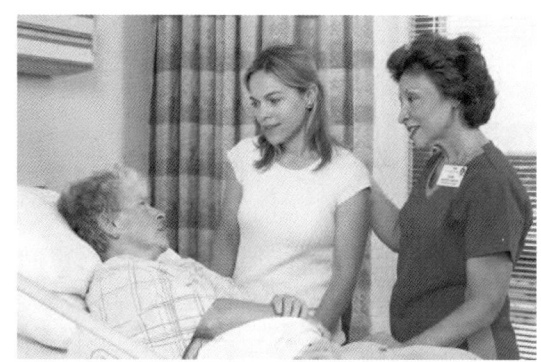

图 36-2 ■ 老年患者的出院计划中，护士必须也考虑到家庭中提供照护的人员的需要

案例分析

82 岁的老人 H 女士被与她一起生活的女儿送到了急诊。H 女士 6 天前行动方便，可以自理，这几天却变得糊涂、虚弱；她的体重已经下降并且开始有尿失禁。她被诊断为细菌性肺炎收住院。

批判性思考

- H 女士在住院期间有什么风险？
- 怎样可以将这些风险降至最低？
- H 女士出院后你对她的女儿有什么照护建议？

相关研究

出院指导质量及出院准备度的年龄相关性认知差异

Bobay, K. L., Jerofke, T. A., Weiss, M. E., & Yakusheva, O. (2010). Geriatric Nursing, 31 (3), 178–187.

　　本研究调查了出院指导质量及出院准备的年龄相关性认知差异及其与出院、再入院后就诊急诊室的关系。在参与本研究的 4 所中西部医院中,约 2 000 名老年患者从 16 个外科病房出院。对他们进行了问卷调查来评估他们对自己出院指导的看法及对出院回家准备度的看法。记录了出院 30 天内的急诊室就诊及再入院情况。

　　在 85 岁以下患者中发现出院指导与出院准备度之间有关联。85 岁以上患者报告接受到的指导信息较少,但未分析具体原因。这可能与患者之前因相似疾病住过院,或者高龄者需要更多时间去宣教指导。

　　老年患者占所有住院患者的 1/3,其中有 1/5 在 30 天内再入院。不充分的出院准备影响了患者及家庭的照护准备,从而导致了再入院的风险。老年科护士不仅需要提供出院指导,还应该评估其出院准备度,并能意识到年龄相关性的出院准备度及指导方式上的差异。

实践探究

　　84 岁的 Davis 女士曾接受过全髋关节置换术。在恢复过程中对止疼药反应敏感,使他产生了头晕、镇静过度及呕吐。这些症状使得她活动减少,一直卧床,多数时间处于沉睡状态。她每天除了做物理治疗,大多数时间都在床上休息。

　　Davis 女士从疗养院出院后继续康复锻炼。48 小时后她以肺炎及 3 级压疮再次入院,疗养院称这些症状在住院期间就存在,只是没有记录。她现在的症状比她第一次住院期间的任何时候都严重。

　　为预防 Davis 女士发生并发症及再入院应做什么? 为加速患者康复避免再入院,疗养院可以做些什么?

评判性思维能力训练

- 一名外科住院病房里的新任老年科专科护士被委派来设计护理干预方案以帮助老年患者降低住院期间并发症发生的风险。这名专科护士应该考虑制订什么样的实施方案以及职工培训活动和其他的活动?
- 制订一个讲课纲要,以便你在进行预防社区老年人感染的培训时可以参照。
- 什么样的偏见或者误解会危害急性期患病老人的健康?

刘红霞

参考文献

Centers for Disease Control and Prevention (2012). Hospital utilization. Retrieved June 19, 2012 from http://www.cdc.gov/nchs/fastats/hospital.htm

Grossman, S., Bautista, C., & Sullivan, L. (2002). Using evidence-based practice to develop a protocol for postoperative surgical intensive care unit patients. *Dimensions of Critical Care Nursing, 21*(5), 206–214.

Horn, E. P., Bein, B., Bohm, R., Steinfath, M., Sahili, N., & Hocker, J. (2012). The effect of short time periods of pre-operative warming in the prevention of peri-operative hypothermia. *Anaesthesia, 67*(6), 612–617.

Yang, H. L., Lee, H. F., Chu, T. L., Su, Y. Y., Ho, L. L., & Fan, J. Y. (2012). The comparison of two recovery room warming methods for hypothermia patients who had undergone spinal surgery. *Journal of Nursing Scholarship, 44*(1), 2–10.

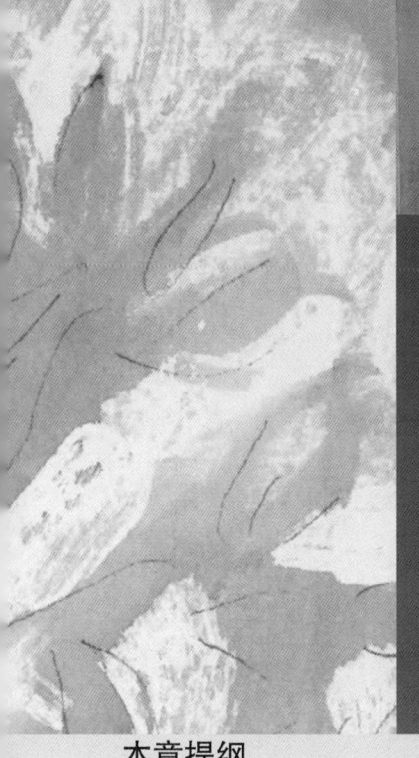

第 37 章

长期照护

本章提纲

长期机构照护的发展
　20 世纪前
　20 世纪
　从历史中获得的经验教训
以机构为基础的长期照护
　护理院标准
　护理院入住者
　护理的角色和责任
　辅助居住社区
展望：长期照护的新模式

学习目标

通过本章学习，你将能够：
1. 描述长期机构照护的发展史。
2. 讨论由于缺少独特的长期照护模式而产生的问题。
3. 确认在护理院规章中所描述的标准的主要类别。
4. 列举长期照护机构中护士的各种角色。
5. 描述长期照护机构中的入住者的清洁、全人以及康复的需求。

术语词汇须知

济贫院：为穷人提供的机构。
规程：由政府机构设计的必须满足的最小标准，以符合法律要求和达到认证及经费补偿的质量。
亚急性照护：照护水平是急性期状况的继续，同时合并有基础护理的辅助，并在长期照护场所提供。

长期照护机构正在成为护理实践中的一个复杂和动态变化的临床实践场所。渐渐的，这些机构所照顾的人群是比以往任何时候都伴有更为复杂的医疗问题；很多护理院建有亚急性期照护单元，那里可以提供呼吸机护理，静脉营养以及其他一些既往仅在医院环境中提供的照护服务。接受服务的人更加了解好的照护和居住环境的标准是什

518

么，与以往相比对机构照护的期待度更高。同时，对于那些因医院住院日缩短和片段式护理所致的照护受限而感到沮丧的护士，这些机构可以为他们提供机会与患者建立长期照护关系以及实施护理的治愈艺术。

尽管实施更严格的标准后可提供长期照护的机构数目减少了，但是随着老年人群的增长，在长期照护机构中接受照顾的人数却越来越多。随着当前人群进入老龄化，绝大多数人都将需要某种形式的由机构或者由社区提供的长期照护，将近有一半的老年女性和三分之一的老年男性将要在他们有生之年的某个阶段在长期照护机构中度过（Centers for Disease Control and Prevention，2012）。

长期机构照护的发展

在护理院中老年护理的很多正面形象总是被照护机构中的负面新闻所掩盖，如虐待和低水平照护等丑闻，而这些都是媒体高度强调的仅发生在小范围人群中的事件。这些负面形象又与长期照护费用的报销政策混杂在一起，显著限制了提供高质量照护的能力。对护理院发展方式的回顾有利于澄清目前工作在这些机构中的护士所面对困境的原因，同时避免未来同样问题的发生。

20 世纪前

17 世纪末前，机构为那些精神病患者、老年人、孤儿、穷人，或者遭受感染性折磨的人提供护理，这在大部分欧洲国家是非常普遍的。典型做法是，这些人被聚集在一起，常常与罪犯们一起被安置。有限的运营经费以及公众对这些人群的低关注，使得护理成为这类人群的最好监护。

在美国，任何形式的住院患者照护，无论是短期的还是长期的，在 19 世纪前都是非常有限的，因为当时人们认为受尊敬的人都应该是在家中由私人或者家人进行照护的。即使在

1800 年后医院的数量增加了，这些机构还是不太愿意为伴有慢性病的穷人提供长期照护。社区通过建立一些避难屋来应对这一状况，这些避难屋也是机构照护的主要来源。在资源有限的情况下，照护就是在现有基础上做到最好。

机构希望可以自理的人能够在机构中工作。很多在社区中没有更好选择的康复患者会继续留在机构中为机构工作。作为照顾老人、帮忙做饭和打扫卫生的报酬，机构会为他们提供住宿、三餐，以及比较少工作要求。

对管理者而言最关心的问题是有效地运营机构；这个目标可以通过建立“为入住者提供最少的自主权和最少的个体化照护”的规则和例行程序来达到。在那个时代，社会学家 Erving Goffman 将这些机构命名为“全机构”，他所定义的这些机构的特点如下（Goffman，1961）。

- 所有的活动在同一个地方以同样的方式进行。
- 所有的人都以同样的方式对待并被安排以同样的活动和日程。
- 严格、不灵活的活动计划。
- 大量严格规定的条例。
- 活动更多是满足机构运营的目的而不是服务于入住者的需求。

这种照护的方式将入住者考虑为相同的而不是独特的需要帮助的个体，将入住者与社会主流分割开来，导致他们身份受损、冷漠、不爱活动、适应性不佳，以及刻板行为。

重要概念：

为了保证资金缺乏的早期照护机构可以运行得更有效而制订的很多规则和例行程序，导致入住机构的人们发生了很多异常行为。

20 世纪

在 19 世纪早期前，公立和慈善性机构开

始取代济贫院。机构的入住者为其自身所在的群体服务。资助基金有限，所以照护也没有什么提高。

特别值得关注的是，当时并没有对需要长期机构照护的人们的特殊需求进行过仔细评估。没有策略性计划和对脆弱、依赖性老人提供照护的机构与其他类型机构区别性的探讨。那时候既没有长期照护的模式，也没有一系列对于脆弱老人所需要的照护内容标准。取而代之的是，提供长期照护的机构在继当时经历了医院、监狱及其他机构模式后，提出了自己的模式。模仿出于不同目的而照顾不同人群的机构模式，就像试图将一个小方形的木桩塞入一个圆形的洞中。缺少一个清晰的长期机构照顾的模式使得这个特殊临床场所的基础较薄弱，继而影响自身的成长。

 重要概念：

长期照护机构是在监狱、医院以及其他机构之后建构的，而不是在针对服务人群某一特定需要的模式上建立的。

1935 年，社会保证法的通过为老年人提供了一种可以替代公立和慈善性机构的方式。相应地，小型照护机构开始发展，提供房间、饮食，以及一些卫生照护。其中一些机构是由护士开设，或者是由一些自称是护士的人开设。因此，护理院的名称变得越来越知名。1946 年，政府开始致力于发展护理院，通过 Hill-Burton 医院调查以及建筑法来提供相应的基金帮助构建这些机构。如法令名字所示，基金最初的目的是为了帮助建设医院；因此，基金中附加的物理设施标准表现出建立一所急诊医院所需要的特点。事实上，尽管急性病医院和护理院之间存在显著的区别，还是没有对护理院有特别的规定。结果是，在当时直至之后的很多年里，护理院就是医院的仿制品。护理院的建筑特点不仅和医院相似，连运营方式也很相似。两种机构在平整的白色床单和制服，严格的时间表，被动的患者，严格的探视制度，以及对宠物的限制等方面的要求如出一辙。

20 世纪 60 年代，逐渐增长的老年群体开始使用他们的政治影响力来要求增加和改善健康照护服务。联邦医疗保险计划和医疗补助计划的通过不仅帮助医院解决了越来越多的老年患者占用床位延长住院时间的问题，同时也补贴了护理院来为这些老人们提供所需要的服务。结果是，在 1960~1970 年，护理院成倍增长，他们所服务的人群则增长了三倍以上。不幸的是，绝大部分护理院的拥有者和运营者多为有商业背景的人士，很少有人具备护理经验或者理解什么是护理。国家规定很有限，监管和强化系统是松散的。

由于可悲的护理院状况以及所引发的人群对此所产生的愤怒，健康和人类服务部委派医学所（IOM）去研究长期照护机构的情况并给与相应的建议。IOM 研究报道了很多与照护质量相关的普遍存在的问题并且建议增强护理院制度建设（Institute of Medicine, Committee on Implications of For-Profit Enterprise in Health Care, 1986）。相应地，高度严格的护理院法规被给与立法，即所熟知的 1987 年的 Omnibus 预算调解法（OBRA'87）。OBRA 需要使用一个标准化的评估工具，即名为"最小数据集"（MDS）的工具；及时制订照顾计划并有文字记载；减少使用约束和精神科用药；增加人员配置；保护入住机构者的权利；培训护工。

 思考题：

你从家人、朋友以及其他健康保健人员那里听到过对护理院的哪些感受？这些是如何影响你对就职于此类机构的想法的？

从历史中获得的经验教训

由上面护理院的发展史描述可见，护理院发展缺少发展愿景和模式的设计，导致护理院的无组织以及在其目的、功能、标准方面的混乱。当护理人员自身不能实施领导作用时，非护理人员就要决定护理实践的内容。长期照护的关键是护理照护；因此，谁能比护士自己更懂得定义护理机构中的护理内容呢？不幸的是，护士所充当的不主动的、被动的角色使得对照护知之甚少的人来决定护理实践。

当护士不尝试去纠正健康照护体系中的问题时，其他人就会去纠正，公众也将会认为护士是这些问题中的一个问题。当长期照护机构中的情况恶劣到一定程度时，不是护士群体愤怒并需要改变，而是公众。工作在护理院的护士目睹这些情况并抱怨，但是却缺少有组织的公众行为去改变现况。未在护理院工作的护士经常对这种状况持批判态度并使得自己远离这种实践场所，她们也同样没有做什么改进这种状况的事情。当护士本身没有在解决问题的人员中时，就会产生一种观念即护士是问题之一。

企业家思维可以使得护理和患者受益。在护理院迅速发展的时代，很多企业家看中了这个机会，通过拥有和运营长期照护机构得到了可观的经济收益；很多人因此成为了百万富翁。这些生意人不一定比护士聪明、富有或者工作更努力，但是他们更敏捷地看到了机会并勇于承担风险。在那个时代不能作为企业家拥有和运营护理院的护士们，不仅错过了经济上获益的机会，更重要的是护士不能在权利位置上来影响照护的质量、人员配备、工资以及其他护理院的重要事宜。

当今天的护士和护生看到财经专业人士来做有关临床实践的决策，工作在人员配置和服务都低于可被接纳的标准的场所时，以及看到新的服务和机构为了潜在的效益而建立而不是为了需求而建立时，上述教训对他们而言都有重要的意义。

 思考题：

如果你在一个照护标准低于正常的工作环境中工作时你会怎么做？

以机构为基础的长期照护

护理院状况，通常是指长期照护机构的状况，由于联邦法规的规定以及在此领域增加的专业兴趣，已经被大大提升了。执证人员必须24小时在岗，护工必须完成相应的证书培训过程，化学和物理约束已被限制，以及书写记录质量被提升。然而，还是有一些问题存在。诸如人员不足和人员不断变动以及高比率的人员离职率，以及压疮、脱水、营养失调等问题持续影响着护理院这一照护场所。

护理院标准

绝大多数护理院都要考虑与国家标准保持一致。国家标准描述了护理院必须满足的最小要求标准以便遵从法律的规定和与医疗报销相一致的照护质量（框37-1）。必须强调的是这些标准都是机构要达到的最低标准以便符合法律要求，使护理院被批准和授权。

框 37-1	与护理院相关的法规

- 护理院入住者权利。
- 入院、转院、以及出院的权利。
- 入住者行为和促进实践。
- 生存质量。
- 护理服务。
- 饮食服务。
- 医生服务。

- 专业的康复服务。
- 牙医服务。
- 药房服务。
- 感染控制。
- 物理环境。
- 行政管理。

各个州政府可以在基本联邦规定的基础上增加内容，形成更高的、机构必须达到的标准。联合委员会也出版了更高级别的标准，机构可以自愿选择是否去匹配（标准被出版在指定的杂志文章中可以方便购买）。对于工作在养老机构的护士，很重要的一点是她们要熟悉这些在她们所在的州中与养老机构相关的法规。

护理院入住者

寻找护理院的人是那些因为生理或者精神疾病而导致的功能上长期依赖的人群。因此，是个体功能而不是医疗诊断来影响着长期照护的需求。最具代表性的就是护理院的老人们日常生活能力受损，很多都是失禁患者或者认知功能有损害的患者。绝大多数护理院的居民是老年人，平均年龄在 85 岁（National Center for Health Statistics, 2007）。55% 的护理院入住者的年龄大于 65 岁，42% 的护理院人群低于 65 岁，39% 是儿童。在任何给定的时间点，仅有 5% 的老年人住在护理院中，虽然如前面所指的，将会有更高比例的人们在他们生活中的某一时期需要这种照护（National Center for Health Statistics, 2007）。

对于护理院中的大部分居住者，入住护理院不是首选也不是最希望的选择。在很多情况下，家庭成员试图帮着一起照顾，但是发现照护需求已经超出了家庭的能力。在决定寻求护理院之前，很多家庭在生理、情感、财政方面都是充满困扰的，导致对当时的照护状况感到内疚、抑郁和受挫。通常，一次危机引发了将被照顾者送入机构的需求，家庭寻求和决定将老人送入比自己预想还要差的环境中。老年专科护士很重要的一个作用是在入住者和家属面对选择养老院和调整适应时给予帮助（框 37-2 和框 37-3）。

框 37-2　选择护理院时要考虑的因素

花费
- 每日费用。
- 接受的健康保险类型。
- 补充健康保险不能报销部分的自费。
- 每日常规服务和额外服务。
- 每日额外服务所需要的费用。
- 当报销达到规定上限时对入住者的照护的政策规定。

照顾理念
- 监护还是康复。
- 促进个体化和独立性。
- 鼓励入住者和家人积极参与照护活动。

管理
- 组织框架。
- 机构拥有者。
- 管理者、护理主任、医务主任、科室主任的可及性和有效性。
- 行政部门与居民家庭之间定期举行会议。

特别服务
- 足部治疗、语言治疗、职业治疗、物理治疗、转运、美容/理发等服务的可及性。
- 特殊服务所需花费。
- 转运至医院的条件和安排。

员工

- 在常规班次上可及的照顾者人数。
- 注册护士、助理护士、护工和入住者的比例。
- 在常规班次上在班的监管者人数。
- 在职教育的频率和类型。
- 员工的外表与形象。
- 员工 – 入住者之间互动的质量。
- 员工礼貌、助人。

活动

- 粘贴出来的活动计划。
- 活动的范围和频率。
- 家人和拜访者参与到活动中的能力。
- 入住者委员会是否存在。
- 入住者参与计划和评价活动的机制。
- 入住者参与机构外活动的机会。
- 床边活动范围。

入住者

- 清洁状况、修饰程度及综合外观。
- 穿的衣服的类型（睡衣、外出服、清洁、皱褶）。
- 活动水平。
- 与员工和其他入住者之间交流的轻松度。

物理环境

- 整洁度、吸引度、无异味。
- 对失能和衰弱者可以轻松使用的物品。
- 照明。
- 噪声控制。
- 可行走的安全空间。
- 消防设施以及安全预警装备。
- 浴室、餐厅、活动厅、护士站以及入住者房间的出口等是否临近。
- 入住者对员工而言的可视度。
- 入住者可以使用的户外控件。

饮食

- 饮食安排表。
- 提供食物的种类。
- 提供食物的诱人性和温度。
- 就餐时间帮助入住者的员工的可及性。
- 入住者进餐场所（例如，卧室，公用餐厅）。
- 可咨询的饮食师或营养师的可及性。
- 可提供的特殊饮食。
- 获取饮食取代品的能力；伦理考量。
- 餐间加餐的可及性。

照护

- 每日提供的基本照护。
- 和注册护士接触的频率。
- 特殊问题的管理,如尿便失禁、意识混乱、徘徊、活动受限。
- 增加活动度和功能所做的努力。
- 对入住者提供的尊严、隐私和个体化。
- 并发症发生频率（如压疮、脱水、感染）。
- 对异常事件及紧急事件的管理。
- 管理机构的评价。

家庭参与度

- 对家人提供的住院前准备。
- 对家人的入院介绍以及持续的帮助。
- 定期召开家庭会议。
- 与家人交流,让家庭参与照护的机制。
- 访视规定。

精神需求

- 机构的宗教信仰。
- 小礼拜堂、犹太教堂、冥想房间的可及性。
- 神职人员的探访。
- 帮助入住者满足精神需求的方法。

框 37-3 帮助家庭安排家人入住护理院的方法

入住前

- 鼓励家庭到机构访视,留出不被打扰的时间来接待家庭。一起浏览有关机构的基本信息以及常规要求,但信息不要超负荷。介绍家人认识护理部主任,医疗主任,管理者,以及其他一些重要人员。
- 询问一些可以帮助员工理解入住者独特性、需求及喜好的信息。显示出对入住者作为一个个体的兴趣。
- 带家人到一个私密的地方,提供他们一个机会表达自己的顾虑和情感。和家人交流,告诉她们将心爱的家人送入护理院后所产生的自责、生气以及抑郁的情绪都是正常的;向他们保证这些情绪随着时间的推移会逐渐好转。告诉家人被送入机构的老人开始常会表现出对他们的生气、祈求回到家中或者拒绝见她们。向家人保证当老人逐渐适应机构生活后,这些反应通常就会消失了。
- 描述家庭在机构内的权利与责任。
- 提供口头交流内容的纸质版。

入住时

- 尽量安排一个入住前曾见过家人的员工在入住全程中陪伴他们。
- 告知家人咖啡厅、售货机以及休息室的位置。如果可能的话,购置一些点心或者盒饭给家人以便他们能够在机构中与家人共享第一顿饭的时光。
- 安排将要照顾老人的员工与家人见面做自我介绍。员工将他们的名字写在一张纸上将有助于家人在将来对他们的咨询。
- 介绍家人认识另外一个入住者的家人,鼓励他们形成伙伴关系。家庭彼此间可以提供有益的支持并使得访视变得充满乐趣。

- 告知家人其后要对入住者进行的一系列事情(如今天下午医生将来给入住者体检,晚上参加一个小组活动,明早去看物理治疗师等)。通知家人他们被邀请参加的照护讨论会以及其他活动的日期和时间。
- 鼓励家人在合适的时间回家。再次对他们强调入住过程对家人和入住者而言都是令人疲惫的,他们都应该休息一下。表达自己理解家人和入住者可能在这个时刻还有很多不适的感受,但是这些感受会随着时间的推移而逐渐好转。

在访视期间

- 鼓励家人主动参与照护计划和照护活动。指导家人可以实施的照护互动,如喂饭、擦背、全关节活动训练,以及外表修饰等。
- 建议家人在访视期间可以和入住者一起做一些活动(如玩扑克牌,带来宠物,整理相册,读书,玩填字游戏,装饰广告板)。如果可能,带着入住者去活动室或者室外参观,鼓励家人带着入住者短期离开一会。
- 鼓励照护者和入住者之间的触摸。
- 在访视期间提供私密空间并尊重隐私。

总体要求

- 有礼貌的和有耐心的。记住家里有人住在照顾机构里对家人而言是很困难的,可以引发各种各样的反应,投射到护士身上。
- 当入住者情况有变化或者有突发事件要打电话给家人。
- 倾听和了解抱怨的原因。鼓励家人和单元中的工作人员讨论问题和所关注的方面。
- 邀请家人参与照护计划的制订并最大程度地实施它。

Eliopoulos, C. (1990). Understanding and supporting families. *Long-Term Care Educator*, 1(5), 6.

护理的角色和责任

正如之前所提及的,自从 OBRA'87 对护理院有了新的要求,在对竞争性的入住者评估、照护计划、质量保证,以及居住者权利保护等方面的规定使得照护机构的规章发生了变化。需求的增加以及护理院的复杂性使得高竞争性的护士被机构雇佣成为必须。

未拿到注册的护理人员目前是在护理机构中主要提供照护的人群。这种状况使得更多的需要压在注册护士身上;护士不仅仅必须要全面了解入住者的状态,同时还要监管没有注册的照顾者的能力和实施情况(图 37-1)。除了他们自身的临床和管理责任外,员工教育、榜样作用,密切监管,指导,实施评价,纠正操作中的一些问题是大多数机构工作中护士的责任。

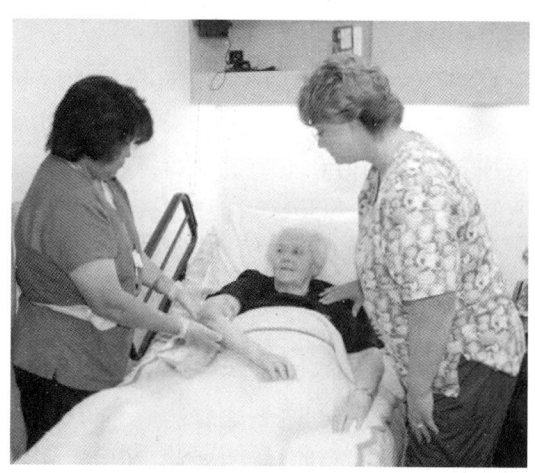

图 37-1 ■ 护士与其他健康照护人员合作以确保长期照护机构中入住者的照护质量

老年专科护士在护理机构中有更多的机会发挥其角色多样性。他们可以作为护理主任、督管、单元护士协调者或者出院士实施管理角色。他们可以承担其他特殊的角色,如员工发展主任、质量保证协调员、感染控制协调员、老年精神护理专家,或者康复护士。当然,护士还可以作为老人照护的直接提供者。上面所提到的每个角色都需要护士具备基础护理以外的技能,因此也激励护士要去获取额外的教育和经验以完成所承担的这些特殊角色。美国长期照护护理协会已经描述了长期照护机构中护士的主要角色以及相应的能力要求,可以浏览 http://www.ltcnursing.org 进一步了解相关信息。

护士通过多种途径影响着提供照护的质量。入院评估以及完成 MDS 评估是由注册护士协调进行的,MDS 中的大部分条目的完成依赖于护理评估。通过 MDS 评估后发现的问题直接引领着护理活动的实施。书面护理计划引导护理措施的实施;根据规则要求员工们负有确保护理计划准确和实施的责任。护士要确保护工提供了合适的照护,并监管入住者以评价照护的有效性和识别入住者状态的改变。框 37-4 列出了在机构中护士的一些主要职责。

框 37-4　长期照护机构中老年专科护士的主要职责

- 帮助入住者及其家人选择和适应机构。
- 在评估资料的基础上评估和发展个体照护计划。
- 监管入住者的健康状态。
- 当可能时建议和使用康复照护技术。
- 评价照护的有效性和适宜性。
- 确认入住者情况的变化和采取适宜的行动。
- 和多学科队伍沟通和协调。
- 保护和提倡入住者的权利。
- 促进对照护者高质量的照护。
- 确保入住者的喜好和选择能被尊重。
- 确保和促进护理人员的能力。

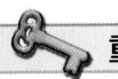

重要概念：

最小数据集（MDS）是一个在入院时，当入住者的状态有改变时，以及每年要完成的标准评估工具。

不像其他临床场所，一般护理院的医生和其他专业人士并不是一直都在。虽然评估和管理问题给护士增加了更多的负担，但是也为护士提供了独立工作和使用其知识和技能的机会。独立实践和与入住者及家庭建立长期的关系是在机构照护场所中令人兴奋的特点之一。

辅助居住社区

近年来，辅助居住社区有较大的增长，它是为每天日常生活需要一些帮助，但是却没有复杂到需要全天候护理监护的个体所提供的一个候选方案。辅助居住机构没有类似于护理院所要求的严格的规章制度，仅有很少的注册护士。当护理院床位缩减的情况下，辅助居住床位在增加，以支持这种类型照护的趋势。目前，绝大多数辅助照护机构是个人付费。老年专科护士要思考如何确保这些机构里适宜的照护标准得到发展和实施，避免困扰护理院早期发展时的诽谤性状况出现，并且要倡导社会为那些不能自己支付这种照护费用的个体提供付费方式。

展望：长期照护的新模式

正如本章在讨论长期照护发展历程中所反映出来的，以机构为基础的长期照护在一开始出现时就没有一个清晰的定义模式。它不是一个由多种多样的干预手段所组成的织锦，人们依靠它获取长期的帮助以达到理想的生理、心理社会和精神健康及完好状态，长期照护机构更像是一条由多个布面拼缝在一起的被子，将传统医学照护不合适地拼凑在一起，并由较弱的规则和机构条例松散地串联在一起。

因为大多数机构入住者的需要和照护活动是在护理范畴内的，护士是决定长期照护模式的理想的专业人士。认识到传统医学模式在护理院中应用的局限性，新模式的主题应该是全人和康复。图 37-2 提供了一个入住者的阶梯图，可以帮助护士和实施护士角色的人想象新的模式，并挑战自己去构思超出最小需要的长期照护服务的设计。展示的需求水平包括保健、全人和康复。

保健是由最基本的需求组成的，包括生理需要，确保人际环境和物理环境的安全，医疗治疗，重建和／或稳定生理和精神健康。基本生存依赖于这些需要的满足，然而这些需要满足后并不能保证有一个令人满意的、充满意义的生命。

在全人水平，心理、社会，以及灵性层面都会被考虑进来。为了获得心理、身体，以及精神方面的和谐和平衡，个体需要实施自己所具备的权利，尽最大可能完成自我照护的责任，预防可避免的功能下降和功能失调，并且和机构内外的社区间建立一个动态的关系。

满足卫生和全人需求后为康复的达成奠定了基础。康复并不意味着治愈，而是建立一个有意义的充满目标的生活，利用疾病作为一个自我发现的机会，深挖灵性感知和成长，并且超越生理层面。

这一整体和康复模式中涵盖有下列假设（Eliopoulos, 2007）：

■ 心理、社会以及精神健康与生理健康是等同的，有时甚至比之还重要。
■ 医学监管和治疗仅是入住者所有需求中的一个内容。
■ 很多源于慢性疾病状态所产生的需求可以通过使用辅助疗法和替代疗法被有效地和安全地满足。

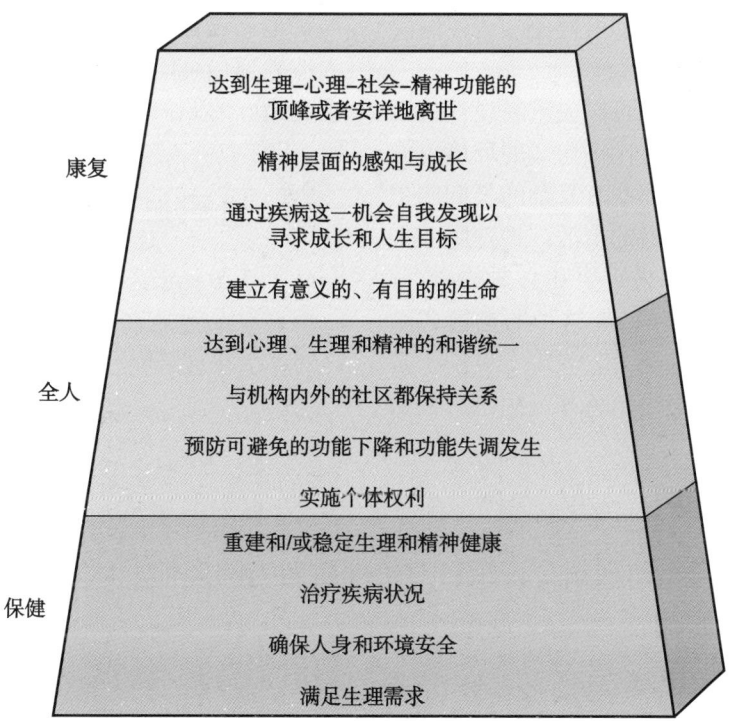

康复
- 达到生理–心理–社会–精神功能的顶峰或者安详地离世
- 精神层面的感知与成长
- 通过疾病这一机会自我发现以寻求成长和人生目标
- 建立有意义的、有目的的生命

全人
- 达到心理、生理和精神的和谐统一
- 与机构内外的社区都保持关系
- 预防可避免的功能下降和功能失调发生
- 实施个体权利

保健
- 重建和/或稳定生理和精神健康
- 治疗疾病状况
- 确保人身和环境安全
- 满足生理需求

图 37-2 ■ 护理院入住者的多层次需求。(From Eliopoulos, C.(2007). *Transforming nursing homes into healing centers: A holistic model for long-term care.* Glen Arm, MD: Health Education Network.)

- 照顾者的存在和互动影响健康、康复，以及机构照护中生命的质量。
- 物理环境可以被当做一个治疗工具。
- 护理院是宏观社区中的一个完整的和活跃的成员。

文化变革运动支持这个新模式向积极的方向更前进了一步。文化变革中的关键部分主要包括创建一个更像居家似的物理环境，提供护理人员的持续服务，个体化照护以满足个体特殊的需求和愿望，培养积极的关系，为员工提供教育的机会，以及授权给入住者和她们的照顾者。伊甸园项目是早期文化变革项目中的一个，展示了如何为护理院入住者提供不同生活质量的视角。项目资助者托马斯·比尔博士提出了护理院需要为老人提供一个有意义的生活开端的理念。很多护理院都采纳了伊甸园原则为入住者提供一个类似于居家的环境，鼓励和尊重入住者做决策，并培养入住者和其照顾者之间高质量的关系。伊甸园项目出现的几年后，泉源项目又启动了。泉源项目强调质量促进方法，尝试倡导对入住者和直接照顾者的更多授权和促进入住者的生活质量。在 2012 年，泉源项目加入到伊甸园项目的大家庭中并在两个动态进行的项目基础上更加有效地提供扩展的文化变革项目。

为了继续发挥其在重塑家庭护理照护中的影响，2003 年托马斯博士从其草稿中构建了名为绿色房子项目的理想护理院模式。这个模式包括小的、相对独立的家，每个家中有 8~10 个入住者接受个体化的照护和享受家样的氛围。直接照护者是接受多种角色工作培训的，一个直接照护者可以在房子里完成准备早餐，洗衣服和烘干衣服等多项工作，为入住者提供个人清洁护理。除了提升了生活质量之外，研究发现这种类型的家庭减少了入住者并发症的发生和可避免的入住医院事件。

目前有广阔的空间可以去重新设计长期照护模式。挑战就是在比机构式的环境更像家庭环境的场所里为那些有复杂的长期照护需求的老人提供高质量的生活。护理服务是每个长期照护模式中最重要和必要的内容；因此,护士应该在重新发展这种照护模式的过程中锻炼自己的领导力。老年专科护士必须再次重申护理的康复角色并且抛出对长期照护的新视角,才能使得入住护理机构的老人体验到尽可能高的生命质量和在余生中接受到最好的照护。

思考题:

如果让你设计一个可以促进全人照护和康复照护的长期照护机构,它看起来会是什么样呢?

相关研究

3 个月小型视频会议项目对护理院老人的抑郁症状、社会支持以及孤独感的影响

Tsai, H. H., & Tsai, Y. F. (2011). *Journal of Medical Internet Research*, 13 (4), 93–95.

本研究评估了视频会议干预措施在促进护理院居民的社会支持、孤独感以及抑郁症状的一年内的长期效果。在研究助理的帮助下,护理院的老人使用笔记本电脑利用网络每周和她们的家庭成员或者有意义的人开至少 5 分钟的视频会议。

尽管既往研究发现视频会议对老人抑郁和孤独感没有改变,本研究却发现实施干预后的 3、6、12 个月的测评结果显示视频会议可以降低孤独感和改善抑郁状况。我们相信导致这种不同的原因可能是本研究中入住者不仅被演示如何使用网络,同时还预约出时间与她们的家人和朋友进行沟通交流。视屏会议的使用随着时间推移而减少,这与对新鲜事物的兴趣下降、缺少帮入住者使用电脑的工作人员,以及缺少对于家人进行视频会议的提醒有关。

随着更多的人入住护理院,以及辅助生活社区中所具备的网络经验,视频会议作为一种将入住者和家人及重要的人联系在一起的方式将会变成护理院入住者的一个主要活动。重要的是护士不能仅仅告知这些仪器和技术可以被入住者使用,还要帮助入住者使用它们、预约与家人视频会议的时间,尤其是在入住者缺少这些能力的时候。

入住者的生命质量可以通过维持与社区间的联系得到提升。

实践探究

护士 Rogers 工作在一个实施文化变革项目的非盈利的护理院中。入住者可以随时到餐厅并从一个大菜单中点菜。通常的员工配备是为了保证提供高质量

的照护同时也提供个体化的照护。入住者可以被协助按照他们的喜好布置卧室，甚至于选择喜爱的颜色。

由于家庭住址的变动，Rogers 不得不再找一个新的工作。她接受了城里一家护理院的护理主任岗位的聘任。这家机构是盈利性机构，建于 1960 年，之后没有太多修缮过。由于是基础的人员配置，照护都是以任务为驱使的，入住者不得不遵守严格的就餐和洗澡计划安排。出于担心，Rogers 和管理者碰面并回顾了文化变革的益处。她建议增加人手以及进行运营方式的变革。管理者很赞同，但是告诉 Rogers 目前没有经费来做这样的变革。"为什么我以往所在的护理院就可以为入住者提供那样的服务呢？" Rogers 女士问到。

管理者回答道，"他们是非盈利组织，可以从宗教组织获取到额外的基金"。我们要承认我们仅是由 Medicare 和 Medicaid 资助的而且还要依赖这些钱。报销的钱刚刚可以用于支付我们提供的基本服务花费。

Rogers 女士非常担心这种不平等性，并且认为所有的入住者都应该尽可能地获取到最好的照护服务。

如果你是 Rogers 女士的话，你会怎么做？

评判性思维能力训练

1. 考虑婴儿潮的那代人当他们在未来使用长期照护服务机构时他们的期望是什么，勾画出适合他们的环境特点、服务和运营特点。

2. 想象你自己是一所长期照护机构中的护理主任，描述：
   - 可以设计哪些机构活动，以鼓励社区参与进来。
   - 机构可以为周边社区居民提供哪些服务。
   - 可以为入住者的家人提供的项目和服务。

3. 描述护士可以采取的促进长期照护机构发展的行动。

刘 宇

引用资源

American Assisted Living Nurses Association
http://www.aalna.org

American Association for Long-Term Care Nursing
http://www.ltcnursing.org

American Health Care Association
http://www.ahca.org

American Nurses Association, Inc., Council on Nursing Home Nurses
http://www.nursingworld.org

Eden Alternative
http://www.edenalt.org

Geriatric Advanced Practice Nurses Association
http://www.gapna.org

Green House Project
http://thegreenhouseproject.org

Leading Age (formerly American Association of Homes and Services for the Aging)
http://www.leadingage.org

National Association of Directors of Nursing Administration in Long-Term Care (NADONA)
http://www.nadona.org

National Consumer Voice for Quality Long Term Care
http://www.theconsumervoice.org

National Gerontological Nursing Association
http://www.ngna.org

Pioneer Network
http://www.pioneernetwork.net

参考文献

Centers for Disease Control and Prevention. (2012). *Fast facts, nursing home care*. Retrieved June 19, 2012 from http://www.cdc.gov/nchs/fastats/nursingh.htm

Eliopoulos, C. (2007). *Transforming nursing homes into healing centers: A holistic model for long-term care* (Rev. ed.). Glen Arm, MD: Health Education Network.

Goffman, E. (1961). *Asylums*. Garden City, NY: Anchor Books.

Institute of Medicine, Committee on Implications of For-Profit Enterprise in Health Care. (1986). Profits and health care: An introduction to the issues. In B. H. Gray (Ed.), *For-profit enterprise in health care* (pp. 3–18). Washington, DC: National Academy Press.

National Center for Health Statistics. (2007). *Nursing home residents age 65 and older by age, sex, and race*. Retrieved April 20, 2007 from http://www.cdc.gov/nchs/data/hus/hus06.pdf#102

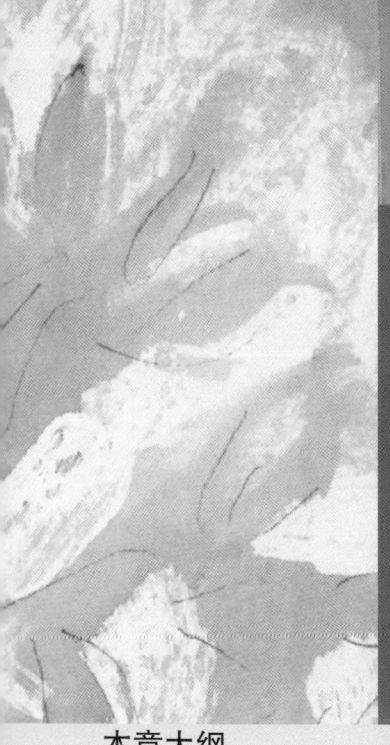

第 38 章

家庭照护

本章大纲

老年人的家庭
    家庭成员的确认
    家庭成员角色
    家庭动态变化与关系
家庭照护的范畴
保护老年人及其照顾者的健康
家庭功能失调与虐待
家庭照护的回报

老龄化是一个家庭问题。无论是退休老年人所关心的退休金是否可以支付自己日常生活和家庭花费,中年女儿是否要将妈妈接到自己的家中居住,或者姐姐考虑是否在家里照顾即将去世的弟弟等,家庭中某个个体的老化都将对整个家庭产生更大的影响。当家中的老人需要每天给予日常生活帮助和照护时,这种老龄化所带来的影响也会被感知到。与以往相比家庭承担着更多提供长期照护的责任。当越来越多的老人成为高龄老人，以及将患病老年人尽可能留在社区接受照顾，使得家庭照顾者所面对的照顾负担持续增长。妇女工作人数的增加、家庭的迁移、由于离婚和再婚等所致的家庭复杂性的增长使得家庭成员间的关系和照顾更加复杂。护士需要理解不同的家庭结构、角色、关系等以便更有效地为老人和他们的家庭照顾者提供服务。

 重要概念：

与以往相比，越来越多的家庭为他们家中老人提供更长时间的、更加复杂的照护。

老年人的家庭

几乎每个个体都是家庭单元中的一分子，即使家庭不是我们既往所立刻想到的核心家庭。事实上，多样化的老年人的家庭结构可能包括：

- 配偶（已婚、未婚、异性同居、同性恋）。
- 配偶和子女（异性、同性、已婚、未婚）。
- 父母与子女（们）。
- 兄弟姐妹。
- 没有亲属关系的一群人。
- 多代居住。

当评估老人时，特别要问清楚所有对老人而言是重要的和承担家庭角色的人，无论这些人是否与老人有亲属关系或者是否居住在不同的场所。例如，一个寡妇可能有一个和她在情感上分享秘密的好友，或者有一个在附近社区居住的可以提供帮助和支持的亲戚。

 重要概念：

传统家庭成员之外的人可能会充当着重要的照顾者角色。

家庭成员的确认

确认家庭成员时我们可以看那些承担有家庭功能的个体。在有老人的家庭中，家庭功能要为满足老人的特殊需求而调整，常聚焦于以下几点：

- 保证满足生理需求。
- 提供情感支持和舒适。
- 维持与家庭成员和社区间的联系。
- 管理财务。
- 逐渐灌输生命的意义。
- 管理危机。

向老人询问下列问题也可以帮助护士确认家庭中为他们承担家庭功能的重要人物：

- 谁经常监管他们？
- 谁为他们购买物品？
- 谁带着他们就医？
- 谁帮他们解决生活中遇到的问题？
- 当老人病的时候谁照顾他们？
- 谁帮助他们做决定？
- 谁帮助他们上银行、付账单、管理相关的财务事宜等？
- 他们向谁寻求情感的支持？

所有在老年人的家庭照顾中起到重要功能的人都要将其纳入到制订和评价老人的护理计划过程中。

家庭成员角色

通常来说，家庭成员被赋予某种角色是他们社会化过程、家庭需求和期待的结果。可能的角色包括以下几种：

- 决策者：理所当然承担起做重要决策责任的人或者是在危机时刻要告知或者依靠的人；可以不是地域上很接近或者每天都能见到的，但是当问题出现时会作为被咨询者。
- 照护者：提供直接服务、照护，或者帮助另外的家庭成员进行个人照护以及居家管理。
- 异常个体：家庭中的"问题儿童"，与家规范背道而驰;可能是家庭的替罪羊或者可能为家庭成员提供一个目标去救赎或者补偿的个体。

- 依赖者:一个在经济方面依赖家庭中其他成员的个体,或者需要照护帮助。
- 牺牲者:家庭中的成员放弃他/她的法律权利,可能是身体的、精神的、社会的或者经济上受家庭的虐待。

思考题:

你自己所处的大家庭所经历的动态变化有哪些?家庭成员都承担有哪些不同的角色和功能?

在评估家庭情况时这些角色的作用都要进一步探究。护士必须知道家庭中某些负面角色不一定会像预期一样对家庭单元产生负面的影响;同样,正面角色也可能不一定被家庭所欢迎。例如,一个在不同城市中漂泊的中年儿子,经常联系他的父母寻求经济上的帮助以帮他付清最新嗜好的花费,可能没有起到一个有责任的、成熟的中年人应该尽的责任,但是他可能会带给父母相应的兴奋和被儿子生命所需要的感觉,因此给老人们带来相应的回报。相反,家庭中那个经济状况良好、负责任的兄弟,负责照顾父母的事宜,可能由于他的迟钝和教条而并不被父母们所钟爱。

重要概念:

即使看起来是负面的角色也可能被家庭所接受并且能满足家庭的某些需要。

家庭动态变化与关系

家庭成员间的动态变化可以对家中老人有正面的或者负面的影响。在评估家庭单元时非常需要了解下面的内容:

- 家庭成员间如何看待彼此。他们是否爱家庭中的其他成员而不是喜欢、佩服、尊敬其他成员,或者享受与其他成员在一起?他们如何表达自己的情感的?
- 沟通的方式。他们是否每天都分享一些事情还是仅在假期沟通?沟通方式是父母–子女式还是成人–成人式?
- 态度、价值观和信仰。他们是否认为子女应该赡养父母还是认为子女不亏欠老人任何东西?他们对家庭成员、朋友和社会的期待是什么?他们的信仰是否暗指某种责任?
- 与组织和社区间的联系。他们与家庭之外的人的联系如何?他们所在的家庭是否与社区中其他家庭相类似?

如第 1 章中所讨论的,大部分老年人不会被他们的子女所抛弃;大部分老年人享受与子女定期的接触。然而,西方社会文化中的生活方式,居住状况,以及社会期望等并不有利于父母和他们的孩子们生活在一起。如果可能的话,大部分老年人想生活在自己的家中,而且大部分老人就是这么做的。孩子和老人分开居住但彼此间的距离在 30 分钟车程之内的安排是最让人满意的。在某些特殊情况下,父母和孩子住到一起提供帮助的情况也是可以理解的。

重要概念:

绝大多数的老年人和他们的家庭成员愿意居住的近一些而不是要住在一起。

十分之九以上的老年人都是祖父祖母了。隔代照护可以为老人提供正向的体验,因为照护过程中老人感受到快乐、感动,以及生活的意义,同时不伴有 24 小时照护孩子的责任的压力。在一些情况下,祖辈需要承担父辈的责任;事实上,称作跨代家庭的情况正在不断增长,祖父母需要照顾孙辈,而孩子父母却不在。孙辈可以为老人提供新的兴趣点和生命的意义。相反,孙辈也通常从无条件的爱中获益(图 38-1)。当孙辈长大后,他们与祖辈间在一起的机会减少,但是他们彼此间的较坚固的情感联系是持续存在下去的。

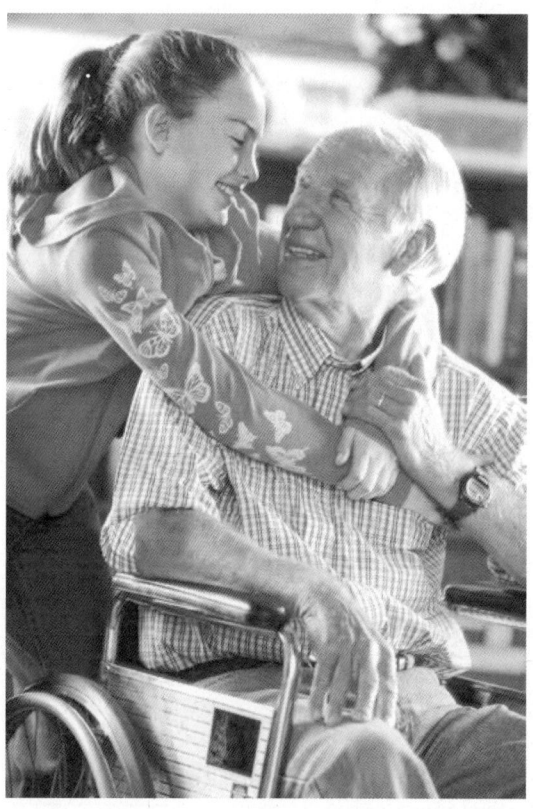

图 38-1 ■ 照护性的关系对于祖辈和孙辈都有益

兄弟姐妹间的联系也是比较坚固的。典型的模式是他们在青年和中年时期交往较少,但是在老年期则会再次建立较强的联系。兄弟姐妹间可以提供社会化、情感支持,以及经济上和居家上的帮助。通常,早期时的冲突和彼此间不一致之处都会伴随着年龄的增长、彼此间支持性关系的建立而变得不那么重要了。

老年夫妻有很低的离婚率,即使离婚率在逐渐提升。不稳定的婚姻关系到老年期时经常会变得稳定,因为老年夫妻之间面对着一种新的互相依赖的方式。老年夫妻在不完美的世界中寻求彼此间的保护、支持和安全感。经过多年的磨合以及一方行为的矫正,老年夫妻可以理解、预测和补充另外一个人的一举一动。夫妻间彼此承担着对方的照护和福利,感受到有人可以照护自己的一种保护感。

老年期的关系受生命中所经历的各种关系形式的影响。父母在年轻时忽略或者虐待他们的孩子会使得孩子在成年期不想与老人们有任何的关系。兄弟姐妹间对父母偏坦所产生的气愤感会使得他们在偏爱的孩子需要帮助时而拒绝帮助。没有彼此分享过亲密感和友情的夫妻则会在一个屋檐下处于彼此隔离的世界中。夫妻在生命中的每个阶段用心经营彼此间的关系对未来形成一个支持性的、有意义的老年期关系具有重要的意义。

 重要概念:

感到父母对他们成长过程中的需求不太关注的孩子们可能会在父母年老时成为不情愿的照顾者。

家庭照护的范畴

大部分老年人的家庭照护工作是由家庭成员提供的,而不是相应的服务公司。据估计有多于 1 000 万的家庭成员参与到父母的照护活动中,其中大约一半的人提供定期性的照护。45% 以上的照护者自身也是 65 岁及以上的老年人。将近一半老人的照护者是妻子;其次是女儿以及儿媳。确实,现今大部分女性会用比照护子女更多的时间来照护她们的父母；这些女性经常同时负有照顾子女和父母的责任，使得她们被称为"三明治一代"。越来越多的人们从事全职的工作但也同时承担有家庭照顾的责任。

重要概念：

大部分老年人的家庭照护是由家庭成员提供的，而不是正式的机构。

家庭为老年人提供各种形式的帮助（框 38-1）。提供帮助经常是一个缓慢的、逐

框 38-1 家庭为老年人提供帮助的类型

住所维护和清洁。
管理钱财。
购物。
交通。
提供社会化的机会。
建议。
解释。
解决麻烦。
再确认。
陪伴就医。
协商服务。
烹饪和餐饮服务。
提醒服药，提前预约和就诊。
监管药物。
实施治疗。
监督。
保护。
洗澡和着装。
喂养。
如厕。
帮助做决策。

渐进展的过程。例如，女儿可能会在她的妈妈看完医生回家后打电话给她，询问药物变化的问题。随着时间的推移，女儿可能会开始陪着妈妈去看医生，直接和医生讨论药物的问题，并打电话给她的妈妈监测一下服用药物后的反应。最终，女儿可能需要抱起妈妈进出车辆，放进轮椅推入医生的办公室，检查时帮妈妈脱掉衣服，以及帮助妈妈定时服药。

思考题：

如果你突然面对要照护你的父母或者老年的亲戚，你的生活会如何变化以及你会如何应对所增加的责任？

保护老年人及其照顾者的健康

家庭是一条强有力的有关人生经历的锁链，他将家庭成员在经历生活中的困难和快乐时都绑定在一起；然而这条锁链的强悍之处也是的薄弱之处。有效的老年护理认识到所有家庭成员的健康都必须被维持和促进。

维持老人的自理可以促进家庭成员间关系的正常化。不得不和家庭成员居住在一起或者被其照顾将威胁老年人的状态和所承担的角色，引起其生气、不满，以及其他一些引发的情绪（见主要护理诊断）。充分的可以预防疾病和失能的健康策略对于维持老人的自理能力和独立性具有重要意义。如果疾病发生了，需要给予更多的关注以避免并发症的发生，并使得老人恢复到得病前的状态。如通过环境调整、经济帮助、家庭送餐、清洁辅助、为生理失能的老人提供交通服务、电话确认，或者家庭陪伴等干预措施可以补偿不足，强化老人现存能力以尽可能自理。

主要护理诊断

家庭运作过程改变

概述

　　家庭运作过程改变存在于由于过渡、危机或者对某些结局的不确认所致的家庭功能改变时。当此问题发生时，家庭可能难以满足其家庭成员的生理、情感、社会经济以及精神的需要，可能处理压力无效，可能沟通无效或者不恰当，也会拒绝寻求或者接受他人的帮助。当访视和评估他们时，他们会害怕、自我保护或者怀疑。

原因或相关因素

　　家庭成员的疾病或者伤害，家庭成员依赖程度的改变，家庭成员角色或者功能的变化，家庭成员的增加或减少、搬家、收入下降、花费增加、家庭成员社交或性的异常行为、家庭成员违背宗教或者文化习俗。

目标

　　家庭将展示出对家庭成员满足其生理的、情感的、社会经济需求的支持和帮助；家庭将寻求和接受来自适当的外界资源的帮助。

干预措施

- 收集复杂的家庭史，包括家庭简况（作为家庭成员实施家庭功能的重要的人）；家庭成员的年龄、健康和居住情况；家庭中沟通、解决问题、危机管理的常用方式；近期家中成员组成的变化、角色和责任、健康状况的变化；新的负担；家庭评估存在的问题。

- 确认引起家庭失能的原因并设定合适的干预措施，例如，家庭治疗、经济辅助、家庭会议、访视护士、访视牧师等。

- 促进家庭成员间开放的、坦诚的交谈；帮助计划家庭会议，促进所有家庭成员的讨论，发展现实性的目标和计划，分派责任，为家庭保密。

- 当家庭成员正在接受健康服务时，解释照护活动和预期结果，为变化做好准备，在照护活动中最大程度地纳入家庭成员。

- 提供照顾者教育和支持；帮助照顾者确认社区资源；强调喘息服务对照顾者的重要性。

- 让家人知晓能够帮助他们的帮助小组和自我互助小组，如痴呆协会、美国癌症协会、酗酒者匿名会，以及美国糖尿病协会等。

重要概念：

　　老人的照顾者常常是他们自己的老年伙伴。

　　如果照顾者是配偶或者兄弟姐妹，那么照顾者是老人的可能性也很大。即使是老人的孩子也可能已经是老年人了。照顾者的生理、心理以及社会健康必须被定期评估以保证他们有能力提供老人所需要的照护，而不是在照护过程中危及他们自身的健康。老

年专科护士所指的照顾者需要 TLC 的内容包括：

　　T-training 培训照顾技能、安全使用药物、识别异常，以及可获取的资源。

　　L-leaving 定期从照护情境中离开一段时间，获取喘息服务以便自己可以放松和维持自身的正常生活需求。

　　C-caring 照护自己，通过充足的睡眠、休息、锻炼、营养、与他人沟通、独居、支持、经济帮助、减压以及健康管理等方式来照护自己。

　　老年专科护士应该在每次与照顾者接触

的过程中都评估其 TLC 的需求,以保证他们的照顾是持续有效的。

重要概念:

照顾者需要 TLC:培训、短暂离开,以及照顾自己。

在照护者中特别脆弱的一组人群就是已经承担照顾责任的中年女儿。经过多年的自我牺牲和抚育孩子后,孩子们独立和离开家了,他们开始有了一些自由。他们对自己孩子的成功和健康很关心,在不太紧张的父母角色中体会一些矛盾的情绪。与既往相比更多的女性投入到工作中,可能在重拾她们所延缓的事业。一些人可能要对配偶的中年危机、情感上对婚姻的复杂感受,或者他们对自身外形变化的反应进行应对。她们被罩上"超女"的神话色彩,疯狂地想成为一个支持性的父母,善解人意的妻子,令人兴奋的情人,有趣的朋友,以及充满灵感的雇员。简而言之,她们是承受着过度压力的。在此时,压倒她们的最后的一根稻草可能就是依赖她们的父母和其照护需求。这些女儿们明确地知道她们不能不管她们的父母,无法信任由陌生人为她们的父母提供照顾,或者不能将父母们送入机构。然而,此时这种状况对于她们的职业、收入、婚姻关系、友谊、休闲时光以及体能又意味着什么呢? 当越来越多的中年女性面对这些两难的情况时,相应的护理干预就需要了。框 38-2 描述了护士可以帮助家庭照顾者的一些方法。

框 38-2 帮助家庭照顾者的护理策略

- 指导家庭现实地看到照护情境:可能暂时的离职而不是辞去工作是帮助父母或者配偶度过康复期的一个保证。可能父母的照护需要不是一个非正式照顾者(例如,家庭照顾者)能够适当提供的照护。通常,一个局外人可以指导家庭评估当前实际的状况,并理解照护需要的程度。

- 提供可以帮助预测需求的信息:照顾者需要被指导着去了解可能会产生的各种情况并在危机发生前制订相应的计划。鼓励表达情感。伴随着根据老年人的治疗方案所引发的大量的"将要做"和"应该做",家庭需要知道自责、生气、不满以及抑郁既不是少见的现象也不是坏的现象。

- 评估和监测照护对整个家庭的影响:虽然照顾者可能感到他应该独自一人承担起照顾的责任,他们需要监测照护对于整个家庭的影响。如果他们辞去工作照顾父母的话,他们孩子的学费怎么付? 由于亲戚搬入家中,某人是否要丧失自己的卧室? 和其配偶父母的关系是什么样的? 谁能帮着一起把奶奶挪到澡盆里? 家庭可以休假和在家中娱乐吗? 如果他们由于特殊情况需要外出的话是否有人可以替代他们照顾老人?

- 介绍和提升对照护选择性的认识:家庭照顾者经常将照护想成两个极端,送入机构或者由照顾者单独提供照顾。虽然这两个都是照护方式的选择之一,但还有其他多种类型的照护方式,包括家庭健康扶助,陪伴居住,老年人日间照料,或者分担照护老人的工作,如在某个特殊时期老年人和不同的亲属同住或者亲属们在指定的日子里到老人家中来照护老人。应该帮助照顾者认识到他们自己无能为力之时和必要时机构照护的需要。详见第 35 章中有关为老年人和其照顾者提供的服务内容。

家庭功能失调与虐待

很多因素都可以威胁家庭作为一个整体所发挥的健康功能；老年专科护士必须具有识别这些问题的技巧并提供相应的干预（见主要护理诊断部分）。家庭功能失调会以很多种方式发生，可以从一位老年父母支配和控制成年子女，到乱伦关系。家庭功能失调可以是长期存在的，也可能是近期发生的，与很多因素有关（例如：离婚、丧失经济来源、老人依赖性增强，以及照顾者生病等）。经历功能失调的家庭可能是：

- 不能满足家庭成员的生理、心理、社会经济，以及精神方面的需求。
- 对角色、责任和建议的死板遵守。
- 不能或者不愿意获取和使用他人的帮助。
- 家庭中的成员有精神心理和行为问题。
- 没有经验或者不能有效应对危机。
- 沟通和行为（包括学习到的暴力模式）无效或不合适。

近年来，被逐渐关注到的一个家庭功能失调的表现就是虐待老人。据估计大约有200万老年人每年受到主要来自亲人的不同形式的虐待（Acierno et al., 2010）。最容易受到虐待的老年人群就是失能的老年女性，75岁以上，和亲属同住，在生理上、社会上或经济上都依赖于他人。还要记住的重要的一点是任何家庭都可能发生虐待老人，无论其社会、经济或者种族背景如何，可以呈现为不同的形式：

- 使老人疼痛或者施加伤害。
- 拒绝提供食物、金钱、药品、或者照护。
- 禁闭，物理性或者化学性（药物）的约束。
- 偷窃或者有预谋地挪用老人的资产。
- 性虐待。
- 语言或情感虐待。
- 忽视。

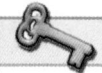

重要概念：

实际存在的伤害行为和将要实施这些行为的恐吓都被认为是虐待。

老人可能会不愿意上报或者不愿意承认受过虐待。虐待的一些细微线索包括营养失调、丧失活着的愿望、受伤、过度安静，以及抑郁。护士可以使用一些工具评估虐待，如由 Fulmer, Street, 以及 Carr 共同发展的老年人虐待评估工具以及目前由哈特福德老年护理机构所建议的工具。护士必须巧妙地处理潜在虐待的发生。一旦虐待被发现，护士需要评估即刻伤害的程度并采取适宜的应对措施。一定要使受虐待的老人相信他们的受虐待情况被公开后他们的困境不会更差；他们可以提出对施虐者进行口头警告的要求，或者要求将他们的钱交给机构或者寄养家庭以更换其居住场所（第8章有关虐待老人的法律问题）。

家庭需要护士的同感心，而不是评判。可能一部分施虐者是有意识有预谋的，为自己的目的而虐待老人，但是大多数施虐者是情绪抑郁的，他们发现自己的照护情境充满过多的压力，并且不能有效地应对。虐待也会和家庭既往的暴力模式、受虐者或施虐者的情感或认知功能失调、施虐者既往对受虐者的依赖史，或者对早期虐待关系的报复有关。对家庭史的细致评估可以让护士深入了解可能导致虐待发生的家庭的动态变化情况。

帮助家庭找到有效的应对方法以应对家庭的境况可以终止虐待和维护家庭的健康，如进行家庭咨询或者接受姑息照护。护士必须认识到照顾者负担会随着时间的推移而增加；因此，持续不断的护理干预是必要的，以便解决当下的问题预防将来虐待的发生。

家庭照护的回报

一个关怀的、充满趣味性的家庭是人们在老年期拥有的最有价值的资源之一。与此同时,由老人所提供的爱和其丰富的人生经历也为家庭注入了独特的和更加深入的、有意义的内容。照护经历可以给家庭成员间彼此互相了解的机会,为年轻人提供感恩的机会,让他们得以回报那些曾牺牲自我、奉献于他们的老年人。老年专科护士必须从家庭整体的角度去看待老年人,设定照护方案以加强所有家庭成员的功能。

案例分析

Mary 是一个单亲妈妈,靠抚恤金支撑自己和三个青春期子女的生活。几年前,当 Mary 的爸爸被诊断为痴呆时,她把爸爸安置到自己所在公寓楼里的一个房间。爸爸的状况不断恶化,现在他已经发生大小便失禁,在没有帮助的情况下不能吃饭和穿衣;他曾经被发现在公寓里放火,并且整夜都在楼里徘徊。Mary 决定让爸爸住进自己三居室的公寓里,她在儿子非常愤怒的情况下,把爸爸安排在自己儿子的房间。事实上,他的儿子开始说到他不能忍受姥爷尿失禁的味道以及他发出的噪声,这样儿子开始在客厅里睡觉或者有可能的时候在朋友家里过夜。Mary 爸爸的退休金不能支持他们再租大一点的公寓了,因为钱要花在药物和大小便失禁所使用的消耗品上。

在压力和她爸爸晚上总起来活动的情况下,Mary 不能得到足够的休息,上班常迟到,工作中打瞌睡。她的雇主知道她的情况,但是他说到如果 Mary 不能完成她的任务并总依赖他人的话,那么她的工作就有危险了。虽然 Mary 的孩子们理解他们的姥爷没有其他人照顾,但是还是对这种状况扰乱了他们的生活感到生气。他们不再愿意把朋友们带回家,由于要帮着照顾姥爷他们丧失了参加很多社会活动的机会,而且他们能花的钱也比以前少了。孩子们一起和 Mary 争执,建议把姥爷送到养老院。Mary 非常伤心,说到:"你们怎么能建议我把与我有血缘关系的家人送到那样的地方?除非我死了,否则我绝不会把你们的姥爷放到养老院去。"

评判性思维训练
- 描述在照护 Mary 爸爸过程中与照护有关的现存的和潜在的问题。
- 讨论照护过程对家庭中每个成员的影响。
- 描述有哪些方法可以推荐 Mary 一些其他的照护选择,包括养老机构照护。
- 制订一份照护计划以帮助这个家庭。

相关研究

混乱与不确认：后照护期的过渡

Ume, E. P., & Evans, B. C.（2011）. Geriatric Nursing, 32（4）, 288–293.

　　一个完整的照护过程有很多预期的阶段，包括照护前阶段，即所需要的支持最小；照护阶段，即包括很多主动的照护责任；后照护阶段，即在照护终止之后的阶段，常常是由于被照护者的死亡或者被挪入养老机构而导致的。后照护阶段还没有被很好地研究；在这篇文章中，作者对涉及此领域的文献进行了总结。

　　一些研究发现照护过程所带来的情感方面的影响一直会延续到正式照护角色的终止。照顾者被发现会经历一个后照护空缺期，即结束一些事情，如结束经济上和法律上的一些事情，并且再建后照护期自己的生活，重建自己的角色和设定新的生活目标。对于后照护期生理结局的一些研究存在不同的结果，一些研究发现血压升高、体重丢失，以及压力相关性反应，而一些研究却发现照顾者的健康明显提升。虽然研究大部分都是以白人为研究样本，但是对非洲籍美国人的研究却发现他们报告的照护压力很小而且很少有人参加后照护支持小组。

　　后照护过渡期还没有被很好地理解。在某些研究中，结果常常是彼此矛盾的。此领域需要更多的研究。护士需要理解照顾者在照护后期的反应可以是变化的，需要评估以确认每个个体的需求，使得支持照顾者的干预方案能够被制订得比较合适。

实践探究

　　七十岁高龄的 Warren 先生近期出院了，带有一个新的结肠造瘘口。护士第一次家访的时候发现他独自居住在一座非常脏的房子里，蟑螂和老鼠四处可见。房间堆满了东西，非常需要进行房屋修缮。

　　护士很担心这种状况对患者的影响，所以问到 Warren 先生他是否有家人或者朋友可以提供帮助。"不"，Warren 先生回答到，"我和周围邻居不来往，我也离婚30多年了。我有两个孩子，不过他们太忙了没有时间管我。"

　　当 Warren 先生提到他的儿子和女儿的名字时，护士意识到他们都是社区中有影响力的人物。护士问 Warren 先生她是否可以联系他的孩子们时，Warren 先生同意了，又说道，"就算你找到他们也没有什么用。他们都是自私的孩子。"

　　当护士打电话给 Warren 先生的孩子时，她非常惊讶于他们的反应。儿子直接就和她说他没有兴趣和她谈他父亲的问题。女儿倒是和护士进行了交谈，她说到"我的爸爸不是一个好男人，"她说到，"他虐待我的妈妈，对我们没有做过什么有帮助的事。有很多次由于他赌博和酗酒花光了所有的钱，使得我们没有食物可吃。很难描述他曾经多么残酷地对待过我们。我们一搬出家后我妈妈就离开了

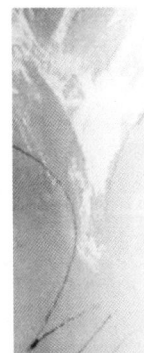

他。如果她还和他在一起的话,他可能早就把她杀掉了。我父亲在我们成长的过程中从没有想和我们一起做些事。我对他目前的状况感到抱歉,但是我哥哥和我很多年前就把他排除在我们的生活之外了。"

如果你是护士的话你会如何做呢?

评判性思维能力训练

1. 描述家庭面对突发的、需要为老年亲属提供照护的状况时所发生的潜在变化。
2. 讨论家人在照护老年亲属时所感受到的满意感和回报。
3. 确认你所在的社区中那些可以帮助家庭提供照护的资源。

刘 宇

引用资源

Clearinghouse on Abuse and Neglect of the Elderly
http://www.elderabusecenter.org
ElderWeb
http://www.elderweb.com
Hartford Institute for Geriatric Nursing
Try This: Best Practices in Nursing Care to Older Adults
Elder Mistreatment and Abuse: Detection of Elder Mistreatment
http://consultgerirn.org/topics/elder_mistreatment_and_
abuse/want_to_know_more
National Association of Professional Geriatric Care Managers
http://www.caremanager.org
National Center on Elder Abuse
http://www.ncea.aoa.gov
National Council on Family Relations
http://www.ncfr.com

National Eldercare Locator
http://www.eldercare.gov
National Family Caregivers Association
http://www.nfcacares.org

参考文献

Acierno, R., Hernadez, M. A., Amstadter, A. B., Resnick, H. S., Steve, K., Muzzy, W., & Kilpatrick, D. G. (2010). Prevalence and correlates of emotional, physical, sexual, and financial abuse and potential neglect in the United States: The National Elder Mistreatment Study. *American Journal of Public Health, 100*(2), 292–297.

Fulmer, T., Street, S., & Carr, K. (1984). Abuse of the elderly: Screening and detection. *Journal of Emergency Nursing, 10*(3), 131–140.

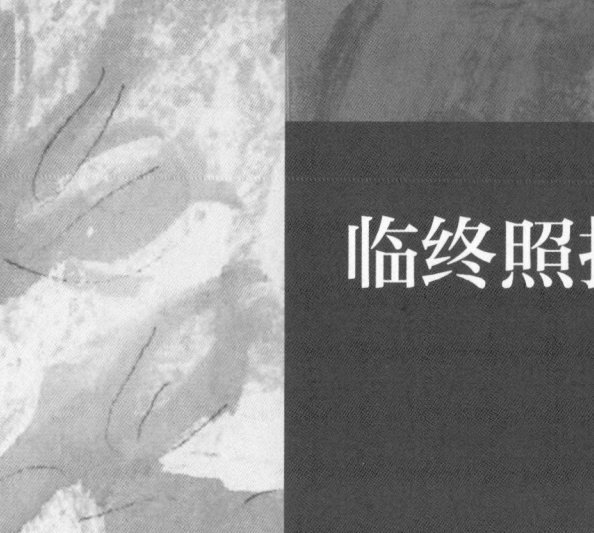

第 39 章

临终照护

本章提纲

死亡的概念
家庭经历的临终过程
对临终患者的支持
　死亡过程的不同阶段以及相关的护理诊断
　生理照护难点
　精神照护需求
　生命终结前的征象
　预嘱
支持家人和朋友
　在临终不同阶段中给予支持
　在患者死亡后帮助其家人和朋友
支持护理人员

死亡对所有人都是不可避免的、明确的、和普遍存在的经历。尽管现实是死亡会在此时或者其他时刻发生在我们每个人身上，但是死亡对于很多个体而言还是很难去面对的。虽然死亡是不可避免的，但是在生命结束时往往更多应对的是愤怒和恐惧。人们可以是非常不情愿地去接受他们的死亡的。

学习目标

通过本章学习,你将能够:
1. 讨论人们在面对死亡时所遇到的困难。
2. 描述人们在面对死亡时通常经历的阶段以及相关的护理措施。
3. 列举临终患者的生理照护需要及相应的护理措施。
4. 讨论护士对临终患者的家人及朋友进行支持的方式。
5. 讨论在护理临终患者时护理人员之间彼此给予支持的方式。

术语词汇须知

拒绝心肺复苏（DNR）：建议医护人员在患者发生心肺呼吸骤停时不进行心肺复苏的医嘱。
临终期：预计疾病无法康复的时期,死亡要来临,照护重点在于舒适。
临终关怀：对临终患者提供舒缓照护的项目,支持临终患者及其家人和朋友。
舒缓照护：当疾病治愈已经不可能的时候为患者提供的减轻痛苦和促进舒适的照护。

542

老年专科护士通常会面对死亡这一现实,因为 80% 的死亡是发生在老年期的。除了面对这一现实外,老年专科护士必须学会如何面对完整的死亡过程——临终患者及其家庭、朋友,以及其他人等与患者共同经历的复杂体验。在与经历这种复杂过程的人们互动的过程中需要具备敏感性、洞察力以及关于死亡这一复杂题目的知识,以便提出护理诊断并给予有效干预。

死亡的概念

生命的最后阶段,所有生命体功能都停止,垂死的事实或者情境——这些定义常常是字典中所提及到的与死亡相关的定义——试图用极简的解释来说明死亡的复杂过程。但是我们往往不愿意接受对死亡这么简单的解释。例如,文学世界中在死亡的话题上有很多意味深长的词汇来描述。

不要这么温和地离世,老年人应该对死亡之日的来临充满愤怒和咆哮,对死亡之光而愤怒(德兰·托马斯)。

每个人出生都带来他个人财富中最为珍贵的财富——他的最后一口呼吸(马克·吐温)。

死亡对儿童来讲是幸运的,对青年人而言是苦涩的,对老人而言则是过晚的(普布

里乌斯·西鲁斯)。

一个人只能死一次:我们欠上帝一个死亡(莎士比亚·亨利四世)。

目前科学界的文献并没有提供很多对死亡的独特定义。联合国人口统计部定义死亡为生命体功能的停止和不可恢复。然而,诸如脑死亡(表现为脑电波平直的脑细胞死亡);躯体死亡(表现为心肺功能的停止);以及分子死亡(表现为细胞功能的停止)等定义使得死亡的定义更加令人困惑。矛盾之处就是以何种水平的死亡来判断一个人是真正死亡了。在某些情境下,个脑电图平直了的个体仍会有心肺功能;此时这个个体可以被认为是死亡了吗? 在其他情境下,个体脑电图平直了,没有心肺功能了,但是仍然有生存的细胞使得他们的器官可以被移植,这些还拥有活性细胞的个体是真的死亡了吗? 这些问题的答案并不是简单的是或否的答案。目前很多想法和研究都是针对单一死亡标准所产生的需求的。

家庭经历的临终过程

在现今西方社会中,很多人们对死亡和临终过程的经历都非常有限。这种变化是由于多年来人类死亡率的下降所致(图 39-1)。既

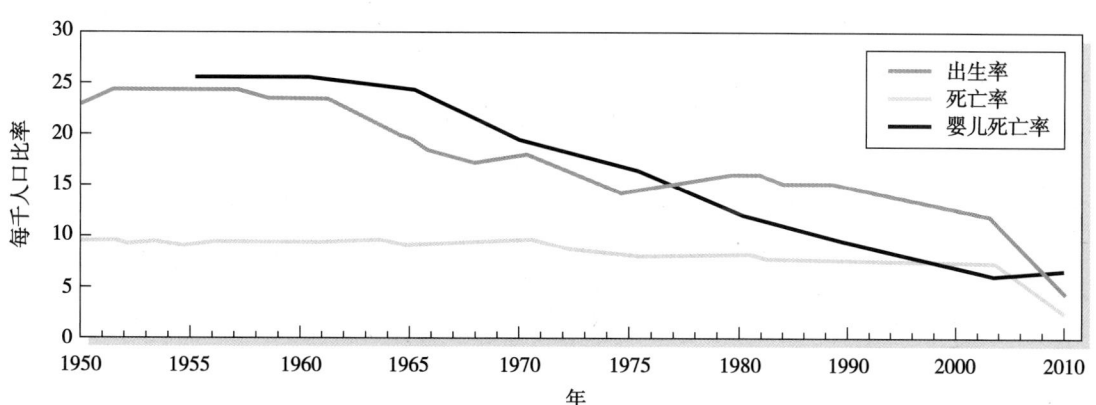

图 39-1 ■ 1950 年至 2010 年出生率与死亡率的变化。(Data from the U. S. Bureau of the Census(2012). *Births*, *Deaths*, *Marriages*, *& Divorces*. 2012 Statistical Abstract of the United States. Available at: http://www.census.gov/compendia/statab/cats/births_deaths_marriages_divorces.html)

往,人群的高死亡率使得人们对于死亡过程的经历较为常见,而且很少有人可以停留在医院或者机构中离世。现今,健康和医疗照护机构很容易被获取到和使用,并且新药物、新治疗方案,以及抢救技术等使得死亡例数下降。

导致人们有限的死亡经历的更重要的原因可能是死亡的场所和所处环境的变化。死亡以往被看作生命自然过程,绝大多数接生或者死亡都是由熟悉环境中的熟悉的人来实施。可能家庭成员在那里迎接新生儿或者送别逝者时能感到内心的安慰和家庭成员间的密切性。

现今,核心家庭多是易变的,经常由年轻成员所组成;老年父母和祖父母居住在不同的房子里,常在一个国家的不同地区。此外,越来越多的死亡发生在医院或者机构内。很少有家庭或者朋友将临终的人留在家中或者目睹其死亡的过程。

重要概念:

与既往相比,越来越少的人在年轻时死亡,并且越来越多的死亡发生在医院或者护理院,多数人很少参与到与濒死患者的互动中。

在临终过程中,人们离开他们所爱的人及所熟悉的环境看起来是不舒服、充满压力,以及不公平的。对临终的人而言,在他们最需要帮助的时候将其从他们的亲密支持系统中挪开是多么的不人道呀。由于对死亡过程和死亡直接经历的减少,死亡变得更加没有人情味和不寻常。它的现实性很难被内在化。

这种情况可能解释了为什么很多人都有困难去接受自己的离世。躲避讨论死亡,或者不做和自身离世相关的任何遗愿和计划都是对个体自身死亡缺少内化的特征。

思考题:

你是否有一个遗嘱,列出了对自己子女照护的愿望、财产的分配,以及葬礼的安排等? 如果没有的话,是什么原因造成的呢?

理解自身必死性的护士更能容易帮助个体经历死亡的过程。否认个体死亡的必然性或者为之感到愤怒的护士可能会倾向于避开临终的患者,不能鼓励患者更现实地面对他们自身的死亡,或者仍然误导他们和他们的家人抱有虚幻的希望。护士不必将面对和认清自我必死性的困难过程看作是使人沮丧的;它也可以使人们对生命充满感激并生成过好每一天的动力。

重要概念:

护士理解自身的必死性对护士个体而言具有治疗作用,对临终患者的照护也是有帮助的。

对临终患者的支持

长久以来,护士更多地被培训去如何处理死亡后患者的尸体,而很少参与到临终的动态过程中。护士之间不仅仅是很少开放地讨论即将死亡的患者,而且更为典型和常见的是在患者临死前几个小时将其挪到一个独立的、隔绝的单间。如果家人在的话,家人也会常常被和临终患者一起独立搁置在一旁,没有得到专业性的支持。护士更多关心的是这个患者在自己的班次上是否会去世,是否需要尸体料理,而不是为患者的家人寻求专业人员的支持。当患者死亡后,尸体会被秘密地送出病房,这样其他患者就不知道死亡事件的发生了。在患者去世时护士也不被鼓励表达自己的情感。保持分隔的客观性被视为护理临终患者的一个原则。

现在,护理开始为临终患者提供一个更加人性化的照护。强调从整体人的角度满足临终患者全面的需要,这引发了对临终患者的心理社会和精神照护的更多关注。另外,目前逐渐认识到护士必须考虑到家人和其他重要成员在患者临终过程中起到的重要作用。死亡学(例如,研究死亡和临终)领域的知识越来越丰富,而且越来越多的护士涉足这个知识领域。临终关怀已经被发展为一个专科方向(框 39-1)。护理学科也逐渐认识到专业化并不排除护患关系中的个人情感。这些因素可以促进护士更多地参与到临终患者的照护过程中。

框 39-1　临终关怀

临终关怀是为终末期个人及其家庭所提供的一种照护方式。虽然大部分的临终关怀是在家中提供的,这些服务也需要在护理院的环境中提供。第一个临终关怀项目是伦敦的克里斯多夫临终关怀项目。在美国,第一个临终关怀项目起于 1974 年肯塔基州纽黑文市的临终关怀有限公司。国家临终关怀组织已经发展了临终关怀标准以引导各地区的临终关怀项目;然而,政府还是鼓励每个项目

的个体化和自由化。

临终关怀的目的是增加残余生存期的质量和生命意义。照护涉及多学科合作以满足患者的生理、心理、以及精神需求,包括:
- 疼痛缓解。
- 症状控制。
- 协调居家照护和机构照护。
- 葬礼后随访和咨询。

For more information, contact the National Hospice & Palliative Care Organization(NHPCO),1700 Diagonal Road, Suite 625, Alexandria, VA 22314, 703-837-1500, HelpLine: 800-658-8898, http://www.nhpco.org.

由于死亡过程对每个个体而言都是独特的,因此需要个体化干预。患者之前对死亡的经验、宗教和情感信仰、对生命意义的理解、年龄,以及健康状况等都是影响死亡过程的复杂因素。表 39-1 列出了一系列与死亡和临终有关的护理诊断以及相关原因。护士必须仔细评估每个患者会带入到他或她的死亡过程中的特别的经历、态度、信仰以及价值观等。只有通过这些评估才能给予临终患者最具有治疗性和个体化的支持。

护理诊断

表 39-1　与死亡和临终相关的护理诊断

原因或相关因素	护理诊断
抑郁,疲惫,疼痛,治疗,不能移动	活动受限
与所爱的人分离,身体功能全部或者部分的丢失,认识到将至的死亡,对临终和死亡前治疗的担心	焦虑
麻醉剂,不能活动,饮食,压力	便秘
压力,抗生素,管饲,癌症,肛门影响	腹泻

续表

原因或相关因素	护理诊断
心衰,心因性休克,贫血,液体和电解质失衡,药物,压力	心输出量减少
肿瘤,诊断性试验,不良体位,过度活动	疼痛(急性、慢性)
疼痛,药物,疲惫	语言性沟通受损
机体整体性改变,与爱的人分离,无效家庭应对,无助感,无力感	应对无效
所爱的人将要离世,缺少知识和支持	家庭应对无效
住院,治疗需要,抑郁	娱乐活动不足
丧失家庭成员,角色改变,照护花费	家庭运作过程受限
治疗,疼痛,死亡	恐惧
休克,发烧,感染,厌食,不能独立喝水,抑郁	液体量不足
身体功能或者局部丧失,疼痛,与家人分离	慢性悲伤
肿瘤,肾衰,治疗,不能移动,低度抵抗,药物(如抗生素、激素),营养不良	感染的危险
保护自己能力的改变,疼痛,药物,疲惫	受伤的危险
诊断性检查,治疗,药物,疼痛管理	知识缺乏
虚弱,疼痛,卧床休息	身体活动功能受损
否认,缺乏知识,功能受损	不依从
厌食,抑郁,疼痛,治疗,恶心,呕吐	营养不平衡:少于机体需要量
肿瘤,感染,药物,营养不良,脱水,张口呼吸,不良卫生状况	口腔黏膜受损
依赖,失能,机构约束,无力改变状况	无力感
分泌物稠厚,疼痛,焦虑,药物,活动受限,肺部弹性及活动度减少,张口呼吸	无效呼吸型态
疼痛,衰弱,失能	自理缺陷(洗澡,穿衣,进食,如厕)
身体机能或者局部丢失,住院,疼痛	身体形象紊乱
与伴侣分离,疼痛,疲惫,抑郁,药物,治疗,住院	性功能失调
活动受限,感染,水肿,脱水,消瘦	皮肤完整性受损
移动受限,疼痛,焦虑,药物,新的环境	睡眠型态紊乱
身体机能或局部丢失,抑郁,焦虑	社会交往受损
住院,失能,畸形,让他人不适	社会隔离
身体机能丧失或部分丧失,由于治疗或住院导致的障碍,对临终过程的感受	精神困扰
抑郁,焦虑,恐惧,隔离	思维过程紊乱

> **重要概念：**
>
> 患者对死亡的反应可以和其之前的死亡相关经历、年龄、健康状况、生命意义、宗教、精神以及文化信仰相关。

死亡过程的不同阶段以及相关的护理诊断

虽然死亡的过程对每个个体而言都是独特的，但是通过观察所发现的具有共性的反应为理解死亡过程奠定了一定的基础。在多年与死亡患者接触的经验上，Elisabeth Kübler-Ross 发展了一个概念框架，勾画出如今已经非常经典的所谓 5 个阶段的死亡应对过程（Kübler-Ross，1969）。护士非常有必要熟悉这些阶段并且理解每一阶段应实施的治疗性措施。并不是所有的临终患者都会依据相应的顺序走完这些阶段。也不是每个临终患者都经历这些阶段。然而，对 Kübler-Ross 的概念框架的知晓能够帮助护士在临终患者面对死亡产生各种复杂反应时给予支持。下面将对这些过程进行简单描述，同时列出相关的护理注意事项。

否认期

当知晓死亡即将来临时，很多个体最初都会以否认的反应来面对这一现实。"这不是真的？"和"一定搞错了"是否认期的最常见表现。患者有时会四处看医生以得到不同的诊断，或者花钱看一些非专业人士以许诺给自己一个期望的结局。否认期对患者有帮助。他在个体知道自己即将离世的消息时起到减缓震惊的程度，它也为个体提供了一个机会去验证这个消息是否准确，同时它也允许人们将信息内化并且组合形成他们自己的防御机制。

虽然否认在最初的时候是最强烈的，临终患者可能在他们临终期的全程中多个时间段使用否认的方法。他们可能在讨论将要到来的死亡和否认死亡现实之间摇摆不停。虽然这种矛盾可能让人困惑，护士必须对患者自我保护的需求敏感，同时也要在患者觉得有需要讨论死亡问题时做好准备。护士应该尝试接受临终患者防御方法的使用而不是聚焦在矛盾的信息上。个体的生命观、独特的应对方式以及对所处状况的了解决定了"否认"这个应对方法何时被其他相对不太激进的防御方式所替代。也许此阶段最重要的护理方法就是接受临终患者的反应，并提供一个开放的大门进行真诚的交流。

愤怒期

否认阶段以及"不，不是我"的反应会逐渐被"为什么是我"这样的反应替代。第二期，愤怒期，对处于患者周边的人而言是非常困难的，因为他们常常是患者愤怒情绪的牺牲品。在此期，患者对什么都感觉不对。例如，护士没有及时应答呼叫灯；食物尝起来特别难吃；医生不知道他们自己在做什么；拜访者或者是被抱怨停留的过久了或者停留的时间过短了。通过患者的眼睛我们可以看到这个愤怒是可以理解的。人们想要他们所想要的但却发现没有足够的时间，为什么不可以愤恨呢？他们为什么不可以嫉妒那些可以享受未来的人们而自己却不可能享受了呢？他们没有达成的愿望或者没有完成的事业也可引起愤怒。或许他们的抱怨和需要可以用于提醒身边的人他们目前还活着。

在此期间，家人可能对患者的愤怒感到自责、窘迫、悲伤或者愤怒。他们可能不理解为什么他们的想法被患者误解，或者他们的做法不被感激。很常见的是他们会质疑自己是否做得对。护士应该帮助家人深入理解那些可以揭示患者不舒适的行为表现，从而构建一个对临终患者更有利的环境。如果家人逐渐意识到患者是在对将至的死亡做出反应，而不是针对他们个人，可能会促进彼此间更好的支持性关系的建立。

护士应该防止自己有认为患者的表现是针对她们的想法。最好的护理也可能受到不够好的评论；好的提议可能受到的是嘲笑；呼叫灯可能就在护士离开房间的几分钟内叫个不停。非常重要的是护士要评估这些行为并且理解这些行为反映出患者在临终阶段第二期愤怒期所做出的反应。除了对愤怒做出回应之外，护士还应该接受并向患者解释将自己的情绪表达出来是非常好的。预期患者的需要、记住其喜欢的事物、维持一个快乐的态度可以平衡临终患者越来越显现的预期的失去。可能有帮助的一个做法还包括护士可以和一个比较理性的、可以充当好的倾听者的同事讨论患者的愤怒情况，这样护患之间的关系还可以继续保持治疗性。

协议期

当认识到否认和愤怒都不能改变即将离世的事实时，临终患者可能会尝试推迟不可避免的事情的发生。他们可能同意做一个更好的基督徒，如果上帝让他们再多活一个圣诞节；他们可能承诺会更好地照护自己，如果医生给予一个可以延长生命的强化治疗；他们可能承诺任何事作为延长生命的回报。绝大多数的讨价还价是和上帝之间并且是私密进行的。有些时候患者会将这种协议与神父分享。护士必须知道的是如果患者的讨价还价不被承诺的话，临终患者可能会感到失望，或者为索要更多的生命时间而感到自责，即使他们承诺这是最后一个要求。非常重要的是临终患者这些隐匿的想法要被了解到。

抑郁期

当患者由于功能下降和更多的症状出现而越来越频发住院时，即将离世的现实也被进一步强化了。老年患者可能已经经历了很多丧失和抑郁感。不仅是一辈子的积蓄、快乐的过往时光，以及正常的生活方式都没有了，而且身体功能甚至身体的一部分也要丢失。可以理解的是，这些感受都可以导致抑郁。然而，不像其他类型的抑郁，此类患者很难从鼓励和再保证中获得治疗效果。鼓励临终患者高兴起来和看到事情好的一面是为了让他们不再仅仅关注着将至的死亡。相信临终患者不会因为他们最宝贵的生命丢失而深深的悲痛，这种想法是不现实的。

抑郁的临终患者通常是沉默寡言的。很重要的一点是护士要理解此时令人欢快的话语往往不如握住患者的手或者静静地陪他们坐一会对患者更有意义（图 39-2）。和公开谈论或者默默思考其未来的临终患者在一起是此期的重要护理措施。祈祷或者渴望神职人员来看自己是此期常见的一个现象。护士必须对患者的宗教信仰敏感，并尽可能地促进神职人员和患者之间的关系。

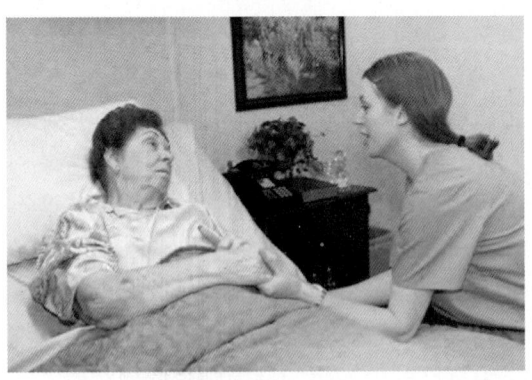

图 39-2 ■ 触摸、安慰、在临终患者身旁都是重要的护理措施

护士可能需要帮助家人理解此时的抑郁，解释清楚家人尝试让患者高兴起来还不如让患者在精神上做好死亡的准备。家人需要再次确认此期他们所感受到的无助感。护士可以强调这种类型的抑郁是必要的，以便

患者接受死亡和平静离世。

接受期

对很多临终患者而言，当他们感到不再挣扎和感到解脱时，接受期也就来临了。就像是最后再休息一下以面对下面漫长的旅途。这种接受期不要被认为是快乐期；它说明的是患者接受了死亡并寻求一种平静感。在这个时期，相比于语言性沟通，患者从非语言性沟通中会获益更多。重要的是患者的安静和放弃挣扎并不是与人群隔离的结果。触摸、安慰患者，陪在患者周围都是非常有价值的护理活动。当患者的兴趣点逐渐减少时，简化环境是必要的。家人在此期需要大量的帮助以学习如何理解和支持他们所爱的人，这也是此期常见的情况。

有意义的是，希望通常贯穿在临终过程中的各个阶段。希望可以被用作短暂的但是必须的一种否认形式，作为忍受痛苦治疗的一个理由，作为动力的一个来源。它可以提供一种特殊的使命感，让临终患者在最后的时间里感到舒适。现实中面对死亡并不意味着否认希望的存在。

重要概念：

临终过程中的五个阶段包括否认期、愤怒期、协议期、抑郁期和接受期。

生理照护难点
疼痛

对将要经历的疼痛程度以及如何应对的担心可能是一个临终患者压力的较大来源；护士可以为患者提供有关疼痛的真实信息以降低患者的压力。癌症患者与其他类型的临终患者相比，经历的疼痛程度更重，但即使

是终末期的癌症患者，疼痛也可以被有效地管理。

老年专科护士必须意识到基于每个人不同的医疗诊断、情感状态、认知功能、文化背景，以及其他的一些因素，患者所感知和表达的疼痛可能是不同的。主诉疼痛或不舒服、恶心、易激惹、不能很好地休息，以及焦虑都是疼痛的体现；然而，没有上述所说的主诉也不意味着患者没有疼痛。一些患者可能不善于公然表达疼痛的感觉；在这些患者中，诸如睡眠障碍、活动减少、出汗、脸色苍白、食欲缺乏、痛苦面容以及消极被动都可能预示着疼痛的存在。在某些情况下，意识混乱可以和疼痛相关。

护士必须经常评估疼痛状况因为疼痛随着时间可以加重也可以减轻。要鼓励患者及时报告他们疼痛的状况，开放地讨论他们对于疼痛的担心。让患者在 0~10（0 代表没有疼痛，10 代表最严重的疼痛）的标尺上标注疼痛感受会很有帮助；护士可在表格上记录患者自评的疼痛状况以及其他的一些相关因素。

对于临终患者而言，疼痛管理的目标是在疼痛发生前阻止它而不是在疼痛发生后再去止痛。疼痛预防不仅可以帮助患者减轻不适感还可以减少止痛剂的使用。当疼痛的形式被评估后，止痛方案就可以制订了。止痛剂种类的选择依赖于疼痛的强度，轻度疼痛可以使用阿司匹林或者对乙酰氨基酚，中度疼痛使用可待因或羟考酮，重度疼痛使用吗啡或二氢吗啡酮。哌替啶和戊唑辛在老年患者中不能用于止痛因为它们高发的副作用，特别是在相对低剂量时就会出现精神错乱。护士应该关注到或者指导患者报告止痛无效或者方案无效，剂量过大或者副作用等（框 39-2）。

框 39-2　临终患者疼痛管理

Lugio 先生是一个住在护理院中的终末期疾病患者，主要问题是由于肺癌转移至脊柱后所致的疼痛。目前接受的疼痛治疗是 PRN 使用非甾体抗炎药物，但是护理人员感觉到这个药物可能无效，因为看到 Lugio 先生每日间断性地出现痛苦面容。回顾他的用药记录发现他有时间隔 6~8 小时才要求给予止痛药，而他是可以每隔 4 小时给药的。护士观察到平日里他主诉疼痛的频率要多于周末家人来访时。

护士可以考虑下面这些内容来帮助 Lugio 先生达到促进疼痛控制的效果：

- 评估疼痛型态以及疼痛的严重度。提供 Lugio 先生一张表格以记录他的疼痛情况。教给他如何在 0~10 分的标尺上评分，0 分代表着没有疼痛，10 分代表着最严重的疼痛。分析疼痛的型态。
- 推荐 Lugio 先生规律性使用止痛药而不是偶发地使用。在此时不是改变药物的类型或者剂量，而是看一下规律性地给药是否可以促进疼痛的控制。经常性的，规律

给予药物可以维持止痛水平使得疼痛得到预防，提供更多的缓解。如果规律性给药不能提升止痛效果，就需要考虑是否需要调整止痛药的剂量或者更换类型了。

- 评估 Lugio 先生对于使用止痛药物的理解程度。他应该理解对止痛药上瘾或者过量使用不是目前主要关注的问题，应该鼓励他在必要时及时向护理人员反映他对止痛的需求。
- 考虑心理因素对他生理疼痛的影响。家人不在时他的疼痛加重可以是与焦虑、无聊或者其他心理社会因素相关。心理社会方面的不舒适会加重或加速生理上的不舒适。Lugio 先生可能会受益于倾听、咨询、注意力转移或者家人更频繁地访视。
- 使用非药物止痛方法。按摩背部、治疗性触摸、引导性想象、放松练习和咨询可以促进疼痛管理的有效性。受过培训的操作者可以实施按压、针灸或者催眠术。这些方法要由医生评估确认可以使用。

 重要概念：

对临终患者而言，疼痛管理的目标是预防疼痛的发生而不是在疼痛发生之后再治疗。

药物替代疗法也应该包括在临终患者的疼痛管理方案中。如引导性想象、催眠、放松练习、按摩、指压、针灸、治疗性抚触、分散注意力，以及应用冷疗或者热疗。尽管这些方法不能取代药物止痛，它们可以减少止痛药的使用量或加强药物的作用。

呼吸困难

临终患者中呼吸困难很常见。呼吸困难除了导致生理上的不适外，对患者还会造成非常大的心理压力，如当患者想到窒息时所引发的恐惧、焦虑和无助感。引起呼吸困难的原因可以从胸腔积液问题到血气水平恶化。护理措施诸如抬高床头、调整活动、教给患者放松的方法、给氧等均可有一定的效果。阿托品和呋喃苯胺酸可以给患者使用以减轻支气管的分泌物；也可以使用麻醉剂通过中枢神经系统变迟钝而控制呼吸困难的症状。

便秘

食物和液体摄入的减少，不活动，以及药物作用导致便秘，在绝大多数临终患者中多见。这个症状使得临终患者更加不舒服。了

解到便秘发生的危险性很高,护士应该采取办法促进临终患者规律性排便。增加活动量、液体和纤维素的摄入会有所帮助。规律性服用缓泻剂,排便形态也要记录和评估。要记住临终患者腹泻的表现实际上是肛门嵌塞物周边液体废物的渗漏。

不良的营养摄入

很多临终患者会经历厌食、恶心、呕吐,使得最基本的营养素都不能被消化。另外,疲惫感和虚弱感使得吃饭都成了一个大任务。给患者提供小份的、外表和气味俱佳的食物,或者提供患者喜欢吃的食物,都可以刺激患者的食欲。饭前饮些酒可以刺激部分患者的食欲。恶心和呕吐可以使用止吐药和抗组胺药进行控制;姜也已经被很多人成功地当作止吐药使用。很多基础护理操作也对患者有益,例如口腔护理、提供清洁和令人愉悦的就餐环境、在就餐期间提供愉快的陪伴,以及必要时协助进食等。

重要概念:

生姜已经被有效地用于控制某些患者的恶心症状而不伴有止吐药的副作用。

精神照护需求

美国人持有多种多样的宗教信仰。每一个教派都有自己对于死亡的解释,护士必须尊重这些信仰以尽可能满足患者的精神需求。表 39-2 列出了一些不同宗教关于死亡的信仰和习俗的基本区别。护理人员必须了解这些不同,保证她们没有无意中不尊重患者及其家庭的宗教信仰。

表 39-2	与死亡相关的宗教信仰与习俗
宗教归属	**与死亡相关的宗教信仰与实践**
浸信会	祈祷、交流
佛教	由佛教师父做的最后仪式
天主教	祈祷,由神父做的最后的仪式
基督教科学派	基督教科学派读者的访视
主教	祈祷、恳谈、忏悔、最后的仪式
贵格会	独自与上帝恳谈,对死后没有信仰
希腊东正教	祈祷、恳谈、由神父主持的最后仪式
印度教	由主教实施仪式把线套在脖子上或手腕上,嘴里倒上水,死后家人清洁遗体,火化是允许的
犹太教	死后遗体由教友清洗
路德教	祈祷、最后的仪式
摩门教	对死者进行洗礼和告诫
伊斯兰教	忏悔,家人对遗体进行处理,死者必须面向麦加城的方向
圣灵教	祈祷、恳谈
长老教	祈祷、最后的仪式
俄国东正教	祈祷、恳谈、由牧师做最后的仪式
山达基教	忏悔、由牧师参事访视
第七日复临派	洗礼、恳谈
一位论派	祈祷、火化可以接受

因为宗教在患者临终前起的重要作用很可能也反映了患者生活中宗教的角色,因此护士要评估的不仅是他们的宗教归属,还要包括他们个体的宗教习俗。此外,护士必须认识到宗教和灵性不是同义的(第 13 章)。宗教是灵性的一部分;患者可以有很高的灵性而不必有宗教所属。为了评定灵性和患者精神需求的重要性,护士可以询问下列问题:

- 什么给了你力量来面对生命中的挑战?
- 你感觉和更高层次的生物体或者精神相联吗?
- 什么给了你生命的意义?

根据患者的意愿,神父和患者所在信仰小组的圣会成员应该被邀请和患者及其家人主动互动。如果护理人员对宗教习俗没有什么不舒服的,他们可以提供与患者一起祈祷或者为患者诵读宗教书籍内容的服务;当然,护理人员一定要确保所提供的祈祷是和患者的信仰相一致的。

生命终结前的征象

当死亡接近时,身体的功能将越来越衰弱,并显示出某种特殊的症状或者体征,包括:

- 血压下降。
- 快而弱的脉搏。
- 呼吸困难和间断性呼吸暂停。
- 对光反射减弱或消失。
- 大汗。
- 四肢末端冰冷。
- 尿便失禁。
- 皮肤苍白和颜色不均。
- 视力听力丧失。

确认死亡将至,可以使得护士能够确保患者的家人知道和利用最后的机会与患者在一起。如果家人不能在场,也要有一名工作人员和患者在一起。依照患者和家属的意愿,可以将神职人员在这个时候邀请来。重

要的是此时患者不能是一个人独处的;即使患者看起来没有什么反应,也应该触摸患者和他/她说说话。

预嘱

患者可以通过法律认可的预嘱方式表达自己对于终末期照护和生命维持措施的意愿。所有接受联邦医疗保险和医疗补助计划的机构或者代理处都必须向患者提供有关患者自我决策法的相关信息,给患者权利去表达他们在医疗照护中的选择以及最后自己不能交流时如何维护其尊严。护士应该在患者入住医院或者护理院时就和患者一起回顾这个问题,并讨论按照法律规定的方式表达其意愿的重要性。对很多老人和其家庭而言,讨论死亡的相关问题很不舒服;通过细心地引入和展开讨论,护士可以帮助老年人面对这个重要的话题,并确保他们的意愿被知晓。如果预嘱存在,护士应该和患者一起回顾它以确保它仍然是患者的希望,复印一份放在医疗记录中以便多学科队伍中的所有成员都知晓(第 8 章对死亡和临终的法律问题有更多深入的讨论)。

重要概念:

预嘱保护了患者对其终末期照护做决策的权利,也减少了家人在此困难时期的负担。

支持家人和朋友

托马斯·曼宁的评论"一个人的死亡相较于其自身而言更多的是存活者的事情"提醒了在照护临终患者的过程中家人和朋友的需求也要被考虑。他们在所爱的人的临终阶段也有需求需要治疗性干预。在此过程中给他们提供适宜的支持可以阻止不必要的压力产生,和为与临终患者密切接触的人提供极

大的舒适感。

在临终不同阶段中给予支持

正如临终患者在面对他们即将死亡的事实时所经历的各种反应,家人和朋友也在接受其所爱的人即将离世的事实之前经历否认、愤怒、讨价还价以及抑郁的阶段。

在否认期,家人和朋友可能会不鼓励患者谈到或者想到死亡;很少探视患者;说到带患者回到家里、开始吃饭、摘除静脉套管后或者卸除其他等设备后就会很快好转起来。他们可能会找其他医生或者到其他医院去寻找对患者疾病治愈的方法。

愤怒期的反应可能包括批评护理人员给予的照护,再次提及家中某个成员没有及早发现患者的问题,和质疑这样的好人为什么会将要死亡。

家人和朋友可能会尽量地讨价还价来避免或者拖延他们所爱的人的死亡。他们可能会告诉医护人员如果他们把患者带回家中他们应该可以改善患者的状况。通过祈祷或者公开表达如果再给他们一次机会他们会同意更好地照顾患者。就为了患者可能再多活一段时间,他们可能会同意参加某些特殊的活动(例如,规律地去教堂,为好的缘由而当志愿者,或者戒酒)。

当进入抑郁期时,家人和朋友会变得更加依赖医护人员。他们开始哭泣或者减少与患者的接触。

在接受期,人们可能会表达出他们想和即将离世的患者共度一段特殊的时光,告诉医护人员他们和患者所拥有的美好经历以及他们在患者离世后将会多么思念。他们可能会恳求医护人员为患者做些特殊的事情(例如,安排患者吃爱吃的食物、停止某种操作和提供一些促进舒适的方法)。他们可能会频繁地提醒照护人员"当死亡时刻到来时"一定要确保联系他们。他们可能开始为没有患者的生活做一些特别的安排(例如,换房子、对财产的安置,以及加强其他关系以获取支持)。

显然,护理支持方式要根据对家人和朋友评估后所定的阶段特点而定。虽然针对临终患者各个时期的护理措施可能也能用于家人和照顾者,但是那些参与临终患者照护的家人和朋友所经历的阶段可能与患者并不同步。举例而言,患者可能已经经历各个期进入到接受自身死亡的事实,并准备好公开讨论死亡的影响和为活着的人做安排。可是家人和朋友也许还在与患者不同的分期上不能应对患者的接受表现。护士必须知道这些正式的差异,并提高个体化治疗性干预。为家人和朋友在其经历临终期的各个阶段提供适宜的帮助时,护士可以用招待会的形式为临终患者提供机会去公开讨论他们的死亡。

在患者死亡后帮助其家人和朋友

当患者死亡后,护士能够在那里为患者的家人和朋友提供帮助是非常有用的。一些人希望能有和逝者单独相处的几分钟以便再看看和触摸一下逝者。另有一些人则希望当他们瞻仰逝者时护士陪在身旁。还有一些人可能根本不想进入逝者的房间。护士必须尊重他们的意愿,注意不要依据自己的态度和价值观对家人和朋友的反应做出价值判断。鼓励家人和朋友公开地表达出他们的悲痛是非常有帮助的。与压抑自己以达到平静沉着相比,哭喊可以帮助人们更好地应对和经历他们对于死亡的感受。

出殡及葬礼的安排可能需要专业性的指导。逝者的家人或朋友可能正在经历着悲痛、自责或者其他反应,把他们自己置于脆弱状态。此时,他们更容易听信推销商的游说,将葬礼的花费和他们对于逝者的爱等同起来。逝者的家庭可能需要一个出殡总管在奢侈的殡葬计划和这样的葬礼对现实生活的影响之间寻找平衡。无论这个出殡总管是护士、牧师或者是邻居,确定一个可以在此困难时期为家庭代言的人,避免家人被推销商蒙骗是非常重要的。应该鼓励人们去了解殡丧事宜并且提前对葬礼的安排做出计划。除了浏览相关书籍之外,一些社会殡丧机构可以帮助个体做出葬礼的计划。

在葬礼的混乱消除后和治丧的人越来越少后,死亡的各方面影响可能开始被认识到。在悲痛最强烈时,较少资源可被获取以提供支持。老年专科护士应该安排一个访视护士、教会护士、一名社会工作者,或者其他人在患者死后数个星期去家访,确保他们没有经历危机。丧夫互助小组或者类似的小组也可以支持个体走过这个悲伤期。给家人提供一个在其需要帮助时可以呼叫的号码也是非常有帮助的。

数十年前,做过大量生者从患者逝世中康复工作的 Edwin Schneidman 提出了在与逝者的家人和朋友接触时可以提供的下面这些简洁的方法。他的建议至今仍然有效(Schneidman, 1994):

- 对临终者的照护需要包括对未来生者的接触和支持。
- 对悲惨死亡者的生者进行照护时,最好在患者逝世后尽快开始,如有可能尽量在72小时内完成。
- 值得注意的是从生者那里可能会遇到一些轻微的抵触;大部分人希望和一个有足够时间给他们的专业人士交谈。
- 由逝者所引发的负性情绪所起的作用,如激越、生气、嫉妒、内疚等,需要被分析,但是不是在最开始。
- 专业人士发挥着重要的现实测试者的角色——与其给予良知上的共鸣不如更多地给予理性平静的声音。
- 对生者进行医学评定很重要。警惕生者生理机能与精神健康的下降。

支持护理人员

照护临终患者的员工有他们自己面对这一特殊经历的自我感受。对员工而言,无论是接受一个特殊的死亡还是涉及死亡相关问题可能都是极度困难的。一些护士分享他们在意识到自己的必死性中所面临的困难。他们有关死亡的经验很少,可能就是通过正式教育得到的相关经验。在一个重点强调治愈的健康专业内,死亡可能被看作是令人不满意的失败。当意识到他们所做的竭尽全力对即将到来的死亡没有什么作用时,护士可能会有无力感。护士在照顾临终患者的过程中也同样经历 Kübler-Ross 的 5 个死亡阶段的情况并不少见。护士常常被发现避免与临终患者接触,告诉患者振作起来不去想死亡,继续充当"英雄"即使患者已经接近死亡,在患者去世时伤心哀悼。当护士所在的阶段与临终患者所在的阶段不同时,可能会局限护士帮助临终患者和其家庭的能力。

为临终患者提供护理的护士需要大量的支持。同事之间应该互相帮助彼此去识别他们对临终患者的自我反应是什么,意识到什么时候这些反应干扰了护患之间治疗性关系的建立。同事的态度和氛围应该使得护士可以从护患双方非治疗性照护的情境中撤出。鼓励护士哭出来或者以其他形式表达自己的情感是非常有益的。可借助死亡学家、临终关怀专业人士以及其他资源人员的力量,在他们帮助临终患者的同时也对护士给予支持。

 重要概念:

护士应该被鼓励表达出他们自己对患者死亡的感受。

相关研究

发现和管理抑郁的患者：姑息照护、护士自我效能感，以及感知到的照护困难

McCabe, M. P., Mellor, D., Davison, T. E., Hallford, D. J., & Goldhammer, D. L. (2012). Journal of Palliative Medicine, 15(4), 463–467.

> 　　虽然在接受姑息照护的患者中抑郁的发生很普遍，但是它常被忽略和治疗不足。由于工作在患者身边，护士处于最佳的位置去确认患者的抑郁发生并帮助患者获得相应的治疗，但是既往研究显示护士在做这些事情时的自信心和能力都很差。本研究调查了为什么会发生此类情况的原因。结果显示护士在区分抑郁和悲痛的时候有困难，在很多患者中不能识别出抑郁的症状和体征，缺少和患者及其家人讨论抑郁的能力。
>
> 　　本研究支持了要对护士进行有关对接受姑息照护的患者进行抑郁评估和护理的相关内容的培训需求。处理抑郁问题可以提供舒适、缓解痛苦，及增加存活期的生命质量。

实践探究

　　78 岁的 Harod 先生在老年社区已经居住了很长时间了。他的头脑虽然清醒，但是他的生理功能在过去的几个月逐渐衰退，他被诊断为胰腺癌。他拒绝治疗，说到他了解此病的不良结局，他宁愿就这么过他余下的时光也不愿意去忍受治疗所带来的压力和副作用。

　　上个月，Harod 先生被转送到老年社区中的护理院。你注意到有几个人规律性地去访视他，并且从另外患者口中了解到这些人是辅助自杀组织中的成员。

　　几天之后，你进入到 Harod 先生的房间进行早查房，你发现他消失了。床边留下几张纸写到谁可以联系和将要做的计划是什么。你意识到昨天晚上来自那个组织的成员拜访了 Harod 先生并停留了很长时间。

　　其中的一个患者评论 Harod 先生，说他"以自己的方式离开了"。看起来有一些患者支持 Harod 先生的选择；实际上，这种做法就是自杀。

　　在此种情况下你应该怎么做？

评判性思维能力训练

1. 讨论导致美国人在讨论和计划死亡时有困难的因素；

2. 在老人中心和一组老人在一起时，你可以列举什么样的例子来支持设定预嘱的益处？

3. 列举一些有关案例，说明护理人员面对长期照护的老人死亡时所显示出来的一些行为表现？

刘　宇

引用资源

Advance Directives (by State)
http://www.caringinfo.org

American Hospice Foundation
http://www.americanhospice.org

End of Life/Palliative Education Resource Center
www.aacn.nche.edu/elnec/curriculum.htm

Family Hospice & Palliative Care
http://www.familyhospice.com

Hospice
http://www.hospicenet.org

Hospice Foundation of America
http://www.hospicefoundation.org

International Association for Hospice & Palliative Care
http://www.hospicecare.com

National Hospice and Palliative Care Organization
http://www.nhpco.org

参考文献

Kübler-Ross, E. (1969). *On death and dying*. New York, NY: Macmillan.

Schneidman, E. S. (1994). Postvention and the survivor-victim. In E. S. Schneidman (Ed.), *Death: Current perspectives* (4th ed.). New York, NY: Aronson Jason.